Cirurgia Endoscópica Nasossinusal

Thieme Revinter

Assista a 70 vídeos *on-line* em MediaCenter.Thieme.com!

Simplesmente visite a página MediaCenter.Thieme.com e, quando solicitado durante o processo de registro, digite o código abaixo para começar hoje.

B433-BPM3-P5GU-7Z32

	WINDOWS & MAC	**TABLET**
Navegador(es) Recomendado(s)	Versões mais recentes de navegador nas principais plataformas e qualquer sistema operacional móvel que suporte reprodução de vídeo HTML5. *Todos os navegadores devem estar habilitados para JavaScript*	
Plug-in Flash Player	Flash Player 9 ou Superior *Para usuários de Mac: ATI Rage 128 GPU não suporta o modo de tela cheia com escalonamento do equipamento.*	Tablet, PCs com Android e OS suportam Flash 10.1.
Recomendado para melhor aproveitamento	Resoluções do monitor: • Normal (4:3) 1024 × 768 ou superior • Panorâmico (16:9) 1280 × 720 ou superior • Panorâmico (16:10) 1440 × 900 ou superior Conexão à internet de alta velocidade (mínima 384 kbps) é sugerido.	Conexão *wi-fi* ou dados móveis é necessário.

Conecte-se conosco nas redes sociais

Cirurgia Endoscópica Nasossinusal

Anatomia, Reconstrução Tridimensional e Técnica Cirúrgica

Quarta Edição

Peter-John Wormald, MD, FRACS, FCS(SA), FRCS(Ed), MBChB
Chairman and Professor of Otolaryngology–Head and Neck Surgery
Professor of Skull Base Surgery
University of Adelaide
Adelaide, South Australia
Australia

Thieme
Rio de Janeiro • Stuttgart • New York • Delhi

Dados Internacionais de Catalogação na Publicação (CIP)

W928c

Wormald, Peter-John
　　Cirurgia Endoscópica Nasossinusal: Anatomia, Reconstrução Tridimensional e Técnica Cirúrgica/Peter-John Wormald; tradução de Rivo Fischer; Soraya Imon de Oliveira; Silvia Spada & Vilma Ribeiro de Souza Varga – 4. Ed. – Rio de Janeiro – RJ: Thieme Revinter Publicações, 2018.

　　326 p.: il; 21,5 x 27,9 cm.

　　Título Original: *Endoscopic Sinus Surgery: Anatomy, Three-Dimensional Reconstruction and Surgical Technique*
　　Inclui Referências & Índice Remissivo.
　　ISBN 978-85-5465-114-5

　　1. Cirurgia Nasossinusal. 2. Seios Paranasais – anatomia e histologia. 3. Doenças dos seios paranasais – cirurgia. 4. Cirurgia endoscópica por orifício natural – métodos. 5. Cirurgia Assistida por Vídeo. I. Título.

　　　　　　　　　　　　　　　　　　CDD: 617.51
　　　　　　　　　　　　　　　　　　CDU: 617:616.21

Nota: O conhecimento médico está em constante evolução. À medida que a pesquisa e a experiência clínica ampliam o nosso saber, pode ser necessário alterar os métodos de tratamento e medicação. Os autores e editores deste material consultaram fontes tidas como confiáveis, a fim de fornecer informações completas e de acordo com os padrões aceitos no momento da publicação. No entanto, em vista da possibilidade de erro humano por parte dos autores, dos editores ou da casa editorial que traz à luz este trabalho, ou ainda de alterações no conhecimento médico, nem os autores, nem os editores, nem a casa editorial, nem qualquer outra parte que se tenha envolvido na elaboração deste material garantem que as informações aqui contidas sejam totalmente precisas ou completas; tampouco se responsabilizam por quaisquer erros ou omissões ou pelos resultados obtidos em consequência do uso de tais informações. É aconselhável que os leitores confirmem em outras fontes as informações aqui contidas. Sugere-se, por exemplo, que verifiquem a bula de cada medicamento que pretendam administrar, a fim de certificar-se de que as informações contidas nesta publicação são precisas e de que não houve mudanças na dose recomendada ou nas contraindicações. Esta recomendação é especialmente importante no caso de medicamentos novos ou pouco utilizados. Alguns dos nomes de produtos, patentes e design a que nos referimos neste livro são, na verdade, marcas registradas ou nomes protegidos pela legislação referente à propriedade intelectual, ainda que nem sempre o texto faça menção específica a esse fato. Portanto, a ocorrência de um nome sem a designação de sua propriedade não deve ser interpretada como uma indicação, por parte da editora, de que ele se encontra em domínio público.

Tradução:
Rivo Fischer (Caps. 0 a 4)
Tradutor Especializado na Área da Saúde, RS

Soraya Imon de Oliveira (Caps. 5 a 9)
Tradutora Especializada na Área da Saúde, SP

Silvia Spada (Caps. 10 a 15)
Tradutora Especializada na Área da Saúde, SP

Vilma Ribeiro de Souza Varga (Caps. 16 a 22)
Tradutora Especializada na Área da Saúde, SP

Revisão Técnica:
Lucas Resende Lucinda
Graduação em Medicina pela Universidade Federal de Minas Gerais (UFMG)
Residência em Otorrinolaringologia no Hospital de Clínicas da Universidade Federal do Paraná (HC-UFPR)

Título original:
Endoscopic sinus surgery: anatomy, three-dimensional reconstruction, and surgical technique
Copyright © 2018 by Thieme Medical Publishers, Inc.
ISBN 978-1-62623-469-7

© 2018 Thieme Revinter Publicações Ltda.
Rua do Matoso, 170, Tijuca
20270-135, Rio de Janeiro – RJ, Brasil
http://www.ThiemeRevinter.com.br

Thieme Medical Publishers
http://www.thieme.com

Impresso no Brasil por Zit Editora e Gráfica Ltda.
5 4 3 2 1
ISBN 978-85-5465-114-5

Todos os direitos reservados. Nenhuma parte desta publicação poderá ser reproduzida ou transmitida por nenhum meio, impresso, eletrônico ou mecânico, incluindo fotocópia, gravação ou qualquer outro tipo de sistema de armazenamento e transmissão de informação, sem prévia autorização por escrito.

Dedico, com amor, à Fiona, minha esposa, sem a qual este livro não seria possível, e a Nicholas e Sarah, meus filhos, que me inspiraram.

Sumário

Relação dos Vídeos Anexos ix
Prefácio xi
Agradecimentos xiii

Capítulo 1. Preparativos, Instrumentação e Posicionamento para Cirurgia Endoscópica Nasossinusal ... 1

Capítulo 2. Campo Cirúrgico na Cirurgia Endoscópica Nasossinusal 6

Capítulo 3. Imagens na Cirurgia Endoscópica Nasossinusal 13

Capítulo 4. Turbinoplastia Inferior e Septoplastia Endoscópica 22

Capítulo 5. Uncinectomia e Antrostomia Meatal Média com Punção da Fossa Canina ... 33

Capítulo 6. Anatomia do Recesso Frontal e do Seio Frontal com Reconstrução Tridimensional ... 52

Capítulo 7. Abordagem Cirúrgica do Seio Frontal e do Recesso Frontal 89

Capítulo 8. Cirurgia da Bolha Etmoidal, Concha Média, Etmoide Posterior e Esfenoidotomia, Incluindo a Reconstrução Tridimensional dos Etmoides Posteriores 112

Capítulo 9. Abordagens Estendidas para o Seio Frontal: Broqueamento Frontal ou Procedimento Endoscópico de Lothrop Modificado (Draf 3) 129

Capítulo 10. Ligação da Artéria Esfenopalatina e Neurectomia Vidiana 150

Capítulo 11. Dacriocistorrinostomia Endoscópica com Uso de Instrumentos Motorizados ... 161

Capítulo 12. Fechamento de Fístula Liquórica (Extravasamento do Líquido Cefalorraquidiano) ... 177

Capítulo 13. Cirurgia Endoscópica de Tumor Hipofisário 189

Capítulo 14. Descompressão Orbital Endoscópica para Exoftalmo, Hemorragia Orbital Aguda e Abscesso Subperiosteal Orbital 202

Capítulo 15. Descompressão Endoscópica do Nervo Óptico 208

Capítulo 16. Remoção Endoscópica de Tumores Envolvendo Seio Maxilar, Fossa Pterigopalatina e Fossa Infratemporal 216

Capítulo 17. Ressecção Endoscópica da Tuba Auditiva e do Espaço Pós-Nasal 244

Capítulo 18. Anatomia do Esfenoide e das Estruturas Adjacentes de Importância durante a Cirurgia na Base do Crânio 252

Capítulo 19. Ressecção Endoscópica de Tumores Clivais e da Fossa Posterior do Crânio............... 257

Capítulo 20. Ressecção Endoscópica de Tumores da Fossa Anterior do Crânio........................ 273

Capítulo 21. Cirurgia Endoscópica da Transição Craniocervical....................................... 290

Capítulo 22. Lesões das Artérias Carótidas e de Grandes Vasos durante Cirurgia Endoscópica.......... 296

Índice Remissivo 301

Relação dos Vídeos Anexos

Vídeos Básicos

1. Cornetoplastia Inferior
2. Osteotomia da Cabeça do Corneto Inferior
3. Septoplastia 1
4. Septoplastia 2
5. Antrostomia do Meato Médio 1
6. Antrostomia do Meato Médio 2
7. Antrostomia do Meato Médio 3
8. Concha Bolhosa 1
9. A Célula *Agger Nasi*
10. Etmoidectomia Posterior 1
11. Etmoidectomia Posterior 2
12. Etmoidectomia Posterior 3
13. Trepanação da Fossa Canina 1
14. Trepanação da Fossa Canina 2
15. Trepanação da Fossa Canina 3
16. Mega-Antrostomia do Seio Maxilar

Vídeos Frontais

17. Posicionamento para a Minitrepanação
18. Célula SAC 1
19. Célula SAC 2
20. Célula SAC 3
21. Célula SAC 4
22. Célula SAFC 1
23. Célula SAFC 2
24. Célula SAFC 3
25. Célula do Septo Frontal
26. Célula SAC 5
27. SAFC, SBFC
28. Trepanação Frontal 1
29. Trepanação Frontal 2
30. Trepanação Frontal com Abas Pediculadas 1
31. Trepanação Frontal com Abas Pediculadas 2

Vídeos da Base do Crânio

32. Encefalocele Nasal
33. Meningioma da Fossa Cranial Anterior 1
34. Meningioma da Fossa Cranial Anterior 2
35. Reparação de Efusão de Líquido Cefalorraquidiano 1
36. Reparação de Efusão de Líquido Cefalorraquidiano 2
37. Cirurgia Hipofisária 1
38. Cirurgia Hipofisária 2
39. Cordoma do Clivo 1
40. Cordoma do Clivo 2
41. Condrossarcoma
42. Tumor da Tuba Auditiva

Vídeos Auxiliares

43. Dacriocistorrinostomia 1
44. Dacriocistorrinostomia 2
45. Dacriocistorrinostomia 3
46. Revisão da Dacriocistorrinostomia 1
47. Revisão da Dacriocistorrinostomia 2
48. Revisão da Dacriocistorrinostomia 3
49. Abscesso Orbital
50. Descompressão Orbital 1
51. Descompressão Orbital 2
52. Descompressão do Nervo Óptico
53. Angiofibroma Nasofaríngeo Juvenil
54. Abordagem Pré-Lacrimal de JNA
55. Maxilectomia Medial com JNA
56. Tumor na Fossa Infratemporal
57. Ligadura da Artéria Esfenopalatina 1
58. Ligadura da Artéria Esfenopalatina 2
59. Neurectomia do Vidiano

Vídeos sobre Cirurgia Nasossinusal

60. Ressecção da Concha Bolhosa Esquerda
61. Antrostomia do Meato Médio Esquerdo
62. *Agger Nasi* Esquerdo e SAC 1
63. *Agger Nasi* Esquerdo e SAC 2
64. SAFC Esquerdo
65. Etmoidectomia e Esfenoidectomia Posterior Esquerda
66. Dissecção do Etmoide e do Esfenoide Posterior Esquerdo
67. Trepanação Frontal para Doenças Fúngicas

Vídeos sobre Cirurgias de Tumores

68. Carcinoma do Saco Lacrimal
69. Papiloma Invertido do Seio Frontal Esquerdo: Trepanação Frontal
70. Cordoma do Clivo com Encaixotamento da Carótida
71. Meningioma do Tubérculo da Sela
72. Ressecção de Estesioneuroblastoma

Prefácio

Esta quarta edição de *Cirurgia Endoscópica Nasossinusal* e os vídeos que a acompanham continuam a refinar e melhorar os conceitos e ilustrações da terceira edição. Com o passar do tempo, as técnicas cirúrgicas foram aperfeiçoadas e ajustadas, e isso foi acrescentado nesta edição. Cada capítulo foi intensivamente revisado e, embora alguns tenham exigido mudanças mínimas, outros sofreram revisão e ajustes amplos. Uma publicação recente (Wormald PJ *et al.* The International Frontal Sinus Anatomy Classification [IFAC] and Classification of the Extent of Endoscopic Frontal Sinus Surgery [EFSS]. *Int Forum Allergy Rhinol* 2016;6(7):677-696), que simplificou a terminologia das células do recesso frontal (classificação IFAC), resultou em ampla revisão dos capítulos sobre seio frontal. Esta nova classificação das células do recesso frontal é simples e lógica, e esperamos que seja adotada como novo padrão mundial para denominar estas células. Além disso, há um longo tempo havia necessidade de uma nova classificação da extensão da cirurgia. Nas classificações anteriores, havia muita confusão, com diferentes interpretações a respeito da extensão da cirurgia. Na mesma publicação, a classificação da extensão da cirurgia do seio frontal (EFSS) também foi revisada e, da mesma forma, ficou mais simples e lógica, e esperamos que ela seja aceita como padrão mundial da gradação da extensão da cirurgia. Agradecemos à contribuição de Rowan Valentine neste livro, com imagens de alto padrão sobre dissecção. Estas imagens foram obtidas sob a orientação do saudoso Albert L. Rhoton Jr., no antigo laboratório, em Gainesville, Flórida. As imagens deste livro refletem o alto padrão de excelência do trabalho de Rowan. Nesta nova edição continuamos a desenvolver e aperfeiçoar técnicas cirúrgicas. Adicionamos as abordagens de mega-antrostomia e pré-lacrimal para o seio maxilar, e ajustamos o uso da abordagem que já se baseava nas abas pediculadas para o procedimento em EFSS de grau 6 (trepanação frontal), e aperfeiçoamos várias outras técnicas cirúrgicas apresentadas.

Este livro difere de vários outros sobre anatomia e técnicas cirúrgicas, no sentido de que seu escopo é exclusivamente anatômico e operatório. Em nenhuma das condições discutidas são feitas tentativas de abordar a patologia ou o tratamento médico – essas informações podem ser obtidas nos muitos e excelentes textos, atualmente disponíveis. Muitas das técnicas operatórias apresentadas neste livro são novidades, mas os resultados obtidos com elas foram cuidadosamente auditados e publicados em periódicos com corpo editorial, antes de serem aqui apresentadas. Esperamos que a descrição da anatomia relevante e das técnicas cirúrgicas deste texto sejam suficientemente claras para que o leitor consiga aplicá-las em sua prática diária. Os conceitos são apresentados com amplo uso de ilustrações, varreduras por TC e RM e fotografias no intra e no pós-operatório. Além disso, os vídeos anexos ilustram as técnicas cirúrgicas descritas no texto. Essa combinação de textos e vídeos deve reforçar a compreensão sobre a anatomia dos seios paranasais e dar confiança ao cirurgião, para lidar com as muitas variações anatômicas e os desafios técnicos que podem ocorrer durante uma cirurgia endoscópica nasossinusal ou de base de crânio.

Agradecimentos

Um livro desta natureza é o acúmulo de todos os conhecimentos recolhidos de muitos professores, ao longo de muitos anos. Entretanto, gostaria de destacar o saudoso Mike McDonogh como o professor que teve a maior influência sobre minha carreira de rinologista. Mike era uma pessoa excepcional, altamente inovadora, e seu humor, sagacidade e inteligência nos farão muita falta. Suas ideias levaram ao desenvolvimento da porta de contrapeso para a uncinectomia e do tampão de banheira para fechamento das efusões de líquido cefalorraquidiano. Serei eternamente grato a ele por seus ensinamentos, orientação e amizade.

Anrew van Hasselt merece referência especial por seu apoio durante muitos anos. Gostaria de agradecer também aos membros da Australian ENT Society por me acolherem na Austrália, e por seu apoio continuado para o desenvolvimento da Otorrinolaringologia acadêmica.

Cirurgia Endoscópica Nasossinusal

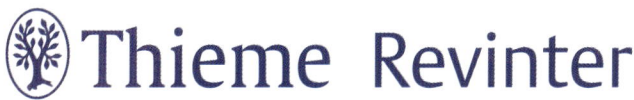

1 Preparativos, Instrumentação e Posicionamento para Cirurgia Endoscópica Nasossinusal

Introdução

Houve uma mudança significativa na abordagem cirúrgica dos seios paranasais, de procedimentos externos com ampla exposição para a cirurgia endoscópica nasossinusal (ESS). Essa enorme mudança teve início com os estudos pioneiros de Messerklinger, em que ele demonstrou que cada seio tem um padrão de depuração mucociliar predeterminado, drenando para o seu óstio natural independentemente de aberturas adicionais que possam ser criadas nos seios.[1] Desde então, essa filosofia de abrir o óstio natural do seio doente foi popularizada por Stammberger[2] e Kennedy.[3] Atualmente, a ESS é aceita como tratamento cirúrgico de escolha para rinossinusite crônica. Além disso, à medida que nosso conhecimento sobre a anatomia dos seios melhorou, foram desenvolvidas outras técnicas auxiliares, como a cirurgia endoscópica lacrimal[4] e a descompressão orbitária.[5] O desenvolvimento de instrumentos especializados facilitou o tratamento endoscópico dos tumores intranasais benignos[6,7] e, mais recentemente, o tratamento endoscópico dos tumores malignos[8] do nariz, dos seios paranasais e da cavidade intracraniana. A cirurgia endoscópica nasossinusal, os procedimentos auxiliares para nariz e seios e, mais recentemente, a cirurgia endoscópica intracraniana transnasal, exigem grande variedade de instrumentos cirúrgicos endoscópicos, especificamente projetados.

Instrumentos

> **Aviso**
>
> Vários instrumentos apresentados neste livro são fabricados e vendidos por Medtronic ENT e Integra. Os que estão identificados por * foram projetados pelo autor, que recebe *royalties* sobre as vendas desses instrumentos. Não há incentivos financeiros não declarados para qualquer um dos instrumentos que não estão identificados pelo *.

Uma lista completa dos instrumentos utilizados pelo autor, para cirurgia endoscópica nasossinusal, é apresentada na **Tabela 1.1**. Se o instrumento é produzido por várias companhias, nenhum fabricante é nomeado. Se determinado instrumento é produzido por uma companhia apenas, o fabricante é identificado. Os seguintes instrumentos são importantes para a cirurgia básica dos seios:

- Pinça giratória pequena, com retromordedor ("*backbiter* ou "cortante para trás") .
- Faca em foice.
- Pinças de Blakesley pequenas (2,5 mm), reta e de 45 graus, voltada para cima.
- Pinças de Blakesley pequenas (2,5 mm), reta e de 45 graus, voltada para cima, com extremidade cortante ("mordedor").
- Tesouras endoscópicas.
- Sonda dupla, de bola, em ângulo reto.
- Pinças-girafa de 45 e 90 graus, com extremidade tipo "cogumelo", e pinças-girafa, de 45 e 90 graus, cortantes ("mordedor").
- Hajek Koeffler com corte para frente (tipo "*punch*" ou "soco").
- Elevador com sucção de Freer.
- Curetas (retas, de 45 graus e de 90 graus).
- Elevador com sucção de Freer maleável* (Integra, Plainsboro, NJ).
- Cureta de sucção, maleável* (Integra).
- Sonda maleável, para o seio frontal* (Integra).

Microdebridadores Motorizados

Atualmente os microdebridadores motorizados são parte essencial da instrumentação necessária para realizar cirurgias de ESS e da base craniana. Esses instrumentos permitem que o cirurgião remova o sangue do campo operatório exposto; depois disso o tecido pode ser cortado pela rotação da lâmina interna do microdebridador, com razoável precisão. O corte preciso da mucosa minimiza o risco de remoção intempestiva. Consequentemente, há preservação do máximo de mucosa, o que melhora a cicatrização pós-operatória e, finalmente, os resultados da cirurgia. Esses instrumentos são muito eficazes para remover tecido de forma que, se aplicados erroneamente em áreas sensíveis, como a órbita, podem gerar um dano significativo para os conteúdos orbitais, em um espaço de tempo muito curto.[9,10] Por sua consistência macia, a gordura orbital pode ser sugada pela abertura da lâmina e cortada pela rotação da lâmina interna, em uma proporção

Tabela 1.1 Lista completa dos instrumentos e equipamentos de operação

Instrumentos
Pegador angulado de agulhas de Jacobson, de 7 polegadas
Pegador de 6 polegadas
Pinça de Luc, pequena
Tesoura angulada de Heyman, para turbinectomia
Pinça de Tilley Henkel
Pinça de empacotamento de Tilley
Clipes mosquitos curvos, para artérias
Clipes de Backhaus, para toalhas
Pegador de esponja
Pinça de McIndoe
Pinça de Adson, denteada, OU pinça de Adson Brown
Pinça de Adson lisa OU pinça com ponta de tungstênio
Tesouras de sutura
Tesouras curvas Iris
Cabo para bisturi lâmina n° 7
Dissecador de Freer
Aspirador e estilete Frazier French calibre 9
Aspirador e estilete Frazier French calibre 10
Seringa dentária
Malho de Heath
Espelho Killian pequeno
Espelho Killian médio
Espelho Killian grande
Instrumentos para sinoscopia
Pinça de Blakesley média, reta
Pinça de Blakesley média, curvada para cima
Pinça de Blakesley para corte reto
Pinça de Blakesley para corte em curva para cima
Pinça cortante tipo *punch* (soco) para o óstio direito
Pinça cortante tipo *punch* (soco) para o óstio direito
Aspirador curto para seio
Aspirador longo para seio
Faca em foice
Dissecador de Freer
Sonda de extremidade dupla
Localizador do óstio frontal, de Kuhn Bolger
Cureta de 55 graus, para seio frontal, de Kuhn Bolger
Cureta para antro
Cureta de 90 graus
Aspirador de Freer e estilete
Retromicromordedor rotativo
Pinça tipo *punch* (soco) para esfenoide, com ponta em direção para frente e para cima de Hajek Koffler
Instrumentos Especiais
Tesouras para sinusoscopia – retas
Tesouras para sinusoscopia – curvadas para a direita
Tesouras para sinusoscopia – curvadas para a esquerda
Pinça girafa, de Kuhn Bolger, horizontal
Pinça girafa, de Kuhn Bolger, vertical
Pinça de Kuhn Bolger, de 60 graus
Pinça de Kuhn Bolger, de 90 graus
Pinça de Kuhn Bolger, de 90 graus, ângulo para a direita
Pinça de Kuhn Bolger, de 90 graus, ângulo à esquerda
Carregador de clipes de ligadura
Aspirador Bipolar de Wormald* Integra
Pinça de sucção bipolar de Wormald – reta*
Pinça de sucção bipolar de Wormald – com curva para cima*
Caixa de esterilização
Cabo bipolar
Conjunto Medtronic ENT para trepanação frontal
Conjunto Medtronic para trepanação frontal
Guia do trépano
Pino do trépano
Cânula de irrigação (reutilizável; mantenha um estoque de seis)
Bandeja de esterilização
Instrumental Maleável de Wormald, para Seio Frontal* Integra
Sonda maleável de Wormald, para seio frontal
Sucção maleável de Wormald, para seio frontal
Elevador maleável de Wormald, sem ponta
Cureta maleável de Wormald, para seio frontal
Bandeja de esterilização
Conjunto Wormald para Dacriocistorrinostomia* Integra
Faca em foice
Faca em lança
Pinça Lusk de micromordedura
Conjunto de Instrumentos MicroFrance Wormald para a Base Anterior do Crânio e Integra*
Tesouras finas de 5 mm: esquerda, direita e reta
Tesouras finas de 5 mm: para cima
Tesouras finas de 8 mm: esquerda, direita e reta
Tesouras finas de 8 mm: para cima
Pinças de 1 mm, reta e de 45 graus
Sonda maleável reta
Sonda maleável, com gancho, angulada à direita
Dissecador maleável, com sucção
Sucção maleável
Gaiola de sucção maleável
Curetas maleáveis em anel, pequena e grande, com 45 graus
Curetas maleáveis em anel, pequena e grande, com 90 graus
Aparelho inclinador
Conjunto Medtronic MicroFrance para Controle de Hemorragia* Integra
Grampo giratório, reto
Grampo curvo curto
Grampo curvo longo
Grampo reto, 45 graus
Grampo curvo, pequeno, 45 graus
Grampo curvo, longo, 45 graus
Pinça giratória, reta, para aplicação de grampos
Pinça giratória, 45 graus, para aplicação de grampos
Suporte de agulha, giratório
Equipamento
Sistema de câmeras
STORZ HD câmera digital SPIES
Endoscópio de 0 grau (Hopkins 4 x 11 mm)
Endoscópio de 30 graus
Endoscópio de 45 graus
Endoscópio de 70 graus
Lavagem de lentes
Medtronic Endoscrub II
Consumíveis
Chapa Endoscrub II de 0 grau
Chapa Endoscrub II de 30 graus
Microdebridador
Medtronic IPC (console de força, integrado)
Controlador manual M5
Controlador Midas Rex Stylus
Desbastadores da base do crânio
Soluções
Tópicas
Solução de cocaína (10% - 2 mL)
Adrenalina (1:1.000 x 1 mL)
Salina normal (0,9 x 3 mL)

*Os instrumentos identificados com um asterisco foram projetados pelo autor.

preocupante. Se o cirurgião desconhece ter penetrado no periósteo orbital com o microdebridador, em poucos segundos podem ocorrer lesões importantes. Na literatura há numerosos relatos de casos em que, inadvertidamente, microdebridadores motorizados causaram lesões nos conteúdos orbitais e no músculo reto medial.[9,10]

Na maioria das cirurgias, a lâmina é usada de modo oscilante. A maioria dos instrumentos tem regulagem para a lâmina oscilar 3.000 ou 5.000 rotações por minuto. Geralmente o pedal também tem uma regulagem que possibilita ao cirurgião, comprimi-lo, escolhendo entre velocidade variável ou total. O modo variável permite que o cirurgião diminua a velocidade, enquanto o modo de velocidade total implicará em giro imediato da lâmina a 3.000 ou a 5.000 rpm, tão logo o pedal seja comprimido. É importante entender que a velocidade de giro da lâmina determina a quantidade de tecido cortado. Quanto maior a velocidade, menos vezes a porta será aberta e menos tecido será sugado para a lâmina girante e cortante. Inversamente, quanto mais lenta a velocidade, mais tecido será sugado e mais agressivamente será cortado pela lâmina. A **Fig. 1.1a** apresenta a lâmina no modo aberto e a **Fig. 1.1b** apresenta o tecido sendo sugado para a porta da lâmina antes de ser cortado pela rotação da lâmina.

No modo em giro contínuo, as rotações podem variar de 3.000 a 12.000 rpm e, consequentemente, a lâmina se abre por um período de tempo muito curto. Portanto, nesse modo, o corte do tecido é extremamente limitado. Geralmente é usado para adaptar os diversos removedores que podem ser usados em lugar da lâmina. Entretanto, ele também pode ser usado para aparar suavemente as septações ósseas da lâmina papirácea ou da base do crânio. Isso deve ser feito com conhecimento absoluto da anatomia e com grande cuidado, já que uma penetração inadvertida em alguma dessas estruturas pode ser desastrosa. Na execução, as septações são escovadas com a lâmina rotativa, sem que se exerça qualquer pressão.

Trépanos Endoscópicos de Alta Velocidade

A Medtronic ENT (Minneapolis, MN) tem um estojo para microdebridador que contém um microdebridador manual com variação de potência até 30.000 rpm, e todas as lâminas e removedores padronizados. Os novos instrumentos de remoção, projetados para funcionar a 30.000 rpm, vêm com ângulos variados e com opções de corte ou de diamante. O desbastador para alta velocidade é muito eficiente para remoção rápida de grandes quantidades de osso e resulta em tempos de operação mais curtos nos procedimentos que exigem esse tipo de remoção. Deve-se ter cautela porque a eficiência desses removedores, aliada à alta velocidade em que eles funcionam podem causar risco adicional na cirurgia, já que a rápida remoção de osso pode resultar na abertura da base do crânio e em penetração intracraniana ou intraorbital. Logo, para se usar os removedores de alta velocidade é preciso ter experiência e cuidado. Adicionalmente, o estojo também contém um trépano eletrônico de alta velocidade, para endoscopia (Stylus), com diamante curvo irrigado e removedores cortantes, e com potência para até 60.000 rpm. O cirurgião pode passar do trépano manual padrão (M5) para o trépano elétrico de alta velocidade, simplesmente comprimindo o botão no pedal. Esse trépano elétrico de alta velocidade, embora irrigado, não tem sucção como o trépano microdebridador normal e, por isso, é mais útil quando há dois cirurgiões e o segundo cirurgião pode fazer a sucção durante a trepanação.

Limpadores de Endoscópios

Muitas companhias fabricam limpadores e escovas para endoscópios. Eles são planejados para limpar as lentes do endoscópio quando estiverem obscurecidas por sangue. Se o campo cirúrgico é sangrento, o limpador de endoscópio mantém as lentes livres de sangue, permitindo que a operação prossiga sem necessidade de retirar o endoscópio da cavidade nasal para limpezas manuais. O limpador de endoscópio parece encurtar o tempo de cirurgia e aumentas a sua segurança, ao manter a visibilidade e reduzir o nível de frustração do cirurgião.

Câmeras e Monitores

Originalmente, a cirurgia era realizada com o cirurgião observando pela ocular do endoscópio, mas agora essa técnica tradicional dificilmente é usada. Atualmente, a maioria dos cirurgiões conecta uma câmera de vídeo ao endoscópio, o que lhe permite operar por meio da imagem do monitor. Uma vantagem significativa de operar a partir do monitor é a vantagem ergonômica que isso proporciona ao cirurgião, já que ele pode ficar sentado, ou de pé, próximo ao paciente, sem necessidade de inclinar as costas e o pescoço para ter visão da cavidade nasal. Isso é especialmente valioso na operação do

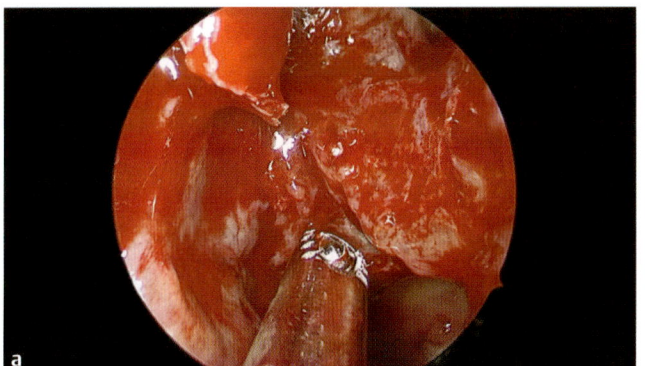
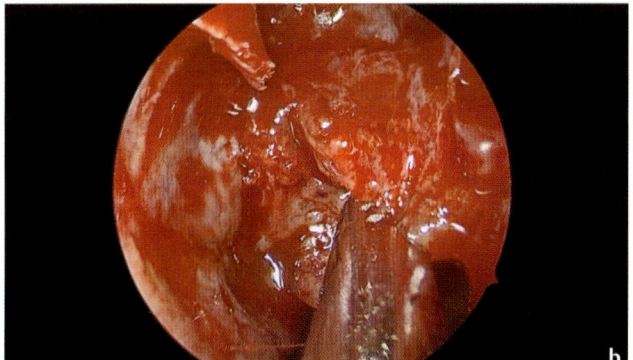

Fig. 1.1 (**a**) Lâmina aberta e (**b**) o tecido sendo sugado para a lâmina antes da rotação da lâmina interna, e o corte do tecido.

recesso frontal porque, se o cirurgião estivesse observando o procedimento pela ocular do endoscópio, teria de colocar a cabeça praticamente no peito do paciente a fim de ter uma visão adequada. Além disso, se um instrumento grande, como um microdebridador, estivesse sendo usado simultaneamente, ele poderia bater na cabeça do cirurgião quando fosse manipulado em espaços apertados. O monitor proporciona uma imagem grande, ampliada, que pode ser vantajosa para trabalhos delicados (p. ex., nervo óptico, base do crânio e cirurgia intracraniana) e que permite que dois cirurgiões operem juntos (hipófise, fossa infratemporal e cirurgia intracraniana). Outra grande vantagem de operar pelo monitor é permitir que um cirurgião sênior monitore a cirurgia de seus orientados, e que o orientado (e todos na sala cirúrgica) assistam ao cirurgião sênior operando. O instrumentador pode antecipar o instrumento cirúrgico requerido para o próximo passo e o anestesista pode monitorar o campo operatório e, quando necessário, providenciar as intervenções anestésicas para melhorá-lo. Se o cirurgião está operando pelo monitor, é preciso uma câmera digital de alta definição com uma fonte luminosa potente e um monitor de qualidade. Câmeras análogas geralmente não definem bem o sangue no campo cirúrgico e a percepção da profundidade e do contraste dos tecidos pode ser perdida. Se forem usadas câmeras inferiores, a visibilidade e a orientação se tornam cada vez mais difíceis para o cirurgião, e o risco de complicações aumenta.

Posição do Paciente e do Cirurgião

A minha preferência é sentar no lado da mão direita do paciente. O cirurgião pode ficar de pé, mas, se o seu cotovelo não estiver apoiado na mesa cirúrgica, a imagem no monitor tende a se mexer excessivamente, refletindo a instabilidade da mão que segura o endoscópio. O paciente deve estar em posição supina e a mesa cirúrgica inclinada de 15 a 30 graus anti-Trendelenburg. A cabeça do paciente deve estar em posição neutra (nem fletida nem estendida). Isso permite que o cirurgião opere em um plano paralelo à base do crânio, o

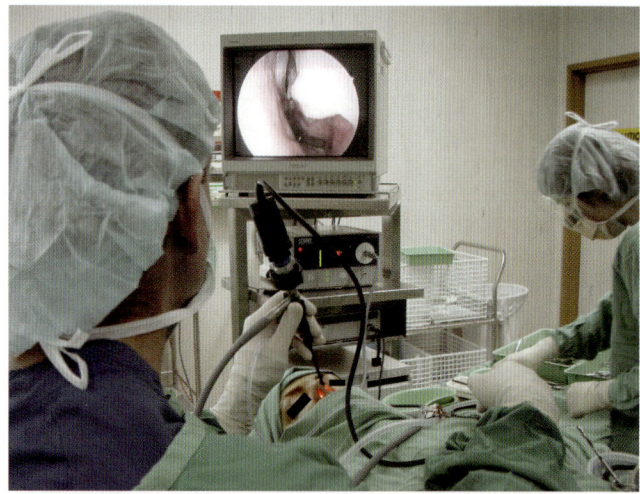

Fig. 1.2 Visão dos preparativos para a cirurgia, em que o cirurgião, a cabeça do paciente e o videomonitor estão alinhados em linha reta. O instrumentador está no lado oposto ao do cirurgião, o que lhe permite ver o monitor e facilita alcançar os instrumentos para o cirurgião.

que diminui o risco de lesão na base craniana pela redução do ângulo de aproximação. O monitor de vídeo deve ser posicionado de modo que o cirurgião, a cabeça do paciente e o monitor estejam em linha reta (**Fig. 1.2**).

Um suporte estreito para o braço é colocado perto da cabeça do paciente, para alargar a parte anterior da mesa operatória, de modo que o cirurgião possa descansar seu cotovelo confortavelmente no suporte. Se essa posição for muito baixa, e for necessária mais altura, toalhas estéreis, dobradas em quadrado, são colocadas sobre o descanso de braço. Também se pode voltar a cabeça do paciente em direção ao cirurgião, o que diminui a altura em que o cotovelo deve ser mantido. O instrumentador deve posicionar sua mesa de instrumental de modo que a borda maior anterior fique alinhada com a borda anterior da mesa cirúrgica. Isso permite que a tela do monitor seja colocada em linha reta com a cabeça do paciente e com o cirurgião (**Fig. 1.3**).

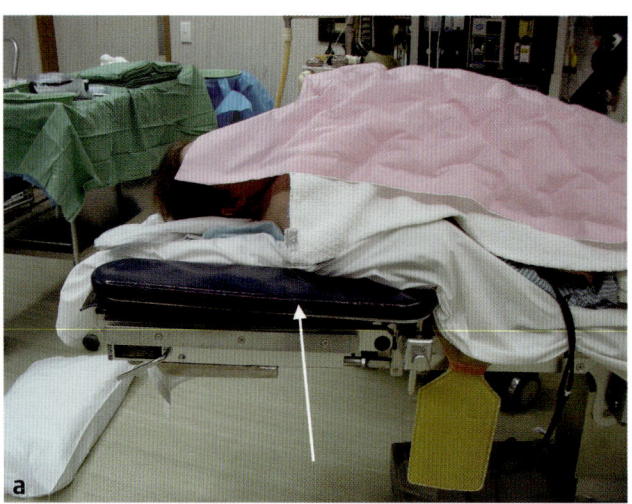
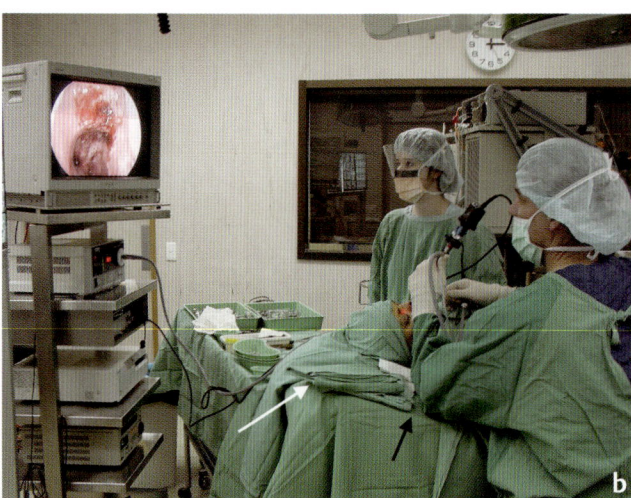

Fig. 1.3 O descanso de braço é colocado sobre a mesa cirúrgica (**a**) (*seta branca*) para permitir que o cirurgião descanse os cotovelos (**b**) (*seta preta*) para estabilizar a câmera. Isso permite que o antebraço e o pulso fiquem retos, o que é ergonomicamente confortável para o cirurgião. Isso também assegura que a imagem do monitor fique estável (**b**). A altura do cotovelo pode ser ajustada com toalhas estéreis (*seta branca*), conforme necessário.

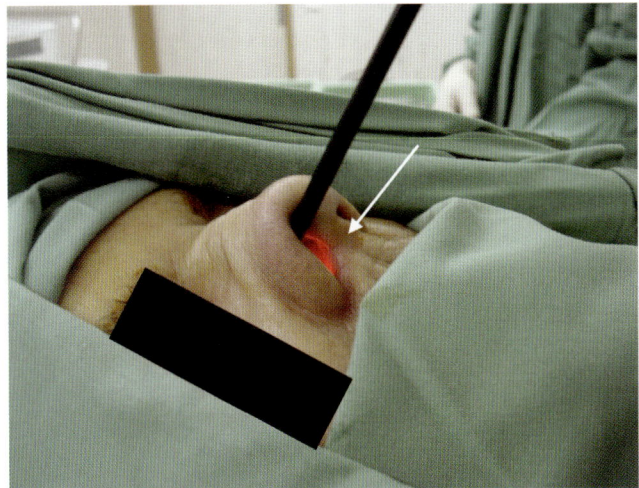

Fig. 1.4 O endoscópio é usado para distender o vestíbulo nasal para cima, criando um espaço abaixo do endoscópio (*seta branca*) pelo qual os instrumentos são introduzidos no nariz.

Princípios da Colocação do Endoscópio e do Instrumental durante a ESS

Com o cotovelo do cirurgião descansando sobre o apoio de braço instalado, o endoscópio é introduzido no nariz. Então ele deve ser empurrado para cima o máximo possível. Esse posicionamento do endoscópio para cima deve destorcer o vestíbulo nasal. Isso cria, no vestíbulo, um espaço abaixo do endoscópio, pelo qual passam todos os instrumentos (**Fig. 1.4**).

O endoscópio e os instrumentos nunca devem se cruzar durante a cirurgia. Só muito raramente, quando a dissecção é no seio frontal, com um endoscópio de 70 graus, é que este deve ser colocado abaixo do instrumento. Quando isso é feito, o cirurgião perde a visão da ponta do instrumento, não sendo mais possível uma dissecção acurada e cuidadosa. Sempre que possível, deve ser usado o endoscópio de 0 grau e, para as técnicas descritas nos capítulos seguintes, é ele o utilizado, a menos que seja informado o contrário. Isso simplifica a cirurgia, tanto quanto possível, e diminui o risco de uma lesão desnecessária à mucosa adjacente ou circundante, durante a passagem do endoscópio e do instrumental. Isso também limita o risco da desorientação que pode ocorrer quando são usados endoscópios angulados. Quando os endoscópios angulados são usados, os instrumentos devem ser curvados para que a ponta do instrumento possa ser manipulada no centro da visão do endoscópio (ver Capítulo 7). Quanto maior o ângulo do endoscópio, maior deve ser a curvatura do instrumento. Quanto maior o ângulo do endoscópio e a curvatura do instrumento, maior o grau de dificuldade da dissecção, de modo que endoscópios angulados (especialmente o de 70 graus) devem ser usados o mínimo possível durante a cirurgia.

Referências

1. Messerklinger W. Endoscopy of the nose. Munich: Urban and Scharzenberg; 1978:52–54
2. Stammberger H. Endoscopic endonasal surgery—concepts in treatment of recurring rhinosinusitis. Part I. Anatomic and pathophysiologic considerations. Otolaryngol Head Neck Surg 1986;94(2):143–147
3. Kennedy DW. Functional endoscopic sinus surgery. Technique. Arch Otolaryngol 1985;111(10):643–649
4. Wee DTH, Carney AS, Thorpe M, Wormald PJ. Endoscopic orbital decompression for Graves' ophthalmopathy. J Laryngol Otol 2002;116(1):6–9
5. Wormald PJ. Powered endoscopic dacryocystorhinostomy. Laryngoscope 2001;112:69–72
6. Wormald PJ, Ooi E, van Hasselt CA, Nair S. Endoscopic removal of sinonasal inverted papilloma including endoscopic medial maxillectomy. Laryngoscope 2003;113(5):867–873
7. Wormald PJ, Van Hasselt A. Endoscopic removal of juvenile angiofibromas. Otolaryngol Head Neck Surg 2003;129(6):684–691
8. Knegt PP, Ah-See KW, vd Velden LA, Kerrebijn J. Adenocarcinoma of the ethmoidal sinus complex: surgical debulking and topical fluorouracil may be the optimal treatment. Arch Otolaryngol Head Neck Surg 2001;127(2):141–146
9. Graham SM, Nerad JA. Orbital complications in endoscopic sinus surgery using powered instrumentation. Laryngoscope 2003;113(5):874–878
10. Bhatti MT, Giannoni CM, Raynor E, Monshizadeh R, Levine LM. Ocular motility complications after endoscopic sinus surgery with powered cutting instruments. Otolaryngol Head Neck Surg 2001;125(5):501–509

2 Campo Cirúrgico na Cirurgia Endoscópica Nasossinusal

Introdução

Um sangramento significativo no campo cirúrgico é um fator crítico para o potencial de sucesso ou insucesso da cirurgia endoscópica nasossinusal (ESS).[1-4] Em presença de sangramento significativo, o reconhecimento das partes anatômicas se torna difícil.[2-4] O sangramento obscurece os planos cirúrgicos e dificulta a identificação das vias de drenagem dos seios. Torna-se difícil distinguir as paredes das células etmoidais da lâmina papirácea ou da base do cérebro, e o risco de causar complicações aumenta.[3,4] Se o paciente tem uma inflamação significativa dos seios, por infecção crônica ou pela presença de pus/debris de fungos, a vascularização aumentada frequentemente contribuirá para mais sangramento.[2,5] Se o cirurgião tenta manipular um instrumento no campo cirúrgico depois que a anatomia discernível está coberta de sangue, o risco de complicações também se eleva. Além disso, pode ocorrer traumatismo cirúrgico mais importante e desnecessário, células podem ser deixadas para trás e há uma probabilidade aumentada de cicatrizes pós-operatórias indevidas e de erros no procedimento cirúrgico. Por isso, é crítico otimizar o campo cirúrgico e, ao fazê-lo, deve-se tornar a dissecção cirúrgica o mais fácil possível.[2-4]

Nosso departamento tem especial interesse nesse aspecto da ESS, e realizou estudos duplos-cegos, randomizados e controlados, para tentar estabelecer quais manobras são favoráveis à redução do sangramento. Até aqui, nem todas as manobras foram avaliadas cientificamente, mas, quando há evidências quanto à determinada manobra, isso é apresentado. O primeiro aspecto importante a ser abordado é um sistema de graduação para o sangramento no campo cirúrgico. Boezaart e van der Merwe descrevem e validam um sistema de graduação com cinco graus, que é apresentado na **Tabela 2.1**.[3]

Embora esse sistema de graduação seja válido, verificamos que a maioria dos campos cirúrgicos está em torno do grau 3, com alguns de grau 2 e alguns de grau 4.[2] Só em raras ocasiões são encontrados campos de graus 1 e 5. Isso tende a comprimir o sistema de graduação e torna difícil distinguir mudanças sutis. O grau 3 pode necessitar de uma subdivisão para permitir o discernimento da variação dentro do grau 3.[2] Recentemente, desenvolvemos e validamos um escore para endoscopia de seio que separa os graus intermediários e permite uma graduação mais acurada do campo operatório (**Tabela 2.2**).

Anestésicos Locais *versus* Gerais

O anestésico local tem a vantagem de não induzir vasodilatação generalizada. O aumento de catecolaminas circulantes também pode melhorar o campo cirúrgico, por continuar agindo sobre os esfíncteres pré-arteriolares e pré-capilares. Entretanto, existem várias limitações para os anestésicos locais:

- A ansiedade do paciente, e sua súbita movimentação durante uma cirurgia delicada, podem ser problemáticas.
- A cirurgia leva de 1 a 2 horas. Alguns pacientes, especialmente os mais idosos, têm dificuldade de permanecer quietos durante esse tempo longo.
- A anestesia apropriada deve ser conseguida em todos os seios da cavidade nasal.
- Se o procedimento é hemorrágico, o paciente pode ter dificuldades de lidar com o volume de sangue que penetra na faringe. Se o paciente está sedado, pode ser feita aspiração.
- A água da limpeza do endoscópio pode juntar-se às secreções na faringe e o paciente tem de suportar isso.
- O ensino dos residentes pode ficar mais difícil com o paciente acordado.

Em nosso departamento, o anestésico local é oferecido para pacientes cuja ESS é limitada, confinada ao meato médio. Para a ESS que envolve o recesso frontal e/ou etmoides e/ou esfenoides posteriores, preferimos a anestesia geral.

Preparação Nasal Padronizada para ESS

Máscara Laríngea *versus* Intubação Endotraqueal

Nossa prática habitual é usar as máscaras laríngeas em vez da intubação endotraqueal, em todos os pacientes de cirurgia de

Tabela 2.1 Sistema de graduação de Boezaart e van der Merwe para sangramento durante cirurgia endoscópica nasossinusal[3]

Graus	Campo cirúrgico
Grau 1	Condições cadavéricas, exigindo sucção mínima
Grau 2	Sangramentos mínimos, exigindo raras sucções
Grau 3	Sangramento forte, exigindo sucções frequentes
Grau 4	O sangramento cobre o campo cirúrgico após a suspensão da sucção e antes que um instrumento cirúrgico possa executar sua manobra
Grau 5	Sangramento descontrolado; sangramento para fora da narina, na suspensão da sucção

seio. A razão para isso é que ela permite que o paciente fique sob uma anestesia geral mais leve, com menos vasodilatação e menos sangramento intraoperatório. Além disso, enquanto se recupera da anestesia, o paciente não tosse e nem estira o tubo endotraqueal, o que evita a congestão venosa e a subsequente hemorragia, frequentemente associadas a esse estiramento. Um dos potenciais efeitos negativos da máscara laríngea é a possibilidade de contaminação da via aérea superior com sangue. Isso é evitado pela colocação de um pequeno tampão de garganta acima da máscara laríngea, na parte posterior da garganta, para reter algum sangue da cavidade nasal. Outro possível efeito negativo é a potencial dificuldade de ventilação do paciente durante a cirurgia. Nosso protocolo padrão é a anestesia intravenosa total (TIVA) com máscara laríngea em um paciente não paralisado. A infusão de remifenantil (parte da TIVA) suprime a ventilação espontânea e permite que os pacientes sejam ventilados por máscara laríngea. Ademais, a ausência de paralisação proporciona uma garantia adicional o reconhecimento da consciência do despertar intraoperatório, porque o paciente pode se mexer se o nível de anestesia se tornar muito baixo.

Tabela 2.2 Sistema de graduação de Wormald para sangramento durante cirurgia endoscópica nasossinusal

Grau	Campo cirúrgico
0	Sem sangramento
1	1-2 pontos de esvaimento (sem sangue no esfenoide)
2	3-4 pontos de esvaimento (sem sangue no esfenoide)
3	5-6 pontos de esvaimento (leve acúmulo de sangue no esfenoide)
4	7-8 pontos de esvaimento (acúmulo moderado de sangue no esfenoide – ele se enche após 90 segundos)
5	9-10 pontos de esvaimento (o esfenoide se enche após 60 segundos)
6	> 10 pontos de esvaimento, obscurecendo a superfície (o esfenoide se enche entre 40 e 60 segundos)
7	Sangramento/esvaimento leve em toda a superfície cirúrgica, com lento acúmulo de sangue no espaço pós-nasal (o esfenoide se enche em 40 segundos)
8	Sangramento moderado em toda a superfície cirúrgica, com acúmulo moderado de sangue no espaço pós-nasal (o esfenoide se enche em 30 segundos)
9	Sangramento moderadamente intenso, com rápido acúmulo de sangue no espaço pós-nasal (o esfenoide se enche em 20 segundos)
10	Sangramento intenso, com rápido enchimento da cavidade nasal (o esfenoide enche-se em < 10 segundos)

Posicionando o Paciente

O posicionamento do paciente é descrito no Capítulo 1. É importante que sua cabeça esteja elevada 30 graus, de modo a facilitar o retorno venoso da cabeça e do pescoço. Isso coloca a cabeça do paciente acima do peito, o que diminui a pressão arterial e evita a congestão venosa, melhorando o campo cirúrgico.[6]

Vasoconstrição Tópica

Em um estudo recentemente publicado, demonstramos que qualquer material obstrutivo colocado na cavidade nasal tende a causar dano à mucosa nasal.[7] Quanto mais abrasivo o obstrutor, pior o traumatismo.[6] Levando isso em consideração, utiliza-se o material obstrutivo menos abrasivo, especialmente os *Cottonoid patties* (Codman, Boston, MA) neurocirúrgicos, ou um tampão nasal padrão Merocel (Medtronic ENT, Minneapolis, MN), cortado em seis partes. O anestesista é consultado para garantia de que não haja contraindicação ao uso de cocaína. Se houver dúvida, em lugar da cocaína, é usada a oximetazolina a 1%. Para um paciente adulto, uma mistura de 2 mL de cocaína a 10%, 1 mL de adrenalina a 1:1.000 e 4 mL de salina é dividida em duas porções; metade é usada para embeber 6 peças de cotonoides (*neuroppatties*), ou de Merocel. Essas seis peças são introduzidas no nariz de uma só vez, quando o paciente está anestesiado. Se foi usada uma embalagem padrão com 10 tampões cotonoides (*neuroppatties*), a outra metade da mistura de cocaína e os quatro cotonoides (*neuroppatties*) restantes são mantidos esterilizados, na mesa instrumental, porque seu uso posterior, durante a cirurgia, será necessário. Após a intubação, três peças de *Cottonoids* são colocadas diretamente, em cada lado, usando-se um elevador de Freer para ajustá-los, suave e manualmente, em seus lugares. O primeiro é colocado no recesso esfenoetmoidal, o segundo abaixo do corneto médio e o terceiro na axila do corneto médio (**Fig. 2.1**). Se houver concha bolhosa, ou um corneto médio significativamente lateralizado, o *Cottonoid* é colocado ao longo da margem inferior do corneto médio. Não se utiliza força para posicionar o *Cottonoid* no meato médio.

Como apenas metade da solução foi usada no começo da cirurgia, a dose total de cocaína a que o paciente está exposto é de cerca de 100 mg. A dose tóxica de cocaína é de 3 mg/kg, sem o uso simultâneo de adrenalina. Também foi demons-

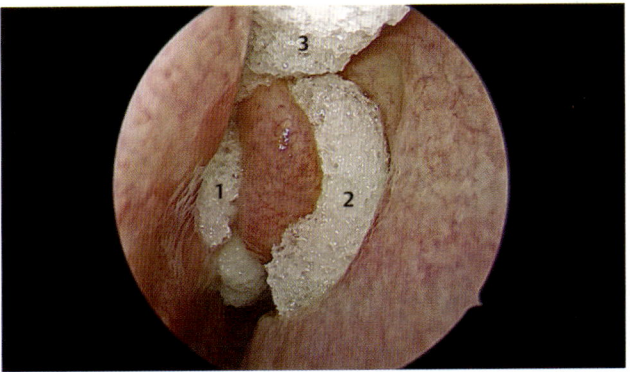

Fig. 2.1 Colocação das peças de Merocel na cavidade nasal esquerda, antes da cirurgia. Uma peça de Merocel está no recesso esfenoetmoidal (*1*), outra no meato médio (*2*) e a outra na região do retalho próximo à axila do corneto médio (*3*).

trado que a presença de adrenalina inibe a absorção pela mucosa, e que uma parte da solução permanecerá no tampão. Isso diminui a quantidade de cocaína a que o paciente está exposto e as doses usadas ficam bem abaixo das doses tóxicas para pacientes adultos. Para crianças, a dose precisa ser apropriadamente ajustada.

Infiltração Local

Uma solução de lidocaína a 2% (*lignocaine* no Reino Unido e na Austrália), com adrenalina a 1:80.000 ou a 1:100.000, é administrada com seringa e agulha dentárias. As injeções são feitas depois que o paciente foi coberto e a câmera e o endoscópio estejam prontos para uso. Com ajuda do endoscópio, a área acima do corneto médio é infiltrada. Segue-se a infiltração na extremidade anterior do corneto médio. Note que a área anterior do uncinado não é infiltrada, porque o sangue do local da injeção pode esconder o uncinado durante sua remoção. Em alguns pacientes em que se espera aumento da probabilidade de sangramento, uma terceira injeção é dada na extremidade final do corneto médio, na região da artéria esfenopalatina. Usa-se uma agulha espinhal porque a agulha dentária geralmente não tem comprimento suficiente para alcançar essa área. A **Fig. 2.2** ilustra os pontos de infiltração rotineiramente usados.

Antibióticos e Esteroides Pré-Operatórios

Uma inflamação aumenta a vascularização dos tecidos e, quando uma cirurgia é realizada em tecidos altamente inflamados, o resultado é sangramento aumentado. Pacientes com rinossinusite aguda, que têm complicação infecciosa e precisam de cirurgia, frequentemente terão um campo cirúrgico muito sangrento. Por isso, é razoável usar antibióticos em pacientes com uma infecção pré-operatória significativa. Entretanto, a maioria de nossos pacientes de ESS já passou por uma terapia médica duradoura que, nor-

malmente, inclui várias séries de antibióticos e, frequentemente, esteroides sistêmicos; por isso eles raramente se apresentam com uma infecção aguda em curso. O valor do uso de antibióticos no pré-operatório desse grupo eletivo de paciente não é conhecido, por não haver estudos bem planejados sobre esse assunto. As perguntas importantes, que permanecem sem resposta, são: o tipo de antibiótico, a duração do tempo em que ele deve ser usado antes da cirurgia e o grupo de pacientes que tem mais probabilidade de se beneficiar do uso no pré-operatório. Atualmente, não receito antibióticos para os pacientes em pré-operatório, rotineiramente.

Foi sugerido que pacientes com polipose nasal significativa podem-se beneficiar com um curso de corticosteroides no pré-operatório.[8] A teoria é de que tais substâncias devem diminuir o tamanho dos pólipos e a vascularização associada a eles. Um estudo recentemente publicado avaliou o efeito dos corticosteroides pré-operatórios sobre o grau de sangramento durante a ESS.[8] Nesse estudo foram dadas 30 mg de prednisona por dia, durante 5 dias, no pré-operatório, e os resultados demonstraram melhora significativa, em uma gradação visual analógica do campo cirúrgico durante a cirurgia.[8] Entretanto, continuam obscuras as doses de corticosteroides que devem ser dadas, o tempo de duração e para quais grupos de pacientes estariam indicados. Os regimes do tratamento empírico variam de 30 mg[8] a 50 mg de prednisona por dia, durante 3 a 7 dias, no pré-operatório e, usualmente, só são utilizados em pacientes com polipose nasal.

Pressão Sanguínea durante a ESS

Um dos fatores críticos que o anestesista pode controlar durante a cirurgia é a pressão sanguínea. Ela geralmente é apresentada como pressão arterial média (MAP) e calculada por MAP = pressão diastólica + 1/3 (pressão sistólica − pressão diastólica). A anestesia hipotensiva (definida como uma MAP de 50-70 mmHg) é uma técnica bem descrita e, frequentemente, usada em cirurgia cardíaca, ortopédica e espinhal.[9,10] Seu uso nos procedimentos de ESS também foi descrito,[9] mas seu valor tem gerado controvérsia, sendo frequentemente considerado que o risco supera o benefício.[9,10] Embora um estudo recente tenha demonstrado benefício da anestesia hipotensiva na ESS, ainda não está claro qual é a MAP ótima durante a ESS, nem se essa MAP é segura em relação à perfusão de órgãos vitais, durante o procedimento. Em nosso departamento, montamos um estudo para, primeiramente, avaliar se a anestesia hipotensiva beneficia o campo cirúrgico durante a ESS[11] e, secundariamente, em que níveis de MAP isso é mais bem alcançado e, usando-se a perfusão da artéria cerebral média para avaliar a perfusão de órgãos, que níveis de MAP podem ser usados com relativa segurança.[12] No primeiro estudo, embora houvesse clara melhora estatística nos campos cirúrgicos com MAPs mais reduzidas, a maioria das leituras tendia a ficar entre as MAPs mais baixas. Esse fato distorcia os dados, na medida em que havia poucos registros de MAPs elevadas, o que não permitiu verificar se o sangramento piorava nas MAPs mais altas.[11] O segundo estudo foi projetado de modo que a MAP fosse artificialmente elevada, durante a cirurgia, para um lado, e depois reduzida para a faixa hipotensiva, pelo outro lado.[12] Os lados eram randomizados e os observadores não conheciam as manipulações da MAP. Além disso, a perfusão

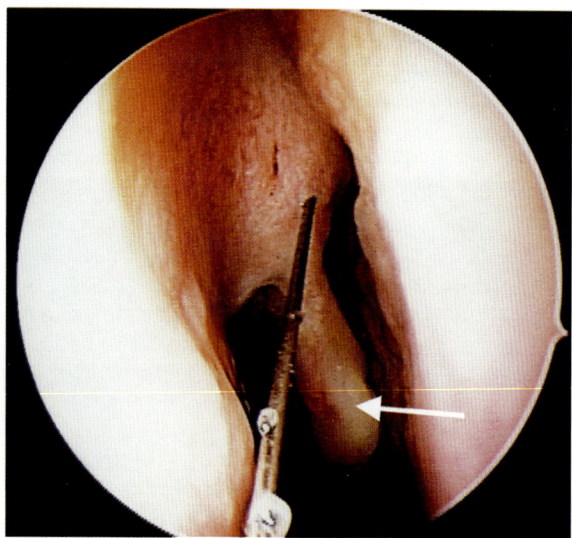

Fig. 2.2 Sítios de injeção na cavidade nasal direita, para anestesia local antes da endoscopia do seio. A agulha está na região da axila do corneto médio e a *seta branca* indica o sítio de injeção, na extremidade anterior do corneto médio.

cerebral, medida por um Doppler extracraniano colocado sobre a artéria cerebral média, foi determinada durante as mudanças na pressão sanguínea. Esses estudos demonstraram, conclusivamente, que a manipulação mais significativa que afeta o campo cirúrgico é a da pressão sanguínea, e que o anestesista deve visar, em um paciente saudável e sem comorbidades, uma MAP em torno de 65 mmHg. O fluxo sanguíneo cerebral era minimamente afetado por uma MAP acima de 60 mmHg, e foi considerado seguro. Embora houvesse mais melhoras no campo cirúrgico quando a MAP era inferior a 60 mmHg, elas foram pequenas, e não compensavam o risco associado, de uma hipoperfusão potencial de órgãos vitais. Por isso, nosso protocolo atual pede ao anestesista para manter a MAP em torno de 65 mmHg. A metodologia pela qual isso é alcançado também é importante, e será detalhada aqui.

Anestesia Geral Intravenosa e Agentes Inalatórios

Os agentes inalatórios usados durante anestesia geral causam vasodilatação periférica por relaxamento dos esfíncteres musculares pré-arteriolares.[6] Essa significativa vasodilatação periférica geralmente resulta em hipotensão leve.[3,4,6] Se uma cirurgia for realizada quando os tecidos do nariz e dos seios estão inflamados, a vasodilatação periférica, com paralisia dos esfíncteres arteriolares e pré-capilares, pode resultar em sangramento significativo.[3,4,6] Qualquer manobra que tente diminuir a MAP por meio de vasodilatação resulta em campo cirúrgico ruim. A anestesia geral resulta em vasodilatação e a extensão da mesma é dependente, em certa medida, do tipo e da quantidade de agentes inalatórios usados.[6] O halotano provoca uma vasodilatação significativa e deve ser proscrito.[6] O isoflurano e o sevoflurano produzem menos vasodilatação, mas, se usados para aprofundar o nível de anestesia, no intuito de diminuir a pressão sanguínea, pode ocorrer uma vasodilatação significativa.[6] A anestesia intravenosa total (TIVA) geralmente é feita com o uso de uma infusão constante de propofol. O propofol induz anestesia por intensificação da ação do neurotransmissor GABA sobre seu receptor, o que permite que os canais de cloro sejam abertos, causando hiperpolarização e reduzindo a excitabilidade da célula.[13] O efeito do propofol tem curta duração, de modo que ele precisa ser administrado em infusão contínua. Embora deprima o coração, essa resposta não é dependente de dose, e o aumento da taxa de infusão de propofol não resultará em maior supressão da frequência cardíaca e nem do débito cardíaco. Entretanto, ele não afeta o tônus muscular dos esfíncteres pré-arteriolares e pré-capilares, não causa vasodilatação e previne sangramento aumentado. Isso permite evitar os agentes inalatórios. Se o sangramento continua problemático durante a ESS, apesar de o paciente estar recebendo TIVA, outras drogas, como β-bloqueadores ou clonidina, podem ser adicionadas. Em recente estudo, em nosso departamento, realizamos um teste cego (para o cirurgião), randomizado e controlado, usando TIVA e isoflurano. Esse estudo demonstrou que os campos cirúrgicos eram melhores quando se usava TIVA.[14] Todos os outros fatores foram mantidos constantes durante a cirurgia. Mais uma vez, quando analisada independentemente, a frequência cardíaca se correlacionou com a qualidade do campo cirúrgico. Alguns anestesistas sentem-se desconfortáveis ao usar TIVA, porque pode ser difícil julgar a profundidade da anestesia. Por isso, discutir os méritos do uso da TIVA com o anestesista, antes da cirurgia, é uma boa ideia. Nosso protocolo não usa relaxantes musculares. A infusão de remifentanil diminui suficientemente a respiração do paciente e permite que ele fique ventilado durante o procedimento. Entretanto, se o propofol se desconectar da taxa de infusão ou se sua taxa de infusão for inapropriada, o paciente acorda e, como não está paralisado, será óbvio para todos que a TIVA não está mais funcionando.

β-Bloqueadores

Em resposta à vasodilatação, durante a anestesia geral, o corpo tenta compensar a redução do retorno venoso e o baixo débito cardíaco, aumentando a frequência cardíaca na tentativa de melhorar o débito.[3,4,6] Em um artigo pioneiro, Boesak e van der Merwe demonstraram que a vasodilatação induzida por nitroprussiato de sódio causa piora significativa no campo cirúrgico, apesar da pressão sanguínea reduzida.[3] Também demonstraram que o esmolol, um β-bloqueador β1 altamente seletivo, melhorava o campo cirúrgico, com uma queda muito pequena na pressão sanguínea.[3] O esmolol é uma droga cardiosseletiva de ação curta, bloqueadora de receptor β-adrenérgico, que tem ação imediata e meia-vida curta. Em contraste com uma droga como o nitroprussiato de sódio, que, embora baixe efetivamente a pressão sanguínea, produz aumento compensatório na frequência cardíaca, o esmolol é altamente eficiente em deprimir o débito cardíaco e resulta em diminuição da frequência cardíaca, apesar de uma queda na pressão sanguínea.[6] O esmolol é administrado por infusão IV contínua e tem meia-vida muito curta (em torno de 3 minutos), de modo que seu efeito pode ser facilmente controlado. Embora essa possa ser uma manobra muito favorável, a droga é muito cara e há alguma resistência (pelo custo) em usá-la regularmente ou como parte da rotina da anestesia para ESS. O custo dessa droga estimulou nosso departamento a realizar um estudo prospectivo, duplo-cego, controlado por placebo, sobre os efeitos do metoprolol administrado via oral 20 minutos antes da anestesia geral, comparados com os efeitos de um placebo de vitamina B.[2] Esse estudo demonstrou que os pacientes que recebiam o β-bloqueador (metoprolol) tinha uma frequência cardíaca significativamente mais baixa (média de 59 bpm) do que o grupo placebo (média de 69 bpm). Não houve diferença significativa na pressão sanguínea, ou nos campos cirúrgicos, entre os dois grupos. Entretanto, o interessante foi que observou-se uma correlação significativa da frequência cardíaca com o grau cirúrgico, no grupo geral dos pacientes.[2] Deste modo, independentemente de ser dado um β-bloqueador, se a frequência cardíaca podia ser mantida abaixo de 60 batimentos por minuto, o campo cirúrgico geralmente era bom.[2] Por isso recomendamos o uso de um β-bloqueador (atenolol, metoprolol ou esmolol) para pacientes que, na indução da anestesia, tenham frequência cardíaca significativamente acima de 60 batimentos por minuto e que não tenham contraindicação (tal como asma), como uma manipulação favorável, que pode melhorar o campo operatório. Entretanto, a asma é uma comorbidade comum nos pacientes com sinusite crônica e são necessárias alternativas. Nesse grupo de pacientes usamos a clonidina.

Clonidina

A clonidina é um α-agonista de ação central que, inicialmente, resulta em uma elevação da pressão sanguínea, antes de deprimir o débito cardíaco pela inibição do mecanismo da regulação cardíaca central. Ela deve ser usada com cuidado e ser administrada em pequenos incrementos, uma vez que seus efeitos não são facilmente reversíveis. Ela também pode causar uma ligeira sedação pós-operatória, e seus efeitos sobre a pressão sanguínea geralmente são observados nas primeiras horas após a cirurgia. Isso é um benefício para a maioria dos pacientes, porque essa leve hipotensão permite que os pequenos vasos sanguíneos do nariz coagulem, com chance reduzida de epistaxe pós-operatória. Atualmente existem bons estudos na literatura, demonstrando que os pacientes que receberam clonidina têm campos cirúrgicos significativamente melhores que aqueles em que ela não foi usada. Por isso recomendamos fortemente o uso da clonidina como parte da técnica anestésica para controlar a MAP.

Manobras Adicionais para Otimizar o Campo Cirúrgico na ESS

Cautério com Sucção Bipolar* para Áreas com Sangramentos Isolados

No campo cirúrgico, durante a ESS, é comum observarem-se vasos isolados que sangram. Eles resultam da transecção de pequenos vasos sanguíneos e podem continuar a se esvair no campo cirúrgico, acrescendo significativamente o volume de sangue que obscurece o campo.[4] Além disso, esse esvaimento pode obscurecer a extremidade do endoscópio, exigindo o uso do limpador de endoscópio ou a remoção do endoscópio do nariz para ser limpo. Se para o recesso frontal for adotada a estratégia de uso de retalhos (Capítulo 7), a borda do corte da mucosa pode sangrar, e isso pode ser controlado pelo uso do cautério com sucção bipolar. Outras áreas onde comumente são observados sangramentos são: região posterior do seio maxilar, região esfenopalatina da parede nasal lateral e parede anterior do esfenoide, abaixo de seu óstio. A sucção bipolar permite que os vasos sanguíneos sangrantes sejam acuradamente identificados e cauterizados. O fato de não haver necessidade de retirar o instrumento do nariz depois de a sucção limpar o sangue permite a identificação do ponto de sangramento, o que é uma vantagem significativa desse instrumento (**Fig. 2.3**).

Anatomia do Canal Palatino Maior e Infiltração Anestésica Local da Fossa Pterigopalatina

Uma injeção de anestésico local na fossa pterigopalatina melhora o campo cirúrgico.[15,16] A artéria maxilar e seus ramos terminais contêm a maior parte do suprimento de sangue do nariz. Há duas estratégias: a menos confiável é a infiltração direta na região do forame esfenopalatino. A agulha é introduzida imediatamente abaixo da extremidade posterior do corneto médio. Às vezes pode-se sentir a agulha deslizar pelo forame esfenopalatino, mas, na maioria dos casos, a localização do forame é difícil e a injeção é feita na região geral do forame. Isso deve causar vasospasmos nos vasos, irritando o forame. Entretanto, como o forame não é facilmente localizado, a vasoconstrição alcançada pode não ser tão grande quanto à de uma injeção na fossa pterigopalatina, por meio do canal palatino maior.

A segunda estratégia, mais confiável, é injetar a fossa pterigopalatina pelo forame palatino maior e canal ósseo correlato. Primeiro, o forame palatino maior precisa ser localizado no palato duro (**Fig. 2.4**). Ele está localizado anteriormente em relação à margem posterior do palato duro, oposto ao segundo (dente) molar.[16] Geralmente ele está a meio caminho entre o dente e a linha média do palato duro. A abertura do forame no canal é em forma de funil, e o canal forma um ângulo de cerca de 45 graus com o palato duro.

Em um estudo de cadáveres, realizado em nosso departamento para avaliar a anatomia do canal palatino maior, foi feita imagem de TC em 20 cabeças de cadáveres, em plano axial, a 0,5 mm.[16] Foram realizadas reconstruções parassagitais no plano do canal palatino maior. O comprimento do canal e a profundidade do tecido mole subjacente a ele foram medidos. Além disso, em quatro cadáveres, agulhas com dobraduras em 10, 20 e 30 mm de comprimento foram inseridas no canal palatino maior, antes da imagem de TC, para demonstrar o grau de penetração na fossa pterigopalatina (**Fig. 2.5**).

Isso foi feito para avaliar a probabilidade de lesão dos conteúdos da fossa (os ramos do nervo maxilar, a artéria maxilar e o gânglio pterigopalatino) e da órbita. Note-se que a agulha dobrada parava no tecido mole subjacente ao palato duro, e que esse tecido mole tinha uma profundidade média de 6,9 mm (CI de 95% = 6,2–7,6) (**Fig. 2.6**). A extensão média do canal palatino maior foi de 18,5 mm (CI de 95% = 17,9–19,1) e a altura média da fossa pterigopalatina foi de 21,6 mm (CI de 95% = 20,7–22,5).[16] Por isso, para se realizar uma infiltração efetiva na fossa pterigopalatina, a agulha deveria ser dobrada em 25 mm desde a ponta, em um ângulo de 45 graus.[16] Disso

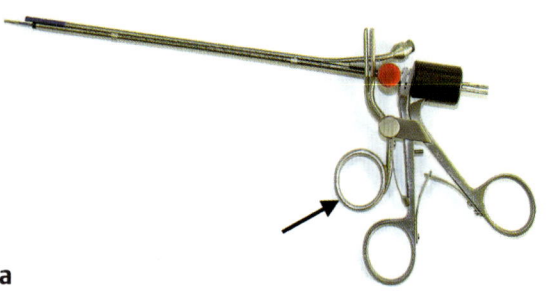
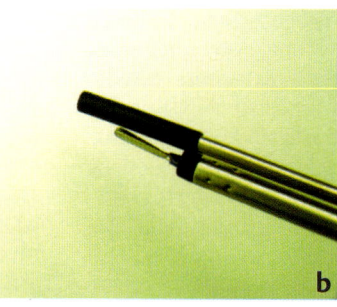
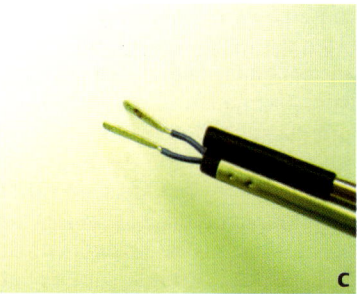

Fig. 2.3 (**a**) Sucção bipolar em sua posição normal. (**b**) Sucção bipolar estendida para além dos eletrodos bipolares. Quando a alavanca de (*seta preta*) de (**a**) está relaxada, a sucção se retrai para aquém dos eletrodos bipolares (**c**).

2 Campo Cirúrgico na Cirurgia Endoscópica Nasossinusal

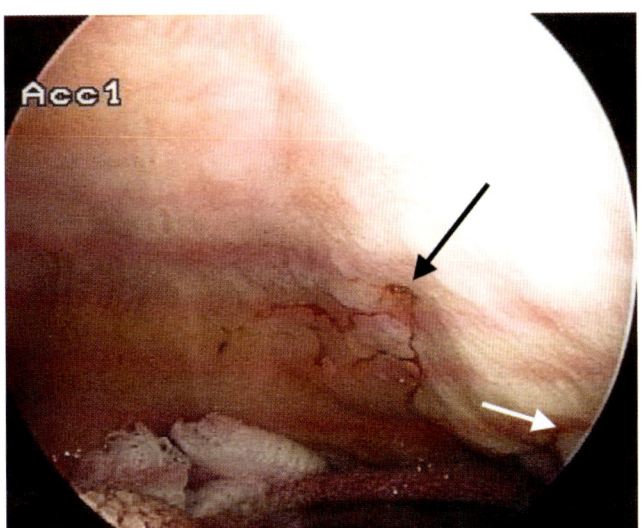

Fig. 2.4 A coloração pelo sangue pode ser vista a partir do ponto em que a agulha foi introduzida no canal palatino maior (*seta preta*) do lado esquerdo do palato duro. O (dente) segundo molar está marcado com a *seta branca*.

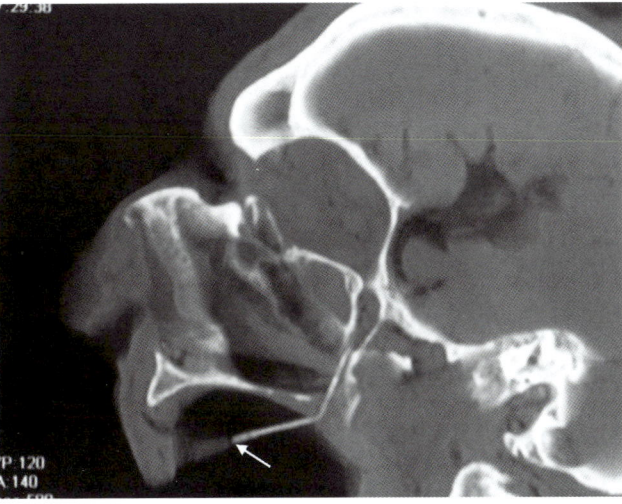

Fig. 2.5 Cadáver com uma agulha (*seta branca*) dobrada em 20 mm e inserida no canal palatino maior, antes da realização de uma imagem de TC.

resulta que a ponta da agulha penetrará na fossa pterigopalatina sem colocar em risco qualquer um dos conteúdos da fossa.[16]

O canal palatino maior tem forma de ampulheta, dilatando-se à medida que adentra a fossa pterigopalatina. Essa entrada em forma de funil, na fossa pterigopalatina maior, significa que é difícil determinar exatamente onde a fossa termina e o grande canal palatino começa (*seta branca*) (**Fig. 2.6**).

O modo mais fácil de localizar o forame palatino maior é palpando o palato com o dedo. Isso é feito colocando-se um depressor de língua na boca e mantendo-a abaixada, e depois, introduzindo na boca, simultaneamente, um dedo e o endoscópio. Primeiramente o dedo localiza a margem posterior livre do palato duro e, então, desliza para frente, sobre a crista, até o palato duro. O forame deve ser sentido como uma depressão, diretamente antes da borda livre, a meio caminho entre o segundo molar e a linha média do palato. Visualize no monitor o dedo que está palpando o forame e lembre o ponto do palato em que o dedo foi retirado da boca. Insira a agulha, dobrada em 25 mm, e em ângulo de 45 graus, no ponto que você marcou visualmente no palato. Se a agulha tocar o osso, infiltra-se uma pequena quantidade de lidocaína, a agulha é recuada e tenta-se um ponto adjacente. A pressuposição é de que agulha errou o forame por pouco, e de que é necessário um pequeno ajustamento para acertar o forame. Se repetidas tentativas de introdução da agulha falharem, as marcações para o forame (o ponto médio entre o segundo molar e a linha média do palato) devem ser reavaliadas, o dedo e o endoscópio são recolocados na boca, e o forame é procurado novamente. A agulha é reintroduzida até que o forame seja localizado pelo avanço da agulha no canal palatino maior sem qualquer resistência conforme a dobradura da agulha. Após aspirar (para garantir que agulha não esteja em um vaso sanguíneo) a fossa pterigopalatina é infiltrada com 2 mL de lidocaína a 2% e adrenalina a 1:80.000.

Nosso departamento realizou um teste controlado, randomizado, duplo-cego, em que os efeitos da infiltração de anestésico local e de adrenalina, na fossa pterigopalatina, foram avaliados nos campos cirúrgicos de 55 pacientes.[17] Para ser incluído no estudo, o paciente deveria estar precisando de ISS bilateral e o procedimento seria realizado bilateralmente. Um cirurgião, não envolvido na cirurgia, infiltrava uma das fossas, aleatoriamente, de modo que o cirurgião que operava não sabia qual o lado que havia sido infiltrado. Então o cirurgião alternava a cirurgia no paciente e avaliava o campo cirúrgico de cada lado. A análise estatística demonstrou que o lado que recebera a injeção na fossa pterigopalatina tinha um campo cirúrgico significativamente melhor (média do escore do campo cirúrgico de 2,59) do que o lado controle (média do escore do cirúrgico de 2,99; $p < 0,01$).[17]

Diretrizes Gerais para as Manobras para Melhorar o Campo Cirúrgico

O campo cirúrgico ideal é o de grau 2 na escala de Boezaart, nos graus 1–4 na escala de Wormald. Entretanto, a maioria de nossos pacientes flutua entre os graus 2 e 3 da escala de

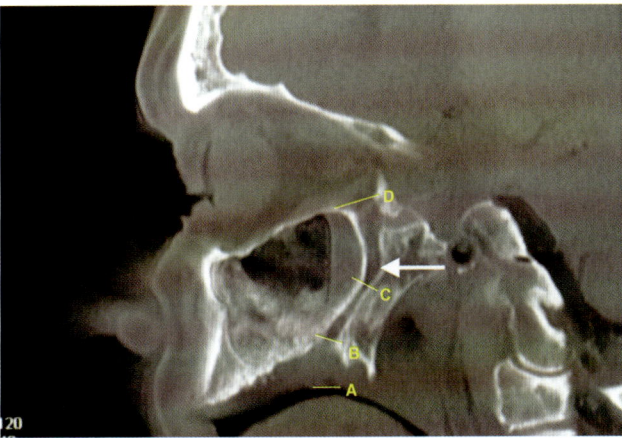

Fig. 2.6 As medidas do tecido mole foram obtidas entre (**a**) e (**b**), do canal palatino maior entre (**b**) e (**c**), e do alto da fossa pterigopalatina entre (**c**) e (**d**). A abertura em forma de funil, do canal palatino maior na fossa pterigopalatina é indicada por uma *seta branca*.

Boezaart e 2-6 da escala de Wormald. A operação em condições de maior sangramento pode ser auxiliada pelo uso de instrumentos de dissecção com sucção* (ver Capítulo 1), como a cureta com sucção* e os Freers com sucção*. Esses instrumentos permitem limpar o sangue do campo cirúrgico durante a dissecção e tornam óbvia a necessidade de mudar de um instrumento de dissecção para um de sucção, a fim de limpar o campo cirúrgico.

Mudança do Campo Cirúrgico de Boezaart Grau 3 para Graus 4 ou 5

Por favor, anote que a cirurgia não deve ser realizada se o campo cirúrgico é de grau 5 ou de graus 8-10 de Wormald. Nessa situação:

- Confira a posição do paciente.
- Confira se você infiltrou adequadamente a parede lateral do nariz com lidocaína e adrenalina.
- Coloque os cotonoides embebidos em cocaína e adrenalina no campo cirúrgico.
- Confira a frequência cardíaca do paciente; se for maior do que 60, peça para o anestesista ajustá-la para menos de 60 (usando β-bloqueadores, se não houver contraindicação).
- Se o paciente é hipetenso, peça ao anestesista para diminuir a pressão sanguínea para uma média de 65 mmHg, sem aumentar os agentes inalatórios (considere o uso de um β-bloqueador ou de clonidina).

Reavalie Seu Campo Cirúrgico

- Se há um ponto de sangramento específico, cauterize com sucção bipolar.*
- Se o sangramento está emanando da região posterior da cavidade nasal, considere substituir os cotonoides" e realizar um bloqueio da fossa pterigopalatina.
- Se o sangramento ainda não está controlado ou é proveniente de aspectos anteriores do nariz, considere pedir ao anestesista para reduzir mais a frequência cardíaca, com pequenos incrementos de doses de clonidina. Lembre-se de permanecer dentro de uma faixa de segurança de MAP (> 60 mmHg[6,11,12]), especialmente ao considerar a idade do paciente e sua pressão sanguínea média anterior. Se o paciente, sabidamente, sofre de hipertensão, esse parâmetro deve estar mais elevado.
- Considere transferir o paciente da anestesia por inalação para a TIVA.

Referências

1. Stankiewicz JA. Complications of endoscopic intranasal ethmoidectomy. Laryngoscope 1987;97(11):1270-1273
2. Nair S, Collins M, Hung P, Rees G, Close D, Wormald PJ. The effect of beta-blocker premedication on the surgical field during endoscopic sinus surgery. Laryngoscope 2004;114(6):1042-1046
3. Boezaart AP, van der Merwe J, Coetzee A. Comparison of sodium nitroprusside- and esmolol-induced controlled hypotension for functional endoscopic sinus surgery. Can J Anaesth 1995;42 (5 Pt 1):373-376
4. Boezaart AP, van der Merwe J, Coetzee AR. Re: Moderate controlled hypotension with sodium nitroprusside does not improve surgical conditions or decrease blood loss in endoscopic sinus surgery. J Clin Anesth 2001;13(4):319-320
5. Mortimore S, Wormald PJ. Management of acute complicated sinusitis: a 5-year review. Otolaryngol Head Neck Surg 1999;121(5):639-642
6. van Aken H, Miller ED. Deliberate Hypotension. In: Miller RD, ed. Anesthesia. Vol. 2. New York, NY: Churchill Livingstone; 1994:1481-1503
7. Shaw CL, Dymock RB, Cowin A, Wormald PJ. Effect of packing on nasal mucosa of sheep. J Laryngol Otol 2000;114(7):506-509
8. Sieskiewicz A, Olszewska E, Rogowski M, Grycz E. Preoperative corticosteroid oral therapy and intraoperative bleeding during functional endoscopic sinus surgery in patients with severe nasal polyposis: a preliminary investigation. Ann Otol Rhinol Laryngol 2006;115(7):490-494
9. Condon HA. Deliberate hypotension in ENT surgery. Clin Otolaryngol Allied Sci 1979;4(4):241-246
10. Cardesin A, Pontes C, Rosell R, et al. A randomised double blind clinical trial to compare surgical field bleeding during endoscopic sinus surgery with clonidine-based or remifentanil-based hypotensive anaesthesia. Rhinology 2015;53(2):107-115
11. Ha TN, van Renen RG, Ludbrook GL, Valentine R, Ou J, Wormald PJ. The relationship between hypotension, cerebral flow, and the surgical field during endoscopic sinus surgery. Laryngoscope 2014;124(10):2224-2230
12. Ha TN, van Renen RG, Ludbrook GL, Wormald PJ. The effect of blood pressure and cardiac output on the quality of the surgical field and middle cerebral artery blood flow during endoscopic sinus surgery. Int Forum Allergy Rhinol 2016;6(7):701-709
13. Sonner J, Zhang Y, Stabernack C, Abaigar W, Xing Y, Laster M. GABAA receptor blockade antagonizes the immobilizing action of propofol but not ketamine or isoflurane in a does-related manner. Anesth Pharm 2003;96(3):706-712
14. Wormald PJ, van Renen G, Perks J, Jones JA, Langton-Hewer CD. The effect of the total intravenous anesthesia compared with inhalational anesthesia on the surgical field during endoscopic sinus surgery. Am J Rhinol 2005;19(5):514-520
15. Wormald PJ, Wee DTH, van Hasselt CA. Endoscopic ligation of the sphenopalatine artery for refractory posterior epistaxis. Am J Rhinol 2000;14(4):261-264
16. Douglas R, Wormald PJ. Pterygopalatine fossa infiltration through the greater palatine foramen: where to bend the needle. Laryngoscope 2006;116(7):1255-1257
17. Wormald PJ, Athanasiadis T, Rees G, Robinson S. An evaluation of effect of pterygopalatine fossa injection with local anesthetic and adrenalin in the control of nasal bleeding during endoscopic sinus surgery. Am J Rhinol 2005;19(3):288-292

3 Imagens na Cirurgia Endoscópica Nasossinusal

Introdução

Afortunadamente, o desenvolvimento da cirurgia endoscópica nasossinusal (ESS) coincidiu com grandes avanços na tecnologia de varredura por tomografia computadorizada (TC). Antes de a varredura por TC estar disponível, a extensão das doenças nasossinusais e a anatomia do nariz e dos seios correlatos eram avaliadas por radiografias planas simples. Esses exames não são mais utilizados para esta finalidade porque não proporcionam detalhamento anatômico suficiente nem informações precisas sobre a extensão das patologias em rinologia. A varredura por TC permitiu a avaliação minuciosa da anatomia nasossinusal de modo que, neste livro-texto, tal tecnologia é amplamente usada para reconstruir a anatomia dos seios paranasais. A filosofia cirúrgica deste livro-texto está alicerçada na disponibilidade de varreduras por TC de alta qualidade, em três planos.

Tomografia Computadorizada

Valor das Imagens em Três Planos

As varreduras por TC são usadas como um auxílio tanto para o diagnóstico da rinossinusite crônica quanto para planejar a cirurgia. Entretanto, uma incidência significativa de anormalidades de mucosa é observada em pacientes completamente assintomáticos.[1] Por isso é importante que o paciente tenha recebido tratamento médico adequado às condições nasossinusais, antes da avaliação por imagem de TC.[2] O corte coronal é o primeiro a ser examinado, para avaliar a anatomia da cavidade nasal e dos seios da face.[3] Os cortes devem ser suficientemente próximos para que uma célula identificada possa ser prontamente sucedida de um corte para a seguinte. Isso permite que, a partir da conjunção das imagens, se reconstrua uma imagem tridimensional da anatomia.[4-6] Os cortes axiais são de especial valor para a determinação das vias de drenagem do seio frontal. Isso é importante para se decidir se a cureta, ou a sonda, deslizarão durante a dissecção do recesso frontal. Nosso departamento publicou um estudo avaliando o valor da secção parassagital do recesso frontal para o entendimento e planejamento da cirurgia.[7] Observamos que tal corte melhorava significativamente a capacidade de o cirurgião avaliar o recesso frontal, e melhorava o entendimento da anatomia em uma média de 57%, em uma escala visual analógica, de 10 pontos. Para mais de 50% dos pacientes estudados, a avaliação por corte parassagital também modificava o plano cirúrgico do paciente. Por isso recomendamos que todos os pacientes a serem submetidos à ESS façam uma aquisição de imagens helicoidal dos seios, por TC de alta definição, com 64 canais, e que as imagens sejam apresentadas nos três planos. Um exemplo da qualidade das varreduras por TC que deve ser esperada, quando se usa esse protocolo, é apresentado na **Fig. 3.1**.

> **Aviso**
> O *software* que permite que a varredura por TC seja vista simultaneamente nos três planos, e que permite que a anatomia das células seja reconstruída, foi desenvolvido em conjunto com a Scopis®. O autor recebeu *royalties* sobre as vendas desse *software*.

Protocolo de Obtenção das Imagens

Varreduras por TC, de boa qualidade, são críticas para o cirurgião conseguir reconstruir a anatomia e as vias de drenagem dos seios. Idealmente, as imagens devem ser dos planos coronal, axial e parassagital, e devem ser relativamente próximas para que uma célula possa ser acompanhada de novo corte para a seguinte. Nosso atual protocolo de varredura por TC, em *scanner* de TC helicoidal e de 64 canais, exige obtenções de imagens desenvolvidas no plano axial em intervalos de 0,5 a 1 mm, com reconstrução coronal e parassagital. As imagens dos diversos planos são impressas para o cirurgião e ficam disponíveis para *download* digital, sendo usadas no *software* Scopis, de observação e detalhamento da anatomia (ver o aviso). A largura das janelas da varredura é ajustada entre 1.500 e 2.000 UH (Unidade Hounsfield), com um centro de +100 a +300 UH, para distinção máxima de ossos. Quando houver suspeita de doença fúngica, janelas de configurações são reajustadas para avaliação de tecidos moles. Isso permite

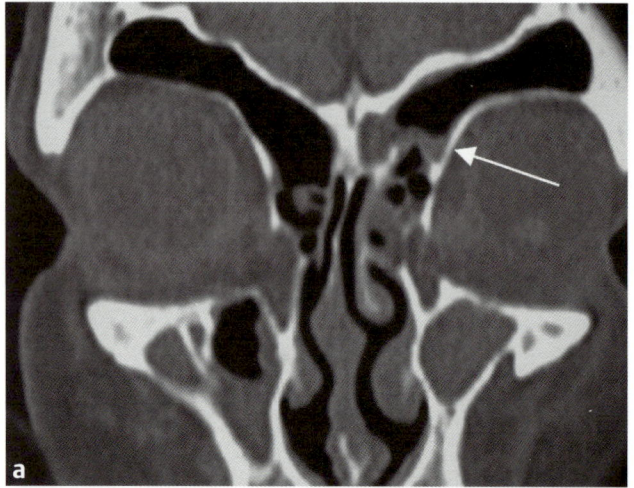
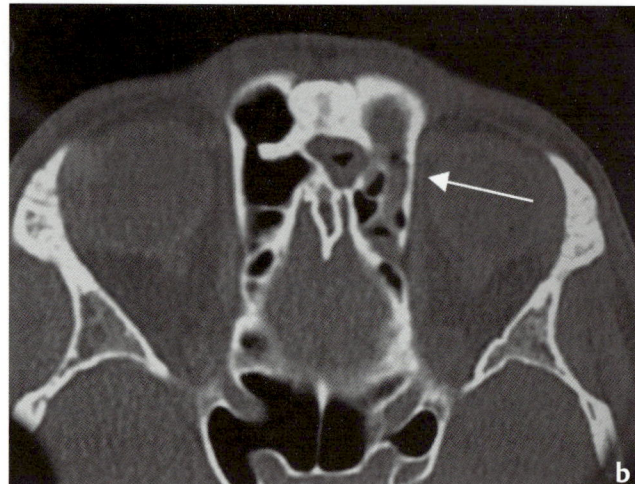
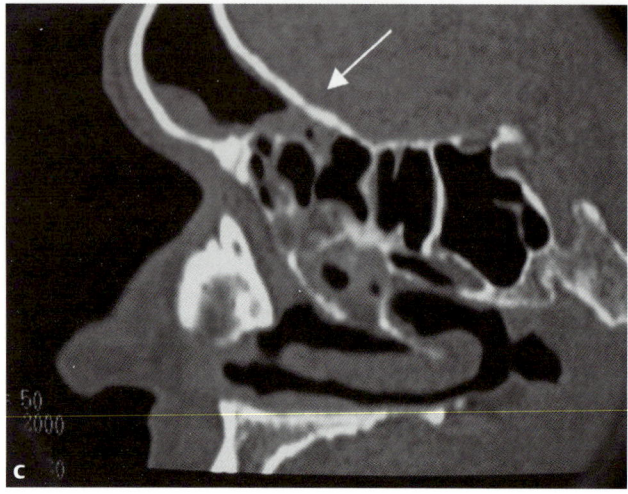

Fig. 3.1 Obtenção de imagens por tomografia computadorizada, com cortes dos planos (**a**) coronal, (**b**) axial e (**c**) parassagital. A doença no recesso frontal esquerdo (*seta branca*) pode ser avaliada, e a estrutura celular pode ser mais bem compreendida se todos os planos estiverem disponíveis.

que os seios opacificados sejam avaliados para densidades duplas/heterogênicas, que costumam estar presentes nas doenças fúngicas crônicas dos seios.

Vistas Tridimensionais e o Conceito dos Blocos Estruturais

Alguns *scanners* de TC têm *softwares* em que os cursores podem ser movidos ao longo de uma série de imagens de um plano enquanto, simultaneamente, podem ser observadas imagens dos outros planos, no ponto em que está o cursor. Se o *scanner* não tiver essa facilidade, um *software* que faz o mesmo pode ser adquirido independentemente. O *software* Scopis está disponível para instalação (http://planning.scopis,com) e se adapta a PCs e a MACs. Ele permite que imagens DICOM, de varreduras por TC, sejam carregadas, criando imagens nos três planos, com linhas de referência móveis. Além disso, todos os sistemas cirúrgicos auxiliados por computador (CAS) também terão essa facilidade. Com esses sistemas, as varreduras por TC podem ser percorridas em um plano específico, e as demais vistas vão mudando de acordo com a posição do cursor na varredura que está em curso. O *software* Scopis é capaz de traçar um bloco estrutural sobre cada célula, e de traçar uma via de drenagem ao longo da via de drenagem do seio frontal.

Isso permite que o cirurgião não só possa entender completamente a anatomia do recesso frontal, mas também que planeje, cuidadosamente, cada passo cirúrgico da dissecção. Um exemplo dessa reconstrução é apresentado na **Fig. 3.2**.

Um eixo central, ao longo deste livro, é a utilização de imagens obtidas por TC de alta qualidade, em três planos diferentes, para montar um quadro tridimensional da anatomia dos seios. Neste livro, eu uso o *software* Scopis para colocar um bloco estrutural sobre cada célula. A **Fig. 3.2** apresenta um bloco estrutural vermelho, colocado sobre a célula *agger nasi*. Note como cada vértice do bloco estrutural tem um círculo em cada um dos planos. O cirurgião escolhe o plano que é o melhor para manipular o bloco, e então busca esses vértices para mudar o plano do bloco. Feito isso, os círculos dos vértices dos outros blocos desaparecem, mas os lados do bloco continuam a ser manipuláveis. Na **Fig. 3.3**, o bloco do plano axial foi manipulado para caber melhor na varredura por TC. Na **Fig. 3.4**, a célula superior ao *agger nasi* (*caixa verde*) foi manipulada no plano parassagital. Na **Fig. 3.5**, a célula septal frontal (*caixa azul*) foi manipulada no plano axial e na **Fig. 3.6** a célula suprabular (*caixa rosa*) foi manipulada no plano parassagital. A célula final do recesso frontal (*caixa azul claro*) completa a configuração anatômica do recesso frontal deste paciente (**Fig. 3.7**). Na parte de baixo do lado esquerdo da **Fig.**

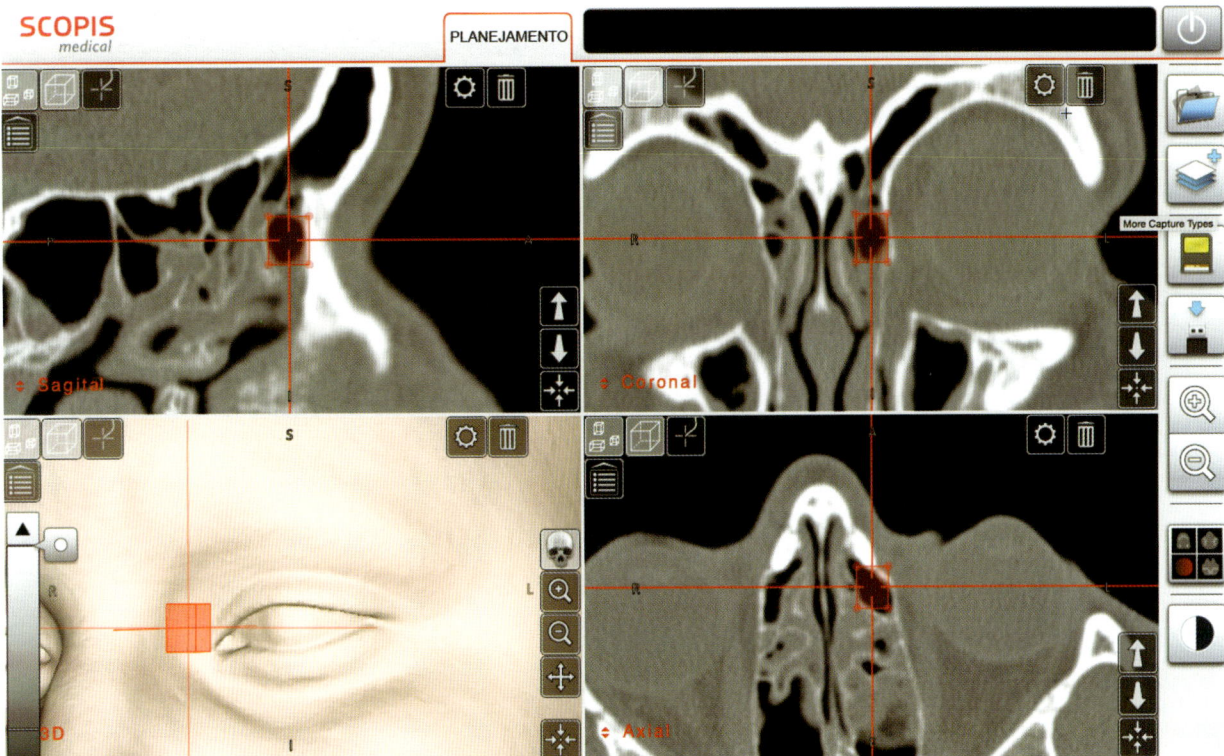

Fig. 3.2 O bloco estrutural vermelho está colocado sobre a célula *agger nasi* esquerdo. Nos três planos, os vértices dos blocos estruturais são círculos. O cirurgião pode escolher um plano para a manipulação dos vértices.

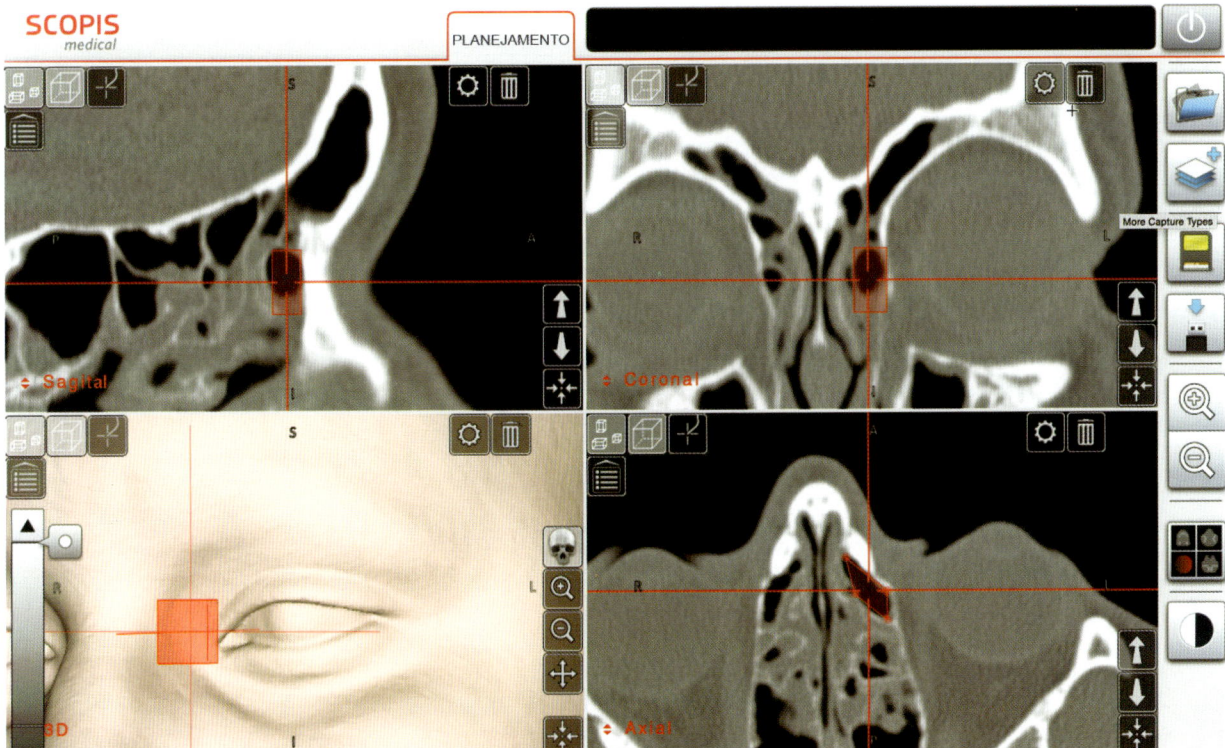

Fig. 3.3 O bloco estrutural foi manipulado no plano axial, de modo que os círculos dos vértices dos outros planos desapareceram. Os lados dos blocos dos outros planos podem ser manipulados, mas só nos vértices do plano axial.

16 Cirurgia Endoscópica Nasossinusal

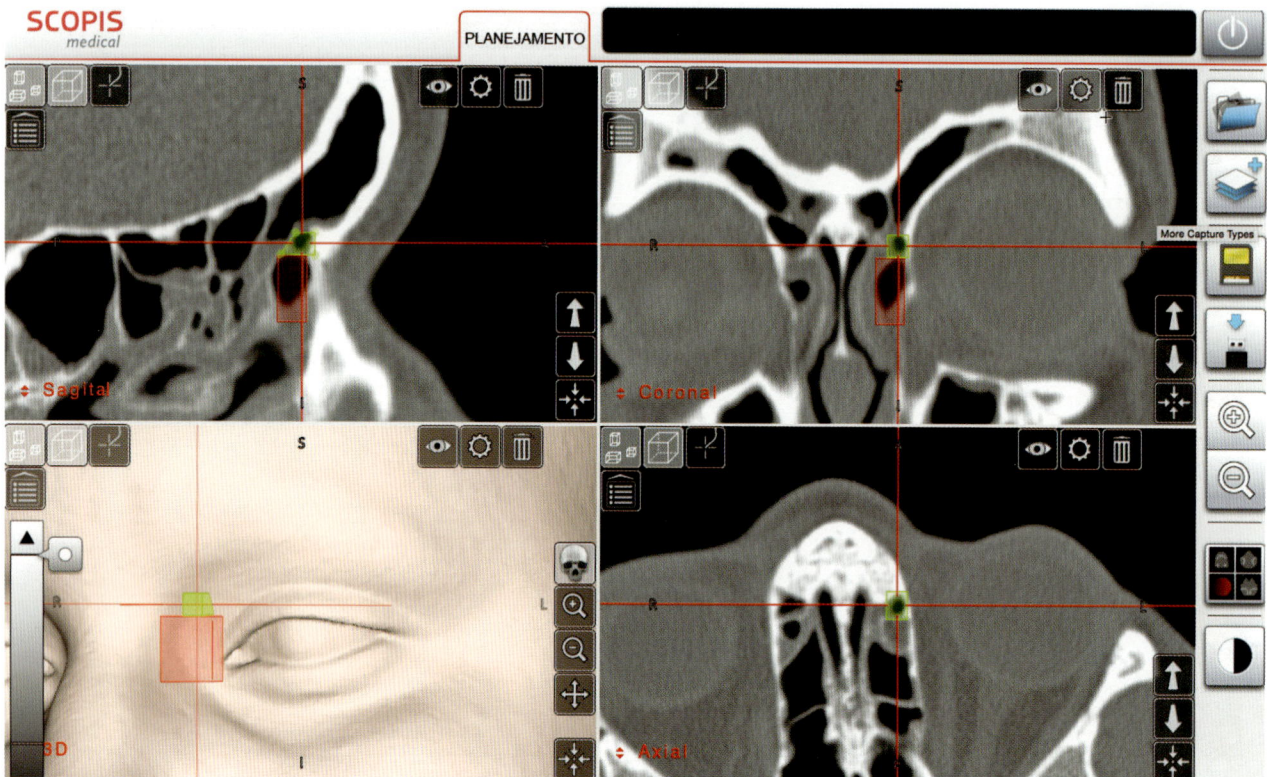

Fig. 3.4 O bloco estrutural verde foi colocado sobre a célula superior ao *agger nasi*, e foi manipulado no plano parassagital.

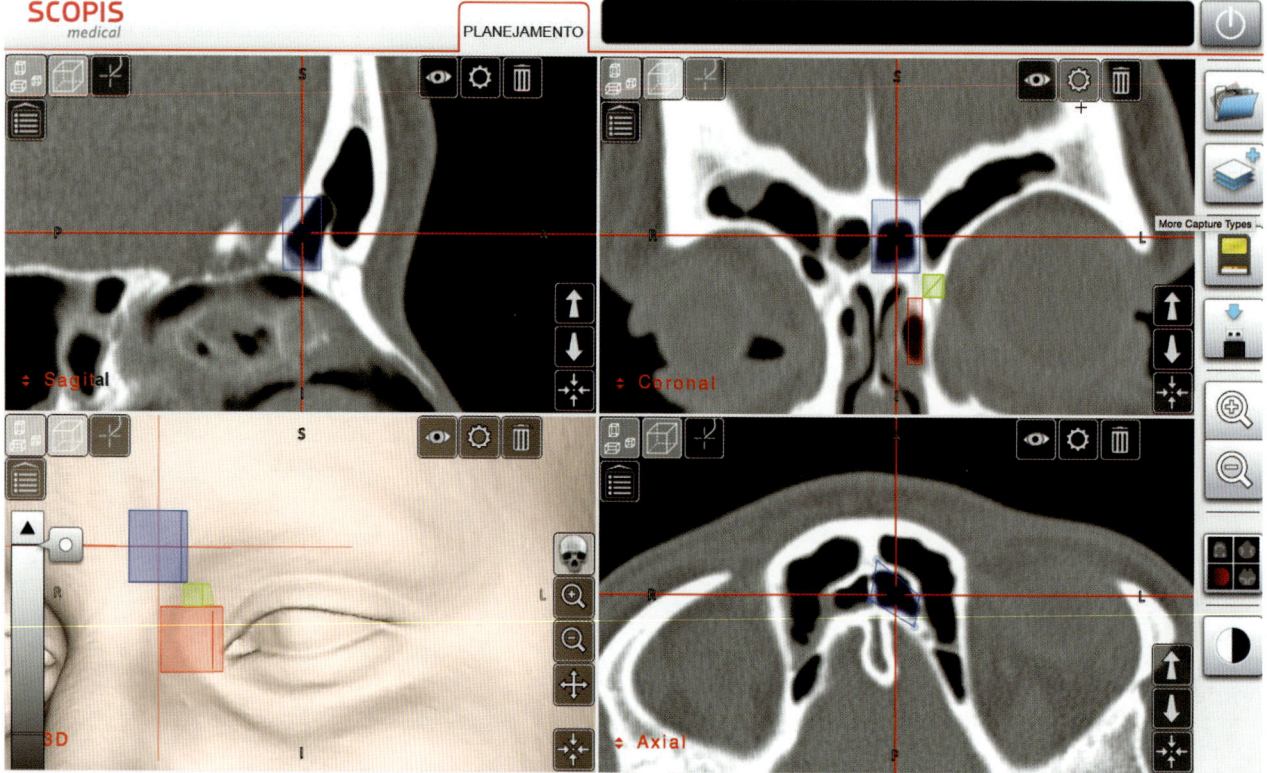

Fig. 3.5 Um bloco azul foi colocado sobre a célula septal frontal e manipulado no plano axial.

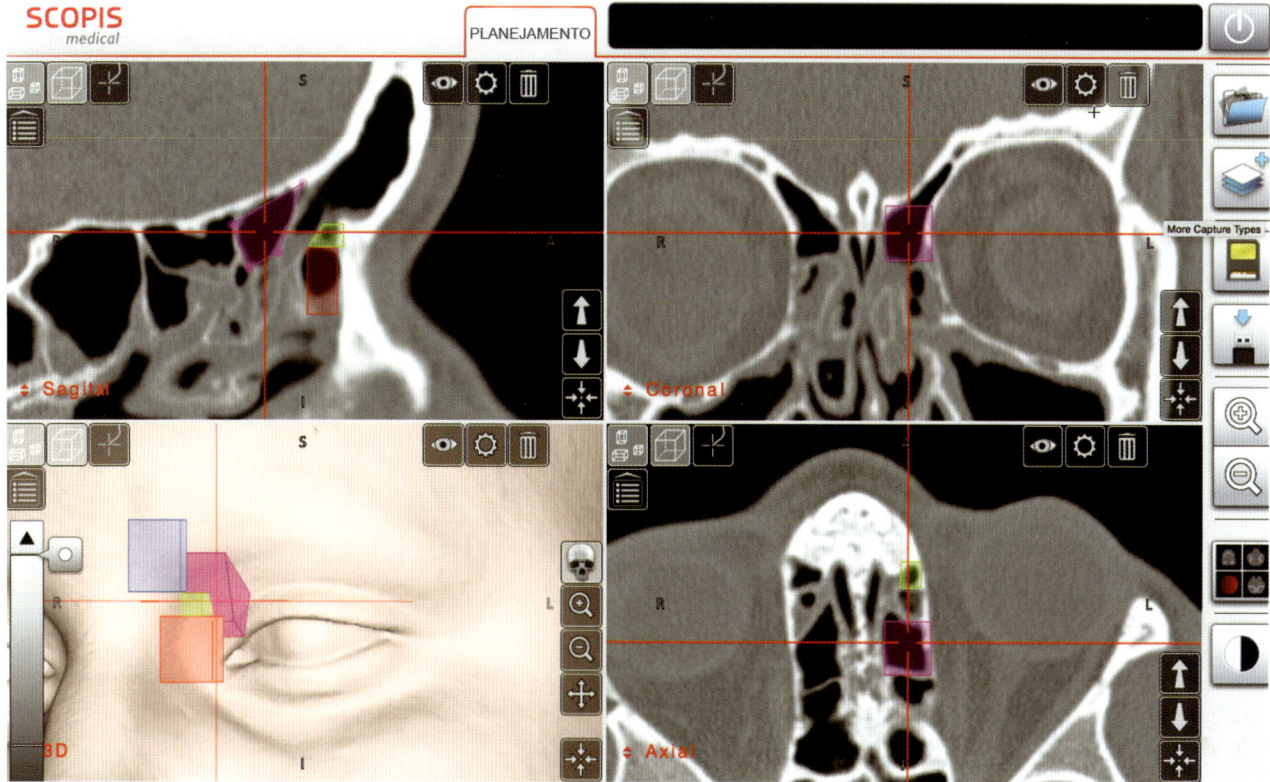

Fig. 3.6 Um bloco rosa foi colocado sobre a célula suprabular e foi manipulado no plano parassagital.

3.7 podem ser vistas todas as células que compõem a anatomia do recesso frontal. A **Fig. 3.8** apresenta a via de drenagem do seio frontal que foi traçada entre as células. Note como a via de drenagem passa ao lado da célula do septo frontal, mas posteromedialmente ao *agger nasi* e à célula superior a ele, e em frente das células suprabulares e da bolha etmoidal. Essa capacidade de compreender tanto as células quanto a via de drenagem frontal é especialmente importante para entender a anatomia do recesso frontal (Capítulo 6). Depois do entendimento completo do recesso frontal, o processo pode ser repetido nos etmoides posteriores e no esfenoide (Capítulo 8). Um tema central deste livro-texto é o conceito da reconstrução anatômica tridimensional por meio de blocos estruturais, para recriar a formação anatômica do recesso frontal e dos etmoides posteriores, e assim estabelecer, cirurgicamente, as vias de drenagem.

Obtenção de Imagens por Ressonância Magnética

As varreduras para obter imagens por ressonância magnética (RM) não são usadas rotineiramente na avaliação dos pacientes de ESS, porque não proporcionam uma definição dos ossos. Além disso, as varreduras por IRM são muito sensíveis ao espessamento da mucosa nasal e da mucosa do seio, especialmente em uma região vascularizada, como é o corneto inferior. A mucosa normal pode estar aumentada em alguns pacientes, e até parecer patológica, embora seja normal. Entretanto, a varredura por RM pode ser muito útil em diversas situações. Solicitamos RM, rotineiramente, para pacientes previamente submetidos à rotação do retalho osteoplástico, com obliteração, e que continuam apresentado sintomas.[8,9] Nesses pacientes, a RM pode diferenciar pacientes com infecções ou formação de mucocele daqueles que têm gordura saudável em seus seios frontais obliterados. Todos os pacientes que têm tumor intranasal são avaliados por RM.[10] Nesses pacientes estamos interessados, primariamente, em saber se um seio opacificado está preenchido por um tumor ou por muco retido, e em saber se ocorreu uma deiscência ou uma invasão do periósteo da dura ou do periósteo orbital. Um exemplo da utilidade das RM no planejamento cirúrgico é apresentado na **Fig. 3.9**. À varredura por TC, esse paciente apresentava adenocarcinoma com opacificação dos seios frontais e do seio maxilar direito. Na RM pode ser visto, claramente, que o seio frontal esquerdo e o seio maxilar direito estão preenchidos por muco, e não pelo tumor.

Nosso protocolo de avaliação desses pacientes consiste na realização de obtenção de imagens para saturação de gordura ponderada em T1, intensificada por gadolínio, e outra ponderada em T2. O tumor se destaca na avaliação em T1 intensificada por gadolínio, mas o líquido dos seios não se destaca. Ao reexame da das imagens ponderadas em T2, o líquido (muco) geralmente se encontra significativamente intensificado. Nas varreduras (**c**) e (**d**) da **Fig. 3.9**, a lâmina papirácea e a base do crânio estão erodidas. Entretanto, parece que os conteúdos da órbita foram empurrados para o lado, pelo tumor, em vez de o tumor ter penetrado na órbita. Nesse paciente, ambas as órbitas foram preservadas e havia um bom plano cirúrgico entre o tumor e o periósteo orbital. Parece que o tumor também empurra a dura para cima, em vez de haver erosão através da dura-máter. Mais uma vez, conseguimos estabelecer um bom plano cirúrgico entre o tumor e a dura-máter, permitindo res-

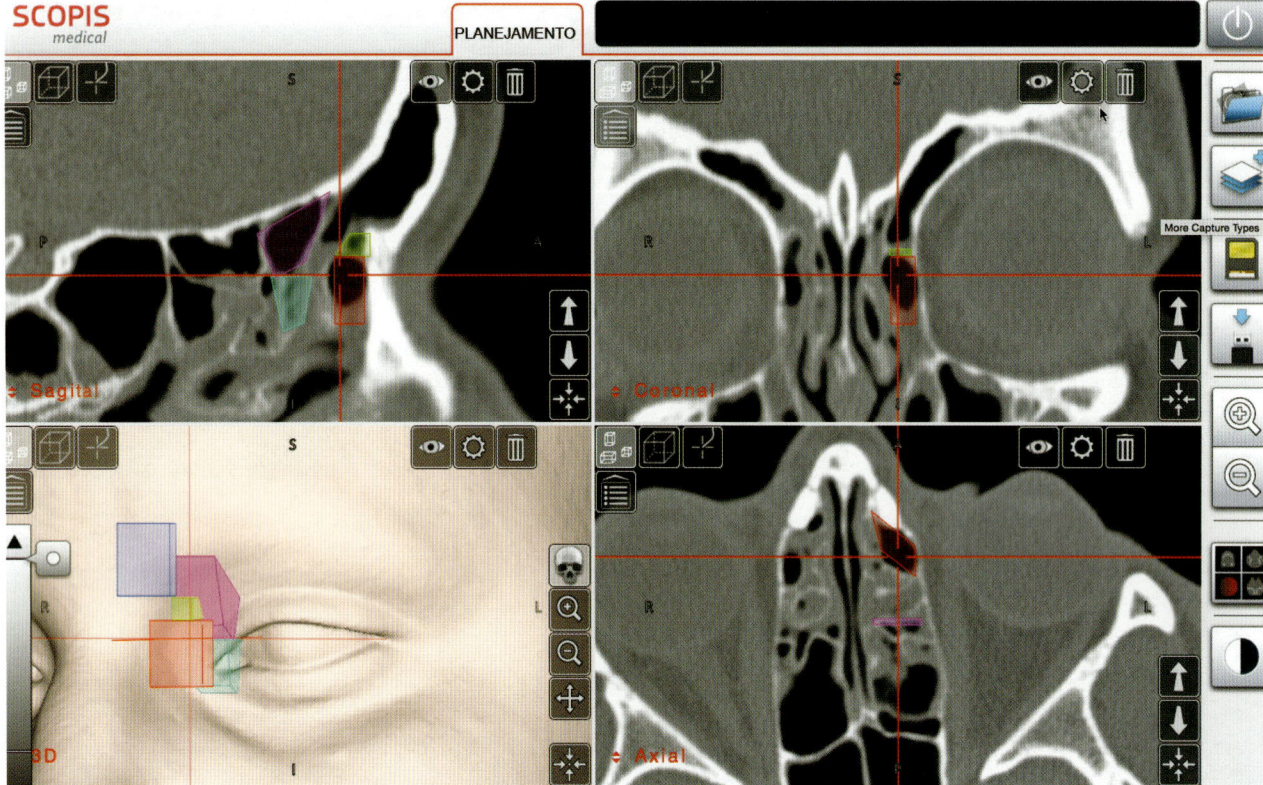

Fig. 3.7 O bloco azul-claro foi colocado sobre a bolha etmoidal e manipulado no plano parassagital.

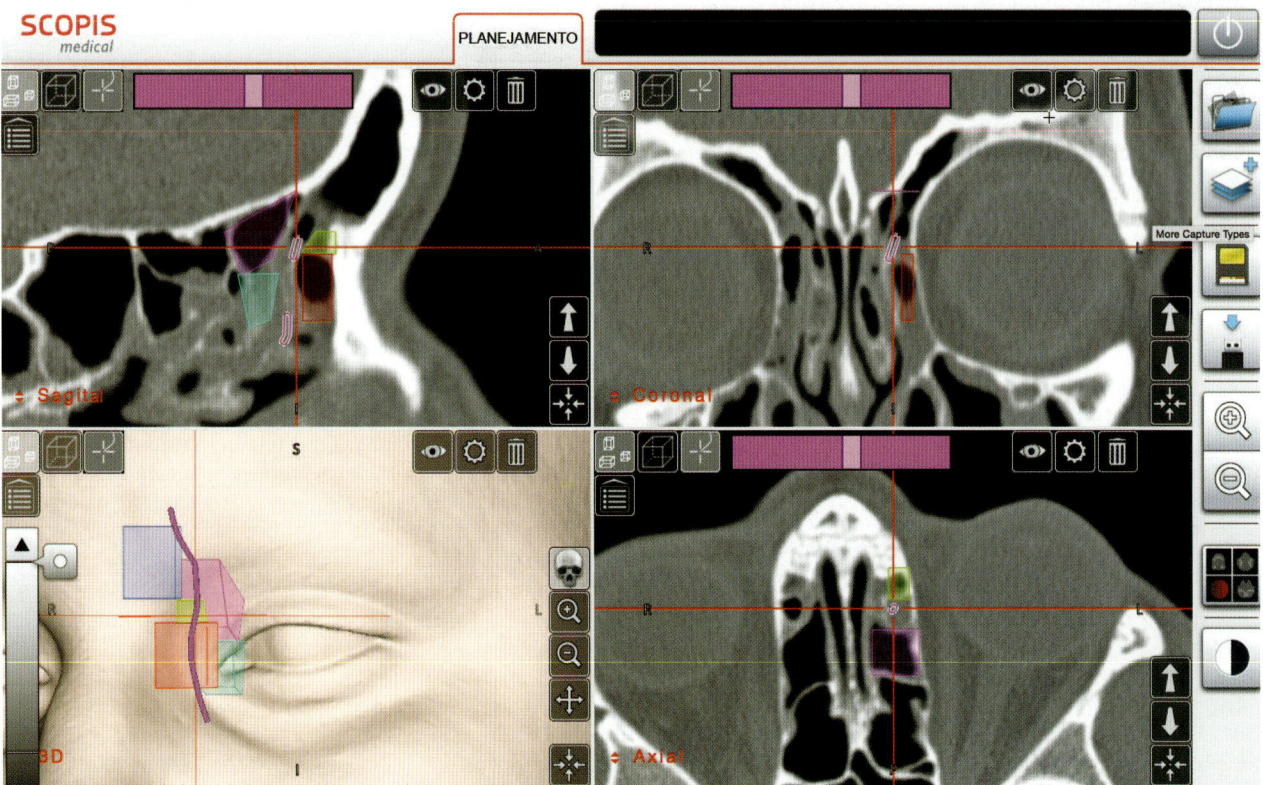

Fig. 3.8 A via de drenagem do seio frontal foi traçada sobre o plano parassagital e depois sua posição foi conferida e manipulada nos demais planos, até ficar correta.

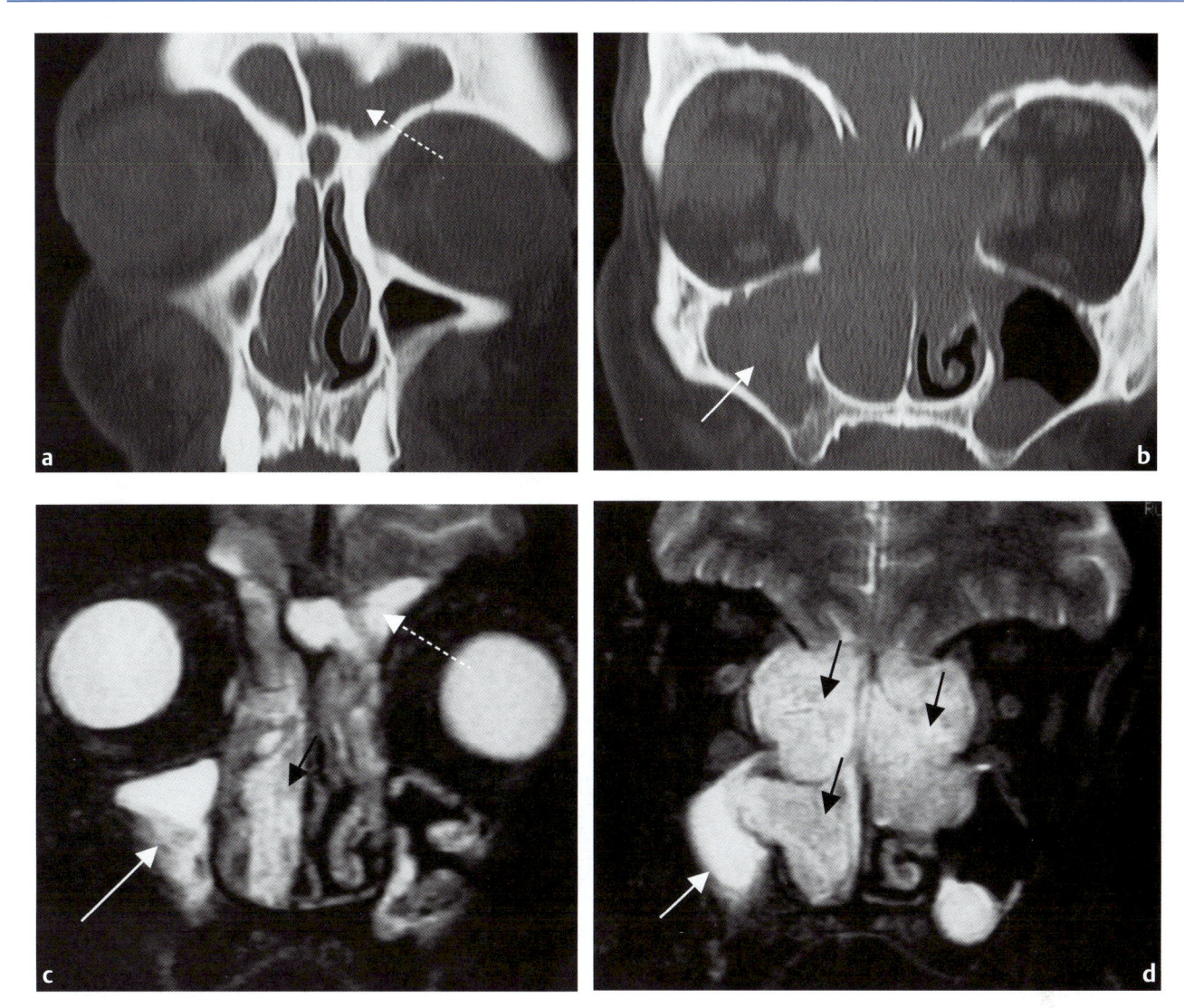

Fig. 3.9 Imagens por tomografia computadorizada (TC) e por ressonância magnética (RM) em paciente com adenocarcinoma. Os cortes da TC (**a**) e (**b**) demonstram opacificação dos seios frontais em (**a**) (*seta branca tracejada*), e no maxilar direito em (**b**) (*seta branca contínua*). As imagens da RM ponderadas em T2 (**c**) e (**d**) demonstram que o seio frontal esquerdo (**c**) (*seta branca tracejada*) e ambos os seios maxilares (*seta branca contínua*, no seio direito) contêm líquido, e não um tumor (nesse corte, o frontal direito não está nítido).

secção macroscópica completa do tumor, sem dano à paquimeninge. O paciente fez radioterapia pós-operatória e continua livre do tumor três anos após o procedimento cirúrgico.

As imagens por RM também são úteis na avaliação de complicações de rinossinusite, particularmente das complicações orbitais com formação de abscesso subperiosteal, e de complicações intracranianas.[11] RMs também são usadas como exames de primeira linha para tumores de glândula hipófise e para lesões extensas na base do crânio, tais como os tumores do clivo.

Angiografia

A angiografia é útil para pacientes com suspeita de tumor vascular, nos quais será feita uma tentativa de remover esse tumor endoscopicamente.[12] É muito importante que a vascularização do tumor seja reduzida ao máximo possível, a fim de facilitar a remoção endoscópica. Os tumores vasculares que não foram embolizados podem sangrar com tanta profusão, durante a endoscopia e a ressecção endoscópica, que o procedimento tem de ser abortado. Embora muitos tumores possam se beneficiar da embolização pré-operatória, essa intervenção é de particular valor no nasoangiofibroma[12] (**Fig. 3.10**).

Dacriocistogrfia e Cintilografia Lacrimal

O dacriocistograma (DCG) pode ser muito útil para avaliar a anatomia do sistema nasolacrimal.[13,14] É importante identificar os pacientes que têm uma constrição significativa dos canais comuns, porque esses pacientes não são adequados para dacriocistorrinostomia.[13,14] Em alguns pacientes com epífora significativa, a DCG revela um fluxo livre de corante, dos canalículos para o nariz. A DCG não é um teste fisiológico porque, durante a injeção do corante, são geradas pressões anormalmente elevadas no sistema nasolacrimal. Para esses pacientes, a cintilografia lacrimal pode ser muito útil, já que

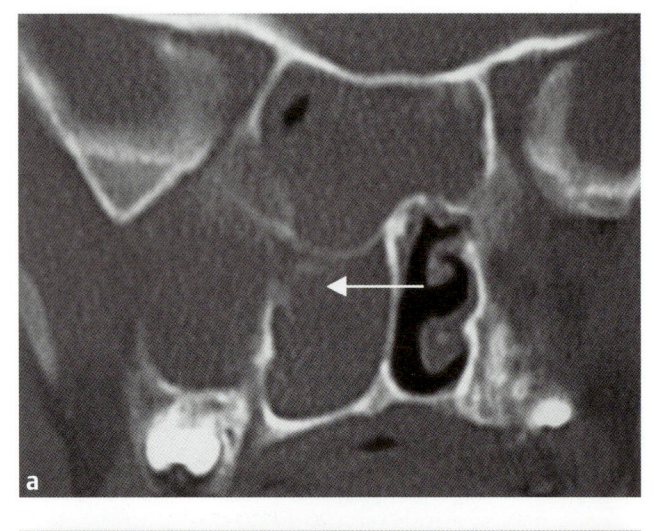

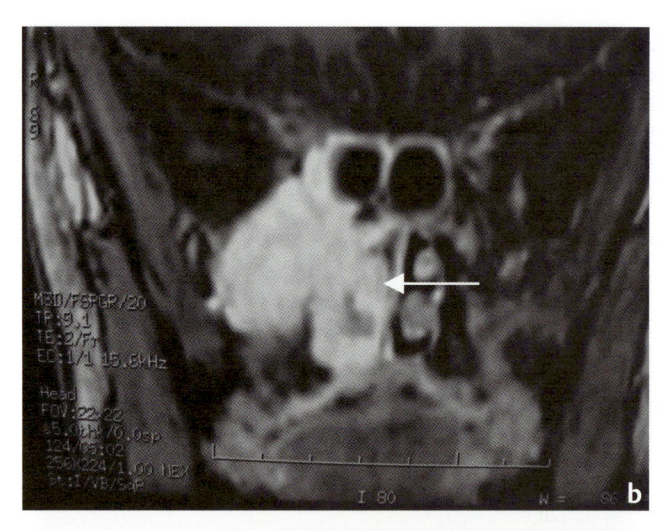

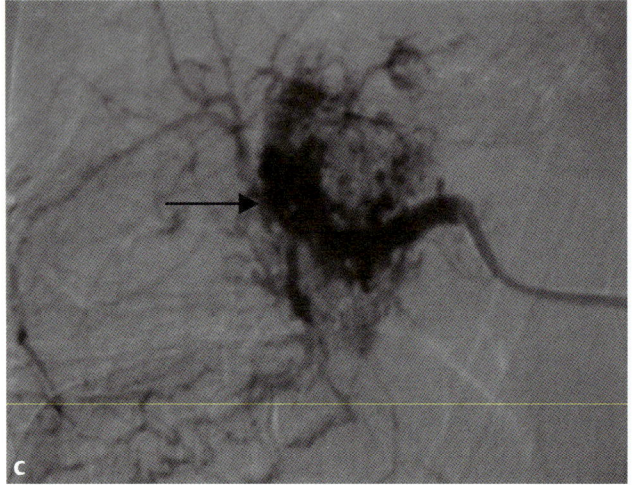

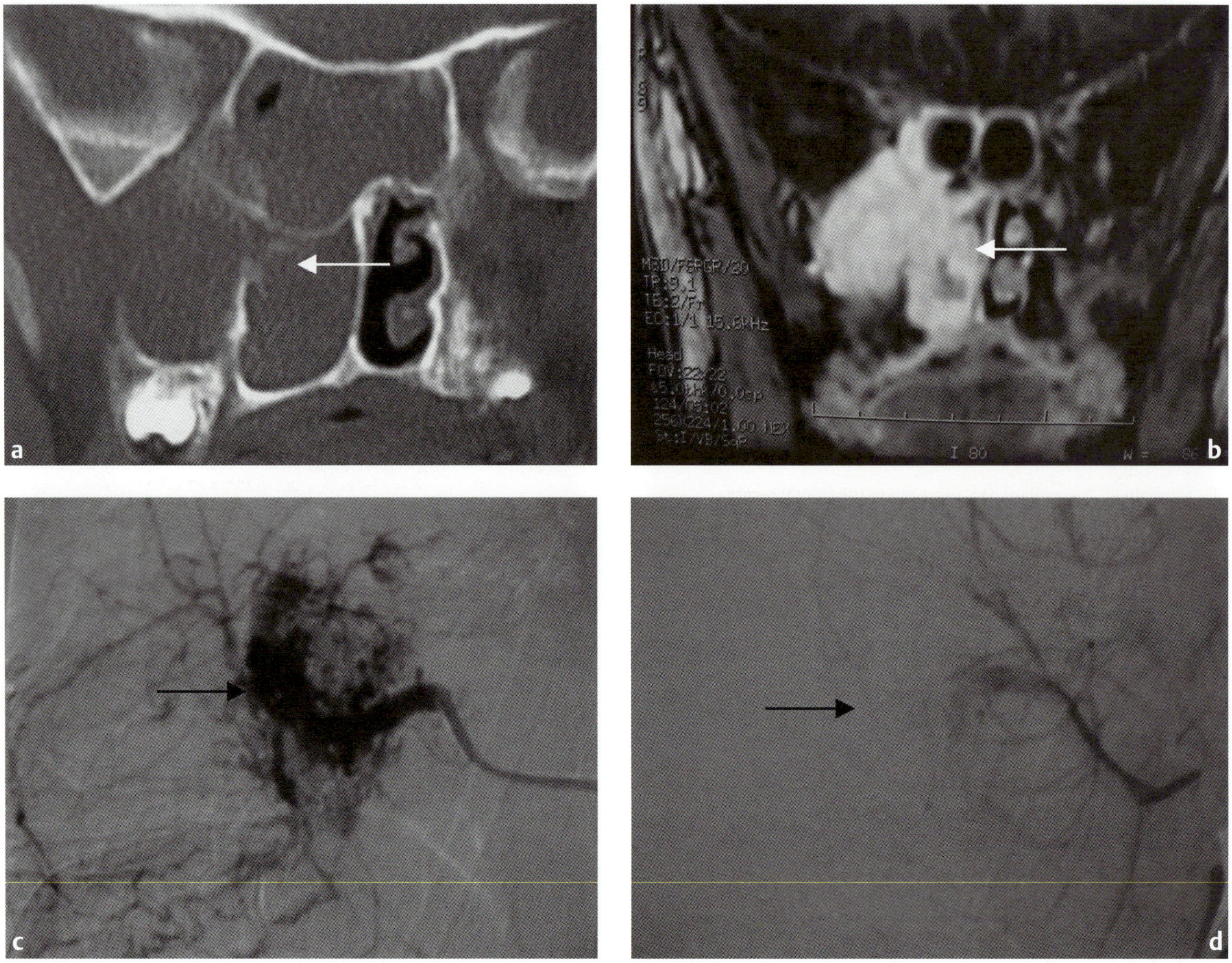

Fig. 3.10 A obtenção de imagens por tomografia computadorizada (**a**) apresenta nasoangiofibroma (*seta branca*) preenchendo a cavidade nasal posterior, com extensões para as fossas pterigopalatina e infratemporal. Em (**b**), a extensão do tumor (*seta branca*) é mais bem visualizada na imagem de ressonância magnética. O angiograma de subtração digital (**c**) ilustra a intensa vascularização do tumor antes da embolização (*seta preta*), enquanto a efetividade da embolização é ilustrada em (**d**), onde não se observa qualquer enrubescimento (*seta preta*).

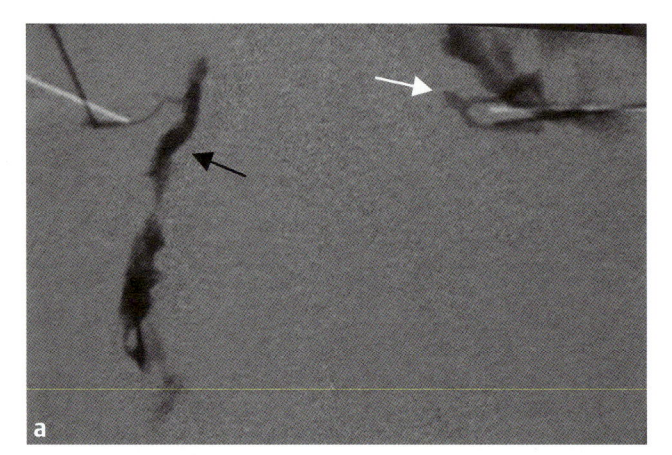

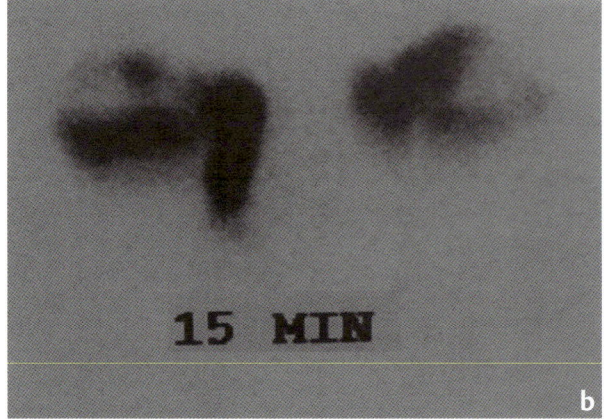

Fig. 3.11 (**a**) Dacriocistografia: o lado direito é normal e tem o saco lacrimal normal e os canalículos claramente visíveis (*seta preta*). No lado esquerdo podem ser vistos os canalículos superior, inferior e comum, mas o corante não penetra no saco lacrimal (*seta branca*) e este não se enche. Isso corresponde a uma obstrução do canalículo comum. (**b**) Cintilografia lacrimal correspondente ao mesmo paciente de (**a**). No lado direito, pode ser observado cintilograma normal. No saco lacrimal da esquerda existe algum enchimento com isótopos, mas não há penetração nasal. Isso indica uma provável curvatura anormal do canalículo comum ao penetrar no saco.

a colocação de um radioisótopo no lago lacrimal, com subsequente detecção de sua passagem para o sistema nasolacrimal e o nariz, proporciona importantes informações sobre o funcionamento do sistema (**Fig. 3.11**). Esses testes são totalmente elaborados no Capítulo 11.

Referências

1. Flinn J, Chapman ME, Wightman AJA, Maran AGD. A prospective analysis of incidental paranasal sinus abnormalities on CT head scans. Clin Otolaryngol Allied Sci 1994;19(4):287–289
2. Lusk RP, Muntz HR. Endoscopic sinus surgery in children with chronic sinusitis: a pilot study. Laryngoscope 1990;100(6):654–658
3. Kennedy DW, Zinreich SJ. The functional endoscopic approach to inflammatory sinus disease: current perspectives and technique modifications. Am J Rhinol 1988;2:89–96
4. Wormald PJ. The agger nasi cell: the key to understanding the anatomy of the frontal recess. Otolaryngol Head Neck Surg 2003;129(5):497–507
5. Wormald PJ. The axillary flap approach to the frontal recess. Laryngoscope 2002;112(3):494–499
6. Wormald PJ, Chan SZX. Surgical techniques for the removal of frontal recess cells obstructing the frontal ostium. Am J Rhinol 2003;17(4):221–226
7. Kew J, Rees G, Close D, Sdralis T, Sebben R, Wormald PJ. Multiplanar reconstructed computed tomography images improves depiction and understanding of the anatomy of the frontal sinus and recess. Am J Rhinol 2002;16(2):119–123
8. Wormald PJ, Ooi E, van Hasselt CA, Nair S. Endoscopic removal of sinonasal inverted papilloma including endoscopic medial maxillectomy. Laryngoscope 2003;113(5):867–873
9. Wormald PJ. Salvage frontal sinus surgery: the endoscopic modified Lothrop procedure. Laryngoscope 2003;113(2):276–283
10. Wormald PJ, Ananda A, Nair S. The modified endoscopic Lothrop procedure in the treatment of complicated chronic frontal sinusitis. Clin Otolaryngol Allied Sci 2003;28(3):215–220
11. Mortimore S, Wormald PJ. Management of acute complicated sinusitis: a 5-year review. Otolaryngol Head Neck Surg 1999;121(5):639–642
12. Wormald PJ, Van Hasselt A. Endoscopic removal of juvenile angiofibromas. Otolaryngol Head Neck Surg 2003;129(6):684–691
13. Tsirbas A, Wormald PJ. Endonasal dacryocystorhinostomy with mucosal flaps. Am J Ophthalmol 2003;135(1):76–83
14. Wormald PJ. Powered endoscopic dacryocystorhinostomy. Laryngoscope 2001;112:69–72

4 Turbinoplastia Inferior e Septoplastia Endoscópica

Turbinoplastia Inferior Endoscópica com Microdebridador

Raramente é necessária uma turbinectomia em pacientes com rinossinusite crônica importante porque, na maioria dos casos, o tratamento cirúrgico bem-sucedido dos seios resulta na normalização da mucosa dos cornetos inferiores. As citocinas inflamatórias, e as células contidas no muco que emana dos seios doentes, provocam uma resposta inflamatória da mucosa dos cornetos inferior e médio. Se os seios forem aerados adequadamente, e a exsudação inflamatória diminuir, o edema da mucosa dos cornetos se resolve. Entretanto, nos pacientes que, à tomografia computadorizada (TC), têm como achados únicos alguma doença do complexo ostiomeatal ou uma mucosa maxilar com espessura mínima, e cujo sintoma principal é a obstrução nasal, pode ser necessária uma turbinoplastia com minicirurgia endoscópica funcional nasossinusal (FESS) para resolver os sintomas. Além disso, há pacientes que não têm doença de seio, mas que apresentam hipertrofia refratária e intratável do corneto inferior. Nesses pacientes, a redução do corneto pode melhorar a via aérea nasal e a qualidade de vida. Foram descritas várias técnicas para redução do corneto inferior, que compreendem: turbinoplastia submucosa, turbinectomia parcial, turbinectomia total e eletrocoagulção (geralmente realizada no plano da submucosa).[1-5] Os argumentos contrários à remoção completa dos cornetos inferiores citam o risco de o paciente desenvolver rinite atrófica, especialmente em climas quentes e secos.[1] Além disso, o nivelamento do corneto amputado com a parede nasal lateral resultará, inevitavelmente, em um sangramento significativo durante a cirurgia, quando for cortado o ramo da artéria esfenopalatina para o corneto inferior[6] (**Fig. 4.1**). Isso pode exigir cauterização do vaso sangrante, o que, por sua vez, aumenta a quantidade de tecido necrosado e resulta em crostas pós-operatórias significativas. A turbinectomia parcial também pode resultar em sangramento significativo e exigir cauterizações para controle. Parece que a turbinoplastia da submucosa e a sua eletrocoagulação, embora eficazes a longo prazo, não têm o mesmo sucesso da turbinectomia, parcial ou completa.[1,7] Além disso, sabemos que há pacientes que se submeteram a turbinectomia e possuem uma via aérea nasal capaz, porém, mantém a sensação de obstrução nasal.[1] Isso poderia ocorrer devido à remoção ou destruição dos receptores de fluxo de ar nos aspectos médio e superior do corneto inferior. Entretanto, essa hipótese ainda precisa de devida comprovação. O outro problema significativo que os pacientes sofrem após turbinectomia ou eletrocoagulação (e não após turbinoplastia submucosa) é a formação de crostas na superfície do corte do corneto.[6-8] O problema aumenta se foi usado cautério para controlar o sangramento. Essas crostas podem ser desconfortáveis e causar obstrução nasal. Além disso, podem ocorrer hemorragias quando elas caem ou são removidas.[1,3] No grupo dos pacientes que vão sofrer eletrocoagulação da submucosa e, em menor extensão, turbinoplastia da submucosa, as crostas apresentam inchamento pós-operatório significativo do corneto inferior, que oblitera a cavidade nasal e torna as três primeiras semanas após a cirurgia muito desconfortáveis para o paciente que, geralmente, não consegue respirar pelo nariz.[7]

A turbinoplastia inferior motorizada foi planejada para preservar a parede média do corneto inferior preservando, deste modo, os receptores de fluxo de ar. Além disso, a técnica permite que o corneto inferior tenha seu tamanho reduzido em cerca de 50%, sem deixar uma superfície crua para a formação de crostas no período pós-operatório.

Válvula Nasal Interna

A área nasal mais significativa para limitação do fluxo de ar é a válvula nasal interna (**Fig. 4.2**). Ela é formada por uma combinação de estruturas anatômicas, constituída pela protrusão da borda principal da cartilagem nasal lateral superior, pelo septo nasal e pela cabeça do corneto inferior. Durante a inspiração, o colapso da cartilagem lateral superior pode contribuir significativamente para a sensação de obstrução da via aérea. Para determinar a contribuição do componente da cartilagem lateral superior, o paciente é solicitado a rea-

4 Turbinoplastia Inferior e Septoplastia Endoscópica

lizar a manobra de Cottle; a pele adjacente à asa nasal é empurrada para cima e lateralmente, sustentando a cartilagem lateral superior, e o paciente é solicitado a avaliar o impacto sobre a via aérea. Melhora significativa na via aérea pode fazer o cirurgião sugerir enxertos para sustentar a via aérea. Se houve pouca melhora na patência da via aérea, o cirurgião precisa avaliar o papel do septo e da cabeça do corneto inferior. Deve ser avaliado um desvio septal na região da válvula, bem como uma proeminência da cabeça do corneto inferior. Desvios septais baixos podem ser tratados com técnicas de septoplastia padrão, como é descrito mais adiante, mas desvios septais elevados frequentemente necessitam de técnicas mais avançadas, como abordagem do septo por rinoplastia externa. Nesses pacientes, a redução cirúrgica da cabeça do corneto inferior pode ser uma opção mais fácil e atraente. Na maioria dos pacientes, a turbinoplastia inferior padrão, da forma descrita, será suficiente. Entretanto, em alguns pacientes com nariz muito estreito e válvula nasal interna estreita, nos quais uma nova cirurgia septal não melhorará a válvula, uma alternativa excelente é a osteotomia da axila (região anterior) do corneto inferior, com redução do corneto. Isso é descrito após a técnica-padrão.

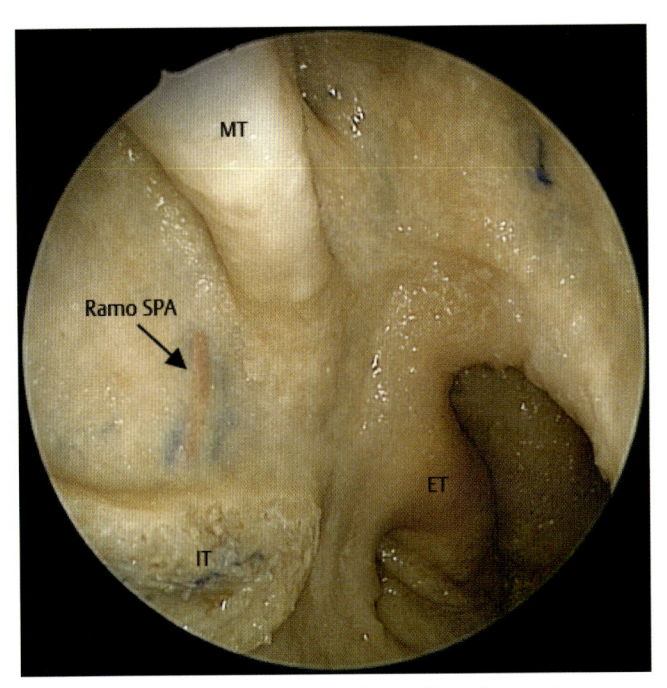

Fig. 4.1 Dissecção cadavérica da parede nasal lateral posterior direita demonstrando o corneto inferior (*IT*) e o ramo da artéria esfenopalatina (*SPA*). Note que as ligações posteriores dos cornetos médio e inferior e do forame esfenopalatino são com o osso palatino.

Técnica Cirúrgica da Turbinoplastia Inferior

Sob anestesia geral, ou local, a extremidade anterior do corneto inferior é infiltrada com lidocaína a 2% e adrenalina a 1:80.000 ou 1:100.000. Usa-se agulha espinhal e seringa de 2 mL, para infiltrar ao longo da borda inferior posterior do corneto inferior. A parte do corneto inferior que mais contribui para a obstrução da válvula nasal é a sua cabeça (**Fig. 4.3**). Note que, mesmo após a descongestionamento, a via aérea fica comprometida (*seta vermelha dupla*). O microdebridador

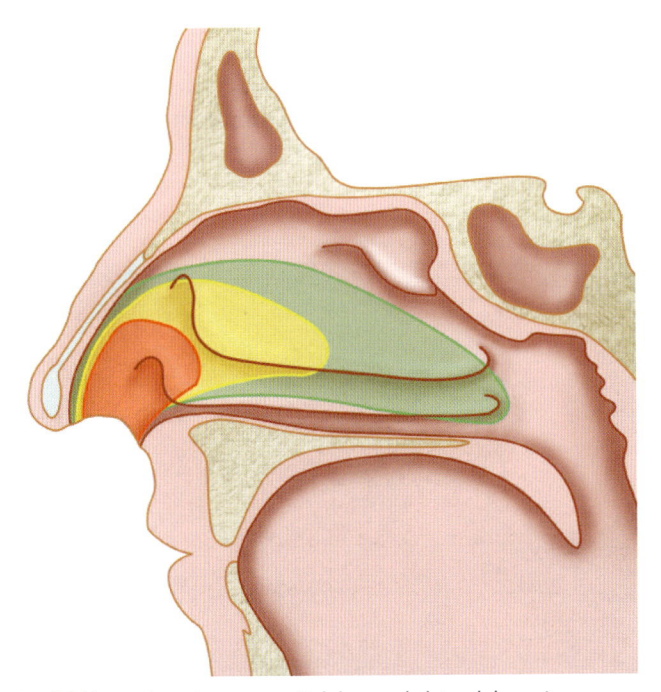

Fig. 4.2 Neste desenho parassagital da parede lateral do nariz, a cor vermelha indica a região com fluxo aéreo máximo e, consequentemente, a parte mais estreita da cavidade nasal, que inclui a válvula nasal interna. A estrutura mais proeminente da válvula nasal interna é a cabeça do corneto inferior. Em comparação com a área vermelha, a região amarela tem um fluxo menor de ar, e a região verde tem ainda menos.

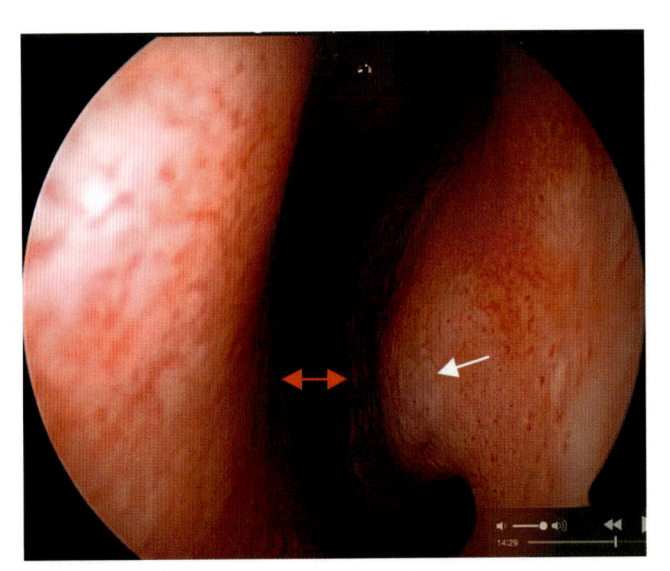

Fig. 4.3 Esta imagem da válvula nasal interna demonstra como a cabeça do corneto inferior (*seta branca*) é a maior contribuinte para uma via aérea nasal estreita (*seta dupla vermelha*). Neste paciente, o septo é reto.

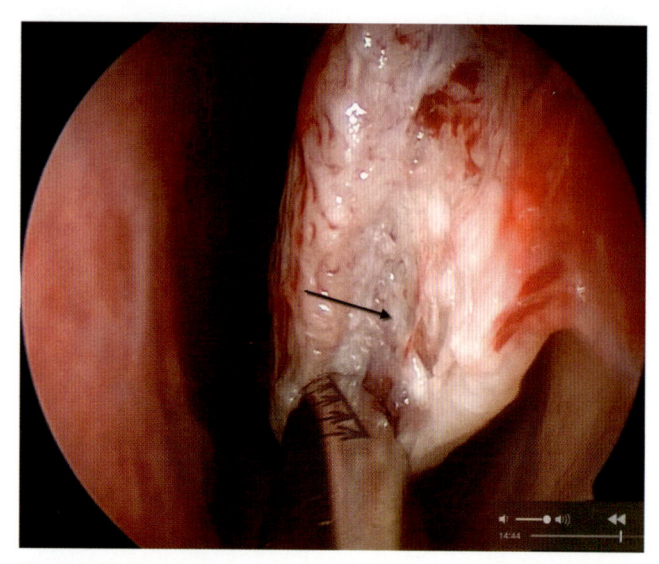

Fig. 4.4 O primeiro passo da turbinoplastia endoscópica é a remoção da mucosa de cima do osso da cabeça do corneto inferior, com o microdebridador, com o cuidado de deixar o osso exposto (*seta preta*).

é usado para ritirar a mucosa da cabeça do corneto inferior, garantindo a exposição do osso subjacente (**Fig. 4.4**). Depois, a borda inferior (**Fig. 4.5a**) e a superfície lateral do resto do corneto inferior são removidas, também com garantia de deixar o osso exposto (**Fig. 4.5b**). Isso é feito até a proximidade da extremidade posterior do corneto inferior, mas se detém a cerca de 1 cm da terminação posterior, de modo a não cortar as artérias que entram na extremidade posterior e nem o suprimento de sangue para o corneto. Um elevador afiado é usado para identificar e estabelecer o plano subperiosteal, para ganhar acesso ao osso do corneto inferior (**Fig. 4.6**). Inicialmente, a mucosa medial é despregada do osso do corneto inferior a partir da ponta, avançando progressivamente mais para posterior. Geralmente o ramo dorsal inferior da artéria do corneto inferior é visto em seu canal, e facilmente dissecado. O vaso geralmente é encontrado na junção das porções vertical e horizontal do corneto. Depois que esse retalho mucoso foi elevado, o *flap* mucoso lateral é alojado na extremidade anterior do osso do corneto inferior. Quando esse *flap* é elevado, o ramo inferolateral da artéria do corneto inferior é visto em seu canal ósseo. Esse canal ósseo, frequentemente está completo na extremidade posterior do corneto, e pode ser necessário cortar o vaso se ele não puder ser dissecado livremente do canal ósseo. Esses dois vasos são identificados em qualquer turbinoplastia inferior (**Fig. 4.7**), de modo que, após a remoção do osso vertical do corneto inferior, eles são cauterizados individualmente com a pinça de sucção bipolar (**Fig. 4.8**). Essa cauterização de ambos os vasos evita o sangramento pós-operatório. Com o osso removido e os principais vasos alimentadores cauterizados, o retalho da mucosa medial pode agora ser enrolada lateralmente, para produzir o novo corneto que, geralmente, tem metade do tamanho do corneto original (**Fig. 4.9a**). Essa turbinoplastia, altamente eficaz, preserva a função da mucosa medial do corneto inferior, criando uma via aérea significativa. O *flap* medial é mantido no lugar por uma fina fita de Surgicel (Ethicon, Somerville, NJ) (**Fig. 4.9b**). Essa técnica resulta em uma patência nasal muito boa, durante longo tempo, sem comprometer a função do corneto, uma vez que toda a superfície da mucosa medial (a parte funcional do corneto) fica preservada. Na **Fig. 4.10**, uma vista de um ano após a operação demonstra a continuidade da patência da via aérea nasal e do corneto ainda funcional.

Osteotomia da Axila do Corneto Inferior em Obstrução da Válvula Nasal Interna

Essa abordagem é muito semelhante à abordagem para-lacrimal, descrita no Capítulo 5. A incisão inicial corre ao longo da inserção do corneto inferior na parede nasal lateral e, an-

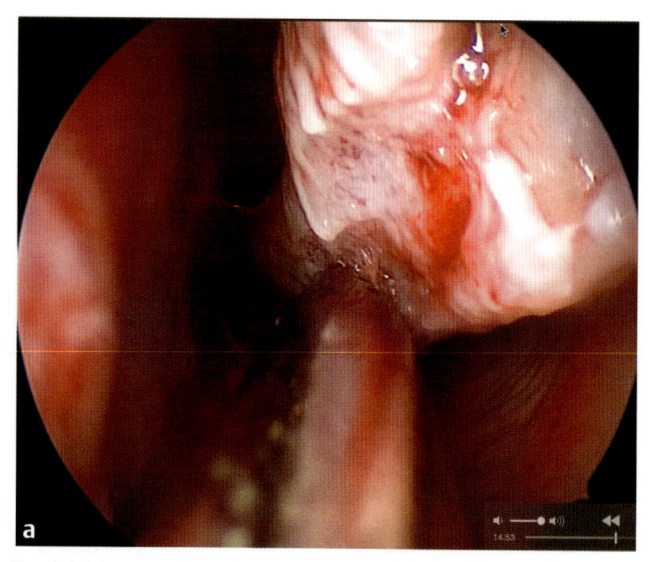

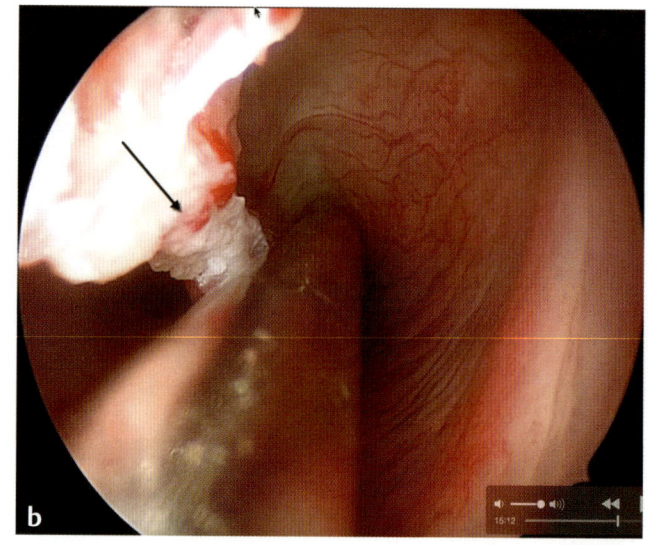

Fig. 4.5 (**a**) O osso do corneto é exposto ao longo da borda inferior. (**b**) O endoscópio e o microdebridador são colocados no meato lateral inferior do corneto inferior e a mucosa é retirada da porção lateral mais baixa do corneto inferior (*seta preta*).

4 Turbinoplastia Inferior e Septoplastia Endoscópica

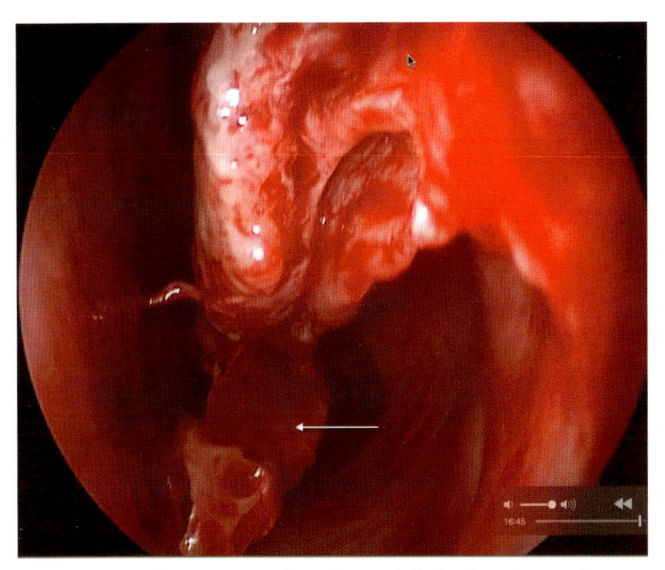

Fig. 4.6 Os retalhos mucosos lateral e medial são elevados ao plano subperiosteal e o osso vertical do corneto inferior (*seta branca*) é dissecado livremente do corneto e, então, removido.

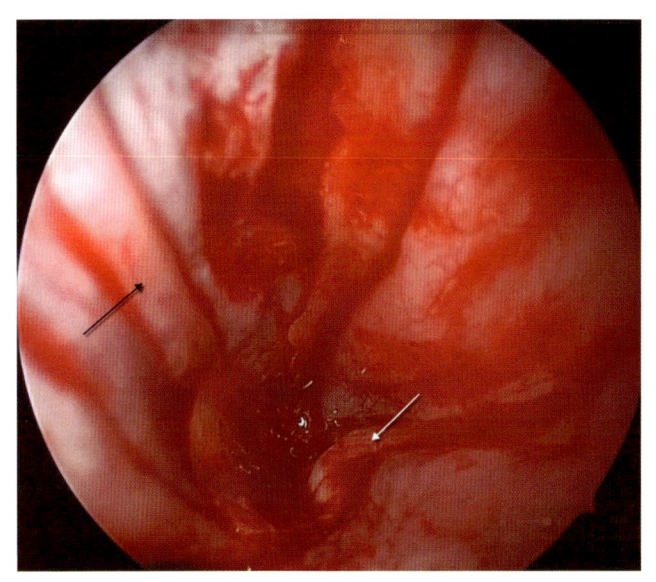

Fig. 4.7 Esta imagem foi obtida após a remoção do osso, e com os *flaps* mucosos rebatidos, para revelar a irrigação do corneto inferior. Sempre há dois vasos principais: um vaso medial superior (*seta preta*) e um vaso lateral inferior (*seta branca*). Esses dois ramos são os principais alimentadores arteriais do corneto inferior e partem do ramo da artéria esfenopalatina que alimenta a extremidade final do corneto.

teriormente, até a abertura óssea piriforme (**Fig. 4.11**, *seta branca*). O Freer de sucção maleável é usado para elevar o retalho mucoso no plano subperiosteal, acima da cabeça do corneto inferior (**Fig. 4.12**, *seta preta*), expondo o osso da cabeça do corneto inferior e continuando essa elevação para posterior por cerca de 2 cm (**Fig. 4.12**). O osso da porção vertical do corneto inferior é exposto (**Fig. 4.12**, *seta branca*) e removido do corneto. Dependendo da proeminência desse osso, ele pode ser removido em toda a extensão do corneto, ou apenas nos 2 a 3 cm anteriores. Um osteótomo de 4 mm é usado para criar osteotomias após a abertura piriforme, por remoção do osso anterior à cabeça do corneto inferior posteriormente, até que toda a cabeça do corneto seja removida

(**Fig. 4.13**). Essa remoção de osso prossegue, posteriormente, até a região do ducto nasolacrimal. Se o osso ao redor do ducto nasolacrimal for proeminente, ele pode ser removido para permitir um aumento da lateralização do corneto inferior. A mucosa, que previamente havia ficado sobre a cabeça e a extremidade anterior do corneto, é reposta, e uma sutura é feita para manter a mucosa no lugar (**Fig. 4.14**). A mucosa é empurrada lateralmente e o corneto deslocado é mantido no lugar por uma fita de Surgicel. Note como a válvula nasal

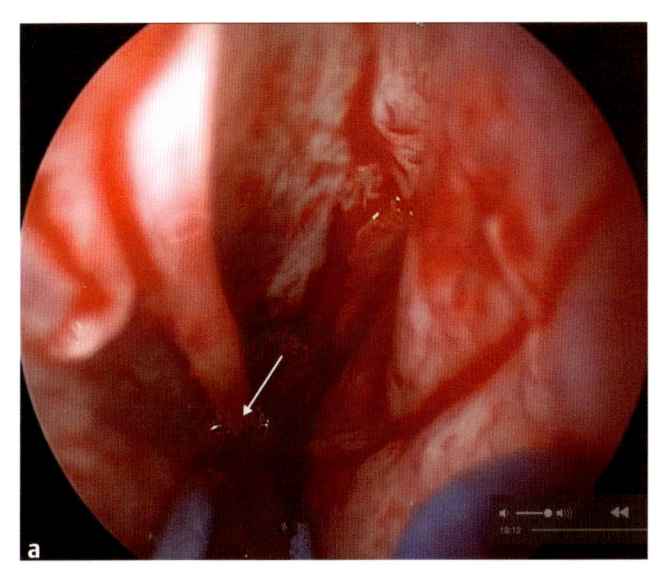

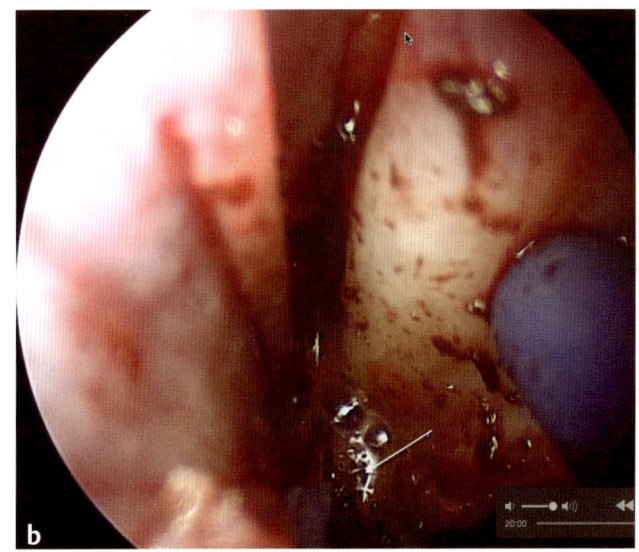

Fig. 4.8 (a,b) Cada vaso é cauterizado individualmente com a pinça bipolar.

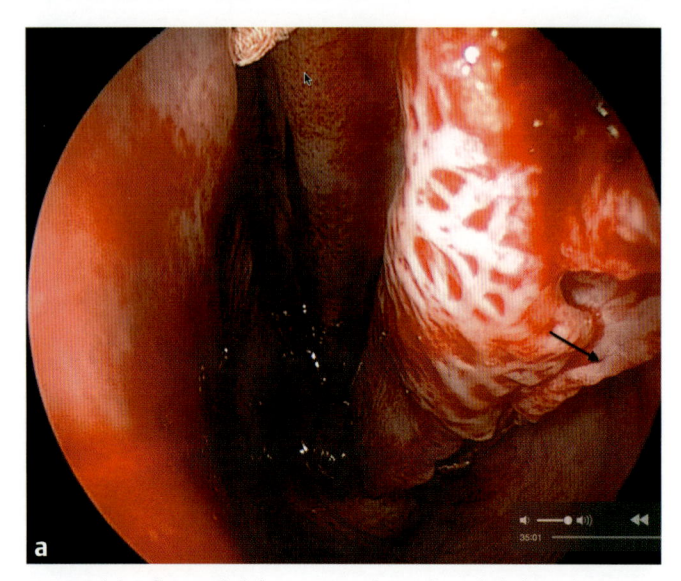

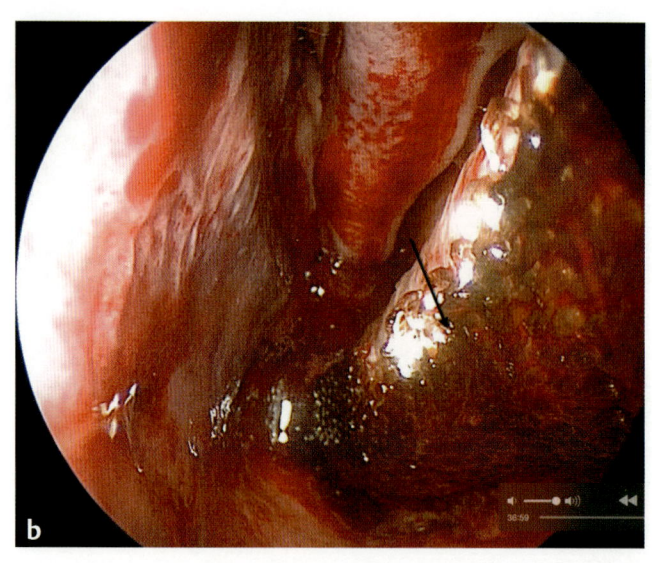

Fig. 4.9 (**a**) O *flap* medial do corneto inferior é enrolado lateralmente para cobrir qualquer tecido exposto: isso aumenta a via aérea nasal, preserva a parede medial funcional do corneto e evita a formação de crostas pós-operatórias. (**b**) Uma fita de Surgicel foi colocada sobre o corneto enrolado a fim de manter o retalho medial no lugar.

interna agora está significativamente maior, devido à remoção do osso subjacente, embora a anatomia da válvula e do corneto continue basicamente igual.

Cuidados Pós-Operatórios

O paciente começa com uma ducha nasal de salina, poucas horas após a cirurgia. Isso é continuado durante o primeiro mês de pós-operatório. Um dia depois, é permitido que o paciente sopre pelo nariz, muito suavemente, após a lavagem com salina. Antibióticos sistêmicos são dados durante cinco dias. O acompanhamento do paciente dura duas semanas.

Resultados da Turbinoplastia Inferior

Para avaliar a efetividade da turbinoplastia inferior, foi realizado um estudo prospectivo comparativo, randomizado, em que os pacientes eram designados aleatoriamente para sofrer

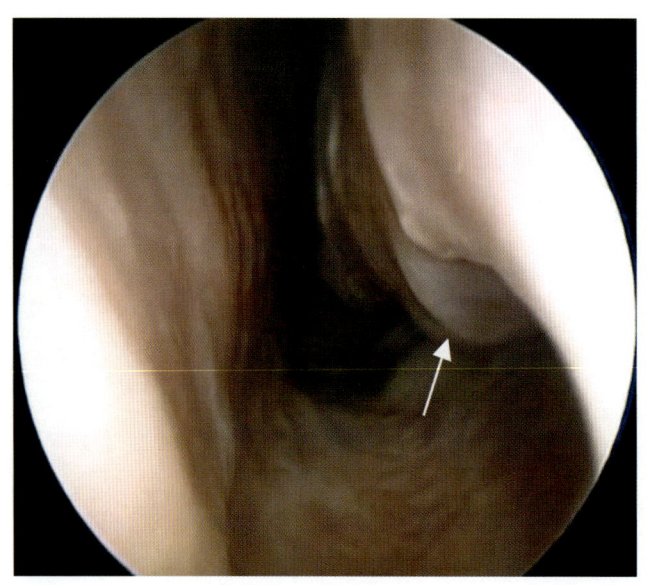

Fig. 4.10 Esta imagem demonstra o tamanho do corneto um ano depois (*seta branca*).

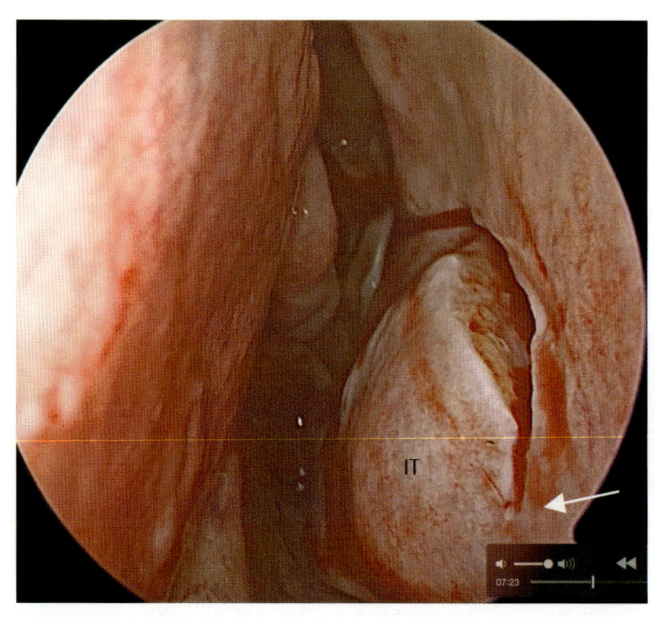

Fig. 4.11 A incisão para uma osteotomia da axila do corneto inferior (*IT*) estende-se do óstio natural do seio maxilar, ao longo da inserção do corneto inferior, para a parede nasal lateral (*seta branca*) e curva-se sobre a cabeça do corneto inferior para a abertura piriforme.

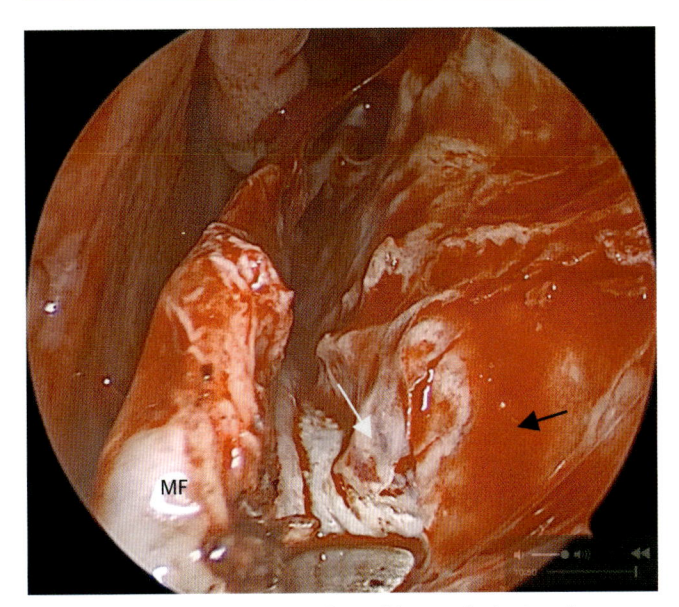

Fig. 4.12 A mucosa do corneto inferior é levantada de cima do osso do corneto inferior, para formar um retalho medial (*MF*). A cabeça do corneto inferior é exposta (*seta preta*), com a dissecção continuando para a porção vertical do osso do corneto inferior (*seta branca*). Então a dissecção é feita para posterior, dependendo da quantidade de osso a ser extirpada do corneto inferior.

a turbinectomia inferior com microdebridador de um lado e a eletrocoagulação da submucosa do outro lado. Foram avaliados 19 pacientes, por meio de um escore de sintomas pré- e pós-operatórios, pelo grau endoscópico da hipertrofia do corneto, e por rinometria acústica. Os sintomas foram avaliados individualmente para cada lado. Ficou demonstrada uma melhora significativa nos sintomas de patência nasal no lado da turbinoplastia com microdebridador, no primeiro período pós-operatório (três primeiras semanas). No lado da eletrocoagulação da submucosa, continuou havendo obstrução nasal durante esse período. Objetivamente, também houve uma diferença estatisticamente significativa na formação de crostas nasais nas primeiras três semanas. Após três semanas, a patência nasal objetiva melhorou no lado submetido a eletrocoagulação submucosa, mas a diferença na patência nasal sintomática e objetiva se manteve a favor do lado da turbinoplastia com microdebridador, após o primeiro, o terceiro e o sexto meses, mas não se apresentava mais após um ano. Não houve diferença nas taxas de hemorragias pós-operatórias. O acompanhamento de longo prazo foi realizado por cinco anos, e a avaliação da cavidade nasal por endoscopia e por rinometria acústica demonstrou que a hipertrofia do corneto apresentou recorrência no lado da eletrocoagulação, mas não no lado da em que foi utilizado microdebridador.

A **Fig. 4.10** apresenta uma vista típica de um corneto inferior de paciente que sofreu uma turbinectomia inferior motorizada.

Septoplastia Endoscópica

Uma porcentagem significativa de pacientes tem um desvio septal que impede o acesso adequado ao meato médio ou à região axilar do corneto médio. Seguindo o princípio cirúrgico de que a exposição é uma das chaves da cirurgia bem-sucedida, nós recomendamos critérios rigorosos de endireitamento de eventuais deflexões nessa região, melhorando, assim, o acesso ao meato médio e ao recesso frontal. Quando o cirurgião está com os endoscópios todos preparados, e pronto para iniciar, parece de pouco senso usar uma lâmpada para realizar uma operação que é simples de executar com o endoscópio. Além disso, realizar a cirurgia usando o monitor permite que todos os observadores a vejam, e tem a vantagem significativa de permitir que o cirurgião ensine os passos operatórios aos jovens residentes. É muito difícil, para os residentes, acompanhar os

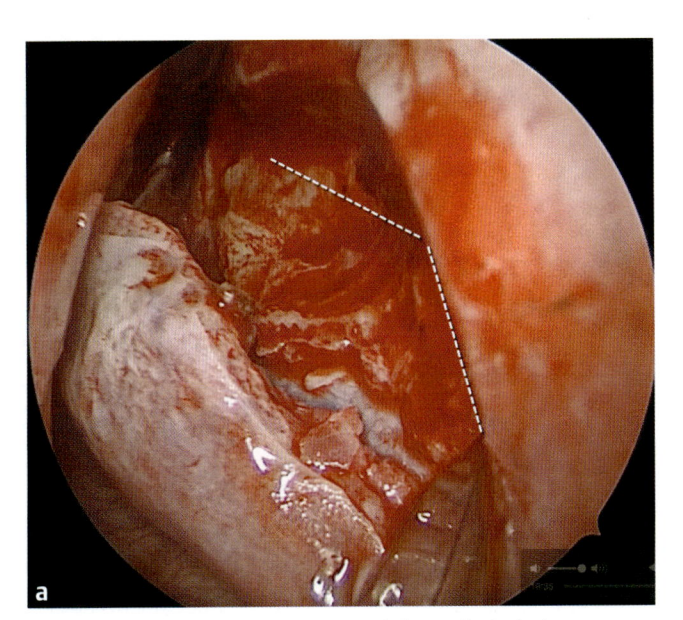

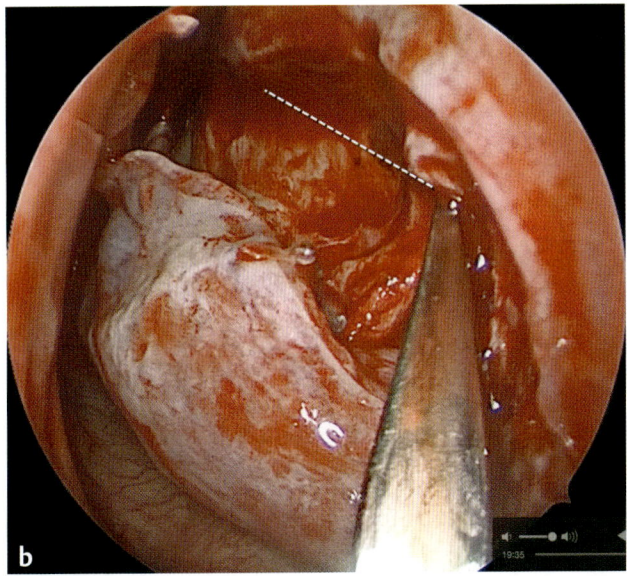

Fig. 4.13 (**a**) O osteótomo está bem medial em relação à abertura piriforme, e a direção da osteotomia para remover o osso da cabeça do corneto inferior é ilustrada pela *linha branca tracejada*. (**b**) Metade da osteotomia foi realizada e a outra metade é delineada pela *linha branca tracejada*.

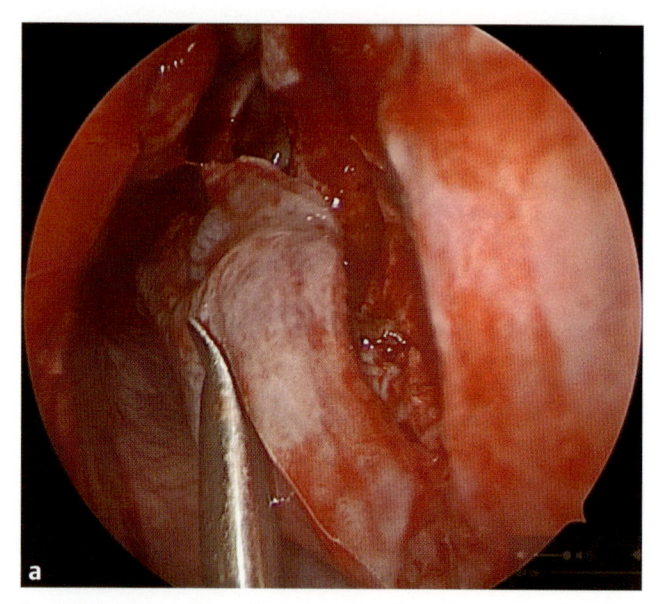

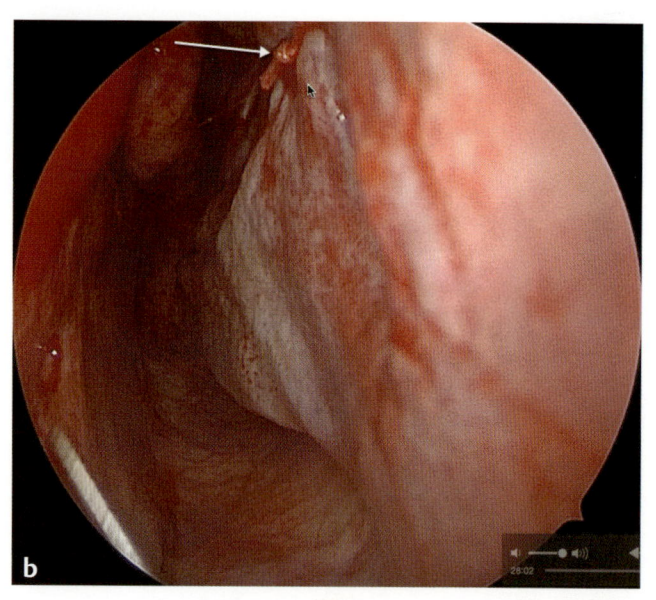

Fig. 4.14 (**a**) Após a remoção do osso da cabeça do corneto inferior, o retalho medial é recolocado. (**b**) Ele é preso com uma única sutura (*seta branca*). Note a melhora significativa do tamanho da via aérea na região da válvula nasal interna (cabeça do corneto inferior).

passos cirúrgicos quando o cirurgião opera utilizando lâmpada e espéculo. A chave para uma septoplastia endoscópica bem-sucedida é a instrumentação. Um elevador de Freer, com sucção, ajuda a manter o campo cirúrgico limpo de sangue, e é extremamente útil ter um limpador de lentes de endoscópio para remover qualquer sangue que possa obscurecer a extremidade do endoscópio. Se o desvio septal está em um lado apenas, é aconselhável realizar a ESS no lado mais patente, e depois realizar a septoplastia com incisão, no lado em que a cirurgia foi realizada. Isso diminui a probabilidade de contaminação do endoscópio quando ele é introduzido no nariz.

Técnica Cirúrgica

O princípio da septoplastia endoscópica é preservar, tanto quanto possível, a cartilagem quadrangular. Isso é feito elevando-se a mucosa de um lado da cartilagem e deixando o outro preso. Em um grande número de pacientes, o septo é longo demais e desvia a crista maxilar, criando uma excrescência septal anterior. Sendo o septo cartilaginoso, frequentemente ele é longo demais e se curva e se desvia, agravando a obstrução nasal contralateral. Se houver um deslocamento da extremidade caudal do septo cartilaginoso, e a extremidade do septo se protrair para um dos vestíbulos nasais, isso deve ser tratado com uma incisão de hemitransfixação, em vez de com a incisão de Killian. Se o desvio começa na região da borda inferior da cartilagem lateral superior, a incisão de Killian é realizada imediatamente após este marcador. O dorso do bisturi é usado para levantar a borda da cartilagem lateral superior apresentada. A incisão vertical inicia no septo, o mais alto possível, progredindo para o assoalho do nariz, e se curvando quando chega ao assoalho (**Fig. 4.15a**). Um elevador de Freer, com sucção, é usado para elevar o retalho mucoso subpericondrial (**Fig. 4.15b**).

Antes de prosseguir com a dissecção até o assoalho do nariz, a *flap* é elevado na direção posterior. Uma vez alcançado o assoalho, o *flap* é separado da crista maxilar, de anterior para posterior. Se o septo cartilaginoso é muito longo, e está deslocado em relação à crista maxilar, é preciso remover uma fita de cartilagem desde sua inserção inferior na crista do maxilar. O retalho pericondrial é trazido para baixo, para expor a borda da excrescência, mas a aba não é elevado por sobre essa deflexão porque, provavelmente, se romperia. Alternativamente, usando a extremidade afiada de um elevador de Freer regular, é feita uma incisão horizontal em cima do desvio, através da cartilagem da junção ósseo-cartilaginosa, cerca de 2 a 3 mm acima da crista maxilar, até a incisão anterior de Killian (**Fig. 4.16**).

O retalho subpericondrial é levantado no lado oposto desse segmento inferior, e abaixada para a crista maxilar. Então esse segmento de cartilagem é retirado para fora da crista maxilar, começando-se anteriormente e trabalhando sob a cartilagem, na fenda da crista. Desse modo, a mucosa sobre o desvio anterior pode, frequentemente, ser preservada. Se a crista maxilar é grande, e tem um desvio ósseo (**Fig. 4.17**) ela pode ser recortada com um cinzel/escopro. O mais comum é que se remova apenas metade da crista protraída na cavidade nasal, em vez de remover a crista maxilar inteira, por causa do dano aos nervos que suprem os dentes incisivos.

Para tratar o septo ósseo posterior, a junção ósseo-cartilaginosa é desarticulada até o teto do nariz (**Fig. 4.17**). Uma sucção de Freer é usada para progredir o retalho subpericondrial no outro lado do septo ósseo. Os desvios ósseos são removidos, com especial atenção para o septo ósseo diretamente abaixo dos ossos nasais que, geralmente, é esponjoso e bastante espesso. Uma visão geral é obtida com endoscópio, e o osso desviado é extirpado porque, frequentemente, obstrui a visão da inserção do corneto médio na parede nasal lateral, a assim chamada axila do corneto médio. Geralmente nenhuma tentativa é feita para preservar o osso do septo posterior. Nesse ponto, o septo cartilaginoso só teve um rebaixamento de 2 a 3 mm, extirpados do septo onde ele estava deslocado da crista maxilar. O septo ainda está com o retalho

4 Turbinoplastia Inferior e Septoplastia Endoscópica

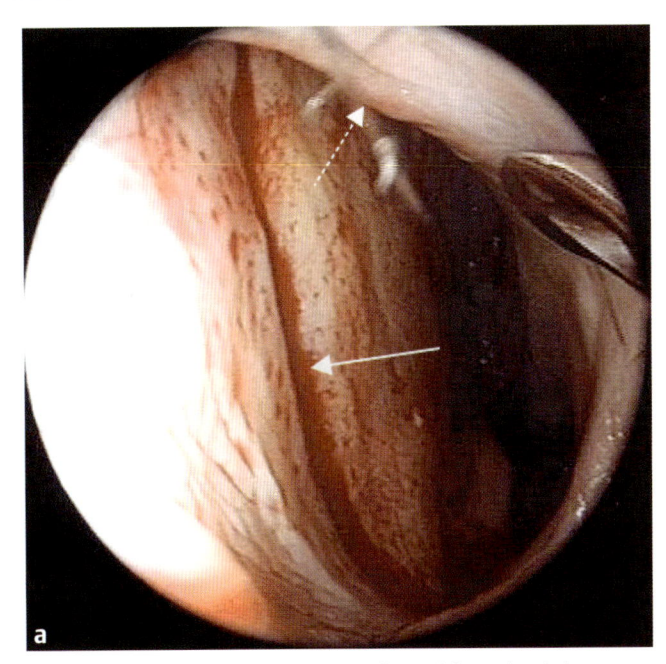

Fig. 4.15 (a) Uma incisão de Killian (*seta branca*) foi realizada bem atrás da margem principal da cartilagem lateral superior (*seta branca tracejada*). **(b)** O retalho mucopericondrial foi levantado com um elevador de Freer com sucção, e observa-se um desvio na junção osteocartilaginosa do septo (*seta preta*). Note o aspecto branco perolado da cartilagem, indicando que o mucopericôndrio foi levantado no plano correto.

mucoso de um lado e com o *flap* subpericondrial solto, no lado oposto. Em cima, o septo cartilaginoso está preso à superfície inferior das cartilagens laterais superiores. A cartilagem tem margem inferior e posterior livre e, livre das dobraduras e torções inerentes, deve fixar-se relativamente reta.

O tratamento da cartilagem quadrangular remanescente depende da existência de desvios residuais. Se existe uma linha de fratura na cartilagem, ela pode ser removida e a cartilagem remanescente retificada. Entretanto, se a cartilagem tem uma dobradura ou uma torção, a superfície exposta é enfraquecida com múltiplas incisões. Os desvios cartilaginosos mais difíceis são as grandes dobras anteriores. Isso deve ser identificado antes da cirurgia, e a incisão e a elevação devem ser planejadas de modo que a superfície côncava desses desvios seja exposta durante a cirurgia. Isso permite múltiplas incisões e, se necessário, o debridamento com a lâmina do

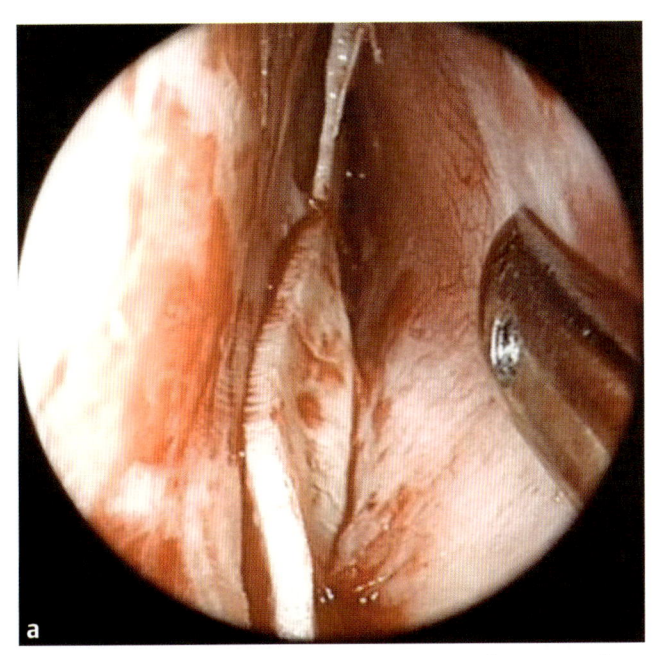

Fig. 4.16 (a) Incisão horizontal, feita 2 a 3 mm acima da crista maxilar. Essa cartilagem é cuidadosamente elevada para fora da fenda da crista maxilar, começando anteriormente e movendo-se para posterior.

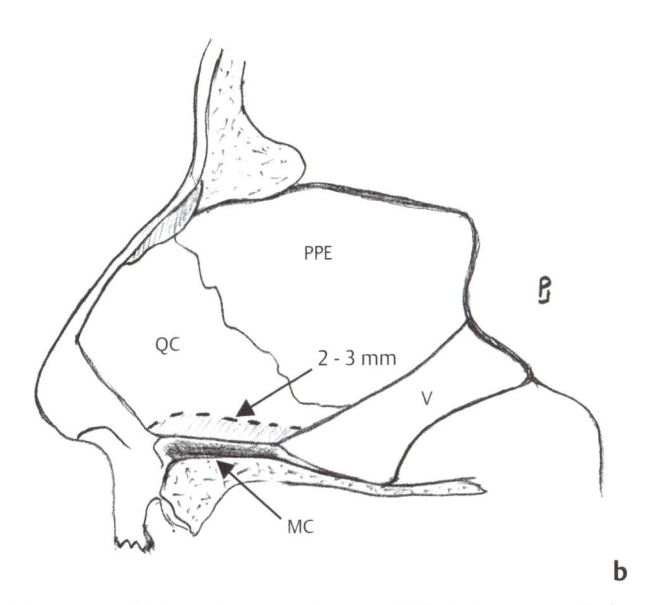

(b) Apresentação da cartilagem quadrangular (QC), da placa perpendicular do etmoide (PPE), do vômer (V) e da crista maxilar. Os 2 a 3 mm de cartilagem a serem aparados acima da crista maxilar estão sombreados.

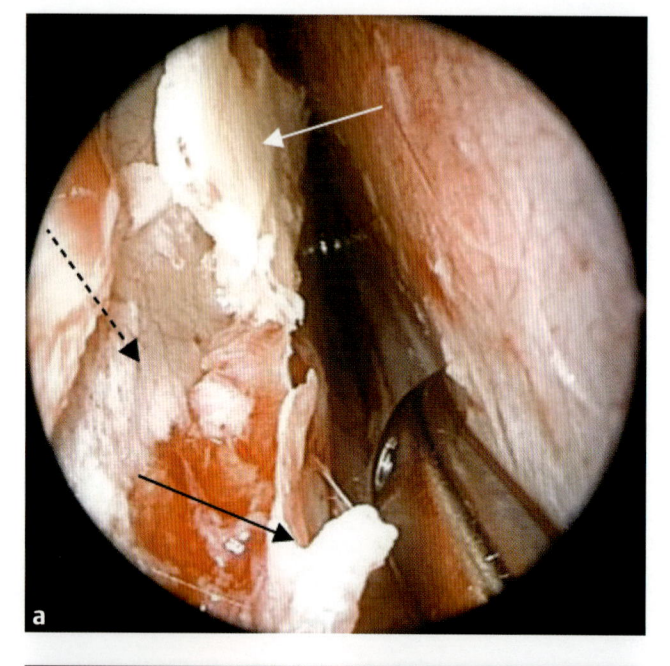

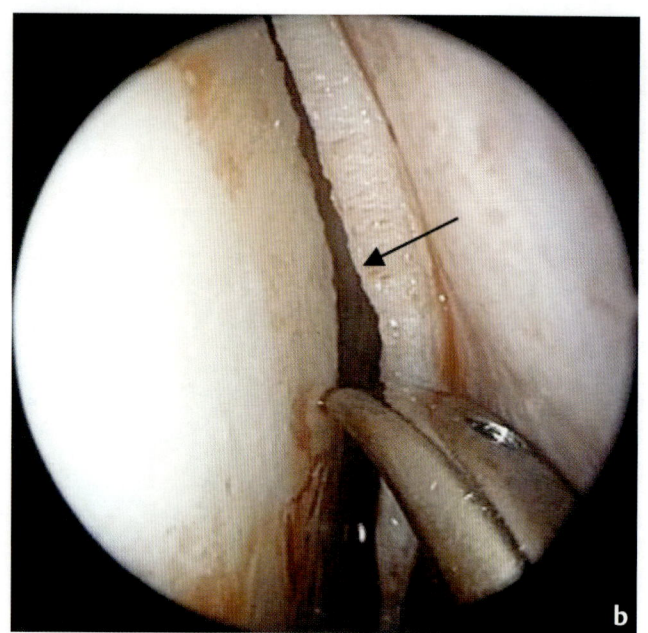

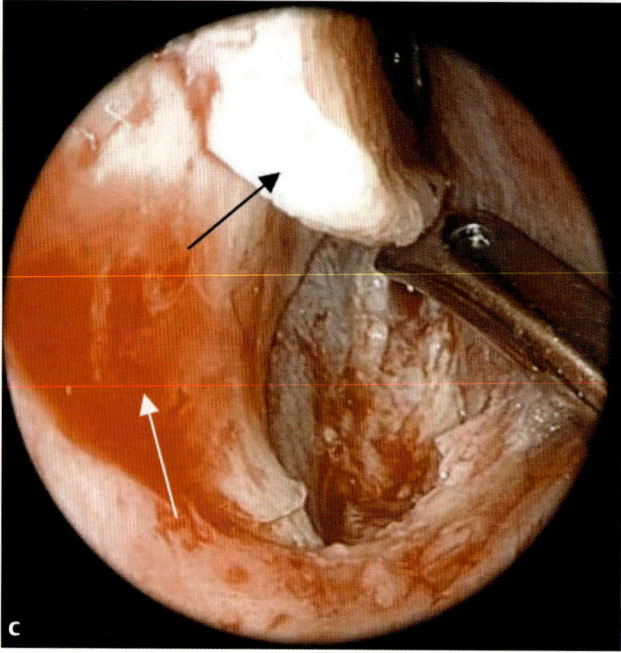

Fig. 4.17 (a) A faixa de cartilagem com 2 a 3 mm que forma a borda inferior da cartilagem quadrilateral foi retirada (*seta preta tracejada*). Vê-se a crista maxilar (*seta preta*) e o septo é indicado por uma *seta branca*. (**b**) O septo cartilaginoso foi deslocado do septo ósseo posterior (*seta preta*). (**c**) O septo ósseo inferior foi removido (*seta branca*) e o septo ósseo superior, espesso, permanece (*seta preta*) e deve ser removido até o teto do nariz.

microdebridador, ou com o instrumento removedor/debastador próprio para septoplastia, a uma velocidade mínima de 12.000 rpm.

Se não ocorreu rompimento do retalho musoco, o bisturi é usado para fazer uma incisão horizontal, posterior, de 2 a 3 cm, no assoalho de uma das abas mucosas, para garantir que nenhum sangue se acumulará no septo, no período pós-operatório.

Depois que a ESS foi realizada, uma sutura de colchoeiro é feita no septo, para manter os retalhos justapostos e evitar a formação de hematomas. É usado o Vicryl (Ethicon) 3-0, em uma agulha de corte. Um porta-agulhas padrão mantém a agulha com a haste posicionada entre suas pás (**Fig. 4.18**). Um nó é feito na extremidade da sutura, e a agulha é passada através do septo, de uma cavidade nasal para a outra (**Fig. 4.19**).

Frequentemente é necessária uma pressão contrária com o endoscópio, para permitir que a agulha passe de uma cavidade nasal para a outra. O ponto é puxado através do septo, até que o nó chegue à mucosa da outra cavidade nasal e impeça a continuação da sutura. Então, depois de atravessar o septo, a sutura é colocada a alguma distância de seu ponto de saída na outra cavidade nasal. Isso resulta em uma sutura com acolchoamento, que mantém justapostos os dois retalhos da mucosa do septo. A sutura é usada para justapor as bordas mucosas da incisão, para depois amarrá-las sobre si mesmas através da pele do vestíbulo (**Fig. 4.19**).

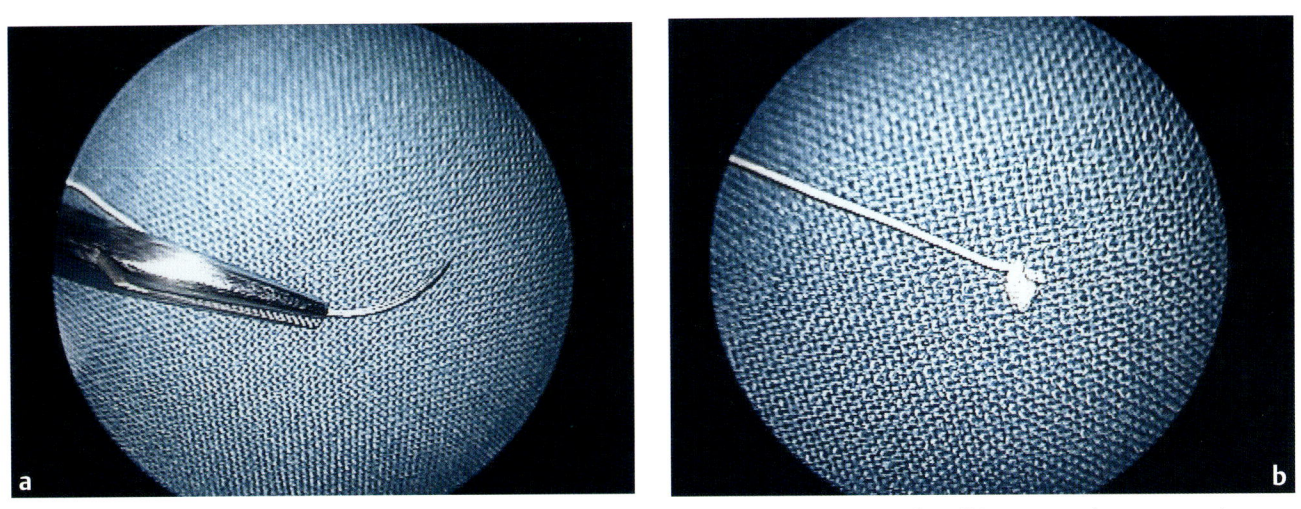

Fig. 4.18 (**a**) A imagem apresenta a haste da agulha para além da extensão da pinça pegadora de agulhas. (**b**) A imagem demonstra o nó na extremidade da sutura.

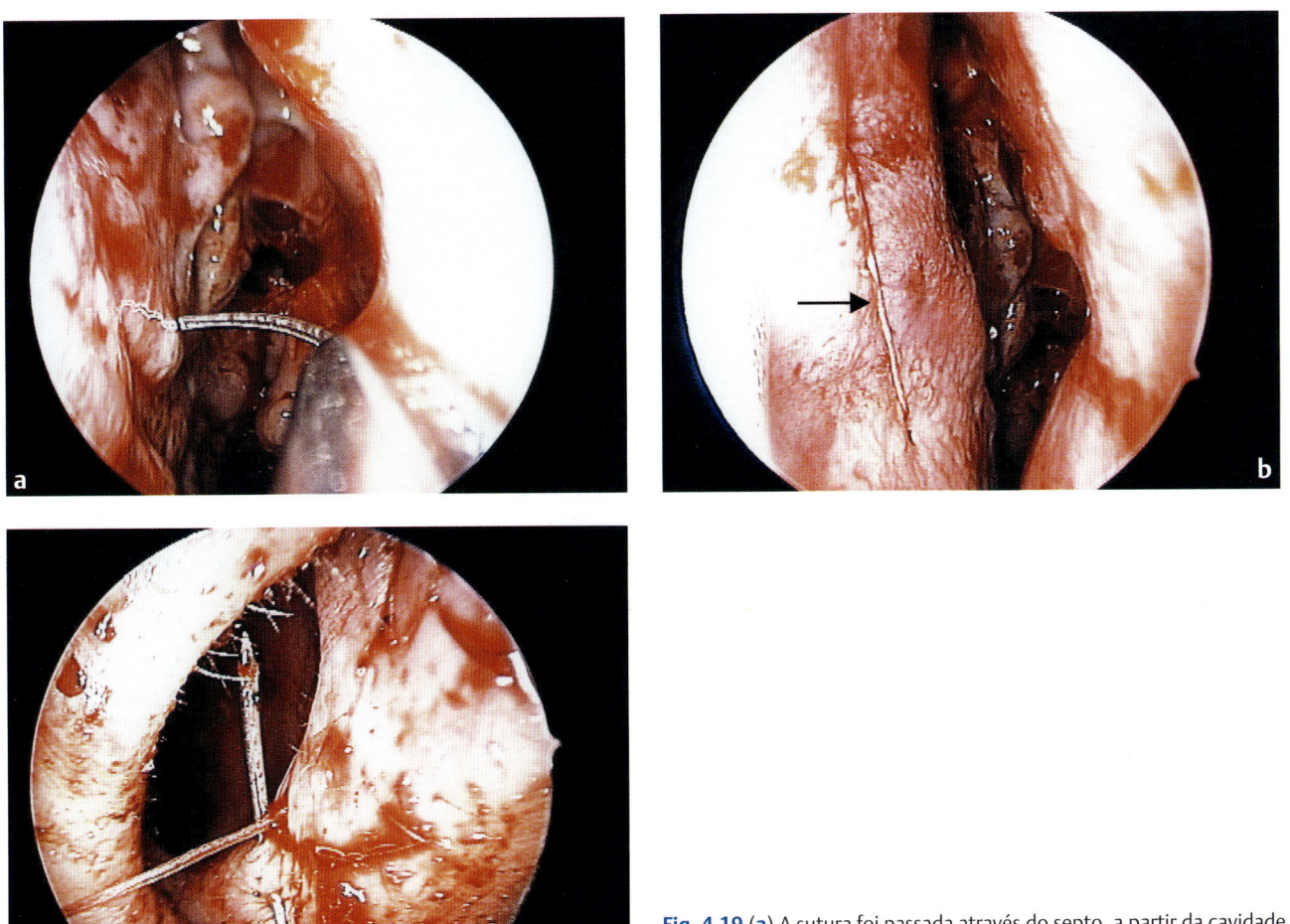

Fig. 4.19 (**a**) A sutura foi passada através do septo, a partir da cavidade nasal esquerda. (**b**) A imagem apresenta a sutura em colchoeiro, no septo esquerdo, e (**c**) a sutura, no vestíbulo direito, capta uma pequena porção de pele, de modo que ela possa ser atada em si mesma.

Referências

1. Clement WA, White PS. Trends in turbinate surgery literature: a 35-year review. Clin Otolaryngol Allied Sci 2001;26(2):124–128
2. Lippert BM, Werner JA. Long-term results after laser turbinectomy. Lasers Surg Med 1998;22(2):126–134
3. Warwick-Brown NP, Marks NJ. Turbinate surgery: how effective is it? A long-term assessment. ORL J Otorhinolaryngol Relat Spec 1987;49(6):314–320
4. Gupta A, Mercurio E, Bielamowicz S. Endoscopic inferior turbinate reduction: an outcomes analysis. Laryngoscope 2001;111 (11 Pt 1):1957–1959
5. Kawai M, Kim Y, Okuyama T, Yoshida M. Modified method of submucosal turbinectomy: mucosal flap method. Acta Otolaryngol Suppl 1994;511(suppl 511):228–232
6. Berenholz L, Kessler A, Sarfati S, Eviatar E, Segal S. Chronic sinusitis: a sequela of inferior turbinectomy. Am J Rhinol 1998;12(4):257–261
7. Elwany S, Harrison R. Inferior turbinectomy: comparison of four techniques. J Laryngol Otol 1990;104(3):206–209
8. Moore GF, Freeman TJ, Ogren FP, Yonkers AJ. Extended follow-up of total inferior turbinate resection for relief of chronic nasal obstruction. Laryngoscope 1985;95(9 Pt 1):1095–1099

5 Uncinectomia e Antrostomia Meatal Média com Punção da Fossa Canina

Introdução

A uncinectomia é a primeira etapa do procedimento de cirurgia endoscópica nasossinusal (EES) e, quando mal executada, pode resultar em falha de todo o procedimento[1-3] e acarretar complicações orbitais ou lacrimais.[4-5] É importante que a anatomia do processo uncinado e do infundíbulo etmoidal seja devidamente conhecida. O processo uncinado é um osso em forma de foice que se estende do recesso frontal, superiormente, e se prende ao corneto inferior, inferiormente. Quando o processo uncinado é visto no plano parassagital, sua extensão ascendente voltada para dentro do recesso frontal não pode ser observada. As porções média e horizontal do processo uncinado formam um osso em forma de foice preso ao osso lacrimal e ao processo etmoidal da concha inferior, repousando embaixo da bolha etmoidal (**Fig. 5.1**).

O terço médio do processo uncinado surge a partir do osso lacrimal e do processo frontal da maxila.[6] Projeta-se posteriormente, formando um sulco (o infundíbulo) em seu aspecto lateral e tem uma borda livre que cria um espaço entre esta borda e a bolha etmoidal.[6] Este espaço é conhecido como hiato semilunar, dado o seu formato em crescente (**Fig. 5.1**). A **Fig. 5.2** ilustra a fixação orbital do processo uncinado, o infundíbulo e o hiato semilunar.

Na observação apenas com auxílio do endoscópio, é possível visualizar a porção média do processo uncinado medialmente projetada (**Fig. 5.3**).

A porção superior do processo uncinado que se estende para dentro do recesso frontal é considerada em detalhes no Capítulo 6. A fixação da porção horizontal do uncinado ao processo etmoide da concha inferior se dá através de uma série de pés (**Fig. 5.4**). Isto pode ser visto claramente na **Fig. 5.4**, onde a porção horizontal do processo uncinado foi dissecada e solta. Posteriormente, pode ter uma extremidade livre ou estar preso ao osso palatino.

Uncinectomia

A Técnica *Swing-Door* de Uncinectomia

Remoção da Parte Média do Processo Uncinado

Esta técnica foi criada em uma tentativa de conseguir a remoção total da parte do meio do processo uncinado e, fazendo isto, expor o óstio natural do seio maxilar. Se houver dúvida quanto à posição da borda livre do processo uncinado, é possível usar uma sonda com esfera na ponta (*ostium seeker*) e de ângulo reto para apalpar sua borda livre, confirmando assim sua posição (**Fig. 5.3**). É feita uma incisão na parte média do processo uncinado, superior e inferiormente. A incisão superior é feita usando uma faca em foice, logo abaixo da axila da concha média (**Fig. 5.5**). A ponta da faca em foice corta o osso mole do processo uncinado, desde sua borda livre posterior, até que conseguir sentir a ponta do instrumento acertar o osso duro do processo frontal da maxila. Nesta área, o processo uncinado se fixa diretamente ao osso duro do processo frontal da maxila, geralmente acima do osso lacrimal (**Fig. 5.1**). É altamente improvável que esta incisão venha penetrar o saco lacrimal ou a lâmina orbital do osso etmoide e, assim, expor a gordura orbital.

Um *backbiter* pediátrico é inserido no meato médio e aberto (**Fig. 5.6**). A pinça então é torcida no interior do hiato semilunar, de modo a engajar a borda livre do processo uncinado. É mais fácil introduzir o *backbiter* mais ou menos até o meio da porção média do uncinado, antes de deslizá-lo pela borda livre até repousar na transição entre as partes média e horizontal do processo uncinado. O uncinado então é cortado com piques sequenciais feitos com *backbiter*.[4] Em geral (dependendo da extensão do processo uncinado e do tamanho do dente do *backbiter*), são necessários dois ou três piques. Se ainda for possível apalpar o processo uncinado residual com auxílio do *backbiter*, então um pique final é usado. O *backbiter* deve ser girado para cima, a um ângulo de 45 graus, para que este pique final seja produzido. Isto traz o dente do *backbiter* medialmente ao

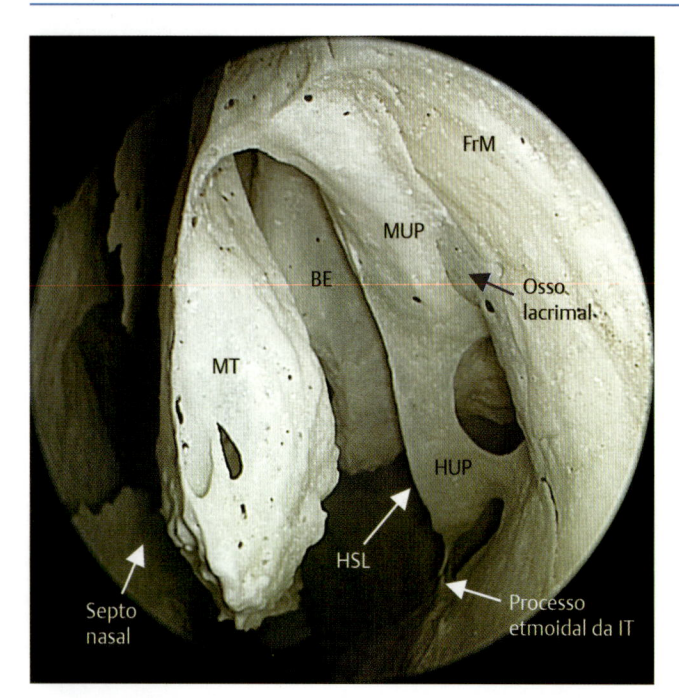

Fig. 5.1 Imagem endoscópica obtida de um crânio seco no lado esquerdo, mostrando as porções média (*MUP*) e horizontal (*HUP*) do uncinado fixas ao osso lacrimal e ao processo etmoidal da concha inferior (*IT*). O processo uncinado repousa abaixo da bolha etmoidal, enquanto o hiato semilunar (*HSL*) pode ser visualizado entre a borda livre do processo uncinado e a bolha etmoidal (*BE*). *MT*, concha média. *FrM*, processo frontal da maxila.

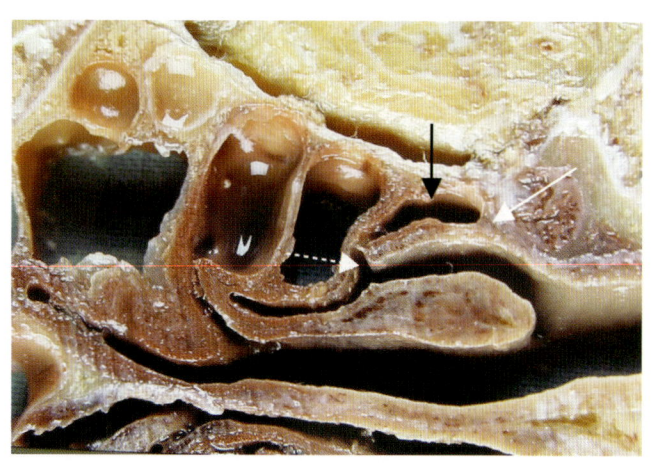

Fig. 5.2 Esta amostra de dissecção da cavidade nasal esquerda de um cadáver foi cortada no plano axial, com o aspecto anterior da amostra à direita. A *seta sólida branca* indica a fixação do processo uncinado; a *seta preta* indica o infundíbulo; e a *seta tracejada branca* aponta o hiato semilunar (entrada para o infundíbulo).

ducto nasolacrimal e o protege contra lesão. Em pacientes com processo uncinado lateralizado, é preciso ter cuidado para que o dente do *backbiter* não perfure a lâmina orbital do osso etmoide durante o posicionamento do dente sobre o uncinado. Nestes pacientes, a proximidade entre o processo uncinado e a lâmina orbital do etmoide pode resultar no dente penetrando a lâmina conforme o dente vai sendo aberto e quando, estando aberto, é puxado anteriormente para engajar o processo uncinado. Para evitar isto, o dente é usado para medializar suavemente o uncinado antes de ser puxado anteriormente para engajar o uncinado.

Em seguida, uma cureta ou sonda com esfera na ponta e de ângulo reto é deslizada através da incisão inferior, por trás do processo uncinado, em estreita proximidade à inserção do processo uncinado na parede nasal lateral. A sonda é puxada anteriormente e o processo uncinado é fraturado em sua inserção à parede nasal lateral[4] (**Fig. 5.7**).

A lâmina posterior de um fórceps Blakesley de corte transversal, girado para cima em 45 graus, é colocada através do corte inferior no processo uncinado. O fórceps então é empurrado contra a parede nasal lateral, de modo a ser trazido contra o processo frontal da maxila. A secção média do uncinado então é alinhada com um jato sobre a parede nasal lateral (**Fig. 5.8**).

Na maioria das circunstâncias, a porção média do uncinado pode ser removida em uma peça (**Fig. 5.9**). Na **Fig. 5.9**, os cortes superior, inferior e anterior, bem como a borda livre, são marcados.

Alguns cirurgiões removem o terço médio do uncinado usando uma lâmina microdebridadora. Esta prática, porém, *não* é defendida, porque a lâmina orbital do osso etmoide que repousa diretamente atrás do uncinado é a parte mais delgada da parede orbital medial. Girar a lâmina microdebridadora lateralmente e trabalhar por cima, com visualização limitada da parede sebjacente, pode terminar na sua penetração acidental com o microdebridador acarretando complicações orbitais significativas.

Remoção da Porção Horizontal do Processo Uncinado

O endoscópio grau zero é trocado por um endoscópio de graus. Isso proporciona uma melhor visualização do meato

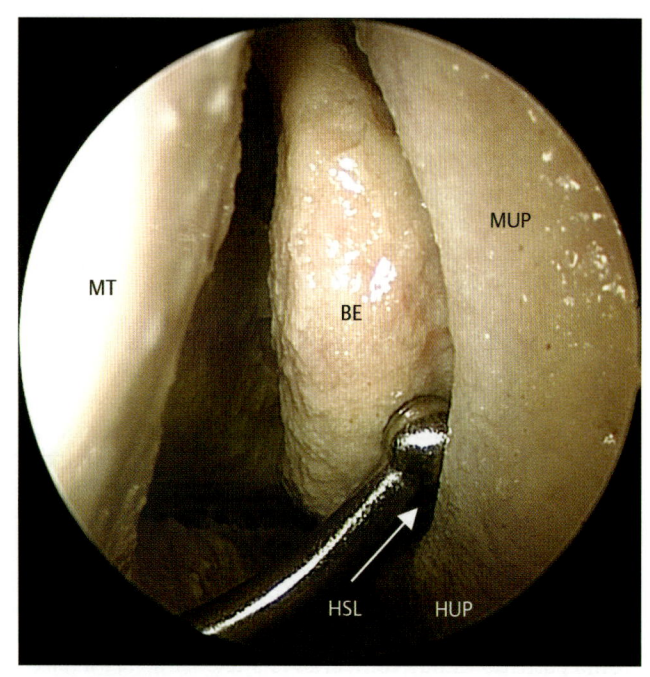

Fig. 5.3 Esta foto foi tirada na cavidade nasal esquerda, junto ao meato médio. A porção média (*MUP*) e a porção horizontal (*HUP*) do uncinado são visualizadas. A sonda em esfera (*seeker*) foi colocada no hiato semilunar (*HSL*) e repousa entre a borda livre do processo uncinado e a bolha etmoidal (*BE*).

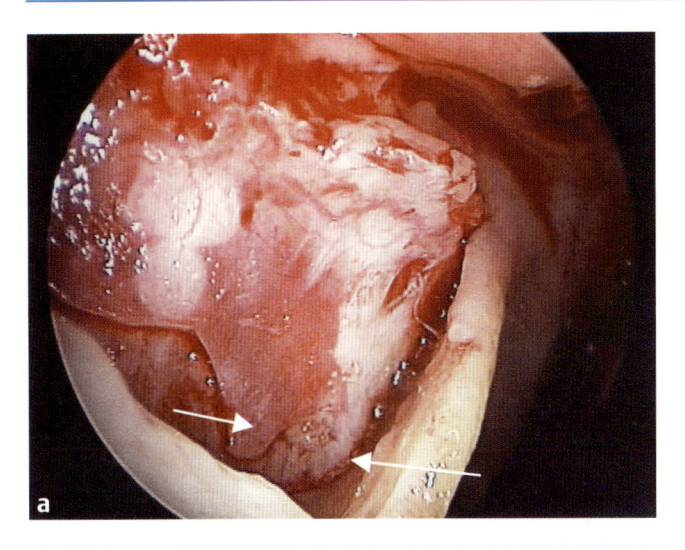

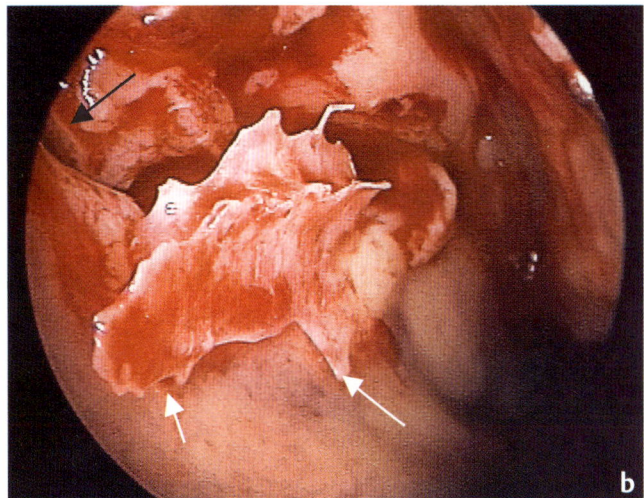

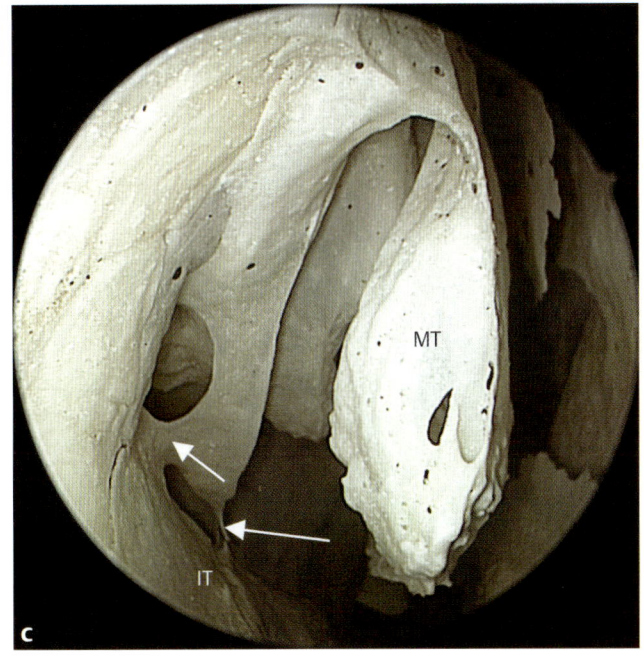

5 Uncinectomia e Antrostomia Meatal Média com Punção da Fossa Canina

Fig. 5.4 (a) O osso uncinado é exibido *in situ* (cavidade nasal direita) com o retalho de mucosa medial dissecado do osso na imagem. **(b)** A porção horizontal do uncinado foi removida do espaço entre as duas camadas de mucosa. **(c)** A imagem mostra projeções semelhantes a pés em uma amostra de crânio seco. As fixações em formato de pés são indicadas pelas *setas brancas*. Esses pés prendem o processo etmoidal na concha inferior *(IT)*. *MT*, concha média.

médio e maior precisão na dissecção. A etapa seguinte é dissecar a porção horizontal do osso uncinado para fora, a partir da região localizada entre as duas mucosas (**Fig. 5.10**).

A sonda com esfera na ponta e de ângulo reto dupla é usada para levantar a mucosa tirando-a do aspecto medial do processo uncinado (**Fig. 5.10**). O osso então é fraturado medialmente e a sonda com esfera é usada para elevar a mucosa sobre o aspecto lateral do osso. A remoção deste osso permite que a mucosa de revestimento do óstio natural seja delicadamente reparada para baixo, com o microdebridador expondo o óstio maxilar natural (**Fig. 5.11**). Note que a lâmina do microdebridador, aqui, é posicionada inferiormente, de modo a trabalhar distante da órbita, na direção do assoalho nasal. Usar o microdebridador permite que estas bordas sejam aparadas de modo a repousarem diretamente opostas umas as outras, sem osso exposto a separa-las. Isto resulta na cicatrização por intenção primária destas bordas de mucosa, sem formação de cicatriz (**Fig. 5.11**).

Se houver dúvida quanto à localização do óstio natural, a sonda com esfera de ângulo reto ou um aspirador com ponta em forma da azeitona de ângulo reto podem ser colocados diretamente atrás da borda de corte da porção média do processo uncinado, no infundíbulo etmoidal. A sonda ou o aspirador são deslizados por este sulco natural, devendo entrar o óstio natural do seio maxilar. Deste modo, o óstio natural do seio maxilar deve ser sempre localizável.

Resultados Obtidos com a Técnica *Swing-Door*[4]

Como parte do estudo comparando a técnica *swing-door* e a técnica tradicional de uncinectomia, examinamos os resultados de 636 uncinectomias *swing-door* consecutivas. Não houve nenhuma penetração orbital com exposição de gordura e todos os óstios naturais dos seios maxilares foram

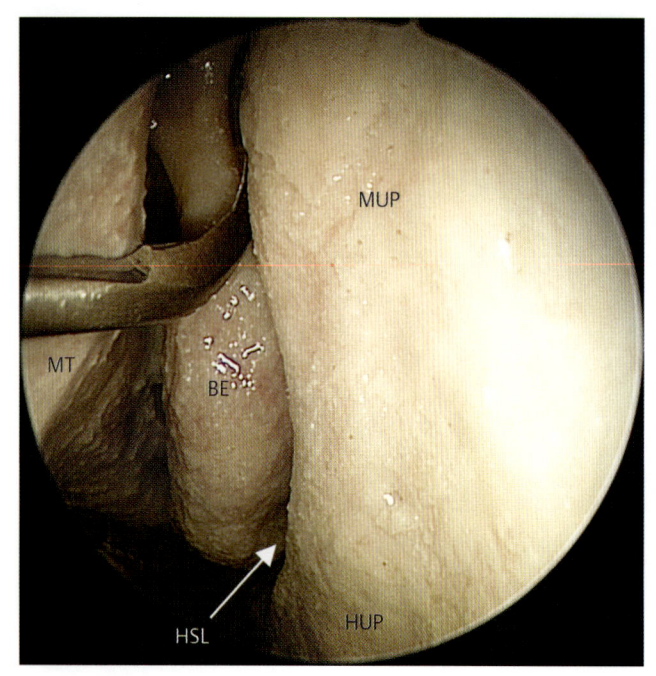

Fig. 5.5 Dissecção de cadáver no lado esquerdo. A incisão superior da porção média do processo uncinado (*MUP*) é criada com faca em foice posicionada diretamente sob a axila da concha média (*MT*). *BE*, bolha etmoidal; *HSL*, hiato semilunar; *HUP*, porção horizontal do uncinado.

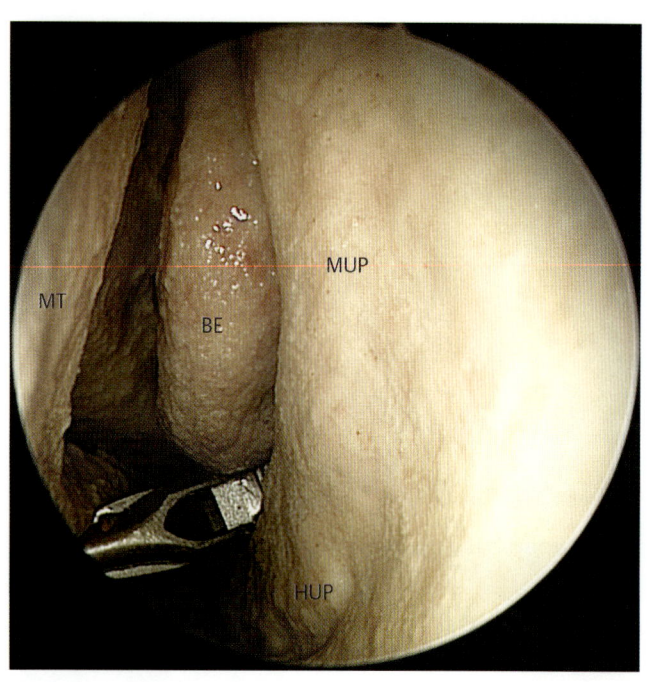

Fig. 5.6 Um *backbiter* pediátrico é introduzido e um corte inferior é feito. *BE*, bolha do etmoide; *HUP*, porção horizontal do uncinado; *MT*, concha média; *MUP*, porção média do uncinado.

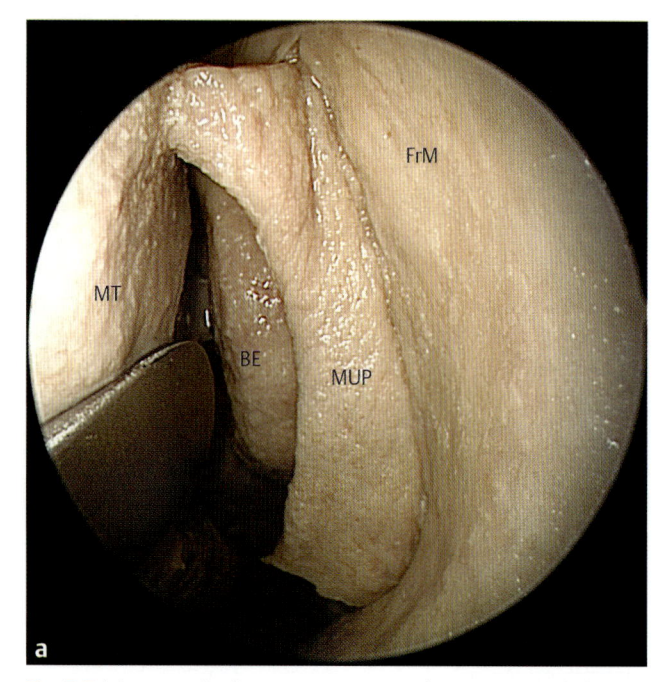

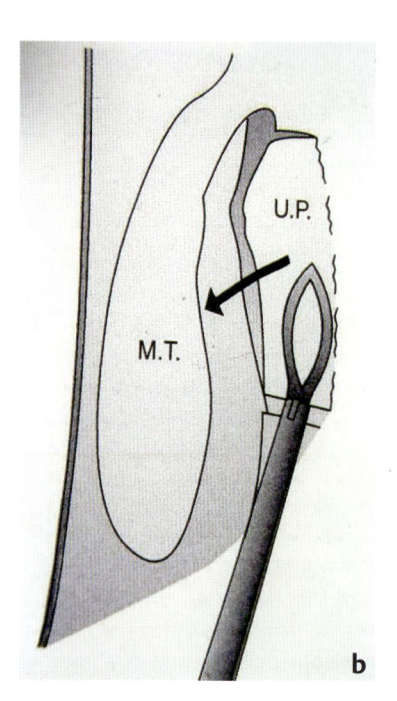

Fig. 5.7 (a) A inserção de uma cureta ou sonda com extremidade em esfera atrás do processo uncinado tem permitido que a fixação da porção média do uncinado (MUP) à parede nasal lateral seja fraturada anteriormente na técnica *swing-door* de uncinectomia. **(b)** Um fórceps Blakesley de corte transversal de 45 graus foi usado para cortar o processo uncinado rende à parede nasal lateral. *BE*, bolha etmoidal; *FrM*, processo frontal da maxila; *MT*, concha média; *UP*, processo uncinado.

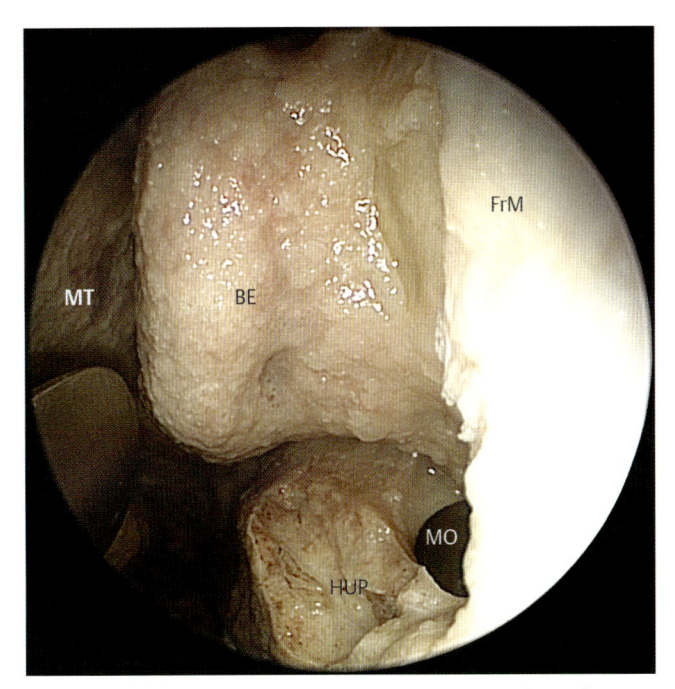

5 Uncinectomia e Antrostomia Meatal Média com Punção da Fossa Canina 37

Fig. 5.8 A remoção do terço médio do processo uncinado revela o óstio maxilar natural (*MO*), com a porção horizontal remanescente ainda no lugar. *BE*, bolha etmoidal; *FrM*, processo frontal da maxila; *HUP*, porção horizontal do uncinado; *MT*, concha média.

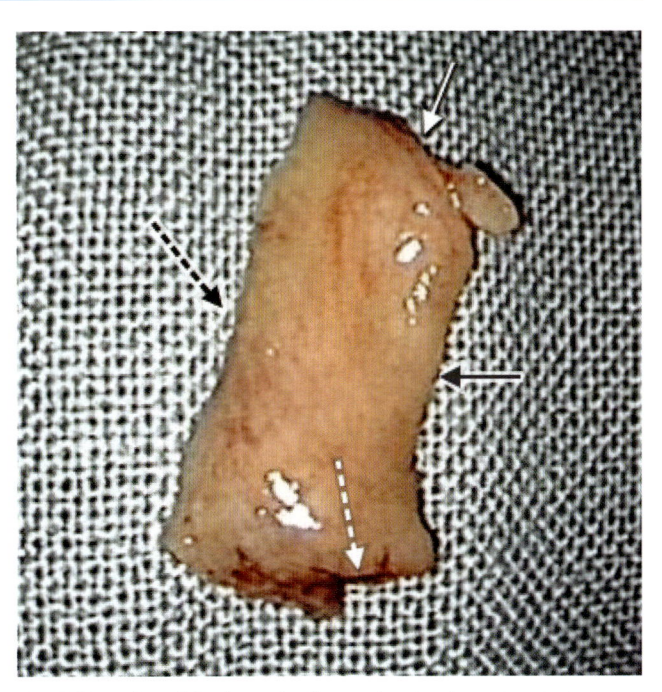

Fig. 5.9 Secção média do uncinado com bordas de corte anterior (*seta branca*), inferior (*seta branca tracejada*) e anterior (*seta preta*), e a borda livre (*seta preta tracejada*) marcada.

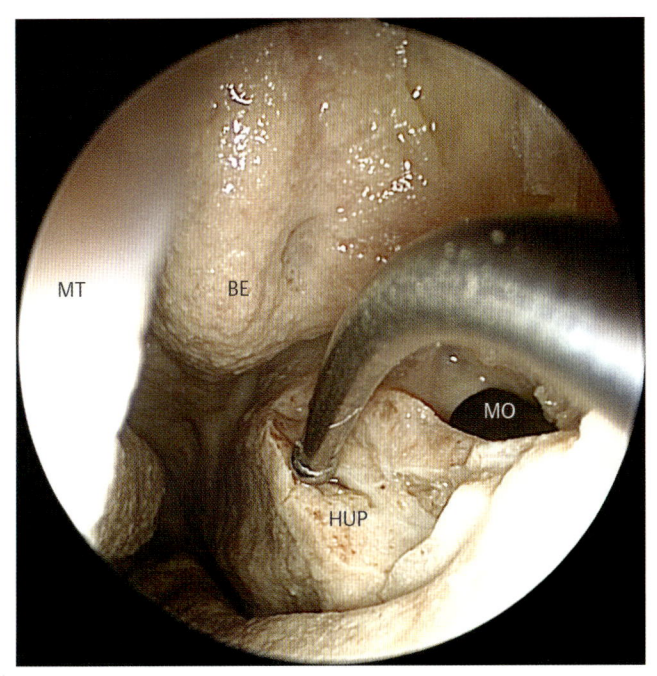

Fig. 5.10 Uma sonda com extremidade em esfera de ângulo reto duplo dissecando o osso da porção horizontal do uncinado (*HUP*). *BE*, bolha etmoidal; *MO*, óstio maxilar; *MT*, concha média.

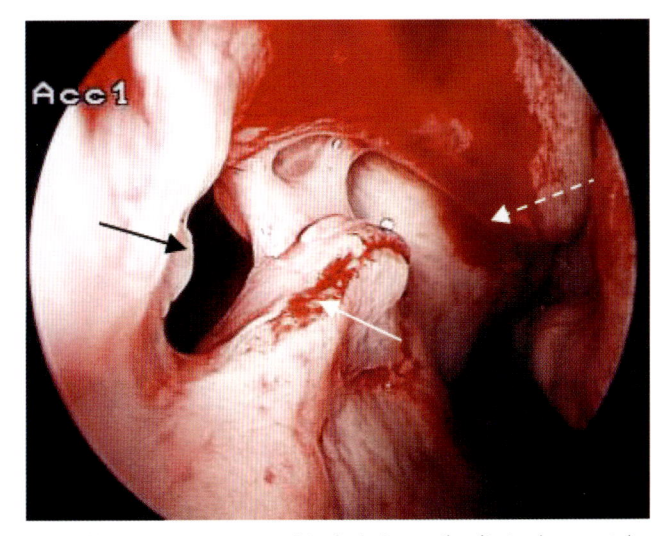

Fig. 5.11 Imagem intraoperatória do óstio maxilar direito (*seta preta*) após a remoção da porção horizontal do uncinado com aposição das bordas de mucosa (*seta branca*). A via de drenagem comum final é indicada pela *seta branca tracejada*.

identificados. Entretanto, em quatro pacientes, o ducto nasolacrimal estava exposto e não aberto, enquanto um paciente apresentava ducto nasolacrimal aberto. O desfecho significativo foi o cirurgião ter conseguido identificar o óstio natural do seio maxilar em todas as 636 uncinectomias.

Para comparar a técnica *swing-door* com a técnica tradicional de uncinectomia, 636 uncinectomias adicionais foram realizadas empregando a técnica tradicional descrita a seguir.[7] A técnica tradicional de uncinectomia começa com a identificação da borda livre do processo uncinado. Embora a borda livre seja apalpada, o cirurgião tenta medir o sítio de inserção do processo uncinado na parede lateral do nariz. Esta decisão é crítica. Se o cirurgião começar perto demais da inserção do uncinado, a primeira incisão pode penetrar a lâmina orbital do osso etmoide, com consequente prolapso da gordura orbital. Os cirurgiões tendem a cometer este erro, bem como a deixar alguns milímetros de processo uncinado para trás ao criarem a incisão distal a sua inserção (**Fig. 5.12**).

Quando sobra uma quantidade excessiva de uncinado, o óstio pode permanecer escondido atrás deste processo uncinado residual. Nesta situação, o óstio deve ser procurado atrás do processo uncinado residual anteroposterior (**Fig. 5.13**).

Nas 636 uncinectomias tradicionais consecutivas, não conseguimos localizar o óstio natural do seio maxilar em 42 indivíduos. Houve seis casos de exposição da gordura orbital e nenhum caso de lesão no ducto nasolacrimal. Em nossas mãos, a técnica *swing-door* foi mais confiável para identificar o óstio natural do seio maxilar, e menos propensa a resultar em penetração da órbita.

Complicações da Uncinectomia

As duas áreas de risco durante a uncinectomia são a órbita e o ducto nasolacrimal.[4,5] Até o momento, não há relato de penetração da órbita a partir da incisão horizontal superior da porção média do processo uncinado. Isto se deve à inserção desta parte do uncinado no osso espesso do processo frontal da maxila. A técnica tradicional de uncinectomia apresenta

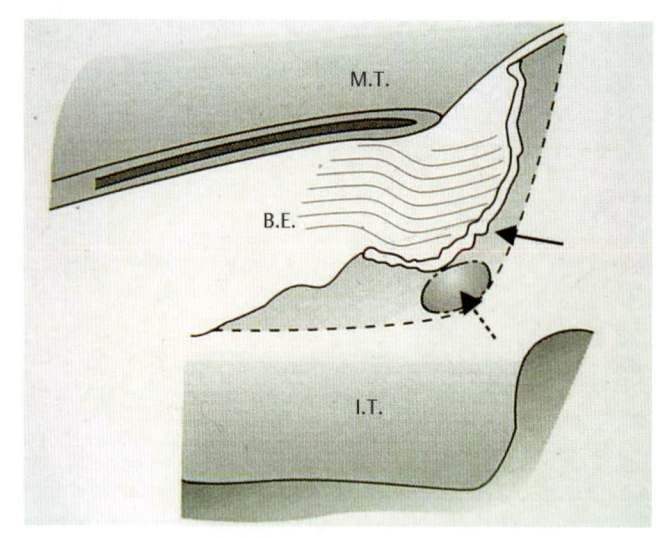

Fig. 5.13 Uma vez realizada a uncinectomia, restarão 2-3 mm de processo uncinado residual (*seta preta sólida*). Isto obscurece a visualização do óstio natural (*seta preta tracejada*) que pode não ser localizado pelo cirurgião. O resultado é a criação de um óstio na fontanela posterior. *BE*, bolha etmoidal; *IT*, concha inferior; *MT*, concha média.

risco maior de penetração orbital. Isto se deve à penetração da órbita pelo bisturi quando é feita a incisão anterior no processo uncinado, em sua inserção na parede lateral nasal.[4] Isto pode resultar em prolapso da gordura orbital. No decorrer da cirurgia, o globo deve ser apalpado com frequência. Caso ocorra a entrada acidental na órbita ou a remoção da lâmina orbital do osso etmoide, a apalpação do globo será causa de um prolapso de gordura orbital ou causa do deslocamento do periósteo orbital. Se o periósteo orbital estiver exposto, é preciso tomar cuidado nesta região durante o resto da cirurgia. Se tiver ocorrido penetração da órbita e for observado prolapso da gordura orbital, este não deve ser manipulado. O microdebridador não deve ser usado em uma área com prolapso de gordura orbital, porque este pode ser aspirado de forma rápida demais para dentro da lâmina, com rápida remoção da gordura e dano ao músculo reto medial. O dano ao ducto nasolacrimal é menos provável com o uso da técnica tradicional, do que com a técnica *swing-door*, dada a menor utilização do *backbiter* e, assim, ao risco diminuído para o ducto nasolacrimal. Se este ducto estiver aberto, quaisquer pedaços de osso são removidos e a abertura é deixada do jeito que estiver. Normalmente, não há nenhum sintoma, uma vez que o ducto não esteja obstruído. A lesão por esmagamento é a que traz o pior prognóstico, por poder resultar em formação de tecido cicatricial junto ao ducto, com subsequente obstrução deste.

O cirurgião também deve estar consciente de que o colapso do processo uncinado por cima da lâmina orbital do osso etmoide (chamado processo uncinado atelectásico) expõe a órbita ao risco aumentado de dano.[8] Isto ocorre com a total opacificação do seio maxilar com a absorção de todo o gás existente no seio, e a resultante aspiração por pressão negativa do uncinado lateralmente em cima da parede lateral nasal. Se esta condição for prolongada, pode haver expansão da órbita acompanhada de enoftalmia — conhecida como síndrome do seio silencioso (**Fig. 5.14**). As incisões anteriores em um processo uncinado atelectásico resultarão em uma alta incidência de penetração orbital e, portanto, não devem ser usadas.

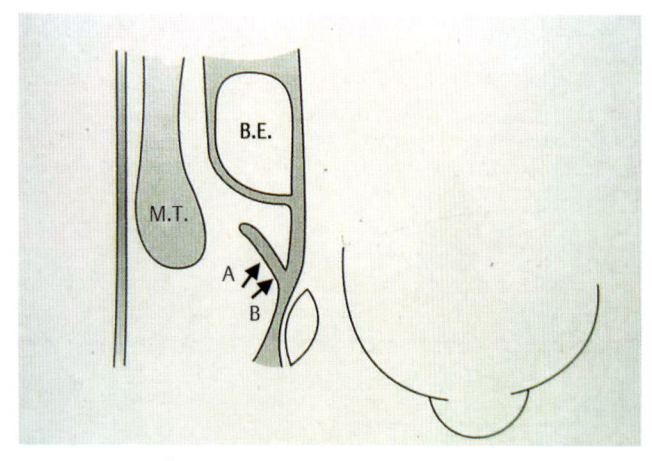

Fig. 5.12 Neste diagrama axial, o cirurgião frequentemente encontrará dificuldade para decidir com exatidão onde o processo uncinado se fixa à parede nasal lateral e, em geral, fará uma incisão para dentro do uncinado, conforme indicado pela *seta* A, uma vez que isto dá certa margem de segurança em comparação à incisão feita na região da *seta* B, a qual pode atravessar a lâmina orbital do osso etmoide e expor a gordura orbital.

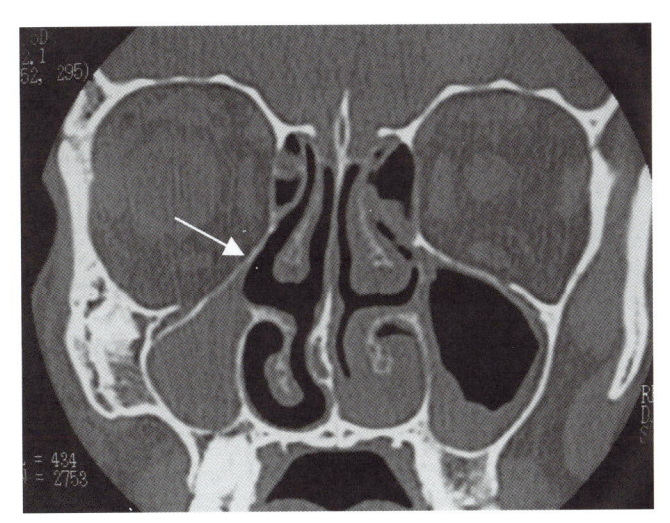

Fig. 5.14 Tomografia computadorizada de um paciente com processo uncinado atelectásico à direita (*seta branca*). O uncinado está aderido à lâmina orbital do osso etmoide, sobreposto a uma extensão considerável.

A remoção retrógrada do processo uncinado (técnica *swing-door*) é preferida.

Fontanela Posterior ou Óstio Acessório

Um óstio acessório está localizado junto à fontanela posterior do seio maxilar, atrás do óstio natural. Estudos realizados com cadáveres mostraram que 10% da população geral tem um óstio acessório.[9] Além disso, a falha do cirurgião em localizar o óstio sinusal maxilar natural na cirurgia pode resultar na criação de um óstio da fontanela posterior. Esta é uma causa comum de falha de ESS.[1-3] A presença de um óstio acessório ou óstio da fontanela posterior pode resultar no fluxo circular de muco a partir do óstio natural do seio maxilar para dentro do óstio da fontanela posterior, resultando em sintomas de rinossinusite crônica recorrentes (**Fig. 5.15**).

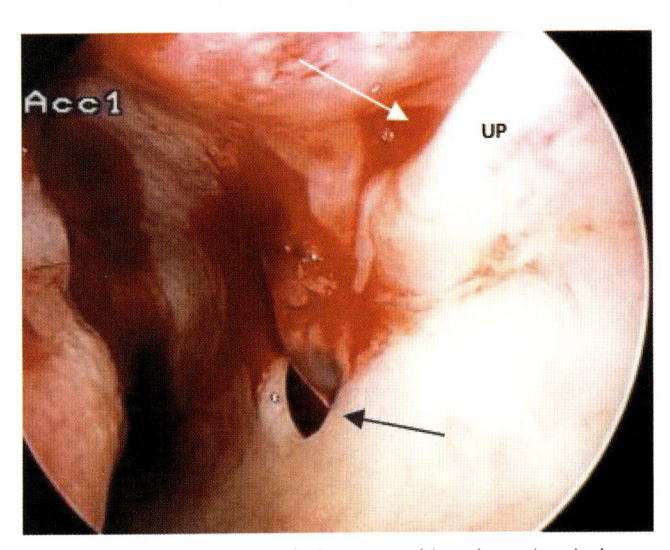

Fig. 5.15 Drenagem de muco do óstio natural (*seta branca*) atrás do processo uncinado (*UP*) e para dentro de um óstio acessório (*seta preta*).

Os pacientes que apresentam sintomas percsistentes de rinossinusite após uma ESS devem ser submetidos ao exame endoscópico e, após receberem tratamento médico apropriado, a uma tomografia computadorizada (TC). Ao exame clínico, a presença de uma fontanela posterior e de fluxo circular de muco deve ser buscada. Este achado muitas vezes pode ser encontrado à endoscopia usando endoscópio de 30 graus. Adicionalmente, as imagens de TC do paciente devem passar por um escrutínio minucioso quanto à presença de um óstio natural e de um óstio de fontanela posterior ou óstio acessório (**Fig. 5.16**).

Se um óstio de fontanela posterior ou óstio acessório for identificado, deve ser cirurgicamente unido ao óstio natural, para prevenir o fluxo circular contínuo de muco. Para tanto, podemos inserir um *backbiter* no óstio acessório e avançar na direção do óstio natural. Após criar esta borda de tecido, o microdebridador é usado para aparar o tecido excessivo.

Ampliação do Óstio Maxilar

Atualmente, é discutido se a ampliação do óstio do seio maxilar pode ser prejudicial para a saúde a longo prazo do seio.[10] O centro da discussão é o papel do óxido nítrico (NO) nos seios.[10] O NO é produzido pela óxido nítrico sintase (NOS) na mucosa sinusal.[11,12] Existem três tipos de NOS e o tipo II é considerado o mais importante na produção de NO local.[11-14] O tipo II é encontrado em várias células na mucosa nasal, e é induzido por inflamação bacteriana.[14-17] Acredita-se que o NO exerça papel importante na defesa inata local da mucosa do seio nasal estimulando a motilidade ciliar e inibindo infecções por bactérias, vírus e fungos.[17] Nos primeiros estágios do desenvolvimento da ESS, muitos cirurgiões defendiam a ampliação do óstio maxilar na direção da fontanela posterior.[18,19] Esta ampliação resulta em um óstio maxilar muito amplo. Recentemente, os cirurgiões expressaram opiniões contraditórias, argumentando que a proximidade do processo uncinado com o óstio maxilar resulta em um espaço transitório estreito que é facilmente obstruído, e que a remoção apenas do processo uncinado é suficiente para restaurar a saúde dos seios maxilares.[20,21] Infelizmente, há poucos dados publicados sustentando estes argumentos. Kennedy *et al.*[18] descreveram que o tamanho natural do óstio maxilar seria de 5 × 5 mm e isto levanta a possibilidade de que, em alguns pacientes, a ampliação significativa do óstio feita de forma rotineira causa uma diluição da concentração sinusal de NO suficiente para permitir a colonização bacteriana do seio e subsequente doença. Nosso departamento publicou recentemente um estudo em que medimos o tamanho do óstio do seio maxilar e correlacionamos esta medida com a concentração de NO encontrada no seio maxilar e na cavidade nasal.[10] No estudo, foram incluídos 52 seios e destes 22 seios exibiam óstios ampliados, enquanto os outros 30 seios tinham óstios menores que 5 × 5 mm. Este estudo demonstrou que ocorreu diminuição significativa na concentração de NO junto aos seios e cavidades nasais com óstios sinusais maxilares amplos (maiores que 5 × 5 mm). Isto não significa que o estudo demonstrou que uma concentração menor de NO predispôs os pacientes a infecções recorrentes e sim que um óstio maxilar aumentado diminui a concentração de NO no seio maxilar e na cavidade nasal.[10] A associação entre óstios maxilares amplos e infecções recorrentes ainda precisa ser formalmente estudada. Um exemplo de um paciente com

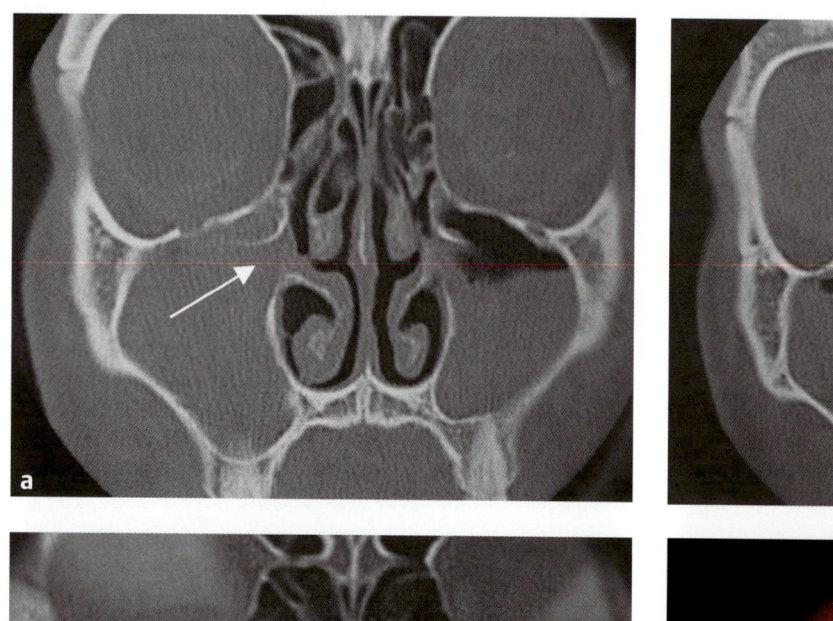

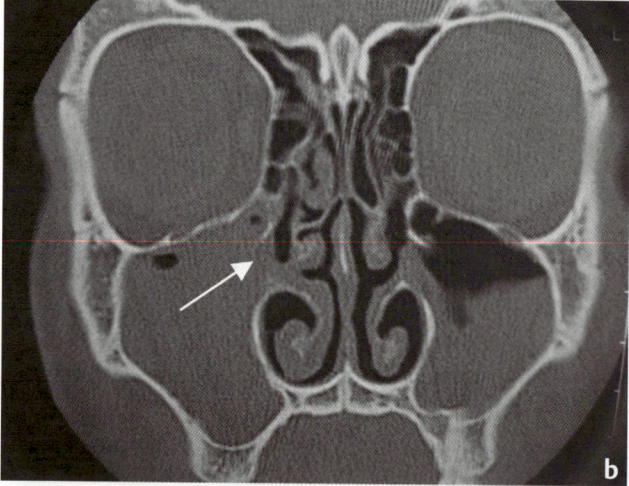

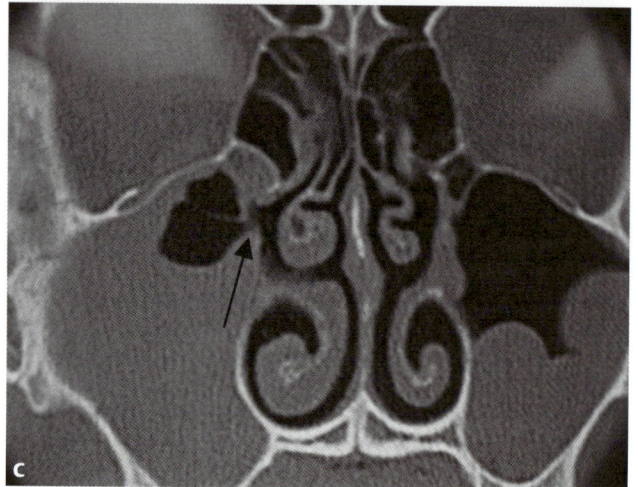

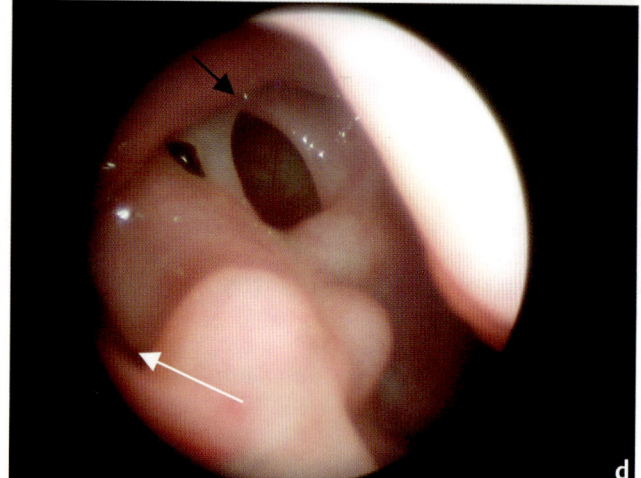

Fig. 5.16 A imagem endoscópica e uma série correspondente de imagens de tomografia computadorizada coronais revelam óstio natural parcialmente obstruído (**a**, **b**, *seta branca*), além de dois óstios acessórios (**c**, *seta preta*). (**d**) O óstio natural (*seta branca*) e os óstios acessórios (*seta preta*) na região pós-fontanela.

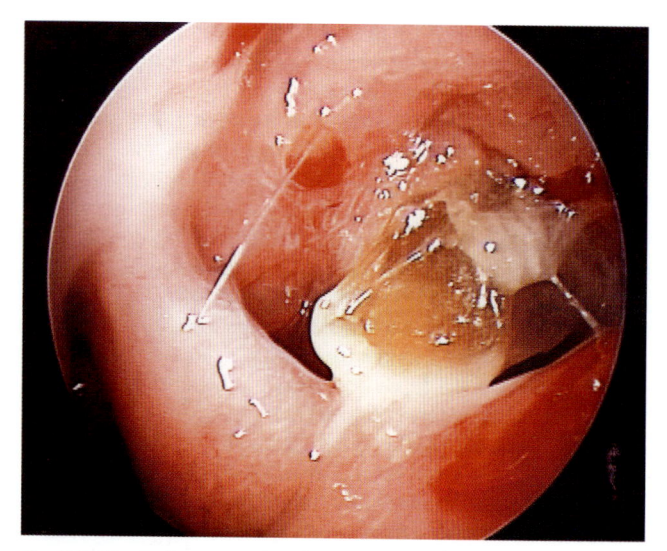

Fig. 5.17 Secreções preenchendo um seio maxilar com ampla antrostomia meatal média no lado esquerdo.

infecção sinusal maxilar recorrente com antrostomia maxilar ampla é apresentado na **Fig. 5.17**.

Uma consequência adicional da remoção da fontanela posterior durante a ampliação do óstio maxilar pode ser a descarga de secreções dos seios frontais e etmoides anteriores dentro do seio maxilar. A via de drenagem natural do seio frontal e dos etmoides anteriores está acima do óstio natural do seio maxilar ao longo da base da bolha etmoidal, antes de cruzar a fontanela posterior, e sob o toro tubário, rumo à nasofaringe. Na **Fig. 5.18**, é possível observar as secreções vindo do recesso frontal e do etmoide anterior, ao longo do óstio natural do seio maxilar.

Atualmente, a decisão sobre ampliar ou não o óstio maxilar depende do grau de doença junto ao seio maxilar. Se o seio maxilar tiver doença mínima e apenas um espessamento da mucosa for observado na varredura de TC (**Fig. 5.19**), então somente o processo uncinado é removido.

Se o cirurgião desejar visualizar o seio maxilar, então o óstio é ampliado até as dimensões atingirem cerca de 10 × 10 mm.

5 Uncinectomia e Antrostomia Meatal Média com Punção da Fossa Canina

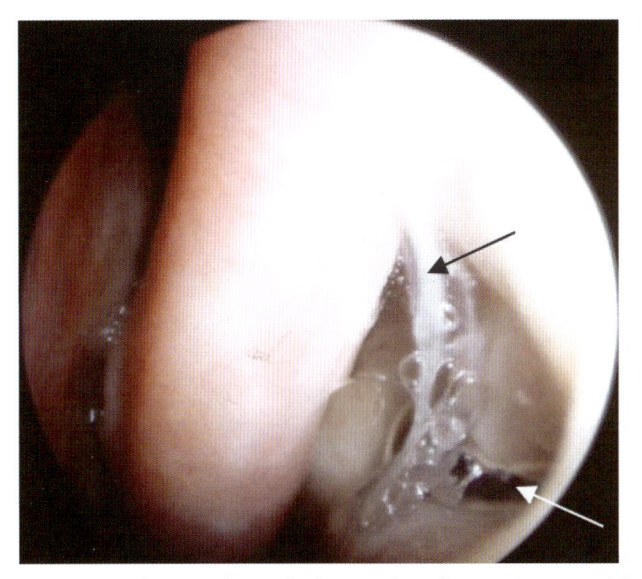

Fig. 5.18 Muco (*seta preta*) oriundo dos seios frontal esquerdo e etmoidal, movendo-se sobre o pequeno óstio maxilar esquerdo (*seta branca*).

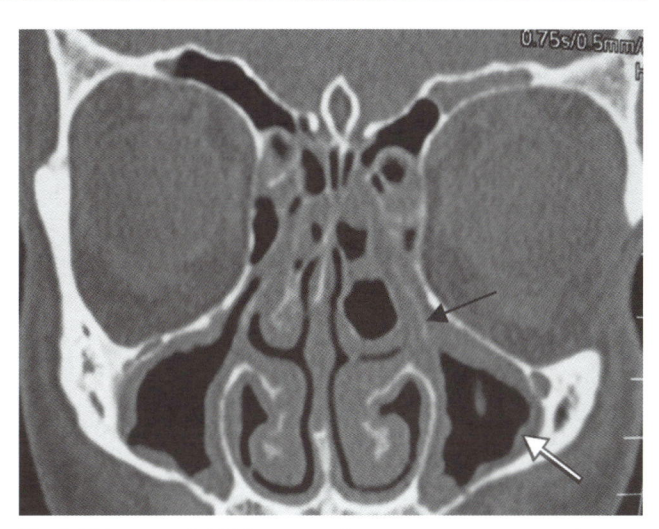

Fig. 5.19 Imagem de TC de uma paciente com espessamento de mucosa bilateral no seio maxilar (*seta preta*), com um complexo ostiomeatal obstruído (*seta branca*).

Após a remoção do osso horizontal do processo uncinado, a mucosa é abaixada sobre a inserção da concha inferior. Na maioria dos casos, isto é suficiente para ver a maior parte do seio maxilar com um telescópio de 70 graus. Havendo formação de abscesso submucoso ou se for necessário remover pólipos e muco do seio, usa-se instrumentos curvados e aspiradores maleáveis através deste óstio natural, porém ampliado, para conseguir isto. Este seio continua sendo visto como uma doença de mucosa reversível ou doença sinusal maxilar de grau 2. No entanto, se o seio tiver uma doença de grau 3 em que há extensiva formação de pólipo junto ao seio maxilar, ou grandes quantidades de secreções espessas e viscosas, particularmente mucina fúngica, é realizada uma trepanação da fossa canina e o óstio maxilar é aberto na fontanela posterior, sendo então maximamente ampliado com a remoção da fontanela posterior (**Fig. 5.20**). Em pacientes com a tríade de Sampter ou fibrose cística, o óstio é sempre ampliado ao seu tamanho máximo. Isto permite penetração máxima da ducha nasal, geralmente com introdução de medicação tópica no seio maxilar.

Na **Fig. 5.21a**, observa-se um pólipo pediculado no teto do seio maxilar. Os pólipos com base no teto posterior e na parede posterior do seio maxilar geralmente podem ser removidos através de um óstio maxilar ampliado. Se a maioria dos pólipos ou da mucina permanece após a tentativa de remoção por um óstio amplo, então é realizada a trepanação da fossa canina, conforme descrito a seguir.

Seio Maxilar Gravemente Adoecido

Gradação do Seio Maxilar

Até o presente, ao lidar com um seio maxilar gravemente adoecido, enfatiza-se a criação da antrostomia maxilar e se garante que o óstio natural seja incorporado em qualquer antrostomia criada.[3,4] Embora o estabelecimento de um óstio maxilar patente seja uma parte vitalmente importante do manejo do seio maxilar gravemente adoecido, o manejo do seio e seus conteúdos não deve ser ignorado.[3] A suspeita do diagnóstico de seio maxilar gravemente adoecido deve ser levantada se o seio maxilar estiver completamente opacificado à varredura de TC.[18] A **Fig. 5.22** mostra exemplos de seios maxilares gravemente adoecidos.

Por outro lado, o diagnóstico somente pode ser confirmado por endoscopia durante a cirurgia, uma vez que a opacificação pode ser um muco facilmente eliminável através do óstio maxilar natural. A primeira etapa da cirurgia consiste em realizar uma uncinectomia e antrostomia do meato médio. Um endoscópio grau 70 é usado para visualizar o óstio natural e os conteúdos do seio maxilar. A extensão da doença afetando o seio maxilar deve ser graduada de acordo com a **Tabela 5.1**.

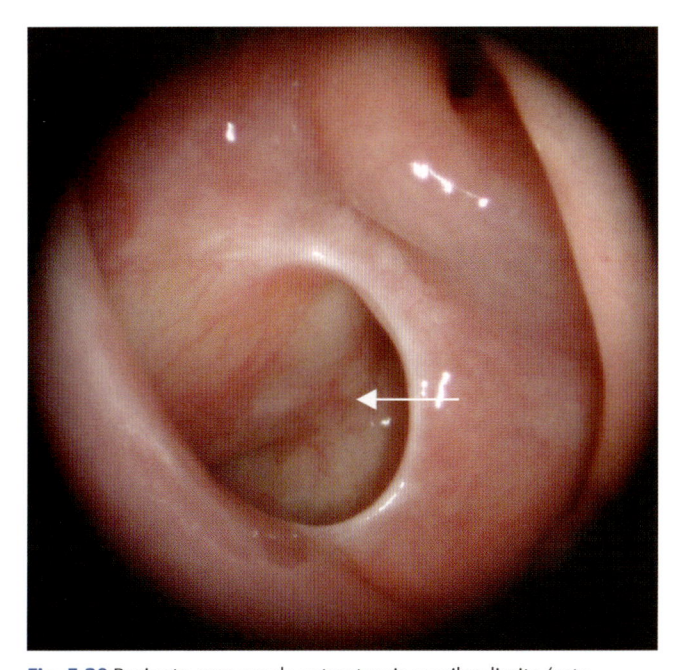

Fig. 5.20 Paciente com ampla antrostomia maxilar direita (*seta branca*) após apresentar extensa patologia sinusal.

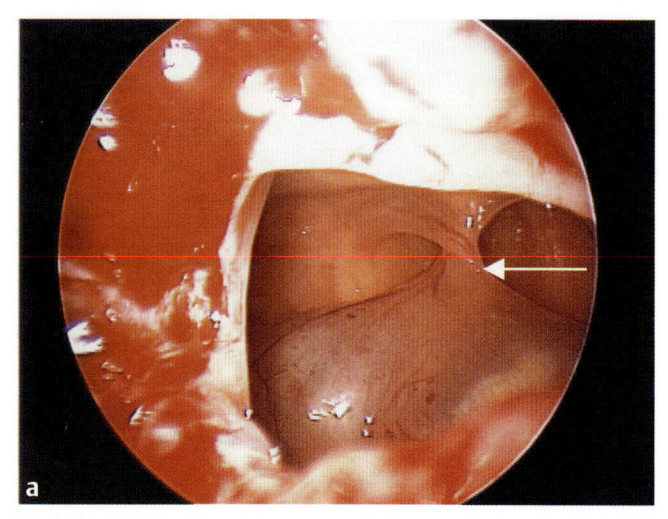

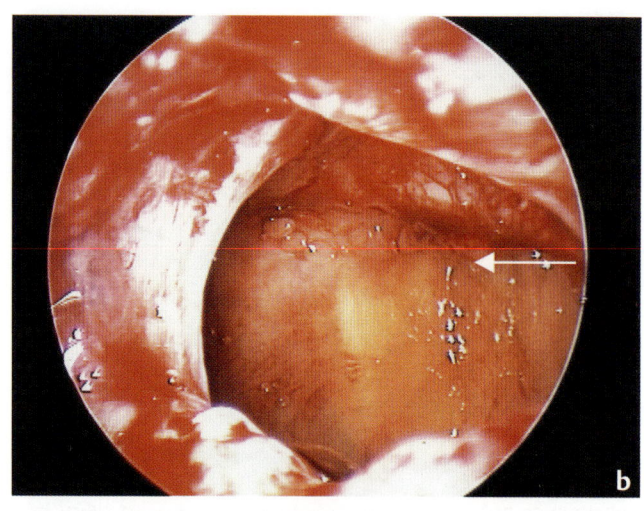

Fig. 5.21 (**a**) Pólipo grande em um pedículo retorcido (*seta branca*) e (**b**) o seio maxilar após a remoção do pólipo (*seta branca*).

Os graus 1 e 2 são reversíveis com a devida eliminação do muco e aeração do seio maxilar, porém o grau 3 implica doença irreversível (**Fig. 5.23**). Portanto, os pólipos e especialmente o muco eosinofílico espesso devem ser eliminados antes que haja reepitelização e, eventualmente, reciliação.

Quando são usados instrumentos e técnicas padronizadas de ESS, os pólipos e o muco oriundos da região posterior do seio maxilar podem ser removidos com lâminas microdebridadoras anguladas e fórceps curvados.[18] Entretanto, devido aos dois fulcros apresentados pelos instrumentos e lâminas microdebridadoras quando passados pela antrostomia maxilar ou antrostomia de meato inferior, os pólipos nas regiões anterior, inferior e medial não podem ser alcançados. O fulcro anterior é o vestíbulo nasal, enquanto o fulcro posterior é a antrostomia ou sítio de antrostomia meatal inferior. Se a lâmina ou instrumento for passado pela parede anterior do seio maxilar, somente terá uma base de apoio, possibilitando um grau maior de manipulação da lâmina (**Fig. 5.24**).

No ensino atual, o seio maxilar é tratado por meio da criação de uma ampla antrostomia e, então, pela remoção de qualquer material que possa ser excisado através da antrostomia maxilar. Pólipos e um muco espesso viscoso na região anterior ou no assoalho do nariz exigem remoção (**Fig. 5.23c**). Em pacientes com doença sinusal grave e agressiva, como a sinusite alérgica fúngica, doença eosinofílica fúngica não alérgica (**Fig. 5.23c**) e doença eosinofílica não fúngica não alérgica, deixar mucina eosinofílica no seio maxilar pode contribuir para uma rápida recidiva da doença.[18,19] Não é sabido se isto se deve à exposição contínua ao fungo no muco eosinofílico, ou se é devido a uma inflamação contínua a partir de substâncias tóxicas presentes no muco, como os superantígenos, proteína básica principal e outas substâncias liberadas pelos eosinófilos. Em outros grupos de pacientes, como o da tríade de Samter e o da polipose recorrente grave, parece que se for permitido que o seio maxilar permaneça repleto de pólipos, estes pólipos não são resolvidos apenas com antrostomia maxilar.

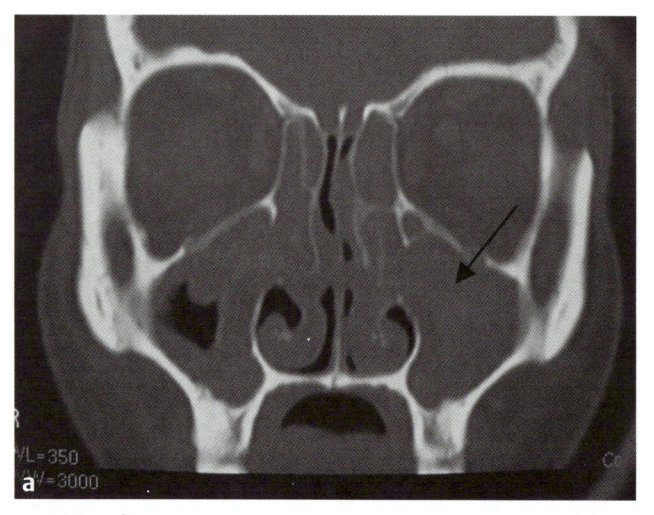

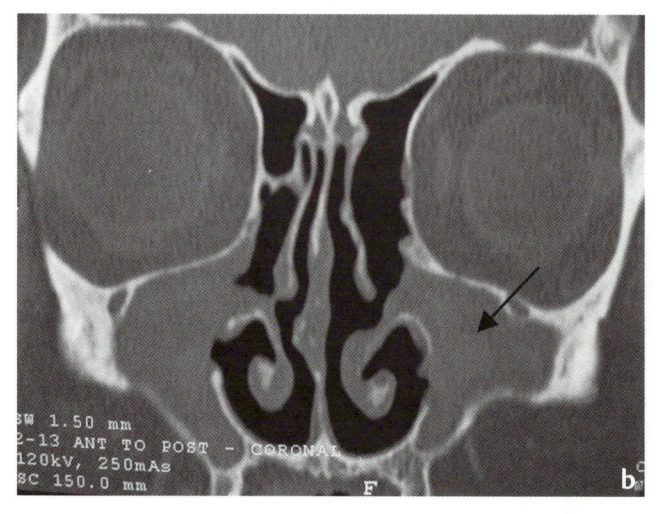

Fig. 5.22 (**a**, **b**) Imagens de TC em que há completa opacificação do seio maxilar esquerdo com densidades duplas (*seta*) indicando sinusite fúngica. (**b**) Uma cirurgia prévia tinha limpado a cavidade etmoidal à esquerda e esta permaneceu livre de patologia.

5 Uncinectomia e Antrostomia Meatal Média com Punção da Fossa Canina

Tabela 5.1 Gradação e manejo do seio maxilar adoecido

Grau	Achados endoscópicos	Cirurgia sugerida de óstio maxilar
1	Mucosa normal ou levemente edematosa (doença reversível)	Uncinectomia isolada, com visualização de óstio natural
2	Mucosa edematosa com pequenos pólipos (doença reversível) sem muco eosinofílico significativo	Ampliação do óstio maxilar para cerca de 1 × 1 cm, para permitir eliminação por aspiração do maxilar, limpeza mucociliar e aeração.
3	Pólipos extensos e muco persistente (doença irreversível)	Trepanação ou punção de fossa canina (CFP ou CFT) com total eliminação de pólipos e muco, e criação de ampla antrostomia

Há Necessidade de Remover Pólipos e Mucina Espessa de um Seio Maxilar Gravemente Adoecido?[18-22]

Realizamos um estudo para estabelecer se esta filosofia de eliminar os pólipos e o muco de um seio maxilar de grau 3 melhorava o desfecho do paciente.[18] Todos os pacientes que tinham sido submetidos à ESS no departamento nos últimos 3 anos foram identificados e tiveram suas TC revisadas. Se houvesse opacificação completa do(s) seio(s) maxilar(es), os pacientes eram incluídos no estudo. Neste estágio, o pesquisador não sabia quais procedimentos cirúrgicos tinham sido realizados nem qual era o estado vigente dos seios dos pacientes. Portanto, esta foi uma coorte de pacientes não selecionados. As descrições cirúrgicas foram revisadas e os pacientes foram designados para dois grupos, conforme tivessem sido submetidos a uma antrostomia meatal média ampla com eliminação de todos os pólipos acessíveis por

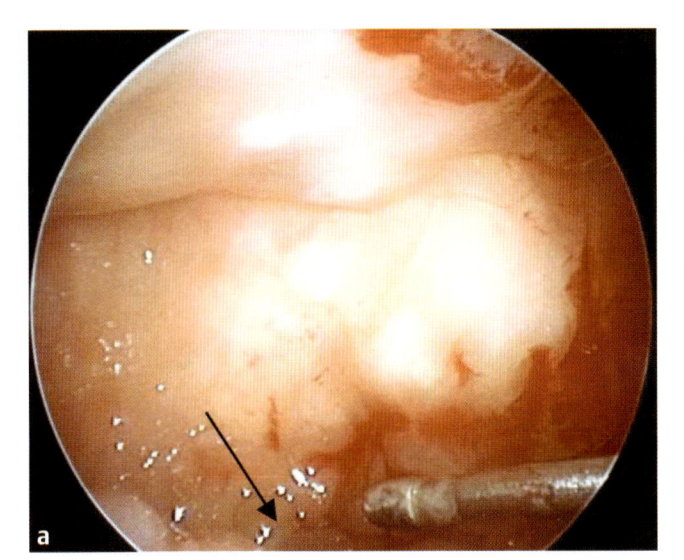

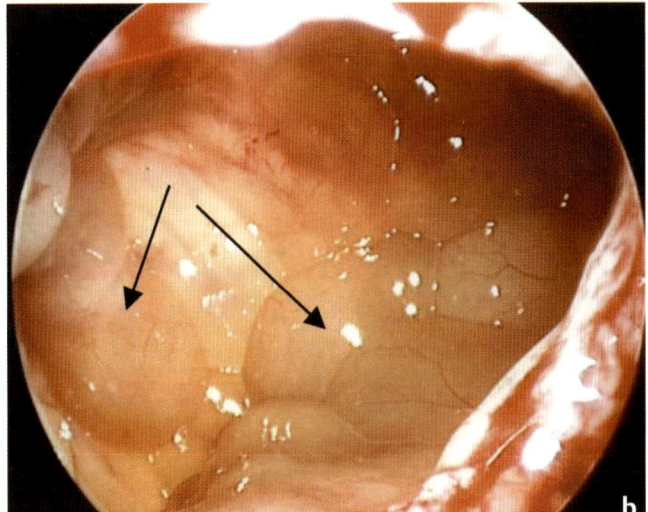

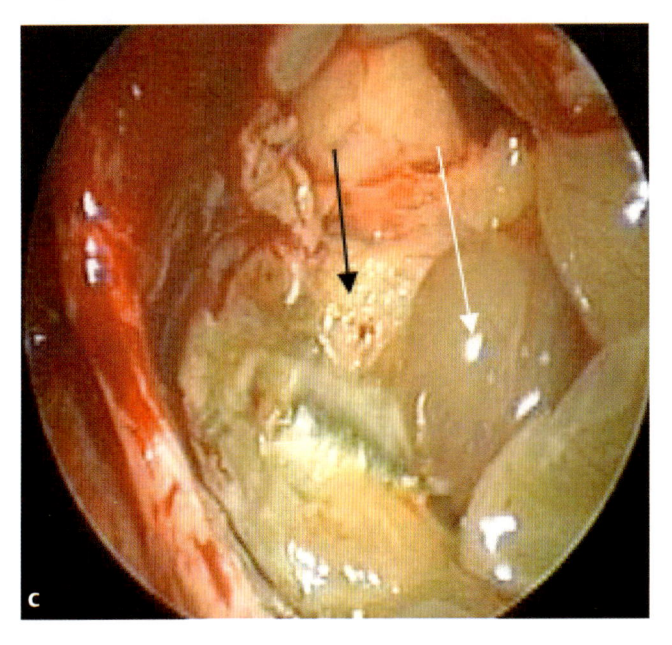

Fig. 5.23 As seguintes imagens do seio maxilar esquerdo foram obtidas após a realização de uma antrostomia maxilar e ilustram os graus de doença. (**a**) Grau 1: a mucosa exibe aspecto de paralelepípedos no assoalho do antro (*seta*), com edema de mucosa sinusal residual. (**b**) Grau 2: doença maxilar em que são vistos pólipos no assoalho e parede posterior do seio maxilar (*setas*), e que poderia ser deixada e deveria ser revertida com tratamento médico, desde que na ausência de muco eosinofílico ao redor dos pólipos. Havendo muco, então uma trepanação de fossa canina (CFT) deveria ser realizada. (**c**) Grau 3: o seio maxilar está completamente preenchido com pólipos (*seta branca*) e muco eosinofílico (*seta preta*), devendo ser tratado com CFT.

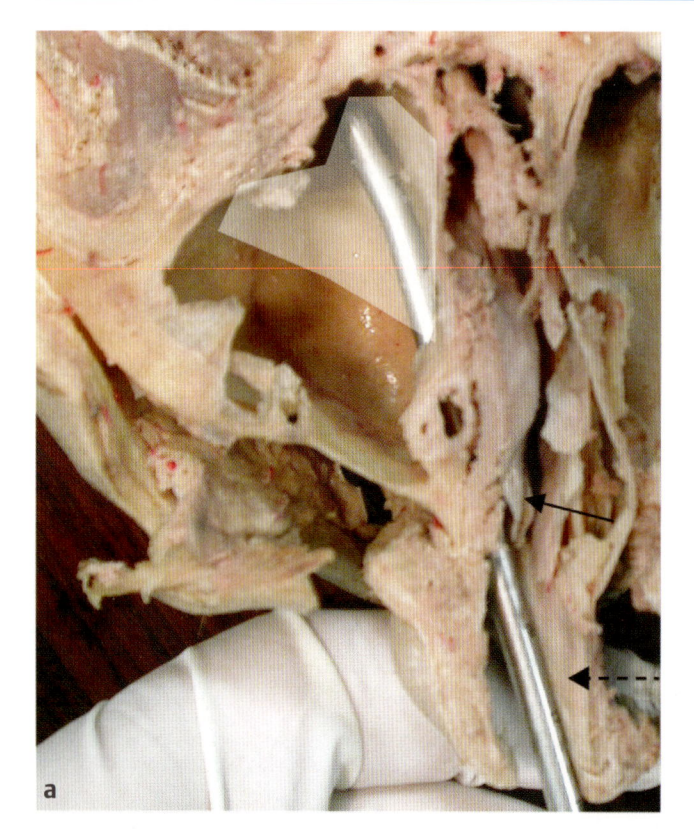

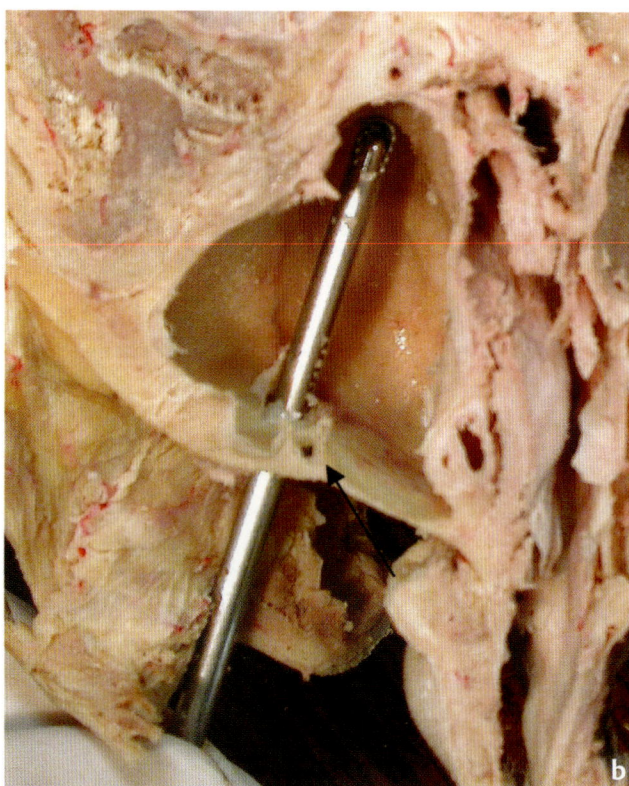

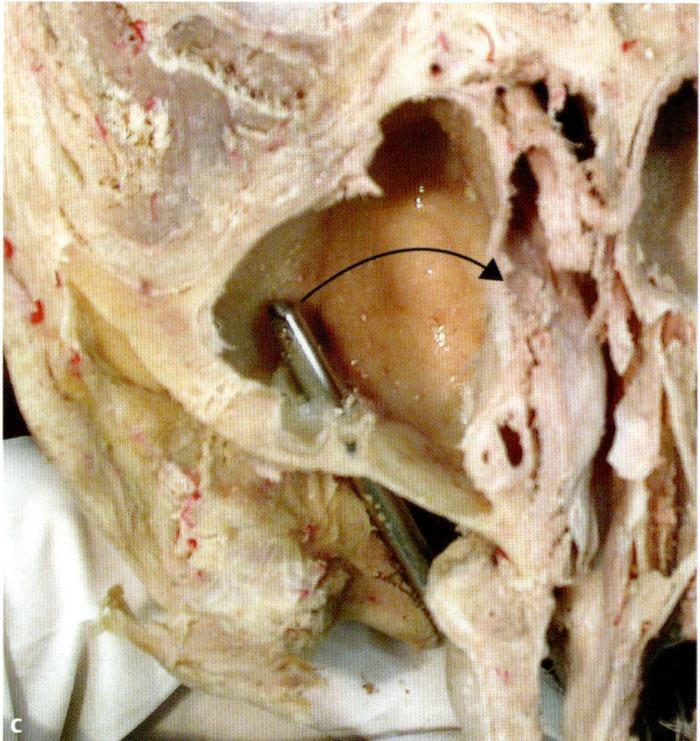

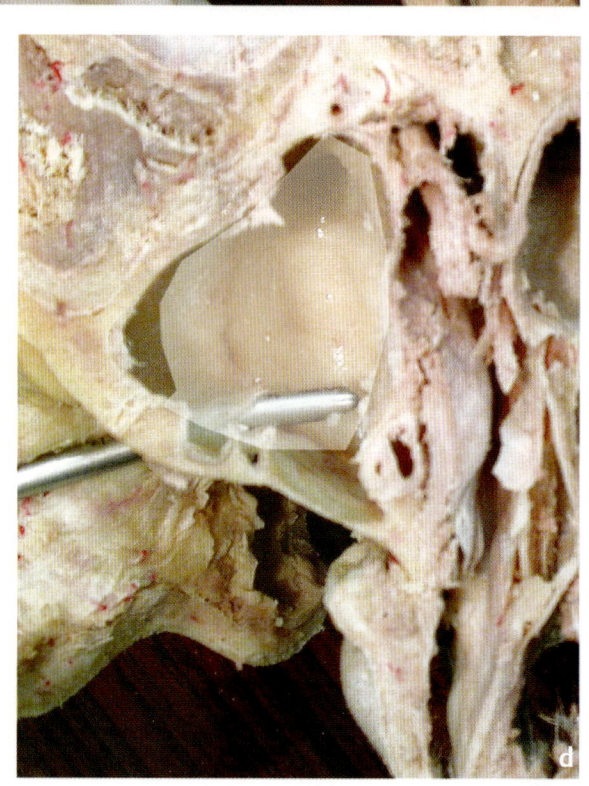

Fig. 5.24 (**a**) A lâmina microdebridadora foi passada pela antrostomia meatal inferior. Note o fulcro anterior (vestíbulo nasal, *seta tracejada*) e o fulcro posterior (antrostomia meatal inferior, *seta*). A região do seio maxilar que pode ser limpa por este acesso está escurecida. Esta região escurecida é menor e contém uma antrostomia meatal média. O fulcro isolado da punção da fossa canina é indicado em (**b**), (**c**) e (**d**), ilustrando como todo o seio maxilar pode ser acessado, uma vez que a lâmina tem apenas um único ponto de apoio.

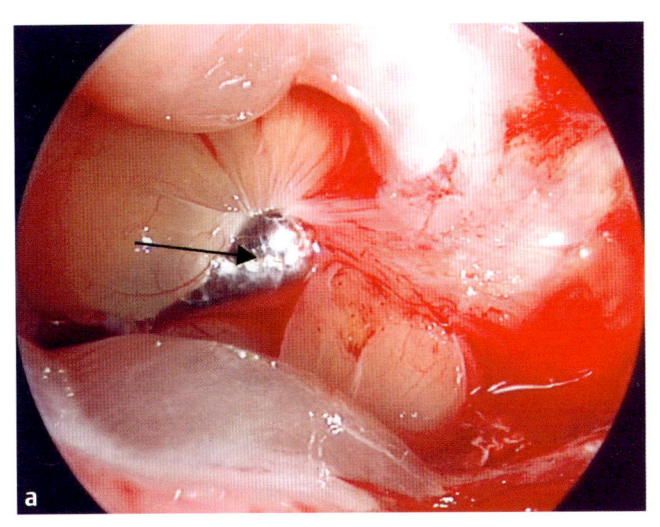

Fig. 5.25 (a) A lâmina microdebridadora foi passada por um sítio de trepanação de fossa canina na face anterior do seio maxilar (*seta*). **(b)** os pólipos foram removidos do seio sem remover a mucosa basal do seio (note a ausência de exposição de osso). É possível ver a lâmina debridadora entrando no seio pela parede anterior (*seta tracejada*).

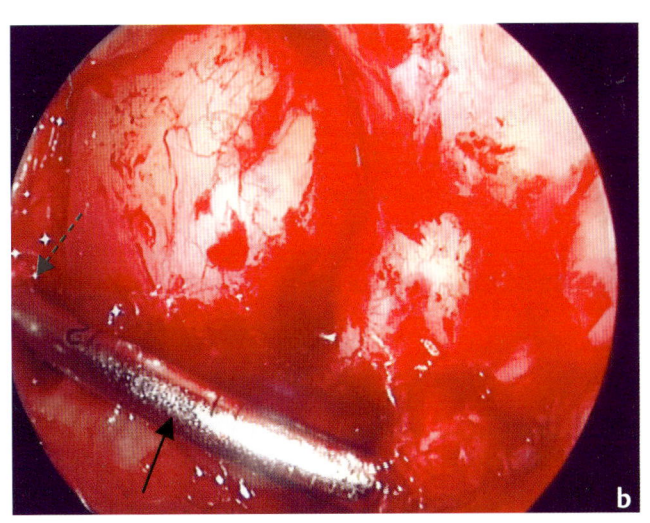

antrostomia, ou se tivessem passado por uma punção/trepanação da fossa canina (T/CFP). Caso uma trepanação ou punção tenha sido realizada, a nossa prática padrão consiste em colocar uma lâmina debridadora através do sítio de punção/trepanação, e então realizar a eliminação completa dos pólipos sob visualização ao endoscópio grau 70 posicionado na antrostomia meatal média (**Fig. 5.25**).

Os pólipos e o muco espesso foram removidos do seio sob visualização direta com endoscópio grau 70. Tomou-se cuidado para não remover a mucosa do seio maxilar. Somente o pólipo foi tirado, enquanto a camada basal de mucosa subjacente foi preservada. Isto permitiu a rápida reepitelização após a cirurgia, além de diminuir a formação de crosta e a retenção de secreção.

Neste estudo,[18] os pacientes foram submetidos a uma varredura de imagem de ressonância magnética (RM) em um tempo médio de 19,9 meses após a cirurgia. À RM, a varredura do seio maxilar foi graduada como normal; espessamento de mucosa < 4 mm; espessamento de mucosa > 4 mm, porém com o seio ainda aerado; ou um seio completamente opacificado (**Fig. 5.7**). Esta gradação foi confirmada por endoscopia nasal. Em adição, foi solicitado que os pacientes classificassem seus sintomas sinusais em uma escala visual analógica, bem como que completassem o questionário *Chronic Sinusitis Survey* (CSS) de qualidade de vida. No grupo CFP, os seios estavam normais em 62% dos pacientes, em comparação aos 12% de pacientes que haviam sido submetidos à antrostomia meatal média de rotina, bem como à ressecção de pólipo sinusal maxilar que pudesse ser realizada através do óstio natural. O subescore e o escore de sintomas de CSS foram estatisticamente melhores no grupo CFP, indicando um melhor controle de sintomas neste grupo. Quando a carga de doença geral no pré-operatório foi comparada entre os dois grupos usando o escore de Lund e Mackay, constatou-se que foi maior no grupo CFP (Lund e Mackay = 10,3) do que no grupo submetido às técnicas padronizadas de ESS (8.6). Além disso, todos os outros seios foram tratados exatamente do mesmo modo, com remoção completa de todos os pólipos e da mucina destes seios, bem como exposição do óstio natural dos seios. Este estudo confirmou a percepção clínica de que a eliminação total do seio maxilar gravemente adoecido exerce papel importante no controle da doença e diminui a incidência geral e a gravidade da recidiva da doença.[18] Também demonstramos o benefício da CFT em pacientes com seio maxilar gravemente adoecido20 e em pacientes com a tríade de Samter.[21]

Técnica e Complicações da Antiga Técnica de Punção da Fossa Canina[22]

A antiga técnica-padrão para CFP era a seguinte:[22] o lábio do paciente era elevado e o dente canino era identificado (existem dois dentes frontais em cada lado da linha média anterior ao dente canino). A raiz deste dente foi rastreada com o dedo, por baixo do lábio, até que a fossa canina fosse apalpada. Nesta região, foi então realizada a infiltração de 1 mL de uma solução 1:80.000 de lignocaína a 2% e adrenalina. Um trocarte de fossa canina (Karl Storz) era colocado na fossa e direcionado posteriormente. O trocarte era introduzido com um movimento rotatório para frente. Quando o osso era espesso demais, alguns golpes firmes dados com a palma da mão geralmente eram suficiente para impulsionar o trocarte ao longo do osso. Entretanto, em alguns pacientes nos quais o osso era mais espesso, o trocarte precisava ser golpeado com um martelo. Depois de sentir que a ponta do trocarte havia penetrado totalmente o seio, aquele era retirado e a lâmina microdebridadora era introduzida pela mucosa e orifício ósseo no seio maxilar. A lâmina permanecia fechada durante a introdução, para evitar que os tecidos moles fossem aspirados para dentro do debridador durante a passagem para dentro do seio maxilar. Quando a lâmina finalmente estava dentro do seio maxilar, o endoscópio era introduzido na cavidade nasal e o *gate* da lâmina era aberto. Isto ajuda a remover a maior parte do sangue junto ao seio e permite que a lâmina seja visualizada no seio (**Fig. 5.25a**). Isto deve ser feito antes de a lâmina ser usada para remover os pólipos. Esta visualização garante que a lâmina esteja junto ao seio e não na órbita nem nos tecidos moles.

Complicações[22]

A incidência de complicações com a antiga técnica de CFP realizada ao mesmo tempo que a ESS era de 75%.[22] Um levantamento telefônico revelou que as complicações mais comuns eram o inchaço da bochecha, dor na bochecha e dor facial. A maioria destes sintomas foi resolvida no primeiro mês após a cirurgia. Removendo os sintomas associados à dissecção de tecido mole, 28% dos pacientes experimentaram uma complicação significativa persistente de formigamento, entorpecimento ou dor contínua na face. Esta incidência é similar a relatada em outros procedimentos, em que o entorpecimento do lábio superior e/ou dos dentes superiores foi visto em até 38% dos pacientes.[23] Estas complicações persistentes eram consideradas resultantes de lesão aos ramos do nervo infraorbital. O nervo infraorbital se divide antes de sair do forame infraorbital alveolar superior anterior (ASAN) e alveolar superior médio (MSAN). Estes nervos atravessam a região maxilar anterior e conferem sensibilidade aos dentes e lábio superior. A instalação do trocarte através da parede anterior da maxila pode lesar estes nervos e resultar em parestesia e entorpecimento dos dentes e lábio superior. O risco de lesão a este nervo aumenta se o trocarte for colocado medial e cranialmente demais.[22,23] Na maioria dos casos (91%), a recuperação a partir da parestesia e do entorpecimento ocorre em 12 meses, conforme os nervos voltam a crescer ou a área é reinervada pelos nervos localizados nas proximidades.[22,23] A área de entorpecimento encolhe gradativamente e, então, desaparece.

Anatomia Neural do Maxila Anterior[24]

Para determinar a melhor forma de evitar lesar estes nervos, foi conduzido um estudo com 20 cadáveres, em nosso departamento.[24] O tecido mole sobrejacente à maxila foi removido e o padrão subjacente do ASAN e do MSAN foi determinado. O ASAN e o MSAN seguem, ambos, junto ao osso da face anterior do maxilar. O nervo infraorbital se divide antes de sair do forame infraorbital (IOF), junto aos seios maxilares. O ASAN geralmente entra na face anterior da maxila, logo abaixo do IOF, e então atravessa a face anterior do seio maxilar. Havia seis padrões de ramificação do ASAN e MSAN (tipos 1 a 6). O padrão mais comum era um tronco simples do ASAN (75%) sem ramos (30%, tipo 1) (**Fig. 5.26a**), seguido do padrão com múltiplos ramos (25%, tipo 2) (**Fig. 5.26b**), e o padrão com um único ramo (20%, tipo 3). O tipo 4 era um padrão com tronco duplo sem ramos (10%) (**Fig. 5.26c**) e o tipo 5 era um padrão com tronco duplo com múltiplos ramos (15%). O MSAN estava presente apenas como um tronco único sem ramos (10%, tipo 6) e com múltiplos ramos (13%, tipo 7) (**Fig. 5.26d**).

Marcos Referenciais da Nova Técnica de Punção ou Trepanação da Fossa Canina[25]

Para determinar a região que seria a localização mais improvável de uma lesão neurológica, foram determinados marcos referenciais em cadáveres, como o do lugar mais seguro para realizar a trepanação.[24] Os marcos referenciais escolhidos foram a inserção da linha médio-pupilar e uma linha horizontal traçada ao longo do assoalho do nariz (**Fig. 5.27**). As punções de fossa canina foram então realizadas em todos os 40 lados dos cadáveres. Em apenas 5 das 40 punções realizadas havia uma lesão em um dos ramos menores do ASAN ou do MSAN, confirmando que estes referenciais eram os mais seguros para realizar a punção ou a trepanação da fossa canina.

Trepanação da Fossa Canina[20-25]

Lógica

Um dos problemas associados à CFP é a colocação do trocarte de forma cega. Embora o tecido mole seja dissecado da face anterior da maxila, a área através da qual o trocarte é colocado não é visualizada e o ASAN ou o MSAN podem ser danificados. Adicionalmente, a colocação do trocarte pode causar fratura do osso delgado da parede anterior da maxila em torno do sítio de punção. Isto é especialmente verdadeiro quando o trocarte não é rotacionado com pressão mínima, de modo que as bordas do trocarte atuam como uma broca conforme o trocarte vai penetrando a maxila. Quando uma pressão significativa é aplicada no trocarte, o osso circundante frequentemente é fraturado. Isto amplia a área de traumatismo e, fazendo isto, aumenta o risco de possível lesão neurológica associada. Do mesmo modo, o trocarte para fossa canina atualmente disponível (Karl Storz, Alemanha) mede 4 mm de diâmetro. Quando uma lâmina debridadora de 4 mm é colocada por esta abertura, o ajuste é bastante apertado e, quando a lâmina é manipulada junto ao seio maxilar, isto pode causar fratura do osso maxilar circundante, novamente aumentando o potencial risco de dano neurológico. Para superar estes problemas, foi desenvolvida uma bainha* endoscópica com uma extensão para afastar os tecidos moles (Medtronic ENT, Minneapolis, MN).

Técnica[25]

Uma incisão medindo cerca de 6 mm é criada no sulco gengivobucal, acima e discretamente lateral ao ápice do dente canino. Um elevador Freer aspirador é usado para elevar os tecidos moles e afasta-los da face anterior da maxila em um plano subperiósteo. Uma vez alcançado este plano, a bainha* endoscópica de tecido mole (Medtronic ENT) é colocada sobre o endoscópio grau zero e inserida na incisão, e os tecidos moles são afastados do osso permitindo que o plano cirúrgico seja endoscopicamente visualizado (**Fig. 5.28**).

A dissecção é continuada em uma direção superior e superolateral, expondo a fossa canina e a região lateral à fossa, na intersecção entre a linha médio-pupilar e a linha ao longo do assoalho nasal. Se algum nervo ou ramo de um dos nervos for visto (**Fig. 5.29**), uma dissecção adicional é realizada para criar espaço e, assim, evitar o nervo.

O guia* da broca da fossa canina (Medtronic ENT) é então colocado sobre a face anterior da maxila, na intersecção das linhas previamente descritas. A broca* da fossa canina (Medtronic ENT) é presa à alça do microdebridador, e a irrigação à parte posterior da guia da broca. Isto permite a irrigação da rebarba durante a trepanação. A broca deve ser usada a 12.000 rpm para obter os melhores resultados (rotações mais baixas podem resultar na aderência da rebarba ao osso). Um orifício de 5 mm de diâmetro é nitidamente perfurado através da face anterior da maxila (**Fig. 5.29b**). Um aspirador Frasier é usado para remover o pó de osso do orifício e tecidos moles adjacentes, e a lâmina microdebridadora reta de 4 mm é colocada através do

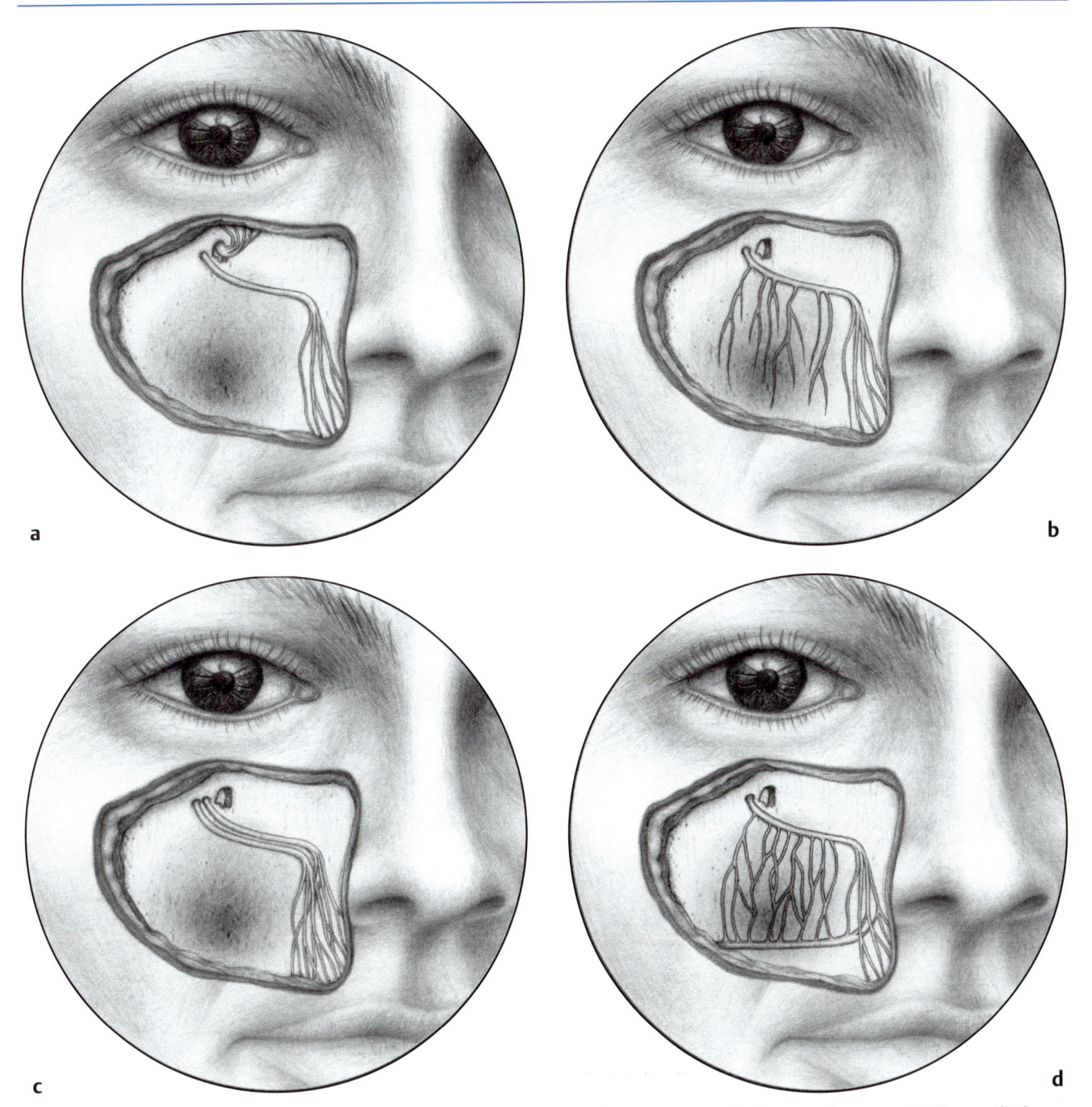

Fig. 5.26 Os padrões de nervo mais comuns são o de tronco simples (75%), como visto em (**a**) (tipo 1) e (**b**) (tipo 2). (**c**) Tronco duplo é incomum (10%) (tipo 4). O nervo alveolar superior médio é visto em 23% dos pacientes e pode não ter nenhum ramo (10%) ou múltiplos ramos (13%; tipo 7), como visto em (**d**).

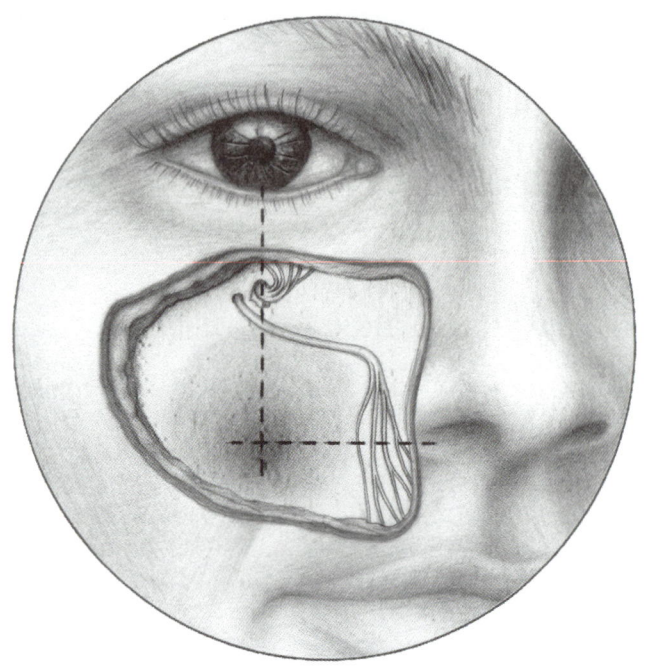

Fig. 5.27 Os referenciais para a trepanação/punção de fossa canina são a inserção entre uma linha vertical ao longo da pupila e uma linha horizontal ao longo do assoalho do nariz.

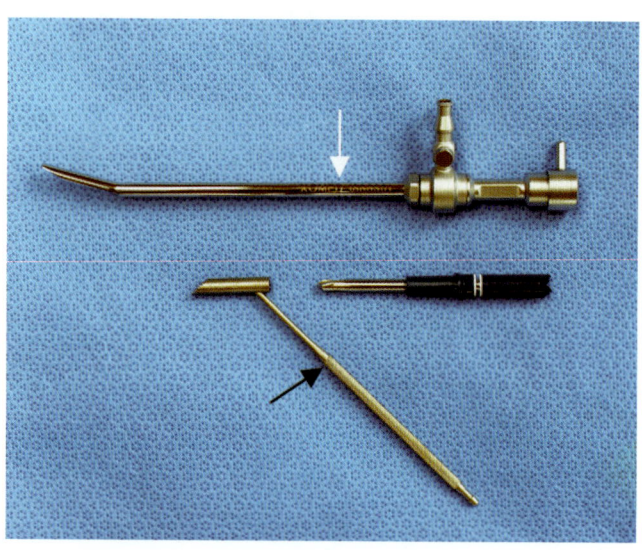

Fig. 5.28 O aparato* de trepanação maxilar (Medtronic ENT) mostra a bainha endoscópica para afastar o tecido mole da extremidade do endoscópio (*seta branca*), a guia da broca (*seta preta*) e a broca que se ajusta à extremidade do microdebridador.

trépano no interior do seio maxilar. Usando um endoscópio grau 70 colocado por via transnasal na antrostomia maxilar é possível abrir a lâmina debridadora e, então, visualiza-la no seio. Ativar a lâmina antes de sua visualização pode acarretar dano se a lâmina for acidentalmente colocada dentro da órbita ou em tecidos moles (**Fig. 5.30**). A lâmina então é usada para ampliar a antrostomia sinusal maxilar. Qualquer resíduo de processo uncinado é removido e a fontanela posterior é removida até a parede posterior do seio maxilar. O tecido polipoide e o processo uncinado residual são removidos do lábio anterior da antrostomia. A vista mais ampla possível agora pode ser obtida por meio da antrostomia e o cirurgião então pode remover os pólipos e a mucina espessa do seio maxilar. As lâminas microdebridadoras anguladas são usadas para as regiões laterais e a face anterior do seio maxilar. O endoscópio também pode ser colocado via trépano e o interior do seio maxilar é inspecionado para garantir a completa remoção de pólipos e muco. Note que apenas o tecido polipoide e o muco são removidos. A membrana basal do seio maxilar é retida. Isto possibilita uma reepitelização acelerada durante o período pós-operatório com a reciliação e a restauração da função sinusal maxilar (**Fig. 5.25**).

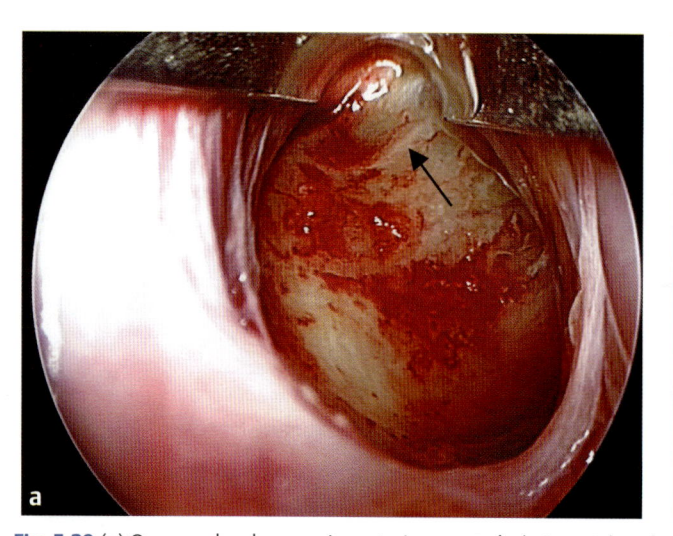

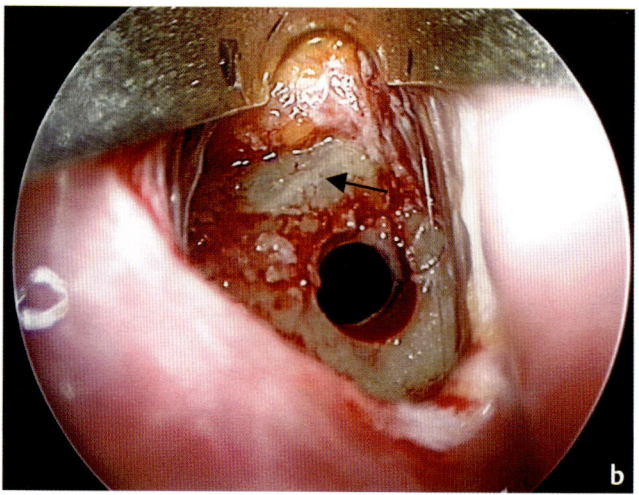

Fig. 5.29 (**a**) O nervo alveolar superior anterior esquerdo (*seta preta*) está exposto e, portanto, pode ser evitado durante a colocação do trépano da fossa canina (**b**).

5 Uncinectomia e Antrostomia Meatal Média com Punção da Fossa Canina

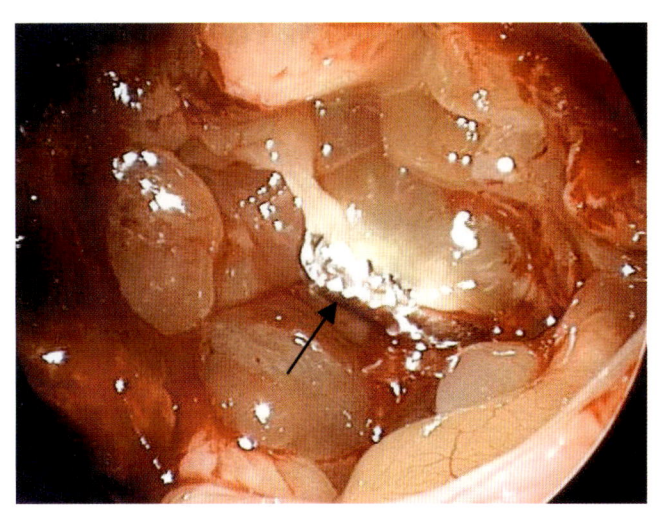

Fig. 5.30 A lâmina microdebridadora foi colocada por uma porta de acesso para trépano de fossa canina e pode ser vista emergindo contra a maciça polipose que preenche o seio maxilar esquerdo.

Estudo Clínico de Complicações com a Nova Técnica de Punção ou Trepanação da Fossa Canina[25]

Para acessar se estes novos marcos referenciais e a técnica diminuíram a incidência e a gravidade das complicações, foi conduzido um estudo clínico envolvendo 63 pacientes.[25] Um total de 36 pacientes tinha se submetido a procedimentos bilaterais resultando em 99 punções ou trepanações de fossa canina. As taxas de complicação pós-operatória inicial caíram de 75% para 44% com apenas 3,3% dos pacientes apresentando complicação neurológica persistente após 6 meses, em comparação aos 28,8% de pacientes com a técnica de CFP antiga. Em adição, o número de pacientes sofrendo de mais de um efeito colateral caiu de 70% para 31%. Se os 99 lados forem separados em pacientes submetidos à trepanação da fossa canina (n = 67) em justaposição à punção (n = 32) com as novas diretrizes, uma redução adicional nas complicações é observada. Em pacientes que passaram por CFT e naqueles em que a ace anterior do seio maxilar foi inspecionada quanto a um ASAN ou MSAN visível, a taxa de complicações foi de 40%. Isto era significativamente menor do que os 53% vistos nos pacientes submetidos à CFP e naqueles em que o trocarte foi introduzido de modo cego. Ainda, os pacientes de CFT se recuperaram mais rápido de seus sintomas, com 83,3% de recuperação total em 1 mês *vs*. 62,5% de recuperação total em pacientes de CFP. Embora ambas as técnicas tenham usado os referenciais descritos para colocação do trépano/punção, considera-se que a visualização adicional proporcionada pela técnica de trepanação permitiu que o ASAN e seus ramos fossem vistos e evitados.[25] Em adição, a técnica de trepanação cria um orifício nítido através do qual a lâmina debridadora é passada, enquanto a técnica da punção potencialmente cria linhas de fratura na face anterior da maxila que podem interromper os nervos que seguem junto ao osso e causar lesão a estes nervos.

Cuidado Pós-Operatório

Pacientes submetidos à CFT ou à CFP são aconselhados a enxaguar a boca após as refeições, usando salina durante os primeiros dias, até a incisão gengivobucal fechar. Esta incisão geralmente não é suturada. Todos os pacientes são aconselhados a fazer duchas com salina, começando no dia seguinte ao da cirurgia, e todos recebem antibióticos de amplo espectro por 5 dias. A higiene da cavidade nasal e seios maxilares é realizada em 2 semanas.

Controle de Drenagem Persistente na Cavidade Sinusal Maxilar

Em um pequeno percentual de pacientes que passaram por cirurgia sinusal adequada e apresentam óstios sinusais maxilares ampliados, o seio maxilar continua apresentando supuração. Estas infecções recalcitrantes são tratadas primeiramente com cursos adequados de antibióticos orientados por cultura e, em alguns casos, com antibióticos e corticosteroides tópicos. Quando a terapia médica falha, então uma opção cirúrgica adicional é tentar obter uma drenagem gravidade-dependente por meio da criação de uma mega-antrostomia.[26]

Mega-Antrostomia

O princípio desta cirurgia consiste em abaixar a porção posterior da antrostomia até o assoalho do nariz e, ao mesmo tempo, preservar o ducto nasolacrimal. Após a ampliação da antrostomia maxilar até a parede posterior do seio maxilar, um fórceps arterial é usado para esmagar a concha inferior em cerca de 2 cm atrás da extremidade anterior, inclinando o fórceps na direção da parede posterossuperior do seio maxilar (**Fig. 5.31**). Uma tesoura endoscópica curvada é usada para cortar a descarga da concha com a parede nasal lateral. Em seguida, uma lâmina de bisturi é usada para criar uma incisão horizontal cerca de 5 mm acima do assoalho do nariz, na parede nasal lateral, sob a concha inferior, com um corte posterior e anterior sobre o assoalho do nariz. Uma incisão vertical é feita na mucosa, 5 mm anteriormente à parede lateral e à junção da parede posterior da parede nasal lateral (**Fig. 5.32**). Um aspirador Freer maleável é usado para mobilizar este retalho de assoalho nasal expondo medialmente o osso da parede nasal lateral, e mobilizando posteriormente o retalho vertical com base posterior, expondo então subsequentemente o osso da

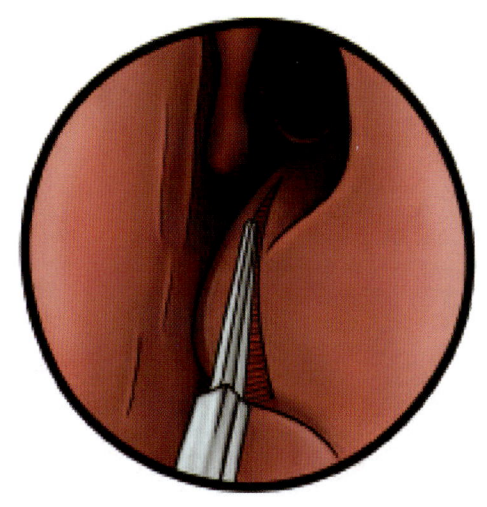

Fig. 5.31 A concha inferior é esmagada com um fórceps arterial curvo cerca de 2,5 cm atrás da cabeça da concha e, então, cortada com tesouras endoscópicas até a parede nasal lateral.

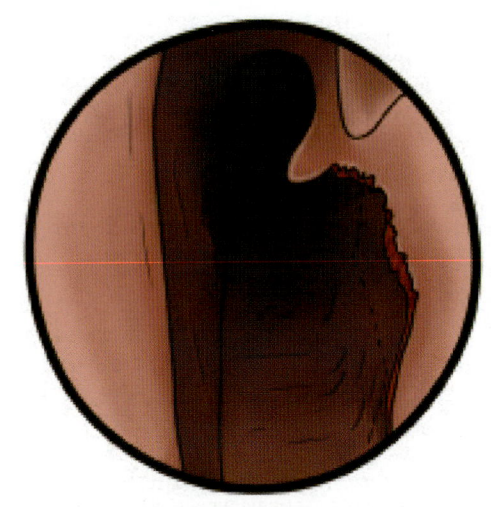

Fig. 5.32 A lâmina do bisturi é usada para fazer incisões na mucosa, como destacado pelas *linhas pontilhadas*, para criar retalhos de mucosa que cubram o osso exposto após a ampliação do óstio maxilar.

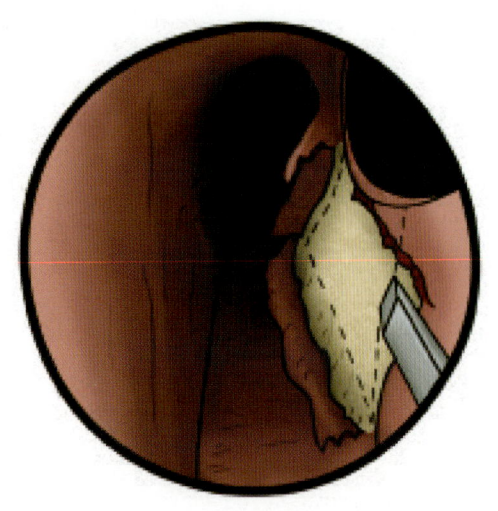

Fig. 5.33 Um osteótomo é usado para remover o osso da parede lateral do nariz, ampliando a antrostomia maxilar até o assoalho do nariz.

porção posterior da parede nasal lateral. O osteótomo é usado remover o osso sobre a metade posterior do seio maxilar, deixando a metade anterior intacta (**Fig. 5.33**). Quando necessário, é possível usar uma broca para abaixar o osso remanescente entre o assoalho do nariz e o seio maxilar. Em adição, se necessário, a antrostomia pode ser ampliada anteriormente com auxílio de um *backbiter*, sob o ducto nasolacrimal e sob o remanescente da concha inferior (**Fig. 5.34**). O retalho então é reposicionado sobre o osso exposto, ao longo do assoalho do nariz e parede posterior (**Fig. 5.35**).

Conclusão

O seio maxilar gravemente adoecido deve ser abordado do mesmo modo que qualquer outro seio gravemente adoecido, com remoção de todos os pólipos e muco ou pus. Uma antrostomia meatal média ampla combinada à punção ou trepanação da fossa canina adotando os referenciais descritos proporciona o acesso a todas as regiões do seio maxilar com a lâmina microdebridadora. Isto, por sua vez, permite que os pólipos e o muco sejam removidos retendo a membrana basal do seio e com rápida cicatrização pós-operatória seguida de restauração da função do seio maxilar.

Abordagem Anterior do Seio Maxilar

A abordagem anterior do seio maxilar segue etapas similares àquelas apresentadas na descrição da osteotomia de axila da concha inferior, no Capítulo 4. Seu uso primário é destinado a proporcionar acesso à parede anterior do seio maxilar para pacientes que tenham um tumor preso à parede anterior. Não é usada para a doença inflamatória do seio maxilar. A técnica é apresentada no Capítulo 16, onde são apresentadas as técnicas cirúrgicas para tumores envolvendo o seio maxilar.

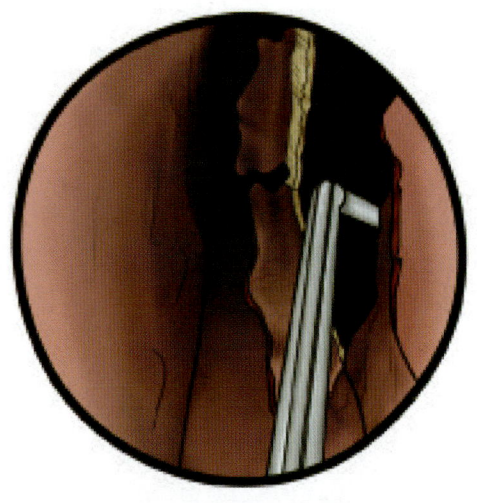

Fig. 5.34 Um *backbiter* é usado para alargar ainda mais a antrostomia sob a concha inferior residual e sob a abertura do ducto lacrimal.

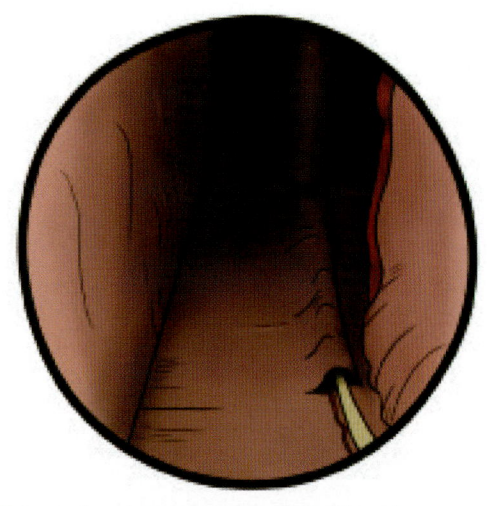

Fig. 5.35 Os retalhos de mucosa são substituídos sobre o osso exposto, para melhorar a cicatrização pós-operatória e diminuir o tecido de granulação, bem como a formação de crosta.

Pontos-Chave

Uncinectomia

Uncinectomia é a primeira e muitas vezes a mais importante das etapas da ESS.[1-4] Quando mal executada, há uma probabilidade significativa de que a ESS venha a falhar.[1-4] É importante realizar uma avaliação crítica da TC antes da uncinectomia, para que seja possível identificar um processo uncinado atelectásico antes de seguir para a cirurgia. Em nossas mãos, a técnica *swing-door* de uncinectomia tem poucas complicações e uma incidência aumentada de identificação do óstio natural.[4]

Ampliação do Óstio Natural do Seio Maxilar

Na ESS de revisão, o cirurgião deve procurar especificamente um óstio de fontanela posterior, tanto durante o exame clínico como na avaliação por TC. É essencial que o óstio natural do seio maxilar seja identificado, bem como determinado se há um óstio de fontanela posterior ou óstio acessório, para que os dois óstios sejam unidos de modo a formar um único óstio. O óstio natural deve ser posteriormente ampliado, se houver evidência de doença significativa junto ao seio maxilar precisando ser abordada através do óstio natural.

Trepanação ou Punção da Fossa Canina

A trepanação ou punção da fossa canina pode ser usada para acessar a doença anterior, medial e inferior junto ao seio maxilar. É preciso sempre alertar o paciente acerca da possibilidade de entorpecimento do lábio e dos dentes após a cirurgia, com um pequeno risco de entorpecimento persistente.

Mega-Antrostomia

Em pacientes com infecções sinusais maxilares crônicas persistentes e em pacientes com fibrose cística, a antrostomia pode ser abaixada até o assoalho do nariz, facilitando assim a drenagem gravidade-dependente e melhor irrigação sinusal.

Referências

1. Owen R, Kuhn F. The maxillary sinus ostium: Demystifying the middle meatal antrostomy. Am J Rhinol 1995;9(6):313-320
2. Richtsmeier WJ. Top 10 reasons for endoscopic maxillary sinus surgery failure. Laryngoscope 2001;111(11 Pt 1):1952-1956
3. Parsons DS, Stivers FE, Talbot AR. The missed ostium sequence and the surgical approach to revision functional endoscopic sinus surgery. Otolaryngol Clin North Am 1996;29(1):169-183
4. Wormald PJ, McDonogh M. The 'swing-door' technique for uncinectomy in endoscopic sinus surgery. J Laryngol Otol 1998;112(6):547-551
5. Levine HL. Functional endoscopic sinus surgery: evaluation, surgery, and follow-up of 250 patients. Laryngoscope 1990;100(1):79-84
6. Yoon JH, Kim KS, Jung DH, et al. Fontanelle and uncinate process in the lateral wall of the human nasal cavity. Laryngoscope 2000;110(2 Pt 1):281-285
7. Stammberger H. Endoscopic endonasal surgery--concepts in treatment of recurring rhinosinusitis. Part I. Anatomic and pathophysiologic considerations. Otolaryngol Head Neck Surg 1986;94(2):143-147
8. Joe JK, Ho SY, Yanagisawa E. Documentation of variations in sinonasal anatomy by intraoperative nasal endoscopy. Laryngoscope 2000;110(2 Pt 1):229-235
9. Jog M, McGarry GW. How frequent are accessory sinus ostia? J Laryngol Otol 2003;117(4):270-272
10. Kirihene RK, Rees G, Wormald PJ. The influence of the size of the maxillary sinus ostium on the nasal and sinus nitric oxide levels. Am J Rhinol 2002;16(5):261-264
11. Moncada S, Palmer RMJ, Higgs EA. Nitric oxide: physiology, pathophysiology, and pharmacology. Pharmacol Rev 1991;43(2):109-142
12. Nathan CF, Hibbs JB Jr. Role of nitric oxide synthesis in macrophage antimicrobial activity. Curr Opin Immunol 1991;3(1):65-70
13. Bentz BG, Simmons RL, Haines GK III, Radosevich JA. The yin and yang of nitric oxide: reflections on the physiology and pathophysiology of NO. Head Neck 2000;22(1):71-83
14. Nakane M, Schmidt HHHW, Pollock JS, Förstermann U, Murad F. Cloned human brain nitric oxide synthase is highly expressed in skeletal muscle. FEBS Lett 1993;316(2):175-180
15. Arnal J-F, Flores P, Rami J, et al. Nasal nitric oxide concentration in paranasal sinus inflammatory diseases. Eur Respir J 1999;13(2):307-312
16. Lundberg JON. Airborne nitric oxide: inflammatory marker and aerocrine messenger in man. Acta Physiol Scand Suppl 1996;633:1-27
17. Schlosser RJ, Spotnitz WD, Peters EJ, Fang K, Gaston B, Gross CW. Elevated nitric oxide metabolite levels in chronic sinusitis. Otolaryngol Head Neck Surg 2000;123(4):357-362
18. Sathananthar S, Nagaonkar S, Paleri V, Le T, Robinson S, Wormald PJ. Canine fossa puncture and clearance of the maxillary sinus for the severely diseased maxillary sinus. Laryngoscope 2005;115(6):1026-1029
19. Desrosiers M. Refractory chronic rhinosinusitis: pathophysiology and management of chronic rhinosinusitis persisting after endoscopic sinus surgery. Curr Allergy Asthma Rep 2004;4(3):200-207
20. Seiberling K, Ooi E, MiinYip J, Wormald PJ. Canine fossa trephine for the severely diseased maxillary sinus. Am J Rhinol Allergy 2009;23(6):615-618
21. Seiberling KA, Church CA, Tewfik M, et al. Canine fossa trephine is a beneficial procedure in patients with Samter's triad. Rhinology 2012;50(1):104-108
22. Robinson SR, Baird R, Le T, Wormald PJ. The incidence of complications after canine fossa puncture performed during endoscopic sinus surgery. Am J Rhinol 2005;19(2):203-206
23. Bernal-Sprekelsen M, Kalweit H, Welkoborsky HJ. Discomforts after endoscopy of the maxillary sinus via canine fossa. Rhinology 1991;29(1):69-75
24. Robinson S, Wormald PJ. Patterns of innervation of the anterior maxilla: a cadaver study with relevance to canine fossa puncture of the maxillary sinus. Laryngoscope 2005;115(10):1785-1788
25. Singhal D, Douglas R, Robinson S, Wormald PJ. The incidence of complications using new landmarks and a modified technique of canine fossa puncture. Am J Rhinol 2007;21(3):316-319
26. Costa ML, Psaltis AJ, Nayak JV, Hwang PH. Long-term outcomes of endoscopic maxillary mega-antrostomy for refractory chronic maxillary sinusitis. Int Forum Allergy Rhinol 2015;5(1):60-65

6 Anatomia do Recesso Frontal e do Seio Frontal com Reconstrução Tridimensional

Introdução

Recentemente, a ESS se tornou aceita como tratamento de escolha para rinossinusite crônica resistente ao tratamento clínico.[1] À medida que a ESS passou a ser mais amplamente adotada, a compreensão acerca da complexa e variada anatomia dos seios paranasais foi aprimorada.[2,3] Entretanto, o recesso frontal e o seio frontal continuam sendo desafiadores para os cirurgiões. A anatomia é complexa, variada e pode ser confusa.[4,5] Para melhor compreender a anatomia dos seios paranasais, é importante saber a embriologia das conchas e seios. Existem seis lamelas ou "cristas" embrionárias que se formam a partir da parede nasal lateral e originam estruturas importantes no nariz. No início do desenvolvimento fetal, estas lamelas se fundem para formar quatro lamelas. A persistência da 5ª lamela resultará na presença de uma concha suprema que é rara e pode ser encontrada em apenas 15% da população. A 1ª lamela forma o processo uncinado; a 2ª lamela origina a bolha etmoidal; a 3ª lamela forma a concha média; a 4ª lamela forma a concha superior; e a 5ª lamela (quando presente) dá origem à concha suprema (**Fig. 6.1**). O etmoide anterior frontal, bem como os seios maxilares pneumatizam a partir do sulco existente entre o processo uncinado e a bolha etmoidal. O etmoide posterior pneumatiza a partir do sulco existente entre as conchas média e superior, enquanto o seio esfenoide pneumatiza a partir do sulco acima da concha superior.

A chave para uma cirurgia segura no recesso frontal é um claro conhecimento da anatomia. Este capítulo explica como o *software* de tomografia computadorizada (TC) pode ver as células nos planos coronal, parassagital e axial, e, usando blocos estruturais, como é possível criar uma imagem tridimensional (3D) da anatomia do recesso frontal. Este tipo de imagem 3D permite ao cirurgião planejar uma abordagem cirúrgica ao recesso frontal, de modo que cada célula no recesso frontal possa ser aberta de uma maneira sequencial predeterminada e, então, removida. Isto permite que o cirurgião consiga voltar para a varredura de TC a qualquer momento no decorrer da dissecção e identificar a célula que está sendo dissecada naquele momento. Esta imagem mental permite que o cirurgião tenha maior confiança que a complexa anatomia do recesso frontal e do seio frontal seja totalmente conhecida e a remoção das células causadoras de obstrução possa ser feita com segurança. A insegurança durante a dissecção no recesso frontal pode resultar em cirurgia inadequada com falha da ESS ou pode aumentar o risco de lesão à base do crânio, órbita e artéria etmoidal anterior.[4,6]

Anatomia Básica do Recesso Frontal e do Seio Frontal

Uma causa comum de falha da ESS é a remoção inadequada das células que obstruem a saída do seio frontal.[4,6] A localização do recesso frontal gera ansiedade no cirurgião, uma vez que operar nesta região é arriscado para a parede lateral da fossa olfatória (a parte mais delgada da base do crânio), parte anterior da base do crânio (fóvea etmoidal), artéria etmoidal anterior, e a órbita. A parede anterior do recesso frontal é formada pelo osso espesso do processo frontal da maxila, o conhecido "bico" do processo frontal (*frontal beak*) (**Fig. 6.2**). O tamanho do *frontal beak* irá variar de acordo com o grau de pneumatização do *agger nasi*. Se houver um *agger nasi* grande, então o *frontal beak* será pequeno. Entretanto, se o *agger nasi* estiver ausente ou subpneumatizado então o *frontal beak* se estenderá significativamente para dentro do recesso frontal e criará um óstio frontal estreito, à medida que se aproximar da base anterior do crânio em projeção anterógrada. Assim, a distância anteroposterior da base do crânio até o *frontal beak* é amplamente determinada pela pneumatização *agger nasi* (**Fig. 6.3**).

A parede medial do recesso frontal é formada pela parede lateral da fossa olfatória. A altura desta parede é determinada pelo nível da placa cribriforme. Keros[7] classificou a profundidade da fossa olfatória como Keros tipo 1 (< 3 mm), tipo 2 (3-7 mm) e tipo 3 (> 7 mm). Dependendo do tipo Keros, uma quantidade variável de parede lateral da fossa olfatória será exposta durante a dissecção nessa região. O osso da parede lateral da fossa olfatória varia quanto à profundidade, entre 0,05 e 0,2 mm, e confere pouca resistência à penetração.[8]

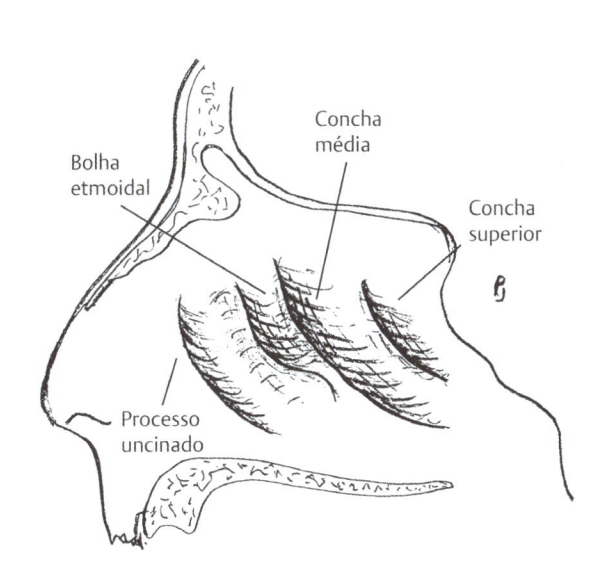

6 Anatomia do Recesso Frontal e do Seio Frontal com Reconstrução Tridimensional

Fig. 6.1 Este desenho demonstra as quatro lamelas laterais e as estruturas correspondentes nas quais se desenvolvem.

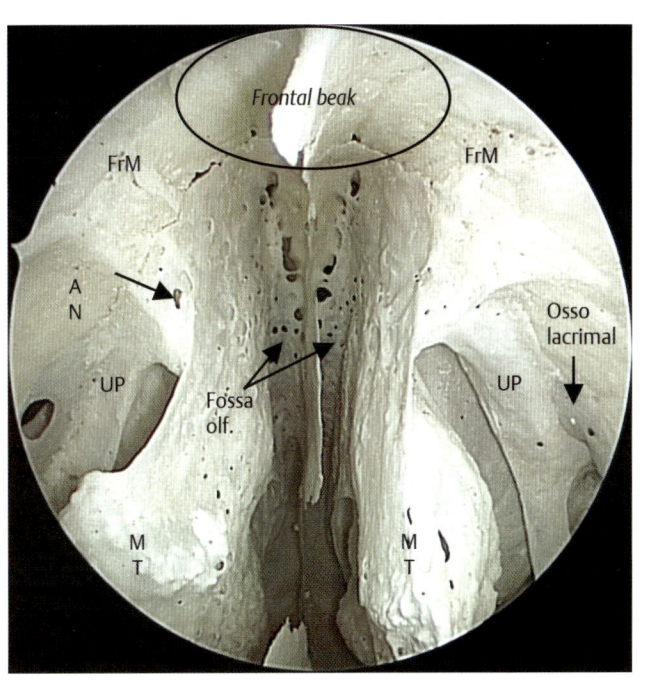

Fig. 6.2 Imagem endoscópica de crânio seco demonstrando a anatomia do recesso frontal e do *frontal beak* no osso desidratado. Ambos os processos frontais da maxila (*FrM*) se unem na linha média para formar o *frontal beak*. As fossas olfatórias (*fossa olf.*) estão ligadas pelas conchas médias (*MT*) e o septo nasal, e seu teto é formado pela placa cribriforme. A localização da célula do *agger nasi* (*ANC*) é mostrada e a extensão da pneumatização desta célula determinará o tamanho do *frontal beak*. UP, processo uncinado.

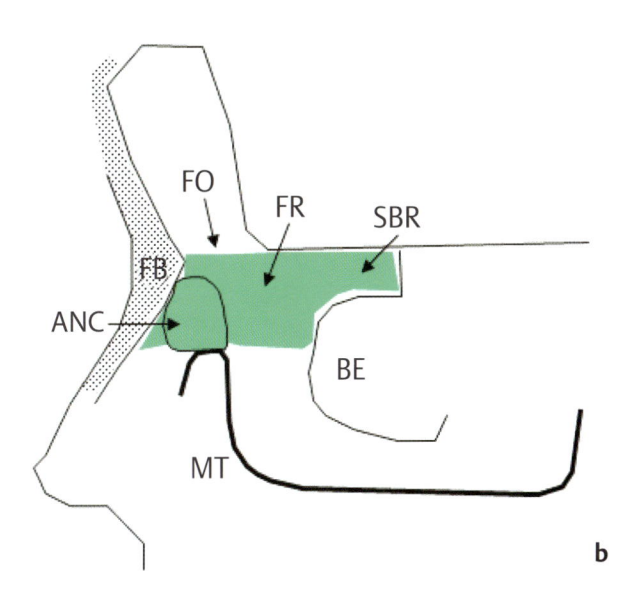

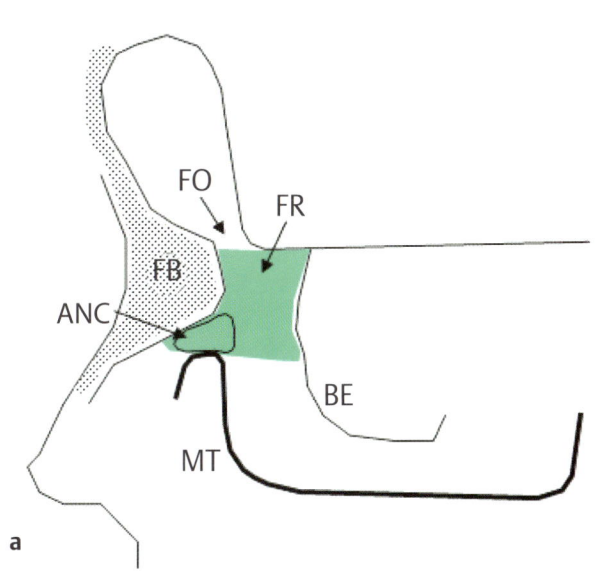

Fig. 6.3 (a) O efeito de uma pequena célula *agger nasi* (*ANC*) subpneumatizada. O *frontal beak* (*FB*) é grande e o diâmetro AP do óstio frontal (*FO*) é pequeno. O recesso frontal (*FR*) está sombreado e se estende do bico à lamela bolhar (*BE*). (b) Efeito de uma célula *agger nasi* (*ANC*) bem pneumatizada com um *frontal beak* (*BF*) pequeno e um óstio frontal grande. Se a lamela bolhar não alcançar a base do crânio, então há formação de um recesso suprabular (*SBR*). MT, concha média.

A parede lateral do recesso frontal é formada pela lâmina orbital do osso etmoide, enquanto a parede posterior é formada pela continuação ascendente da face anterior da bolha etmoidal. Ocasionalmente, esta parede anterior da bolha etmoidal pode não alcançar a base do crânio e há, então, formação de um recesso suprabular (**Fig. 6.3**). O recesso frontal então está em continuidade com este recesso.

O teto do recesso frontal é formado pela fóvea etmoidal. Este osso é relativamente espesso e normalmente confere pou resistência significativa à penetração. Em um estudo conduzido em nosso departamento, constatamos que o etmoidal da fóvea direita era mais alto que o da esquerda em 59% dos pacientes.[9] Também é preciso notar que o teto (fóvea etmoidal) pode apresentar declive, colocando a região medial do teto em um nível mais baixo que sua parte lateral. O nervo e a artéria etmoidal anterior seguem ao longo da fóvea etmoidal, a um ângulo de 45 graus na direção lateral-medial (**Fig. 6.4**). Na maioria dos casos, esta pode ser encontrada atrás da continuação ascendente da bolha etmoidal. Entretanto, na sua ausência e diante da presença de um recesso suprabular, a artéria etmoidal anterior estará no recesso frontal. A artéria etmoidal anterior pode repousar em um mesentério suspenso a partir da base do crânio em 14-43% dos pacientes (em nosso estudo, a incidência foi 34%).[9] É importante que o exame de TC seja cuidadosamente revisado antes da cirurgia, para estabelecer se a artéria etmoidal anterior está voltada contra a base do crânio ou em um mesentério, e se um recesso suprabular está presente ou não (**Fig. 6.5**). Se a artéria etmoidal for cortada durante a ci-

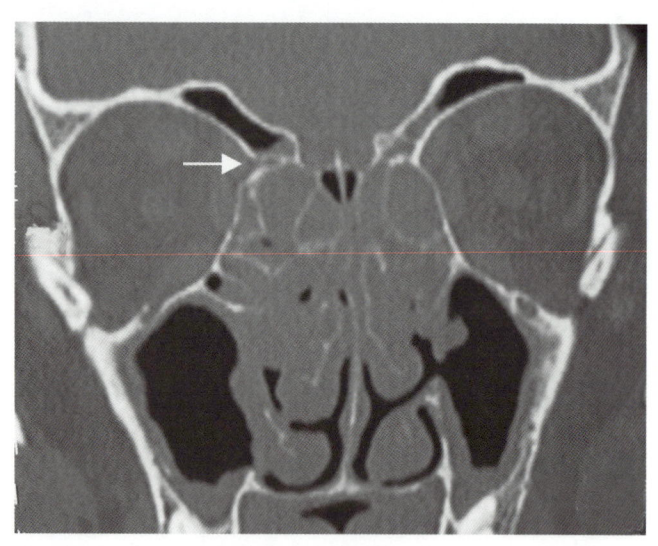

Fig. 6.5 A artéria etmoidal anterior direita está em um mesentério (*seta branca*). Note a lamela orbital do osso etmoide sendo empurrada conforme a artéria sai da órbita.

rurgia (isto somente é provável se for em mesentério), pode se retrair para dentro da órbita e causar sangramento junto aos tecidos orbitais. Isto cria aumento no volume intraorbital com resultante proptose. A pressão crescente estira o nervo óptico e pode resultar em fluxo sanguíneo arterial diminuído para a retina, com subsequente amaurose.

Processo Uncinado

Antigamente, o processo uncinado era considerado decisivo para o recesso frontal.[8] Este texto adota uma abordagem alternativa e sugere que o *agger nasi* é a chave que libera do recesso frontal.[10,11] O *agger nasi* está presente em mais de 90% dos pacientes.[12] Sendo o *agger nasi* a chave, é importante conhecer a interação entre o processo uncinado e esta célula. A interação entre a continuação ascendente do uncinado e o *agger nasi* muitas vezes é pouco conhecida. A fixação da raiz do uncinado no interior da lâmina orbital do osso etmoide, base do crânio ou concha média está bem descrita (**Fig. 6.6**),[5,8,13] porém o modo como esta continuação ascendente do uncinado interage com *agger nasi* e as células etmoidais anteriores no recesso frontal às vezes é pouco compreendido.

Fixação do Processo Uncinado à Lâmina Orbital do Osso Etmoide

Na maioria dos casos, o uncinado forma a parede medial do *agger nasi*, contudo somente na metade posterior da célula. A metade anterior fica embutida no processo frontal da maxila e não interage com o uncinado. Em 85% dos pacientes, o processo uncinado, após formar a parede posteromedial da célula, implanta-se na lâmina orbital do osso etmoide. Em uma ampla proporção destes pacientes, esta extensão ascendente emitirá um folheto de osso para a lamela da bolha formando

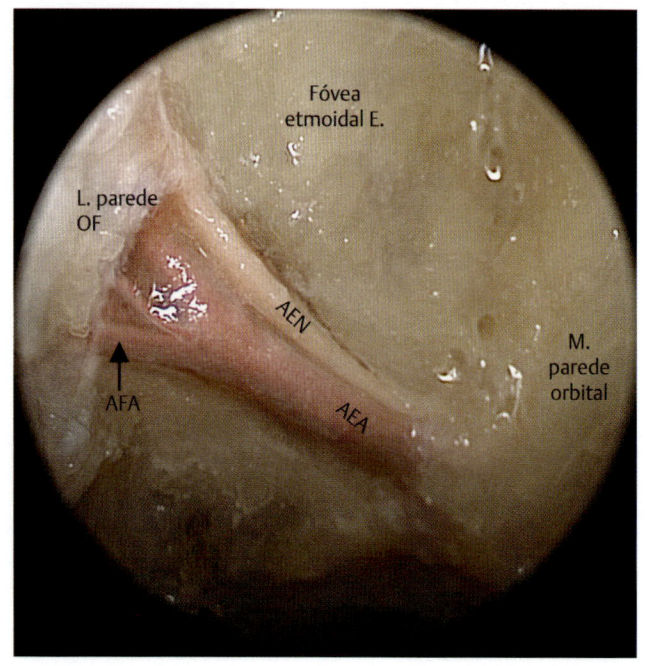

Fig. 6.4 Imagem cadavérica da fóvea etmoidal esquerda mostrando a artéria etmoidal anterior (*AEA*) e o nervo (*AEN*) deixando a órbita e seguindo a um ângulo de 45°, na direção lateral-medial ao longo da base do crânio. Esta artéria pode ser vista saindo da artéria falcina anterior (*AFA*), conforme se aproxima da parede lateral da fossa olfatória (*L. parede OF*). *M.* parede orbital, órbita medial.

6 Anatomia do Recesso Frontal e do Seio Frontal com Reconstrução Tridimensional

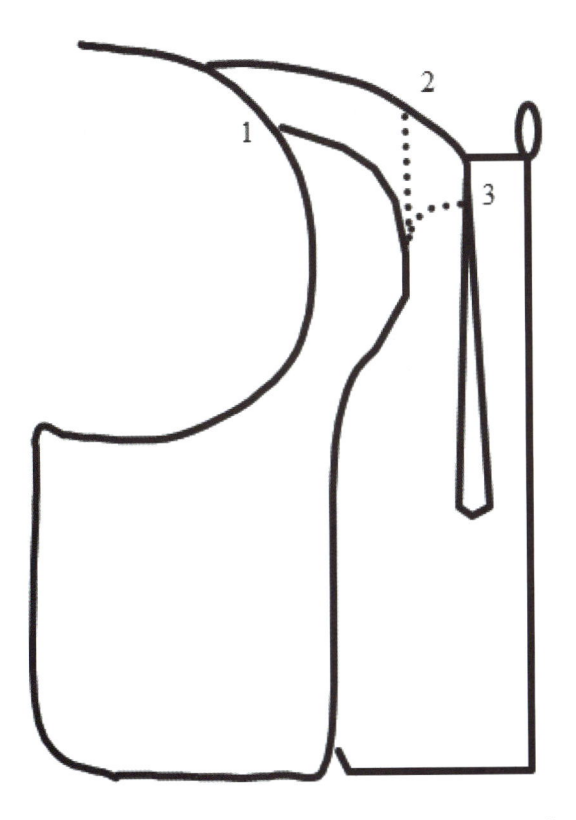

Fig. 6.6 Descrição clássica das inserções do processo uncinado.[8] *1*, inserção na lâmina orbital do osso etmoide; *2*, inserção na base do crânio; *3*, inserção na concha média.

uma placa de osso que divide verticalmente o recesso frontal, no sentido posterior-anterior,[14,15] à medida que se estende da bolha etmoidal para a parede medial da célula *agger nasi* e por sobre o *frontal beak*. Nesta situação, o seio frontal drenará medialmente a esta placa (**Fig. 6.7**).

Uma relação de uma única célula *agger nasi* grande (ANC) com o óstio do seio frontal (FS) é considerada, sendo melhor compreendida observando as varreduras coronal e parassagital (**Fig. 6.13**). Esse exemplo mostra a configuração anatômica mais simples do recesso frontal. A próxima etapa importante é decidir onde o seio frontal drena em relação a estas células.[16-18] A colocação dos blocos de construção é ilustrada na **Fig. 6.8**.

Fixação do Processo Uncinado à Concha Média

A segunda variação anatômica a ser considerada é a de uma célula *agger nasi* maior. Uma célula grande pode empurrar a continuação ascendente do uncinado medialmente, de modo que esta se prenda à concha média (**Fig. 6.9**).

Esta configuração altera a drenagem do seio frontal conforme a célula *agger nasi* empurra posteriormente a via de drenagem frontal. Sendo assim, o cirurgião já não poderá acessar o recesso frontal medial ao processo uncinado. O acesso é obtido passando a cureta ao longo da via de drenagem sinusal frontal, por trás da parede posterior da célula *agger nasi*, e fraturando a parede posterior e o teto da célula

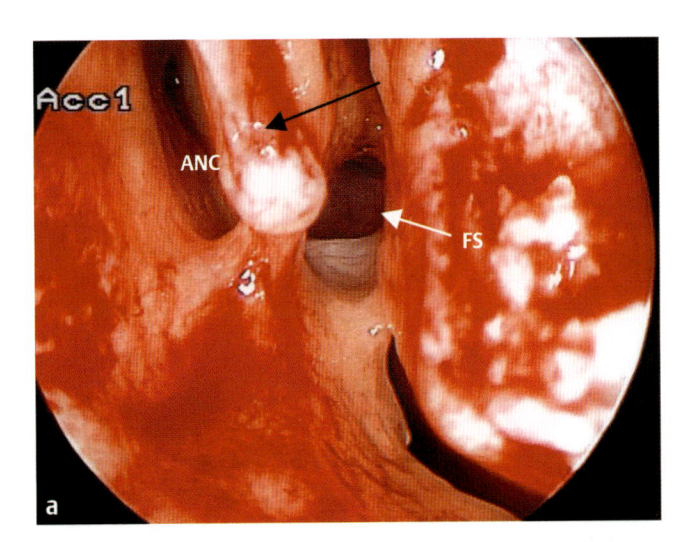

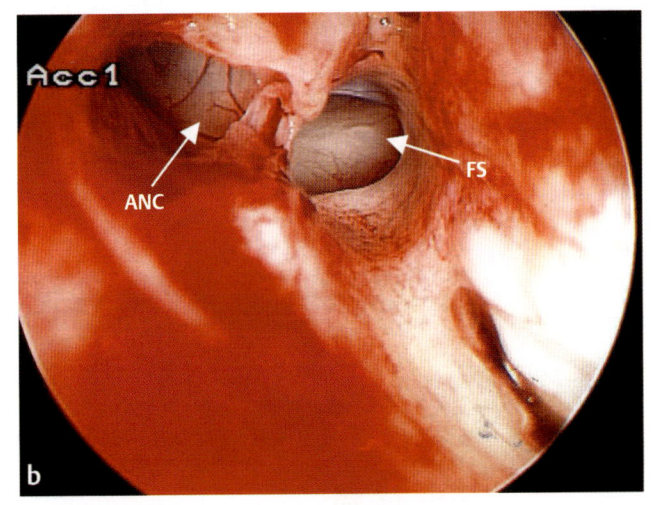

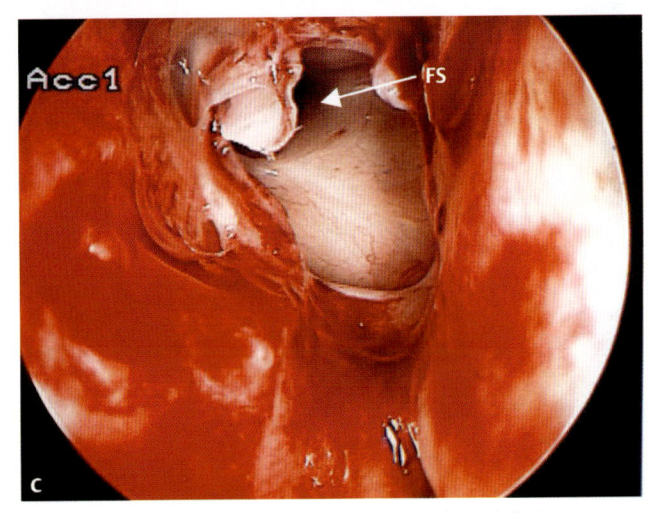

Fig. 6.7 Imagens de intraoperatório no recesso frontal direito ilustrando (**a**) a continuação ascendente do uncinado (*seta preta*) formando a parede medial da célula *agger nasi* (*ANC*). Em (**b**), a remoção adicional da parede medial/processo uncinado, superiormente, revela o teto da célula do *agger nasi* (*ANC*) e óstio frontal (*FS*). (**c**) Uma pequena parte residual do teto da célula *agger nasi* permanece. É possível ver o óstio do seio frontal (*FS*).

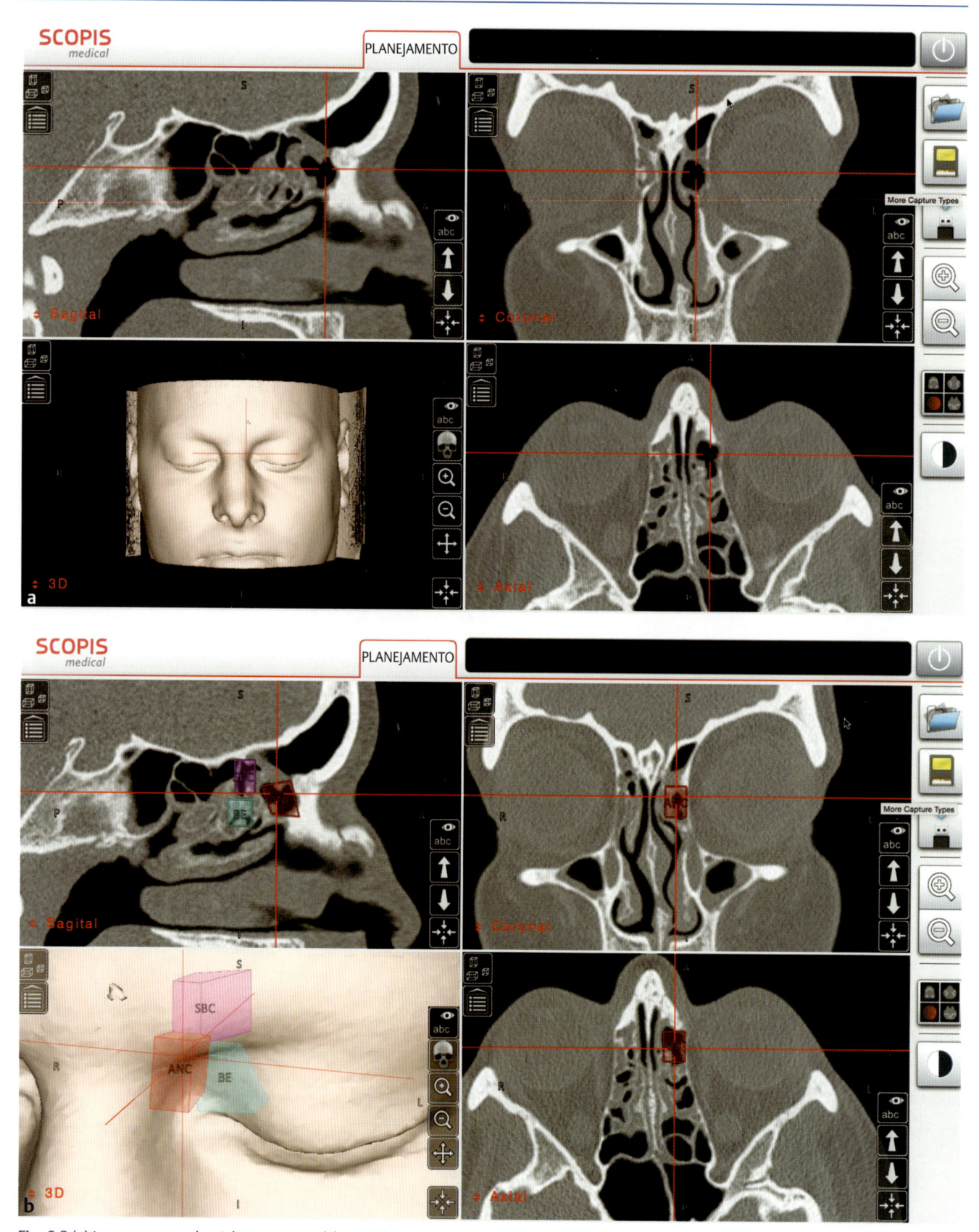

Fig. 6.8 (a) Imagens coronal, axial e parassagital ilustrando uma única célula *agger nasi* (*centro do alvo*) no lado esquerdo. (b) Reconstruções com blocos estruturais tridimensionais colocados sobre a célula *agger nasi* (*ANC*), bolha etmoidal (*BE*) e célula suprabular (*SBC*).

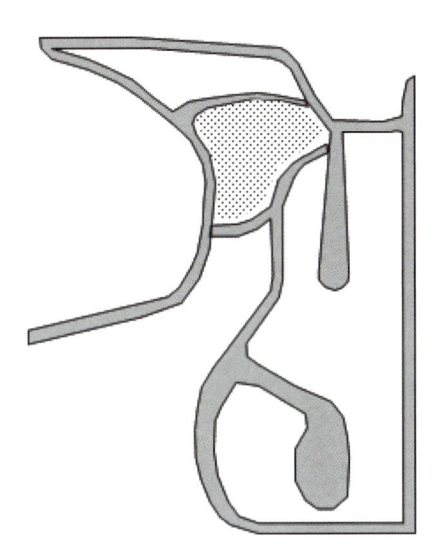

6 Anatomia do Recesso Frontal e do Seio Frontal com Reconstrução Tridimensional

agger nasi anterogradamente, para expor por completo o óstio frontal.

A série de imagens de TC a seguir, bem como as imagens de dissecção cirúrgica ilustram a continuação ascendente do processo uncinado, a qual forma a parede medial da célula do *agger nasi* e foi empurrada por essa célula para se inserir na concha média antes de avançar superiormente, formando o teto do *agger nasi* e, então, implantando-se na lâmina orbital do osso etmoide (**Fig. 6.10** e **Fig. 6.11**).

Fixação do Processo Uncinado à Base do Crânio

O terceiro cenário envolve a continuação ascendente adicional do uncinado por sobre a base do crânio. Em um pequeno percentual de pacientes, o uncinado pode não ter relação com a célula *agger nasi*. Em geral, nesta configuração, o uncinado avançará superiormente e implantar-se-á na base do crânio. A série de imagens de TC e dissecações anatômicas a seguir ilustra esta variação (**Fig. 6.12**).

O processo uncinado pode ser visto passando medialmente à célula *agger nasi* e se implantando na junção da concha

Fig. 6.9 Diagrama ilustrando como uma única célula *agger nasi* empurra a inserção do processo uncinado sobre a concha média.

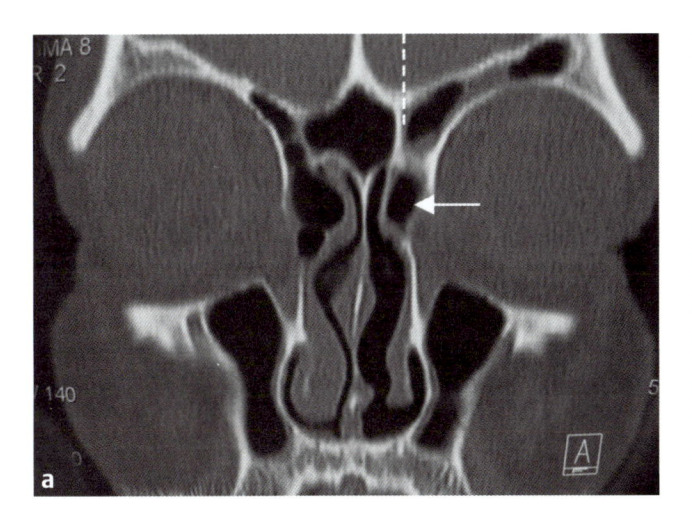

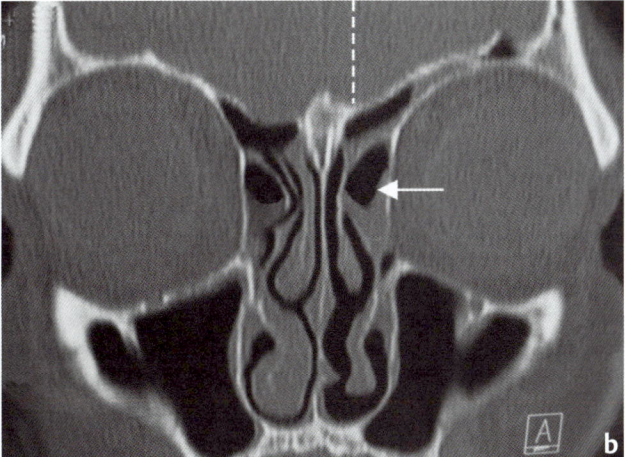

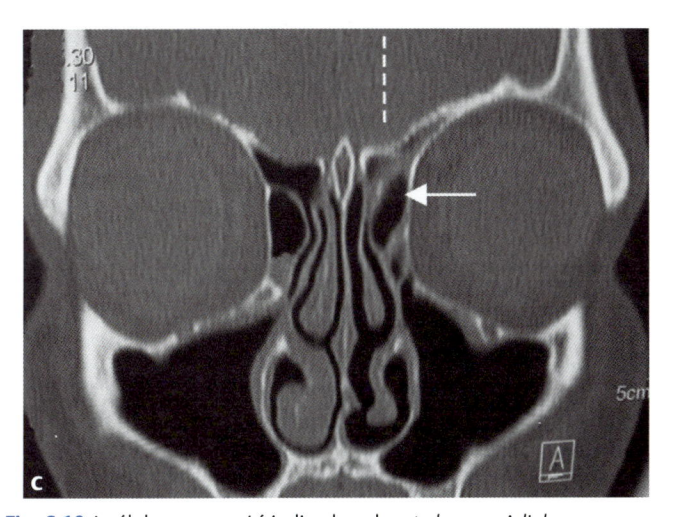

Fig. 6.10 A célula *agger nasi* é indicada pela *seta branca*. A *linha tracejada* indica a posição da imagem parassagital. As imagens seguem a sequência (**a**), (**b**), (**c**) e (**d**). O processo uncinado pode ser visto empurrado medialmente pela célula *agger nasi*, tocando a concha média antes de se voltar mais posteriormente para formar a parede e o teto da crista, e ainda se implantando na lâmina orbital do osso etmoide.

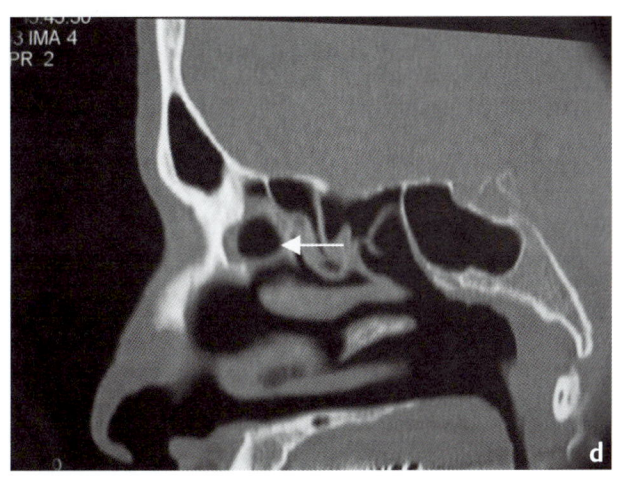

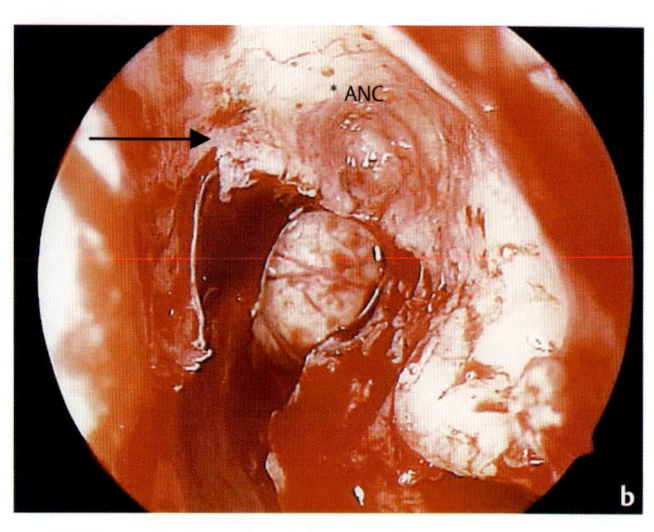

58 Cirurgia Endoscópica Nasossinusal

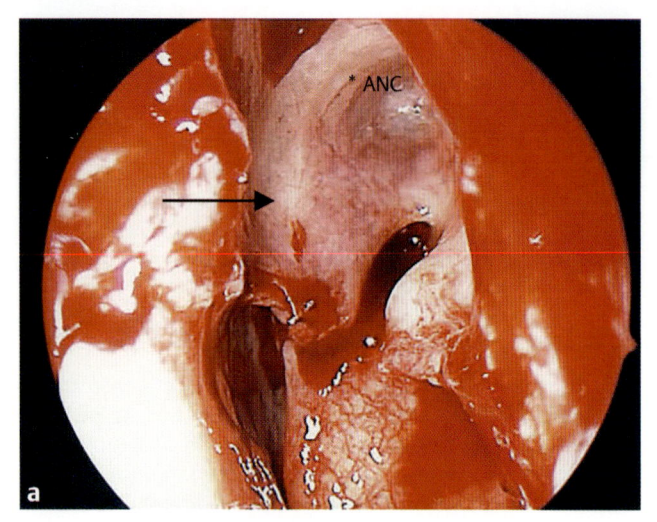

Fig. 6.11 Estas imagens operatórias de lado esquerdo foram obtidas dos pacientes cujas varreduras são mostradas na **Fig. 6.10**. A *seta preta* indica o processo uncinado, que forma a parede medial da célula *agger nasi* (*ANC*) e se fixa à concha média antes de avançar superiormente para formar o teto da célula da crista e se implantar na lâmina orbital do osso etmoide.

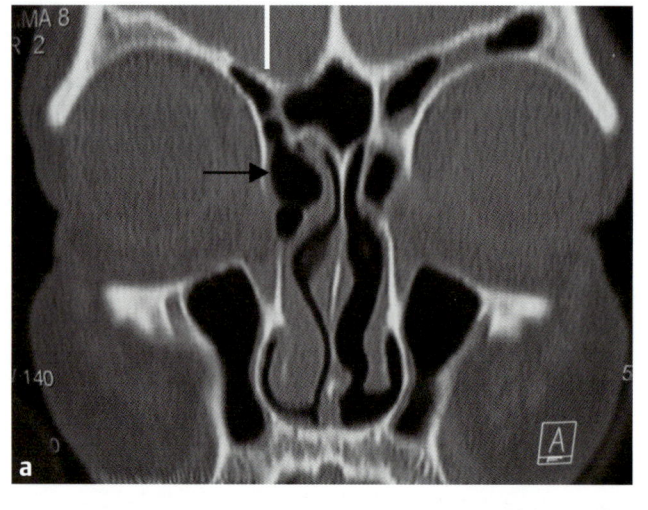

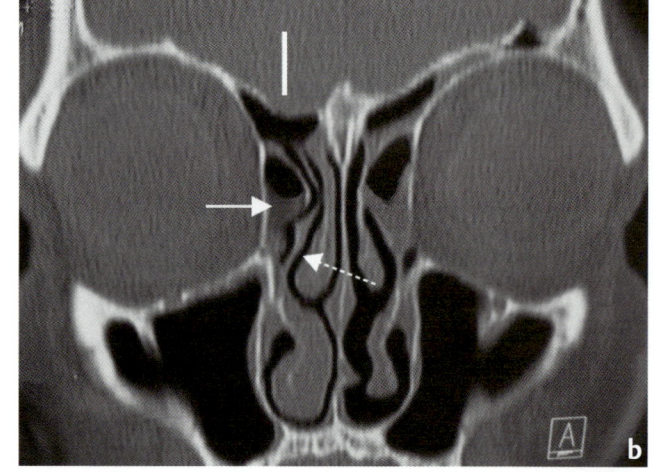

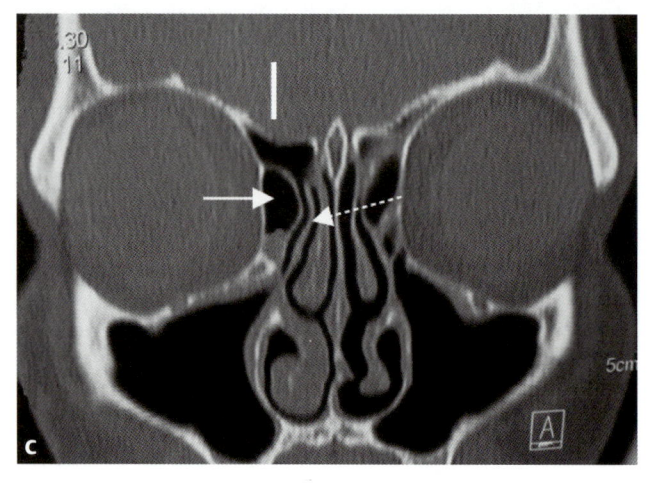

Fig. 6.12 (**a-d**) No lado direito das imagens de TC (**b**), (**c**) e (**d**), a *seta branca* indica a célula *agger nasi*. A *seta preta* indica o espaço anterior à célula *agger nasi* nas imagens (**a**) e (**d**). A *linha vertical branca sólida* em (**a**), (**b**) e (**c**) indica a posição da imagem parassagital (**d**). A *seta branca tracejada* indica o processo uncinado à parte da célula *agger nasi* nas imagens (**b**) e (**c**). *(Continua.)*

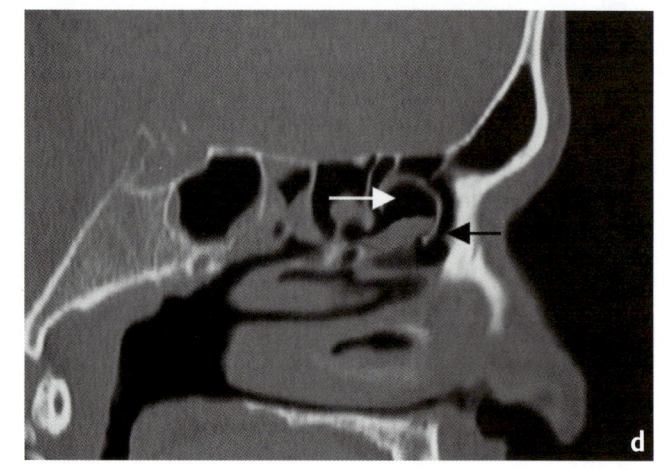

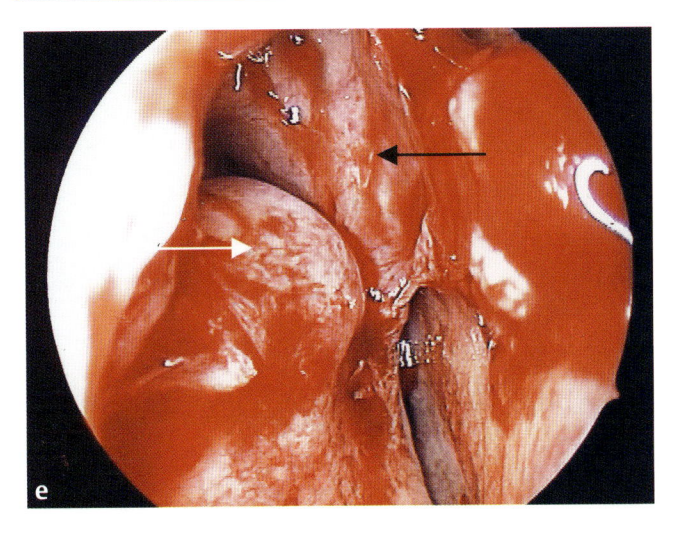

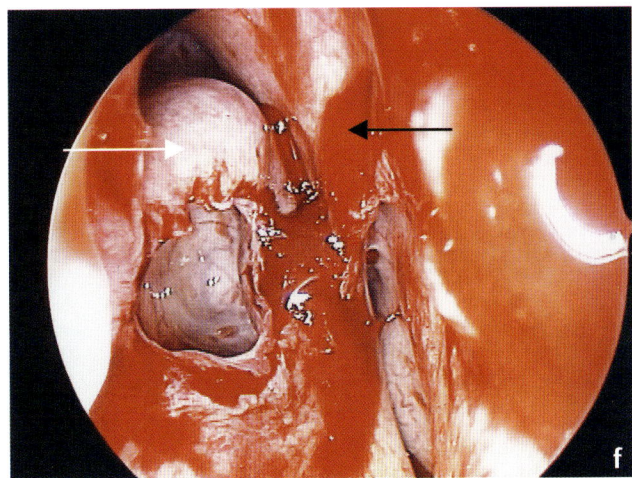

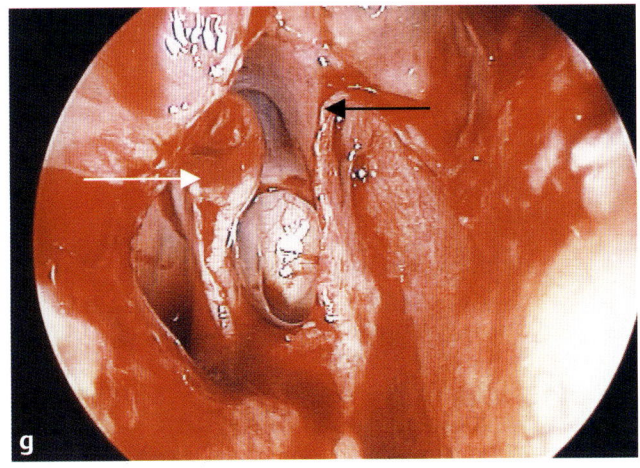

Fig. 6.12 *(Cont.)* (**e-g**) Imagens operatórias de lado direito das imagens de TC mostradas em (**a-d**). (**e**) Corresponde à imagem de TC em (**a**) e mostra a célula *agger nasi* intacta (*seta branca*); a *seta preta* indica o processo uncinado conforme avança para cima e se implanta na junção da concha média com a base do crânio. (**f**) A face anterior da célula *agger nasi* aberta com o processo uncinado (*seta preta*) visto separado da célula *agger nasi*. (**g**) O uncinado (*seta preta*) se implantando na base do crânio. A *seta branca* indica o remanescente do teto da célula *agger nasi*.

média com a base do crânio. A linha tracejada indica a posição do corte parassagital.

Alternativamente, o processo uncinado pode formar a parede medial de uma célula frontoetmoidal que está assentada acima da célula *agger nasi*. Esta célula frontoetmoidal pode empurrar superiormente a continuação ascendente do processo uncinado para fixação sobre a base do crânio (**Fig. 6.13**). As variações associadas às células frontoetmoidais serão consideradas adiante, com a discussão sobre a classificação das células etmoidais frontais. A dissecção de cadáver e a imagem de TC a seguir ilustram uma célula no lado direito empurrando a inserção do processo uncinado por sobre a base do crânio.

Célula *Agger Nasi*[10]

A anatomia do recesso frontal apresenta numerosas variações. Para obter um conhecimento funcional sobre a anatomia do recesso frontal, é necessário conhecer primeiro as configurações mais simples, antes de abordar as mais complicadas. A configuração anatômica mais simples é a célula *agger nasi* sem as células etmoidais frontais. A célula *agger nasi* é a célula etmoidal mais anterior e está presente em 93% das pessoas.[12] A célula *agger nasi* forma uma protuberância na parede nasal lateral anterior à concha média (**Fig. 6.14**). Se as imagens de TC coronais forem avaliadas em uma direção anterior-posterior, é possível ver a célula *agger nasi* antes de a concha média poder ser vista (**Fig. 6.15**).[5,12]

Note que o processo uncinado somente tem relação com a metade posterior da célula *agger nasi* e não com a metade anterior, sendo por isso que o processo uncinado não pode ser visto nas imagens de TC coronais obtidas via metade anterior da célula *agger nasi*, como na **Fig. 6.15**. Esta relação pode ser vista na **Fig. 6.16** e na **Fig. 6.17**.

Transição do Seio Frontal para o Recesso Frontal em Imagens de TC Coronais

O cirurgião que revisa as imagens de TC de um paciente antes da cirurgia precisa saber como a imagem de TC coronal anterior via célula *agger nasi* se relaciona com o *frontal beak* e com o seio frontal, bem como ser capaz de apontar, nas imagens sequenciais de TC coronais, quando o seio frontal transita para o recesso frontal. A **Fig. 6.16** é uma ilustração diagramatizada de como um único corte de TC coronal pode incluir metade anterior da célula *agger nasi* e parte do seio frontal.

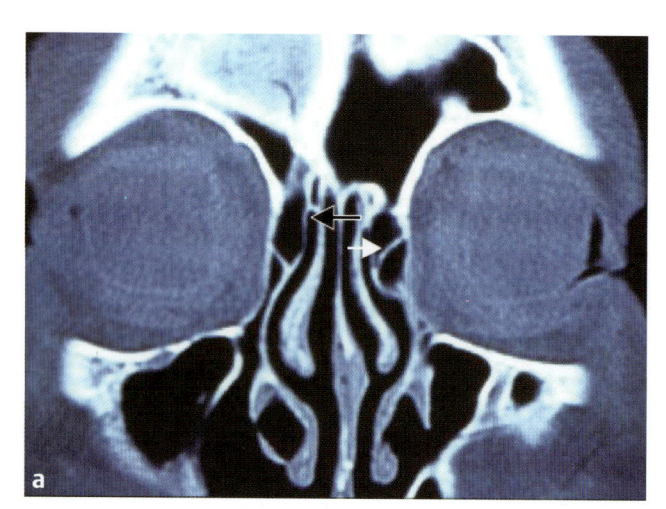

Fig. 6.13 (a,b) Imagem de TC obtida de amostra de dissecção de cadáver da foto mostrada ao lado. À direita, o processo uncinado (*seta branca*) é empurrado na direção da base do crânio e sobre a concha média por uma pequena célula assentada acima e medialmente à célula *agger nasi*. À esquerda, é possível ver a continuação ascendente do uncinado formando o teto da célula *agger nasi* (*seta cinza*). Note o seio frontal drenando diretamente acima da célula *agger nasi*.

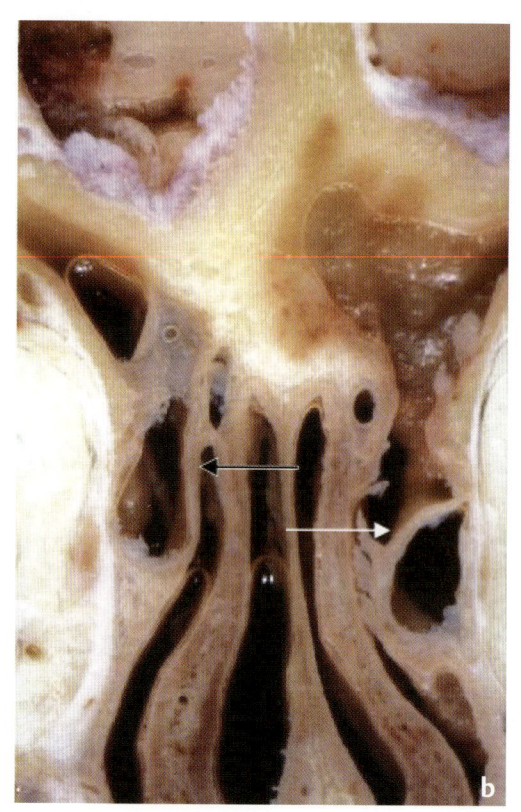

Se a linha 1 for traçada no plano coronal, o *frontal beak* pode ser visto como uma crista óssea contínua com o seio frontal por cima (*área diagonalmente sombreada* na **Fig. 6.16** e na **Fig. 6.17**). Esta linha (linha 1) é anterior ao uncinado, sem nenhum uncinado visível no diagrama coronal (**Fig. 6.16**). Isto simplifica diferenciar entre seio frontal (acima da interrupção) e recesso frontal. A linha 2, na **Fig. 6.17**, mostra um corte coronal através do processo uncinado e metade posterior da célula *agger nasi*, atrás do bico. Isto ilustra a transição do seio

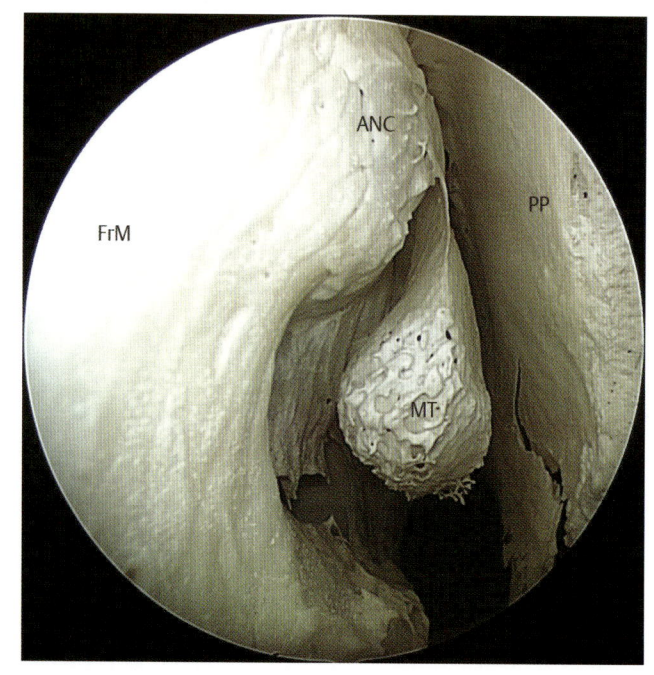

Fig. 6.14 Imagem endoscópica de um crânio seco obtida junto à cavidade nasal direita. A protuberância na parede nasal lateral criada pela célula *agger nasi* (*ANC*) pode ser vista claramente acima e anterior à concha média (*MT*). *FrM*, processo frontal da maxila; *PP*, placa perpendicular.

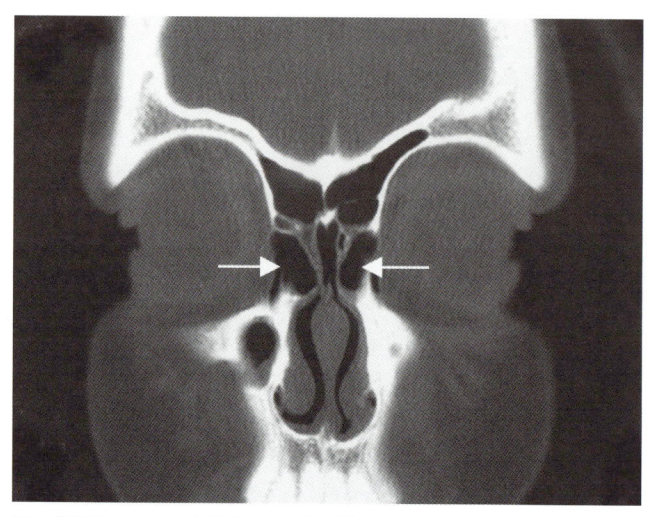

Fig. 6.15 Imagem de TC ilustrando células *agger nasi* anteriores à inserção da concha média (*setas brancas*).

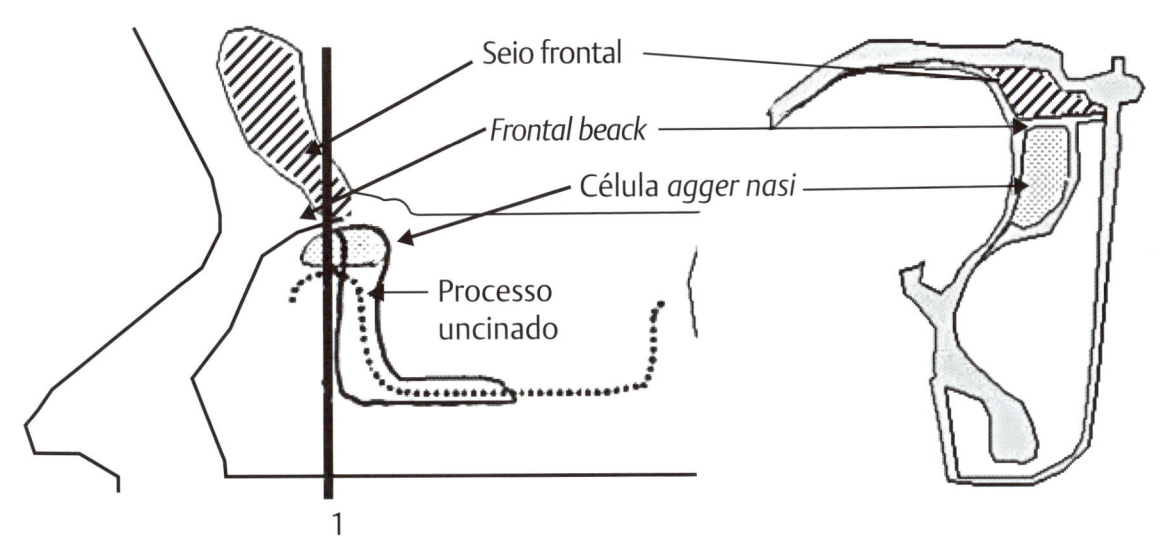

Fig. 6.16 Ilustração diagramática de uma vista parassagital da célula *agger nasi*, com a linha 1 representando um corte coronal ao longo do aspecto anterior da célula *agger nasi* anterior à concha média. A área sombreada com listras diagonais representa a área do seio frontal acima do *frontal beak*.

frontal para o recesso frontal, com perda da continuidade do osso (ilustrada como "*frontal beak*" na **Fig. 6.16**) e pela presença do processo uncinado. Este corte coronal ilustra a parte posterior da relação da célula *agger nasi* com a extensão superior do processo uncinado. Esta parte do uncinado forma as paredes medial e medial posterior da célula *agger nasi*, e representa a relação entre a célula *do agger nasi* anterior (*sombreada com pontilhado*) e o *frontal beak* e assoalho do seio frontal (*área diagonalmente sombreada*).

A *área diagonalmente sombreada* na **Fig. 6.16** e na **Fig. 6.17** é o seio frontal acima do *frontal beak*. O *frontal beak* forma o assoalho do seio frontal (**Fig. 6.2**). A partir destes diagramas, é possível ver que a maioria das células da crista nasal são anteriores ao processo uncinado, contudo a metade posterior da célula *agger nasi* tem íntima relação com a extensão ascendente do processo uncinado[10] (**Fig. 6.18**).

Transição do Seio Frontal para o Recesso Frontal em Varreduras Axiais

É essencial que o cirurgião compreenda as imagens de TC axiais para conseguir determinar como o seio frontal drena no interior do recesso frontal. Para determinar exatamente onde o seio frontal drena, o cirurgião varre sequencialmente ao longo das imagens axiais, no sentido craniocaudal, seguindo o trato de saída do seio frontal. É importante conhecer a transição do seio frontal para o recesso frontal nestas imagens. As imagens do seio frontal devem ser vistas na direção de cima para baixo (cranial-caudal). O seio frontal é fácil de identificar. Conforme se aproxima do recesso frontal (**Fig. 6.19a**), o seio frontal se estreita e forma um quadrado (**Fig. 6.19b**). Neste nível, a parede posterior dos dois seios frontais foram uma linha reta (**Fig. 6.19b**). À medida que a base do

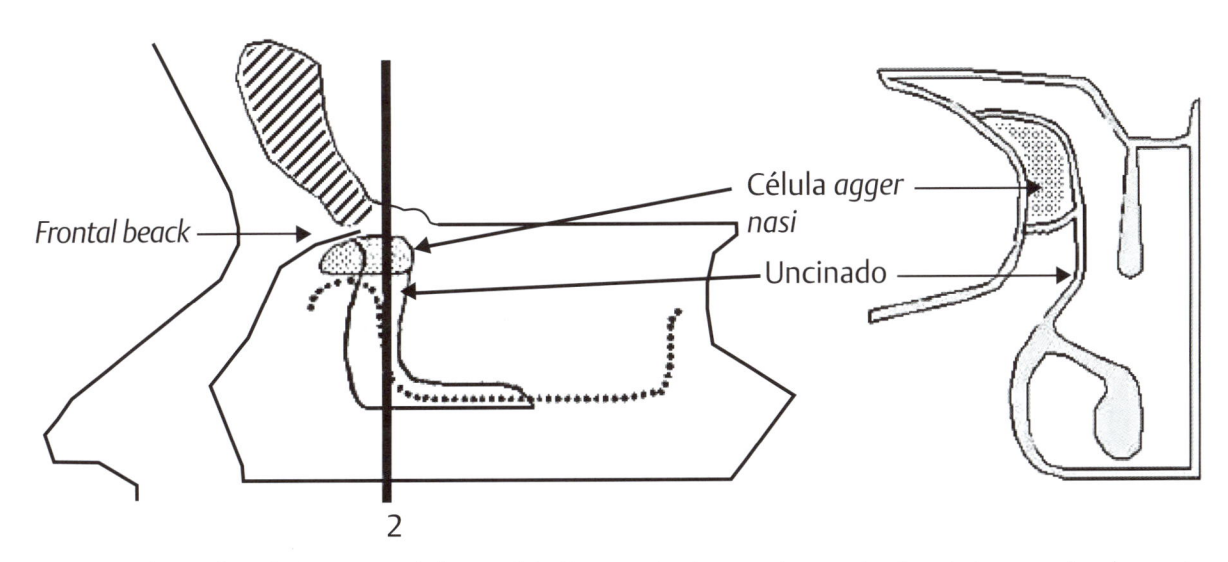

Fig. 6.17 Ilustração diagramática de vista parassagital, com a linha 2 representando um corte coronal mais posterior passando pelo aspecto posterior da célula *agger nasi*.

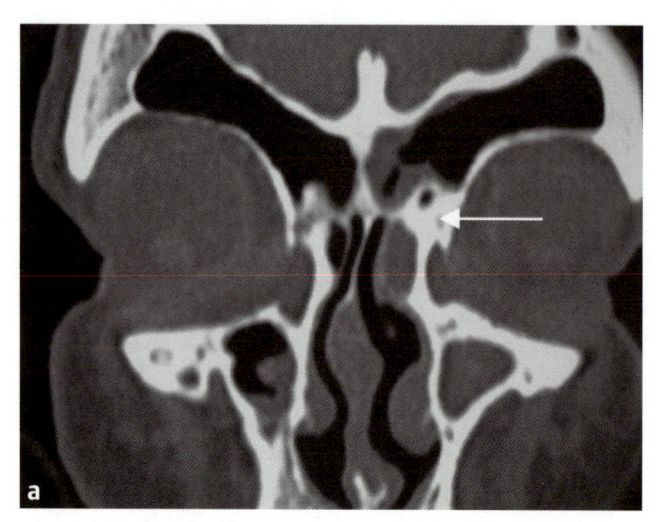

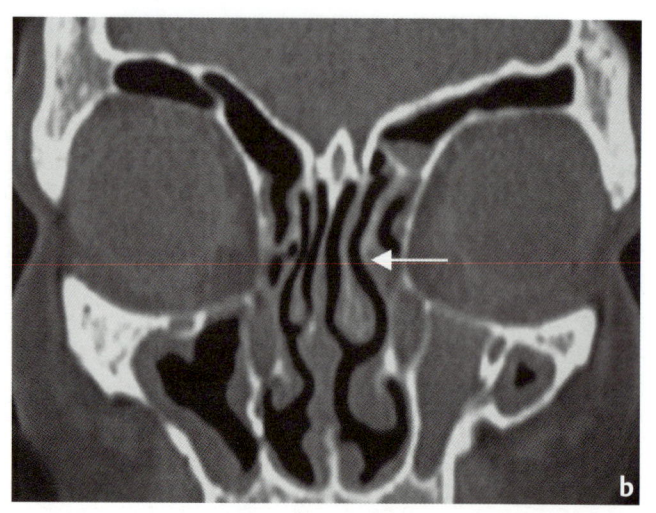

Fig. 6.18 (a) TC coronal anterior ao uncinado, com o assoalho do seio frontal ("bico") ilustrado pela *seta branca*, à esquerda. (b) TC coronal através do processo uncinado (*seta branca*), com o uncinado formando a parede medial e o teto da célula *agger nasi*, à esquerda.

crânio se volta posteriormente, estes quadrados se alongam posteriormente, contudo ainda mantêm um formato a grosso modo retangular. Este é o estágio de transição do seio frontal para o recesso frontal (**Fig. 6.19d,f**). Conforme as extremidades posteriores destas caixas se tornam pontudas, as imagens alcançam o recesso frontal. Note como o osso da parede anterior muda em cada um destes níveis. Na **Fig. 6.19b,d**, o osso da parede anterior do seio frontal é uniforme e relativamente plano, sem ser muito grosso. O osso da parede anterior se torna bem mais espesso à medida que a região superior do *frontal beak* é alcançada (**Fig. 6.19f**). Na **Fig. 6.19f,h**, a parede anterior é curvada indicando que o násio foi alcançado. Na **Fig. 6.19h**, o násio está totalmente desenvolvido e o osso do *frontal beak* é grosso, enquanto na **Fig. 6.19j**, o *frontal beak* desaparece e somente os ossos nasais estão presentes anteriormente. Note ainda o modo como a célula suprabular frontal (SBFC) é vista inicialmente na parede posterior do seio frontal (**Fig. 6.19d**, *seta branca*).

Células Etmoidais Frontais

Classificação

Uma única célula *agger nasi* no recesso frontal é apenas uma das numerosas variações anatômicas. Em 1995, Fred Kuhn classificou as células[14] vistas no recesso frontal e no seio frontal, porém uma recente declaração de consenso publicada em 2016 apresentou uma classificação mais acessível e fácil de entender, como mostrado na **Tabela 6.1**.[14]

A classificação das células é importante por emprestar estrutura ao nosso conhecimento 3D de anatomia do recesso frontal. Entretanto, a via de drenagem é o aspecto mais importante a ser determinado durante a revisão da anatomia nas imagens de TC. A nova *International Frontal Sinus Anatomy Classification* (IFAC)[15] agrupa as células presentes no seio frontal em três grupos principais: células que empurram a via de drenagem medialmente, posteromedialmente ou posteriormente (célula *agger nasi*, células frontais — estas células geralmente estão associadas ao processo frontal da maxila); células que empurram a via de drenagem do seio frontal anteriormente (bolha etmoidal, células suprabulares, células suprabulares frontais, células supraorbitais etmoidais—células em geral associadas à base do crânio); e células que empurram a via de drenagem sinusal frontal lateralmente—células geralmente associadas ao septo intersinusal do seio frontal (célula septal frontal). A IFAC é um documento de consenso de alguns dos principais rinologistas do mundo, no qual a antiga classificação do recesso frontal e do seio frontal (Classificação de Kuhn Modificada)[16,17] foi simplificada e aprimorada enfatizando a posição da célula e o modo como estas células afetam a via de drenagem sinusal frontal. O processo frontal da maxila é o osso formador da parede anterior do recesso frontal (**Fig. 6.20**).

O osso segue formando o *frontal beak*. As células etmoidais frontais são adicionalmente divididas, dependendo de quantas existem e da distância a que estas células se estendem no interior do seio frontal, pelo óstio frontal.[15] A IFAC define estas células como células "supra-*agger nasi*", enquanto aquelas que se estendem pelo óstio frontal são definidas como células "supra-*agger nasi*" frontais.

Conceito de Bloco Estrutural para Reconstrução da Anatomia do Recesso Frontal

Para reconstruir as três dimensões das células no recesso frontal, blocos estruturais são arranjados, um bloco para cada célula.[10,16,17] Ao operar esta área, o cirurgião precisa saber exatamente qual célula está sendo dissecada e em qual sequência cada célula será aberta, de modo a permitir que o recesso frontal seja limpo de forma segura e completa. Para construir uma imagem mental das células no recesso frontal, o cursor é colocado na TC axial sobre os ossos nasais e, então, as TCs coronais são lentamente roladas no sentido anterior-posterior. Isto propicia uma visão geral das células no recesso frontal, no plano coronal. O cursor agora é movido de um lado a outro na TC axial, enquanto as TCs parassagitais são revistas, confirmando a visão geral obtida quando da observação das TCs coronais. Em conjunto com a Scopis, foi desenvolvido um *software* para esboçar os blocos estruturais

6 Anatomia do Recesso Frontal e do Seio Frontal com Reconstrução Tridimensional

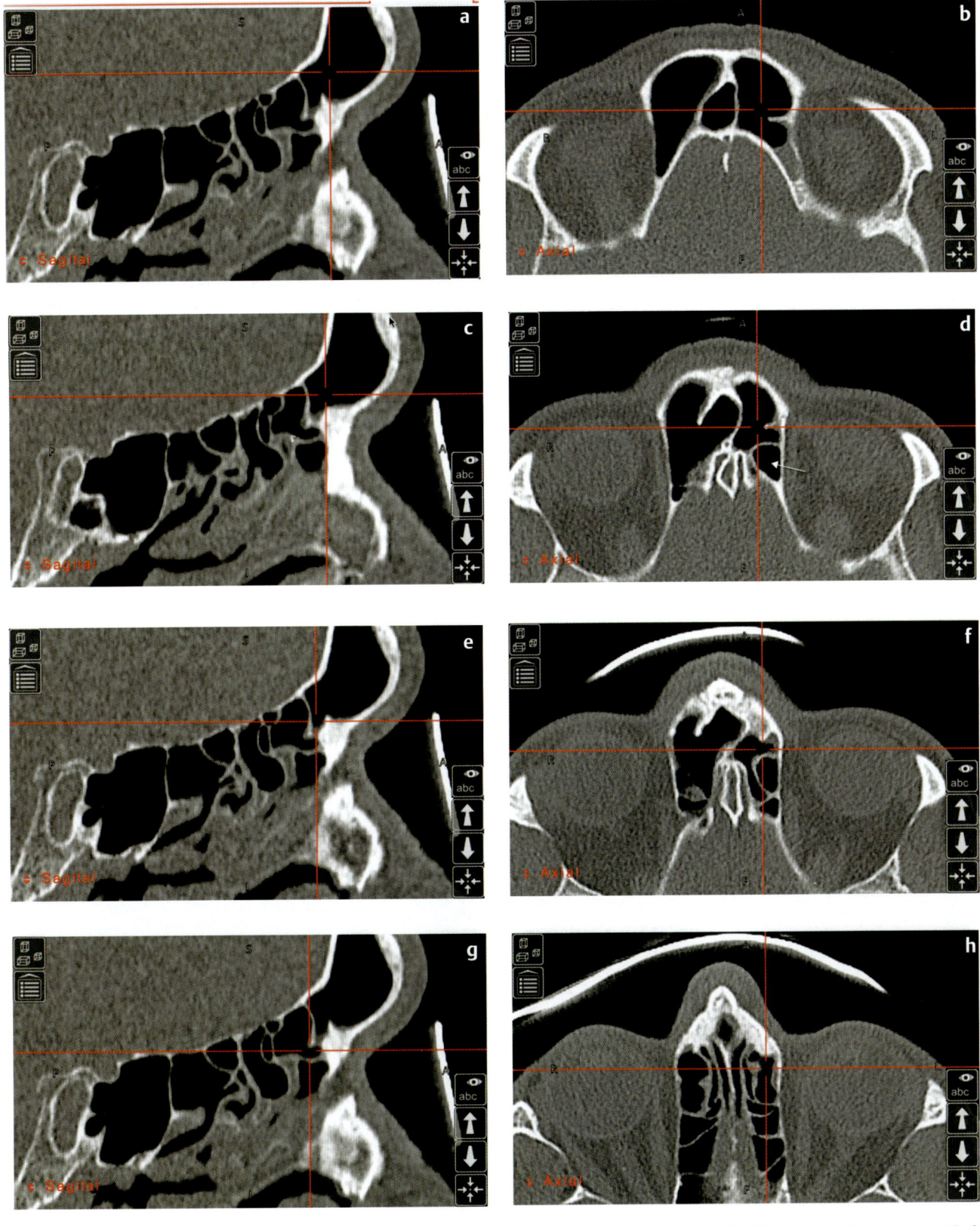

Fig. 6.19 (a-j) Vistas parassagitais sequências com as imagens de TC axiais correspondentes, com o *centro de alvo* na parassagital indicando o nível em que o corte axial foi feito. A transição do seio frontal para o recesso frontal se dá a partir dos cortes (e) e (f). Note o desenvolvimento do násio em (e) e (f) com o bico ósseo grosso visível. Os *centros de alvos* estão no seio frontal (a) e (b), óstio frontal (c), célula supra-*agger nasi* (g) e célula *agger nasi* (i). *(Continua.)*

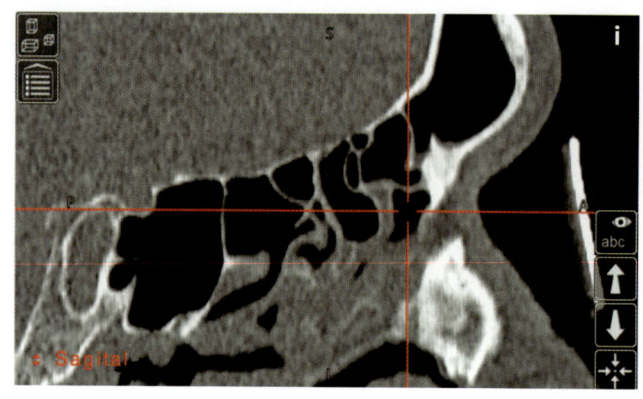

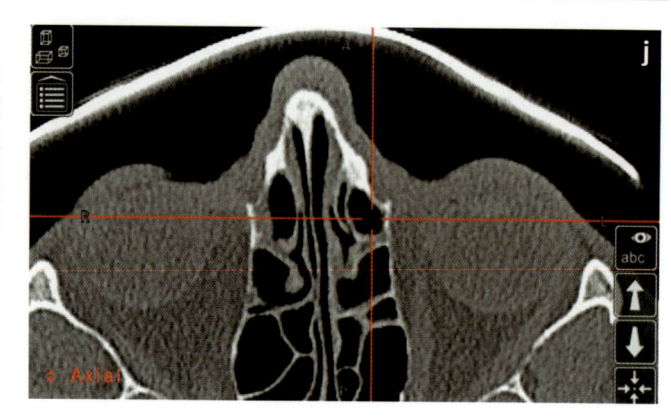

Fig. 6.19 *(Cont.)*

e a via de drenagem sinusal frontal diretamente nas imagens de TC. O *software* também permite que os blocos sejam manipulados em um dos três planos. O cursor é colocado na primeira célula vista à TC coronal (geralmente, a célula *agger nasi*, porém neste exemplo é usada a célula "supra-*agger nasi*" frontal como primeira célula) (**Fig. 6.21a**). Esta célula agora deve ser identificada nas imagens de TC parassagital e axial (**Fig. 6.21a**). Um bloco estrutural é então colocado sobre esta célula, na imagem de TC coronal (**Fig. 6.21a**). Ao ser colocado pela primeira vez na imagem de TC, o bloco é branco. Após a colocação do bloco, o cirurgião o revisa nos planos coronal, parassagital e axial, e então decide em qual destes planos é melhor manipular o bloco para obter o melhor ajuste possível do bloco à célula. No exemplo (**Fig. 6.21a**), o bloco é colocado sobre a SAFC e está mal ajustado ao corte parassagital. É feita então a escolha de manipular o bloco no plano parassagital e os cantos do bloco são movidos até que o melhor ajuste seja alcançado (**Fig. 6.21b**). Uma vez que os círculos nos cantos do bloco tenham sido pegos com o *mouse* e manipulados, não será mais possível manipulá-los nos outros planos (coronal e axial). Se você decidir que deseja manipular o bloco em um dos outros planos, o bloco terá que ser deletado e um novo bloco deverá ser colocado, o qual então poderá ser manipulado em qualquer um dos outros planos. O bloco, então, pode ser nomeado de acordo com a IFAC, clicando no ícone "IFAC" exibido na tela (**Fig. 6.21c,d**). As outras células que constituem o recesso frontal são identificadas e os blocos são colocados e manipulados para cada célula (**Fig. 6.21e**). Note que há duas células "supra-*agger nasi*" *(SACs)* as quais foram nomeadas SAC1 e SAC2. Os blocos que constituem a anatomia do recesso frontal e do seio frontal podem, agora, ser vistos, ampliados e rotacionados. Olhe a imagem 3D reconstruída na **Fig. 6.21e**. Esta nomeação de cada célula pode ser omitida clicando o ícone "ABC", que contém a imagem de

Tabela 6.1 *International Frontal Sinus Anatomy Classification* (IFAC)[15]

Nome	Definição	Abreviação
Células anteriores (empurram a via de drenagem do seio frontal medial, posterior ou posteromedialmente)		
Célula *agger nasi*	Célula que está assentada anteriormente à origem da concha média ou diretamente acima da inserção mais anterior da concha média na parede nasal lateral	ANC
Célula supra-*agger nasi*	Célula etmoidal anterolateral, localizada acima da célula *agger nasi* (sem pneumatizar dentro do seio frontal)	SAC
Célula supra-*agger nasi* frontal	Célula etmoidal anterolateral que se estende para dentro do seio frontal. Uma SAFC pequena somente se estenderá para dentro do assoalho do seio frontal, enquanto uma SAFC grande pode-se estender significativamente para dentro do seio frontal e até alcançar o teto do seio frontal	SAFC
Células posteriores (empurram a via de drenagem anteriormente)		
Bolha etmoidal	Célula acima do óstio maxilar	BE
Célula suprabular	Célula acima da bolha etmoidal que não entra no seio frontal.	SBC
Célula suprabular frontal	Célula originária na região suprabular e que pneumatiza ao longo da base do crânio, para dentro da região posterior do seio frontal. A base do crânio forma a parede posterior da célula	SBFC
Célula supraorbital do etmoide	Uma célula etmoidal anterior que pneumatiza ao redor, anterior ou posteriormente à artéria etmoidal anterior, sobre o teto da orbita. Frequentemente, forma parte da parede posterior de um seio frontal extensivamente pneumatizado e somente pode ser separada do seio frontal por uma septação óssea	SOEC
Células mediais (empurram a via de drenagem lateralmente)		
Célula septal frontal	Célula de base medial do etmoide anterior ou do seio frontal inferior, fixa ou localizada no septo sinusal interfrontal, associada à região medial da saída do seio frontal, empurrando a via de drenagem lateralmente e, muitas vezes, posteriormente.	FSC

6 Anatomia do Recesso Frontal e do Seio Frontal com Reconstrução Tridimensional

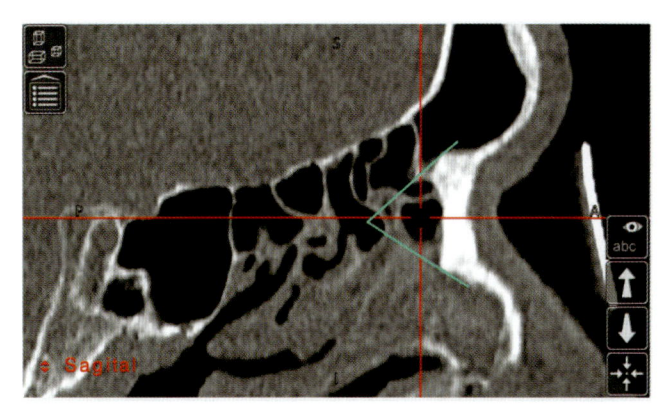

Fig. 6.20 A região entre as *setas verdes sólidas* divergentes é o processo frontal da maxila. Neste exemplo, temos uma grande célula *agger nasi* (*centro de alvo*), além de uma célula supra-*agger nasi* acima da ANC.

em um corte de TC, uma barra de rolagem aparece em cada uma das vistas. Essa barra de rolagem é usada para varrer as imagens no plano. Para identificar se a via de drenagem frontal foi corretamente colocada, na barra de rolagem do corte de TC axial é usado para seguir a via de drenagem desde o seio frontal, através do óstio frontal e até o recesso frontal. Se houver necessidade de ajuste à colocação da via, quando do seguimento da via de drenagem, o *mouse* então é colocado na via e o ícone do *mouse* se transforma em um símbolo de mão, que é usado para pegar a via e simplesmente puxá-la para a posição correta. Na **Fig. 6.21h**, note que a via segue pela SAFC e não medialmente a esta, como deveria ser. Esta é pega e movida no plano axial até ficar na posição correta (**Fig. 6.21i**). Também é possível fazer isto em outras imagens de TC, nos planos coronal e parassagital. Quando o cirurgião estiver satisfeito pelo fato de a via ter sido corretamente posicionada, então pode ser feita a revisão da anatomia de ambas as células e a via de drenagem, bem como planejar a cirurgia. Note como a via segue anterior e, então, medial à SAFC, medial às SACs, e medial à ANC (**Fig. 6.21j**). Na **Fig. 6.21k**, os nomes foram substituídos nas células para permitir que o cirurgião tivesse total conhecimento 3D das células e da via de drenagem.

Até aqui, a nossa atenção se concentrou na ANC, SAC e SAFC. Conforme nos movemos mais posteriormente nas células etmoidais anteriores, a bolha etmoidal e as células suprabulares adquirem importância. Na maioria dos pacientes, há uma célula suprabular presente. Pode ser difícil identificar esta célula em uma varredura coronal, se a septação entre ela e a

um olho (**Fig. 6.21f**); as células persistem, porém cada acrônimo de cada célula terá sido removido. Clicar novamente neste ícone restaura os nomes das células. Em seguida, o *software* é usado para colocar a via de drenagem sinusal frontal entre as células (blocos estruturais). A forma mais fácil de identificar o melhor lugar para arrastar na via de drenagem é usar os ícones de seta na TC parassagital, para mover para trás e para frente ao longo dessas imagens parassagitais até ser identificada uma varredura que tenda mais a permitir que a via de drenagem seja vista e arrastada na imagem (**Fig. 6.21 g**). Uma vez que via de drenagem tenha sido arrastada

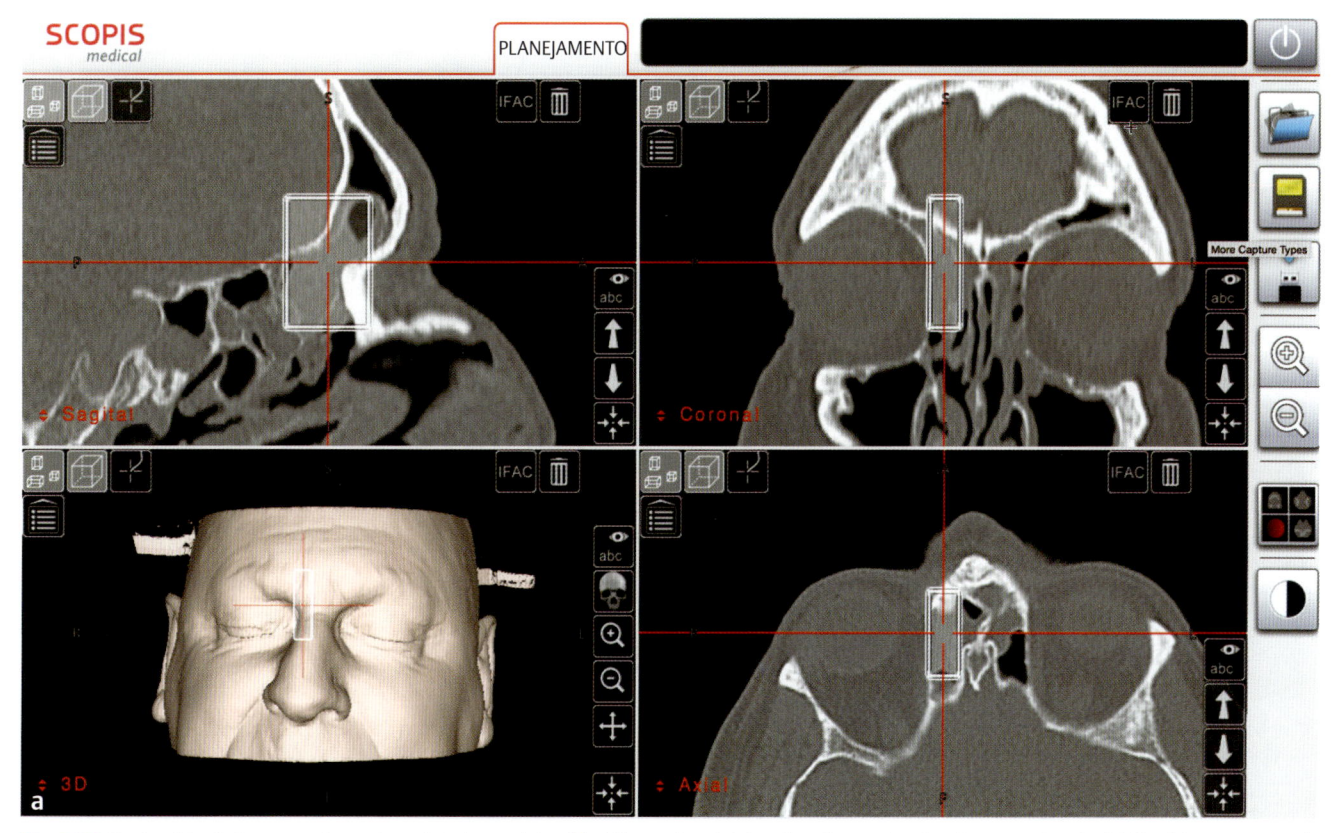

Fig. 6.21 Nesta série de imagens de captura de tela em (**a**) a (**k**), é ilustrado o básico do *software* de planejamento Scopis. (**a**) Um bloco estrutural é colocado sobre a célula supra-*agger nasi* frontal. *(Continua.)*

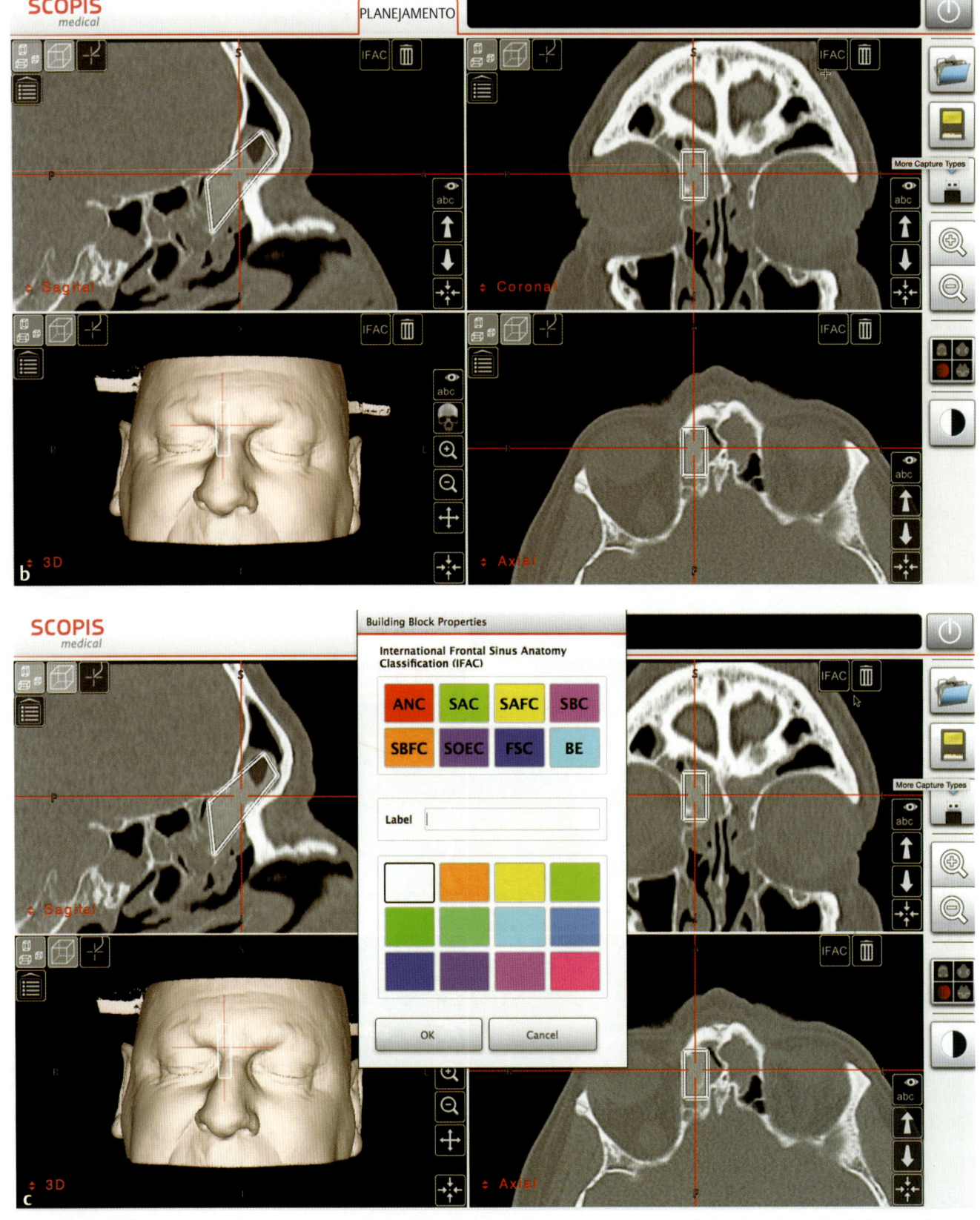

Fig. 6.21 *(Cont.)* (**b**) Os cantos do bloco são manipulados no plano parassagital. (**c**) O *menu* em cortina da classificação IFAC está aberto e o tipo celular selecionado está sendo demonstrado em (**d**). *(Continua.)*

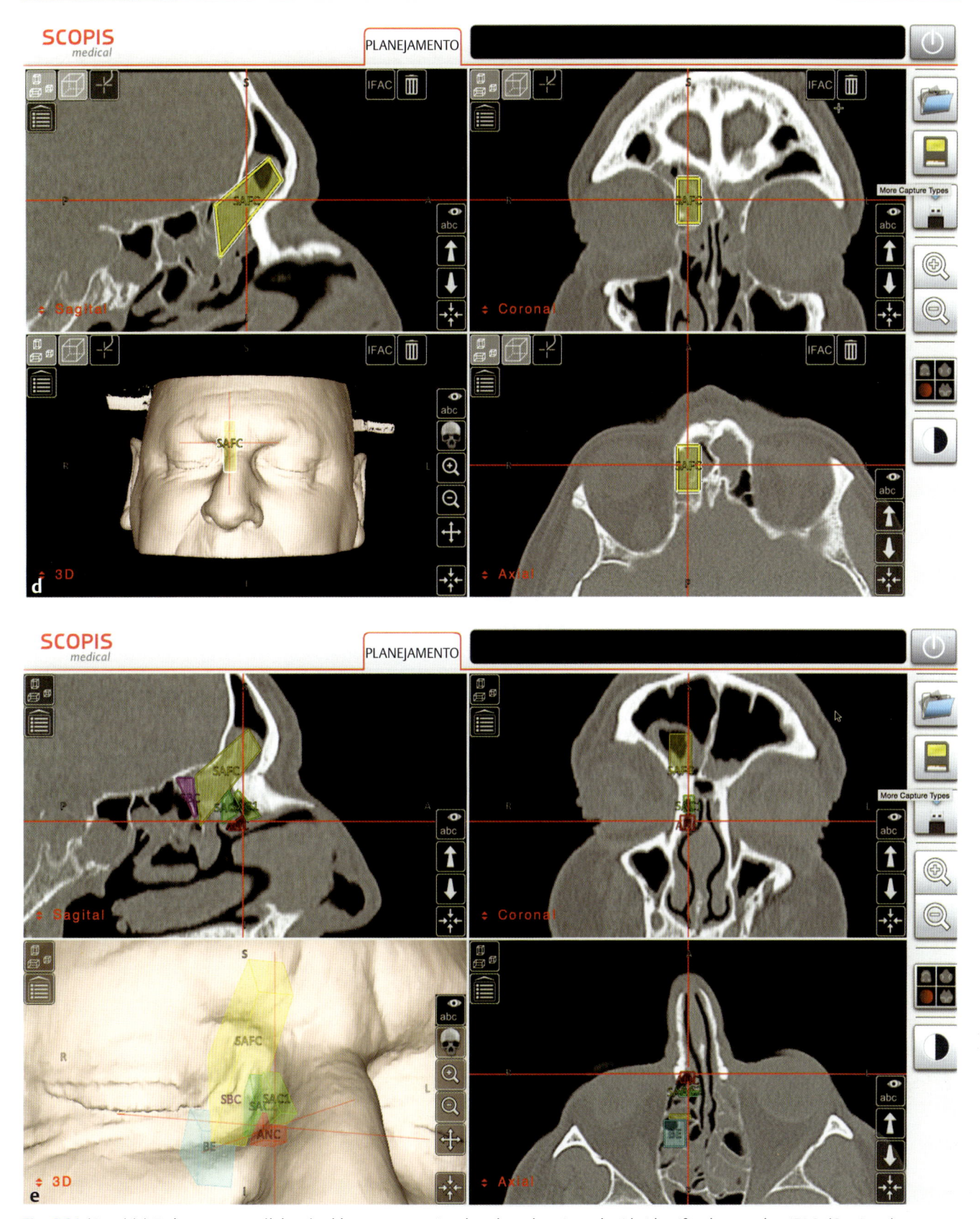

6 Anatomia do Recesso Frontal e do Seio Frontal com Reconstrução Tridimensional   67

Fig. 6.21 *(Cont.)* (e) Todas as outras células têm blocos estruturais colocados sobre si, tendo sido identificadas usando a IFAC. *(Continua.)*

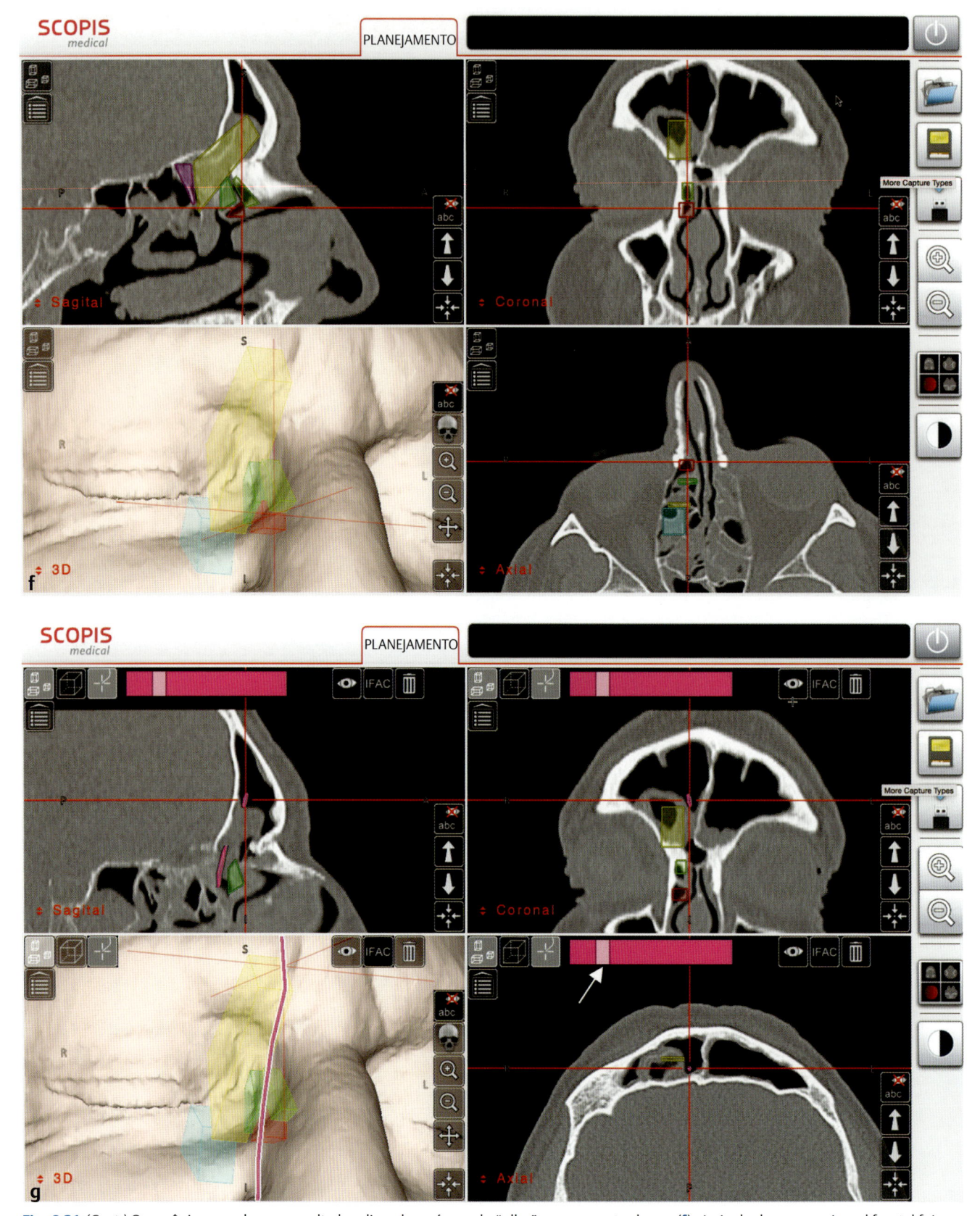

Fig. 6.21 *(Cont.)* Os acrônimos podem ser ocultados clicando no ícone do "olho", como mostrado em **(f)**. A via de drenagem sinusal frontal foi esboçada nas imagens em **(g)**. *(Continua.)*

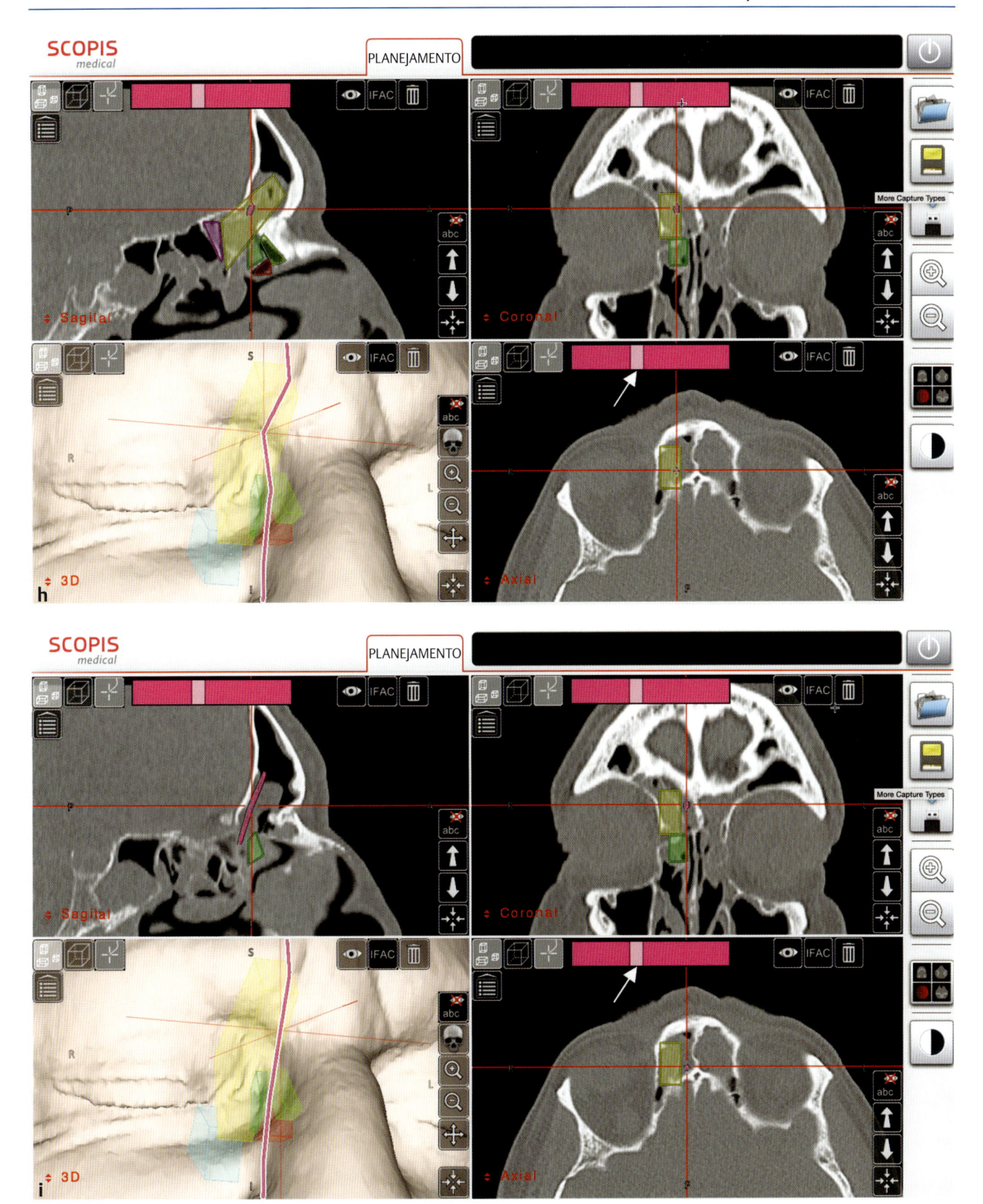

Fig. 6.21 *(Cont.)* Para manipular a posição da via de drenagem frontal barra de rolagem (*seta branca*) é usado para rolar ao longo dos cortes axiais sequenciais (**h**). O ícone do *mouse* muda para uma mão ao passar sobre a via de drenagem frontal e, quando se clica sobre esta, é possível arrastá-la para uma nova posição na imagem. Isto muda em todos os três planos (**i**). *(Continua.)*

70 Cirurgia Endoscópica Nasossinusal

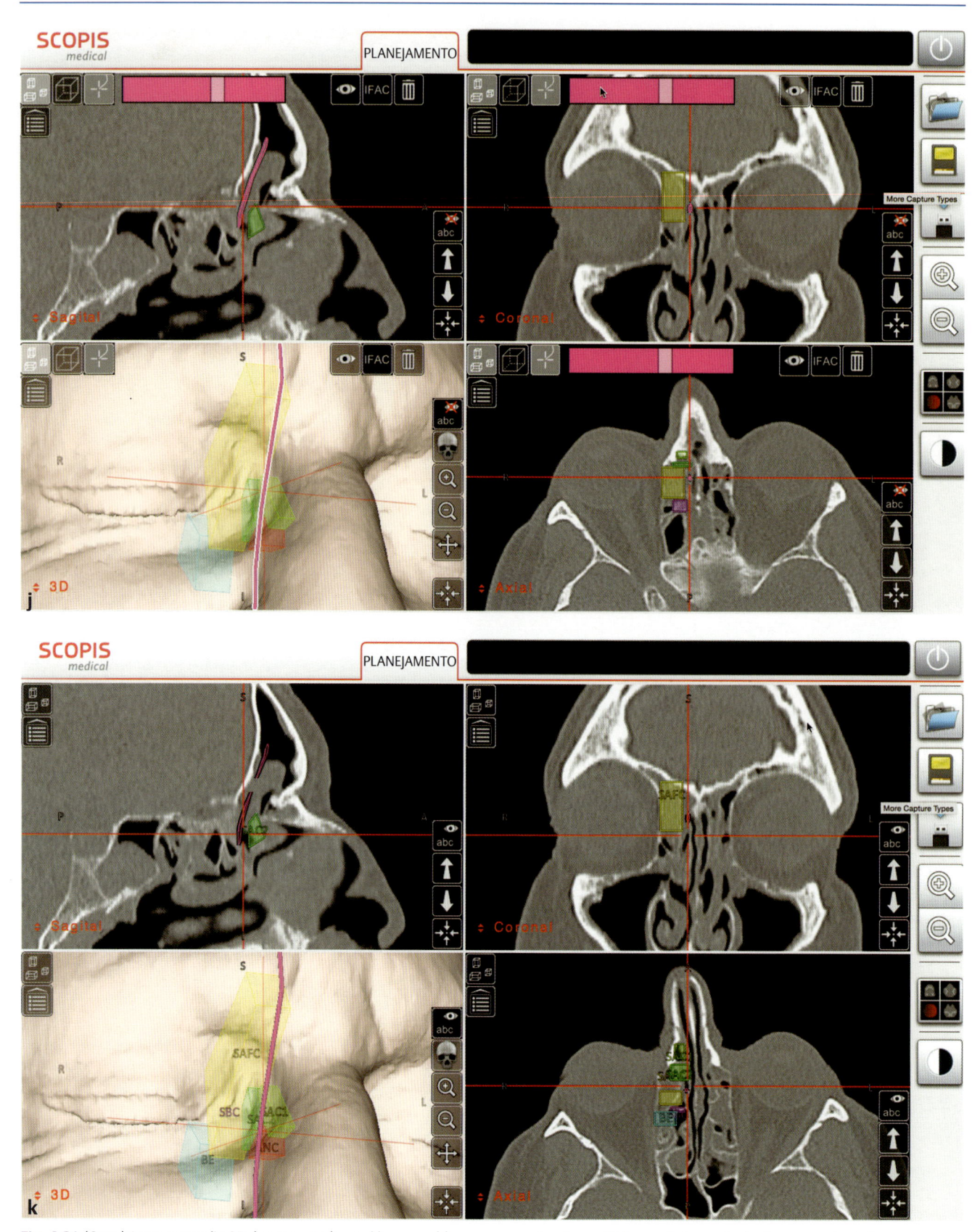

Fig. 6.21 *(Cont.)* A reconstrução 3D é apresentada em **(j)** com os blocos representando as células e a linha, a via de drenagem frontal.

6 Anatomia do Recesso Frontal e do Seio Frontal com Reconstrução Tridimensional

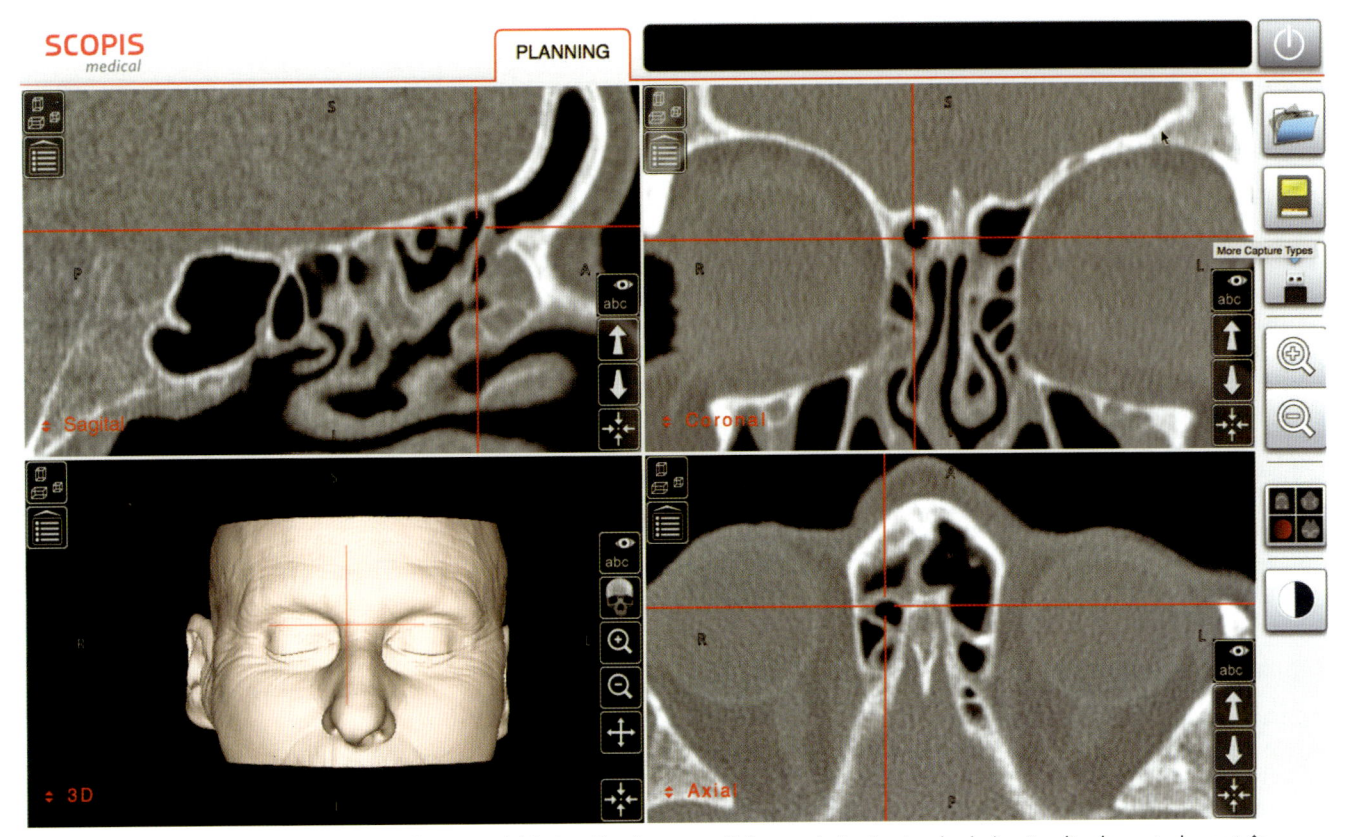

Fig. 6.22 A célula diretamente acima da bolha etmoidal é identificada como célula suprabular (*centro de alvo*) e visualizada em todos os três planos. Note que sua parede anterior invade a via de drenagem sinusal frontal.

via de drenagem frontal não for ativamente buscada nos planos parassagital e axial (**Fig. 6.22**). Esta célula repousa contra a base do crânio, de modo que a base do crânio forma seu teto (**Fig. 6.22**). É possível confundi-la com a via de drenagem sinusal frontal, especialmente em caso de projeção para a frente na direção do óstio frontal.

Vias de Drenagem: Conceito Essencial na Dissecção do Recesso Frontal[16-18]

O conceito mais importante que o cirurgião precisa estabelecer é como o seio frontal drena através das células do recesso frontal. Uma vez estabelecida a construção celular e sua relação umas com as outras, o cirurgião precisa identificar a via de drenagem sinusal frontal.[16-18] Depois que esta via de drenagem é identificada e esboçada nas imagens de TC, esta via pode ser colocada na reconstrução 3D da anatomia do recesso frontal. As melhores imagens para checar se a via está corretamente colocada é a visão sequencial da via usando barra de rolagem acima da imagem de TC axial (**Fig. 6.21g**). O cirurgião começa no seio frontal (**Fig. 6.21g**) e, então, segue a via de drenagem através do óstio frontal, depois ao longo das células do recesso frontal (**Fig. 6.21g-j**). Caso a via não esteja corretamente posicionada, o cursor é colocado sobre a via e esta é apenas pega com o cursor e arrastada para a posição correta nas imagens de TC. A melhor forma de fazer esta manipulação da posição da via é no plano axial, mas também é possível fazê-la nos planos parassagital e coronal. Durante a dissecção do recesso frontal, os instrumentos (sondas ou curetas) são passados ao longo desta via e as células identificadas são fraturadas para limpá-la.[17] Em geral, a via é medial (como no exemplo) ou posterior à(s) célula(s) e esta(s) pode(m) ser fraturada(s) lateral ou anteriormente, de forma bastante segura. No entanto, quando a via é anterior, é preciso ter cuidado ao fraturar a parede celular posteriormente contra a base do crânio. Quando a via de drenagem é lateral, a parede celular deve ser removida com uma fratura bastante suave, caso o osso seja delgado, ou afastando o instrumento até posicioná-lo o mais posteriormente possível da parede celular e, então, fraturar a parede celular anteriormente. Para remover fragmentos ósseos residuais, é possível usar um fórceps girafa de corte transversal. Os instrumentos não devem ser passados pelo teto de uma célula. Embora, ocasionalmente, o cirurgião possa ter certeza de estar em uma célula com espaço entre o teto da célula e a base do crânio, se na verdade cometer um engano e estiver no espaço acima da célula, empurrar o instrumento pelo "teto" da célula resultará na entrada do instrumento na fossa craniana anterior. Se os instrumentos forem passados ao longo das vias e isto puder ser feito de forma bastante suave, sem nenhuma força ou pressão indevida, as paredes celulares podem ser fraturadas com segurança, limpando a via de drenagem do seio frontal sem pôr em perigo a fossa craniana anterior ou a órbita.[16-19]

Variações Anatômicas do Recesso Frontal e do Seio Frontal

Configuração das Células Supra-*Agger Nasi*[15]

Uma configuração SAC consiste em uma ou mais células etmoidais anteriores acima da ANC (**Fig. 6.23**). Esta configuração de célula isolada ou múltiplas células associadas à ANC é comum, mas também pode induzir uma variabilidade significativa no recesso frontal. A conceitualização 3D deste arranjo consiste em um ou dois blocos estruturais, com um bloco assentado sobre a ANC (**Fig. 6.23**).

A imagem de TC (**Fig. 6.23**) ilustra a configuração supra-*agger nasi* no lado esquerdo, com a ANC representando a célula *agger nasi*, e as células SAC1 e SAC2 representando as células acima dela. A revisão da varredura parassagital e a reconstrução 3D confirmariam a posição e a colocação destas células. Note como as duas SACs estão assentadas acima da ANC e entre si, mas não se projetam para dentro do seio frontal. Este drena medialmente para estas células (**Fig. 6.23**).

Célula Supra-*Agger Nasi* Frontal[15]

A pneumatização adicional destas células etmoidais frontais no assoalho (parte inferior) do seio frontal, acima do *frontal beak* (para dentro da *área diagonalmente pontilhada* na **Fig. 6.8**), leva à classificação de SAFCs (**Fig. 6.24**). Se a seção onde o seio frontal se transforma no recesso frontal for revista (**Fig. 6.16** e **Fig. 6.17**), a transição do seio frontal para o recesso frontal ocorre com o desaparecimento da linha óssea contínua que forma o assoalho do seio frontal. Para que a célula seja empurrada para dentro do assoalho do seio frontal, a célula precisa ser visualizada acima desta linha óssea, no assoalho do seio frontal (**Fig. 6.16** e **Fig. 6.17**). As células supra-*agger nasi* frontais (**Fig. 6.24**, centro do alvo) geralmente são encontradas no aspecto lateral do óstio do seio frontal e empurram a via de drenagem medialmente, bem como estreitam (obstruem) a via de drenagem do seio frontal (**Fig. 6.24**, *pontos cor-de-rosa*). O bico ósseo pode ser visualizado formando o assoalho do seio frontal, no lado esquerdo da **Fig. 6.25** (centro do alvo *vermelho*). Estas células muitas vezes estreitarão significativamente a saída do seio frontal (**Fig. 6.24** e **Fig. 6.25**).

Células Supra-*Agger Nasi* Frontal: Pequena ou Grande

As SAFCs pequenas pneumatizam para dentro do assoalho do seio frontal, enquanto as SAFCs grandes pneumatizam extensamente para dentro do seio frontal. No exemplo da **Fig. 6.26**, uma SAFC grande é vista pneumatizando para dentro do seio frontal e, portanto, estreitando a via de drenagem do seio frontal (**Fig. 6.26**). Em um artigo recente,[17] sugerimos que valeria a pena discriminar entre SAFCs muito grandes e uma SAFC pequena.[17] A maioria das SAFCs pequenas empurradas para dentro do assoalho podem ser removidas a partir de baixo, pelo óstio frontal. Em pacientes com uma dimensão ostial frontal anteroposterior estreita, a remoção de uma SAFC grande talvez seja impossível por uma abordagem en-

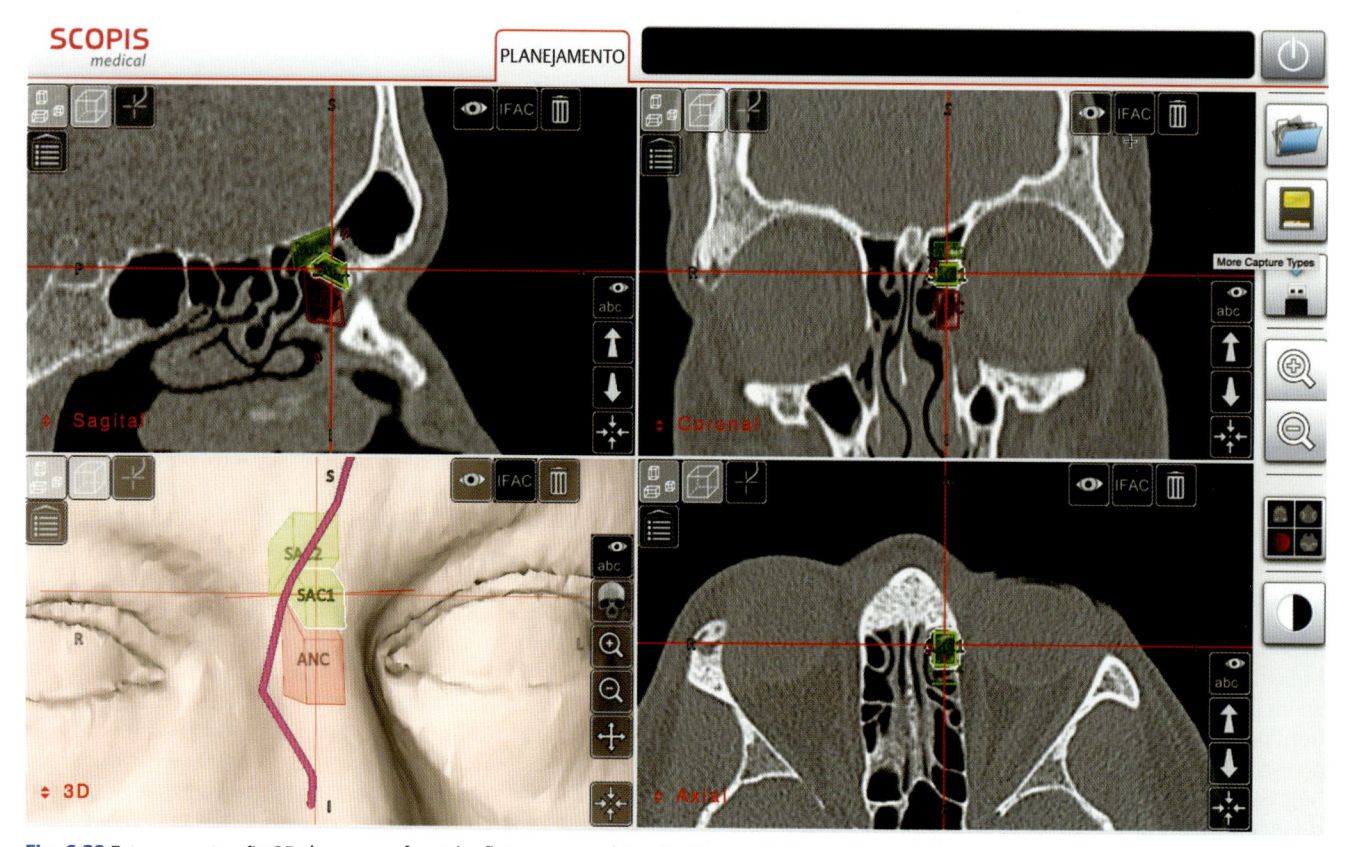

Fig. 6.23 Esta reconstrução 3D do recesso frontal reflete uma combinação de uma ANC com duas células supra-*agger nasi* (SAC1 e SAC2) que estão assentadas acima da ANC obstruindo parcialmente a via de drenagem do óstio frontal (*linha/ponto cor-de-rosa*).

6 Anatomia do Recesso Frontal e do Seio Frontal com Reconstrução Tridimensional

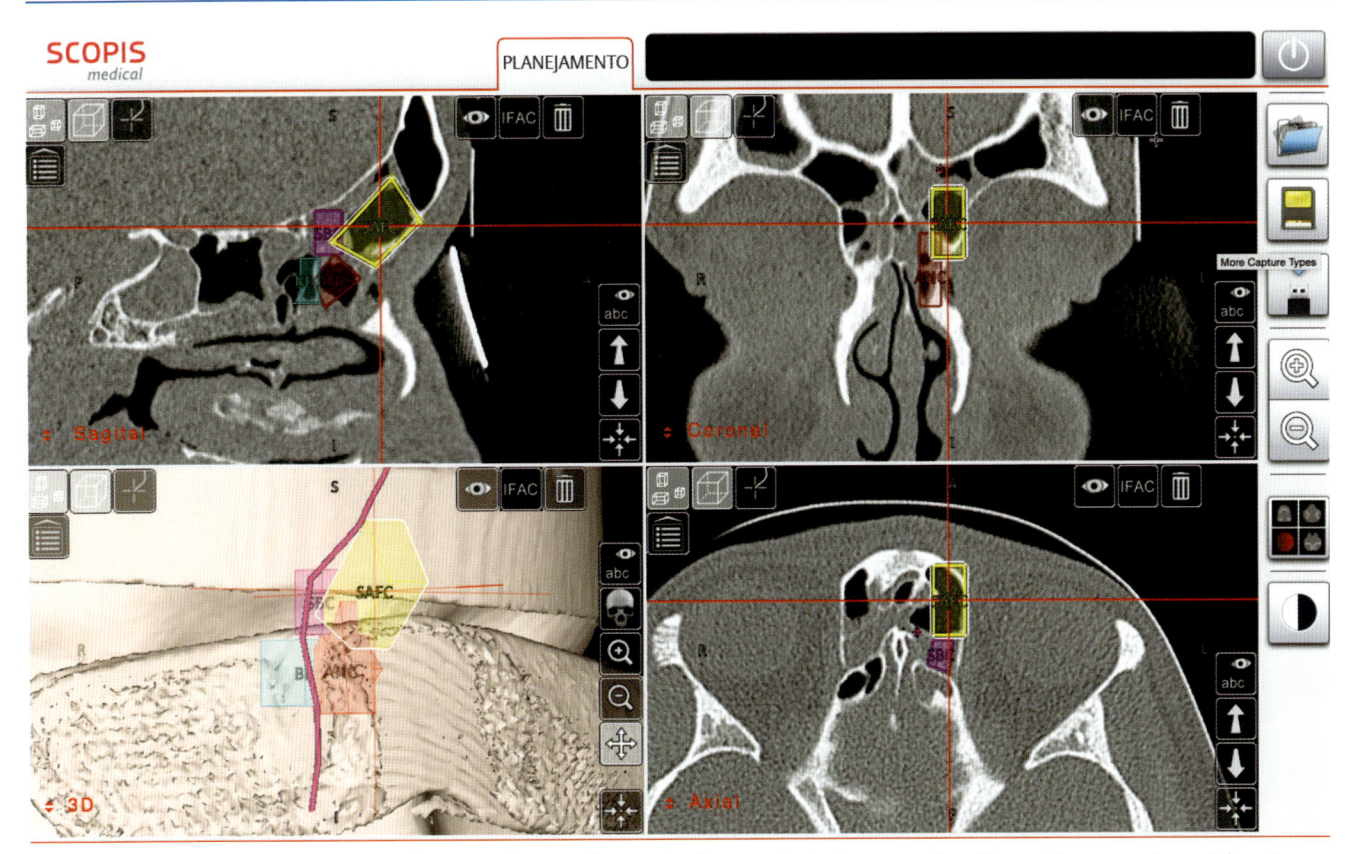

Fig. 6.24 A SAFC grande (*centro de alvo*) é demonstrada em todos os três planos. A via de drenagem sinusal frontal é empurrada medialmente e comprimida entre a célula e a base do crânio (*ponto cor-de-rosa* na TC axial).

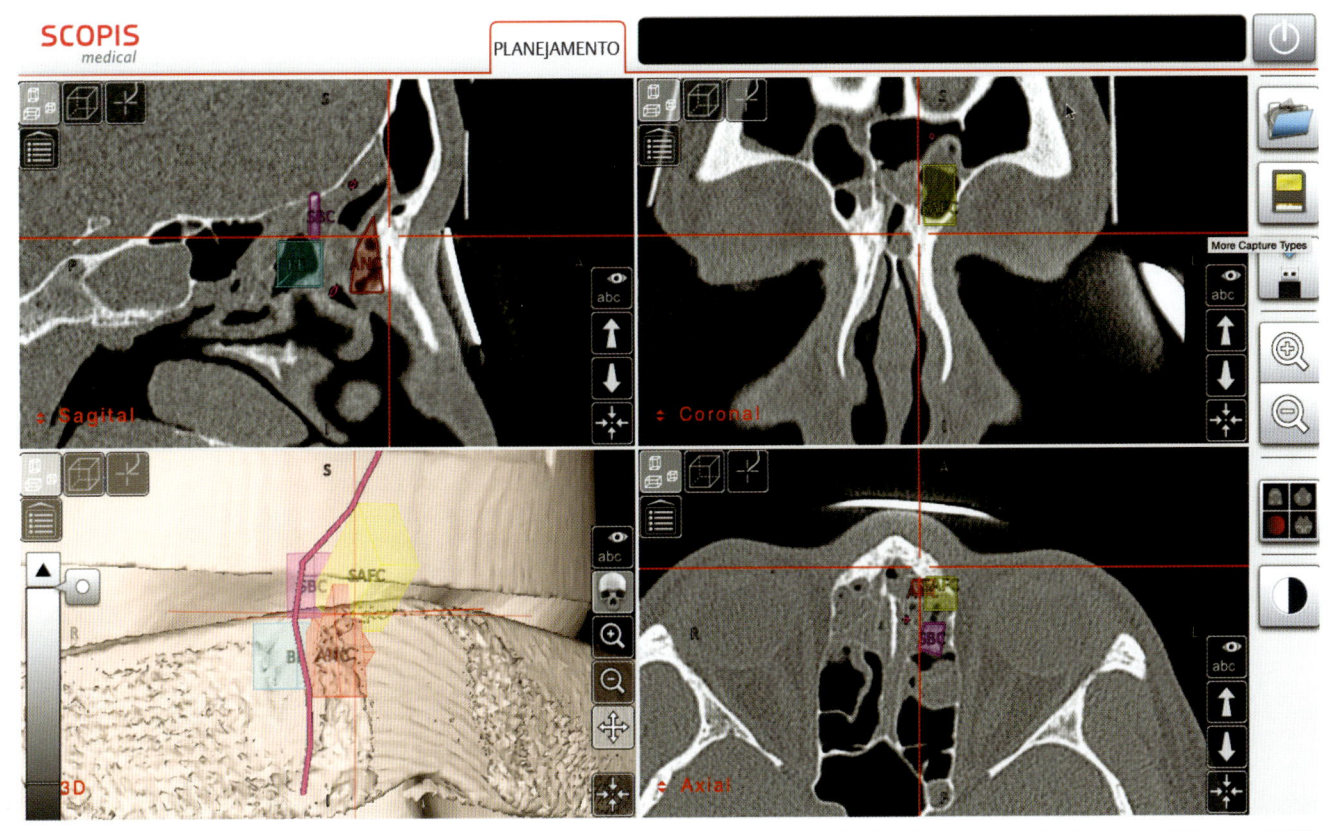

Fig. 6.25 Os centro do alvo são colocados sobre o *frontal beak*. Isto forma a parede anterior do óstio frontal na junção do teto da ANC com a SAFC (ver TC parassagital).

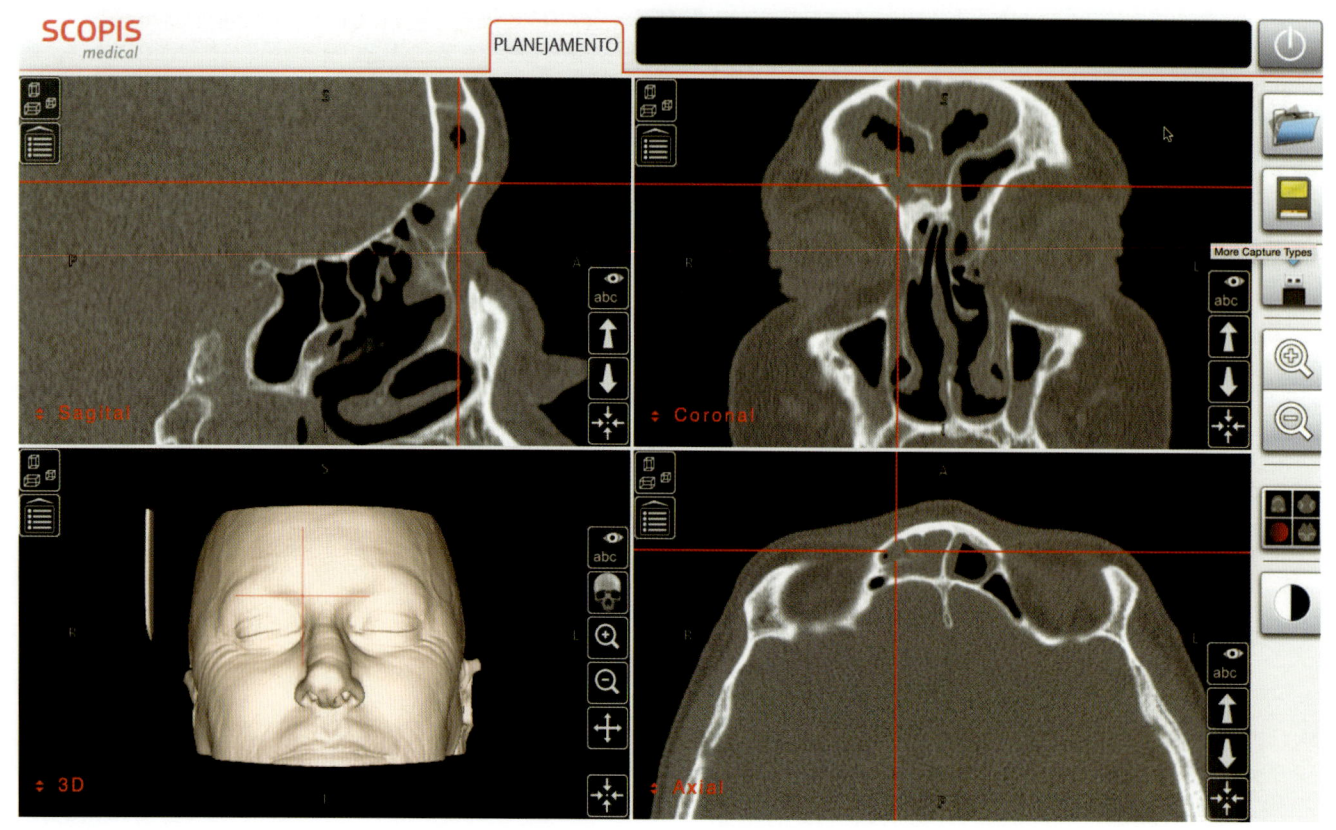

Fig. 6.26 Uma grande SAFC (*centro de alvo*) é vista migrando ao longo de um óstio frontal estreito alto para dentro do seio frontal. Pode ser difícil remover completamente esta célula a partir de baixo.

doscópica puramente transnasal, e bem pode requerer um procedimento de perfuração frontal ou trepanação frontal transpalpebral para acesso instrumental e subsequente remoção da célula.

Células Suprabulares

As células suprabulares (SBCs) são células que estão assentadas em cima da bolha etmoidal. Frequentemente, a face anterior das SBCs é contínua com a da bolha etmoidal (**Fig. 6.27**), exceto se houver um recesso suprabular. Um recesso suprabular é o espaço acima da bolha etmoidal (**Fig. 6.28**) que está em continuidade com o trato de saída do seio frontal e o recesso frontal. Se uma via de drenagem sinusal frontal medial for seguida de uma bolha etmoidal intacta, mais uma vez a parede medial da bolha etmoidal pode não ser distinguível da parede medial da SBC. Entretanto, as SBCs geralmente migrarão na direção do óstio frontal e muitas vezes têm papel importante na obstrução do óstio frontal. A **Fig. 6.29** mostra como a face anterior de uma SBC grande (centro do alvo) impede a saída do seio frontal e influencia o tamanho e a posição da via de drenagem sinusal frontal (**Fig. 6.29**).

Células Suprabulares Frontais

As SBFCs são SBCs oriundas da região suprabular e, por migrarem através do óstio frontal para dentro do seio frontal, se transformam em SBFCs. A base do crânio sempre forma o teto destas células e estas são vistas no parassagital, abraçando a base do crânio conforme migram para o interior do seio frontal (**Fig. 6.30,** centro do alvo). Na TC axial, é possível vê-las nitidamente na parede posterior do seio frontal. Se estas células se projetam para fora da base do crânio, anteriormente, muitas vezes aparecem como uma célula isolada no seio frontal (**Fig. 6.31,** centro do alvo). A importância clínica destas células está no fato de empurrarem anteriormente a via de drenagem do seio frontal e, para serem removidas, requerem a passagem de uma cureta ou sonda anterior a sua parede, com a parede celular sendo cuidadosamente fraturada na direção posterior.

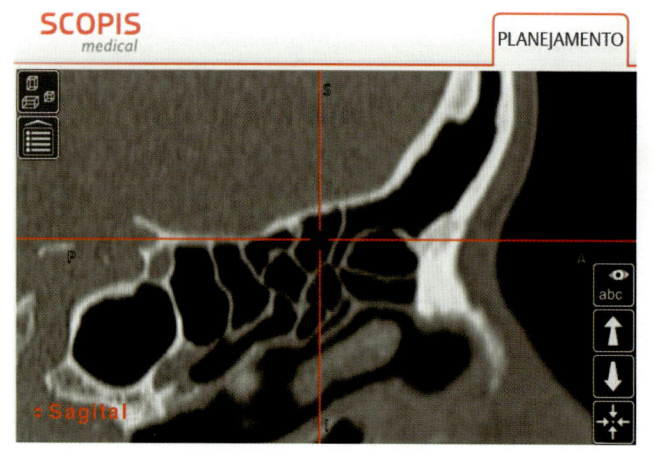

Fig. 6.27 A parede anterior da célula suprabular (*centro de alvo*) é contínua com a face anterior da bolha etmoidal, abaixo.

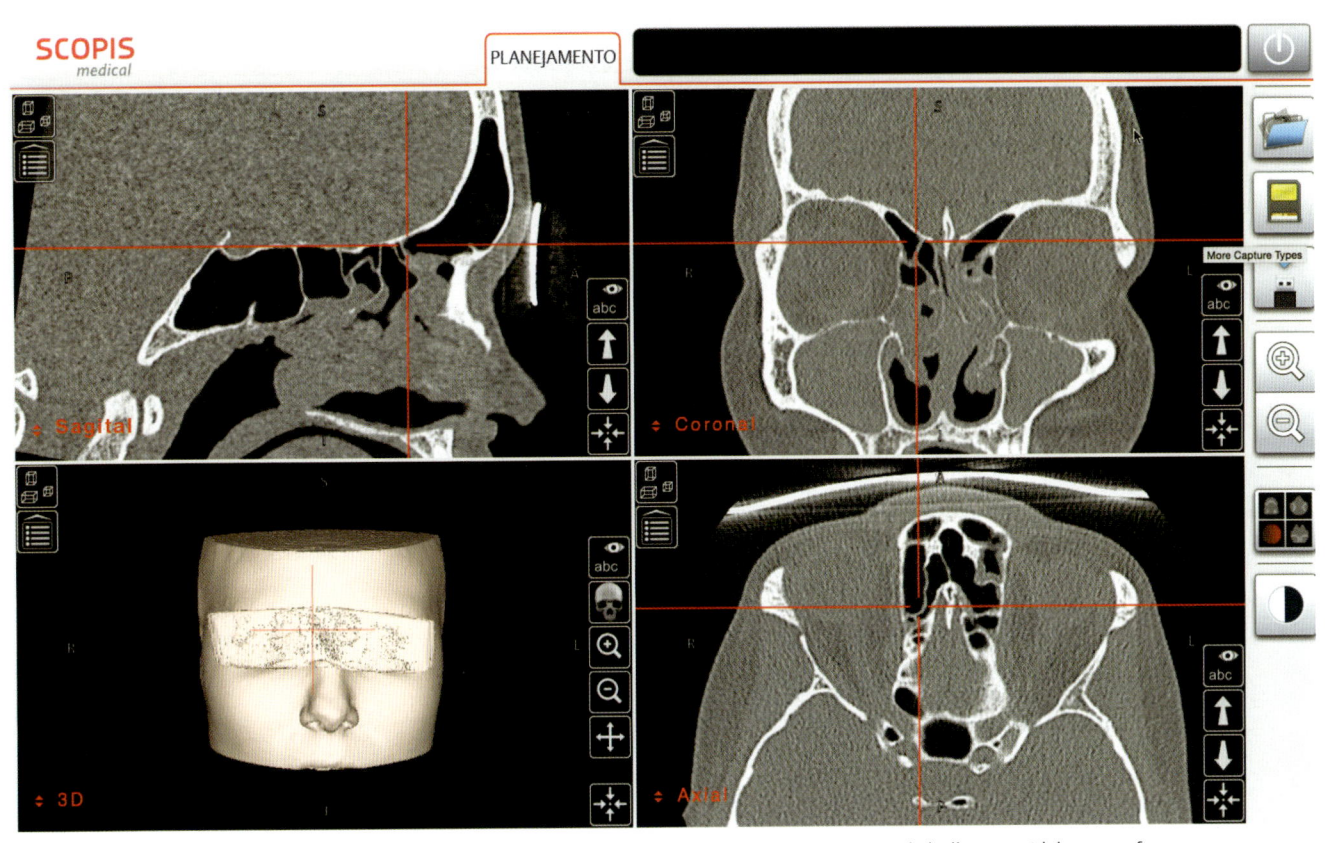

6 Anatomia do Recesso Frontal e do Seio Frontal com Reconstrução Tridimensional

Fig. 6.28 Se não houver célula acima da bolha etmoidal ou se a célula for pequena, o espaço acima da bolha etmoidal se transforma no recesso suprabular (*centro de alvo*).

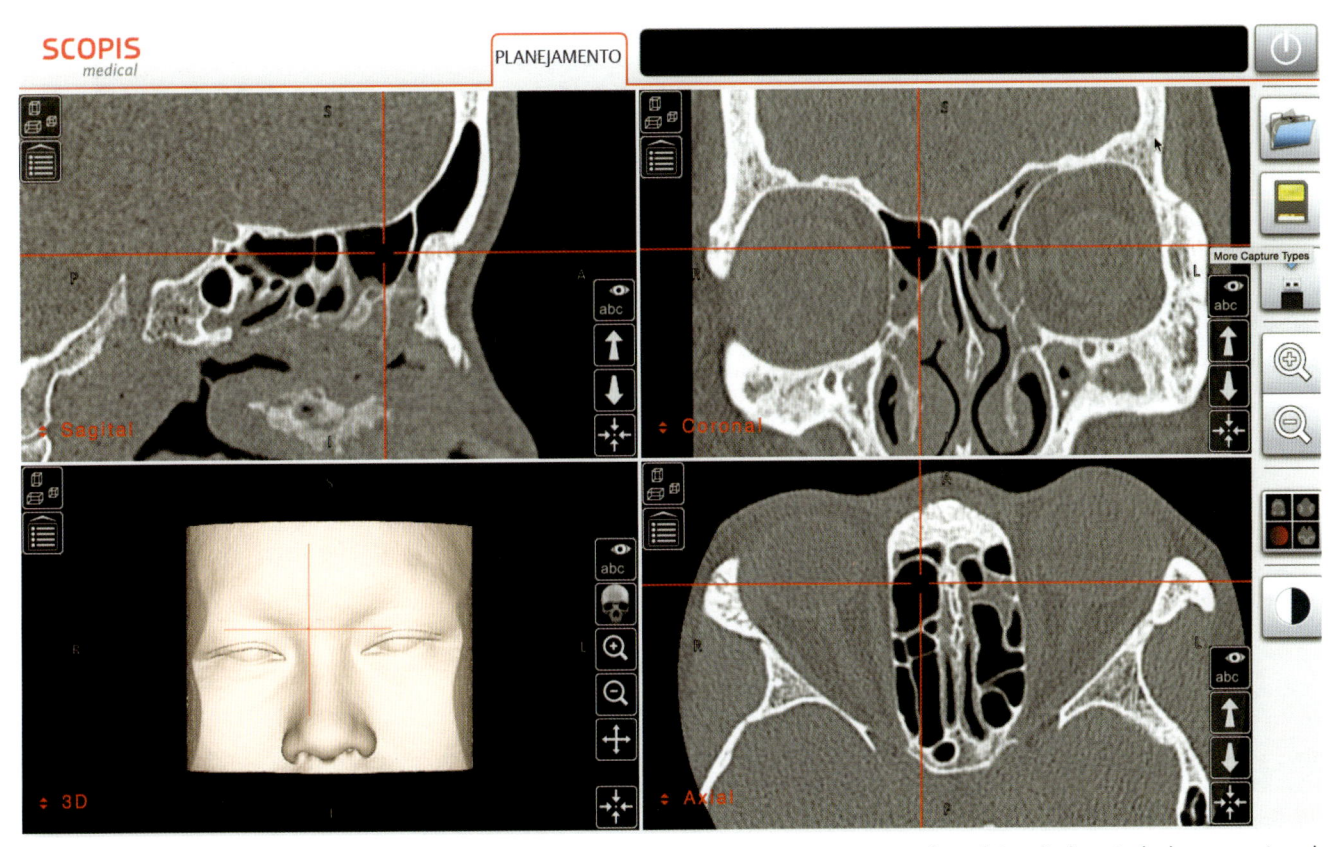

Fig. 6.29 A célula suprabular grande (*centro de alvo*) migra ao longo da base do crânio e entra no seio frontal, invadindo a via de drenagem sinusal frontal e empurrando-a anteriormente.[17]

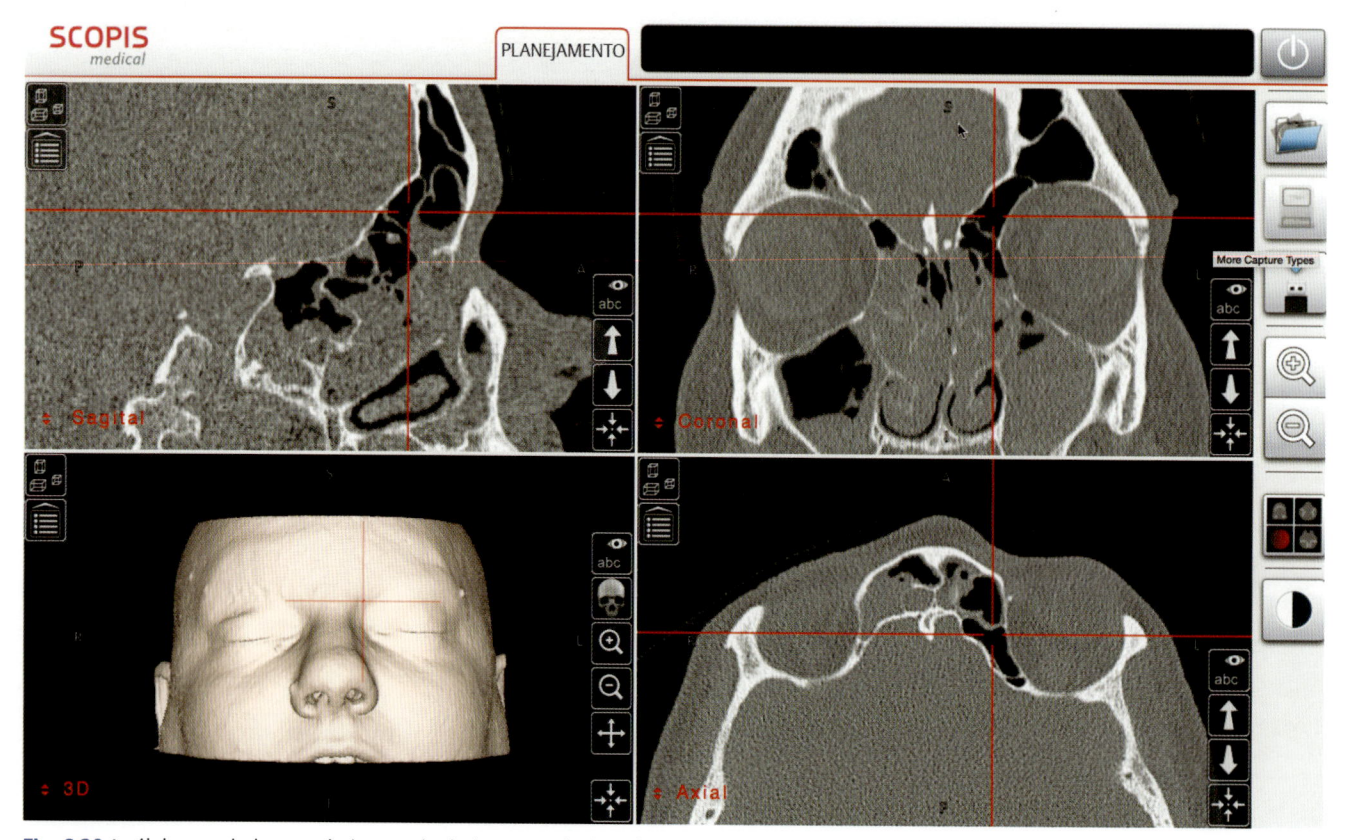

Fig. 6.30 A célula suprabular grande (*centro de alvo*) migra pelo óstio frontal, ao longo da base do crânio para dentro do seio frontal. Empurra contra a célula supra-*agger nasi* frontal e as duas células obstruem quase totalmente o óstio frontal.

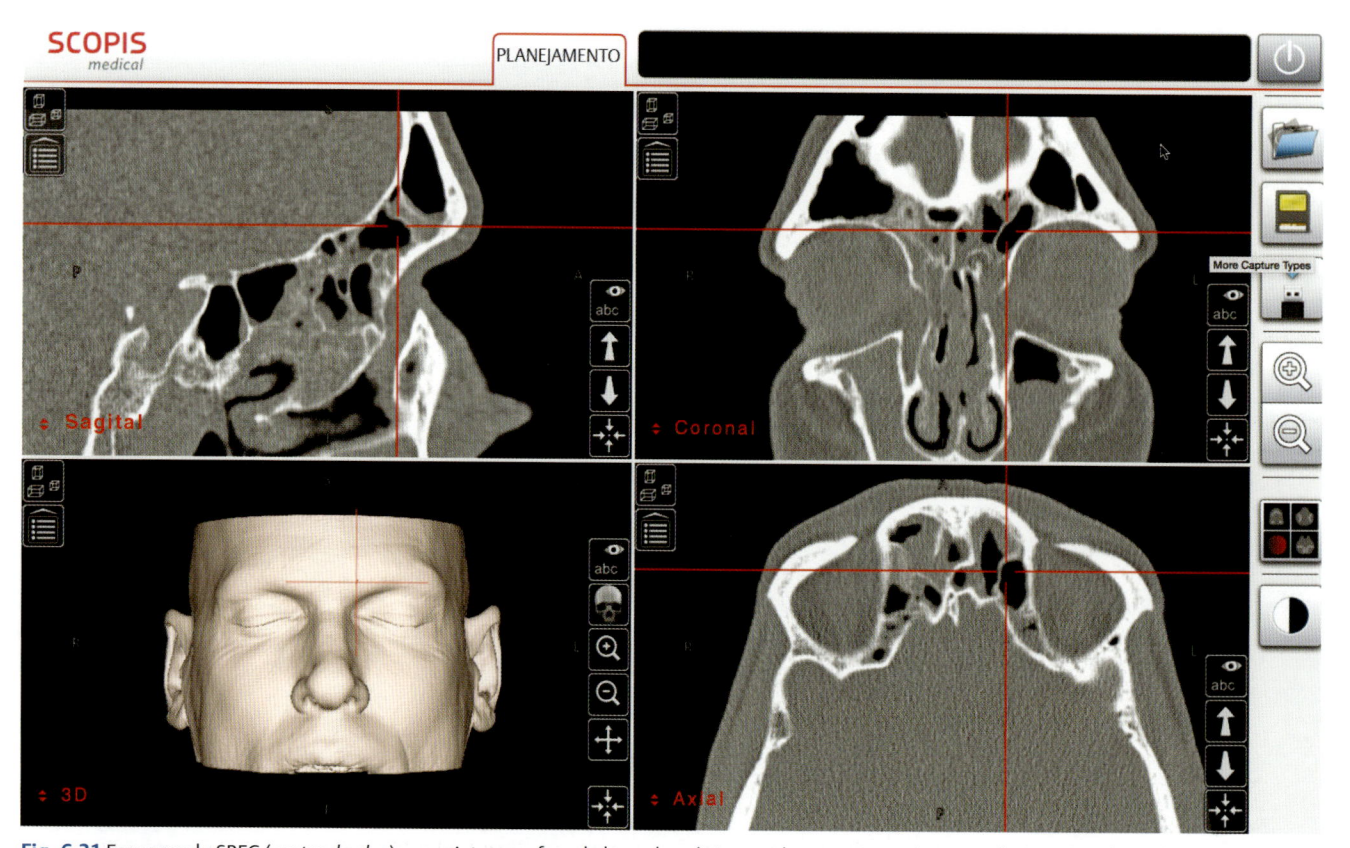

Fig. 6.31 Essa grande SBFC (*centro de alvo*) se projeta para fora da base do crânio e pode aparecer na imagem de TC coronal, sendo vista como uma célula isolada junto ao seio frontal. Entretanto, quando todos os três planos são visualizados, fica bastante claro que a célula é uma SBFC que está pneumatizando da região suprabular para o interior do seio frontal.

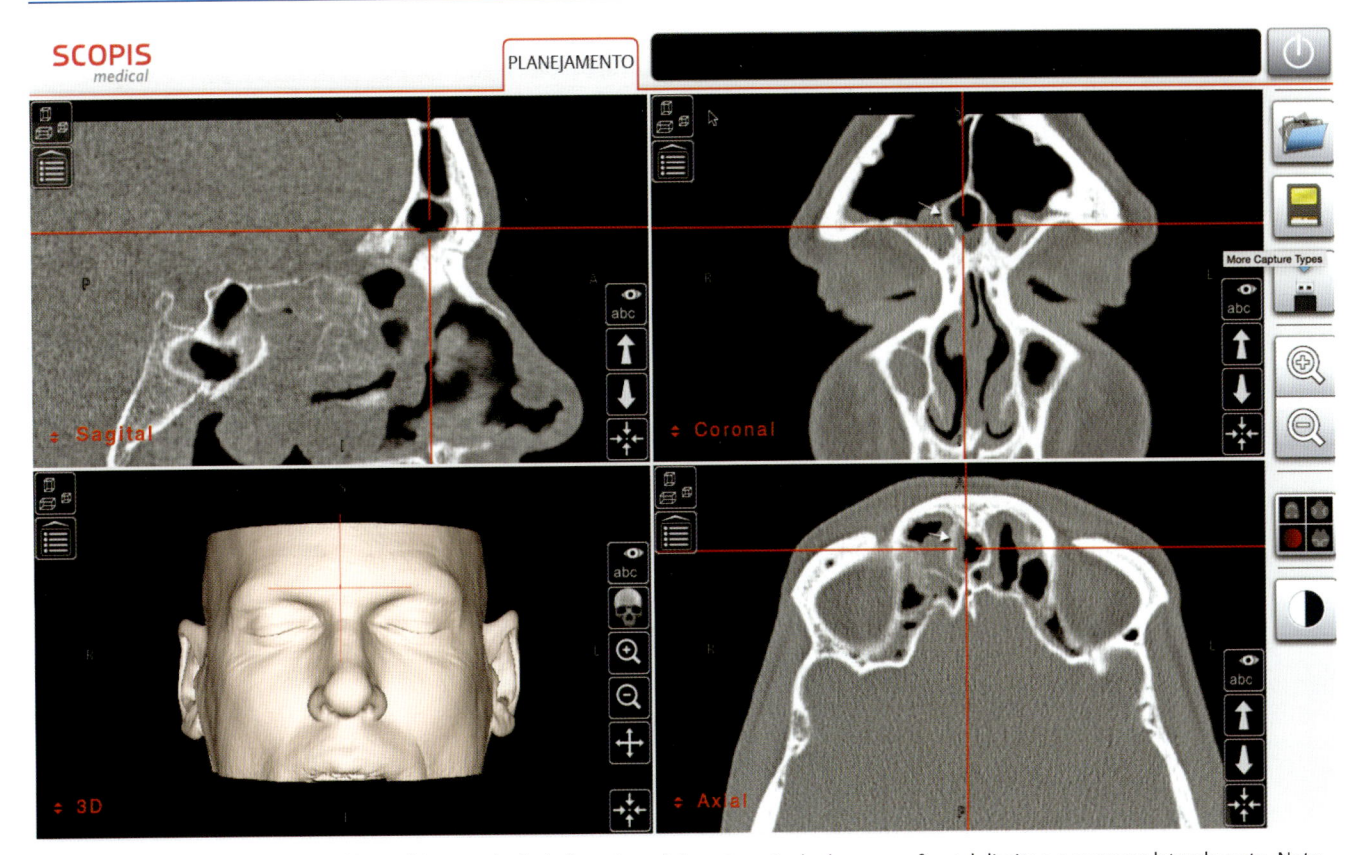

6 Anatomia do Recesso Frontal e do Seio Frontal com Reconstrução Tridimensional

Fig. 6.32 Uma grande célula septal frontal (*centro de alvo*) obstrui parcialmente a via de drenagem frontal direita e a empurra lateralmente. Note que a grossa parede lateral desta célula (*setas brancas* nas TCs coronal e axial) pode não ser fraturada durante a cirurgia.

Células Septais Frontais

Essas são células associadas ao septo intersinusal do seio frontal. Esta célula pneumatiza a partir do recesso frontal, através do óstio frontal, e sua parede medial é o septo intersinusal do seio frontal. Essa célula pode apresentar variação de tamanho, mas sempre empurra lateralmente a via de drenagem sinusal frontal. Quando é grande, esta célula pode comprometer significativamente a drenagem do seio frontal (**Fig. 6.32,** *centro de alvo*) e, quando a parede lateral da célula é espessa (**Fig. 6.32,** *seta branca*), pode não ser possível fraturá-la, dificultando a remoção normal com instrumentos manuais. Para estes pacientes, não defendemos a perfuração do septo, uma vez que a broca sempre cria um traumatismo significativo na mucosa, levando muitas vezes a um óstio frontal com cicatriz ou estenosado conforme o processo de cicatrização ocorre.

Identificação das Vias de Drenagem Sinusais Frontais nas Diferentes Variações Anatômicas

Configurações Celulares e Vias de Drenagem Associadas

Nas páginas anteriores, as diversas configurações celulares foram detalhadas. E, embora seja essencial determinar o número de células presentes no recesso frontal e sua relação com o óstio frontal, é igualmente importante saber como estas células interagem com a via de drenagem do seio frontal.[15-18] Uma das tarefas mais difíceis é determinar, com cada variação celular, onde a via de drenagem particular está. Nos exemplos a seguir, a configuração celular é primeiro estabelecida e, então, é determinada a via de drenagem para cada configuração. Uma vez identificada a via de drenagem, o cirurgião pode trabalhar o lugar onde deslizar a cureta ou sonda sinusal frontal, de modo que as células possam ser, uma a uma, removidas sequencialmente, limpando a via de drenagem e expondo o óstio sinusal frontal.

Variações Celulares Supra-*Agger Nasi*

Configuração da Célula Supra-*Agger Nasi* com Via de Drenagem Posterior

Uma vez identificada a ANC, a SAC grande é vista (**Fig. 6.33,** *centro de alvo*). No plano coronal, a via de drenagem sinusal frontal é empurrada acima da SAC e, no corte axial, é possível ver a via de drenagem posteriormente (o *pontilhado cor-de-rosa* indica a via). Note como a SAC grande toca a concha média e a lâmina, de modo que a única via de drenagem possível é posterior (**Fig. 6.33**).

O cirurgião agora deve conseguir visualizar a anatomia antes de a cirurgia ser realizada. Se a ANC for aberta por uma abordagem de retalho axilar,[20] o teto do *agger nasi* será visto. A cureta de sucção maleável é colocada acima da via de drenagem, posterior ao teto da célula. O teto do *agger nasi* nasal é removido e a SAC grande é visualizada. A via de drenagem posterior, como se vê na **Fig. 6.33**, deve ser identificada e a

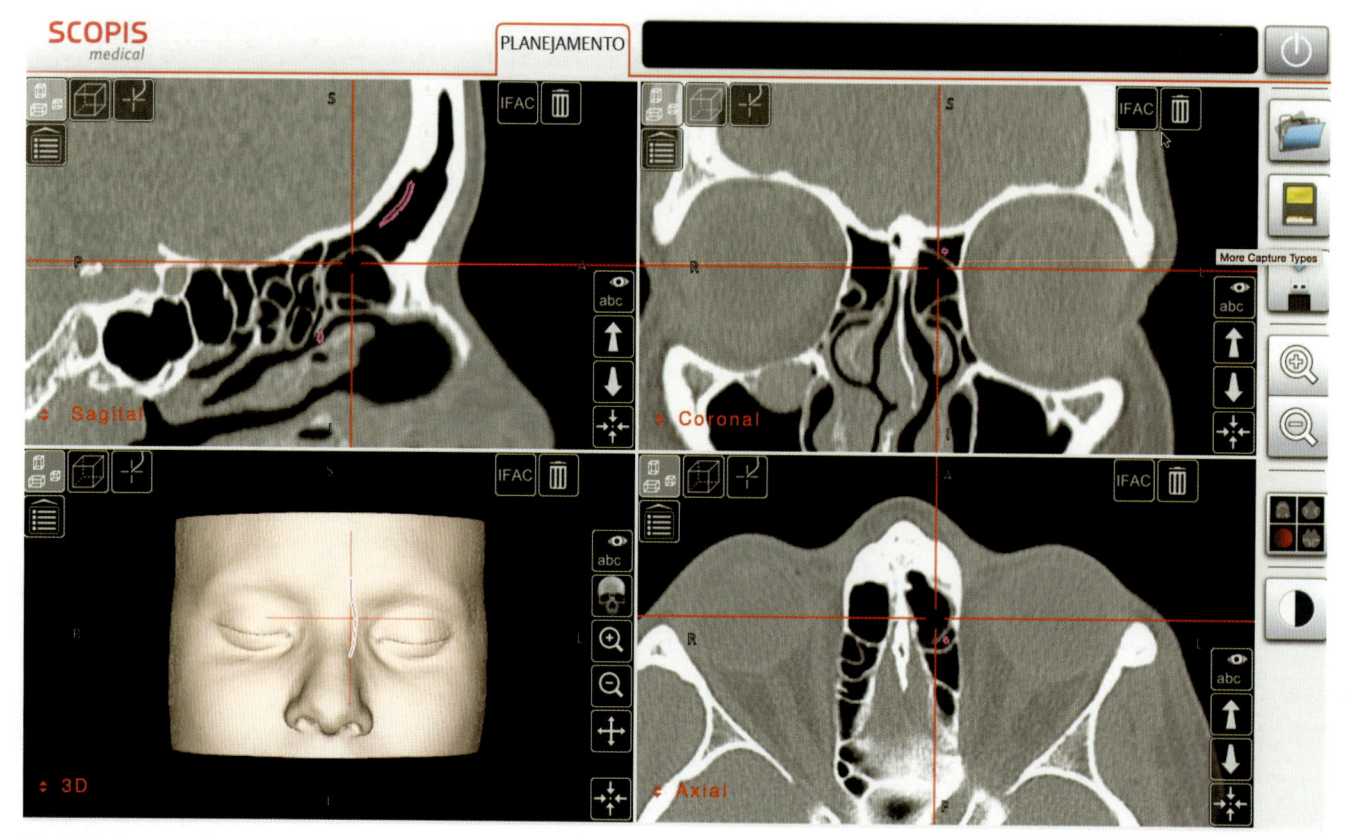

Fig. 6.33 Uma grande SAC (*centro de alvo*) ocupa totalmente a região anterior do recesso frontal e empurra posteriormente a via de drenagem (*linha/pontos cor-de-rosa*).

cureta de sucção é suavemente deslizada até a via. Então, o teto da SAC é removido e o óstio frontal é exposto. Quando não está claramente visível, a parede posterior da SAC deve ser suavemente manipulada até a via de drenagem do seio frontal ser identificada nitidamente. Isto permite a remoção segura da célula e a exposição do óstio frontal. A falha em identificar corretamente a via de drenagem frontal na imagem de TC causará indecisão e pode resultar na sonda sendo colocada em uma posição incorreta e, potencialmente, caso se faça uso de força, a base do crânio pode ser penetrada inadvertidamente.

Configuração da SAC com uma Via de Drenagem Medial

Essa é uma das configurações mais comuns, em que a SAC se assenta diretamente em cima da ANC e empurra a via de drenagem do seio frontal na direção medial. Isto é causado pela continuação ascendente do processo uncinado formando a parede medial não só da célula da crista como também da SAC antes de finalmente se implantar na lâmina orbital do osso etmoide. Neste exemplo, a ANC e a SAC (**Fig. 6.34**, centro do alvo) são vistas e identificadas na imagem de TC parassagital.

A próxima etapa consiste em identificar a via de drenagem neste exemplo. As imagens são roladas no plano parassagital, para estabelecer qual delas mostra o melhor exemplo de via de drenagem frontal. Tendo decidido isto, a via de drenagem sinusal frontal é esboçada na imagem de TC (**Fig. 6.34**, *pontilhado cor-de-rosa*). A via é observada manipulando a barra de rolagem por cima da imagem de TC axial até que seja decidida qual é a melhor rota possível de acesso ao seio frontal, e a via então seja arrastada para dentro desta rota. A via de drenagem sinusal frontal é melhor identificada começando no alto, junto ao seio frontal, e então seguindo a via de drenagem rolando ao longo das imagens de TCs axiais, inferiormente. Uma vez que isto tenha sido feito algumas vezes, a via de drenagem sinusal frontal pode ser esboçada na imagem de TC sagital e, então, usando a barra de rolagem (*seta branca*) na imagem de TC axial, pode ser seguida inferiormente para dentro do recesso frontal (**Fig. 6.35**). A via pode ser manipulada usando a mão para pegar a via em qualquer um dos cortes na imagem de TC e puxá-la para a posição correta. A melhor forma de ajustá-la é em TCs axiais sequenciais, mas este ajuste também pode ser feito em imagens coronais e parassagitais.

SAC com Via de Drenagem Anterior

Se a SAC se expandir de modo a tocar a célula suprabular e o processo frontal da maxila na região lateral, irá empurrar anteromedialmente a via de drenagem do seio frontal. Esta configuração de SAC é ilustrada pelo exemplo a seguir, no lado direito (*pontilhado cor-de-rosa* na **Fig. 6.36**). A SAC é identificada pelos centros de alvos. O paciente também tem uma SBFC muito grande (*seta branca*) empurrando anteriormente para o interior do seio frontal, o que contribui para que a via de drenagem seja empurrada anteriormente.

É importante conseguir definir a via de drenagem do seio frontal ao redor destas células. Nestes pacientes, o seio frontal drena anteriormente adjacente à SAC e anterior à SBFC

6 Anatomia do Recesso Frontal e do Seio Frontal com Reconstrução Tridimensional

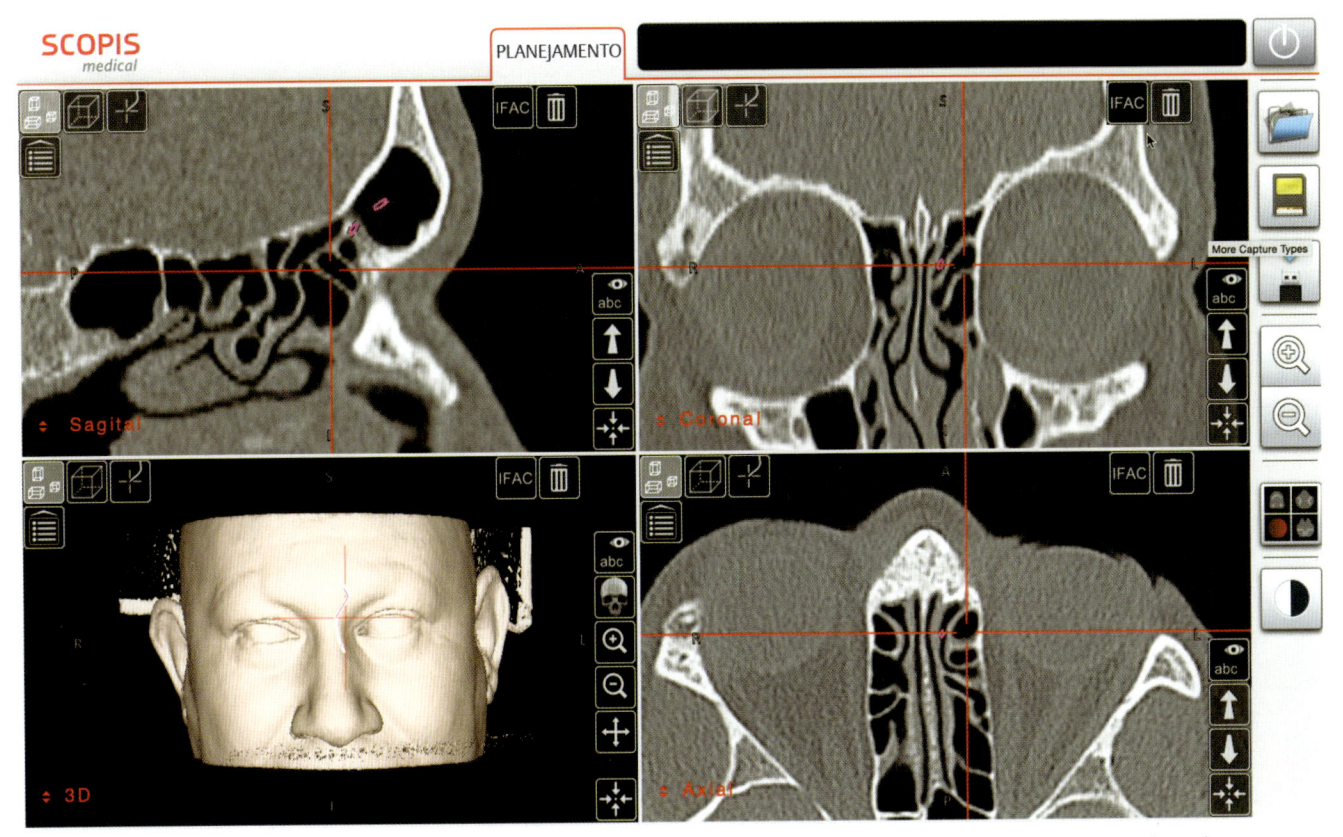

Fig. 6.34 A SAC (*centro de alvo*) empurra medialmente a via de drenagem. Esta é a configuração mais comum junto ao recesso frontal.

(**Fig. 6.36**). Novamente, se seguirmos a via de drenagem do seio frontal desde o seio frontal, inferiormente, entrando no recesso frontal nas imagens de TC axiais, a relação entre a via e a SAC é vista claramente (**Fig. 6.36**).

Para somar uma perspectiva clínica, as imagens intraoperatórias deste exemplo são mostradas a seguir (**Fig. 6.37** e **Fig. 6.38**). Na **Fig. 6.37a**, a SAC é vista (*seta branca*) com uma via anterior estreita (*seta preta*). Na **Fig. 6.37b**, a SAC (*seta branca*) está aberta e a SBFC (*seta laranja*) é identificada. A via de drenagem frontal anterior estreita continua sendo vista (*seta preta*). Na **Fig. 6.38a**, a SAC foi removida e a SBFC (*seta branca*) aberta com a abertura extra da via de drenagem anterior (*seta preta*). Na **Fig. 6.38b**, a face anterior da SBFC (*seta branca*) foi parcialmente removida para expor o seio frontal (*seta preta*). O cirurgião deve conseguir visualizar a configuração das células do recesso frontal e a via de drenagem, e deve ser capaz de formar uma imagem disto em sua mente, antes de iniciar a cirurgia. Quando o cirurgião olha dentro do recesso frontal, a SAC deve ser vista anteriormente com a via de drenagem anteromedialmente.

Uma vez removida a ANC e identificada a SAC, o cirurgião deve saber onde procurar a via de drenagem sinusal frontal. Neste paciente, se fossem feitas tentativas de empurrar sondas posteriormente à célula, haveria a possibilidade de lesão e penetração da base do crânio. Entretanto, se a via for reconhecida, uma pequena sonda pode ser deslizada por entre a SAC e a parede medial da fossa olfatória, e a célula pode ser fraturada lateralmente para, assim, limpar o recesso frontal. Revise no Capítulo 6 os tutoriais e vídeos, para ver como esta configuração foi dissecada e como ela se compararia a sua reconstrução 3D mental da anatomia.

SAC com uma Via de Drenagem Lateral

Se uma SAC está em contato com a inserção da concha média ao se inserir na base do crânio, a via de drenagem sinusal frontal pode ser empurrada lateralmente. Isto é relativamente incomum, contudo é importante reconhecer quando

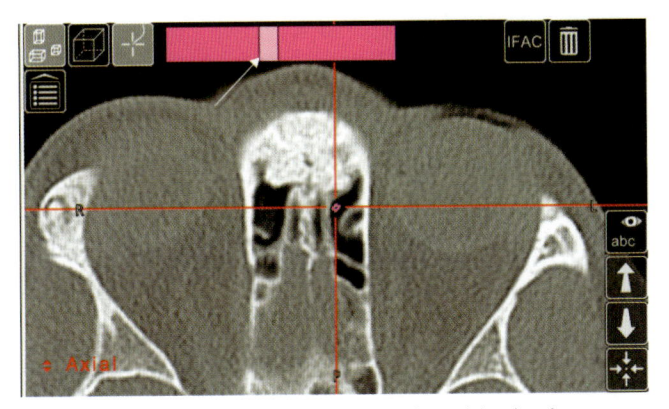

Fig. 6.35 Nesta TC axial, a via de drenagem frontal é indicada por um *círculo cor-de-rosa*. A barra de rolagem (*seta branca*) é deslizada para cima e para baixo enquanto as imagens de TCs axiais são examinadas, a fim de garantir que a via de drenagem seja corretamente colocada. O cursor pode ser passado sobre a via em qualquer estágio e se transforma em uma mão com a qual é possível pegar a via e manipulá-la na posição desejada.

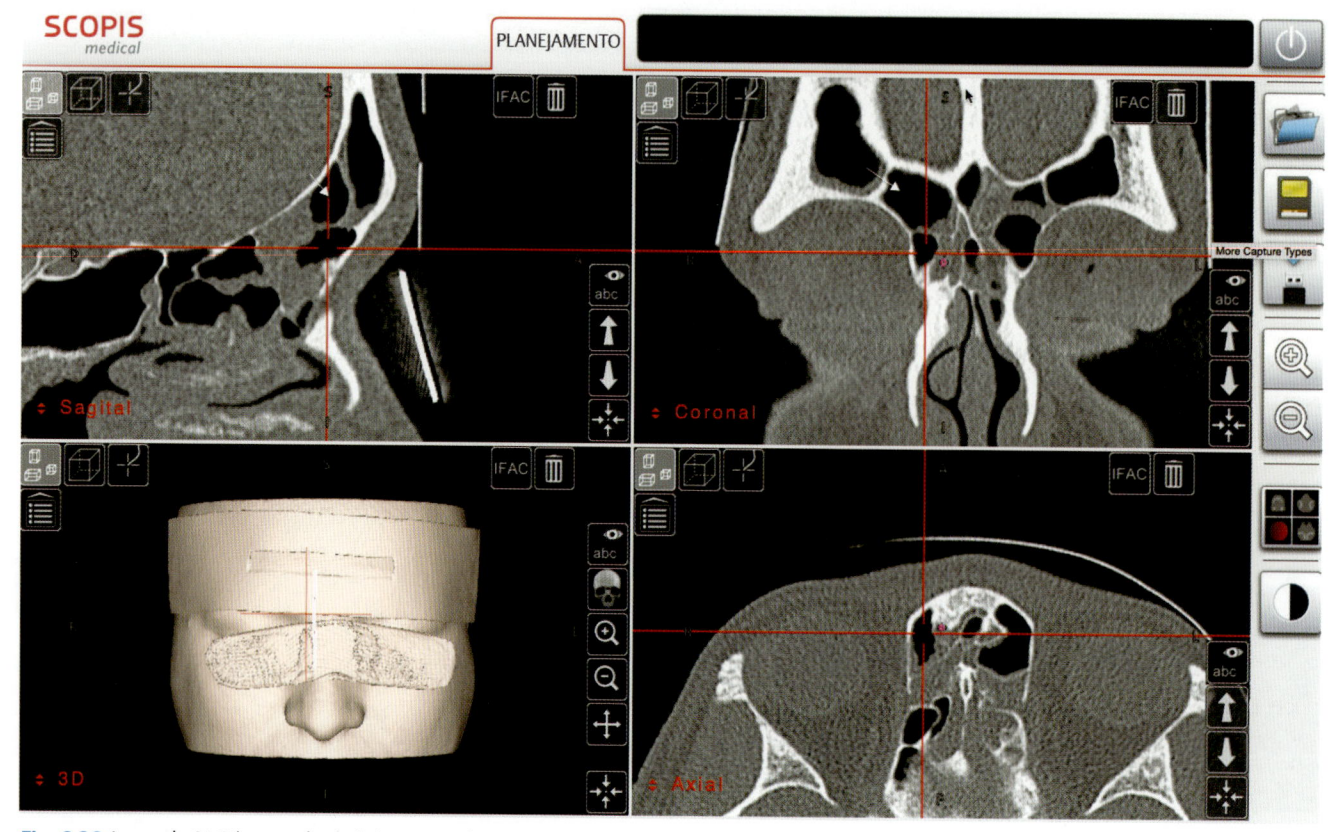

Fig. 6.36 A grande SAC (*centro de alvo*) é empurrada anteriormente por uma grande SBFC (*seta branca*) e a combinação de células empurra a via de drenagem frontal anteriormente contra o *frontal beak* (*ponto cor-de-rosa*).

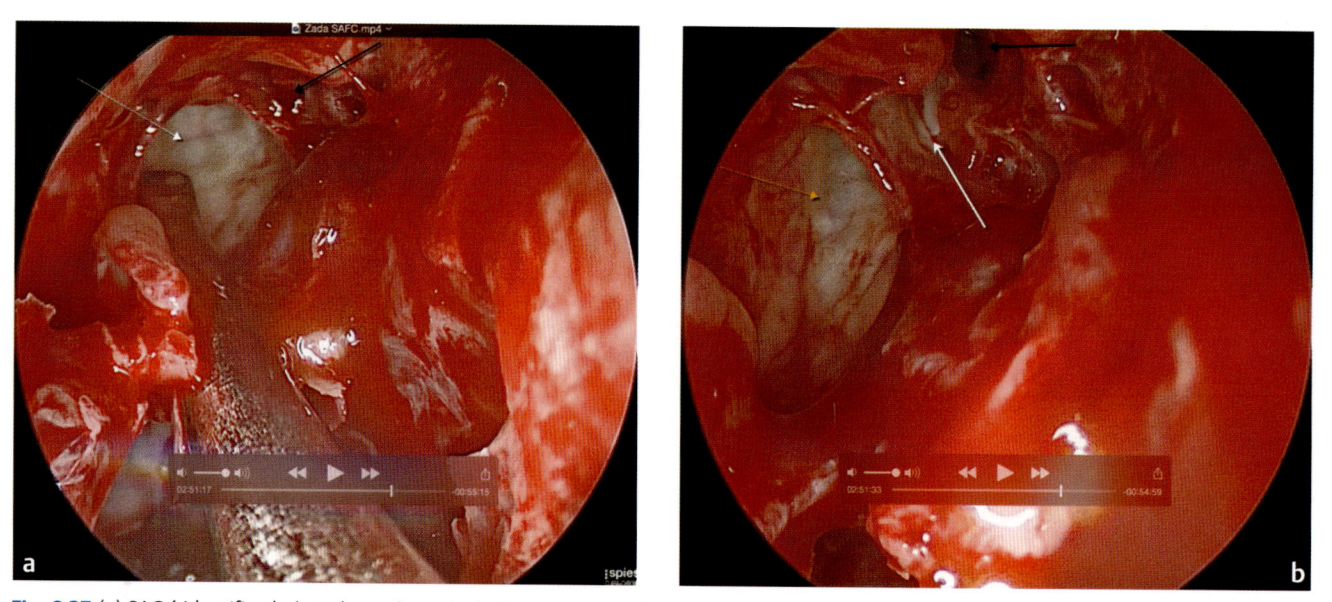

Fig. 6.37 (**a**) SAC é identificada (*seta branca*) e a via de drenagem sinusal frontal anterior estreita é vista (*seta preta*). (**b**) A SAC (*seta branca*) é parcialmente removida expondo a SBFC (*seta cor-de-laranja*) com a via de drenagem frontal anterior indicada pela *seta preta*.

6 Anatomia do Recesso Frontal e do Seio Frontal com Reconstrução Tridimensional

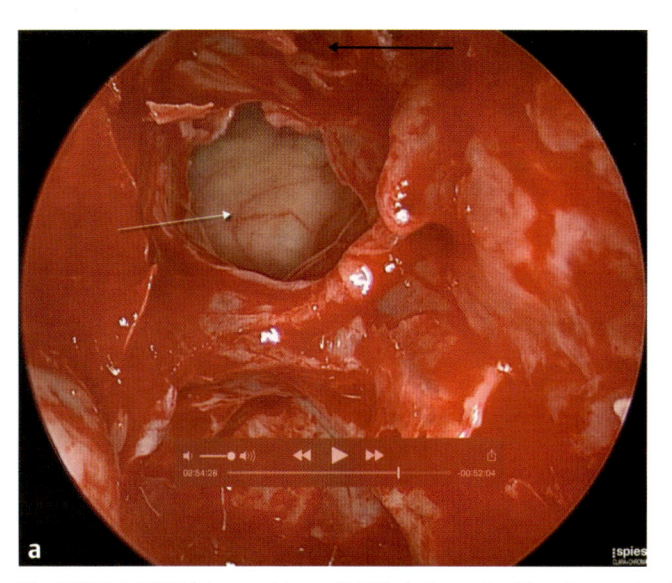

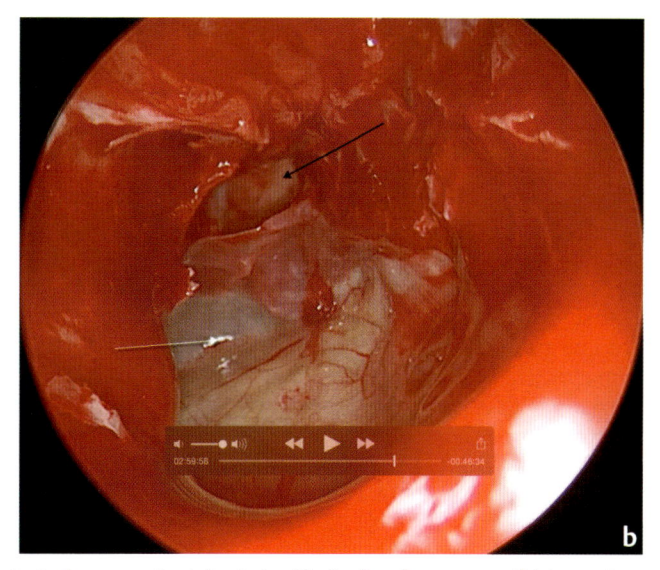

Fig. 6.38 (**a**) A SAC foi removida e a SBFC (*seta branca*) está mais exposta. A via de drenagem frontal anterior é indicada pela *seta preta*. (**b**) A parede anterior da SBFC (*seta branca*) foi parcialmente removida para mostrar o seio frontal (*seta preta*).

ocorre. É mais comum que uma célula medialmente alicerçada esteja situada bem mais superiormente e em contato com o septo do seio frontal, sendo denominada uma célula septal frontal (ver adiante). O reconhecimento de uma SAC situada medialmente no recesso frontal permitirá que a via de drenagem sinusal frontal seja vista lateralmente e permite que esta célula seja removida com segurança e o óstio frontal seja totalmente exposto. O exemplo a seguir mostra a SAC medialmente colocada (*centro de alvo*) com a via de drenagem lateral (*pontilhados cor-de-rosa*) (**Fig. 6.39**).

Embora as imagens de TC axiais sejam primariamente aquelas que usamos para seguir a via de drenagem sinusal

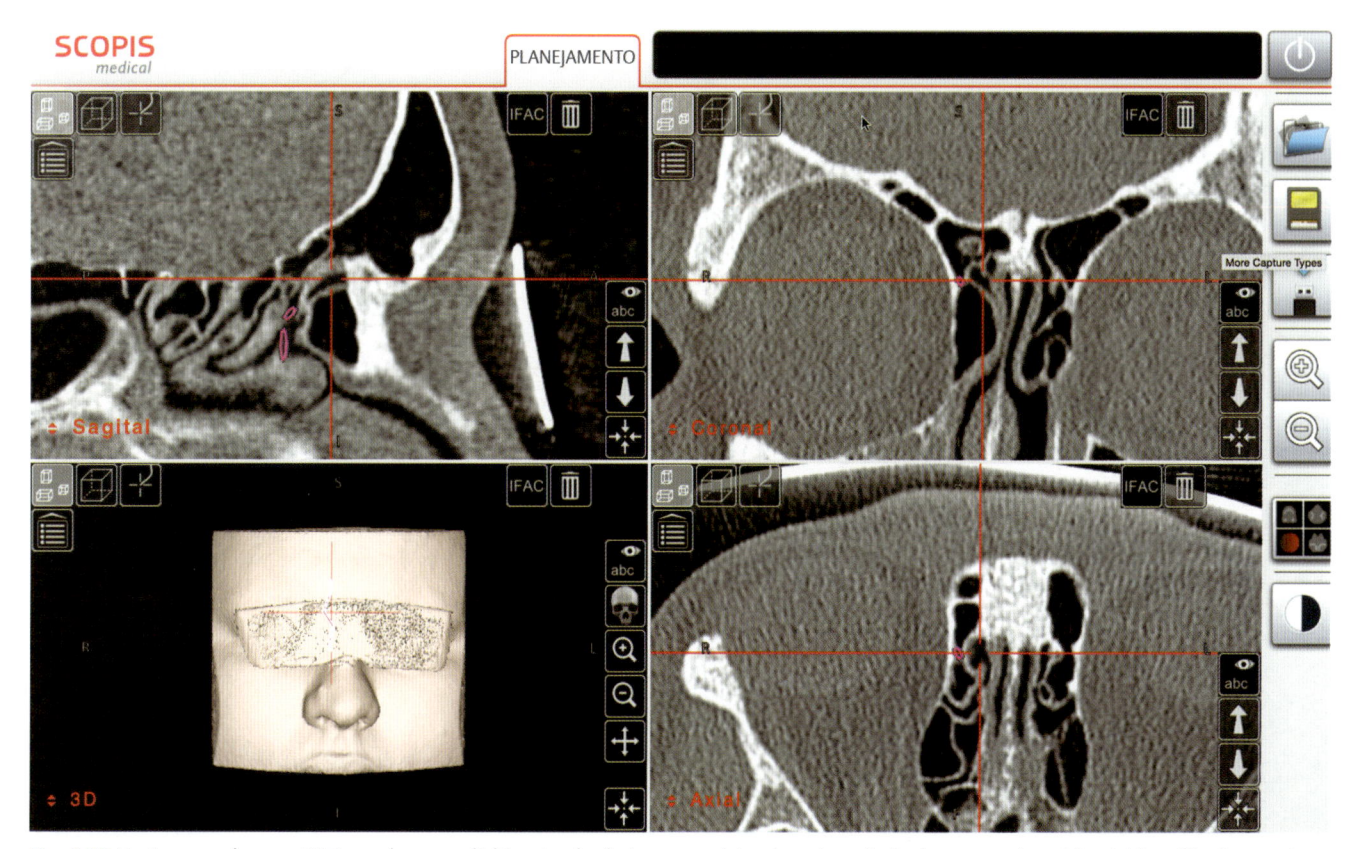

Fig. 6.39 Neste exemplo, uma SAC com base medial (*centro de alvo*) empurra lateralmente a via de drenagem sinusal frontal (*pontilhados cor-de-rosa* nas varreduras coronal e axial).

frontal, também é importante observar as imagens de TC coronal e parassagital. Neste exemplo, a via de drenagem sinusal frontal pode ser claramente vista tanto nas TCs coronais como nas axiais.

Se o cirurgião tivesse uma imagem 3D clara da anatomia, então seria capaz de visualizar a SAC na região medial do recesso frontal, bem como a via de drenagem sinusal frontal drenando lateralmente a ela. Garanta que a sua visualização intraoperatória corresponda ao modo como você pensou que o recesso frontal seria antes de proceder à cirurgia e, caso seja diferente, refaça o planejamento nas imagens até que planejamento e imagens clínicas estejam correlacionados. Na **Fig. 6.40a,b**, é exibida a imagem clínica que o cirurgião deveria imaginar ao olhar as imagens de TC. Na **Fig. 6.40a**, a ANC está aberta e o teto da crista é identificado (*seta branca*). Na **Fig. 6.40b**, é vista a célula supra-*agger nasi* medial (*seta preta*) e a via de drenagem lateral é identificada (*seta branca*). A via de drenagem (*seta branca*) está mais aberta na **Fig. 6.40c**, para ilustrar claramente a via de drenagem lateral. Esta correlação clínica com a imagem de TC é importante e, conforme cada caso é planejado, também deve ser imaginado como cada recesso frontal deverá ser no momento da cirurgia.

Variações da Célula Supra-*Agger Nasi* Frontal

SAFC com uma Via de Drenagem Medial

Na maioria dos casos, uma SAFC entrará no óstio frontal, lateralmente, empurrando a via de drenagem sinusal frontal medialmente (**Fig. 6.41**). Neste exemplo, no lado esquerdo, a SAFC ocupa a maior parte do óstio frontal por ser forçada através do óstio para o assoalho do seio frontal. Neste caso, a ANC e, então, a SAFC são identificadas, seguidas por duas CSBs e uma bolha etmoidal grande (**Fig. 6.42**). A SAFC é grande e força para trás, na parede anterior da SBC.

A via de drenagem do seio frontal (*seta branca*) é vista seguindo anteromedialmente a estas células. A melhor forma de observar isto é em imagens de TC axiais e esboços. Se olharmos as imagens intraoperatórias tiradas a partir da dissecção, podemos correlacionar esta anatomia complexa com aquilo que foi visto durante a cirurgia (**Fig. 6.43**).

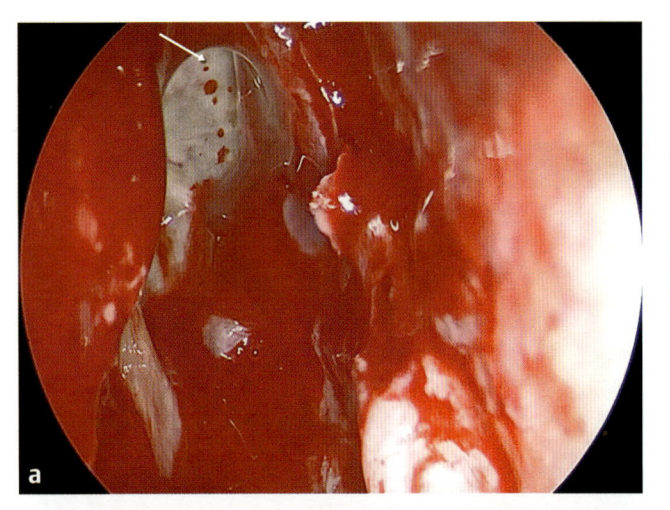

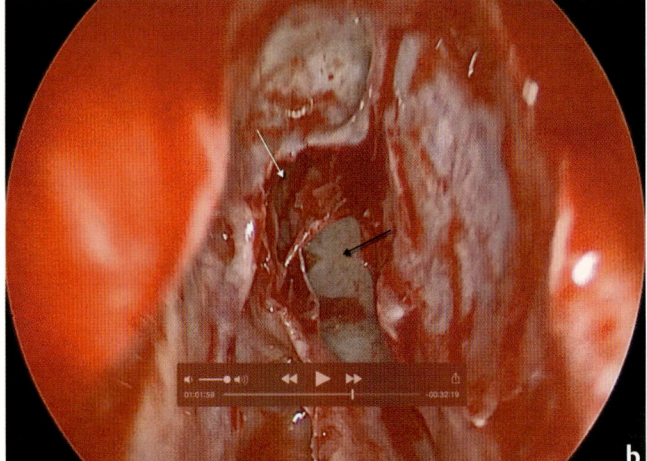

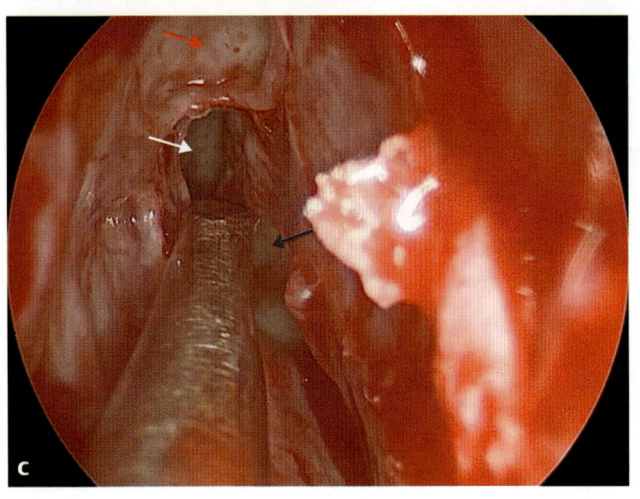

Fig. 6.40 (a-c) Imagens intraoperatórias exibindo as células vistas na imagem de TC na **Fig. 6.39**. (**a**) A ANC está aberta e seu teto pode ser visto (*seta branca*). (**b**) A SAC medial é indicada pela *seta preta* e a via de drenagem sinusal frontal é indicada pela *seta branca*. (**c**) O teto da ANC foi resseccionado ainda mais e a via de drenagem sinusal frontal de base lateral é exibida.

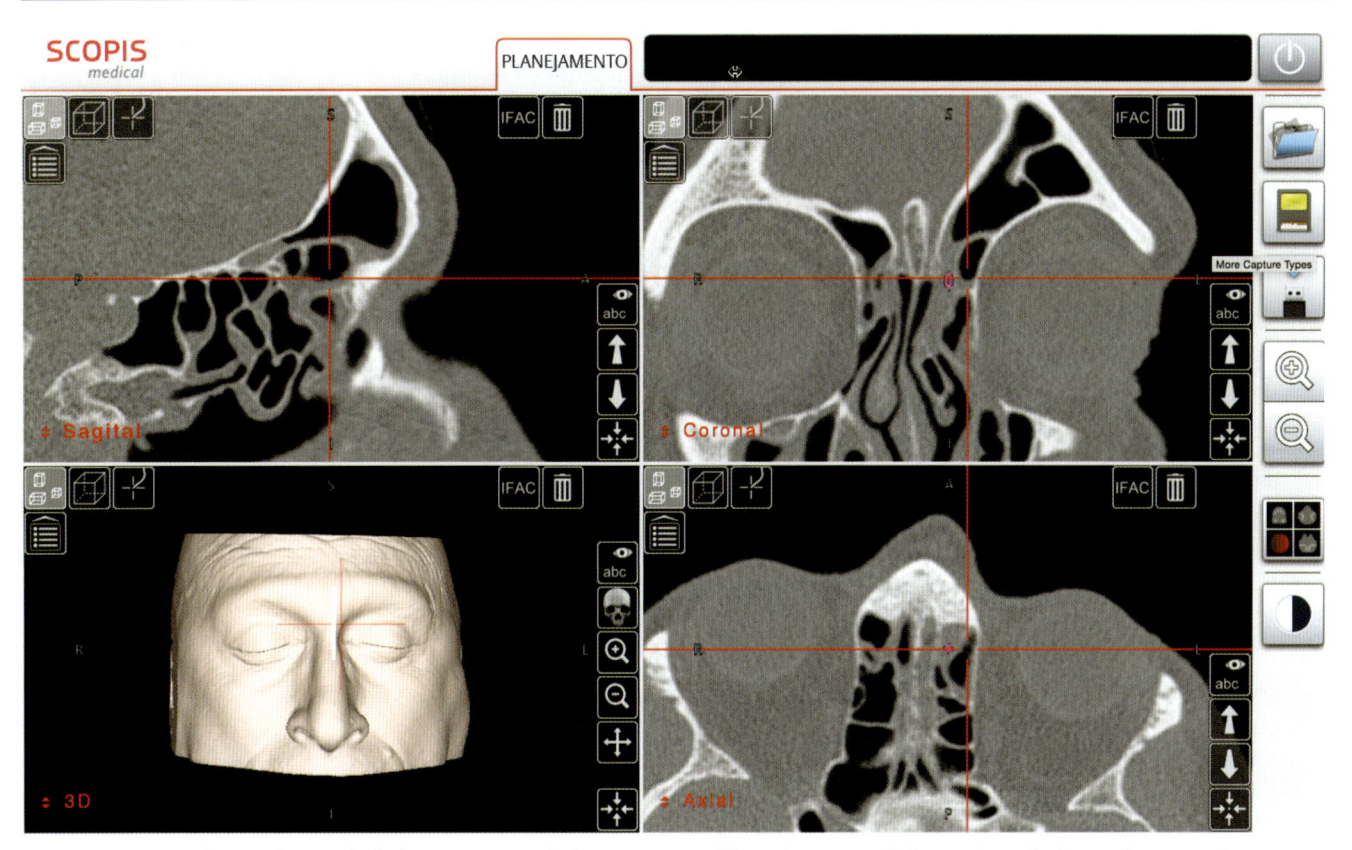

6 Anatomia do Recesso Frontal e do Seio Frontal com Reconstrução Tridimensional

Fig. 6.41 Uma grande SAFC (*centro de alvo*) empurra a via de drenagem sinusal frontal anteromedialmente (*pontilhados cor-de-rosa* nas imagens coronal e axial).

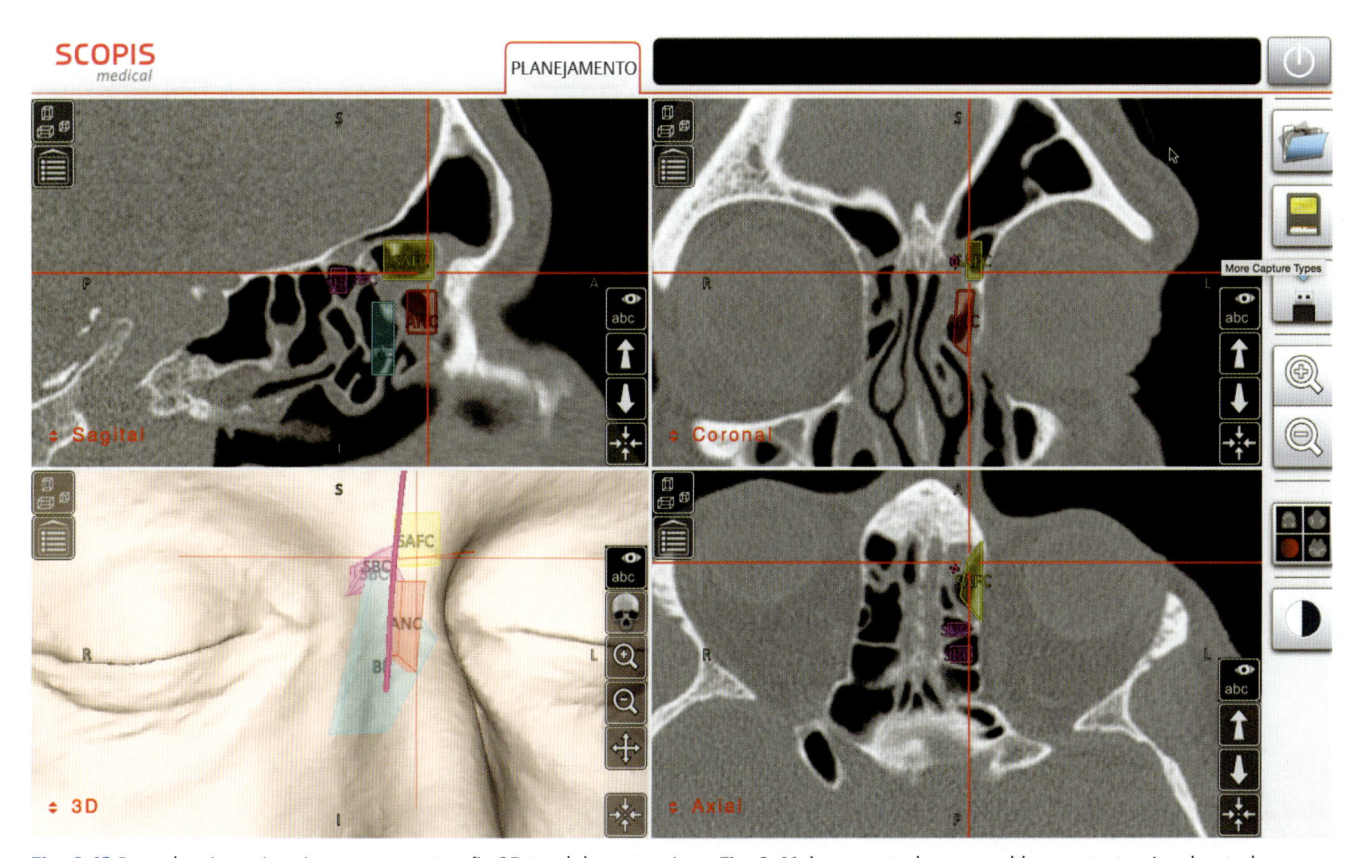

Fig. 6.42 Para planejar a cirurgia, uma reconstrução 3D total da anatomia na **Fig. 3.41** é apresentada, com os blocos estruturais sobre todas as células. Note como a SAFC empurra posteriormente junto ao recesso frontal (imagem coronal) e, de novo, como a via de drenagem é empurrada anteromedialmente (*ponto cor-de-rosa*).

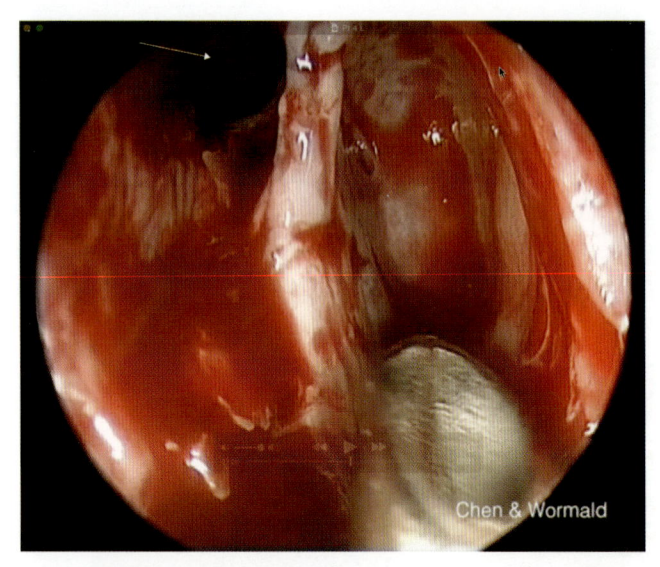

Fig. 6.43 Imagem intraoperatória do paciente apresentado nas **Figs. 6.41** e **6.42**, ilustrando a grande SAFC (ponta do instrumento na célula) e a via de drenagem frontal anteromedial (*seta branca*).

Em alguns pacientes com SAFCs muito grandes, apenas a parede medial que ocupa o óstio frontal pode ter que ser removida, enquanto o teto da célula pode ser mantido, desde que não esteja mais obstruindo a via de drenagem sinusal frontal. Isto em geral somente é feito quando há dificuldade técnica para alcançar o teto ou cúpula da célula, ou se o teto for espesso demais para ser fraturado facilmente com uma sonda ou cureta. Uma SAFC grande é uma célula que geralmente entra no seio frontal ao longo da parede lateral do óstio frontal empurrando medialmente a via de drenagem. Entretanto, no plano coronal, é possível ver que a célula se estende significativamente para dentro do seio frontal, (**Fig. 6.44**, *centro de alvo*). A decisão sobre a possibilidade de remoção é tomada com base na dimensão anteroposterior do óstio frontal, melhor avaliada na varredura parassagital. Neste caso, o óstio frontal está amplamente patente e a SAFC pode ser removida a partir de baixo. Diante da percepção de que isto não seria possível, então procede-se à abordagem de Lothrop modificada para obter acesso e, em todos os casos, isto proporciona um acesso mais do que adequado para permitir a remoção de SAFCs grandes.

SAFC com uma Via de Drenagem Posterior

Esta situação ocorre quando uma SAFC (*centro de alvo*) pneumatiza através do óstio frontal e ocupa toda a região anterior do óstio frontal empurrando posteriormente a via de drenagem sinusal frontal (**Fig. 6.45**, *linhas e pontilhados cor-de-rosa*). Em alguns casos, esta via pode ser bastante estreita e pode haver um risco significativo ao tentar manipular uma sonda ou cureta através deste espaço estreito, devido à proximidade da base do crânio. Na maioria dos pacientes, esta porção da base do crânio (fóvea etmoidal) é bastante grossa e deve haver resistência à penetração. É necessário checar isto na imagem de TC antes de o instrumento ser colocado. Uma vez criada a imagem 3D, a via de drenagem do seio frontal ao redor destas células precisa ser estabelecida. No exemplo

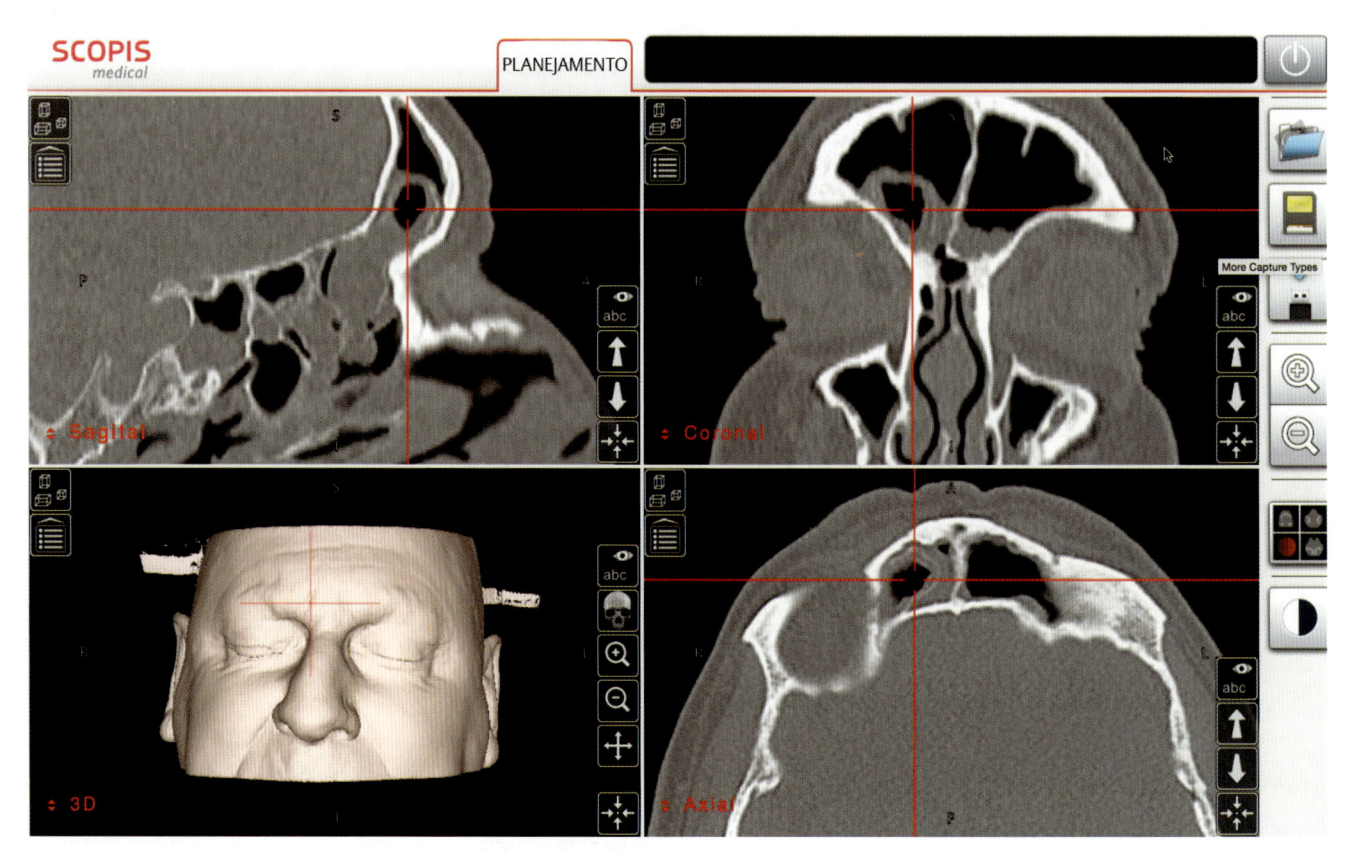

Fig. 6.44 Esse paciente tem uma SAFC muito grande que se estende significativamente para dentro do seio frontal (*centro do alvo*). A decisão sobre ser ou não possível removê-la endoscopicamente se baseia em grande parte nas dimensões anteroposteriores do óstio frontal.

6 Anatomia do Recesso Frontal e do Seio Frontal com Reconstrução Tridimensional

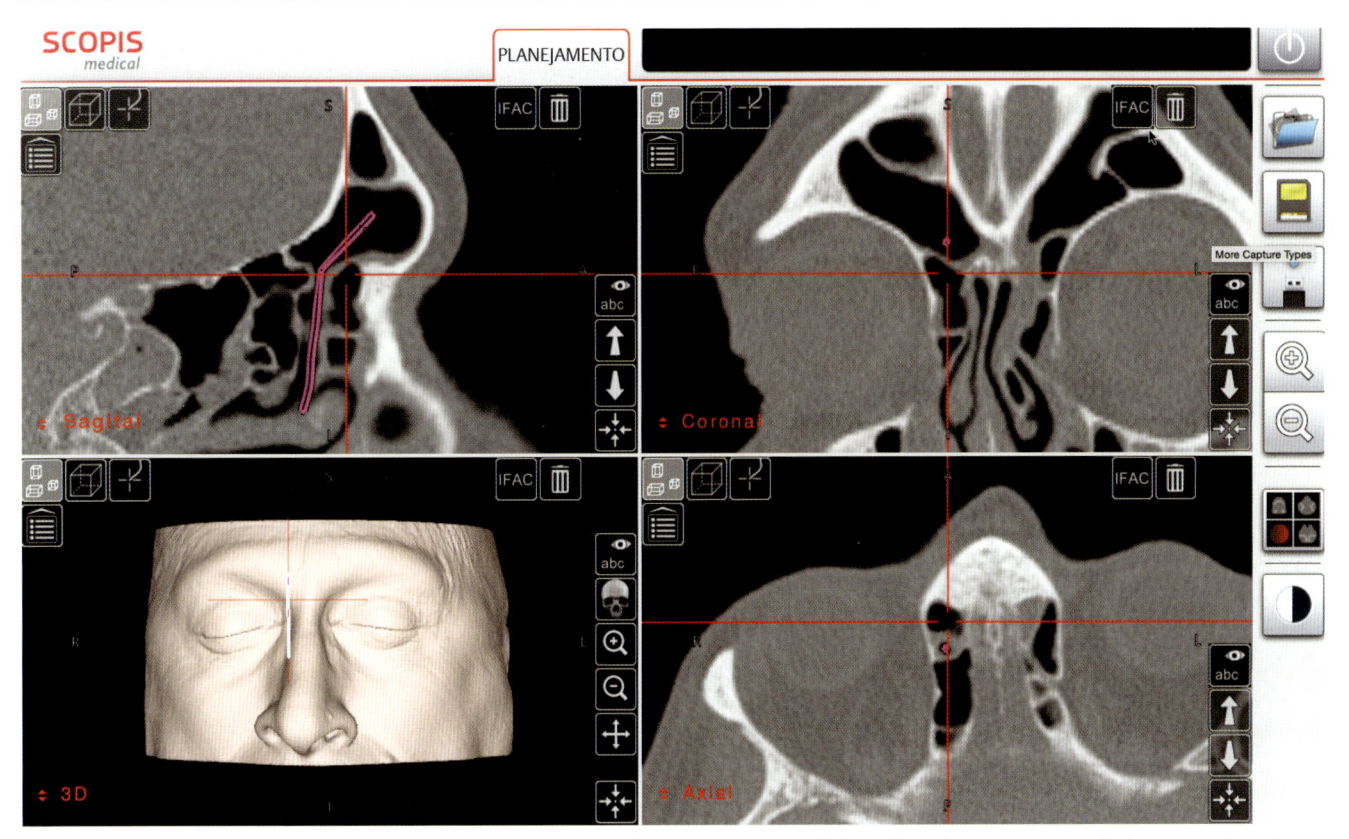

Fig. 6.45 Este paciente tem uma SAFC (*centro de alvo*) que ocupa toda a porção anterior do óstio frontal e empurra a via de drenagem sinusal frontal posteriormente (*pontilhado cor-de-rosa*).

(**Fig. 6.46**), SAFC (*seta preta*) pode ser vista ocupando a maior parte do óstio frontal e empurrando a via de drenagem (*seta branca*) do seio frontal, posteriormente. Mais uma vez, esta imagem deve poder ser visualizada no momento da observação da imagem TC e do planejamento da anatomia e da cirurgia.

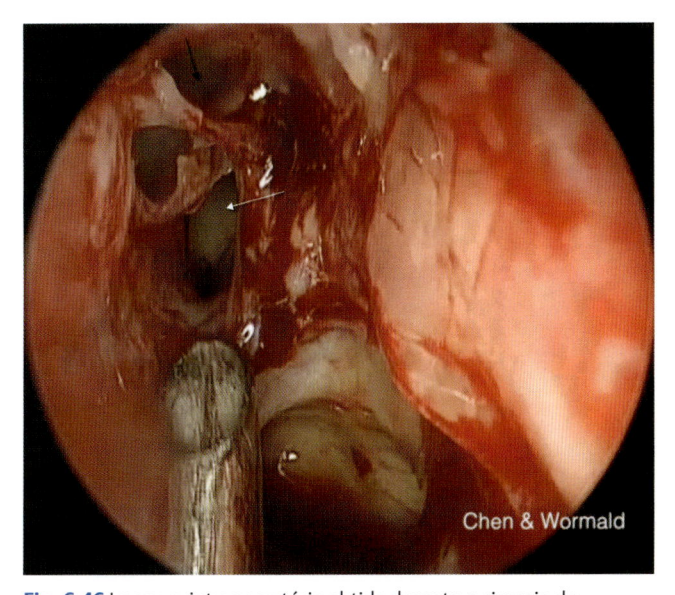

Fig. 6.46 Imagem intraoperatória obtida durante a cirurgia do paciente mostrado na **Fig. 6.45**. Note a SAFC de base anterior com a via de drenagem sinusal frontal posterior (*seta branca*).

SAFC, SBFC e Célula Septal Frontal com uma Via de Drenagem Anterior

Se a SAFC for grande e preencher o óstio frontal, irá empurrar a via de drenagem medial, posterior ou anteriormente. A direção em que a célula empurra a via de drenagem depende primariamente de onde está a base da célula (anterior, lateral ou posteriormente) e de quais são as outras células presentes no óstio/recesso frontal. Se, por exemplo, uma célula septal frontal (FSC) estiver presente, isto irá estreitar ainda mais a via de drenagem sinusal frontal e esta célula tenderá a empurrar a via lateralmente. Em um caso deste tipo, a via será espremida entre estas duas células. Se também houver uma SBFC, isto resulta em uma saída muito estreita do seio frontal. Um exemplo desta variação anatômica é apresentada na **Fig. 6.47**. A SAFC (*centro de alvo*) estende-se significativamente pelo óstio frontal, e empurra anteriormente a via de drenagem (*pontilhado cor-de-rosa*), de modo a espremê-la entre a SAFC e a FSC (*seta branca*). A SBFC (*seta preta*) se estende acima da SAFC e, adicionalmente, espreme a via entre si mesma e as outras células. Se um bloco de construção for colocado para cada uma destas células vistas, para a bolha etmoidal e para a célula suprabular, uma imagem 3D desta configuração celular complexa é estabelecida (**Fig. 6.48**). Para trabalhar a via de drenagem do seio frontal, as imagens axiais são vistas no sentido cranial-caudal. Conforme o seio frontal é seguido entrando no recesso frontal, sua via inicialmente é empurrada anteriormente pela SAFC, e ainda lateralmente, porém a FSC então, à medida que a via alcança a SBFC, é espremida contra o *frontal beak*. Na **Fig. 6.49,** um mini-trépano sinusal frontal foi colocado e é possível ver fluores-

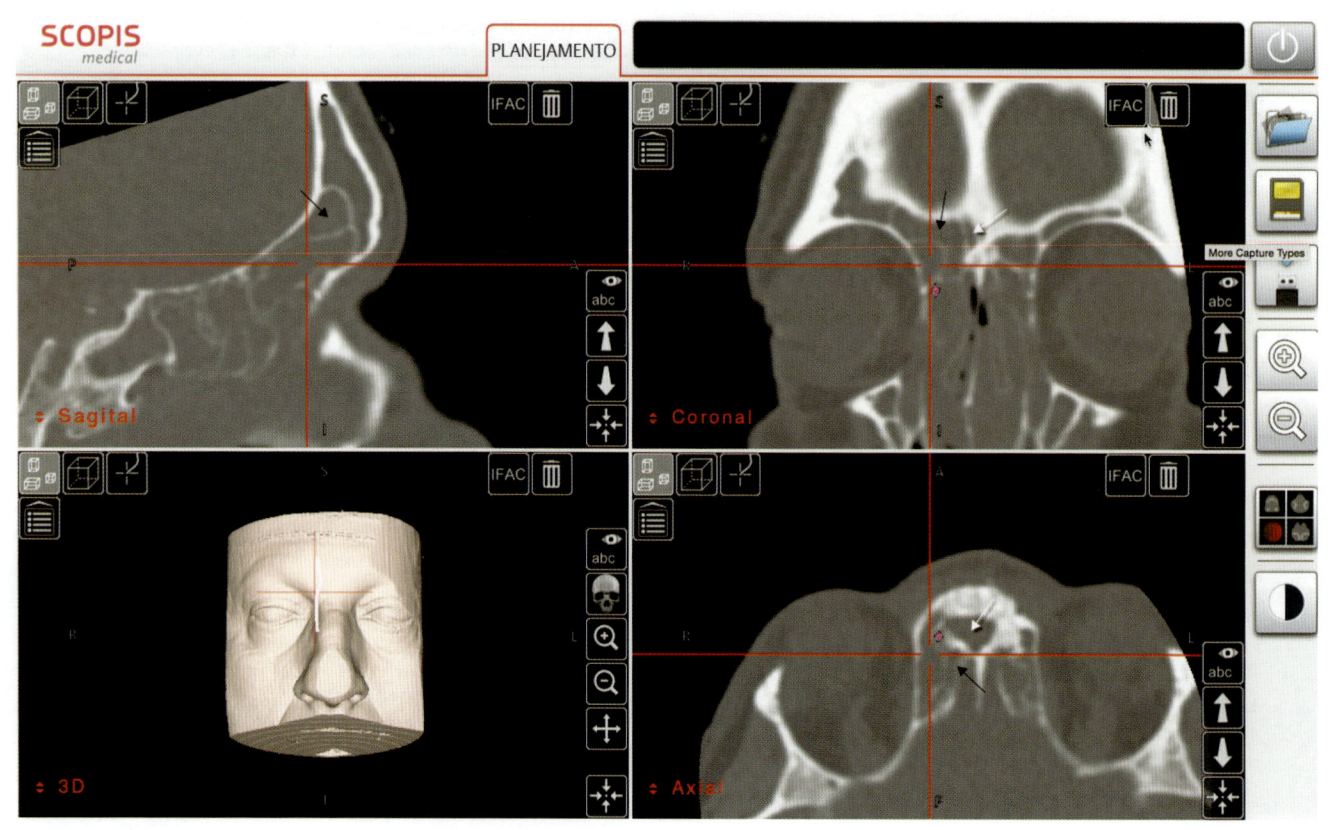

Fig. 6.47 Este paciente tem uma extensiva doença sinusal com uma SAFC grande (*centro de alvo*), uma SBFC grande (*seta preta*) e uma FSC (*seta branca*) combinadas obstruindo a via de drenagem sinusal frontal (*ponto cor-de-rosa*). Note como a FSC empurra a via de drenagem lateral e a espreme entre si e a SAFC. A SBFC ocupa o aspecto posterior do óstio frontal (*seta preta*).

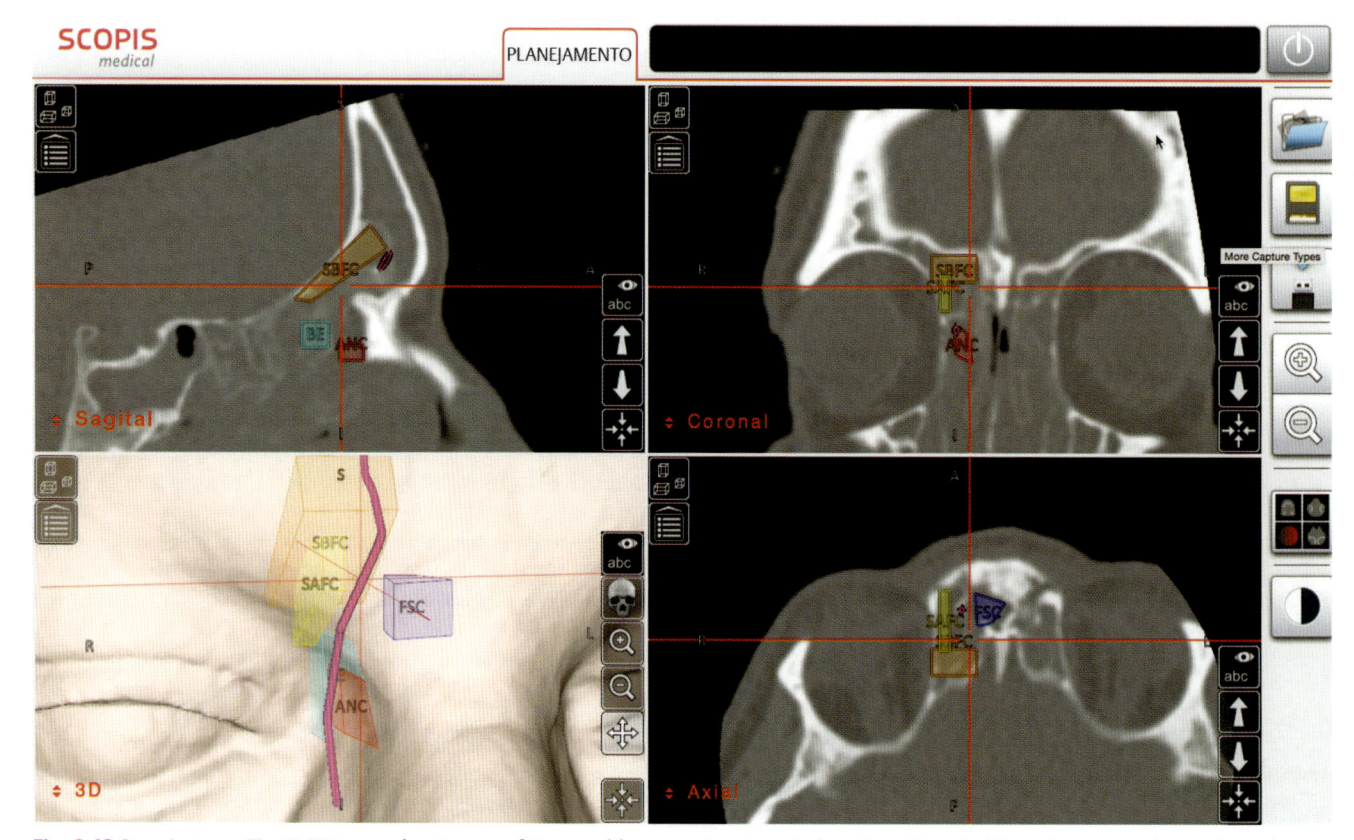

Fig. 6.48 O paciente na **Fig. 6.47** teve o planejamento feito com blocos estruturais colocados para todas as células ilustrando a configuração 3D da anatomia deste recesso frontal dificílimo. Isto é útil para a cirurgia e ajuda o cirurgião a decidir onde a cureta de sucção será colocada para permitir que cada célula seja fraturada e removida do óstio frontal.

6 Anatomia do Recesso Frontal e do Seio Frontal com Reconstrução Tridimensional

ceína drenando pela via de drenagem frontal de base anterior (*seta branca*), com a FSC medial (*seta preta*) e a SAFC (*seta verde*) vistas no óstio frontal (**Fig. 6.49**). Isto permite que o cirurgião decida exatamente onde os instrumentos devem ser colocados de modo a poder deslizar até a via de drenagem e as células que estão obstruindo o óstio frontal poderem ser removidas.

Célula Suprabular Frontal com Via de Drenagem Anterior

Esta célula comumente é confundida com a célula de tipo 4 da classificação de Kuhn original, em que uma célula de tipo 4 foi definida como sendo uma célula isolada junto ao seio frontal. Na **Fig. 6.50,** a SBFC parece ser uma célula isolada no seio frontal (centro do alvo). Entretanto, quando esta célula é seguida posteriormente e vista em uma imagem parassagital, fica bastante claro que se trata de uma célula bular frontal originada no espaço suprabular, a qual pneumatiza anterogradamente, ao longo da base do crânio e para dentro do seio frontal.

A via de drenagem sinusal frontal pode ser seguida do seio frontal para dentro do recesso frontal, e empurrada anteriormente pela SAFC. Note que a FSC também exerce impacto sobre a via de drenagem, por empurrá-la lateralmente (*seta branca*).

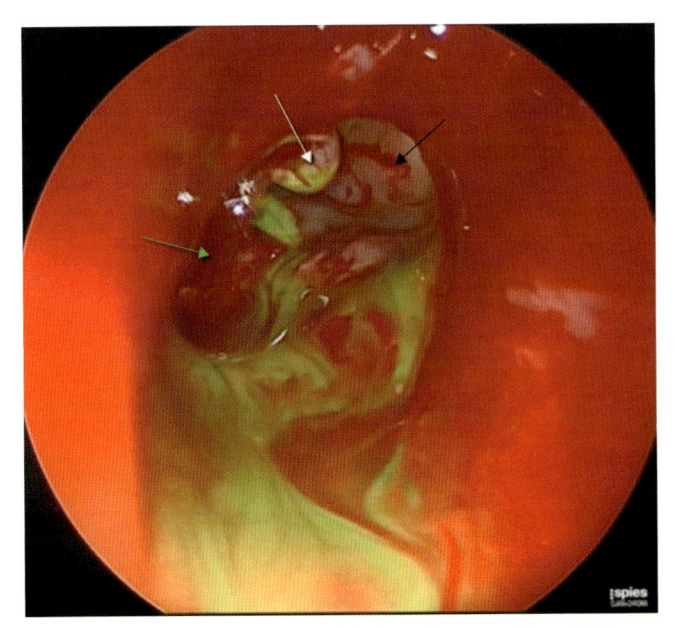

Fig. 6.49 Esta imagem intraoperatória do paciente nas **Figs. 6.47** e **6.48** mostra a FSC (*seta preta*) e a SAFC (*seta verde*) com a fluoresceína colocada dentro do seio frontal por minitrepanação sinusal frontal, e drenando pela via de drenagem sinusal frontal (a *seta branca* indica a abertura da via).

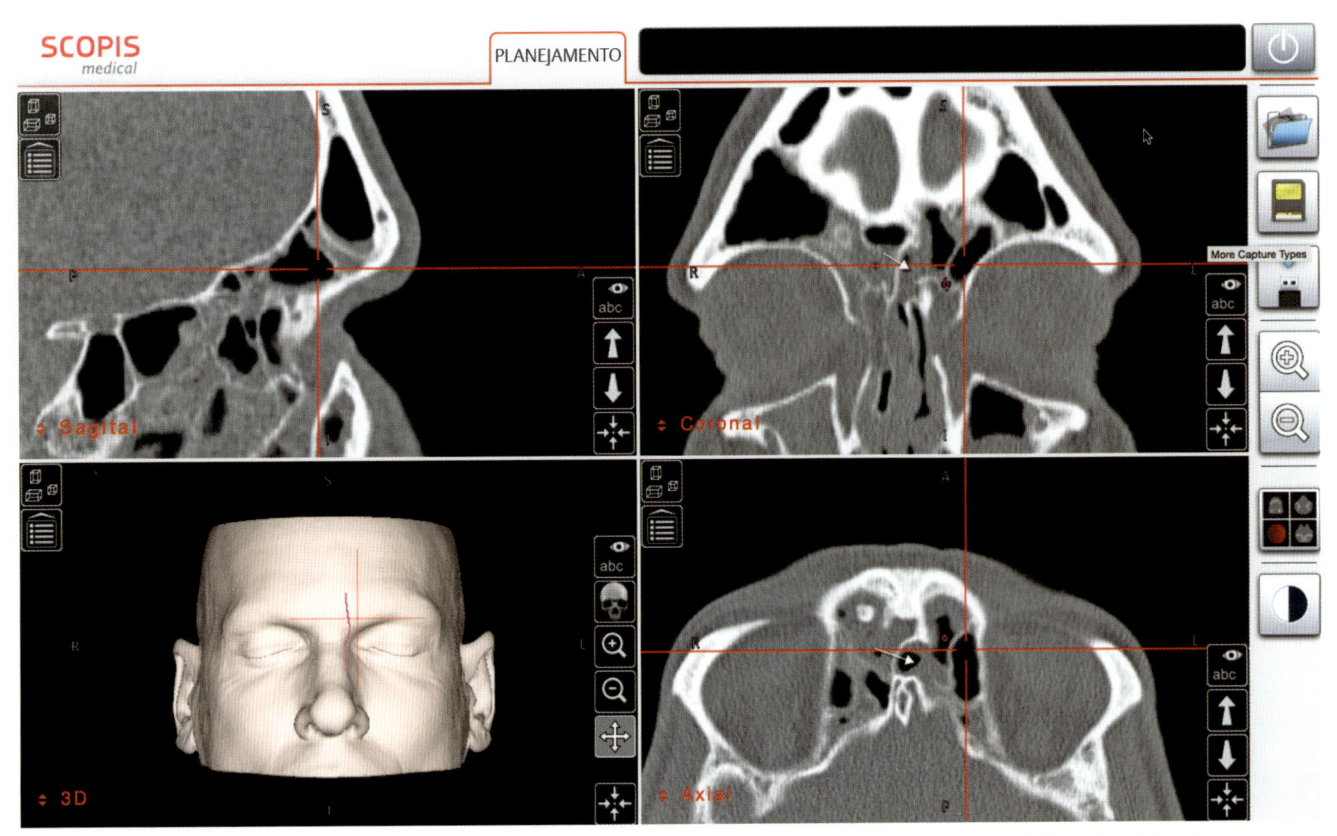

Fig. 6.50 Este paciente tem o que parece ser uma célula sinusal frontal isolada à imagem coronal (*centro de alvo*), mas, quando as outras varreduras são vistas, fica evidente que se trata de uma grande SBFC se projetando anteriormente a partir da base do crânio. Note como a via de drenagem sinusal frontal está comprimida entre a SBFC e a FSC (*ponto cor-de-rosa*).

Conclusão

A anatomia e as variações comuns que ocorrem no recesso frontal são pouco conhecidas por um amplo número de cirurgiões especialistas em endoscopia sinusal. Foi proposto que a ANC é a chave para a compreensão desta área complexa. Imagens de TC de corte fino, coronais e parassagitais, reconstruídas auxiliam na identificação de cada célula individual e permitem ao cirurgião formular um plano cirúrgico limpo e preciso. As imagens axiais são úteis para a identificação da via de drenagem sinusal frontal. Um novo *software* possibilita a visualização simultânea de cada célula em todos os três planos, sendo que alguns programas de *software* permitem colocar blocos de construção diretamente nas células, criando a imagem 3D da anatomia do recesso frontal. Além disso, neste *software*, a via de drenagem sinusal frontal pode ser esboçada nas imagens de TC e revisada em todos os três planos, bem como ser ajustada de modo a permitir que a via correta seja identificada. Antes de a cirurgia ser realizada no recesso frontal, o cirurgião precisa rever completamente todas as imagens de TC nos três planos, e considerá-las como estando em um simulador cirúrgico. O cirurgião deve ser capaz de criar mentalmente uma imagem da estrutura celular no recesso frontal, com a via de drenagem sinusal frontal nesta imagem 3D. O cirurgião deve então seguir as etapas cirúrgicas a serem realizadas. Por exemplo: criar um retalho axilar, erguer o retalho, remover a parede anterior da ANC, colocar a cureta de sucção medial ou atrás da ANC, e remover esta célula (teto e parede medial). Identificar as células residuais e a via de drenagem sinusal frontal ao redor destas células. Colocar a cureta de sucção ao longo da via de drenagem sinusal frontal, sem forçar, e fraturar a célula e remover a(s) célula(s) expondo o óstio frontal. Um plano cirúrgico como este, formulado a partir de um conhecimento abrangente da anatomia, permite a dissecção segura de uma área complexa e difícil.

Vídeos

Há um grande número de vídeos que acompanham este livro e ilustram todas as variações descritas anteriormente. Todos estes vídeos começam com uma série de varreduras de TC. Reveja as varreduras com atenção e tente construir uma imagem mental da anatomia do recesso frontal, antes de assistir o vídeo. Repita isto com frequência até que as varreduras de TC possam ser correlacionadas de forma precisa com a anatomia vista na cirurgia.

Referências

1. Kaliner MA, Osguthorpe JD, Fireman P, et al. Sinusitis: bench to bedside. Current findings, future directions. J Allergy Clin Immunol 1997;99 (6 Pt 3):S829–S848
2. Davis WE, Templer J, Parsons DS. Anatomy of the paranasal sinuses. Otolaryngol Clin North Am 1996;29(1):57–74
3. Schaefer SD, Manning S, Close LG. Endoscopic paranasal sinus surgery: indications and considerations. Laryngoscope 1989;99(1):1–5
4. Kennedy DW, Senior BA. Endoscopic sinus surgery. A review. Otolaryngol Clin North Am 1997;30(3):313–330
5. Stammberger HR, Kennedy DW; Anatomic Terminology Group. Paranasal sinuses: anatomic terminology and nomenclature. Ann Otol Rhinol Laryngol Suppl 1995;167(supplement 167):7–16
6. Thawley SE, Deddens AE. Transfrontal Endoscopic Management of Frontal Recess Disease. Am J Rhinol 1995;9(6):307–311
7. Keros P. Über die praktische Bedeutung der Niveauunterschiede de Lamina cribrosa des Ethmoids. Laryngol Rhinol Otol (Stuttg) 1965;41:808–813
8. Stammberger H, Hawke M, eds. Functional Endoscopic Sinus Surgery - The Messerklinger Technique. Chapter Special Endoscopic Anatomy. Philadelphia, PA: B.C. Decker Publishers; 1991:61–90
9. Floreani SR, Nair SB, Switajewski MC, Wormald PJ. Endoscopic anterior ethmoidal artery ligation: a cadaver study. Laryngoscope 2006;116:1263–1267
10. Wormald PJ. The agger nasi cell: the key to understanding the anatomy of the frontal recess. Otolaryngol Head Neck Surg 2003;129(5):497–507
11. Kew J, Rees G, Close D, Sdralis T, Sebben R, Wormald PJ. Multiplanar reconstructed CT images improves depiction and understanding of the anatomy of the frontal sinus and recess. Am J Rhinol 2002;16(2):119–123
12. Bolger WE, Butzin CA, Parsons DS. Paranasal sinus bony anatomic variations and mucosal abnormalities: CT analysis for endoscopic sinus surgery. Laryngoscope 1991;101(1 Pt 1):56–64
13. Wake M, Takeno S, Hawke M. The uncinate process: a histological and morphological study. Laryngoscope 1994;104(3 Pt 1):364–369
14. Kuhn FA. Chronic frontal sinusitis: the endoscopic frontal recess approach. Operative techniques. Otolaryngol Head Neck Surg 1996;7(3):222–229
15. Wormald PJ, Hoseman W, Callejas C, et al. The International Frontal Sinus Anatomy Classification (IFAC) and Classification of the Extent of Endoscopic Frontal Sinus Surgery (EFSS). Int Forum Allergy Rhinol 2016;6(7):677–696
16. Wormald PJ. Three Dimensional building block approach to understanding the anatomy of the frontal recess and frontal sinus. Op Tech in OL&HNS 2006;17(1):2–5
17. Wormald PJ. Surgery of the frontal recess and frontal sinus. Rhinology 2005;43(2):82–85
18. Kim KS, Kim HU, Chung IH, Lee JG, Park IY, Yoon JH. Surgical anatomy of the nasofrontal duct: anatomical and computed tomographic analysis. Laryngoscope 2001;111(4 Pt 1):603–608
19. Wormald PJ. The axillary flap approach to the frontal recess. Laryngoscope 2002;112(3):494–499
20. Wormald PJ, Chan SZX. Surgical techniques for the removal of frontal recess cells obstructing the frontal ostium. Am J Rhinol 2003;17(4):221–226

7 Abordagem Cirúrgica do Seio Frontal e do Recesso Frontal

Introdução

O recesso frontal sempre foi considerado a área mais difícil de dissecar.[1-4] Isto se deve, em grande parte, à sua localização atrás do processo nasal do osso frontal (*frontal beak*).[5] Há três filosofias principais relacionadas com o tratamento da doença do seio e recesso frontais. A técnica sinusal minimamente invasiva, ou MIST (do inglês, *minimal invasive sinus technique*), defende o manejo do seio maxilar e espaços de transição associados (hiato semilunar e infundíbulo etmoidal) sem a realização de cirurgia no recesso frontal.[6-8] Segundo esta filosofia, o tratamento do seio maxilar e transicionais associados resultará na eliminação da doença do seio e recesso frontais. Há poucos artigos publicados sustentando esta teoria e todas as publicações são de autoria do mesmo grupo de pesquisadores.[6-8] Até que haja evidência substancial de que esta abordagem funciona para um amplo espectro de doença do seio e recesso frontais, não defendemos esta abordagem. A segunda filosofia estabelece que somente é possível operar o seio e o recesso frontais se houver sintomas que possam ser atribuídos diretamente ao seio frontal, como dor e cefaleia frontal. Embora concordemos que a cirurgia em um seio ou recesso frontal adoecido sintomático seja apropriada, não concordamos que seja esta a única indicação para operar a região. Pacientes que apresentam obstrução nasal, gotejamento pós-nasal, rinorreia purulenta e anosmia, e aqueles com doença radiológica no seio ou recesso frontal precisam de abordagem cirúrgica desta região. Nestes pacientes, é feita a abordagem cirúrgica dos seios maxilar, etmoidal e esfenoide adoecidos, e não faz sentido não terem também o seio frontal abordado apenas por não apresentarem sensibilidade ou dor frontal localizada. É bem reconhecido que as células retidas ou residuais no seio/recesso frontal constituem uma das causas mais comuns de falha da cirurgia endoscópica sinusal.[1,2]

Neste capítulo, apresentamos a nossa abordagem graduada para cirurgia do seio e recesso frontais. No seio e recesso frontal acessíveis, manobras simples em termos de endoscopia e acesso cirúrgico (retalho axilar) são defendidas e, na maioria dos casos, suficientes para permitir a limpeza do recesso frontal e do óstio frontal. Para o seio ou recesso frontais de difícil acesso, é apresentada a técnica adicional de mini-trepanação do seio frontal. Estes pacientes difíceis também podem ser beneficiados, se o cirurgião puder contar com a navegação cirúrgica assistida por computador.

A base da nossa técnica cirúrgica é a técnica do retalho axilar. Esta técnica tem similaridades com o procedimento de resgate sinusal frontal descrito por Kuhn *et al.*,[9] em que os retalhos de mucosa são erguidos durante a cirurgia no óstio frontal. Entretanto, a principal diferença está no fato de o procedimento de resgate do seio frontal ser projetado para o tratamento de pacientes nos quais uma cirurgia endoscópica sinusal padrão prévia tenha falhado e que apresentam óstio frontal estenosado. A técnica de retalho axilar é projetada para todos os pacientes submetidos a procedimentos para o seio ou recesso frontal, inclusive pacientes previamente operados. O conceito central de procedimento de retalho axilar consiste na remoção da parede anterior da célula *agger nasi* (ANC). Essa técnica não é nova e foi descrita por May & Schaitken[10] como parte de sua abordagem nasofrontal (NFA-I) do seio frontal. Schaefer & Close[11] defenderam uma abordagem similar com remoção do osso acima da inserção da concha média. A principal diferença entre estas abordagens e a abordagem do retalho axilar está na elevação do retalho de mucosa que pode ser substituído ao final do procedimento, para cobrir o osso bruto exposto visto após a remoção da parede anterior da ANC. Isto previne a formação de tecido de granulação sobre o osso exposto, com subsequente formação de cicatriz e cicatrização desta área. Este tipo de cicatrização pode puxar lateralmente a extensão superior da concha média e aproximar o aspecto anterior do recesso frontal. Isto, por sua vez, pode levar ao bloqueio da saída frontal e resultar em recorrência da rinossinusite frontal.

May & Schaitkin defenderam a ampliação do óstio frontal em suas abordagens NFA II e III.[10] Isto é desnecessário e não defendido na vasta maioria dos pacientes, uma vez que a remoção de células residuais junto ao recesso frontal com exposição do óstio frontal geralmente é suficiente para alcançar a resolução da sinusite frontal. A nossa filosofia é a de que onde os pacientes têm células no recesso frontal ou no óstio frontal obstruindo a saída do seio frontal, é necessário remover estas células sem ampliar o óstio frontal. Mesmo os óstios frontais muito pequenos podem funcionar bem, se suas vias de saída não estiverem obstruídas, sendo que o paciente deve ter a oportunidade de ver se o tamanho natural de seu óstio frontal é suficiente. Em alguns pacientes, especialmente aqueles com doença de mucosa grave, este óstio pode se tornar edematoso e obstruído; se isto causar sintomas, então há indicação para a ampliação do óstio. Entretanto, isto ocorre na minoria dos casos e é impossível prever quais pacientes com um tamanho de óstio frontal particular apresentarão obstrução e se tornarão sintomáticos. Na maioria dos pacientes, a única forma de ampliar um óstio frontal é com uma broca. O alargamento do óstio frontal com o uso de *drills* sem a criação de um óstio que seja o maior possível provavelmente resultará em uma intensa reação fibrosa a partir do osso bruto exposto e, na maioria dos casos, aumentará a probabilidade de formação de cicatriz e estenose no pós-operatório. Conforme podemos ver no Capítulo 9, a ampliação do óstio frontal geralmente é feita com um broqueamento frontal, Draf 3/procedimento de Lothrop modificado e, muito raramente, com um procedimento Draf tipo 2 (ampliação unilateral do óstio frontal), em razão da incidência aumentada de fibrose e estenose vista com o broqueamento unilateral do óstio frontal.[12] Isto é especialmente válido para pacientes com doença de mucosa grave e nos quais o processo inflamatório continue durante o período pós-operatório.[13]

Pacientes Adequados para a Cirurgia do Recesso Frontal e do Seio Frontal

A nossa filosofia é a de que um paciente submetido a uma terapia médica apropriada (incluindo esteroides sistêmicos) e que, então, descobre ter um espessamento de mucosa no seio ou recesso frontal, deve ter todas as células eliminadas do recesso frontal e seu óstio frontal deve ser exposto (**Fig. 7.1**).[13-16] Em pacientes sem doença significativa do recesso frontal (**Fig. 7.1**), apenas os seios adoecidos são abordados e o recesso frontal é mantido intocado. A cirurgia parcial do recesso frontal nunca é indicada. Se apenas o teto da ANC for removido ou se uma das células etmoidais frontais for removida, é provável que isto resulte em formação de cicatriz. No recesso frontal, as células geralmente estão em estreita aproximação e a eliminação parcial das células muito provavelmente resultará em formação de aderências entre estas superfícies estreitamente aproximadas, com obstrução da via de drenagem do seio frontal. A nossa filosofia é uma abordagem do tipo tudo ou nada. O recesso frontal é ou mantido totalmente isolado, ou todas as células são removidas com visualização do óstio frontal.

Avaliação do Recesso Frontal e do Seio Frontal antes da Cirurgia

Em um paciente submetido à limpeza do recesso frontal e cirurgia sinusal, as imagens de tomografia computadorizada (TC) devem ser avaliadas atentamente e a reconstrução tridimensional (3D) da anatomia deve ser feita (Capítulo 6). Quando o cirurgião tiver um claro conhecimento da anatomia, então um plano cirúrgico deve ser formulado. Um exemplo deste tipo de plano é apresentado na **Fig. 7.2**. O *software* de planejamento Scopis é usado para a rolagem ao longo das varreduras de TC, a começar pela observação das varreduras de TC coronais e, então, rolando no sentido lateral-medial ao longo das varreduras parassagitais. Isto deve dar ao cirurgião uma ideia do tamanho, número e posição das células junto ao seio frontal esquerdo (**Fig. 7.2a**). O *software* pode ser usado para colocar blocos de construção sobre as células e esboçar a via de drenagem do seio frontal nos cortes de TC (**Fig. 7.2b**). A via de drenagem frontal agora é revisada usando o deslizador na imagem de TC axial, para rolar pelas TCs axiais, de cima para baixo, começando no seio frontal e

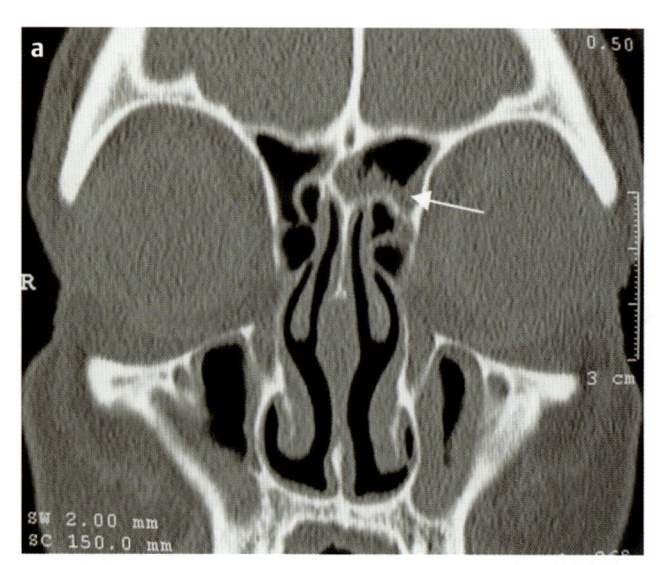

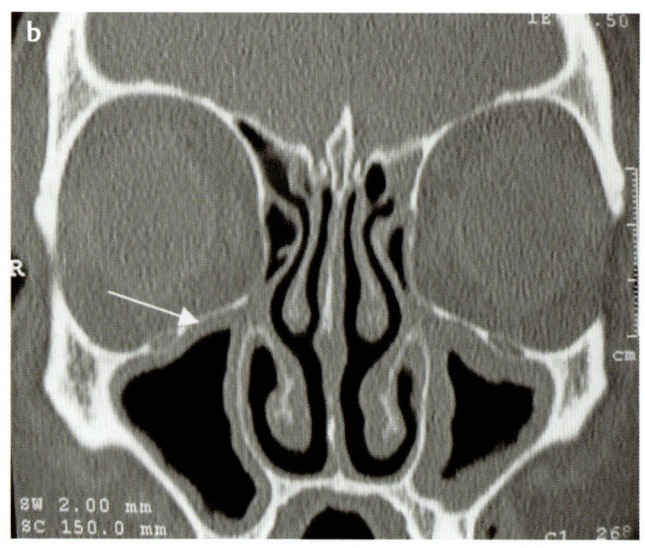

Fig. 7.1 (a) Na tomografia computadorizada coronal, note o espessamento da mucosa no seio (*seta branca*) e no recesso frontal esquerdo, com um seio e um recesso frontal direito normais. **(b)** Na tomografia computadorizada coronal, note o espessamento da mucosa do seio maxilar direito (*seta branca*). Neste paciente, o recesso frontal esquerdo seria limpo de células e o óstio frontal seria identificado, enquanto no lado direito nenhuma cirurgia seria realizada no recesso frontal. Ambos os seios maxilares seriam cirurgicamente abordados.

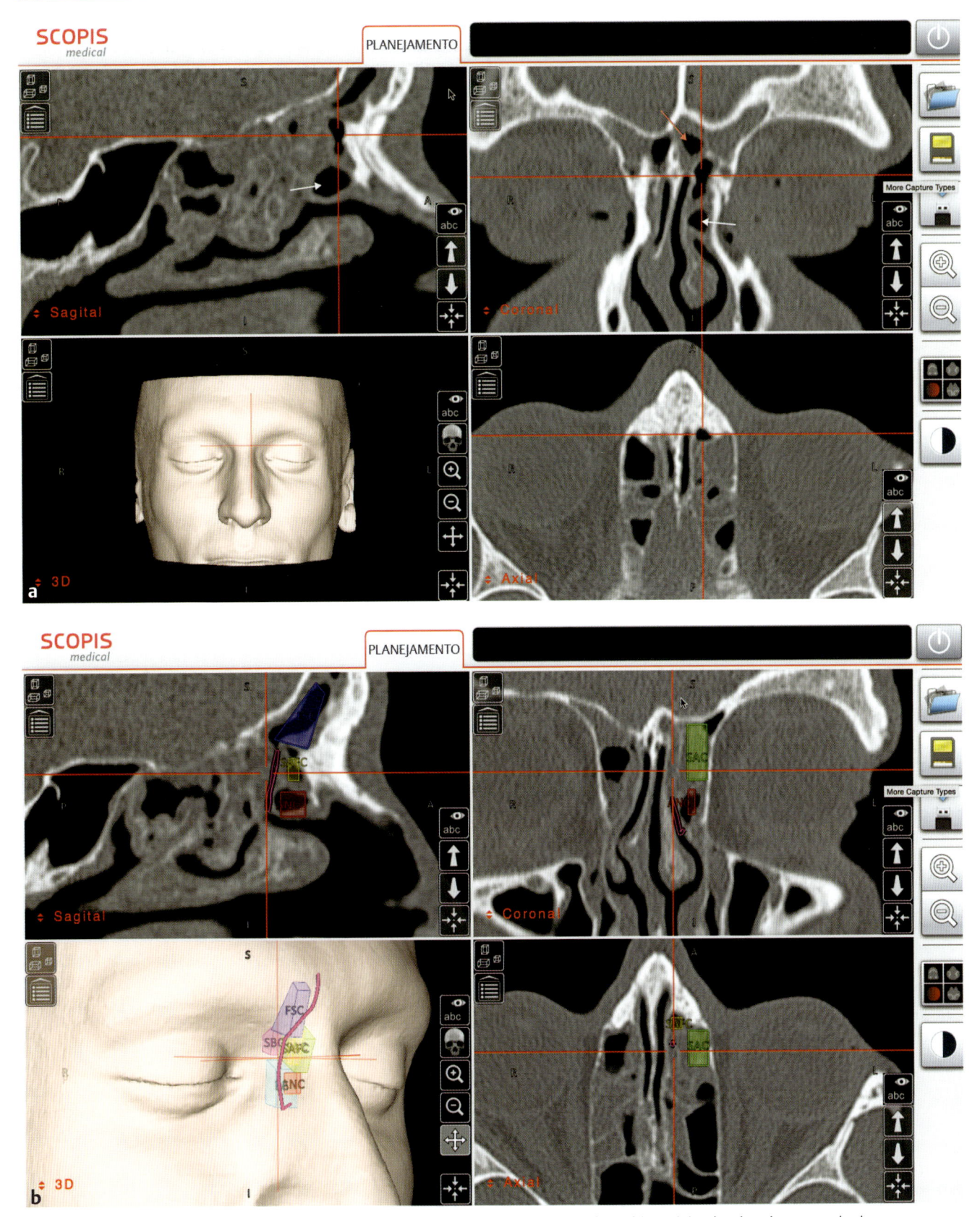

Fig. 7.2 (**a**) A célula *agger nasi* é indicada com uma *seta branca*, a célula supra-*agger nasi* frontal (SAFC) é indicada pelos *centro de alvo*, e a *seta vermelha* indica a célula septal frontal. (**b**) Os blocos estruturais foram colocados sobre as células. Note que a célula supra-*agger nasi* verde é posterior e inferior à SAFC amarela, que está firmemente assentada contra o *frontal beak*. A célula septal frontal é grande e influencia a via de drenagem no seio frontal, porém, ao nível do *centro de alvo*, a via de drenagem (*círculo cor-de-rosa*, imagem axial) é medial à célula supra-*agger nasi* e posterior à SAFC. *(Continua.)*

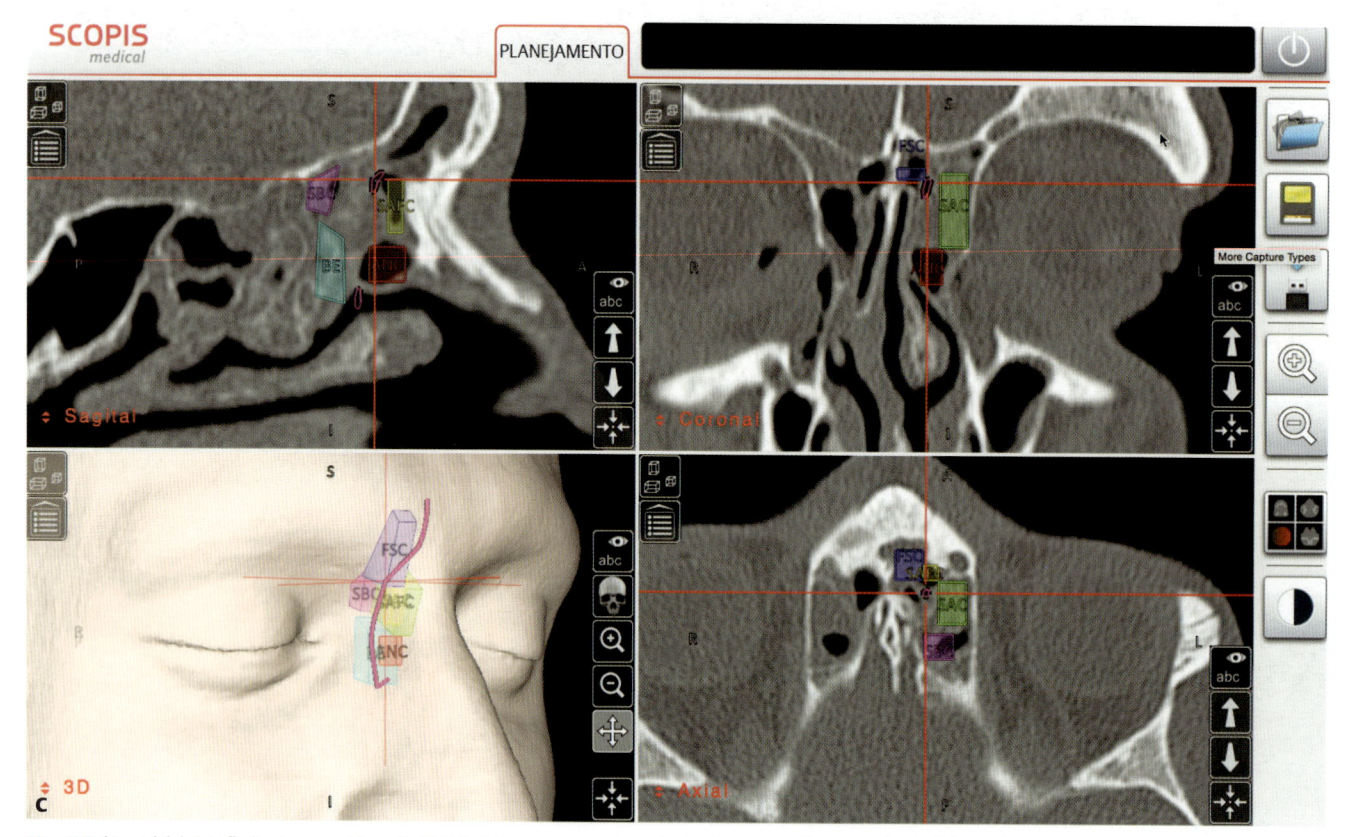

Fig. 7.2 *(Cont.)* **(c)** A influência exercida pela FSC é vista empurrando a via de drenagem (*centros de alvo*) lateralmente, contudo ainda posterior à SAFC e medial à SAC. Esta anatomia complexa agora pode ser compreendida e um plano cirúrgico pode ser desenvolvido.

então seguindo progressivamente pelo óstio frontal e recesso frontal. Se a via de drenagem frontal não estiver na posição correta, então a via simplesmente é pega com o cursor e reposicionada na imagem de TC até estar corretamente posicionada. Agora, é possível elaborar um plano cirúrgico para este paciente antes de a cirurgia ser de fato realizada. Neste paciente, após a uncinectomia e a antrostomia meatal média, um retalho axilar é criado para expor a face anterior da ANC. Este retalho é removido com perfurador Hajek Koeffler (Storz) e a ANC é então visualizada. A cureta* sinusal frontal maleável (Integra) é colocada posteromedialmente ao teto e parede posterior da ANC, e a célula é removida por fratura anterogradamente. Os debris resultantes são removidos com um microdesbridador. O teto residual da ANC é limpo e a célula supra-*agger nasi* frontal (SAFC), bem como a célula supra-*agger nasi* (SAC) são visualizadas. A SAFC é uma célula pequena que estará assentada firmemente contra a parede anterior do *frontal beak*, enquanto a SAC é uma célula de base mais posterior que está assentada sobre a ANC. Após uma cuidadosa avaliação dos cortes axiais, sabemos que o seio frontal drena medialmente ao redor desta célula e a cureta de sucção é deslizada ao longo desta via de drenagem, para dentro do seio frontal, enquanto a célula é lateralmente fraturada e removida. Uma lâmina microdebridadora angulada é usada para eliminar os *debris*, e os pequenos fragmentos ósseos residuais são eliminados com fórceps do tipo girafa e a sonda* curva sinusal frontal maleável (Integra). O óstio frontal é visualizado, porém a mucosa que o circunda é preservada.

Identificando o Fácil a Partir do Seio e Recesso Frontais Difíceis

Os cirurgiões devem reconhecer recessos frontais potencialmente difíceis estudando as imagens de TC no momento em que o paciente é listado para a cirurgia.[13-16] O reconhecimento de potenciais dificuldades pode ajudar o cirurgião ao discutir a probabilidade de sucesso do procedimento e a provável necessidade de cirurgia adicional, como a ampliação de um óstio frontal muito estreito. Além disso, a probabilidade de possíveis procedimentos auxiliares, como uma mini-trepanação dos seios frontais, pode ser avaliada e discutida com o paciente. A necessidade de navegação cirúrgica assistida por computador é avaliada ao mesmo tempo. O cirurgião deve avaliar o grau de dificuldade da cirurgia e, se o caso for difícil demais para o seu nível de conhecimento, o paciente deverá ser encaminhado a um rinologista especializado.

Para auxiliar a avaliação pré-operatória da complexidade da cirurgia, publicamos recentemente um estudo voltado para as várias opções disponíveis para um sistema de classificação.[17] O sistema de classificação do grau de complexidade é apresentado na **Tabela 7.1**.

Foi constatado que essa classificação é fácil e rápida de usar, porém mais conveniente para pacientes que não se submeteram a cirurgias prévias. Essa classificação se mostrou igualmente precisa quando o óstio era medido ou estimado, o que a tornava fácil de aplicar a todas as TCs no pré-operatório. Apresentava ainda uma boa confiabilidade inter- e intraobservador. A classificação permite que os graus 1 a 4 sejam usados para avaliar a complexidade cirúrgica do paciente

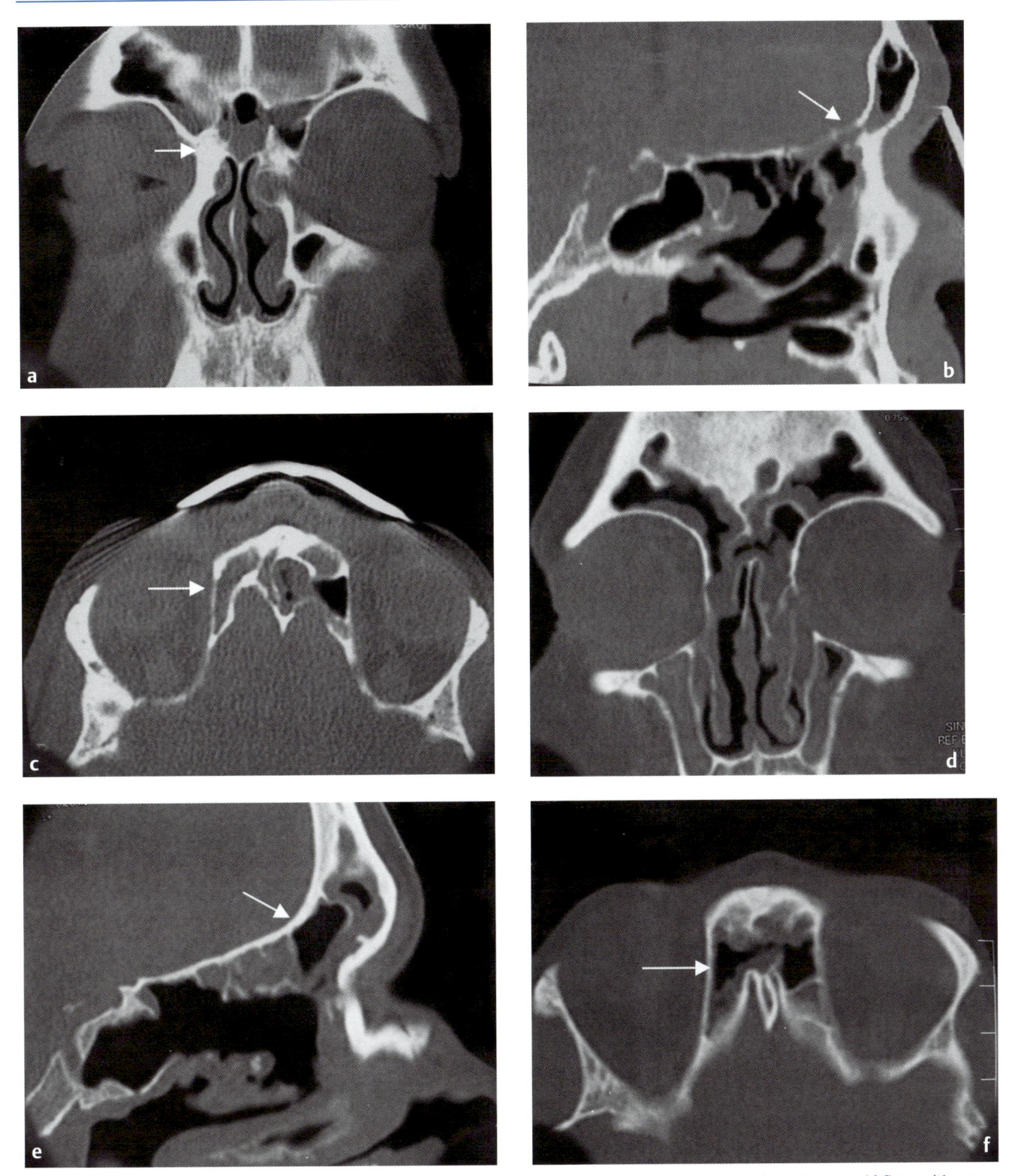

7 Abordagem Cirúrgica do Seio Frontal e do Recesso Frontal   93

Fig. 7.3 O paciente mostrado nas imagens (**a-c**) tem um diâmetro AP muito estreito; o outro paciente mostrado nas imagens (**d-f**) tem diâmetro AP grande. (**a**) O achado indicando um diâmetro AP estreito é o osso grosso (*seta branca*) em qualquer lado dos óstios frontais, que está ausente na TC coronal equivalente do paciente com diâmetro AP amplo (**d**). Nas imagens parassagitais, a diferença entre (**b**), com um AP estreito, e (**e**), com AP amplo, é evidente (*setas brancas*). Nas imagens de TC axiais (**c**) e (**f**), a diferença no diâmetro AP novamente é evidente (*setas brancas*).

Tabela 7.1 Classificação do grau de complexidade[17]

	Diâmetro AP amplo ≥ 10 mm	Diâmetro AP estreito 5-9 mm	Menor diâmetro AP < 5 mm
Células abaixo do óstio (*agger nasi*, SAC, SBC)	Menor complexidade (grau 1)	Complexidade moderada (grau 2)	Alta complexidade (grau 3)
Células invadindo o óstio (SAFC, SBFC, SOEC, FSC)	Complexidade moderada (grau 2)	Alta complexidade (grau 3)	Maior complexidade (grau 4)
Células que se estendem, significativamente, para dentro do seio frontal (SAFC, SBFC, SOEC, FSC)	Alta complexidade (grau 3)	Maior complexidade (grau 4)	Maior complexidade (grau 4)

Nota: AP refere-se à distância anteroposterior (AP) do óstio frontal medida a partir do *frontal beak* até a base do crânio em imagens de TC parassagital. Classificação das células baseada na *International Frontal Sinus Classification* (IFAC), publicada em IFAR em 2016.
Abreviações: FSC, célula septal frontal; SAC, célula supra-*agger nasi*; SBC, célula suprabular; SAFC, célula supra-*agger nasi* frontal; SBFC, célula supra-bular frontal; SOEC, célula supraorbital etmoidal.

antes da cirurgia e, se o cirurgião não se sentir confortável nos graus mais altos de complexidade, o paciente, então, deve ser encaminhado a um rinologista especializado.

Diâmetro Anteroposterior Estreito *versus* Amplo do Óstio Frontal

Pacientes com diâmetro anteroposterior (AP) amplo (> 10 mm) geralmente terão uma operação tecnicamente mais fácil e, na maioria dos casos, apresentarão um prognóstico mais favorável em termos de manutenção da saúde dos seios após a cirurgia. Isto reflete o tamanho pós-operatório do óstio frontal que pode ser conseguido seu broqueamento. A **Fig. 7.3** ilustra um paciente com diâmetro AP amplo em comparação a um paciente cujo diâmetro AP é estreito. Note o espaço disponível para operar no paciente com diâmetro amplo.

Configuração de Célula *Agger Nasi* ou SAC Simples

Uma ANC isolada é a configuração mais simples no recesso frontal e, após a remoção desta célula, o óstio frontal pode ser identificado (**Fig. 7.4**). Uma configuração célula simples de uma ou duas SACs associadas também é relativamente fácil de lidar junto ao recesso frontal.

SAFC Obstruindo o Óstio do Seio Frontal

Mesmo após uma abordagem de retalho axilar, pode ser difícil acessar estas células e a cirurgia muitas vezes requer o uso de um endoscópio angular, aumentando assim a dificuldade da cirurgia. Além disso, uma SAFC alta pode ser confundida com o seio frontal e as imagens de TC devem ser revisadas para garantir que a via de drenagem do seio frontal seja identificada e instrumentada. Estas células precisam ser removidas para permitir a ventilação e drenagem adequadas do seio frontal. Um exemplo disto é dado na **Fig. 7.5**.

Seio Frontal Pequeno com Células *Agger Nasi* Precariamente Pneumatizadas e Óstio Frontal Pequeno

Essa situação pode ser problemática, se o seio frontal estiver completamente opacificado e o cirurgião desejar garantir que o pus ou muco espessado seja eliminado do seio. A falha em eliminar o muco espesso ou pus do seio frontal pode permitir que o processo inflamatório continue no período pós-operatório, na região do óstio frontal. Isto retarda o processo de cicatrização e pode aumentar o risco de formação de cicatriz e aderências na região frontal. Um exemplo de óstio sinusal frontal pequeno é mostrado na **Fig. 7.6**.

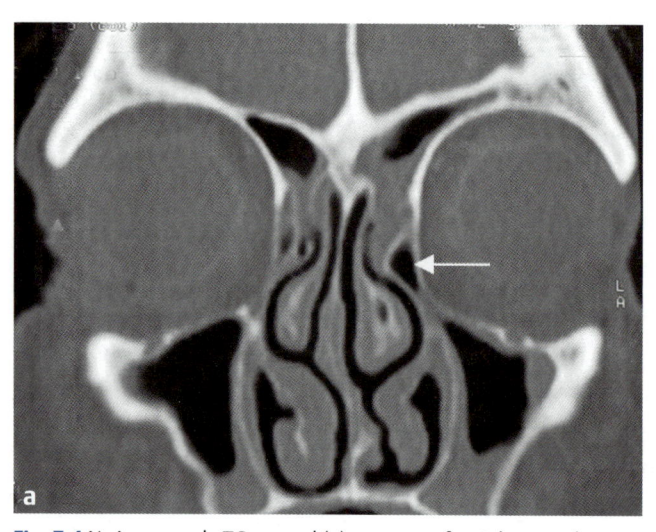

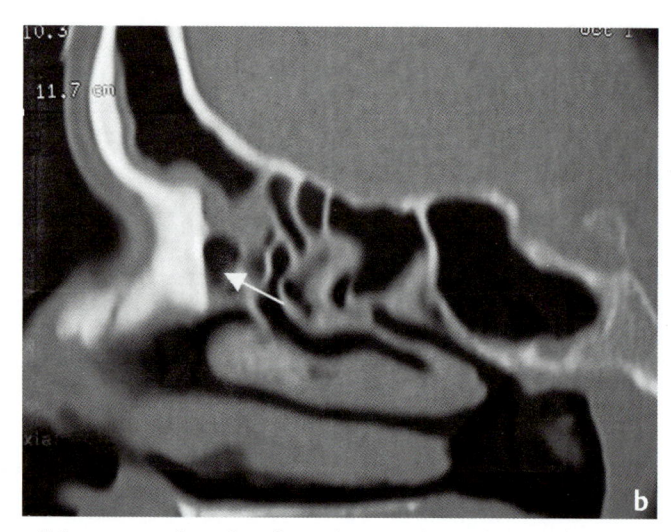

Fig. 7.4 Na imagem de TC coronal (**a**), o recesso frontal esquerdo tem uma célula *agger nasi* única (*seta branca*). Esta pode ser claramente vista na imagem parassagital (**b**) (*seta branca*). Trata-se da configuração mais simples observada no recesso frontal.

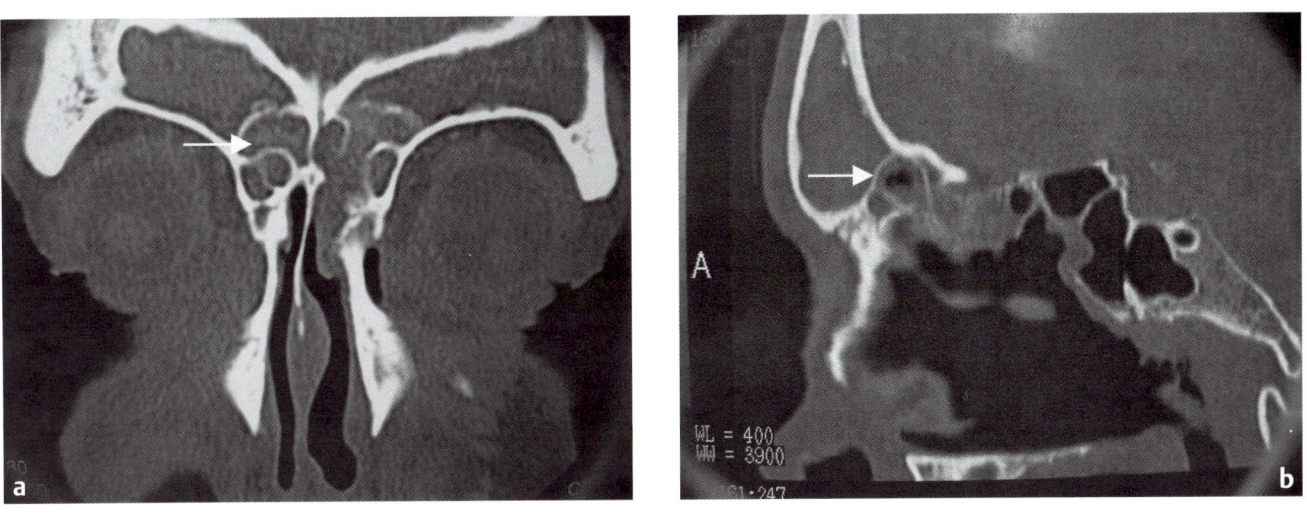

Fig. 7.5 (**a,b**) Células supra-*agger nasi* frontais bilaterais são vistas obstruindo o óstio frontal. A vista parassagital é do lado direito.

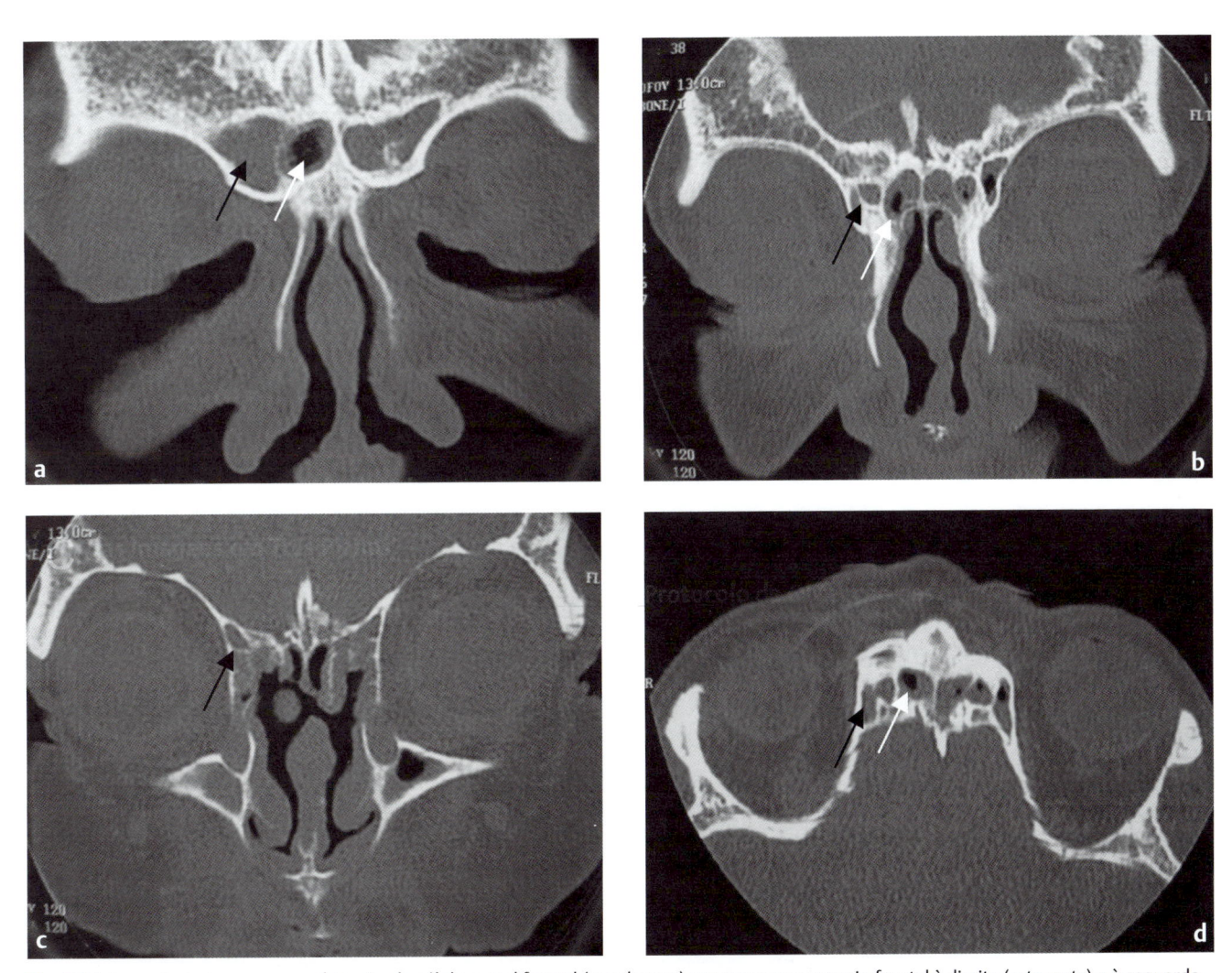

Fig. 7.6 Este paciente tem uma combinação de célula septal frontal (*seta branca*) com um pequeno seio frontal à direita (*seta preta*) e à esquerda. A pequena via de drenagem do seio frontal à direita é marcada com uma *seta preta* (**a-d**).

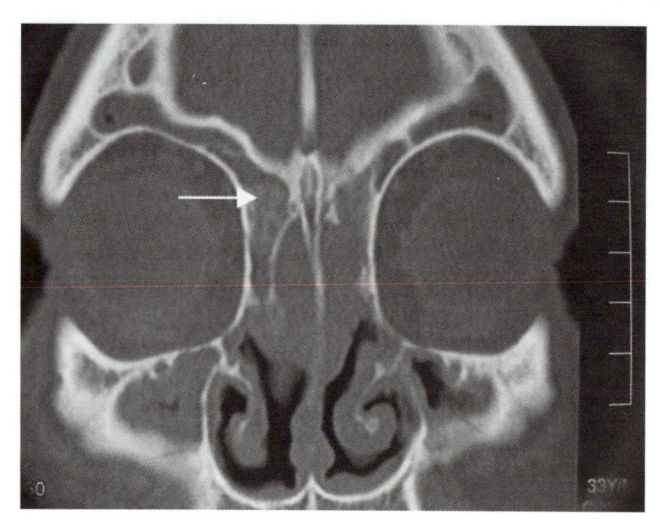

Fig. 7.7 Formação de osso novo vista no recesso frontal direito (*seta branca*).

Formação de Osso Novo na Região do Óstio Frontal

A formação de osso novo na região do óstio e recesso frontal muitas vezes indica a osteíte do osso circundante. Se o osso novo obstrui o óstio frontal, a remoção muitas vezes expõe um osso vascularizado e inflamado que, em geral, produz fibrose significativa e tecido cicatricial. O resultado frequentemente é a reestenose e obstrução do óstio frontal. Um exemplo de aparência da imagem de TC de uma nova formação óssea é mostrado na **Fig. 7.7**. Há considerável discussão sobre estas alterações ósseas resultarem ou não de infecção ou serem consequência de uma significativa inflamação em curso mediada por eosinófilos. Pesquisas demonstraram que os eosinófilos produzem várias substâncias tóxicas como a proteína básica principal (MBP, do inglês *major basic protein*), peroxidase eosinofílica (EPX) e proteína catiônica do eosinófilo (ECP, do inglês *eosinophil cationic protein*), as quais estimulam o crescimento de osso novo. Culturas feitas com antibióticos cultura-dirigidos apropriados, bem como os esteroides tópicos e sistêmicos, devem ser considerados para suprimir a resposta inflamatória durante o período de cicatrização. Para tanto, é possível administrar um curso de 3 semanas de esteroides orais. Alternativamente, ou em combinação com os esteroides orais, é possível manter cânulas de minitrépano instaladas por 3-4 dias, no pós-operatório, enquanto os seios frontais são irrigados com prednisolona em gotas após a ducha com salina. Isto atende a dois propósitos, ou seja, mantém o óstio frontal limpo de coágulos sanguíneos (que podem contribuir para a fibrose e formação de cicatriz) e diminui a resposta inflamatória, por ação da prednisolona, no período pós-operatório imediato.

Cirurgia Prévia com Formação de Cicatriz do Recesso Frontal

Uma cirurgia previa, especialmente a amputação da concha média com lateralização do remanescente acompanhada de formação de tecido cicatricial associado, pode dificultar a exposição do óstio frontal. O diagnóstico é estabelecido com base na aparência da imagem de TC e na endoscopia. A imagem de TC pode mostrar células residuais e formação de osso novo, enquanto a endoscopia pode confirmar a presença de tecido cicatricial no recesso frontal. Um exemplo é mostrado na **Fig. 7.8**.

Doença Extensiva no Recesso Frontal

Alguns pacientes têm doença extensiva e grave no recesso frontal (**Fig. 7.9**). Neste exemplo, o paciente tem sinusite alérgica fúngica com expansão do recesso frontal e densidades duplas visíveis em contextos de tecido mole (*seta branca*). Neste paciente, os recessos frontais estavam cheios de pólipos altamente vascularizados e material fúngico espessado. Os referenciais anatômicos normais não só estavam distorcidos neste paciente como também se observou uma extensa hemorragia no recesso frontal com a remoção dos

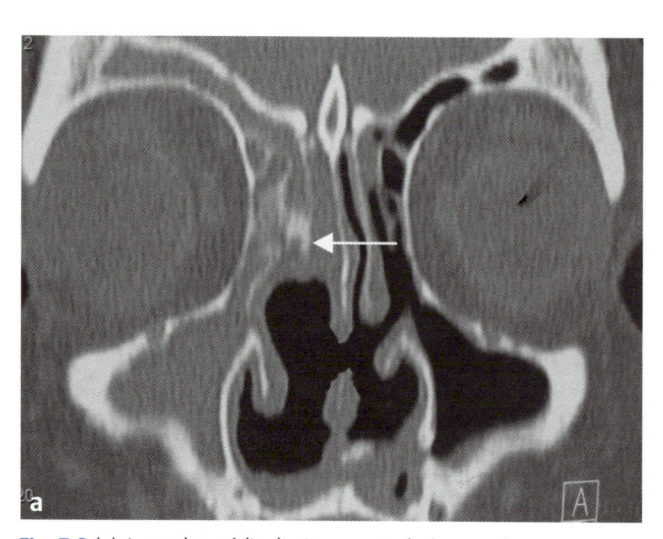

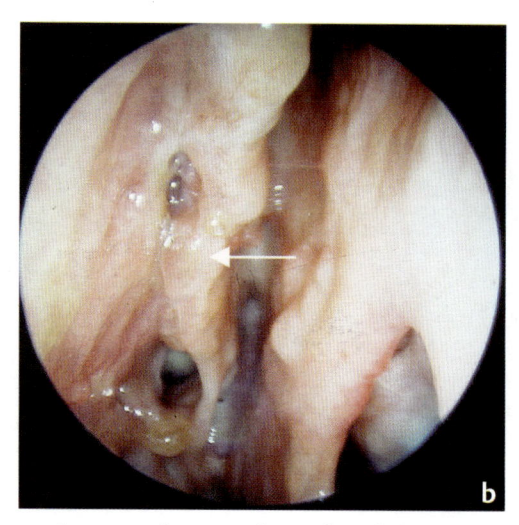

Fig. 7.8 (**a**) A concha média direita amputada é marcada com uma *seta branca sólida* na imagem de TC e na imagem de endoscopia. O processo uncinado persiste e confina as células etmoidais anteriores retidas que obstruem a drenagem do seio frontal. (**b**) Na vista endoscópica, uma significativa cicatrização é vista entre a concha média residual lateralizada e a parede nasal lateral (uncinado).

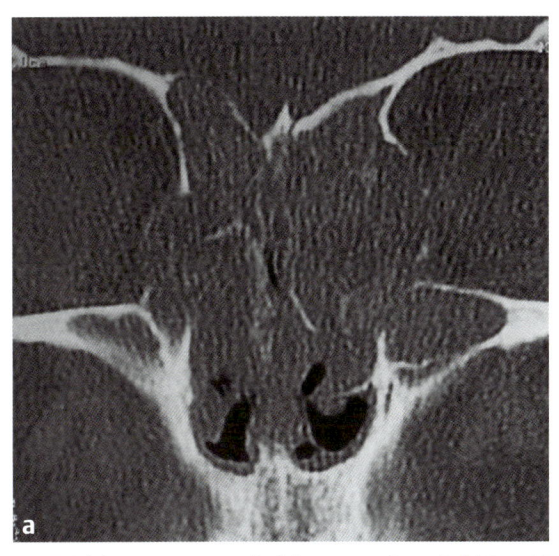

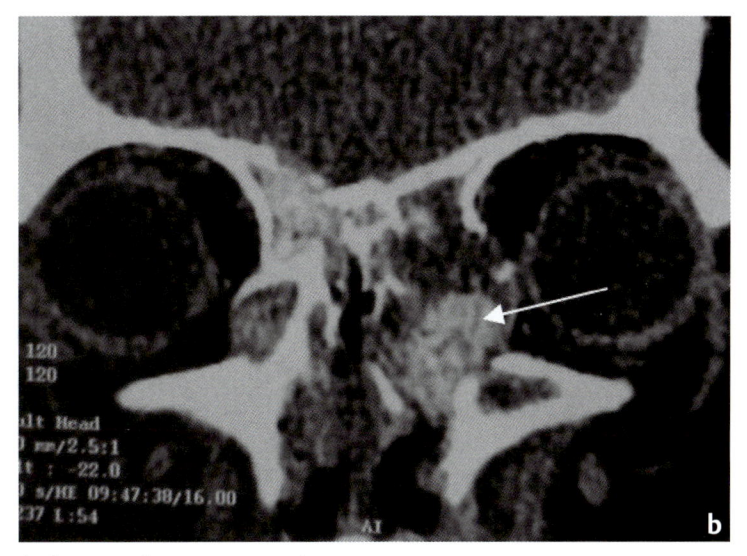

7 Abordagem Cirúrgica do Seio Frontal e do Recesso Frontal

Fig. 7.9 (**a**) Doença expansível do recesso frontal. (**b**) Densidades duplas marcadas com uma *seta branca*.

pólipos. Conforme mencionado, essa vascularização pode aumentar significativamente o grau de dificuldade para o cirurgião durante a remoção dos pólipos e das células, bem como durante a identificação do óstio frontal.

Conchas Médias Resseccionadas e Pacientes com Poucos ou Nenhum Referencial Operatório

Os pacientes previamente submetidos à ressecção da concha média podem ser difíceis de tratar, uma vez que a ausência da concha média elimina o referencial intraoperatório mais importante (**Fig. 7.10**).

Se houver pólipos presentes, a identificação da concha média residual pode ser uma tarefa difícil (**Fig. 7.11**). A primeira etapa é identificar o óstio maxilar e eliminar os pólipos no seio maxilar usando, se necessário, o procedimento de trepanação maxilar (Capítulo 5). Isto permitirá a identificação positiva da lâmina orbital do osso etmoide, que é um importante referencial na dissecção adicional do recesso frontal. A etapa seguinte é desbridar suavemente os pólipos para revelar as estruturas ósseas subjacentes — septo, recesso olfatório, concha média residual e coanas. Se a anatomia ainda estiver obscura, então os pólipos na região das coanas ósseas posteriores e face anterior do esfenoide deverão ser removidos. O óstio natural do esfenoide geralmente está 12 mm acima dos rebordos das coanas ósseas posteriores. A lâmina microdebridadora mede 4 mm e isto pode ser usado para calcular uma distância de 12 mm a partir dos rebordos referidos. Um referencial extra útil é o teto do seio maxilar, o qual pode ser usado como guia para entrar no esfenoide. Harvey et al.[18] demonstraram que uma linha horizontal traçada a partir do teto do seio maxilar

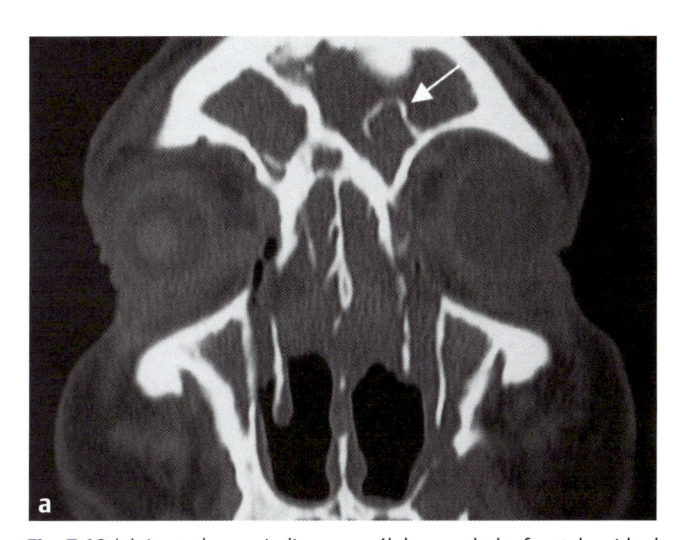

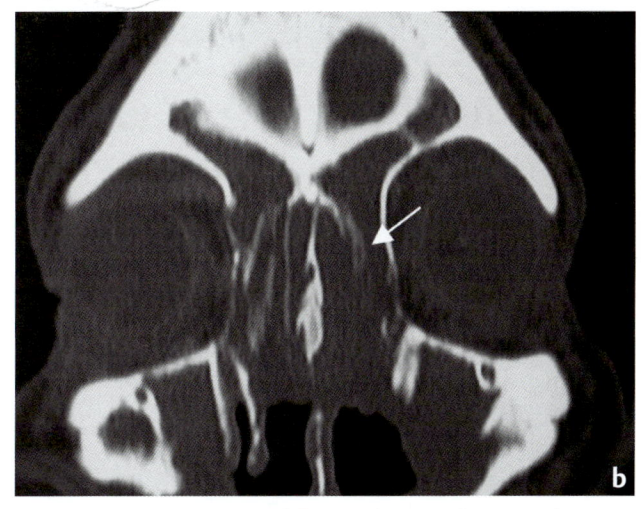

Fig. 7.10 (**a**) A *seta branca* indica uma célula suprabular frontal residual no seio frontal. (**b,c**) A *seta branca* indica a concha média previamente extirpada. Note a ausência da concha inferior no lado esquerdo, decorrente de cirurgia prévia. (**d,f**) A *seta branca* indica a parede anterior da célula suprabular frontal. Note os pólipos extensivos visíveis em todas as imagens. *(Continua.)*

Fig. 7.10 *(Cont.)*

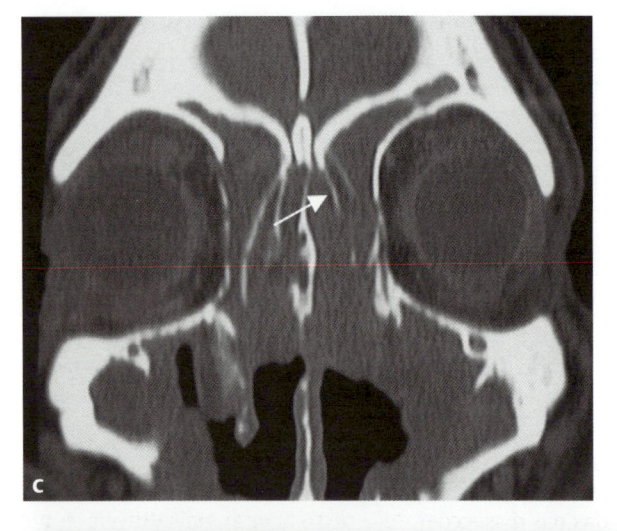

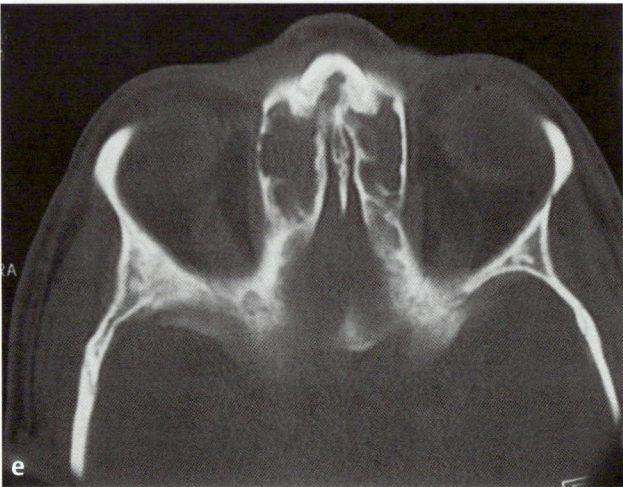

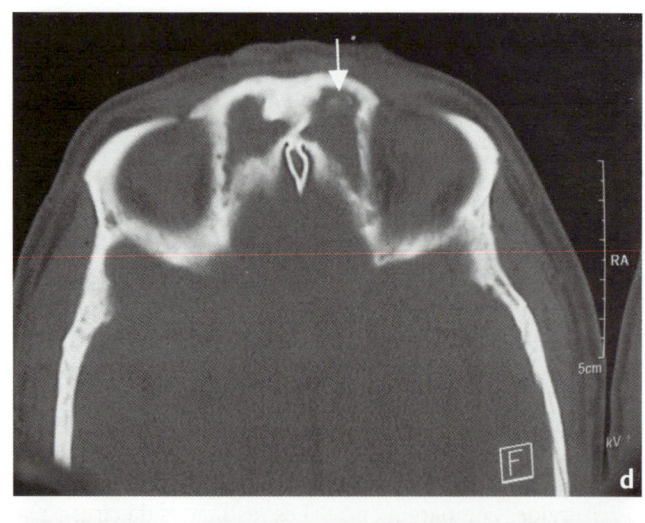

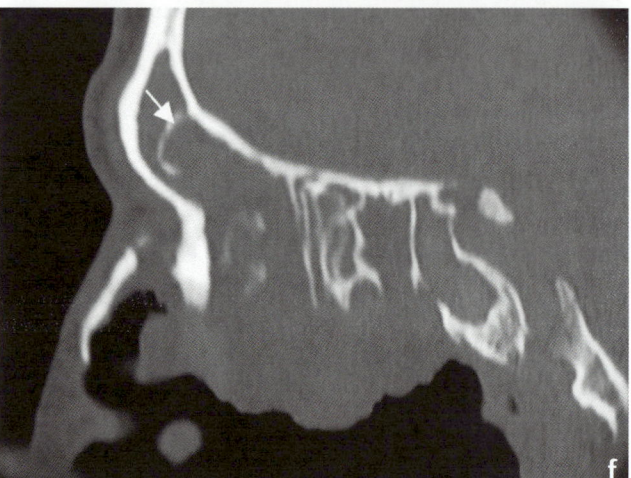

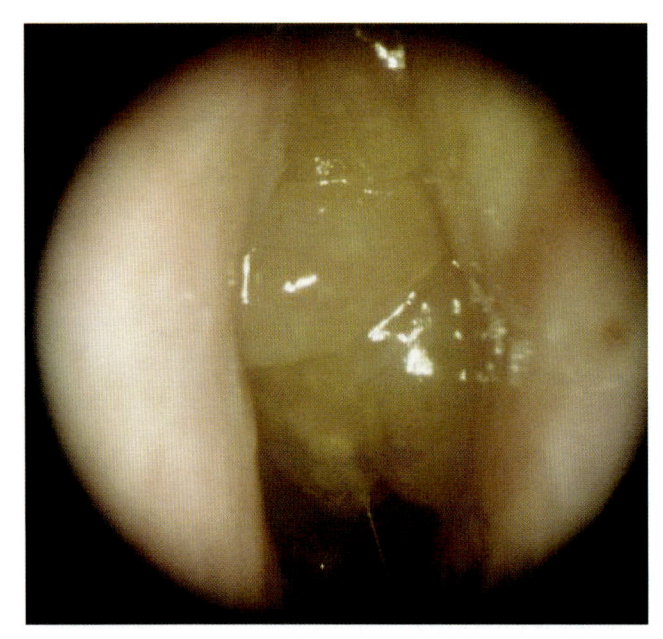

Fig. 7.11 Pólipos nasais obstrutivos sem referenciais identificadores visíveis.

sobre a face anterior do esfenoide fornece um ponto de entrada seguro no esfenoide. Uma vez eliminados os pólipos nesta região, a concha superior residual pode se tornar visível. Se esta também tiver sido extirpada previamente, então os pólipos deverão ser eliminados a partir da base do crânio. A fóvea etmoidal e a fossa olfatória normalmente estão no mesmo plano horizontal nesta região posterior do etmoidal, e a remoção cuidadosa dos pólipos (sem remoção de osso) deve expor com segurança a base do crânio e a concha superior residual. A lâmina orbital do osso etmoide previamente identificada é outro referencial importante. A próxima etapa é identificar o óstio do seio esfenoide (o método é descrito no Capítulo 8) e ampliar o óstio natural do esfenoide. Isto permitirá que a base do crânio seja positivamente identificada e a dissecção possa então ser trazida anteriormente para junto da base do crânio. O cirurgião precisa checar imagem de TC para identificar a posição da artéria etmoide anterior e se está suspensa junto a um mesentério. Usando a lâmina orbital do osso etmoide como referencial lateral, a base do crânio como referencial superior e o *frontal beak* da maxila como referencial anterior, é possível identificar o recesso frontal. Na maioria dos pacientes, um pequeno coto de concha média residual pode ser visto e um retalho axilar é criado, enquanto a axila é aberta com perfurador Hajek Koeffler. Agora que os referenciais para o recesso frontal estão estabelecidos, é possível prosseguir com a limpeza do recesso frontal conforme a reconstrução 3D de sua anatomia, com localização da via de drenagem sinusal frontal e remoção em etapas de cada célula remanescente no recesso frontal.

Classificação da Extensão da Cirurgia no Recesso Frontal e Seio Frontal

Em uma recente publicação, a extensão da cirurgia foi classificada de acordo com a presença de células embaixo, dentro e acima do óstio do seio frontal, e também quanto à realização de ampliação do óstio frontal.[19] Isto é mostrado na **Tabela 7.2**.

Esta classificação apresenta um registro preciso da cirurgia realizada no recesso frontal e seio frontal. Isto permitirá que os cirurgiões comparem entre si os resultados da cirurgia sinusal frontal e, em combinação com a *Degree of Complexity Classification*, permitirá também comparar os resultados de diferentes técnicas, cirurgia padrão *versus* procedimentos de alta complexidade. Além disso, possibilitará avaliar melhor as intervenções intraoperatórias, como a colocação de tampões nasais absorvíveis em um paciente altamente complexo *versus* no paciente padrão. Por fim, permitirá que os residentes, *fellows* e rinologistas iniciantes consigam trabalhar em sua trajetória ao longo dos graus de complexidade, bem como dos graus de cirurgia do seio frontal, de modo que seus progressos e competências sejam devidamente monitorados e avaliados.

Técnicas Cirúrgicas para Manejo do Recesso Frontal e do Seio Frontal

1. Endoscopia.
2. Abordagem cirúrgica — retalho axilar.
3. Minitrépano sinusal frontal.
4. Cirurgia assistida por computador (CAS ou cirurgia guiada por imagem).

A maioria dos recessos frontais e seios frontais será tratada empregando técnicas para os graus 1-3 da *International Classification of the Extent of Endoscopic Frontal Sinus Surgery* (EFSS). Estas técnicas são usadas em uma abordagem graduada. A combinação de endoscopia usando o endoscópio menos angulado à técnica de retalho axilar é empregada para todas as dissecações de recesso e seio frontais (EFSS de graus 1-3). A mini-trepanação do seio frontal e a CAS podem ser usadas nas dissecções de recesso frontal mais difíceis, como as de EFSS de grau 3.

Endoscopia

A descrição clássica da técnica para dissecção no recesso frontal e seio frontal envolve o uso de endoscópios de 30, 45 e 70 graus.[2-4] Também é reconhecido que quanto mais angulado for o endoscópio, maior é o grau de dificuldade da dissecção, devido à desorientação do cirurgião e à manipulação de instrumentos angulares. Um artigo recente[20] descreveu uma incidência aumentada de traumatismos indesejados no nariz e nos seios em consequência da passagem de instru-

Tabela 7.2 *International Classification of the Extent of Endoscopic Frontal Sinus Surgery*[19]

Sem remoção tecidual

Grau 0: dilatação sinusal com balão (sem remoção tecidual).

Procedimentos de limpeza do seio/recesso frontal (remoção de célula[s])

Grau 1: abaixo do óstio frontal. Eliminação de células abaixo do óstio frontal. São células supra-*agger nasi* e células suprabulares que não invadem nem obstruem o óstio frontal.

Grau 2: junto ao óstio frontal. Eliminação de célula(s) junto ao óstio sinusal frontal. São células supra-*agger nasi* ou células suprabulares que invadem e obstruem a drenagem sinusal frontal.

Grau 3: acima do óstio frontal. Eliminação de célula que está pneumatizando pelo óstio frontal para dentro do seio frontal, sem ampliação do óstio frontal. São, tipicamente, SAFCs, SBFCs e FSCs.

Procedimentos de ampliação do óstio frontal por remoção de osso do *frontal beak*

Grau 4: ampliação do óstio frontal. Eliminação de célula(s) com (e não só remoção de paredes celulares) remoção de osso do *frontal beak*.

Grau 5: broqueamento frontal unilateral. Ampliação do óstio frontal a partir da lâmina orbital do osso etmoide até o septo nasal (também conhecida antigamente como Draf 2b), com remoção unilateral do assoalho do seio frontal.

Grau 6: broqueamento frontal. Remoção de todo o assoalho do seio frontal com união dos óstios esquerdo e direito em um óstio comum com janela septal — previamente conhecida como Lothrop modificado ou Draf 3.

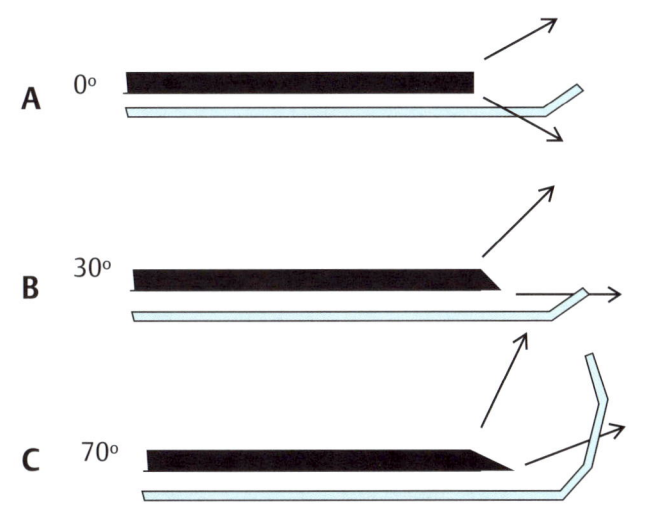

Fig. 7.12 Quando um endoscópio grau zero é usado, o instrumento passado embaixo da ótica ficará no centro da vista, como demonstrado em (**a**). Se um endoscópio grau 30 for usado com um instrumento similar passando por baixo da ótica, a ponta do instrumento ficará na periferia extrema do campo visual. Se a ponta do instrumento for trazida para o centro do campo de visão do endoscópio, o endoscópio será empurrado para cima pelo instrumento e a área de dissecção pode se tornar não visível. Se um endoscópio de 45 ou 70 graus for usado, será preciso que o instrumento seja suficientemente angulado para poder ser colocado no centro do campo visual do endoscópio, conforme demonstrado em (**c**).

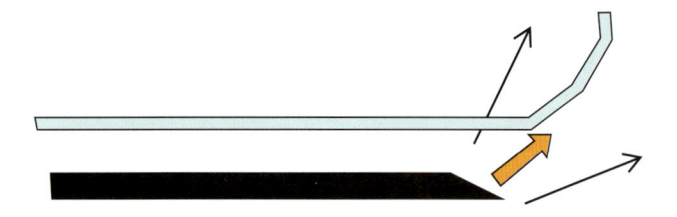

Fig. 7.13 Se o instrumento for posicionado acima da ótica, a superfície subjacente do instrumento será visualizada (*seta preta*) e a ponta funcional não será vista. Isto pode ser potencialmente perigoso, se a ponta funcional do instrumento estiver em uma região potencialmente vulnerável do recesso frontal.

mentos angulares durante a dissecção.[20] A **Fig. 7.12** mostra a angulação crescente dos instrumentos requerida para manter a ponta do instrumento no centro do campo de dissecação, com a angulação crescente do endoscópio.

Conforme ilustrado no Capítulo 1, a vasta maioria da cirurgia é conduzida com o endoscópio colocado acima do instrumento. Se o endoscópio for colocado abaixo do instrumento, a ponta funcional do instrumento não pode ser visualizada (**Fig. 7.13**).

O grau de dificuldade aumenta ainda mais quando o campo cirúrgico está hemorrágico. Pode ser mais demorado posicionar um endoscópio angulado (30 ou 70 graus) e um instrumento curvo no recesso frontal, para que a dissecção cirúrgica possa ser feita. Se o sangramento no campo cirúrgico for abundante, é possível que o campo fique coberto de sangue antes de a dissecção começar. Esta situação pode acarretar frustração para o cirurgião com relação ao progresso lento da cirurgia, e induzi-lo a prosseguir com a dissecção apesar da visibilidade precária. Isto potencialmente pode levar à lesão acidental da base do crânio, lâmina orbital do osso etmoide ou artéria etmoidal anterior. Como com qualquer procedimento cirúrgico, quanto mais ampla a exposição, mais fácil a operação se torna. A maioria dos cirurgiões lembrar-se-ia de uma situação em que tivessem precisado recorrer a um colega sênior durante um procedimento e que a primeira coisa que ele fez foi ampliar as incisões para melhorar o acesso cirúrgico. A técnica de retalho axilar foi projetada para tentar superar alguns problemas mencionados anteriormente, por meio da otimização do acesso ao recesso frontal e permitindo que uma grande parte da dissecção no seio frontal fosse realizada com um endoscópio grau zero.[13-16] (**Fig. 7.14**)

Técnica Cirúrgica para o Retalho Axilar

A primeira etapa na abordagem do retalho axilar é fazer uma incisão de cerca de 8 mm acima da axila da concha média, e prolongá-la adiante por cerca de mais 8 mm.[15] A incisão é voltada verticalmente para baixo, até o nível da axila, sendo então conduzida para trás, sob a axila e por cima da raiz da concha média (**Fig. 7.15**). Uma lâmina de bisturi número 15 em um suporte para lâmina de bisturi BP número 7 são usados para criar estas incisões.

A espessura total do retalho de mucosa é então erguida com auxílio de um levantador-aspirador Freer. É importante garantir que a ponta do aspirador Freer esteja sobre o osso durante a criação do retalho e que este se estenda por trás do teto da concha turbinada (**Fig. 7.16a**). O retalho é conectado em sua borda inferior ao tecido sob a axila da concha média. Esta precisa ser separada do retalho com uma lâmina falciforme ou bisturi (ver vídeos) antes de inserir o retalho entre a concha média e o septo (**Fig. 7.16b**). A falha em expor o osso vertical da concha média logo abaixo de seu ponto de fixação à parede nasal lateral frequentemente resultará nesta ponte de tecido remanescente. Se esta ponte de tecido for puxada por um instrumento ou aspirador, então o retalho será puxado da região entre a concha e o septo para dentro do recesso frontal. Aqui, poderá ser removido acidentalmente por um microdesbridador ou instrumento, ou poderá irritar o cirurgião tendo que ser afastado regularmente para que a cirurgia possa prosseguir. Expondo a parte óssea superior vertical da concha média, o cirurgião garante que a ponte de tecido seja dividida e, uma vez que o retalho seja guardado entre a concha média e o septo, somente deverá ser visto de

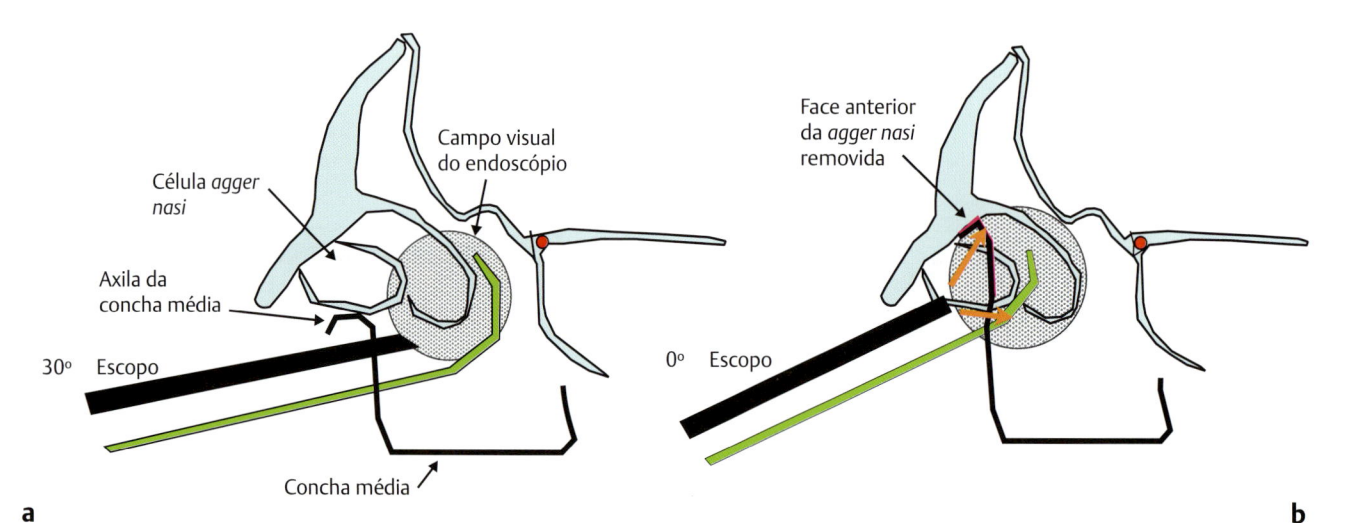

Fig. 7.14 (a) Ilustração da necessidade de usar um endoscópio angulado para ver o recesso frontal (campo visual = *círculo sombreado*) com a axila intacta. Após a abertura da parede anterior da célula *agger nasi* **(b)**, um telescópio zero grau pode ser usado para ver e operar no recesso frontal, sem ter que usar endoscópios angulados e instrumentos.

7 Abordagem Cirúrgica do Seio Frontal e do Recesso Frontal

novo quando for recuperado ao final da cirurgia, para cobrir o osso bruto da axila recém-criada.

Um perfurador Hajek Koeffler é usado para remover a parede anterior da ANC. A espessura do osso depende da extensão da pneumatização da ANC. Quando bem pneumatizado, este osso é fino e fácil de remover, e deve ser removido até a borda das incisões na mucosa (**Fig. 7.17**). Se a ANC for pequena ou estiver ausente, o osso pode ser grosso e talvez somente possa ser removido parcialmente. Se houver muitos pólipos na ANC, esse são removidos com o microdebridador, de modo que a extensão da célula pode ser nitidamente observada.

Agora que a ANC foi penetrada e positivamente identificada, o cirurgião deve revisar a reconstrução 3D da anatomia do recesso frontal previamente realizada (ver Capítulo 6). A localização da via de drenagem frontal deve ser buscada com auxílio de sonda ou cureta. A sonda ou cureta devem ser cuidadosamente deslizadas até esta via de drenagem e as células abstrutivas devem ser removidas por fratura e retirada dos fragmentos.

Depois de o óstio frontal ter sido visualizado e não houver nenhum tipo de células causando sua obstrução, o retalho axilar é puxado para frente e colocado de modo a rolar parcialmente sob a borda bruta de osso da parede anterior residual da ANC (**Fig. 7.18**). Isto deve fornecer cobertura para esta área e prevenir a formação de tecido de granulação e subsequentes aderências no local.

Resultados da Técnica de Retalho Axilar[15]

Em uma série publicada recentemente,[15] a abordagem do retalho axilar aliada ao conceito de blocos de construção 3D propiciou a visualização de 96% dos óstios sinusais frontais

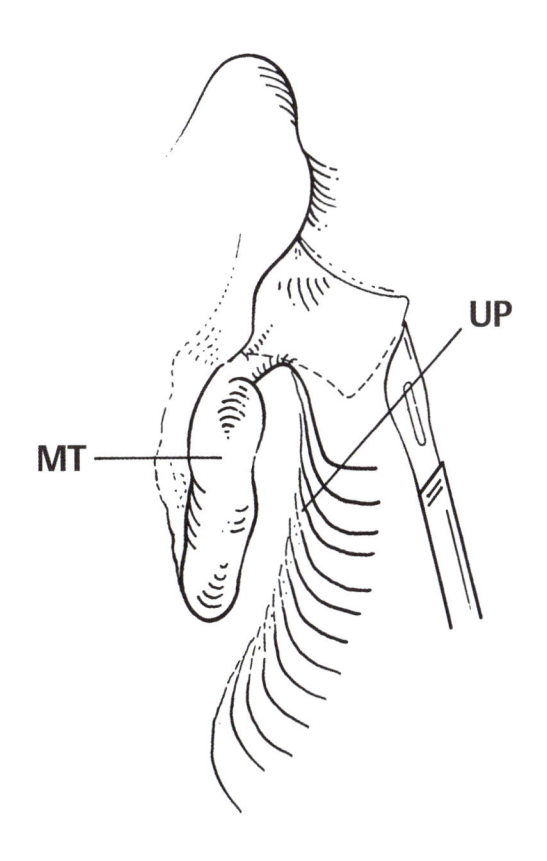

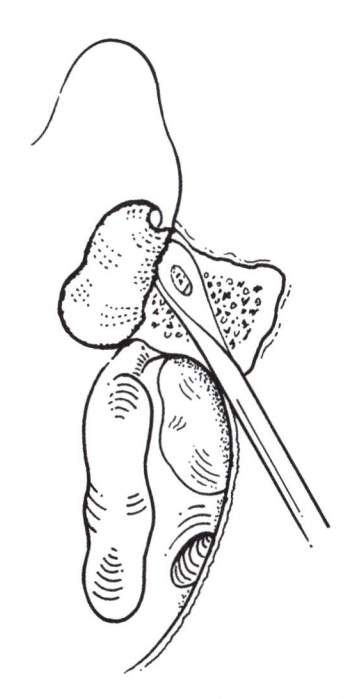

Fig. 7.15 A concha média (*MT*) e o processo uncinado (*UP*) estão marcados na cavidade nasal esquerda. A lâmina do bisturi destaca as incisões para o retalho axilar, acima da inserção da concha média, na parede nasal lateral esquerda.

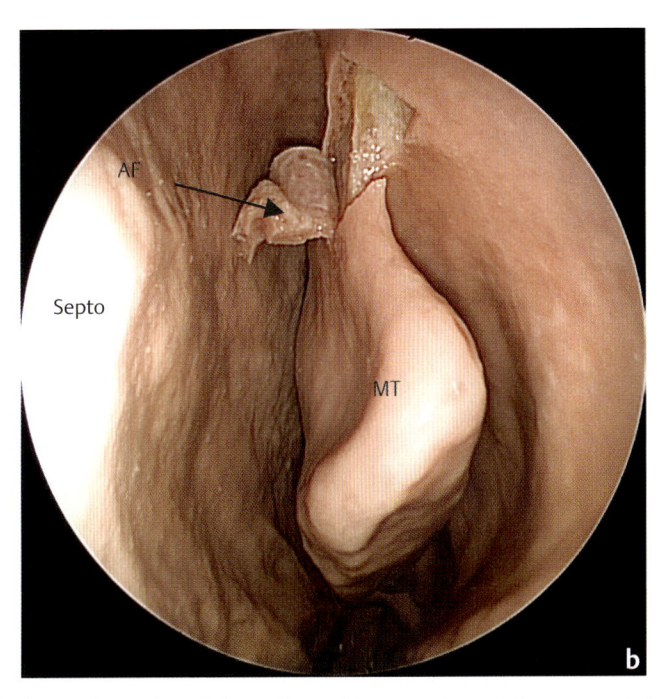

Fig. 7.16 (**a**) O aspirador Freer eleva o retalho axilar. A identificação da raiz da concha média precisa ser feita antes de o retalho ser guardado entre a concha e o septo. (**b**) Imagem cadavérica de um retalho axilar de lado esquerdo. *AF*, retalho axilar; *MT*, concha média.

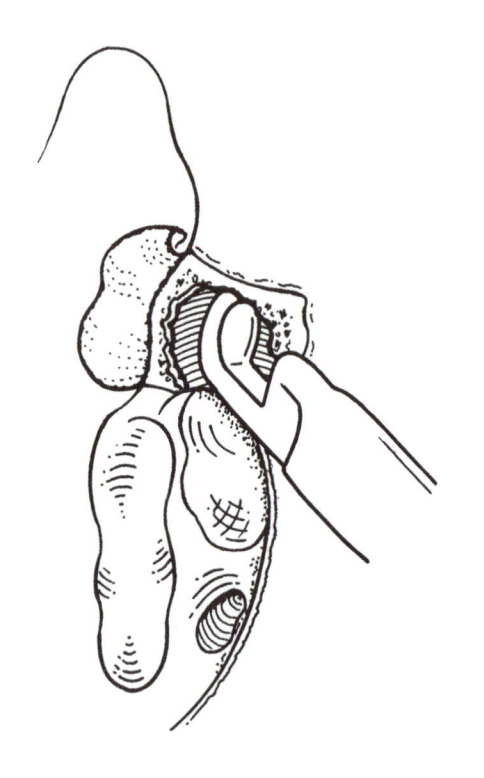

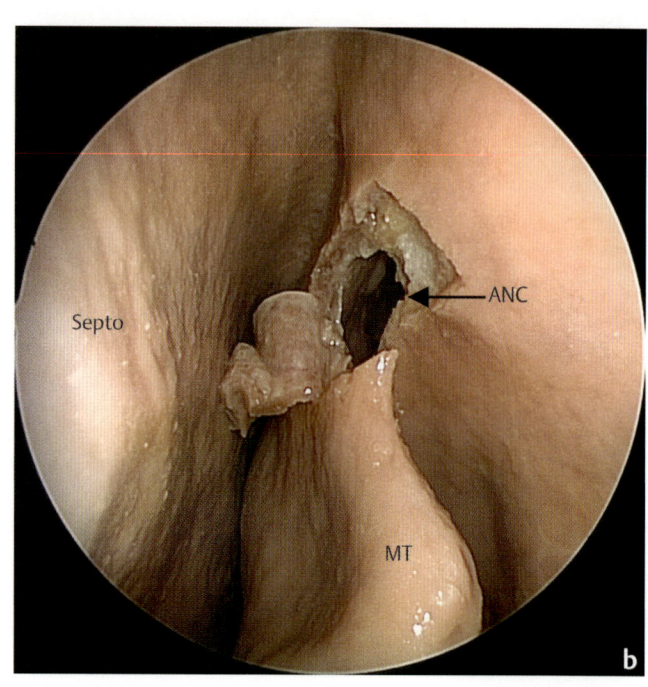

Fig. 7.17 (**a**) O perfurador Hajek-Koeffler remove a face anterior da célula da crista nasal. (**b**) Imagem cadavérica de lado esquerdo, mostrando a face anterior da célula *agger nasi* (*ANC*) removida. *MT*, concha média.

em 118 procedimentos consecutivos de recesso frontal. Os óstios frontais remanescentes foram identificados com auxílio da técnica de mini-trepanação descrita adiante. Dentre os 118 casos, foram encontradas sinéquias significativas em 6 pacientes, as quais exigiram tratamento ambulatorial.[15] Portanto, a abordagem de retalho axilar não aumenta o risco de formação de aderência no meato médio.[13-16] A **Fig. 7.19** mostra a aparência típica da região do retalho axilar após uma abordagem deste tipo ao recesso frontal.

Minitrepanação do Seio Frontal

A minitrepanação dos seios frontais é uma técnica de grande utilidade quando a via de drenagem do seio frontal é vista com dificuldade. A colocação de uma cânula no seio frontal permite enxaguar o seio com solução salina corada com fluoresceína e a via percorrida por este líquido no recesso frontal pode ser acompanhada usando uma sonda* sinusal frontal maleável (Integra). Conforme é passada pela rota corada com fluoresceína, a sonda é usada para ampliar cuidadosamente esta via até que seja possível colocar uma cureta ao longo dela. As células presentes no recesso frontal podem então ser fraturadas (em geral anterior ou lateralmente) e removidas para expor o óstio frontal (ver vídeos). Em adição, o trépano pode ser usado para garantir a eliminação de pus, muco ou material fúngico do seio frontal onde o cirurgião não desejar colocar um instrumento através do óstio frontal e arriscar danificar a mucosa do óstio frontal. Se um aspirador sinusal frontal for quase tão amplo quando o óstio frontal (como muitas vezes acontece com aspiradores com extremidade em forma de oliva de 3-4 mm),

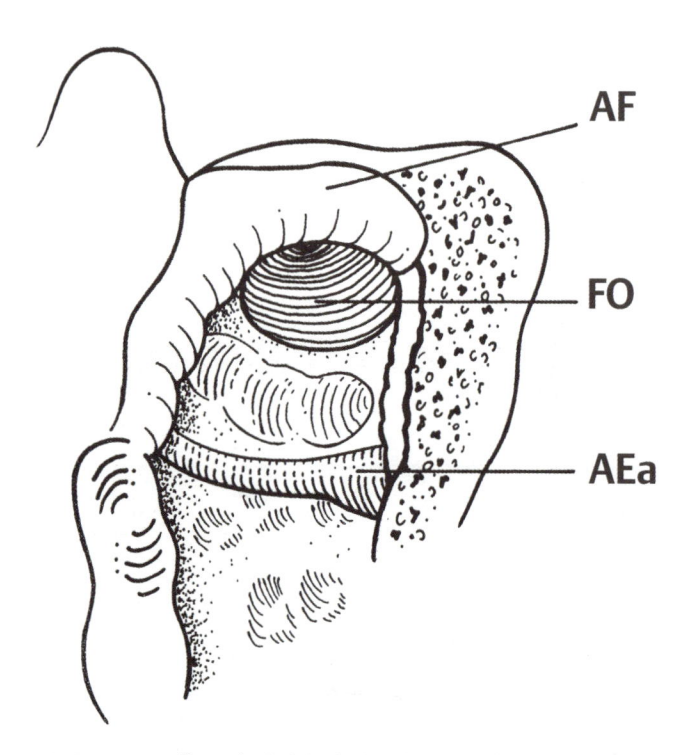

Fig. 7.18 O retalho axilar (*AF*) é rolado sobre a borda bruta da axila recém-formada. O óstio frontal (*OF*) e a artéria etmoidal anterior (*AEa*) são visíveis.

7 Abordagem Cirúrgica do Seio Frontal e do Recesso Frontal

poderá acarretar dano circunferencial à mucosa do óstio frontal, caso seja forçado através do óstio para dentro do seio frontal. Isto, por sua vez, pode levar à estenose ou à obstrução do óstio. A limpeza do seio frontal por meio de irrigação através da cânula de minitrepanação pode evitar esta lesão. A cânula de minitrepanação pode ser removida no fim da cirurgia ou deixada no lugar por períodos de tempo variáveis após a cirurgia, de modo a permitir que o seio frontal e o óstio frontal sejam enxaguados com salina. Este processo de enxágue pode remover coágulos de sangue do óstio frontal, o que pode ajudar a manter sua patência no decorrer da cicatrização. Se a mucosa estiver significativamente inflamada ou polipoide, é possível pingar gotas de esteroide no seio frontal durante o período pós-cirúrgico, antes da retirada da cânula. Isto, por sua vez, pode ajudar a reduzir a inflamação e potencialmente a formação do tecido cicatricial inicial nos óstios frontais.

Técnica de Colocação de Minitrépanos

As imagens de TC devem ser revisadas, para estabelecer a presença e o tamanho do seio frontal. A **Fig. 7.20** mostra a ausência do seio frontal direito com um pequeno seio frontal esquerdo contendo um óstio frontal muito estreito.

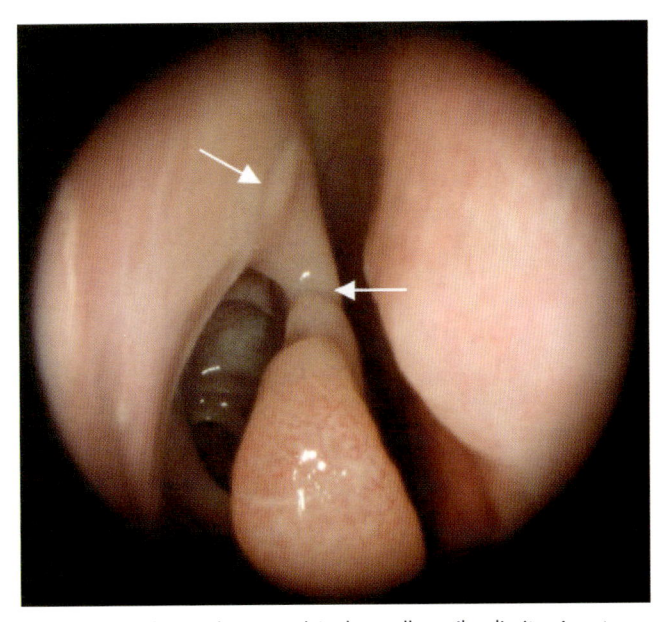

Fig. 7.19 Aparência pós-operatória do retalho axilar direito. As *setas brancas* marcam as linhas de incisão para as incisões superior e inferior.

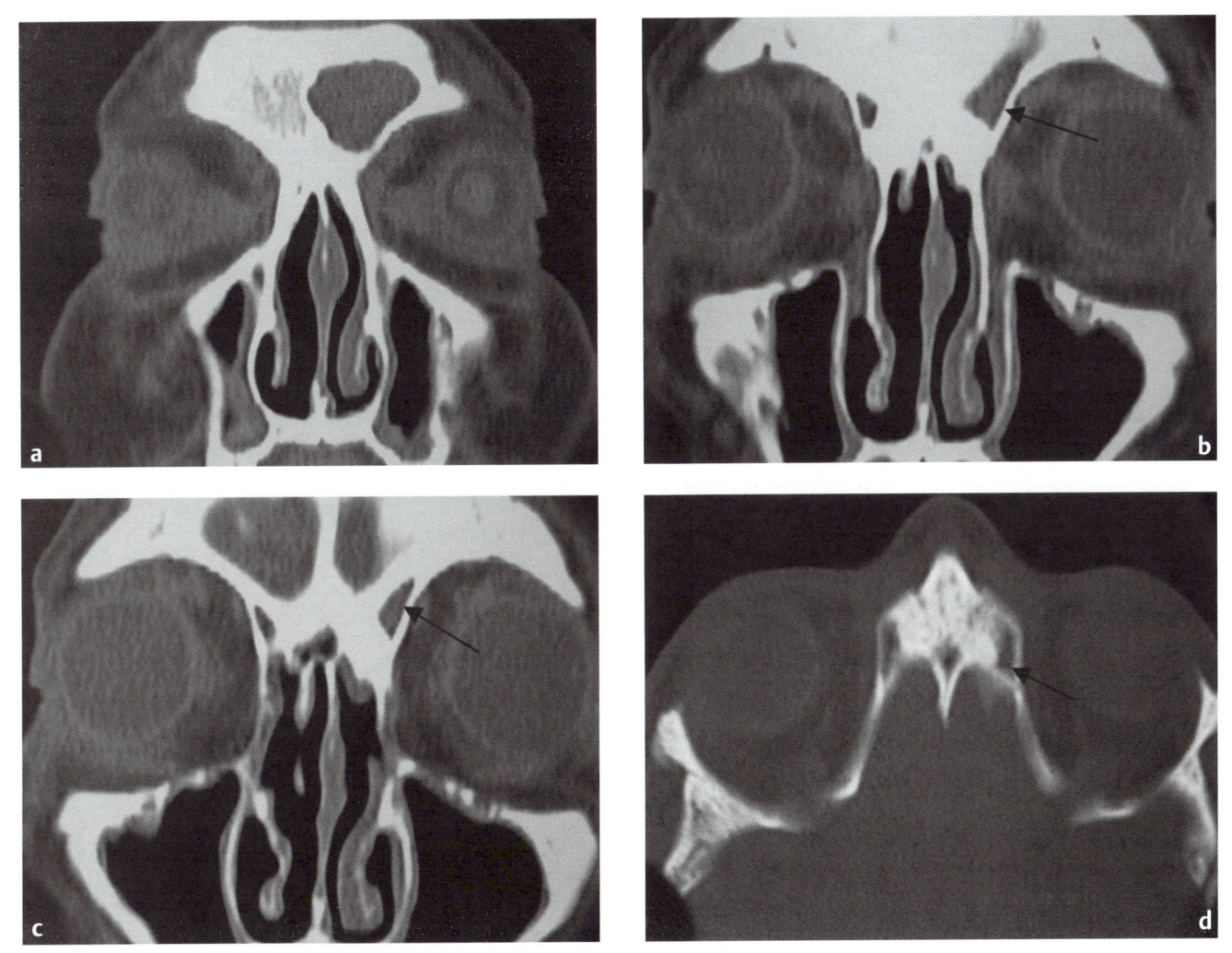

Fig. 7.20 (a-d) O óstio frontal esquerdo estreito é apontado pelas *setas pretas*.

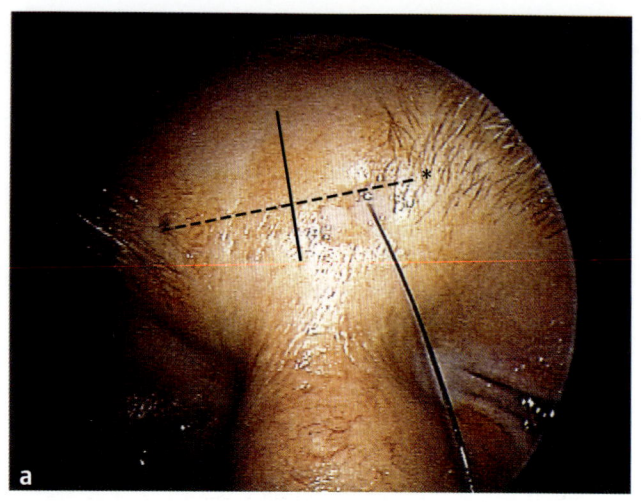

Fig. 7.21 (a) A *linha preta* marca a linha média, com o *asterisco* marcando o aspecto medial da sobrancelha. A *linha horizontal tracejada* une as extremidades das sobrancelhas. A agulha com anestésico local é inserida ao longo de uma prega cutânea a meia distância entre estes. Após uma incisão de perfuração, a ferida é dilatada com tesoura íris (b).

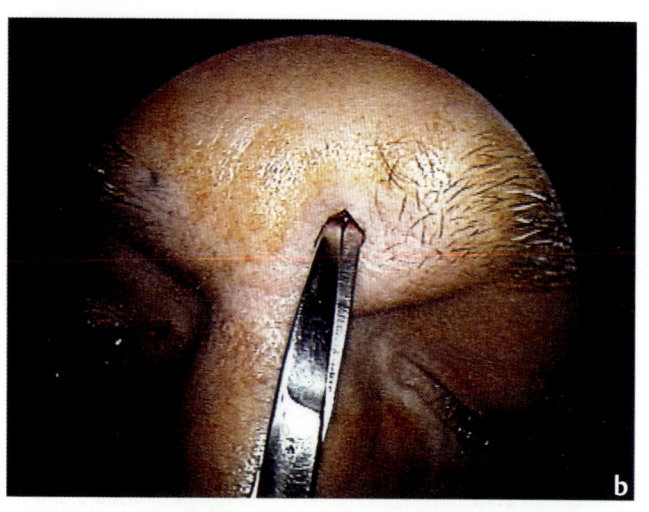

Note que o seio frontal esquerdo não se estende acima da sobrancelha (borda óssea da órbita). A extensão da pneumatização superior do seio frontal precisa ser avaliada na varredura de TC antes de o minitrépano ser colocado.

O referencial para colocação da incisão cutânea é a região medial da sobrancelha. Na maioria dos pacientes, a sobrancelha está na borda orbital superior e é preciso acompanhá-la medialmente na imagem de TC, para garantir que haja pneumatização suficiente do seio frontal acima da borda orbital superior. A colocação do minitrépano em um nível alto demais pode resultar na penetração intracraniana pela broca e consequente vazamento de líquido cerebrospinal. Se o seio frontal estiver suficientemente pneumatizado na TC, os referenciais cutâneos para a colocação da incisão na pele são os seguintes: traçar um alinha horizontal imaginária desde o meio da extremidade medial da sobrancelha até a extremidade medial da outra sobrancelha. Ao longo desta linha, faça um furo no ponto médio entre as sobrancelhas e, então, estime uma distância de 1 cm em relação à linha média, ao longo desta linha imaginária (**Fig. 7.21**).

Faça a infiltração de 1-2 mL de anestésico local e adrenalina. Uma lâmina de bisturi número 15 é usada para criar a incisão de perfuração ao longo da pele e sobre o osso. Esta incisão pode ser feita através de uma linha franzida vertical ou, no caso dos pacientes preocupados com a possível aparência estética de uma cicatriz, colocada ao longo dos pelos mediais da sobrancelha. Embora as últimas duas incisões possam não ser corretamente colocadas entre a região medial da sobrancelha e a linha média, a pele sobre o osso frontal é móvel e, após a colocação da guia do minitrépano, essa guia pode ser desviada movendo a pele até ser corretamente posicionada no osso, conforme descrito anteriormente. Se o trépano ósseo for colocado lateralmente demais, poderá pôr em perigo o feixe neurovascular supratroclear ou ficar fora do seio frontal. A incisão de perfuração é cuidadosamente dilatada com auxílio de tesouras pontiagudas. Uma guia de broca é colocada através da incisão, posicionando primeiramente a guia na horizontal sobre a pele e, então, rotacionando a guia para dentro da incisão. Isto é feito mantendo a incisão aberta pela tensão imposta pelos dedos em cada lado da ferida (**Fig. 7.22**).

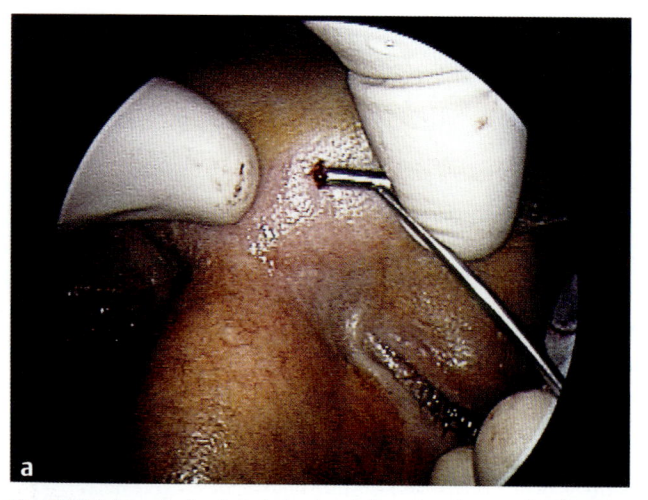

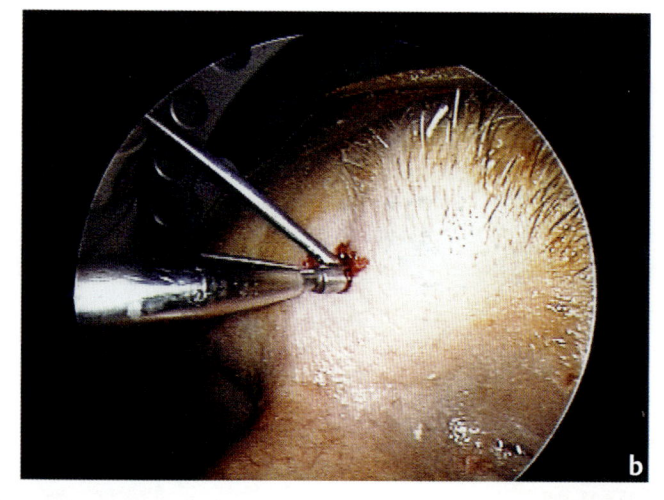

Fig. 7.22 (a) A guia é colocada horizontalmente sobre a pele e rotacionada para dentro da ferida, a fim de evitar a extração de uma elipse de pele. A broca é colocada pela guia (b).

Se a guia for empurrada para dentro da incisão sem abrir a ferida, uma pequena elipse de pele pode ser aprisionada pelos dentes da guia e a pele pode ser danificada conforme a guia é empurrada para dentro da ferida. Se a incisão foi feita através dos pelos da sobrancelha, este ponto pode ser lateral demais para a realização da trepanação. Após a colocação da guia da broca, a pele é deslocada empurrando a guia para o ponto indicado pelas diretrizes supracitadas, antes do osso ser submetido à trepanação. A guia tem dentes na superfície que entram em contato com o osso e que devem ser engatados com segurança no osso para que a guia não se mova durante o processo de trepanação. É vitalmente importante não permitir que a broca esquente. A broca deve ser removida quase imediatamente ao tocar o osso. Deve ser completamente removida da guia e sua ponta deve ser irrigada com salina ou água para ser resfriada. A falha em fazer isso resulta em aquecimento significativo da ponta da broca e pode acarretar queimadura no osso e na pele ao redor do trépano. Na pele, isto pode resultar em uma ferida circular que deixa uma cicatriz imperceptível, enquanto o osso pode predispor ao desenvolvimento de osteíte. Arestas do trépano são projetadas para se estender por 11 mm além da guia e não pode penetrar na superfície posterior do seio frontal. Em raras ocasiões, em pacientes com seios frontais pequenos (subpneumatizados) e uma superfície anterior espessa, a broca pode não ser longa o suficiente para penetrar a superfície anterior do seio frontal. Caso isto ocorra, o cirurgião pode mover a guia do trépano inferiormente (o osso da superfície anterior tende a afinar, à medida que se desce inferiormente) e repetir a tentativa de trepanação sinusal frontal. A pele sobre o seio frontal é móvel e facilmente deslocada pela guia. Não tente mover o sítio de trepanação superiormente, porque isto pode colocar em risco a trepanação da cavidade intracraniana. O trépano é removido enquanto a guia é mantida firmemente no lugar. Um estilete aramado é colocado através da guia dentro do orifício do trépano. A guia é removida e a cânula frontal é colocada sobre o estilete, dentro do seio frontal (**Fig. 7.23**). A colocação da cânula é feita em movimentos rotatórios e sem empurrá-la agressivamente demais para dentro da pele, uma vez que o barril se amplia podem incorrer em imposição excessiva pressão sobre a pele em torno da cânula.

Uma seringa preenchida até a metade com solução de salina e fluoresceína (500 mL de salina e 0,5 mL de fluoresceína a 5%) é acoplada à cânula e uma tentativa de aspiração é feita. A aspiração de um líquido límpido indica penetração intracraniana e, neste caso, a cânula deve ser imediatamente removida e a ferida, suturada. Se a fluoresceína for acidentalmente injetada na cavidade intracraniana, a concentração descrita anteriormente não deverá causar irritação meníngea. De modo geral, pode haver retirada de ar, muco, pus ou sangue para dentro da seringa. Quando o óstio frontal está completamente bloqueado, apenas vácuo será criado na se-

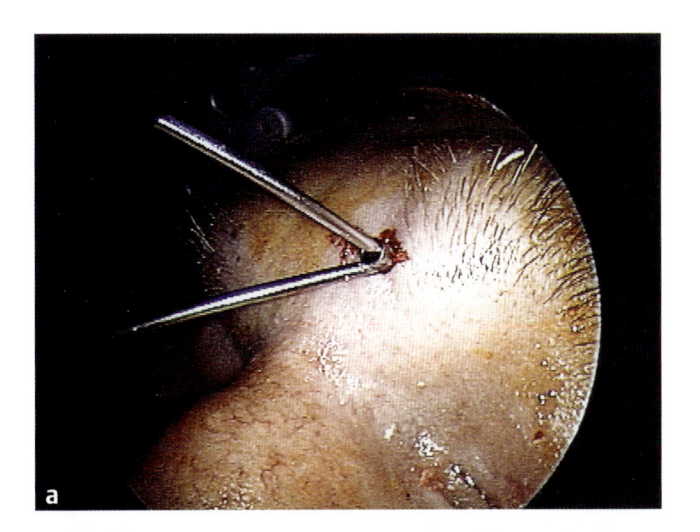

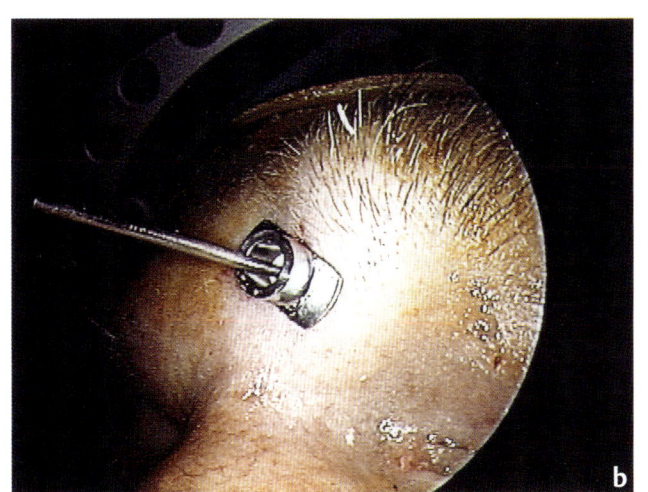

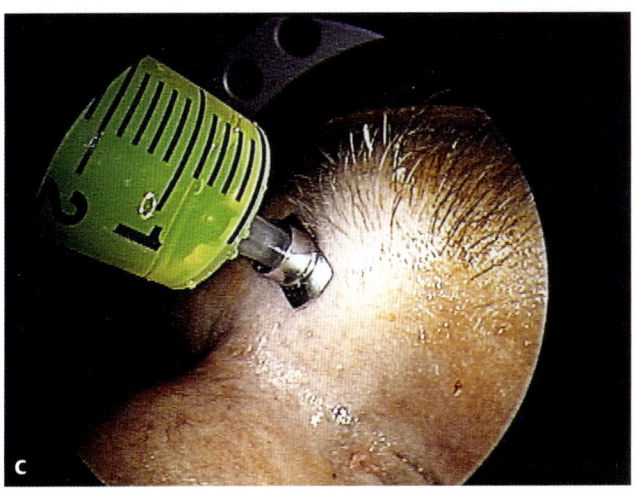

Fig. 7.23 (a,b) A cânula frontal é deslizada sobre o estilete para dentro do orifício do trépano e dentro do seio frontal. (c) Uma seringa preenchida até a metade com solução salina corada com fluoresceína é presa à cânula e o seio frontal é aspirado antes de ser irrigado.

ringa. Nesta situação, o óstio frontal é observado ao mesmo tempo em que uma leve pressão é aplicada na seringa. Pus ou muco seguido de salina corada com fluoresceína devem ser observados. Esta área de emergência de fluoresceína pode então ser sondada para identificação da via de drenagem do seio frontal. Antes de aplicar qualquer pressão significativa na seringa, a imagem de TC deve ser checada para garantir que não haja deiscências da superfície posterior ou do assoalho do seio frontal.

Cirurgia Assistida por Computador

A cirurgia assistida por computador (CAS) usa a moderna tecnologia em casos de pacientes submetidos a uma varredura de TC ou RM (ou ambas) antes da cirurgia. Estas imagens são descarregadas em um computador conectado ao equipamento de CAC e mostradas ao cirurgião em três planos (coronal, axial e parassagital). Isto é similar às imagens de TC padrão realizadas em nossos pacientes. Existem alguns *softwares* de programas que podem ser baixados da Internet. Para os usuários da Apple Mac, somente podem ser usados o planejamento Scopis® ou o Osirix® – que leem arquivos DICOM, de modo que toda varredura de TC no formato DICOM pode ser lida da mesma maneira como é feito nos equipamentos de CAS. O planejamento Scopis® também está disponível para PCs e muitas empresas na área de radiologia fornecerão um *software* que pode ser copiado no PC e usado para ver as imagens. O benefício destes sistemas de *software* está na possibilidade de colocar os alvos sobre uma célula e ver esses alvos aparecerem na mesma célula nas outras duas vistas (**Fig. 7.24**). O cirurgião pode identificar uma célula e ver onde esta célula está, para então planejar e, do mesmo modo como descrito no Capítulo 6, pode construir uma imagem 3D da anatomia do paciente. O planejamento cirúrgico também pode ser realizado efetivamente no equipamento de orientação de imagem, antes da cirurgia.

Existem dois sistemas: o primeiro é um sistema óptico em que uma câmera rastreia diodos emissores de luz (LEDs, do inglês *light emitting diodes*) no paciente (*headframe*), mais os instrumentos. O segundo sistema é eletromagnético e nele o computador rastreia o movimento de marcadores eletromagnéticos no paciente (*headframe*) e nos instrumentos. Os equipamentos modernos de CAS conseguem realizar tanto rastreamento de LED como rastreamento eletromagnético, dependendo da preferência do cirurgião. Ambos os sistemas funcionam bem e propiciam diferentes vantagens e desvantagens. Para registrar o paciente no computador, os referenciais são identificados nas imagens no computador e, então, no paciente, ou um traçador a laser é passado sobre a face. O *headframe* monitora o movimento da cabeça do paciente. Os instrumentos são rastreados por mecanismos ópticos ou eletromagnéticos. Em pacientes sem referenciais intranasais (ausência da concha média etc.), estes sistemas permitem identificar estruturas importantes, como a base do crânio, órbita, nervo óptico e carótida. Adicionalmente, permitem que as células residuais presentes no recesso e seio frontais sejam identificadas e removidas. Se uma via de drenagem sinusal frontal não puder ser encontrada, os sistemas podem rastrear a ponta de um instrumento para que uma via possa ser identificada e o instrumento possa ser deslizado até a via, e assim as células remanescentes possam ser removidas do recesso ou do seio frontal.

Situações Cirúrgicas Difíceis no Recesso Frontal e no Seio Frontal durante a Cirurgia

Óstio Frontal Estreito com Células Obstrutivas com Paredes Ósseas Espessas

Esta situação não é incomum, mas resulta em uma difícil situação intraoperatória. Neste exemplo particular, o paciente tem um *frontal beak* grosso com uma ANC bastante subpneumatizada e uma célula septal frontal (FSC) com paredes ósseas espessas que não podem ser facilmente fraturadas com instrumentos padrão para ampliar o óstio frontal (**Fig. 7.25**). A ANC é muito pequena e estreita, e a bolha etmoidal empurra para frente e para dentro do recesso frontal, esmagando a via de drenagem sinusal frontal anterolateralmente (visto melhor nas imagens axiais; **Fig. 7.25**). O *frontal beak* do processo frontal é muito grosso e, embora haja uma FSC, a parede desta célula é formada por osso espesso que separa esta célula da via de drenagem frontal. Seria impossível ampliar a via de drenagem sinusal frontal sem recorrer a uma broca. Como já discutido, nesta situação, é mais provável que o broqueamento resulte em formação de cicatriz pós-operatória e obstrução do óstio frontal com desenvolvimento de sinusite frontal iatrogênica prolongada de difícil tratamento. O manejo intraoperatório deste paciente deve incluir a total limpeza do seio maxilar opacificado com um trépano de fossa canina e a criação de uma antrostomia meatal média ampla seguida de um retalho axilar, com remoção do máximo possível de maxila da concha média. Como a bolha pneumatiza anteriormente, é preciso abri-la, assim como a célula suprabular, permitindo a identificação da base do crânio e a artéria etmoidal anterior que devem ser vistas adjacentes ao local onde a parede posterior desta célula toca a base do crânio. A cureta agora pode ser deslizada até a via de drenagem sinusal frontal, atrás da ANC, e esta célula pode ser fraturada à frente e removida. Em seguida, a parede anterior de ambas as bolhas e células suprabulares deve ser removida até a base do crânio. A FSC será vista com o óstio frontal empurrado lateralmente. Como o óstio frontal é estreito e não poderia ser ampliado, e devido ao estado inflamado da mucosa em torno do óstio frontal, um minitrépano sinusal frontal deve ser inserido e o óstio frontal deve ser irrigado por 3 dias, no pós-operatório, com jatos de salina e gotas de prednisolona.

No pós-operatório, o óstio frontal permaneceu edematoso por alguns meses, antes de normalizar. O paciente continuou assintomático e o óstio foi curado (**Fig. 7.26**). Isto enfatiza a importância de remover as células causadoras de obstrução do recesso frontal (células *agger nasi*, *bulla* e suprabulares) e limpar a via de drenagem. Acredito que qualquer tentativa de ampliar este óstio com uma broca não teria alcançado um resultado positivo como este.

Isto não significa dizer que todos os pacientes responderão deste modo, sendo que alguns pacientes podem desenvolver edema crônico com obstrução de um óstio estreito (**Fig. 7.27**). Estes pacientes devem ser tratados com esteroides sistêmicos e tópicos, duchas e higiene regular, sendo indicada a revisão cirúrgica (geralmente, broqueamento frontal endoscópica/procedimento de Lothrop modificado/Draf 3, como descrito no Capítulo 9) em caso de sintomas persistentes.

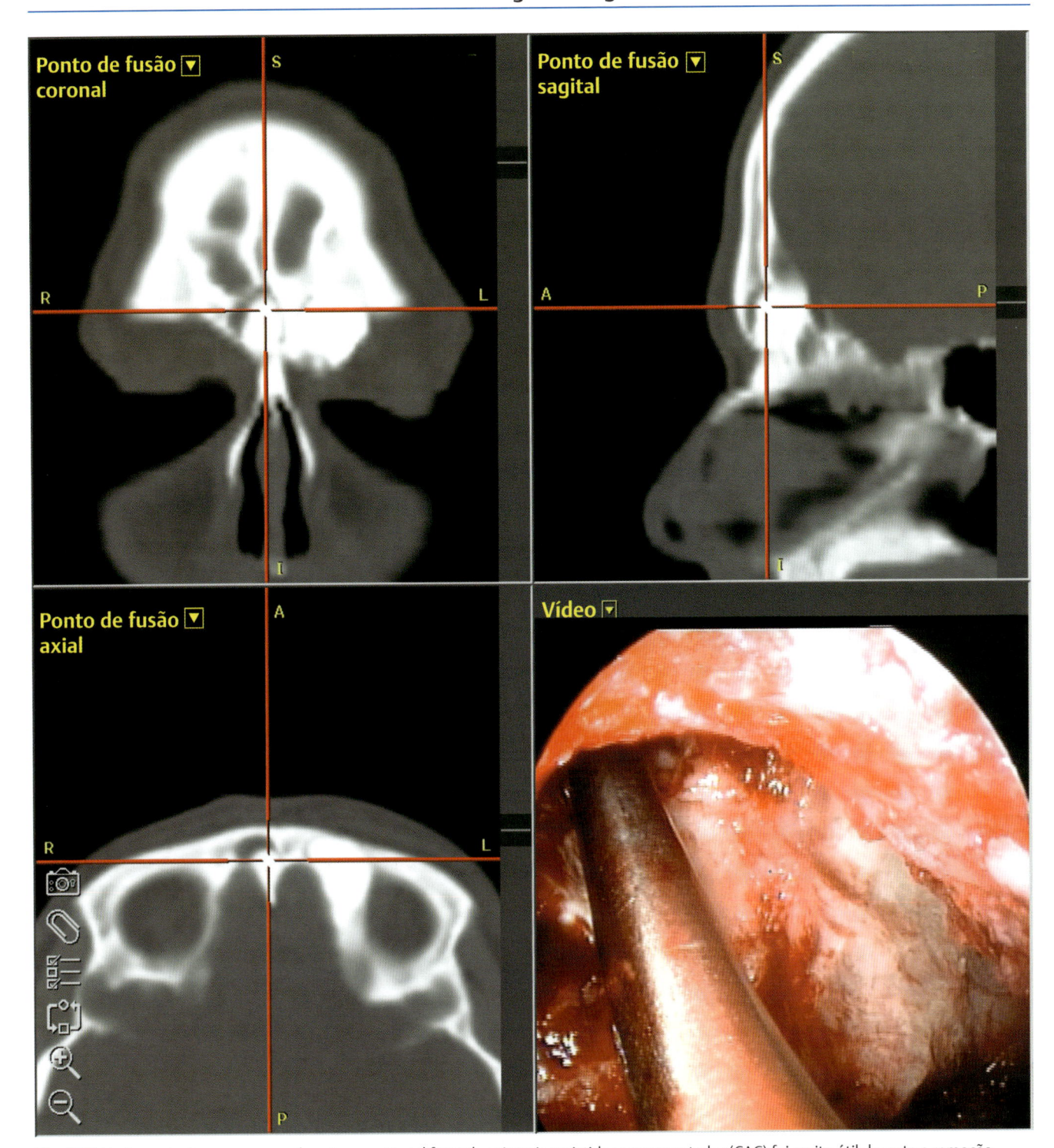

Fig. 7.24 Neste paciente com um amplo osteoma sinusal frontal, a cirurgia assistida por computador (CAC) foi muito útil durante a remoção endoscópica na identificação e prevenção de lesão à base do crânio. Os *centros de alvo* indicam o teto do seio frontal após a remoção do osteoma.

SAFC Grandes Obstruindo o Óstio Frontal

Em alguns pacientes, há células que se estendem significativamente para dentro do seio frontal, através do óstio frontal, e ao fazerem isso comprometem não só o óstio como também a drenagem e a ventilação do seio frontal. O manejo destas células pode ser muito difícil e a abordagem depende do tamanho do óstio frontal. Se o paciente tiver seios pneumatizados, então há uma probabilidade razoável de a distância AP do óstio frontal poder ser bastante ampla, como no caso deste exemplo (*seta preta*, **Fig. 7.28**). Neste caso, a SAFC grande está se originando a partir da região supra-*agger nasi* e é anterior à SBC e à base do crânio, avançando quase até alcançar o teto do seio frontal. Se a distância AP for grande (*seta preta*), então a célula pode ser alcançada pelo óstio frontal natural e removida. Neste caso, foi possível remover toda a célula a partir de baixo, sem ampliar o óstio frontal. Entretanto, se a distância

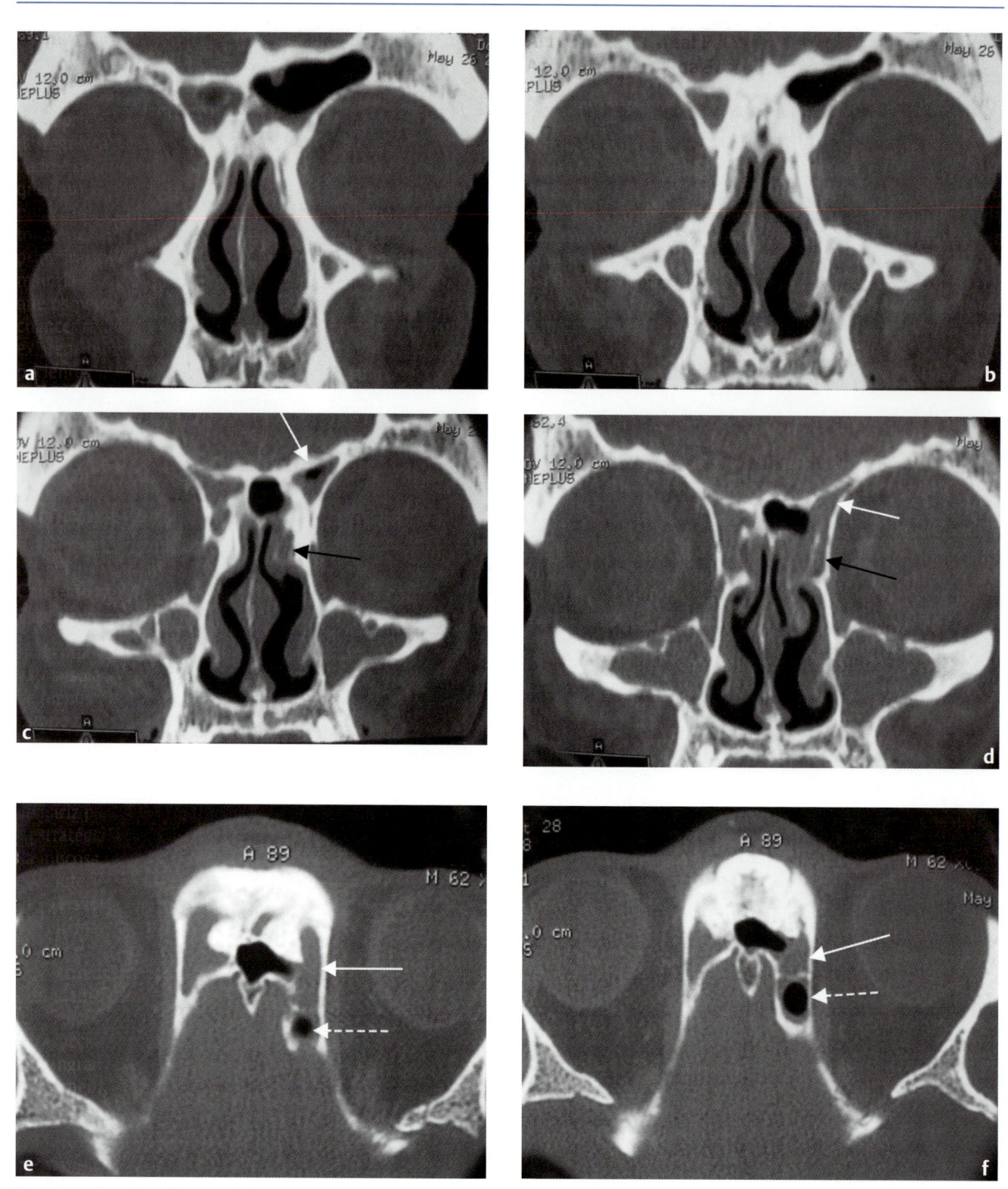

Fig. 7.25 O óstio frontal e a via de drenagem sinusal frontal são indicadas com uma *seta branca sólida* no lado esquerdo (**c-g**). A pequena célula *agger nasi* pode ser vista dentro (**c**,**d**, *seta preta*). A célula suprabular (*seta branca tracejada*) pode ser vista em (**e-h**). *(Continua.)*

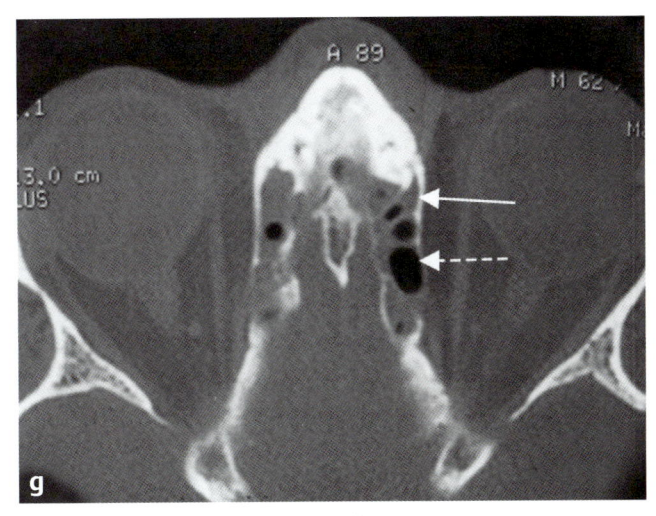

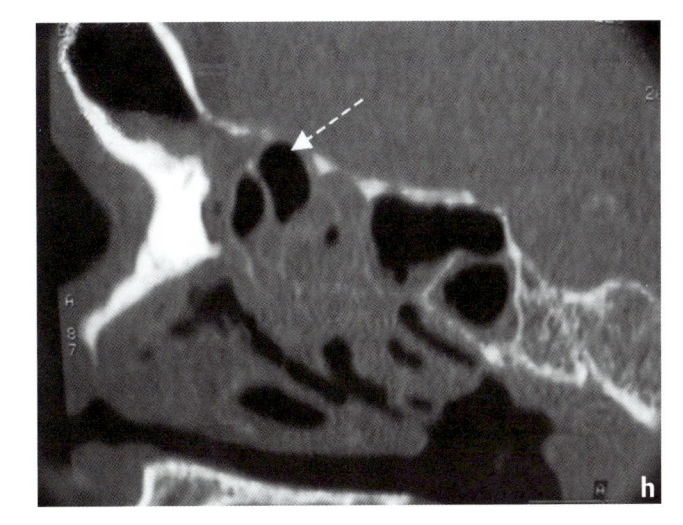

Fig. 7.25 (Cont.)

AP fosse pequena, então a célula iria requerer medidas auxiliares para remoção. Em nosso departamento, estas medidas em geral são broqueamento/procedimento endoscópico de Lothrop modificado/Draf 3, porém a remoção também pode ser feita com uma abordagem combinada (trépano no interior do seio frontal, por meio de um acesso amplo o suficiente para comportar um endoscópio ou instrumento). O instrumento é introduzido pelo trépano sinusal frontal e visto através do óstio frontal, ou vice-versa. Alternativamente, é possível proceder a um retalho osteoplástico dentro dos seios frontais e remover a célula sob visualização direta.

Regimes de Irrigação Sinusal Frontal Pós-Operatória

As cânulas sinusais frontais são mantidas nos seguintes cenários: se houve traumatismo circunferencial acidental à mucosa do óstio frontal; se o óstio sinusal frontal natural for muito estreito (< 3 mm); se havia evidência de osteíte com formação de osso novo no recesso frontal ou no óstio; ou se houve polipose extensa resultando em uma mucosa significativamente traumatizada após a remoção de pólipos. As

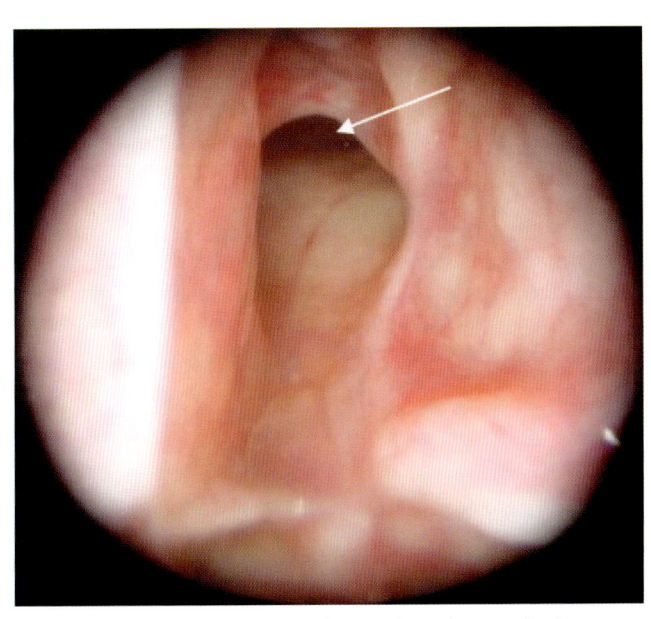

Fig. 7.26 Imagem pós-operatória do óstio frontal esquerdo do paciente mostrado na **Fig. 7.25**. Note o óstio frontal esquerdo sadio (seta branca).

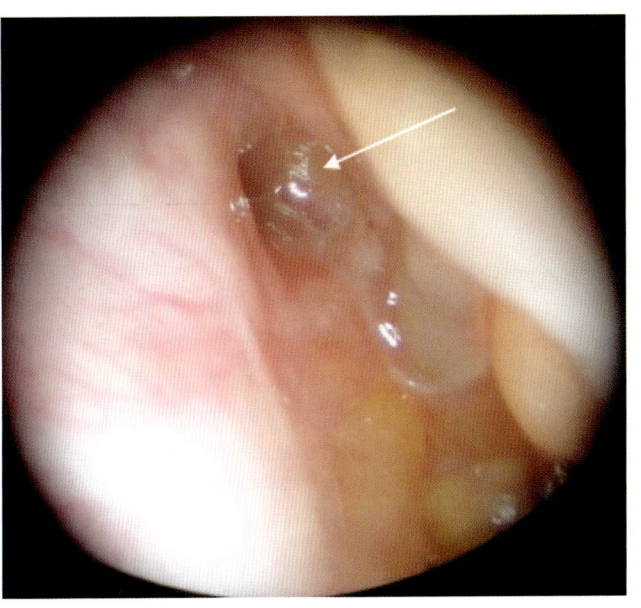

Fig. 7.27 Um paciente que tinha um óstio frontal esquerdo muito estreito obstruído por edema (seta branca). Embora ainda fosse possível passar um aspirador fino por este óstio, e apesar do tratamento médico em curso, o edema nesta região persistiu. Se o paciente continuar sintomático, uma cirurgia adicional é indicada.

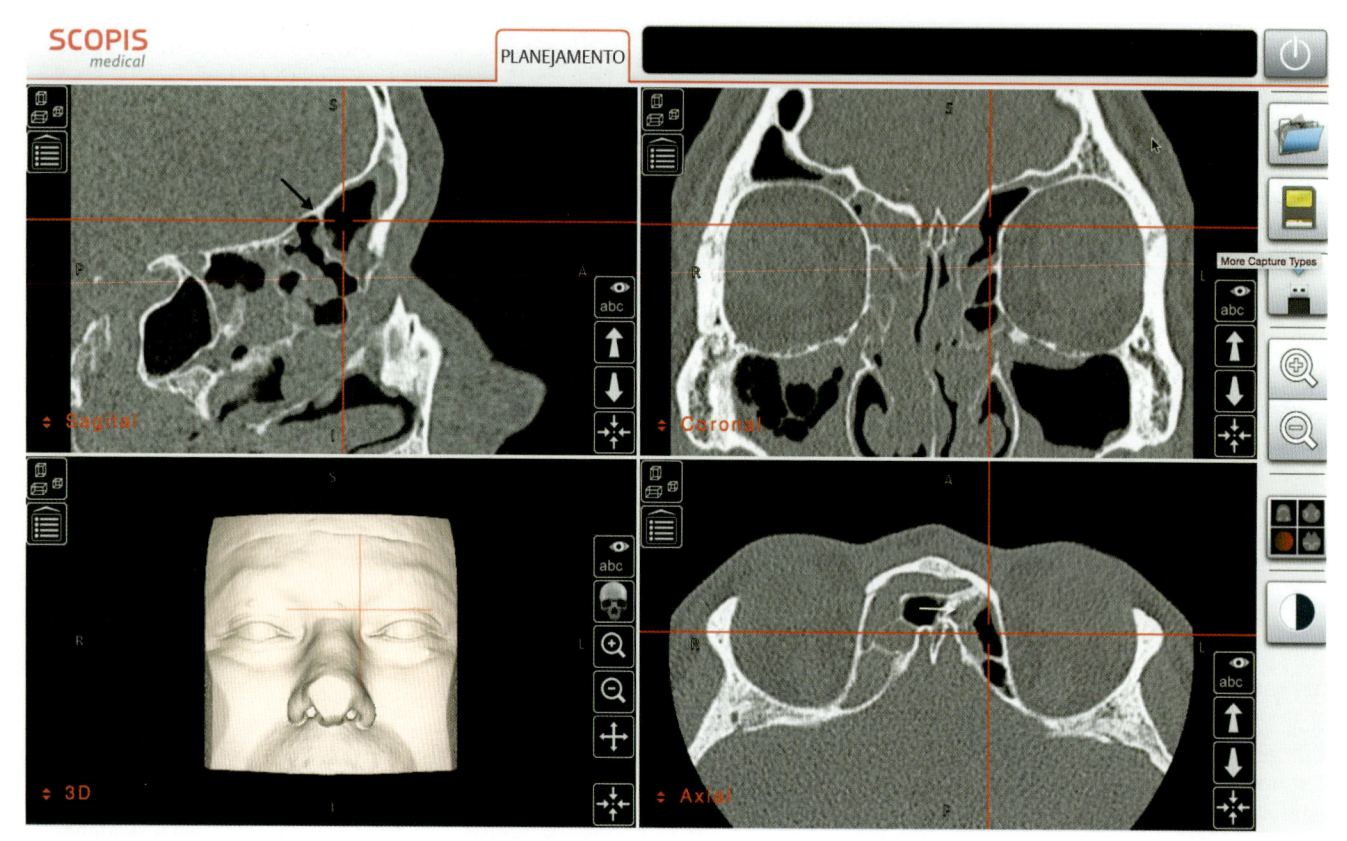

Fig. 7.28 A grande SAFC é indicada pelos *centros de alvo*, enquanto na TC parassagital, o amplo diâmetro AP é indicado pela *seta preta*. Note como a SAFC quase atinge o topo do seio frontal. A via de drenagem (*seta branca*) pode ser vista na imagem de TC axial medial à SAFC (*centros de alvo*).

cânulas frontais são enxaguadas com 5 mL de salina normal a cada 2 horas, começando imediatamente após a cirurgia. Em caso de uso de prednisolona em gotas, é feita a instilação de 0,5-1 mL com auxílio de uma seringa, no interior do seio frontal, após toda segunda ducha.

Acondicionamento Sinusal Pós-ESS

Ao longo dos últimos anos, nosso departamento conduziu alguns estudos com Chitogel (Wellington, Nova Zelândia), para avaliar seu efeito na homeostasia, desenvolvimento de aderências e manutenção da patência do óstio sinusal.[21-15] O Chitogel por si só tem propriedades comprovadamente antibacterianas, inibe a migração de fibroblastos e tem propriedades anti-inflamatórias,[21] que promovem melhor cicatrização no pós-operatório.[22-25] Além disso, foi demonstrado que o Chitogel é um agente hemostático muito eficiente[22,25] e previne a formação de sinéquias.[23] Uma das características mais importantes do Chitogel é a manutenção da patência do óstio sinusal,[25] a qual é especialmente relevante em pacientes com óstios sinusais estreitos, por poder melhorar o desfecho alcançado por estes indivíduos. Estudos mais recentes demonstraram que o efeito do Chitogel pode ser melhorado pela adição de budesonida ao gel, uma vez que o gel libera lentamente o esteroide conforme se dissolve no decorrer de 10-14 dias, após a cirurgia. Note o conflito de interesse, uma vez que sou investidor e membro do conselho da empresa Chitogel.

Cuidados Pós-Operatórios e Desbridamento

Todos os pacientes são submetidos a um curso de 10 dias de antibióticos de amplo espectro, e é requerido que enxaguem com salina o nariz e os seios, 4-6 vezes por dia, após a cirurgia. Quando são encontrados pólipos significativos durante a cirurgia, os pacientes são incluídos em um curso regressivo de prednisolona oral, por 3 semanas. Os pacientes passam por revisão no consultório em 10-14 dias após a cirurgia. Nesta consulta, todos os coágulos sanguíneos são removidos e os óstios sinusais são inspecionados. Um fino aspirador curvo é passado pelos óstios sinusais frontais e quaisquer secreções são removidas do seio frontal. Todos os óstios sinusais são similarmente checados. Todas as sinéquias são rompidas. Se tais alterações são signofocativas, então uma consulta de retorno antecipada é agendada, mas se tudo parecer estar cicatrizando bem, o paciente deverá passar por outra revisão somente após 4-6 semanas.

Referências

1. Levine HL. Endoscopic Sinus Surgery: Reasons For Failure. Oper Tech Otolaryngol—Head Neck Surg 1995;6(3):176–179
2. Kennedy DW, Senior BA. Endoscopic sinus surgery. A review. Otolaryngol Clin North Am 1997;30(3):313–330
3. Stammberger H, Kopp W, Dekornfeld TJ, Hawke M. Functional Endoscopic Sinus Surgery: The Messerklinger Technique. Special Endoscopic Anatomy. Philadelphia, PA: B.C. Decker Publishers; 1991:61–90

4. Stammberger H, Posawetz W. Functional endoscopic sinus surgery. Concept, indications and results of the Messerklinger technique. Eur Arch Otorhinolaryngol 1990;247(2):63-76
5. Thawley SE, Deddens AE. Transfrontal Endoscopic Management of Frontal Recess Disease. Am J Rhinol 1995;9(6):307-311
6. Setliff RC III. Minimally invasive sinus surgery: the rationale and the technique. Otolaryngol Clin North Am 1996;29(1):115-124
7. Catalano PJ, Setcliffe RC III, Catalano LA. Minimally invasive sinus surgery in the geriatric patient. Oper Tech Otolaryngol—Head Neck Surg 2001;12(2):85-90
8. Catalano P, Roffman E. Outcome in patients with chronic sinusitis after the minimally invasive sinus technique. Am J Rhinol 2003;17(1):17-22
9. Kuhn FA, Javer AR, Nagpal K, Citardi MJ. The frontal sinus rescue procedure: early experience and three-year follow-up. Am J Rhinol 2000;14(4):211-216
10. May M, Schaitkin B. Frontal Sinus Surgery: Endonasal Drainage Instead of an External Osteoplastic Approach. Oper Tech Otolaryngol—Head Neck Surg 1995;6(3):184-192
11. Schaefer SD, Close LG. Endoscopic management of frontal sinus disease. Laryngoscope 1990;100(2 Pt 1):155-160
12. Kuhn FA. Chronic frontal sinusitis: the endoscopic frontal recess approach. Operative techniques. Otolaryngol Head Neck Surg 1996;7(3):222-229
13. Wormald PJ. Three Dimensional building block approach to understanding the anatomy of the frontal recess and frontal sinus. Op Tech in OL&HNS 2006;17(1):2-5
14. Wormald PJ. Surgery of the frontal recess and frontal sinus. Rhinology 2005;43(2):82-85
15. Wormald PJ. The axillary flap approach to the frontal recess. Laryngoscope 2002;112(3):494-499
16. Wormald PJ. The agger nasi cell: the key to understanding the anatomy of the frontal recess. Otolaryngol Head Neck Surg 2003;129(5):497-507
17. Wormald PJ, Hoseman W, Callejas C, et al. The International Frontal Sinus Anatomy Classification (IFAC) and Classification of the Extent of Endoscopic Frontal Sinus Surgery (EFSS). Int Forum Allergy Rhinol 2016;6(7):677-696
18. Harvey RJ, Shelton W, Timperley D, et al. Using fixed anatomical landmarks in endoscopic skull base surgery. Am J Rhinol Allergy 2010;24(4):301-305
19. Wormald PJ, Hoseman W, Callejas C, et al. The International Frontal Sinus Anatomy Classification (IFAC) and Classification of the Extent of Endoscopic Frontal Sinus Surgery (EFSS). Int Forum Allergy Rhinol 2016;6(7):677-696
20. Kang SK, White PS, Lee MS, Ram B, Ogston S. A randomized control trial of surgical task performance in frontal recess surgery: zero degree versus angled telescopes. Am J Rhinol 2002;16(1):33-36
21. Paramasivan S, Jones D, Baker L, et al. The use of chitosan-dextran gel shows anti-inflammatory, antibiofilm, and antiproliferative properties in fibroblast cell culture. Am J Rhinol Allergy 2014;28(5):361-365
22. Valentine R, Athanasiadis T, Moratti S, Robinson S, Wormald PJ. The efficacy of a novel chitosan gel on hemostasis after endoscopic sinus surgery in a sheep model of chronic rhinosinusitis. Am J Rhinol Allergy 2009;23(1):71-75
23. Athanasiadis T, Beule AG, Robinson BH, Robinson SR, Shi Z, Wormald PJ. Effects of a novel chitosan gel on mucosal wound healing following endoscopic sinus surgery in a sheep model of chronic rhinosinusitis. Laryngoscope 2008;118(6):1088-1094
24. Valentine R, Athanasiadis T, Moratti S, Hanton L, Robinson S, Wormald PJ. The efficacy of a novel chitosan gel on hemostasis and wound healing after endoscopic sinus surgery. Am J Rhinol Allergy 2010;24(1):70-75
25. Ngoc Ha T, Valentine R, Moratti S, Robinson S, Hanton L, Wormald PJ. A blinded randomized controlled trial evaluating the efficacy of chitosan gel on ostial stenosis following endoscopic sinus surgery. Int Forum Allergy Rhinol 2013;3(7):573-580

8 Cirurgia da Bolha Etmoidal, Concha Média, Etmoide Posterior e Esfenoidotomia, Incluindo a Reconstrução Tridimensional dos Etmoides Posteriores

Introdução

Se a embriologia dos seios for revisada, a concha média se forma a partir da 3ª lamela, enquanto a concha superior se forma a partir da 4ª. A lamela basal da concha média divide os seios etmoides em seios etmoidais anteriores (anteriores à lamela basal) e seios etmoidais posteriores (posteriores à lamela basal). Os seios etmoidais anteriores são ainda subdivididos em seios associados à *agger nasi* e ao processo frontal da maxila — a célula *agger nasi* (ANC) e as células supra-*agger nasi* — e células associadas à bolha (*bulla*) etmoidal. A bolha etmoidal se forma a partir da 2ª lamela embrionária. Trata-se de uma grande célula de ar etmoidal diretamente anterior à lamela da concha média. As células diretamente acima da bolha etmoidal são referidas como células suprabulares. As células etmoidais posteriores são encontradas atrás da lamela basal da concha média e anterior da lamela da concha superior.

Bolha Etmoidal e Células Suprabulares

As variações associadas às células suprabulares são discutidas no Capítulo 6. A bolha etmoidal pode ser uma única célula ou um grupo de células visíveis diretamente atrás da borda livre das porções média e horizontal do processo uncinado. O hiato entre a face anterior da bolha etmoidal e a borda livre do processo uncinado é conhecido como hiato semilunar, que consiste na entrada para o infundíbulo etmoidal. A bolha etmoidal geralmente tem uma parede posterior que está separada da porção vertical da lamela basal. O espaço entre sua parede posterior e a lamela basal é conhecido como recesso retrobular. Um recesso suprabular também pode se formar a partir do recesso retrobular, à medida que pneumatiza por cima do topo da bolha. A bolha etmoidal, como todos os seios, drena por um óstio natural. Este geralmente pode ser encontrado em seu aspecto posteromedial, no recesso retrobular.

Para encontrar o óstio natural, uma sonda de ângulo reto dupla é passada medialmente à bolha, entre a bolha e a concha média. A ponta da sonda é rotacionada lateralmente, com cuidado, até cair dentro do óstio natural (**Fig. 8.1**). Conforme a sonda é puxada para frente, as paredes medial e anterior são fraturadas. Esta fratura deve estar em continuidade com o óstio natural.

Para abrir a bolha etmoidal, um microdesbridador é colocado nesta área fraturada e as paredes medial e anterior da bolha são removidas. Isto permite que o óstio seja ampliado e faça parte da abertura criada dentro da bolha. Este procedimento segue a filosofia geral de cirurgia endoscópica sinusal de inclusão do óstio natural em qualquer abertura feita dentro de um seio. Se apenas uma mini-ESS estiver sendo realizada (uncinectomia e abertura da bolha), então 3 ou 4 mm das bordas anterior e inferior da bolha serão retidos. Estes 3-4 mm da face da bolha formam a parte posterossuperior da via de drenagem comum final (ver Capítulo 5). Esta região é denominada "via de drenagem comum final", uma vez que o muco oriundo das células etmoidais frontais e anteriores, bem como do seio maxilar é depurado para a nasofaringe ao longo desta via (**Fig. 8.2**).

Se uma etmoidectomia posterior tiver que ser realizada em adição à abertura da bolha, nenhuma parte de sua parede anterior será retida. Remover a bolha em sua totalidade proporciona um acesso melhor ao complexo etmoidal posterior, mas também permite que a lâmina papirácea seja identificada. A identificação da lâmina neste ponto é vitalmente importante para conhecer a posição da órbita durante a dissecção dos etmoides posteriores. A falha em identificar corretamente a lâmina muitas vezes fará com que células fiquem presas à lâmina, resultando na cirurgia sendo conduzida medialmente e, em consequência, na dissecção sendo realizada em uma passagem estreita onde a identificação de outros referenciais importante vai se tornando cada vez mais difícil. Se o cirurgião permanecer confinado a uma passagem medial estreita, a identificação da concha superior e da parede anterior do esfenoide se tornará mais difícil. Uma vez aberto o esfenoide, a identificação da base do crânio também fica mais difícil. A estreiteza da passagem de trabalho aliada a qualquer sangue acumulado no campo frequentemente resultará em tentativa de cirurgia e remoção incompleta de células, com obtenção de um resultado pós-cirúrgico aquém do ideal. Para identi-

8 Cirurgia da Bolha Etmoidal, Concha Média, Etmoide Posterior e Esfenoidotomia... 113

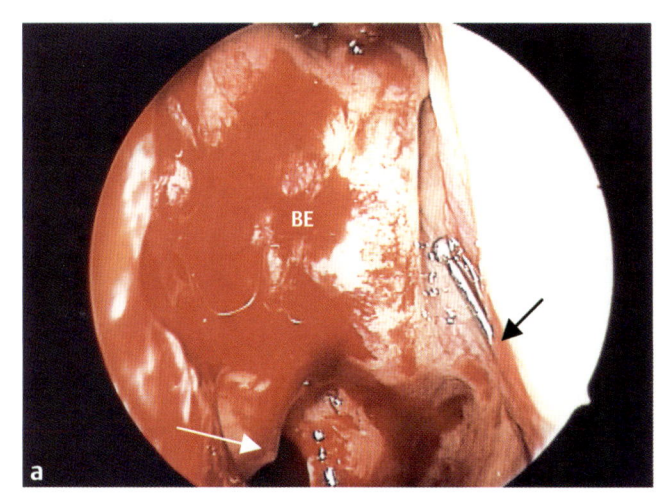

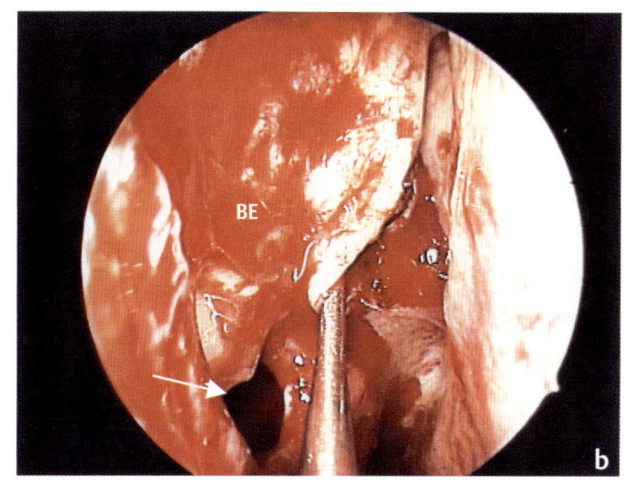

Fig. 8.1 (**a**) A sonda com extremidade em forma de bola (*seta preta*) desliza medial à face anterior da bolha etmoidal (*BE*). (**b**) A face anterior da bolha está fraturada, criando uma borda para o microdebridador. O óstio do seio maxilar está marcado com uma *seta branca*.

ficar precisamente a lâmina neste estágio, o cirurgião deve primeiro identificar o óstio natural do seio maxilar. Depois que o óstio é ampliado, o teto do seio maxilar é identificado e, então, seguido rumo ao ponto onde a bolha se fixa à lâmina, sendo que a lâmina deve ser visível atrás da parede anterior da bolha através de um escopo de zero ou 30 graus.

Reconstrução Tridimensional dos Etmoides Posteriores

Como descrito no Capítulo 6, a reconstrução anatômica tridimensional (3D) e o planejamento década etapa da cirurgia é realizado antes da dissecção do recesso frontal. De modo similar, conforme a célula *agger nasi* é usada como base da dissecção do recesso frontal, é preciso identificar uma célula ou espaço nos etmoides posteriores que possam ser precisamente correlacionados com a imagem de TC. O espaço usado na reconstrução 3D dos etmoides posteriores é o meato superior. Para conseguir identificar corretamente o meato superior em imagens de TC sequenciais, a transição do etmoide anterior para o etmoide posterior deve ser estabelecida nas imagens de TC. Se as imagens de TC coronais forem avaliadas, o primeiro referencial a ser buscado é a concha superior. Cada TC coronal sequencial é avaliada até a concha superior ser identificada (**Fig. 8.3**).

Uma vez estabelecida a transição entre os etmoides anterior e posterior nas imagens de TC, o meato superior (SM) deve ser buscado. Isto é claramente marcado na **Fig. 8.3b-d**, com os centros de alvo. Este espaço está diretamente acima da parte horizontal da lamela basal e deve ser facilmente localizado em todas os imagens de TC. A habilidade do cirurgião de localizar este espaço tanto na imagem de TC como no paciente é decisiva, porque fornece o ponto de partida da cirurgia. Depois que a penetração dos etmoides posteriores é feita ao longo da lamela basal, o meato superior e a concha superior são identificados (**Fig. 8.4**). O cirurgião agora tem um referencial na dissecção, que pode ser claramente colocado na imagem de TC. Cada célula sequencial nos etmoides posteriores é identificada e, aplicando o princípio dos blocos estruturais, uma imagem 3D dos etmoides posteriores pode ser construída. Entretanto, antes que seja possível conhecer totalmente a anatomia dos etmoides posteriores, é necessário ter um conhecimento claro da transição entre os etmoides posteriores e o esfenoide. Isto segue o tema do conhecimento da transição entre o seio frontal e os etmoides anteriores, entre os etmoides anterior e posterior, e, finalmente, entre os etmoides posteriores e o esfenoide. A chave para determinar a transição dos etmoides posteriores para o esfenoide é identificar a primeira imagem de TC coronal em que é possível ver as coanas ósseas posteriores sólidas. Na **Fig. 8.5a**, os centros dos alvos estão anteriormente à face anterior do esfenoide e ambas são vistas sobre as imagens coronal e parassagital, em um espaço claro, estendendo-se para a base do crânio (*setas brancas*). Na **Fig. 8.5b**, os centros dos alvos são colocados sobre o osso da parede anterior do esfenoide e, na TC coronal (*centros de alvo*), o osso horizontal do assoalho do esfenoide é visto. Isto marca a transição da parte posterior ao etmoide para o esfenoide. Qualquer TC coronal em que o osso horizontal é visto significa que a varredura é feita ao longo do

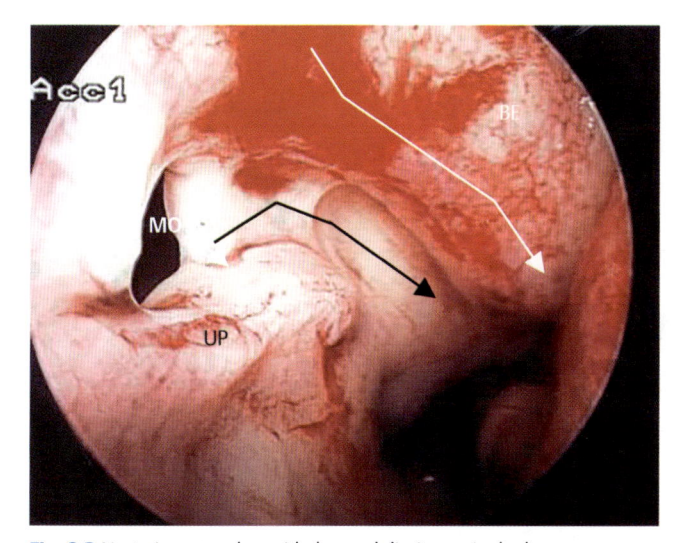

Fig. 8.2 Nesta imagem da cavidade nasal direita, a via de drenagem comum final é indicada pela *seta preta*, que também indica a via de drenagem do seio maxilar. A *seta branca* indica a via de drenagem das células etmoidais frontal e anterior ao longo da face anterior da bolha etmoidal (*BE*). Esta porção da *BE* forma a parte posterossuperior da via de drenagem comum final. A porção residual do processo uncinado (*UP*) após a uncinectomia e o óstio natural do seio maxilar (*MO*) são marcados.

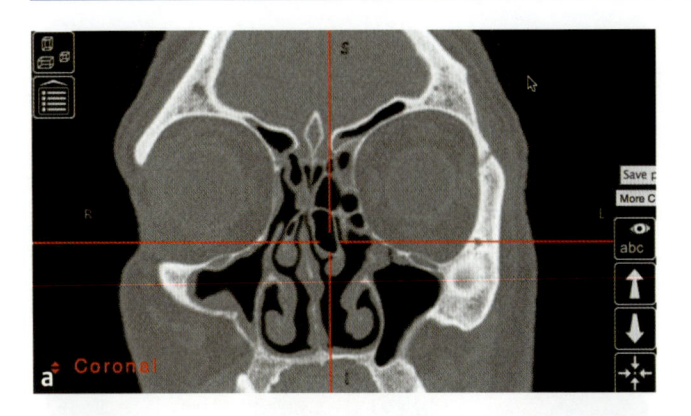

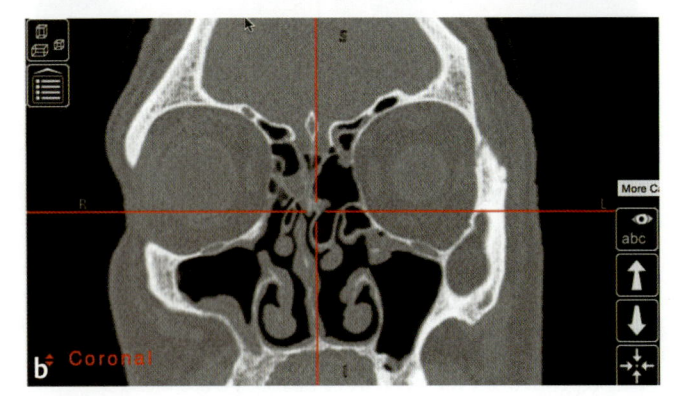

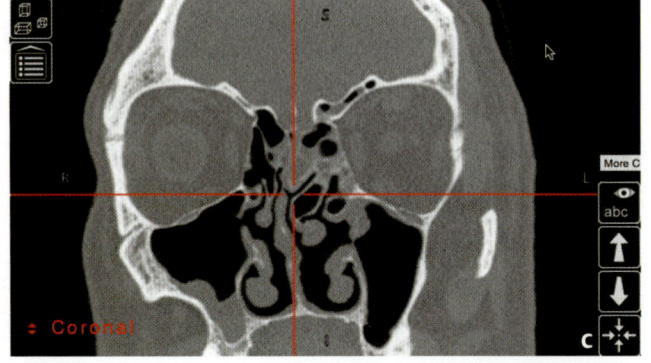

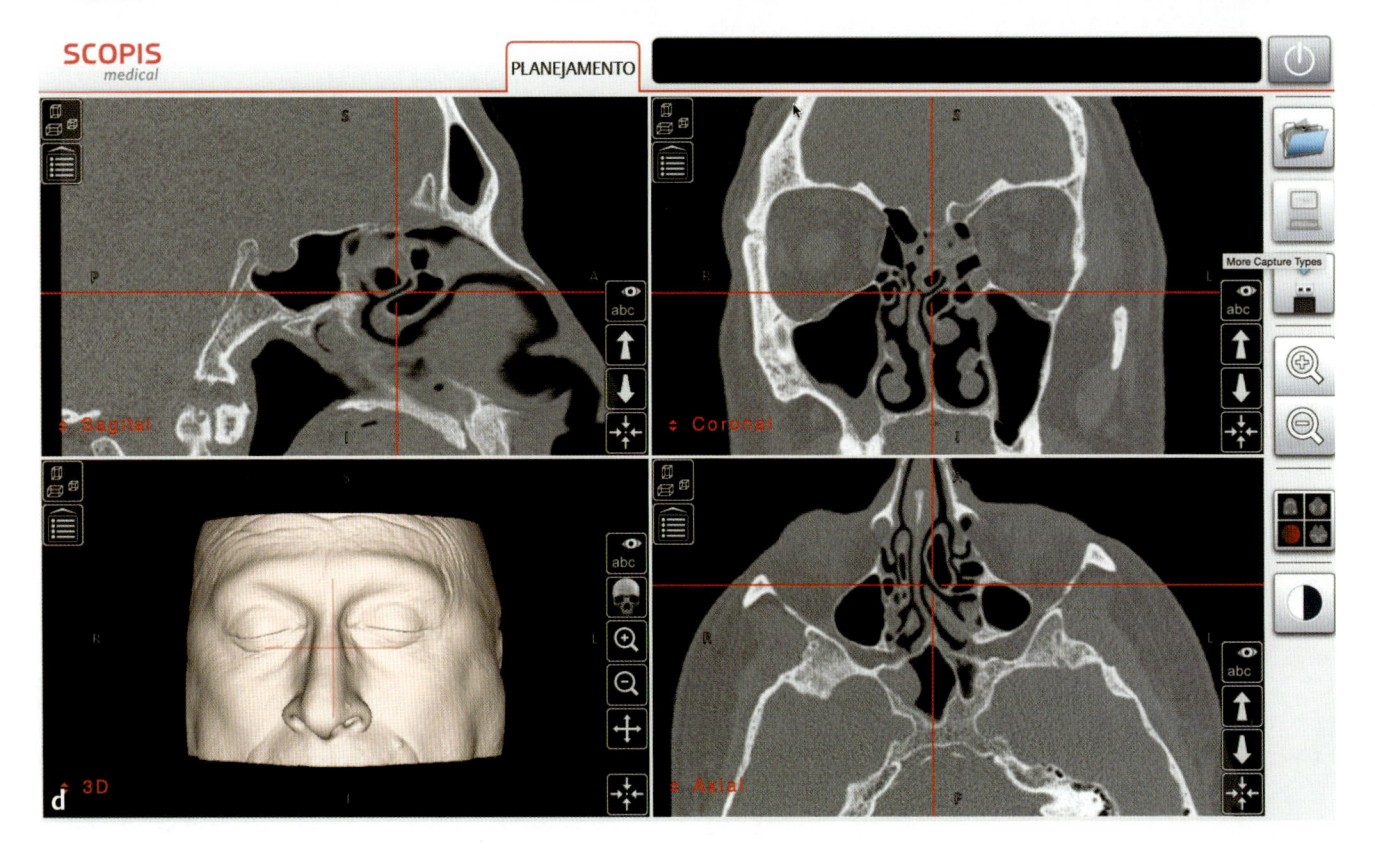

Fig. 8.3 As imagens de TC coronais sequenciais a seguir mostram a transição dos etmoides anteriores para os posteriores. (**a**) Os *centros de alvo* marcam a concha média. Se a borda medial da concha é seguida superiormente, nenhuma concha superior pode ser vista. (**b**) O primeiro entalhe da concha superior é visto (*centros de alvos*). (**c**) A concha superior está bem desenvolvida e (**d**) a posição da concha superior é vista claramente em ambas as TCs, parassagital e axial.

8 Cirurgia da Bolha Etmoidal, Concha Média, Etmoide Posterior e Esfenoidotomia... 115

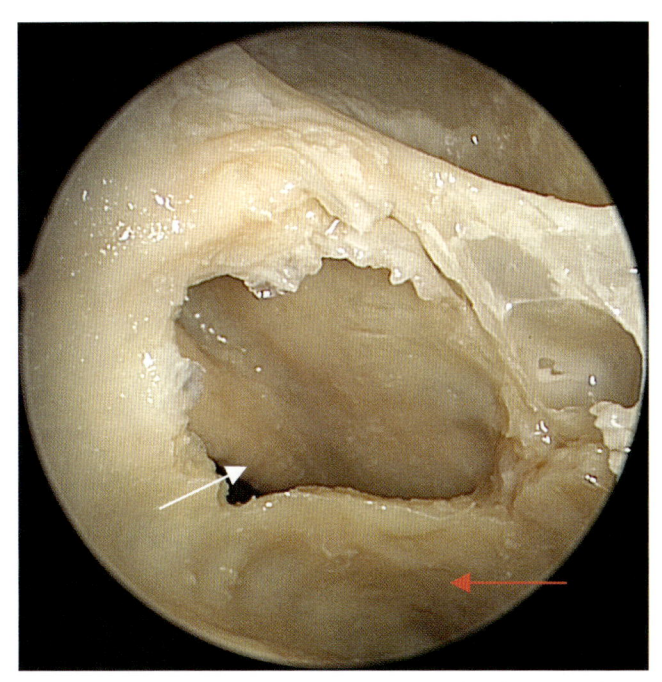

Fig. 8.4 Esta imagem cadavérica mostra a lamela basal horizontal (*seta vermelha*); a lamela basal vertical foi aberta com a extremidade anterior da concha superior (*seta branca*) visível.

dais posteriores possa ser compreendida. Enfim, se um bloco de construção for colocado sobre o esfenoide (**Fig. 8.7**, *bloco amarelo*) e a via de drenagem do esfenoide puder ser traçada sobre as varreduras, então um conhecimento completo do etmoide posterior e do complexo esfenoide é construído (**Fig. 8.7**). Cada configuração dos etmoides posteriores é diferente e cada lado de todo paciente precisa ser avaliado de maneira independente, bem como ter uma imagem 3D construída.

Plano Cirúrgico para os Etmoides Posteriores

Uma vez realizada a reconstrução 3D dos etmoides posteriores, um plano cirúrgico é formulado sobre como será conduzida a dissecção nos etmoides posteriores. A primeira etapa é entrar no meato superior pela lamela basal, em uma região que pode ser facilmente identificada nas imagens de TC. Para tanto, a transição da lamela basal horizontal posterior para a lamela basal vertical precisa ser identificada. Para identificar positivamente a lamela basal horizontal, o endoscópio é deslizado sob a concha média rumo à extremidade posterior da concha média. Com a aproximação da extremidade posterior da concha média, a porção horizontal da lamela basal vai ficando diretamente acima do endoscópio. O endoscópio então é trazido anteriormente, seguindo a lamela basal horizontal até esta se voltar verticalmente. No ponto em que essa volta vertical acontece, na área diretamente adjacente à concha média, o microdesbridador ou pinça Blakesley reta é empurrada ao longo da lamela basal (**Fig. 8.8**, *seta branca tracejada*).

seio esfenoide (**Fig. 8.5b,c**). Na **Fig. 8.6a,b**, os centros dos alvos são colocados nas duas células de ar etmoidais posteriores principais; na **Fig. 8.6c**, os blocos de construção foram colocados sobre estas células e uma célula medial extra (verde), de modo que a configuração anatômica das células etmoi-

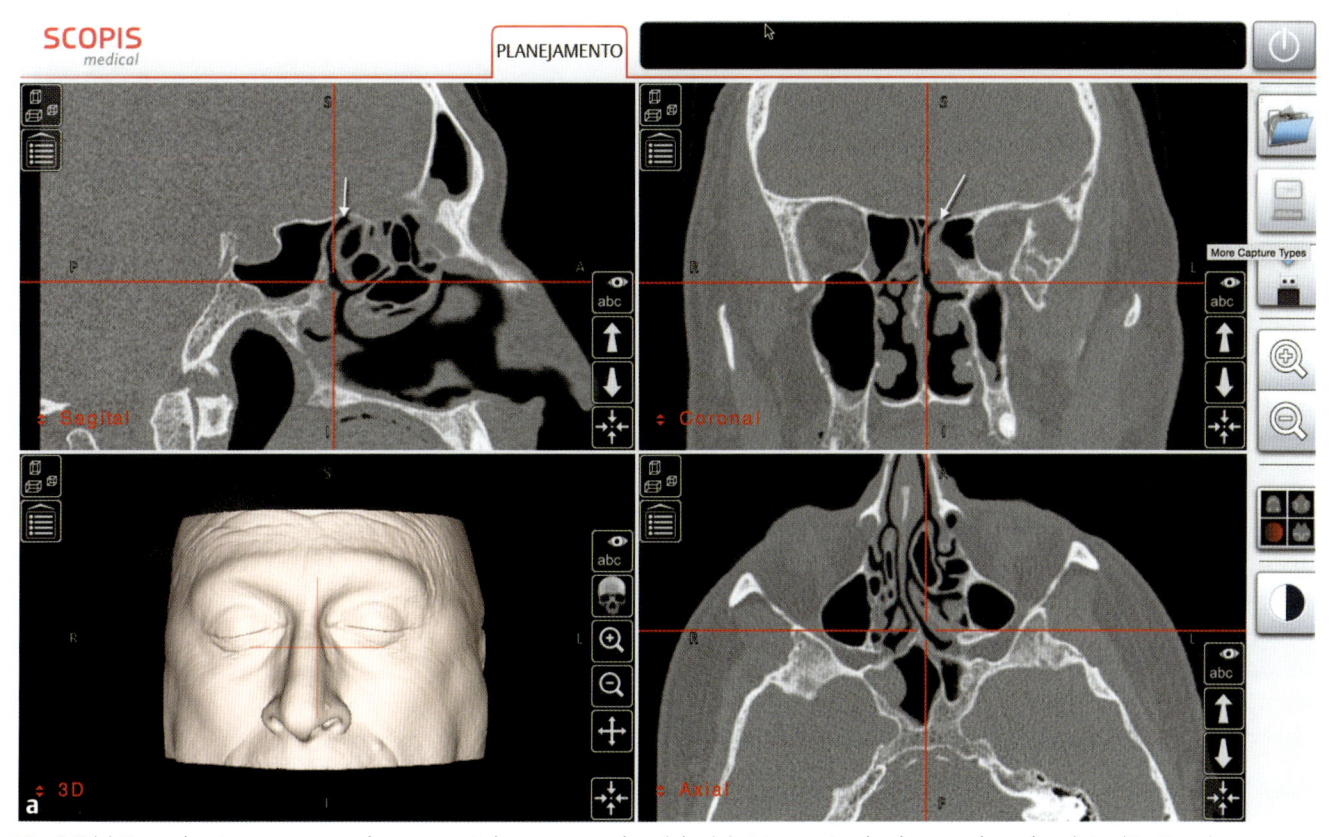

Fig. 8.5 (a) Em ambas imagens, coronal e parassagital, um espaço claro (*alvos*) é visto se estendendo para a base do crânio. *(Continua.)*

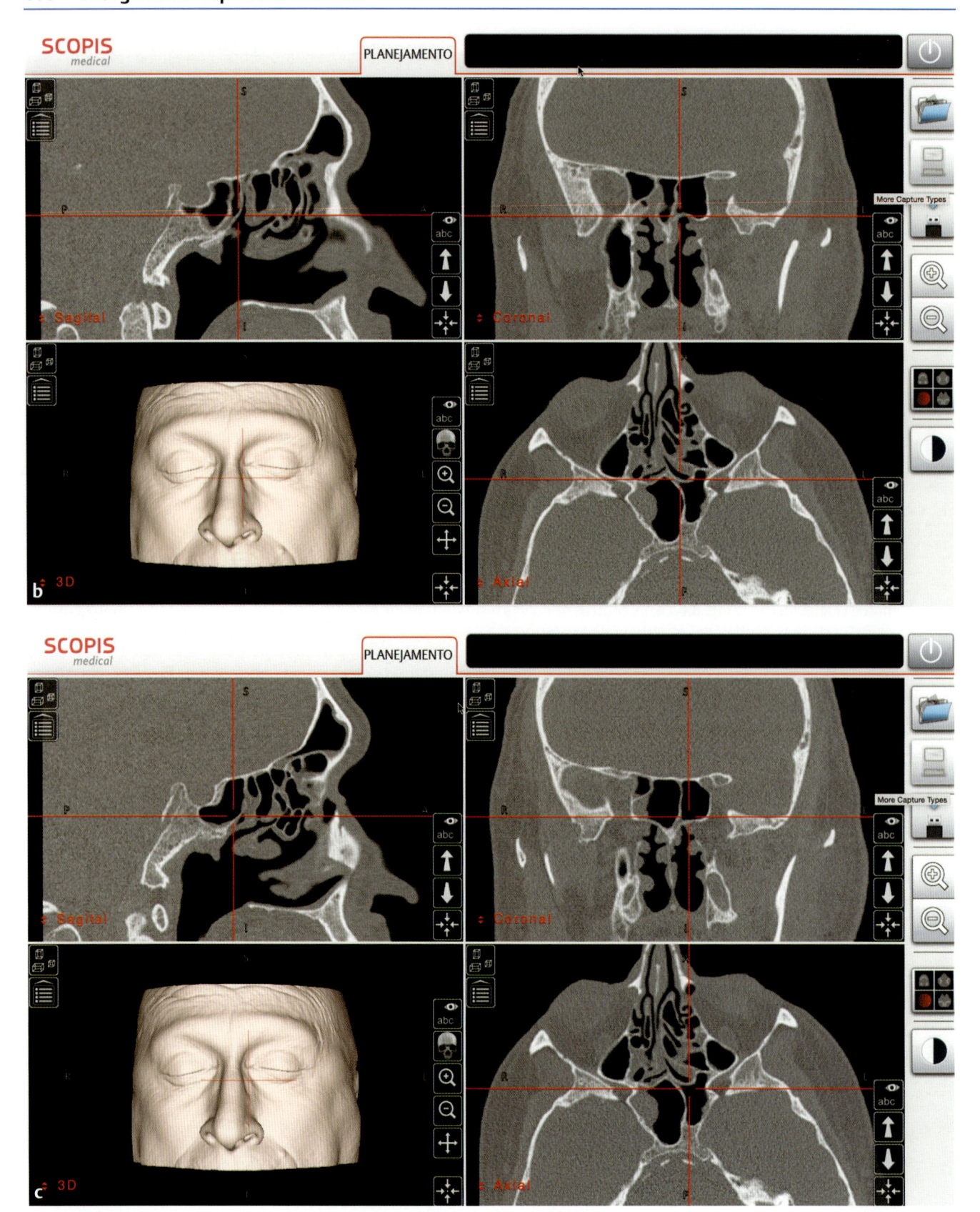

Fig. 8.5 *(Cont.)* (**b**) Os *alvos* são colocados sobre o osso da parede anterior do esfenoide. Isto marca a transição da região posterior para os etmoides e para o esfenoide. Em (**c**), os *alvos* são colocadas no esfenoide.

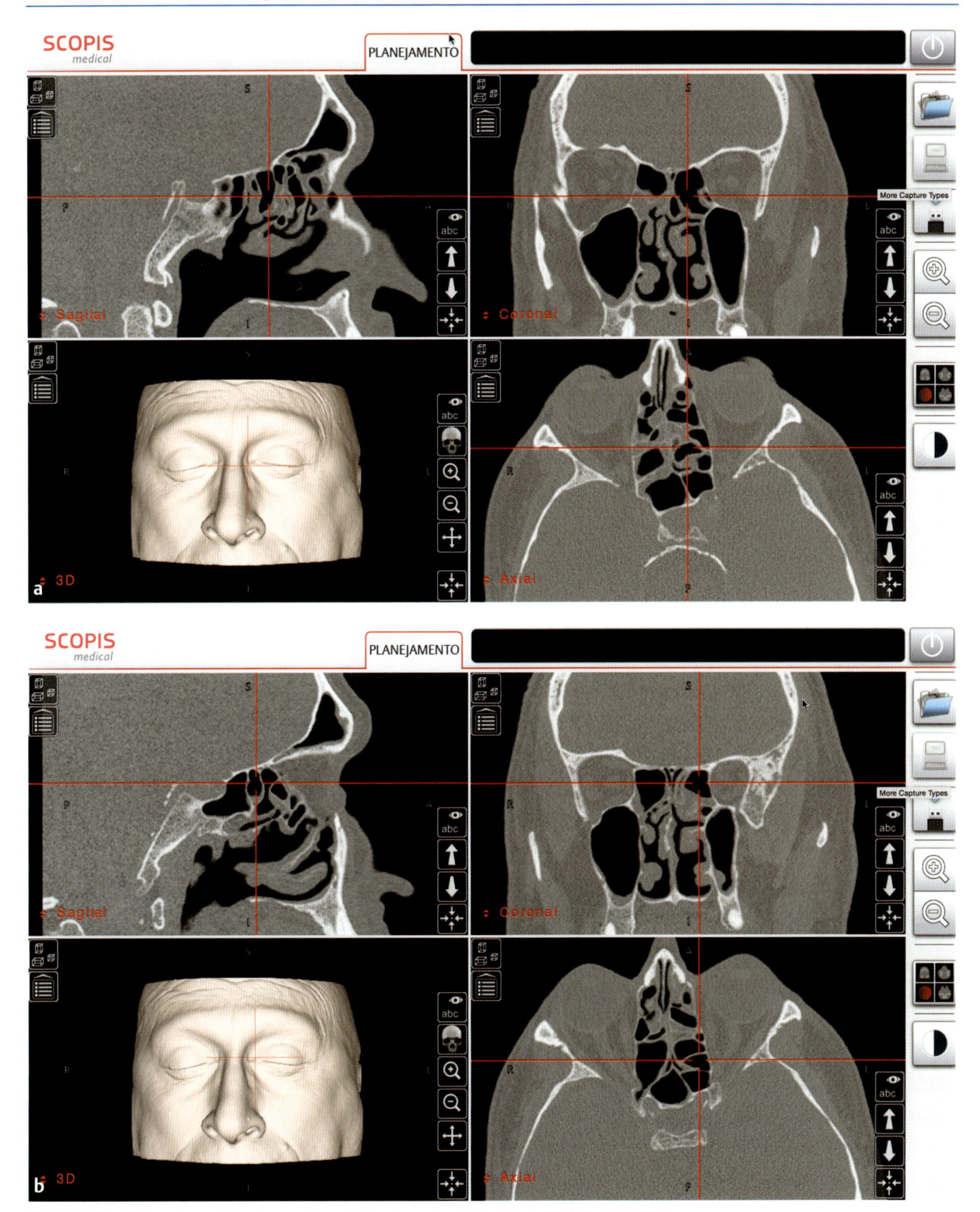

8 Cirurgia da Bolha Etmoidal, Concha Média, Etmoide Posterior e Esfenoidotomia... 117

Fig. 8.6 (a,b) Os *alvos* são posicionados nas duas células de ar etmoidais posteriores. *(Continua.)*

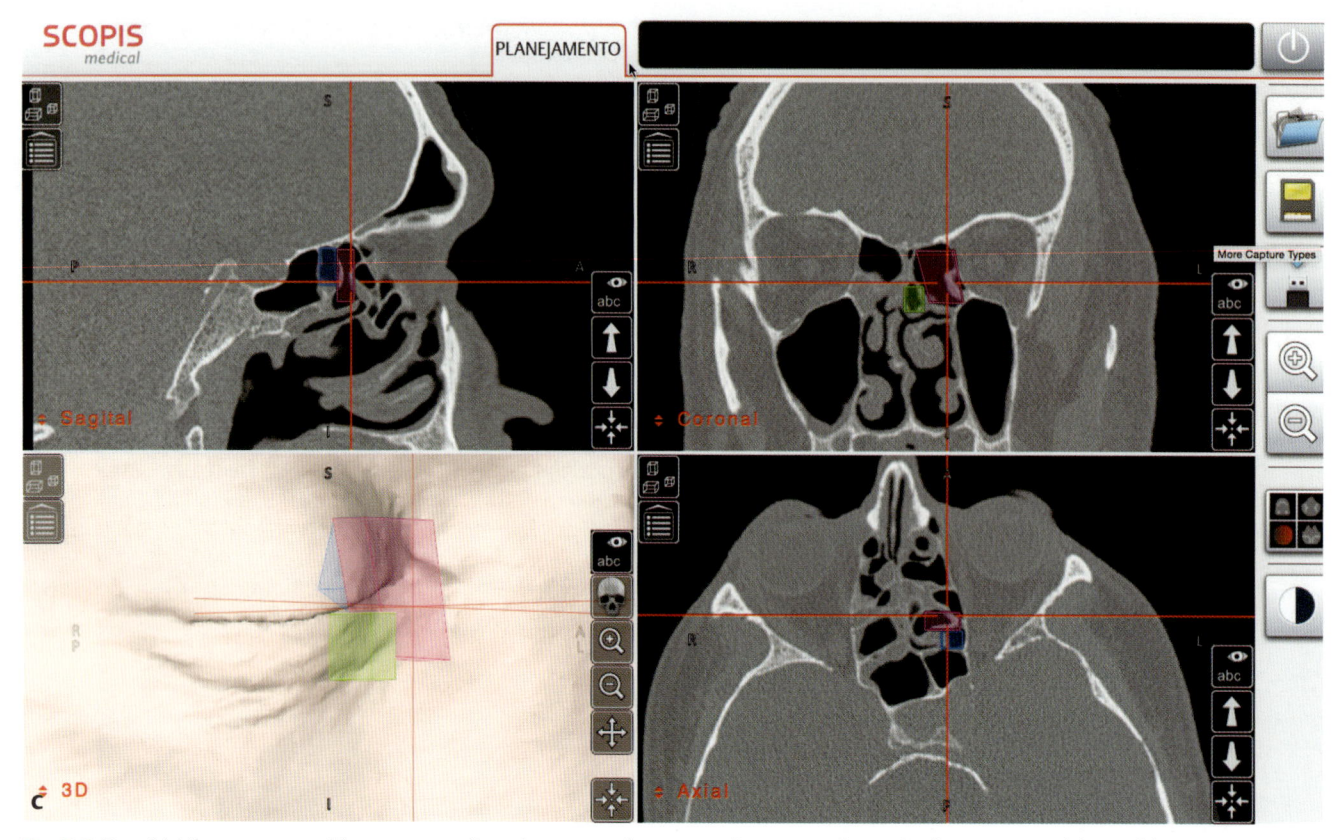

Fig. 8.6 *(Cont.)* (**c**) Ilustra como os blocos estruturais podem ser usados para conhecer a configuração da anatomia celular: os blocos são colocados sobre estas células e uma imagem 3D da anatomia é criada.

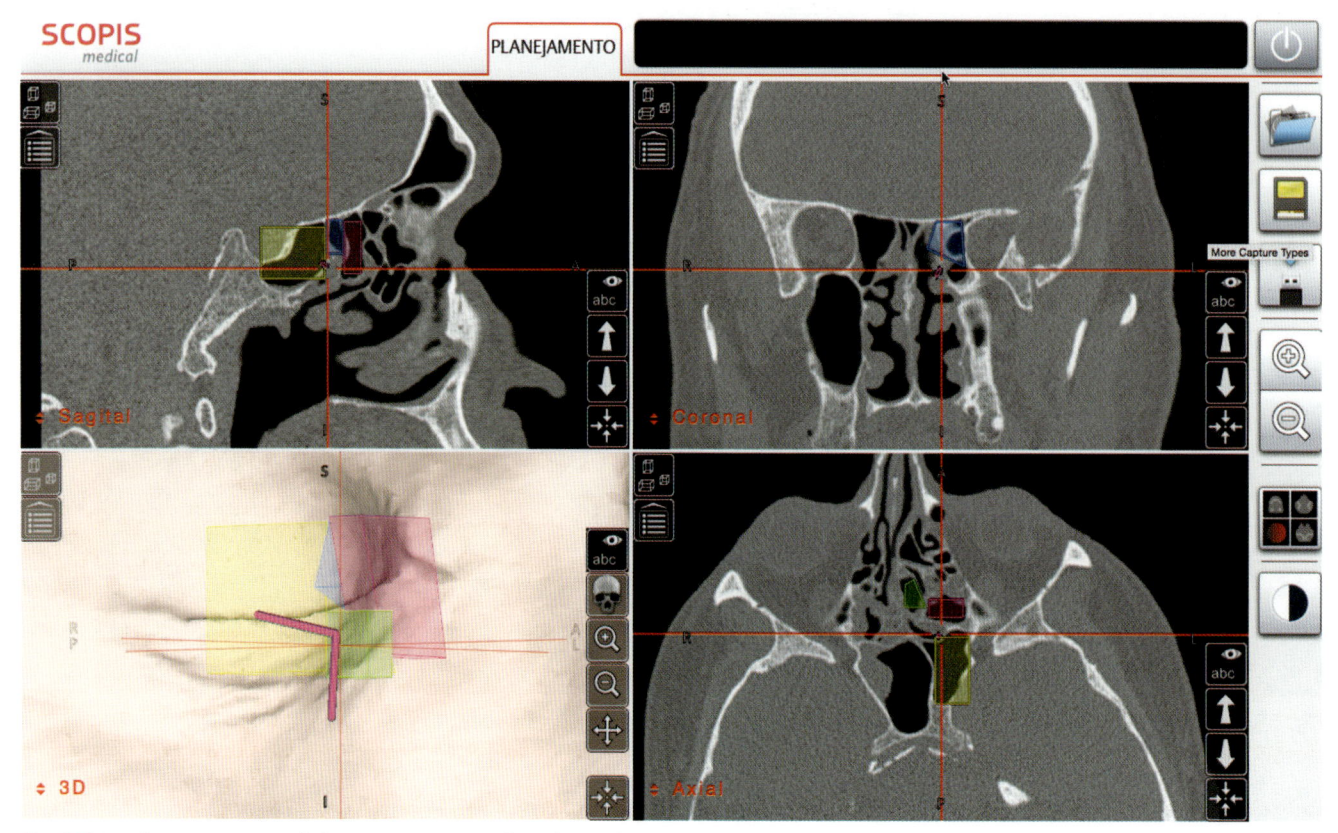

Fig. 8.7 Para ilustrar como as células posteriores e o esfenoide se relacionam, um *bloco amarelo* adicional é colocado sobre o esfenoide e a via de drenagem do esfenoide é traçada.

8 Cirurgia da Bolha Etmoidal, Concha Média, Etmoide Posterior e Esfenoidotomia... 119

Concha Média

Na maioria dos pacientes, a concha média é preservada. É importante que a concha média não seja desestabilizada durante a cirurgia. A causa mais comum de desestabilização da concha média é a fratura de sua inserção vertical anterior a partir da base do crânio. O retalho axilar é projetado para preservar esta inserção, mas remove um pouco do suporte da inserção anterior da concha média. A porção horizontal da lamela basal também deve ser preservada e conferir estabilidade à concha média. Entretanto, a manipulação excessiva da concha média pode fraturar a inserção da concha na base do crânio e, como resultado, torná-la mole. A manobra que deve ser evitada é a colocação do endoscópio e de instrumentos medialmente à concha média. A combinação de um endoscópio de 4 mm e de um instrumento de 4 mm costuma ser suficiente para fraturar a concha média. Portanto, as técnicas de etmoidectomia posterior e esfenoidotomia são descritas ao longo do meato médio, medialmente à concha superior, em vez de medialmente à concha média. Apesar de todas as tentativas de preservar a concha média, há situações em que sua ressecção parcial ou total se faz necessária.

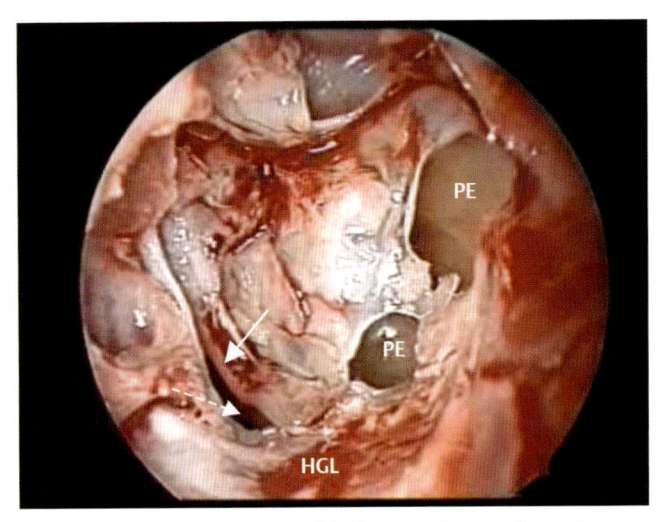

Fig. 8.8 Esta imagem intraoperatória ilustra a abertura do meato superior no lado esquerdo (*seta branca tracejada*). A concha superior pode ser vista claramente (*seta branca sólida*) e as células etmoidais posteriores (*PE*) parcialmente abertas são observadas.

Esta área de acesso é ampliada horizontalmente, até que seja possível identificar com certeza o meato superior e a borda anterior da concha superior (**Fig. 8.8**, *seta branca sólida*).

O cirurgião agora pode posicionar o ponto de dissecção sobre as imagens de TC e saber quantas e em qual ordem as células remanescentes estão colocadas. Então, é possível adentrar sequencialmente estas células e completar a dissecção dos etmoides posteriores. Esta entrada inferior e medialmente nos etmoides posteriores minimiza o potencial risco de dano à base do crânio que pode ocorrer, se a entrada for feita mais superiormente na porção vertical da lamela basal.[1]

Concha Bolhosa

Pacientes com concha bolhosa precisam ter a lamela lateral da concha média removida para melhorar o acesso ao meato médio e, como esta célula frequentemente está envolvida no processo patológico, eliminar a doença. Para minimizar o dano à mucosa lateral da lamela medial, usa-se um bisturi para fazer uma incisão na face anterior da concha bolhosa, verticalmente (**Fig. 8.9**).

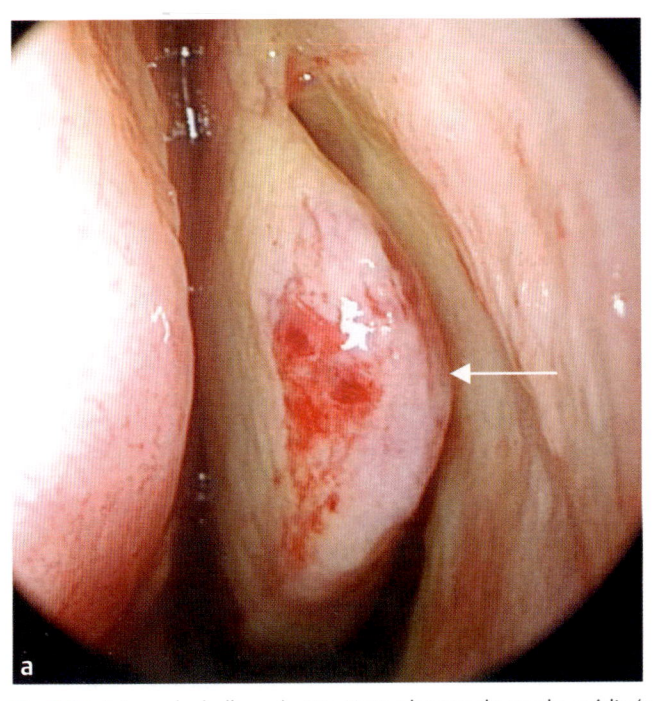

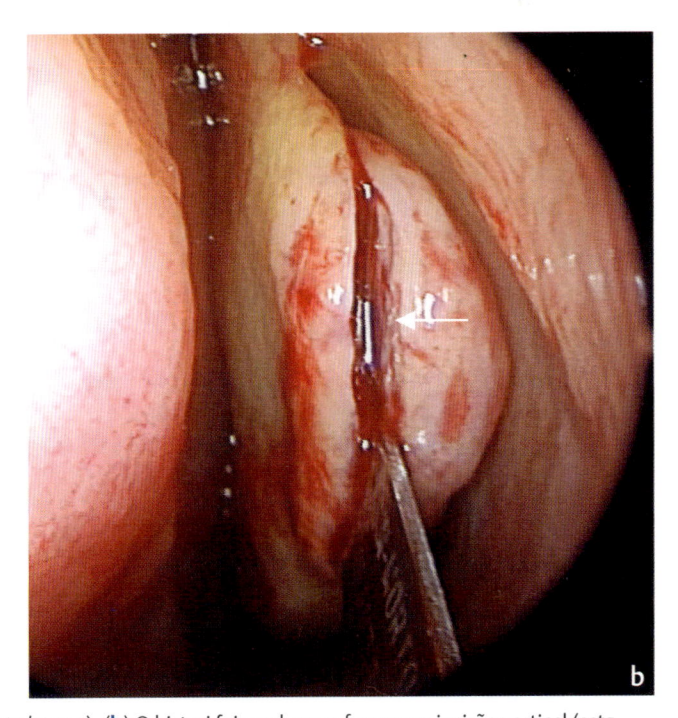

Fig. 8.9 (**a**) A concha bolhosa é vista. Note a largura da concha média (*seta branca*). (**b**) O bisturi foi usado para fazer uma incisão vertical (*seta branca*) na concha separando-as em lamelas medial e lateral.

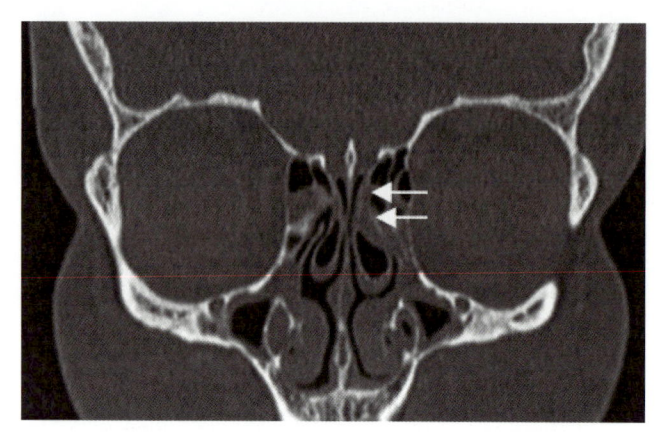

Fig. 8.10 A continuação ascendente da concha média é indicada por *setas brancas sólidas*. Note a opacidade medial a esta continuação ascendente da lamela lateral da concha média.

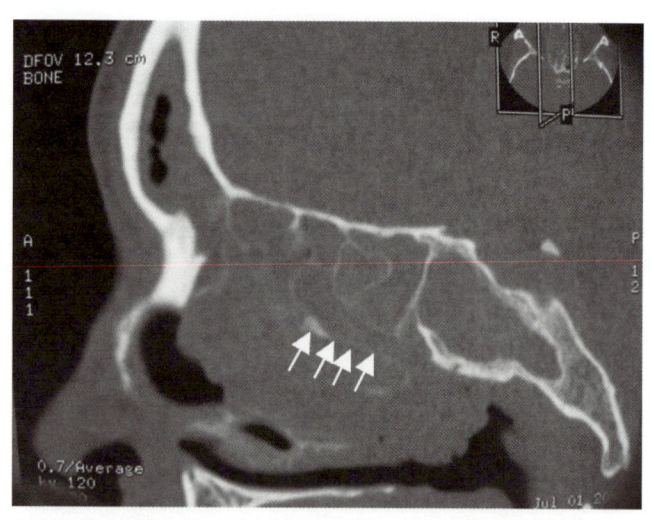

Fig. 8.11 A porção horizontal da lamela basal é indicada por uma série de *setas brancas sólidas*. Se esta estrutura é mantida em pacientes com pólipos nasais extensos, pode resultar na subaeração dos etmoides posteriores e do esfenoide.

Um par de tesouras* de 5 mm endoscópicas (Integra) é usado para dar continuidade à incisão ao longo da margem inferior da concha média até a inserção lateral da concha na parede nasal lateral. As tesouras são usadas para continuar a incisão superior, posteriormente, o mais alto possível na concha, contudo se movendo cada vez mais inferiormente à medida que a região posterior da concha vai se aproximando. Uma vez feita a ressecção da lamela lateral da concha, procede-se a sua remoção. A continuação ascendente residual da lamela lateral da concha média precisa ser removida como parte da dissecção do recesso frontal e da bolha etmoidal. A falha em remover esta continuação ascendente pode resultar em doença residual no compartimento medial dos etmoides anteriores (**Fig. 8.10**).

Cirurgia de Revisão com Extensiva Polipose Nasal

A indicação mais comum para ressecção da concha média é a cirurgia de revisão com polipose extensa. Em pacientes previamente submetidos à etmoidectomia posterior, a contratura da parte horizontal da lamela basal pode arrastar lateralmente a concha média, estreitando o espaço etmoidal. Esse deslocamento da concha resulta em subventilação da região etmoidal posterior e poderia precipitar a retenção de secreção nos etmoides posteriores e esfenoide, além da formação de pólipos.[2,3] Em pacientes com polipose maciça, muitas vezes a partir da tríade de Samter (sensibilidade à aspirina, asma e pólipos) ou de uma rinorrinossinusite fúngica, uma aeração maior da cavidade etmoidal posterior pode ser necessária para diminuir a recorrência dos pólipos.[2,3] Nestes pacientes, pode ser necessário fazer a ressecção parcial da metade inferior da concha média e porção horizontal da lamela basal. Isto marsupializa os etmoides posteriores e o seio esfenoide (após uma esfenoidotomia ampla) no interior da cavidade nasal posterior, com uma melhor aeração pós-operatória destes seios (**Fig. 8.11**). Isto também facilita a penetração das medicações tópicas e duchas nasais no pós-operatório.

Concha Média Atrófica Lateralizada

Em alguns pacientes, especialmente aqueles com deflexões septais graves de longa duração dentro da cavidade nasal, a concha pode estar subdesenvolvida, muito mole e lateralizada (**Fig. 8.12**). Nestes pacientes, parte da concha pode ser extirpada no momento da cirurgia. Quando parte da concha média é extirpada, então a porção horizontal da concha média também deve ser removida com a parede nasal lateral. Isto quase invariavelmente expõe o ramo da artéria esfenopalatina da concha média, com consequente sangramento e necessidade de cauterização bipolar.

Deslocamento Lateral da Concha Média com Estreitamento do Recesso Frontal

Particularmente, em pacientes submetidos a uma cirurgia prévia ou naqueles com pólipos substanciais na fossa olfatória, pode haver deslocamento das conchas médias (**Fig. 8.13**). Isto estreita substancialmente a região de saída do seio fron-

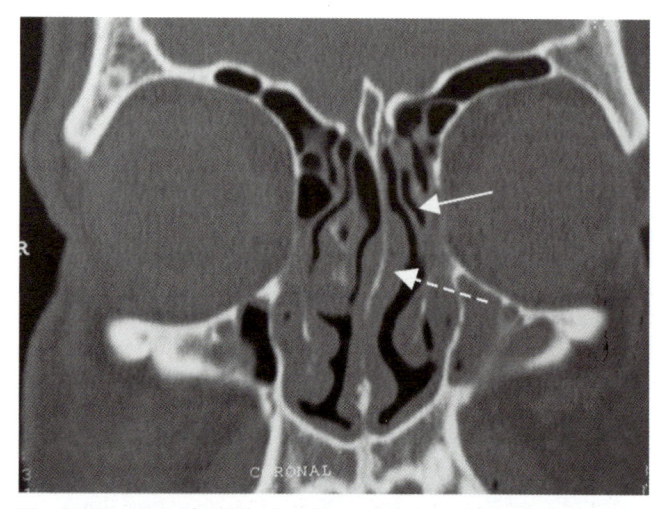

Fig. 8.12 Imagem de TC ilustrando um desvio septal importante (*seta branca tracejada*) e o correspondente subdesenvolvimento e lateralização da concha média à esquerda (*seta branca sólida*).

8 Cirurgia da Bolha Etmoidal, Concha Média, Etmoide Posterior e Esfenoidotomia...

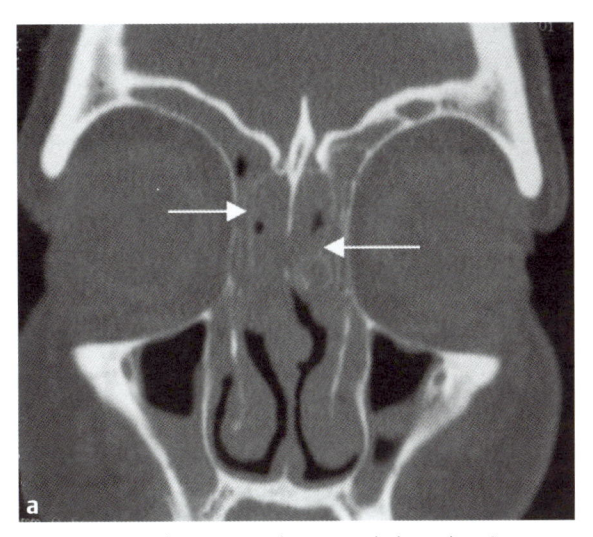

Fig. 8.13 (**a**) Imagem de TC coronal mostrando lateralização significativa de ambas as conchas médias (*setas brancas*). Note os recessos olfatórios opacificados em ambas, (**a**) e (**b**).

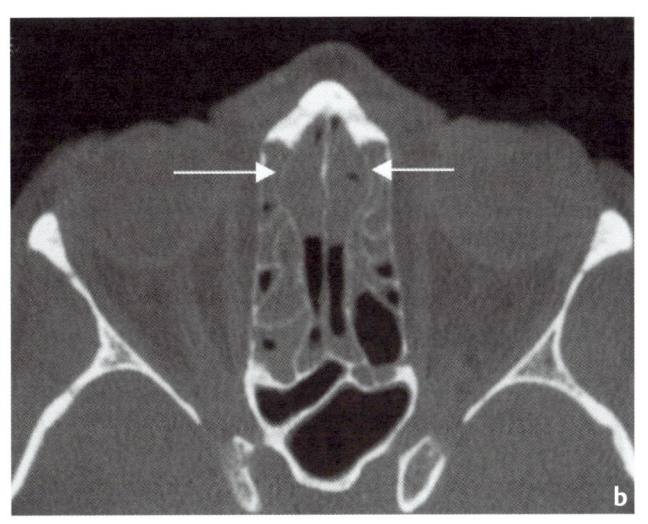

(**b**) A extensão da lateralização das conchas médias é vista na axial (*setas brancas*). O recesso frontal é estreitado em pelo menos 50% por esta lateralização.

tal e cria dois problemas. O primeiro é uma dimensão lateral muito estreita do recesso frontal (**Fig. 8.13b**), que dificulta bastante a cirurgia nesta região e aumenta o risco de dano à parede lateral da fossa olfatória. O grau de dificuldade da dissecção aumenta se houver sangramento durante a cirurgia. A porção lateralizada da concha média frequentemente é delgada, com pouca rigidez e estabilidade, e isto pode fazer com que este segmento da concha média se torne instável durante a cirurgia, aumentando a probabilidade de lateralização e obstrução do óstio frontal no pós-operatório. O segundo problema é que os seios cicatrizam após a cirurgia, a estreita dimensão lateral aumenta a probabilidade de formação de coágulo sanguíneo com subsequente fibrose que leva à obstrução do óstio frontal e, consequentemente, à rinorrinossinusite frontal recorrente. Se houver pólipos amplos no recesso olfatório, talvez seja necessário extirpá-los para eliminar a pressão lateral imposta pelos pólipos sobre a concha média. Deve-se ter cuidado para limitar a quantidade de tecido bruto na fossa olfatória, para prevenir a formação de cicatriz neste local. A melhor forma de conseguir isso é mantendo a abertura da lâmina microdesbridadora com a face voltada apenas superiormente, evitando assim qualquer tipo de dano à mucosa lateral ou medial.

Fixação Posterior da Concha Média

A lamela basal horizontal se fixa à parede nasal lateral posteriormente ao seio maxilar. Os ramos da artéria esfenopalatina atravessam esta região fornecendo sangue para a concha média. Se esta parte da lamela basal for removida, estes vasos podem sangrar. Esta região é sempre meticulosamente inspecionada no fim da cirurgia, e quaisquer sangramentos são cauterizados usando cautério bipolar-aspirador. Embora o vaso possa coagular durante a cirurgia, tosse ou esforço no período pós-operatório podem deslocar o coágulo e acarretar uma significativa epistaxe pós-operatória.

Configurações Anatômicas que Colocam o Paciente em Situação de Risco durante a Cirurgia

Certas variações anatômicas precisam ser procuradas nas imagens de TC, antes de proceder à dissecção. A identificação destas variações pode ajudar a evitar possíveis complicações durante a dissecção dos etmoides posteriores.

Base do Crânio Baixa

Quando a base do crânio é baixa, há significativa diminuição da altura vertical dos etmoides posteriores. É importante que o cirurgião identifique isso antes de começar a cirurgia nos etmoides posteriores. Caso o cirurgião não saiba que a base do crânio é baixa, poderá pensar que ainda há células superiores por lá, em decorrência da baixa altura vertical dos etmoides posteriores. As tentativas de dissecção adicional podem lesionar a dura-máter associada à base do crânio e causar vazamento de líquido cefalorraquidiano (LCR). A diferença da altura vertical no paciente com base do crânio normal e no paciente com base do crânio baixa é mostrada na **Fig. 8.14**.

Em um paciente com base do crânio baixa, é essencial que a abordagem dentro dos etmoides posteriores seja baixa e medial. Uma entrada alta pela porção vertical da lamela basal em um paciente com base do crânio baixa certamente colocaria a base do crânio em risco[1] (**Fig. 8.15**).

Base do Crânio Curva Posterior

Normalmente, a região posterior da base do crânio é achatada e o cirurgião pode dissecar desde a lâmina papirácea medialmente ao longo da base do crânio até a inserção da concha superior, com um risco mínimo. Entretanto, alguns pacientes podem apresentar uma curva significativa para o teto dos etmoides posteriores, fazendo com que o cirurgião tenha que avaliar os cortes de TC antes de proceder à cirurgia, para estabelecer o estado da fóvea etmoidal dos etmoides posteriores,

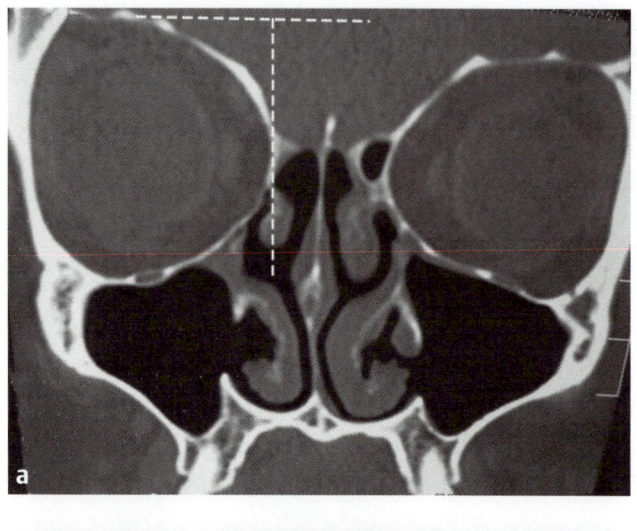

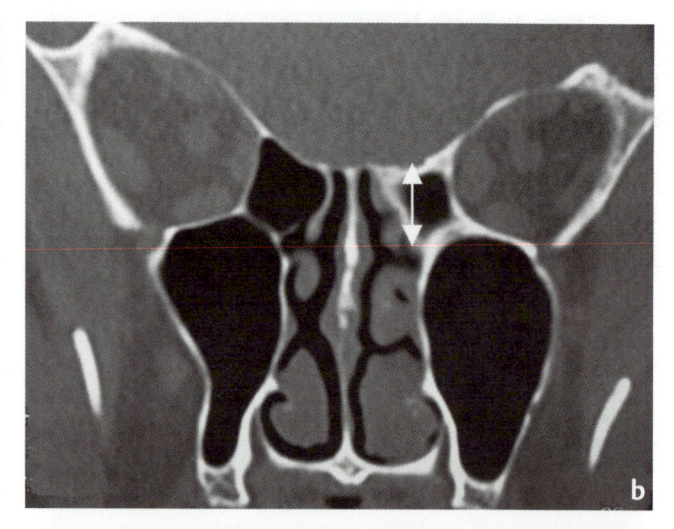

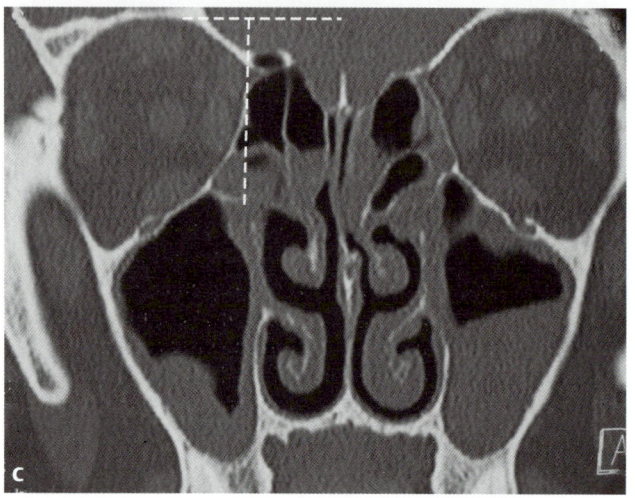

Fig. 8.14 (a,b) A base do crânio se origina a partir de um ponto situado quase a meio caminho na altura vertical da lâmina papirácea (*linhas tracejadas*), enquanto (**c,d**) a configuração mais normal é vista com a fóvea etmoidal originando-se a partir do aspecto superior da lâmina papirácea (*linhas tracejadas*). A altura vertical da cavidade etmoidal (*seta dupla sólida*) é maior nas imagens (**c,d**) do que nas imagens (**a,b**).

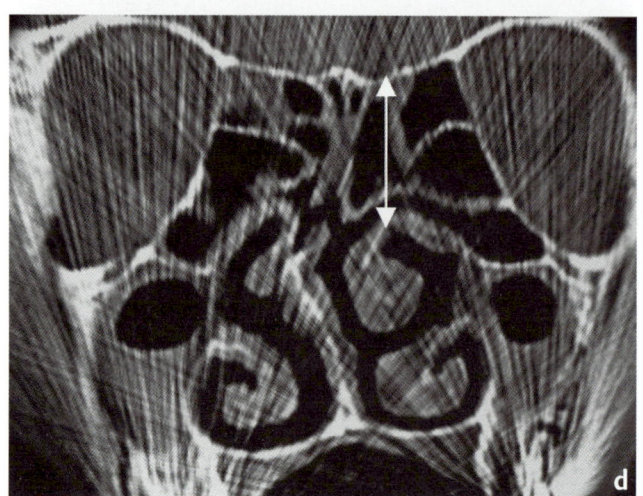

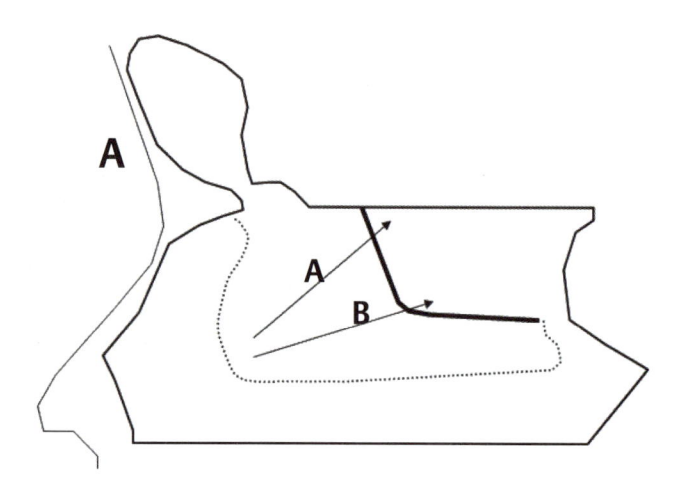

Fig. 8.15 O diagrama parassagital da lamela basal da concha média ilustra o potencial perigo da entrada nos etmoides posteriores em um nível alto da porção vertical da lamela basal (*A, seta*), em comparação com a segurança proporcionada pela entrada nos etmoides posteriores em um nível que seja o mais baixo e medial possível (*B, seta*).

antes de esta área ser operada (**Fig. 8.16**). Como resultado da falha em reconhecer esta curvatura, o cirurgião pode pensar que há outra célula situada medialmente na base do crânio e, caso tente removê-la, lesionar a base do crânio.

Célula Esfenoetmoidal (Célula de Onodi)

Descrições prévias da célula esfenoetmoidal (de Onodi) afirmam que se trata de uma pneumatização da célula etmoide posterior, lateralmente,[1,4] cuja incidência pode chegar a 42%.[5] No entanto, isto não ocorre na maioria dos casos, uma vez que a célula esfenoetmoidal (de Onodi) é mais uma pneumatização posterior da célula etmoidal sobre o esfenoide, empurrando este inferiormente. Para identificar com precisão uma célula esfenoetmoidal (de Onodi), é preciso ser capaz de reconhecer a transição dos etmoides posteriores para o esfenoide. Isto segue o tema da capacidade de reconhecer a transição do seio frontal para os etmoides anteriores (recesso frontal), de reconhecer a transição dos etmoides anteriores para os posteriores, e, por fim, de conseguir reconhecer a transição dos etmoides

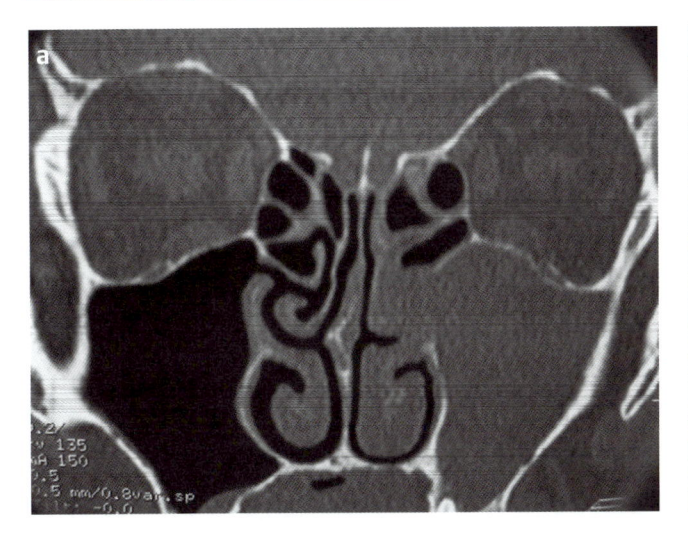

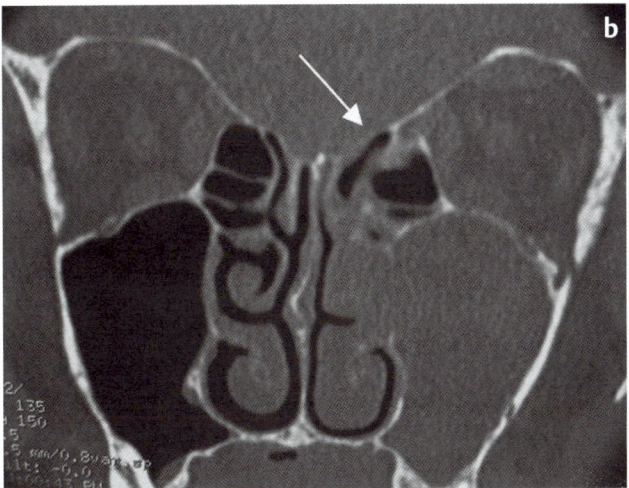

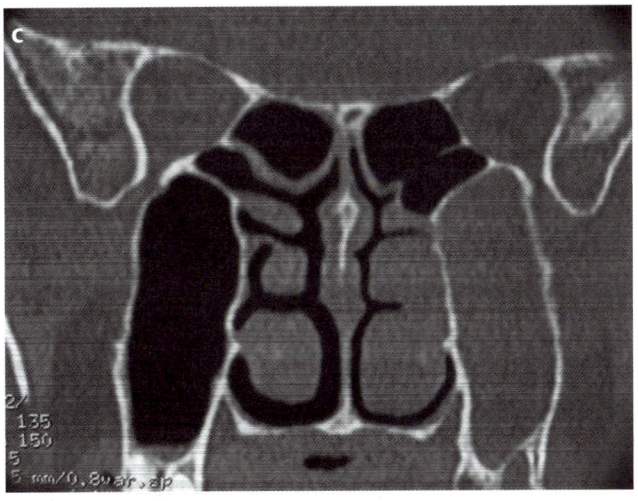

Fig. 8.16 (a) A fóvea está na horizontal, fixa à parede lateral vertical da fossa olfatória. (b) A *seta branca* indica a fóvea etmoidal curva ao nível da artéria etmoidal anterior. (c) Ilustra como a fóvea se achata com a aproximação do esfenoide.

posteriores para o seio esfenoidal. Quando imagens de TC coronais sequenciais são avaliadas, a transição dos etmoides posteriores para o esfenoide começa na primeira varredura de TC em que as coanas ósseas posteriores podem ser vistas (ver **Fig. 8.5**). Uma vez identificada a borda óssea sólida das coanas posteriores, a célula diretamente assentada acima deste osso sólido deve ser o seio esfenoide. Havendo qualquer tipo de septação óssea horizontal acima desta célula nesta ou em outras imagens de TC coronais subsequentes mais posteriores, isto então seria uma indicação de suspeita da possível presença de uma célula esfenoetmoidal (de Onodi) (**Fig. 8.17**).

As células etmoides posteriores devem ser seguidas em cada imagem de TC sequencial, sendo necessário estabelecer se alguma célula etmoidal posterior pneumatiza sobre o esfenoide. A varredura parassagital sempre deve ser checada, porque isto pode ser bastante útil para reconhecer uma célula esfenoetmoidal (de Onodi). Na **Fig. 8.18**, é possível ver com clareza o modo como a célula etmoidal posterior pneumatiza sobre o topo do esfenoide (ESF) que, por sua vez, cria a característica mais útil de uma célula esfenoetmoidal (de Onodi) — o septo horizontal (*seta cor-de-rosa*) visto em uma varredura obtida ao longo do esfenoide. Neste paciente, o nervo óptico se projeta para dentro da célula esfenoetmoidal posterior e ficaria vulnerável durante uma cirurgia. Portanto, é essencial estabelecer a transição dos etmoides posteriores para o esfenoide antes de buscar a septação horizontal. Esta septação é criada empurrando a face anterior do esfenoide para dentro de um plano mais horizontal por ação da célula esfenoetmoidal (de Onodi) que pneumatiza por sobre o topo do esfenoide. Varreduras axiais têm pouco valor no diagnóstico de uma célula esfenoetmoidal (de Onodi).

É importante identificar a célula de Onodi, porque esta célula traz o nervo óptico em sua região posterossuperior (**Fig. 8.18**). Se a célula não for reconhecida, o cirurgião poderá não perceber que o seio esfenoidal foi empurrado inferiormente para baixo da célula de Onodi. Caso seja feita uma tentativa de acesso dentro do esfenoide via célula de Onodi, pode haver dano ao nervo óptico, base do crânio ou artéria carótida, uma vez que estas estruturas são adjacentes a esta célula, enquanto o esfenoide está mais abaixo e medial. A relação entre a célula de Onodi e o nervo óptico pode ser vista claramente na **Fig. 8.18a**.

Esfenoidotomia

Após a dissecção dos etmoides posteriores, é possível entrar no esfenoide. O óstio esfenoide está localizado medialmente à concha superior, em 83% dos pacientes.[6] Quando o esfenoide está normal (sem doença visível à imagem de TC),

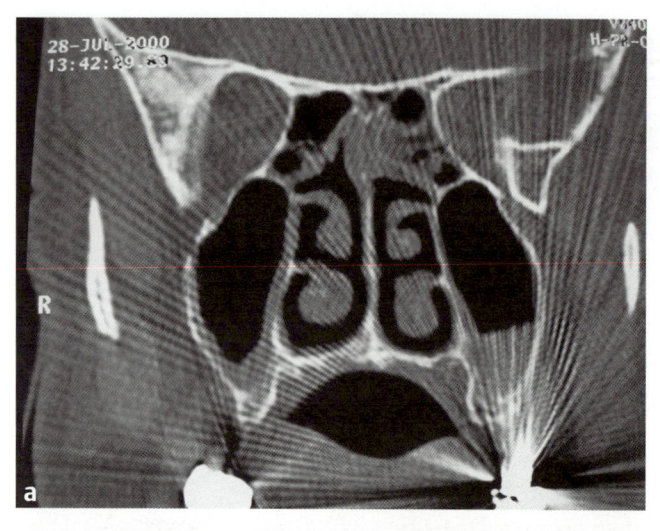

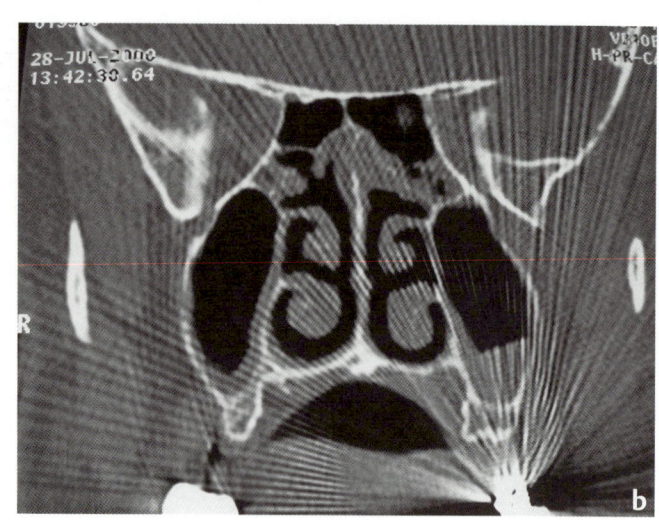

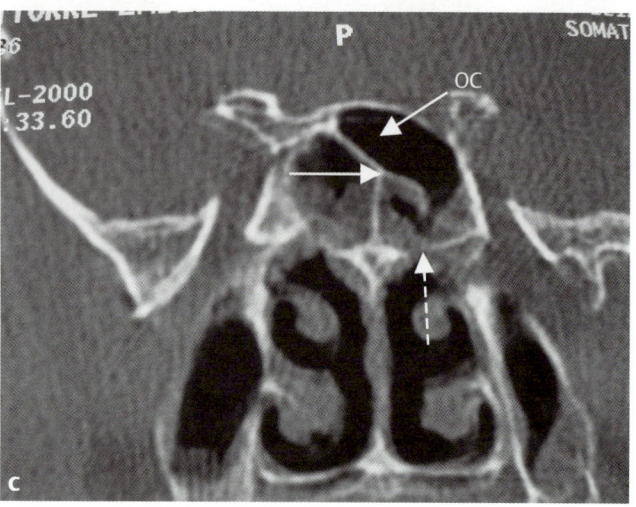

Fig. 8.17 A transição dos etmoides posteriores para o esfenoide se dá entre as varreduras de TC (**b**) e (**c**). (**c**) As coanas ósseas posteriores (*seta branca tracejada*) são vistas. No ponto onde uma coana óssea posterior completa é identificada, o seio diretamente acima destas coanas ósseas deve ser o seio esfenoide. A septação horizontal (*seta branca*) separa o esfenoide da célula de Onodi (OC) acima dela.

é possível inspecionar o recesso esfenoetmoidal ao longo do meato médio, movendo com cuidado a concha superior, lateralmente, e visualizando o recesso. Na ausência de doença no recesso esfenoetmoidal, o óstio esfenoide deve ser visível na maioria dos pacientes. Se o recesso esfenoetmoidal estiver adoecido (mucosa hipertrófica inflamada ou presença de pólipos), então pode-se considerar a limpeza do recesso geralmente por esfenoidotomia. Quando um traumatismo de mucosa significativo é criado no recesso com a eliminação da doença, então é provável que o óstio esfenoide venha a ser fechado pela formação de tecido cicatricial durante o processo de cicatrização, tornando necessário realizar uma esfenoidotomia para impedir que isto ocorra. Se a imagem de TC mostrar um esfenoide adoecido, este terá que ser aberto. É preferível abrir o esfenoide via etmoides posteriores, do que por meio da passagem de instrumentos e endoscópio medialmente à concha média, como previamente enfatizado.[7] A rota que segue medial à concha média para o óstio esfenoide somente é usada quando não necessidade de cirurgia meatal média, como é o caso do paciente com doença esfenoide isolada ou submetido à cirurgia da hipófise. Na rota transetmoidal, a concha superior já identificada é usada como referencial essencial para a esfenoidotomia.[7,8] O terço inferior até a metade da concha superior é removido, seja com um microdesbridador ou com pinça jacaré reta (**Fig. 8.19**). Depois que a concha é removida com a face anterior do esfenoide, o microdebridador é usado para apalpar a face em busca do óstio natural do esfenoide. Este geralmente é encontrado na junção do terço inferior com os 2/3 superiores, mas pode estar na altura do ponto médio da concha superior, sendo em geral medial à concha na face anterior do esfenoide[6] (**Fig. 8.19**).

Na maioria dos pacientes, o óstio natural será localizado usando os referenciais descritos anteriormente. Entretanto, em pacientes com uma célula esfenoetmoidal (de Onodi), o óstio natural pode ser mais baixo e mais medial, uma vez que o esfenoide é comprimido pela célula esfenoetmoidal que pneumatiza por cima dele. Se a ponta do microdesbridador não cair dentro do óstio natural, um aspirador reto menor é usado para apalpar esta região. Se ainda não for possível localizar o óstio natural, então a imagem de TC é revisada para confirmar a posição e o tamanho do seio esfenoide antes de prosseguir adiante. Se houver um esfenoide presente, então a técnica de medida a seguir deve ser usada para abrir o esfenoide. A borda óssea da coana posterior é localizada passando a lâmina microdesbridadora de 4 mm ao longo dos etmoides posteriores e dentro da nasofaringe (**Fig. 8.20**). A ponta da lâmina microdesbridadora é empurrada contra a mucosa logo acima das coanas ósseas, na face anterior do esfenoide. Isto cria um entalhe de 4 mm. Dois outros entalhes adicionais são criados acima desta, medindo assim 12 mm a partir da borda óssea da coana posterior (**Fig. 8.20**).

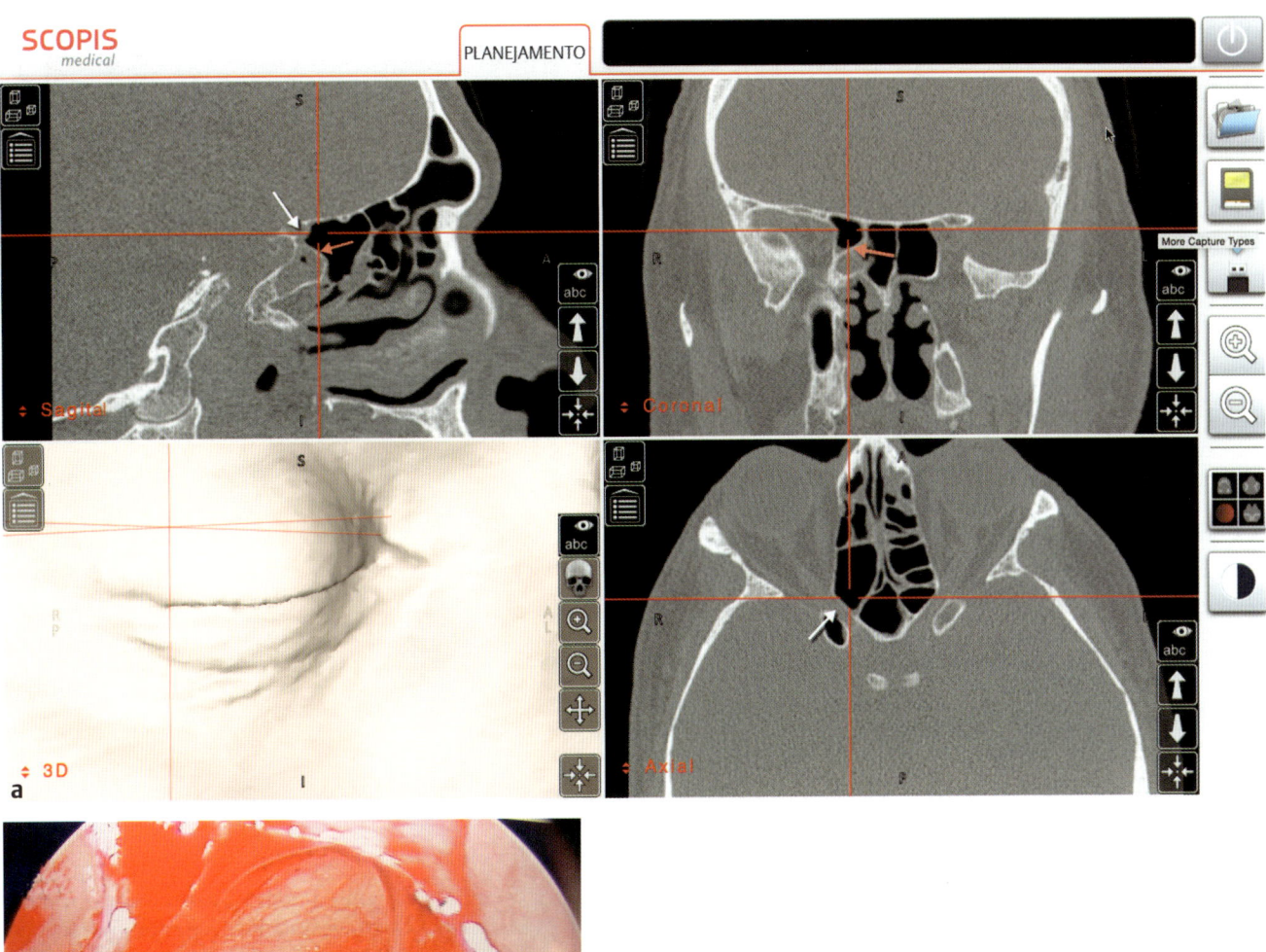

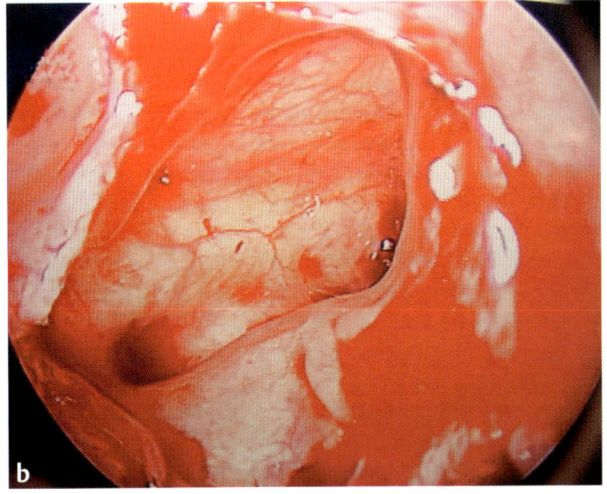

8 Cirurgia da Bolha Etmoidal, Concha Média, Etmoide Posterior e Esfenoidotomia... 125

Fig. 8.18 (**a**) Na TC a septação horizontal é marcada com uma *seta vermelha*. O nervo óptico pode ser visto claramente nas imagens de TC parassagital e axial (*seta branca*). Note que o nervo óptico repousa livremente na célula etmoidal posterior, com a célula pneumatizada ao redor do nervo. (**b**) Um exame clínico do nervo óptico visto em uma célula de Onodi.

Um levantador Freer é usado para empurrar a face anterior do esfenoide diretamente acima do 3º entalhe. A ponta do instrumento é empurrada ao longo do osso e, após penetrar a cavidade esfenoide, é girado para ampliar a abertura. Um microdesbridador ou perfurador de Kerrison é usado para abrir ainda mais o seio. O óstio natural é aberto com auxílio do perfurador ou microdesbridador, a princípio inferiormente rumo ao assoalho do seio e, então, na direção da lâmina orbital do osso etmoide e para dentro dos etmoides posteriores (**Fig. 8.21**).

Ainda deve haver pelo menos 8-10 mm de face anterior do esfenoide acima desta abertura lateral, sendo que esta abertura recém-criada deve, portanto, estar bem abaixo do nervo óptico. A abertura pode ser ainda mais ampliada de maneira diretamente superior a partir do óstio natural, bem como medial e inferiormente (**Fig. 8.21**). A abertura do óstio na-

tural do esfenoide invariavelmente cria uma superfície circunferencial bruta em torno do óstio natural, de modo que é necessário ampliar esta abertura para dentro dos etmoides posteriores, a fim de prevenir a estenose pós-operatória. A face anterior do esfenoide é removida até a base do crânio e lateralmente à lâmina orbital do osso etmoide, para finalmente descer rumo ao assoalho do esfenoide. A artéria pós-nasal ou o ramo vertical da artéria pós-nasal muitas vezes é cortado durante a ampliação do esfenoide e requer cauterização bipolar (**Fig. 8.22**). Em pacientes com formação de osso novo significativa, um retalho de mucosa inferiormente baseado pode ser elevado, enquanto o osso subjacente pode ser perfurado antes de o retalho ser substituído.[9] Isto interrompe a área bruta circunferencial e previne a estenose.

Se a concha superior tiver sido total ou parcialmente removida em uma cirurgia prévia, a técnica de medida des-

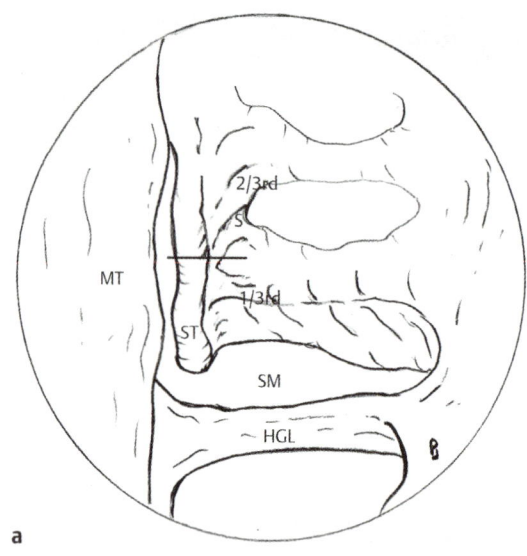

Fig. 8.19 (**a**) No lado esquerdo, a concha média (*MT*), a concha superior (*ST*), o meato superior (*SM*) e a parte horizontal da lamela basal (*HGL*) são claramente identificados antes da esfenoidotomia. Nesta figura, os etmoides posteriores ainda não foram abertos. Depois que os etmoides posteriores são sequencialmente abertos, a concha superior é dividida em terços. O terço inferior é removido com uma pinça Blakesley reta ou com microdesbridador elétrico até a face anterior do esfenoide e o óstio esfenoide é identificado antes de ser aberto. (**b**) Imagem cadavérica obtida com endoscópio junto ao meato superior, no lado esquerdo. O terço inferior da concha superior foi removido, revelando o óstio esfenoide natural. Note como a face anterior do seio esfenoide recebe contribuição do recesso esfenoetmoidal (*SER*) e da parede posterior de uma célula etmoidal posterior (*PE*). *MT*, concha média; *ST*, concha superior; *SM*, meato superior; *HGL*, lamela basal horizontal.

crita anteriormente é usada para localizar a posição do óstio natural do seio esfenoide. É possível que a ressecção de parte da concha superior consiga remover alguns neurônios olfatórios de modo a preservar esta concha ao máximo. Estudos sobre o olfato após a remoção do terço inferior da concha superior não demonstraram nenhum efeito adverso afetando o sentido do olfato do paciente após a cirurgia.[10] A esfenoidotomia para cirurgia da hipófise é discutida no Capítulo 13.

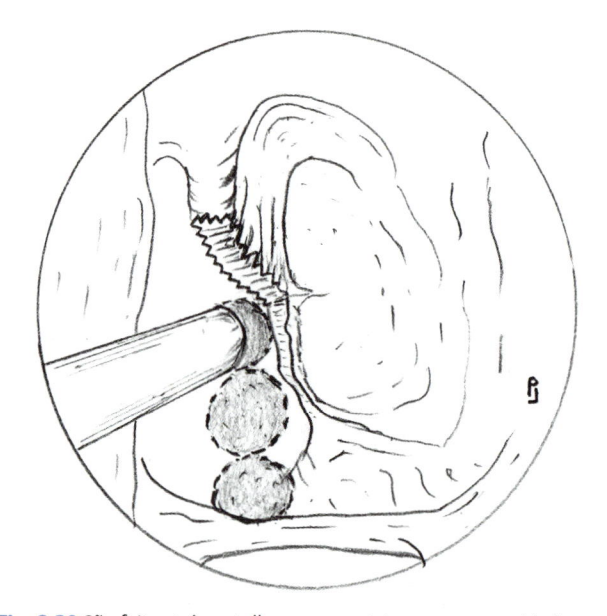

Fig. 8.20 São feitos três entalhes sequenciais com a extremidade cega do microdesbridador de 4 mm, começando no limite superior medial da coana óssea e movendo-se diretamente na direção superior medial à borda livre da concha superior.

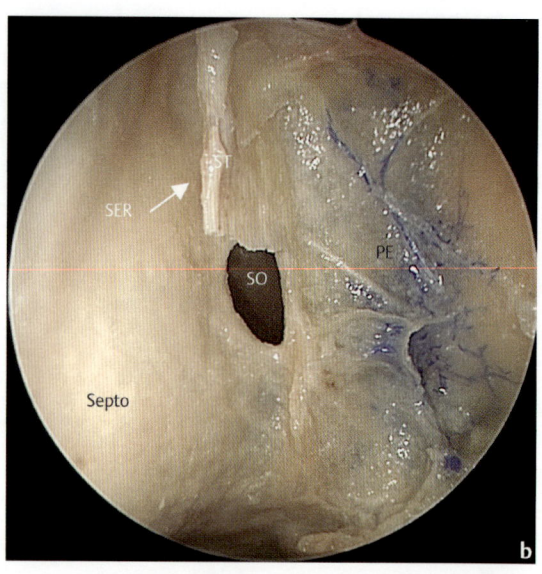

Complicações da Esfenoidotomia

Epistaxe

É muito comum haver sangramento a partir da artéria nasal posterior quando esta atravessa a face anterior do esfenoide em sua rota para o septo posterior. A artéria nasal posterior é um ramo da artéria esfenopalatina e segue horizontalmente logo acima da coana posterior (**Fig. 8.22**). Esta artéria emite um ramo vertical que supre a face anterior do esfenoide. Se seu ramo vertical for transeccionado (e muitas vezes o é, conforme o óstio esfenoide é ampliado), um sangramento mínimo será visto na abertura inferior do esfenoide. Se o óstio esfenoide for ampliado ainda mais, inferiormente, na direção do assoalho do seio esfenoide, o tronco principal da artéria nasal posterior pode ser transeccionado e resultar em um significativo sangramento que geralmente jorra em uma direção horizontal e medial. A melhor forma de controlar isso é usando cautério* bipolar-aspirador (Integra), que permite sugar o sangue e aplicar a cauterização rapidamente, antes que o sangramento ativo faça os vasos sanguíneos ficarem cobertos de sangue e não mais visíveis para uma cauterização precisa. Se um aspirador padrão e um cautério bipolar padrão forem usados, o sangramento em geral é tão ativo que, no momento em que o aspirador for removido e o cautério bipolar for posicionado, o vaso já não mais estará visível. Como a sucção bipolar conta com a sucção integrada, este problema pode ser rapidamente superado.

Dano ao Nervo Óptico e Vazamento de LCS

A causa mais comum de lesão ao nervo óptico durante a ESS é uma tentativa de esfenoidotomia alta e lateral demais que danifica o ápice orbital e o nervo óptico. Na **Fig. 8.22**, uma vista diagramatizada dos etmoides posteriores e da concha

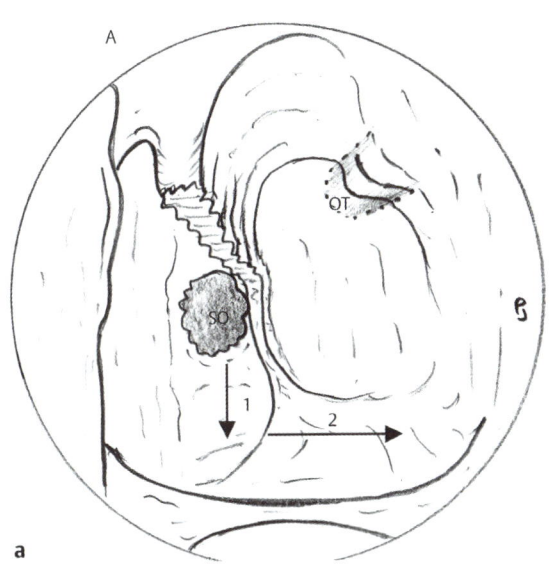

Fig. 8.21 (a) O óstio esfenoide (SO) é aberto primeiro inferiormente (seta preta 1), então lateralmente (seta preta 2). Isto deve conferir uma visão clara do interior do seio esfenoide, enquanto a face anterior remanescente do esfenoide pode ser removida até o tubérculo óptico (OT), mas em geral parando pouco antes do tubérculo, para diminuir o potencial risco ao nervo óptico. (b) Uma imagem cadavérica mostrando a técnica de esfenoidotomia. Note como o esfenoide é aberto até a artéria nasal posterior, conforme esta cruza a face anterior do esfenoide em sua rota para o septo posterior. SO, óstio esfenoide; OT, tubérculo óptico; SER, recesso esfenoetmoidal; PE, célula etmoidal posterior; ST, concha superior; PNA, artéria nasosseptal.

superior é apresentada. A tentativa de entrada no esfenoide na região lateral superior conduzirá o cirurgião para o ápice orbital e nervo óptico, e até para dentro da região anterior da base do crânio. Isto pode resultar na complicação devastadora de um nervo óptico danificado com perda visual e vazamento de LCR, com potencial dano intracraniano. Em geral, esta situação começa quando a entrada nos etmoides posteriores pela porção vertical da lamela basal é feita em um nível alto demais. A cirurgia, então, é totalmente direcionada à base do crânio e, se o cirurgião for inexperiente e não reconhecer isto, poderá assumir que a estrutura a frente deles é uma parede anterior inclinada do seio esfenoide, em vez de uma parede inclinada da base do crânio. Se a base do crânio for mais fina que o usual, então pode ocorrer a entrada na fossa craniana anterior e/ou o dano ao nervo óptico. A chave para prevenir esta complicação devastadora é identificar o meato superior como sendo a primeira etapa na dissecção dos etmoides posteriores imediatamente após a penetração da lamela basal. Isto força o cirurgião a continuar removendo a lamela basal, inferiormente, até o meato superior ser claramente identificado. Caso esta dissecção seja continuada e a extremidade anterior da concha superior seja corretamente identificada, o cirurgião estará no plano e no local corretos, de modo que o risco de confundir a base do crânio com a face anterior do esfenoide deverá ser minimizado.

A outra área em que o nervo óptico pode ser danificado é na parede superolateral do seio esfenoide. O nervo óptico é descente em aproximadamente 12%[5] dos pacientes e a lesão acidental durante a cirurgia junto ao seio esfenoide pode levar à perda visual ou cegueira. É tentador usar o microdesbridador para remover pólipos no esfenoide, mas é preciso ter muito cuidado ao usar o microdesbridador neste seio. De modo geral, o microdesbridador somente deve ser usado ao longo do assoalho e parede medial do esfenoide, e não na região superior ou lateral. Os cirurgiões também se preocupam quando a esfenoidotomia é ampliada em uma direção lateral. Há poucas regras a serem seguidas durante a esfenoidotomia que possam minimizar o risco ao nervo óptico. O óstio natural do esfenoide geralmente fica ao redor o terço inferior da inserção da concha superior na face anterior do esfenoide. O instrumento Hajek Koeffler anterógrado é usado para ampliar este óstio natural, primeiro inferiormente rumo ao assoalho e, então, lateralmente na direção da órbita. Com a aproximação da órbita, o instrumento deve estar bem abaixo do ápice da órbita e do nervo óptico (**Fig. 8.21**).

A segunda regra é que, se a parte distal da mandíbula do mecanismo cortante do instrumento Hajek Koeffler poder

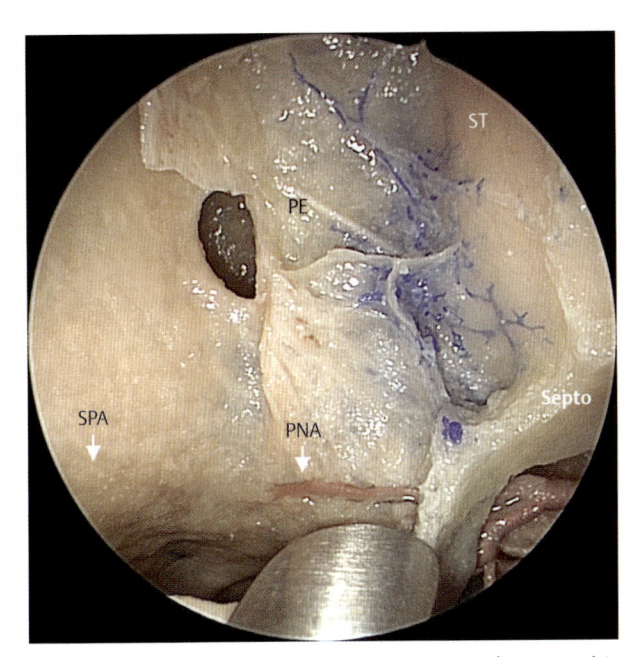

Fig. 8.22 Imagem cadavérica de lado direito, mostrando uma artéria esfenopalatina (SPA) emitindo a artéria nasal posterior (PNA). Este ramo segue ao longo da face anterior do esfenoide, e pode ser acidentalmente transeccionado durante a esfenoidotomia. PE, célula etmoidal posterior; ST, concha superior; SO, óstio esfenoide.

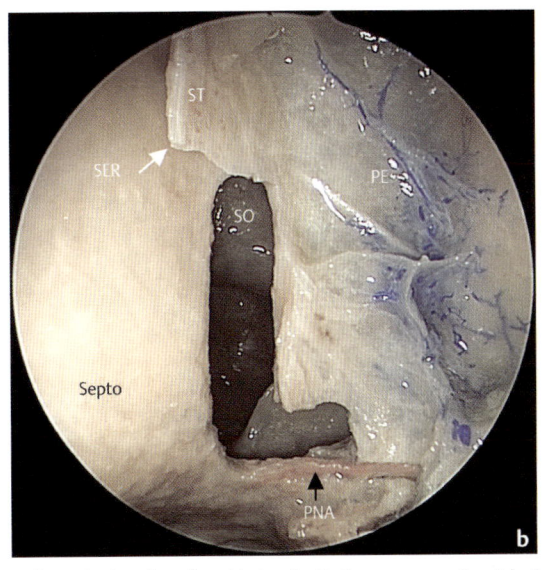

ser colocada atrás de uma septação óssea, geralmente é seguro fazer a remoção. Até mesmo uma septação a partir do nervo óptico pode ser removida com segurança por cima do nervo permitindo que o perinstrumento repouse sobre o nervo, enquanto a septação é ampliada por entre as mandíbulas do perinstrumento e limpamente removida da superfície do nervo. Entretanto, a região superolateral da face anterior do esfenoide é removida com muito cuidado, para diminuir qualquer possível risco ao nervo óptico.

Dano à Artéria Carótida

A outra estrutura relevante de risco durante a esfenoidotomia é a artéria carótida. A parede óssea que cobre a carótida é, na maioria dos pacientes, delgada e deiscente em 5-8%[5,11] dos pacientes (**Fig. 8.23**).

Isto novamente enfatiza o risco de usar um microdesbridador com *gate* cortante perto da parede lateral do esfenoide. Basta apenas alguns milissegundos para uma parede de artéria carótida deiscente ser danificada pelos eficientíssimos mecanismos cortantes dos microdesbridadores, com resultados potencialmente catastróficos. Há outras duas formas possíveis de causar dano à artéria carótida. Em alguns pacientes, o óstio natural do seio esfenoide é muito pequeno e o cirurgião não consegue identificá-lo para, então, obter uma entrada segura no seio esfenoide. Quando um instrumento pequeno ou estreito é empurrado com força para a face do esfenoide, numa tentativa de penetrar o esfenoide, o osso de repente pode ceder, com o instrumento sendo dirigido para dentro do seio com uma força considerável. Este instrumento então pode penetrar acidentalmente o osso delgado ou deiscente, ou a carótida deiscente, com subsequente hemorragia intensa. Na técnica operatória descrita previamente, um levantador Freer cego é usado para empurrar ao longo da face anterior do seio esfenoide. A entrada no esfenoide pode ser bem controlada com este instrumento e o cirurgião consegue sentir facilmente à medida que o osso vai sendo penetrado, sem risco de o instrumento deslizar acidentalmente para dentro do seio. Do mesmo modo, o instrumento tem uma superfície cega maior e o ponto de penetração é medial e inferior, sendo, portanto, menos propenso a lesionar a carótida.

A segunda situação em que pode haver lesão à carótida pode ocorrer se o septo intersinusal do esfenoide estiver fixo à face anterior da artéria carótida (**Fig. 8.24**).

Se for necessário abaixar este septo, como frequentemente é o caso durante a cirurgia da hipófise, e esta fixação for segurada e rotacionada, é possível que seja fraturado e as espículas ósseas podem danificar a parede carótida. Isto pode ser evitado usando um instrumento cortante para remover a septação de maneira precisa. Se a septação for espessa demais, uma broca de diamante pode ser usada.

O controle de uma hemorragia da artéria carótida é discutido no Capítulo 22.

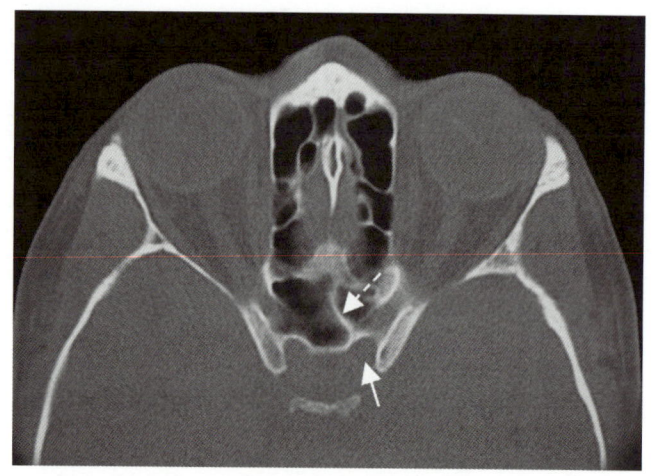

Fig. 8.24 Esta imagem de TC axial mostra o septo do seio esfenoide (*seta tracejada*) se inserindo na face anterior da artéria carótida esquerda (*seta sólida*). A rotação deste septo durante a remoção pode resultar em rompimento da parede da artéria carótida.

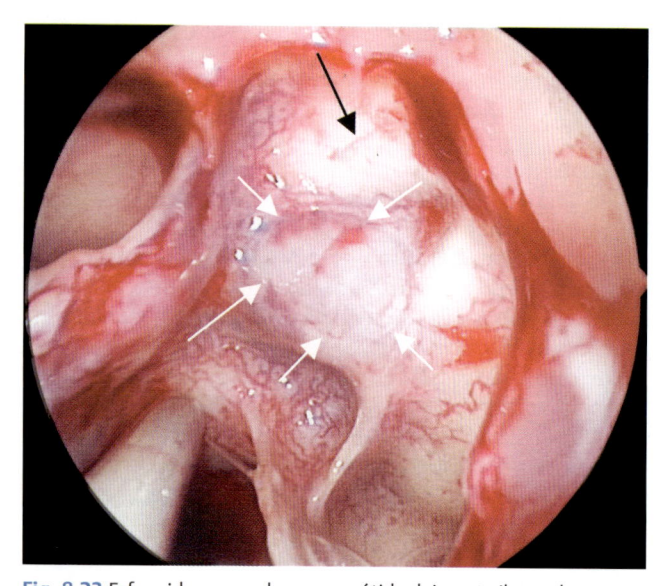

Fig. 8.23 Esfenoide esquerdo com carótida deiscente ilustrada por *setas brancas*, e nervo óptico ilustrado com *seta preta*.

Referências

1. Edelstein DR, Liberatore L, Bushkin S, Han J.C. Applied anatomy of the posterior sinuses in relation to the optic nerve, trigeminal nerve and carotid artery. Am J Rhinol 1995;9:321–333
2. Klossek JM, Peloquin L, Friedman W, Ferrier J, Fontanel J. Diffuse nasal polyposis: postoperative long-term results after endoscopic sinus surgery and frontal irrigation. Otolaryngol Head Neck Surg 1997;117:355–361
3. Dufour X, Bedier A, Ferrie J, Gohler C, Klossek JM. Diffuse nasal polyposis and endoscopic sinus surgery: long term results, a 65-case study. Laryngoscope 2004;114:1982–1987
4. Elwany S, Elsaeid I, Thabet H. Endoscopic anatomy of the sphenoid sinus. J Laryngol Otol 1999;113:122–126
5. Kainz J, Stammberger H. Danger areas of the posterior rhinobasis. An endoscopic and anatomical-surgical study. Acta Otolaryngol 1992;112:852–861
6. Kim H-U, Kim S-S, Kang S.S, Chung IH, Lee J-G, Yoon J-H. Surgical anatomy of the natural ostium of the sphenoid sinus. Laryngoscope 2001;111:1599–1602
7. Har-El G, Swanson R. The superior turbinectomy approach to isolated sphenoid sinus disease and to the sella turcica. Am J Rhinol 2001;15:149–156
8. Bolger W.E, Keyes A.S, Lanza D.C. Use of the superior meatus and superior turbinate in the endoscopic approach to the sphenoid sinus. Otolaryngol Head Neck Surg 1999;120:308–313
9. Donald P. Sphenoid marsupialization for chronic sphenoidal sinusitis. Laryngoscope 2000;110:1349–1352
10. Orlandi R, Lanza D, Bolger W, Clerico D, Kennedy D. The forgotten turbinate: the role of the superior turbinate in endoscopic sinus surgery. Am J Rhinol 1999;13:251–259
11. Unal B, Bademci G, Batay F, Avci E. Risky anatomic variations of sphenoid sinus for surgery. Surg Radiol Anat 2006;28:195–201

9 Abordagens Estendidas para o Seio Frontal: Broqueamento Frontal ou Procedimento Endoscópico de Lothrop Modificado (Draf 3)

Introdução

A rinossinusite crônica frontal tem desafiado os cirurgiões há muitos anos. No passado, a obstrução do seio frontal através de um procedimento de retalho osteoplástico (OPF) era o padrão ouro do manejo da rinossinusite frontal recalcitrante.[1-3] Outros procedimentos externos, como a frontoetmoidectomia, caíram em desuso por apresentarem uma taxa de fracassos em torno de 30%.[3,4] O OPF e a obliteração apresentam uma taxa de fracassos relatada de cerca de 10%, mas estão associados a uma significativa taxa de complicações da ordem de 65%.[3,5,6] Entre estas complicações, estão o vazamento de líquido cefalorraquidiano (LCR), surgimento de alteração estética em fronte, neuralgia supraorbital, supuração crônica, formação de mucocele e osteíte crônica do osso frontal com perda de retalho ósseo sinusal frontal.[1-3,6] Nos últimos anos, o broqueamento frontal ou o procedimento endoscópico de Lothrop modificado (MEL)/Draf 3 foi proposto como alternativa ao OPF com obstrução.[7-20] O procedimento de broqueamento frontal se baseia na técnica originalmente descrita por Lothrop, em 1914.[21] Esta técnica envolve remoção da porção superior do septo, o assoalho do seio frontal, e o septo intersinusal. A remoção do assoalho é conseguida com uma pequena incisão externa (similar a uma incisão de Lynch) que cria uma janela pela qual a broca pode ser observada. Embora este procedimento tenha sido bem-sucedido em 29 de um total de 30 pacientes, a técnica foi considerada extremamente difícil, do ponto de vista técnico, para ser dominada pela maioria dos cirurgiões. Por isso, o interesse por este procedimento somente foi renovado após a publicação das séries de Draf, em 1991,[7] e Gross, em 1995,[8,9] relatando casos nos quais usavam uma versão modificada da técnica. A principal modificação da técnica de broqueamento frontal é a ausência de uma incisão externa e a execução de todo o procedimento endoscopicamente. O procedimento de Lothrop modificado pode ser usado como alternativa ao OPF com obliteração, sendo que publicações recentes[12] demonstraram taxas de sucesso excelentes em curto tempo com complicações mínimas. As suas indicações devem ser as mesmas indicações para o OPF com obliteração, e são detalhadas a seguir.[12]

Indicações para o Procedimento de Lothrop Modificado/Draf 3

Falha da Cirurgia Sinusal Endoscópica

O procedimento é indicado para pacientes em que as técnicas de ESS padrão falharam.[12] Estes incluem a limpeza do recesso frontal e a remoção de células causadoras de obstrução no óstio frontal.[20] Naqueles casos muito raros de pacientes que têm uma célula muito grande obstruindo o óstio frontal (i. e., uma célula supra-*agger nasi* frontal muito grande estendendo-se significativamente para dentro do seio frontal), o manejo pode incluir um procedimento tipo Draf 3 primário, se o cirurgião tiver certeza de que a célula está causando obstrução significativa e de que é impossível remover essa célula usando as técnicas de ESS padrão, a partir de baixo.[20] Todos os pacientes devem ter passado por uma abordagem de ESS padrão, com uma tentativa de remover células obstrutivas do óstio frontal e de melhorar a drenagem do seio frontal. O procedimento de broqueamento frontal somente deve ser considerado para a remoção de uma célula supra-*agger nasi* frontal ampla, se estas técnicas falharem.[20] Na **Fig. 9.1**, o paciente foi submetido a cinco procedimentos de ESS padrão prévios e continuava apresentando sintomas sinusais frontais significativos, bem como uma célula supra-*agger nasi* frontal grande obstruindo o óstio do seio frontal. Este paciente foi submetido a um procedimento tipo Lothrop modificado bem-sucedido.

Neo-Osteogênese no Recesso Frontal e no Óstio Frontal

A formação substancial de osso novo nas regiões do recesso frontal após a ESS indica uma provável osteíte. Pode ser difícil tratar esta condição empregando as técnicas de ESS padrão. A neo-osteogênese resulta em aberturas estreitadas do seio frontal, bem como em vascularidade aumentada na região. A cirurgia para ampliação destes óstios estreitados muitas vezes resultará em sangramento significativo e em perda de mucosa. O processo de cicatrização pode produzir

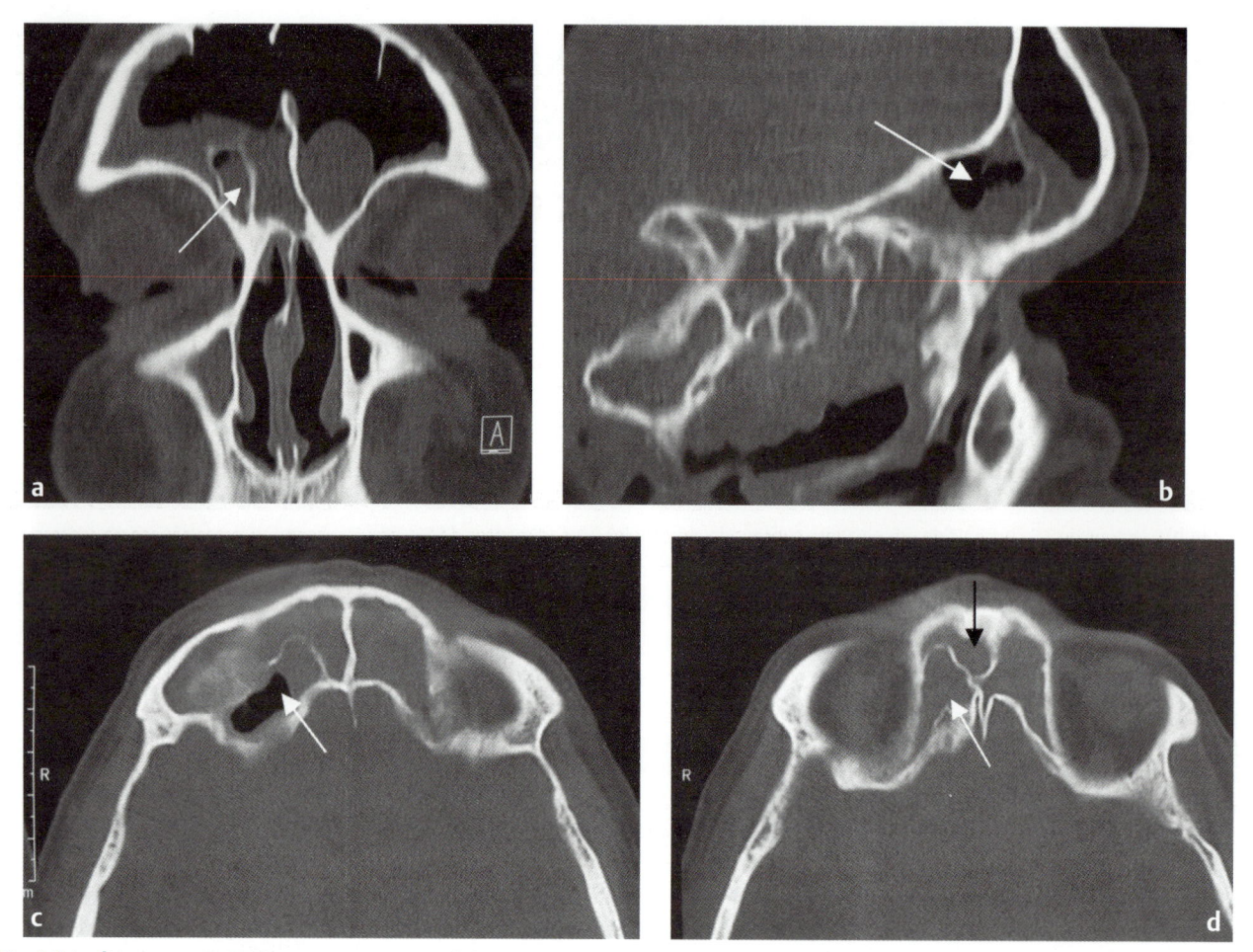

Fig. 9.1 (**a-d**) Imagens de TC de um paciente com célula supra-*agger nasi* frontal grande (*seta branca*) que fora submetido a múltiplos procedimentos de ESS prévios. (**d**) Note na imagem axial a via de drenagem sinusal frontal significativamente estreitada (*seta preta*), em decorrência da célula em questão (*seta branca*).

reestenose significativa, uma vez que a sinusite e osteíte de baixo grau contínua seguem estimulando a formação de osso novo e a fibrose. O procedimento de broqueamento frontal aqui descrito supera este problema ao eliminar uma quantidade significativa de osso osteítico e criar a maior abertura possível nos seios frontais. Mesmo que ocorra certo grau de reestenose no procedimento de perfuração frontal, isto não deve afetar a função dos seios frontais.[22] Trabalho recente sobre o procedimento de broqueamento frontal em nossos animais de laboratório, na presença de neo-osteogênese em um óstio frontal recém-criado, sugere que a maioria dos óstios frontais apresentará reestenose em uma extensão média de 1/3.[23] Esta cifra não foi afetada pela presença de neo-osteogênese, que foi encontrada em 56% dos animais. Além disso, a reestenose não afetou a drenagem mucociliar dos seios frontais, como medido pela depuração de radioisótopo a partir dos seios frontais.[22] Tal estenose parcial mediana do néo-óstio frontal foi confirmada em estudos subsequentes realizados com seres humanos.[24] A **Fig. 9.2** mostra um paciente com neoestenose significativa no óstio frontal esquerdo. Este paciente foi submetido a seis procedimentos de ESS padrão prévios, numa tentativa de manter um óstio frontal esquerdo patente. Em todos os casos, a reestenose ocorreu rapidamente e estava associada ao retorno dos sintomas sinusais frontais.

Sinéquias no Recesso Frontal

Em pacientes previamente submetidos a múltiplos procedimentos de ESS, constata-se com frequência que as conchas médias passaram por ressecção subtotal.[12] Neste cenário, o remanescente da concha média pode lateralizar e se tornar aderido à parede nasal lateral, no recesso frontal. Isto resulta em estreitamento significativo da via de drenagem frontal e, em alguns casos, na completa obstrução do óstio frontal (**Fig. 9.3**). As técnicas de ESS padrão em geral falharão em recriar uma abertura com mucosa de diâmetro suficiente no interior dos seios frontais, de modo que um procedimento de broqueamento ou OPF com obliteração deve ser considerado.

Processos Patológicos com Resultante Perda da Parede Posterior ou do Assoalho do Seio Frontal[18]

Se o processo patológico resulta em erosão óssea da parede posterior ou do assoalho do seio frontal, a mucosa do seio se torna aderida sobre a dura-máter ou periósteo orbital.[18] Então, o OPF com obliteração passa a ser extremamente difícil nestes pacientes, porque se torna impossível remover a mucosa de forma segura e completa da dura-máter ou do periósteo orbital, além de haver a possibilidade de recorrência de uma mucocele em caso de obstrução sinusal. Estes pacientes costumam ter uma grave rinossinusite crônica a

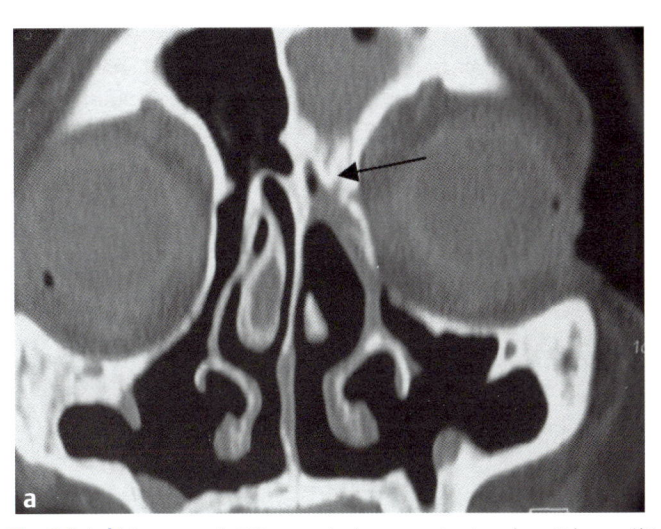

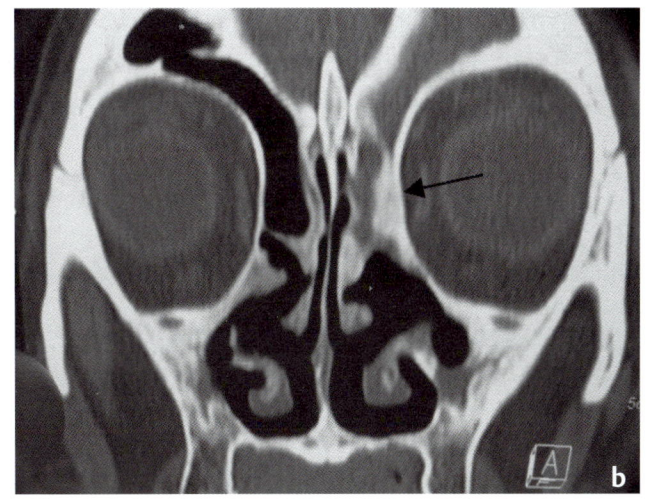

9 Abordagens Estendidas para o Seio Frontal: Broqueamento Frontal ou Procedimento Endoscópico... 131

Fig. 9.2 (a,b) Imagens de TC coronais de um paciente submetido a múltiplos procedimentos de ESS prévios, com neo-osteogênese no recesso frontal esquerdo (*seta preta*) apresentando rinossinusite frontal crônica associada.

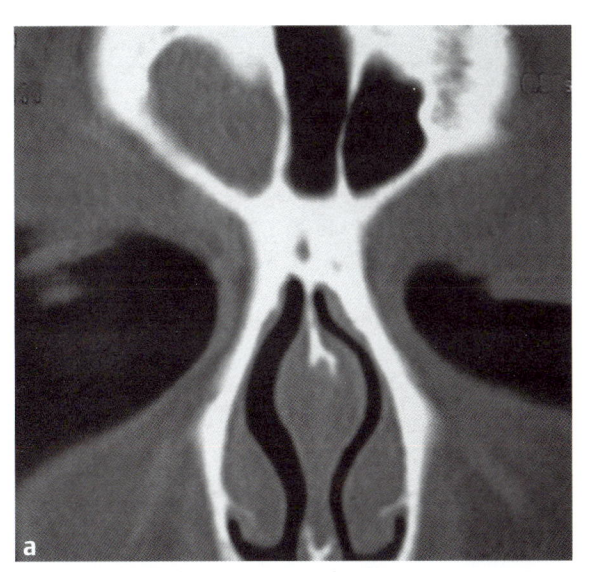

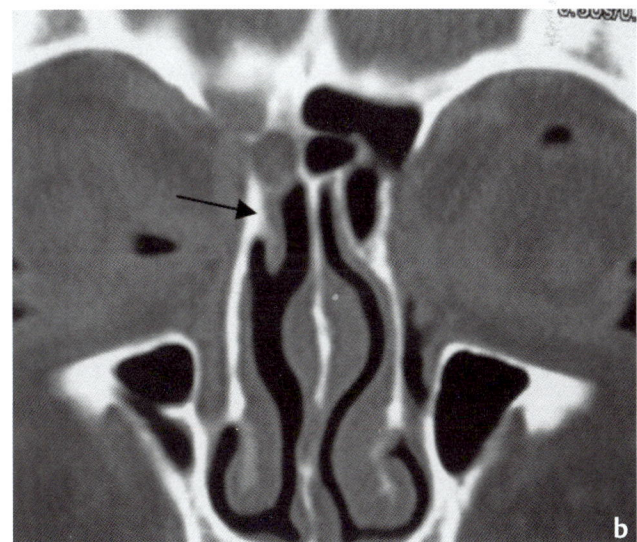

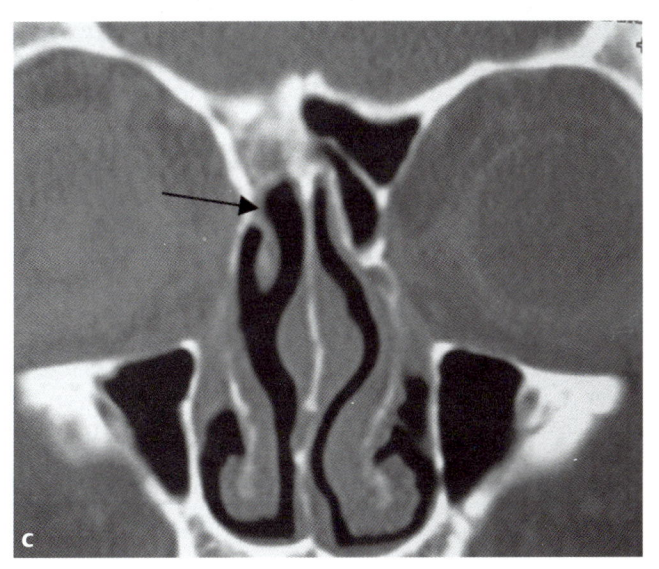

Fig. 9.3 (a-c) Este paciente foi submetido à ressecção prévia da concha média e o coto remanescente (*seta preta*) sofreu lateralização e estava obstruindo o óstio frontal. (c) Além disso, é possível ver a formação de osso novo acima da concha média.

longo prazo, com elevada incidência de recidiva, como a doença sinusal fúngica. É importante manter os óstios frontais abertos, uma vez que a obstrução do óstio frontal pode levar a complicações orbitais ou intracranianas[18] (**Fig. 9.4**).

Falha de OPF Prévio com Obstrução Acompanhada de Formação de Mucocele[13]

Há muitos anos, a obliteração sinusal frontal tem sido o padrão ouro para o manejo da sinusite frontal recalcitrante. No entanto, a doença de mucosa grave como a observada em pacientes com tríade de Samter (sensibilidade à aspirina, asma e polipose nasal), rinossinusite fúngica alérgica e polipose nasal recorrente é mais bem tratada endoscopicamente do que com OPF e obliteração.[14-18] Atualmente, existe um consenso amplamente disseminado na literatura de que o procedimento tipo Lothrop modificado deve ser a operação de primeira escolha para este difícil grupo de pacientes.[14-18] Um dos principais problemas com o OPF e subsequente obliteração está na tendência à reabsorção do tecido adiposo colocado nos seios frontais. Weber *et al.*,[14] em um amplo estudo envolvendo 82 pacientes submetidos ao procedimento de OPF, demonstraram que a maioria dos pacientes tinha menos de 20% do seio obstruído após um período médio de 15,4 meses.[14] Neste grupo de pacientes em que os pólipos se formam agressivamente, tal espaço pode ser preenchidos com rapidez até mesmo pela menor quantidade de mucosa residual deixada acidentalmente nos seios frontais. Durante o período pós-operatório, este grupo tende a desenvolver muco grosso concentrado entre os pólipos que voltam a crescer. Na ausência de uma abertura ampla ou marsupialização do seio afetado, este muco não pode ser removido no consultório. A impossibilidade de passar um aspirador grande através do óstio do seio para dentro da cavidade sinusal impede a remoção deste muco tão firme. Um curso de prednisolona sistêmica poderia amolecer o muco e diminuir sua tenacidade, facilitando assim a sua remoção. A eliminação deste material tóxico permitiria que os pólipos encolhessem e as vias aéreas fossem restabelecidas, com o controle do crescimento dos pólipos. Na maioria dos pacientes, este é de fato um procedimento relativamente simples após criação de uma antrostomia maxilar ampla, remoção completa de todas as células etmoides, e ampla abertura da face an-

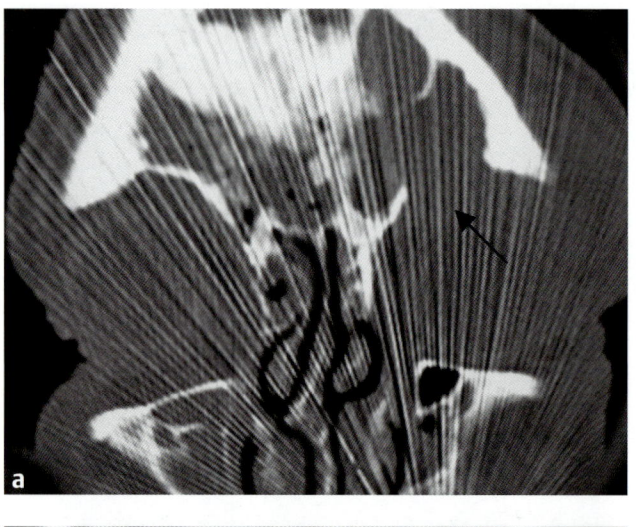

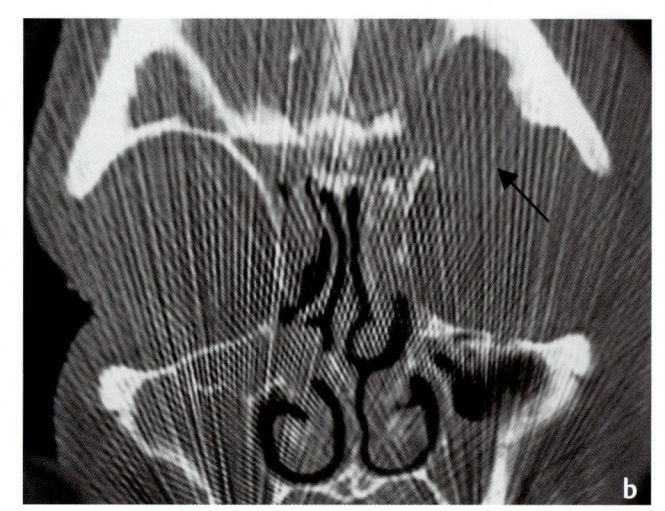

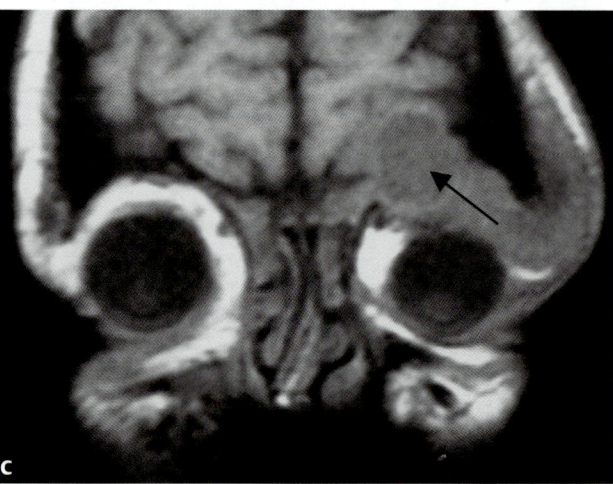

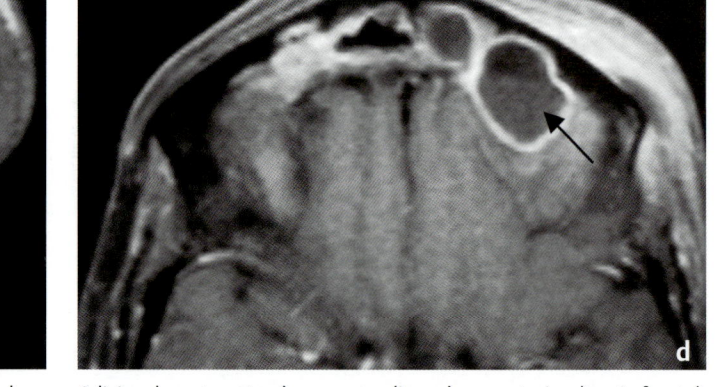

Fig. 9.4 (a-d) Este paciente com rinossinusite crônica acompanhada de perda do teto da órbita e perda da placa posterior do seio frontal desenvolveu um abscesso (*seta preta*) com celulite associada ao redor da órbita, bem como depressão do globo esquerdo. (**c,d**) Adicionalmente, este abscesso erodiu a placa posterior do seio frontal e comprimiu o hemisfério cerebral anterior. Foi, então, tratado com um procedimento de broqueamento frontal, com criação de um amplo óstio frontal.

terior do seio esfenoide. Entretanto, é extremamente difícil acessar os seios frontais sem a abertura ampla que o procedimento de broqueamento frontal cria. Óstios frontais naturalmente dimensionados tendem a ser rapidamente obstruídos com o muco espesso, resultando no acúmulo deste muco nos seios frontais que pode ser resistente à terapia agressiva com prednisolona e tentativa de limpeza por aspiração. Uma das dificuldades com o OPF seguida de obliteração neste grupo de pacientes é quando há perda de osso sobre a órbita ou a dura-máter. Dada a natureza agressiva da polipose, em certos casos agravada por repetidas cirurgias, pode haver perda de parede sinusal frontal óssea anterior ou posterior. Isto faz com que o revestimento da mucocele entre em contato direto com o periósteo orbital e/ou a dura-máter, impossibilitando a remoção total da mucosa destas estruturas sem ressecção.[15] Até mesmo os remanescentes de mucosa microscópicos deixados no periósteo ou na dura levarão ao desenvolvimento de uma mucocele na cavidade obstruída (**Fig. 9.5**).

Outra contraindicação ao OPF e obliteração é a situação em que o paciente tem seios frontais pneumatizados muito gran-

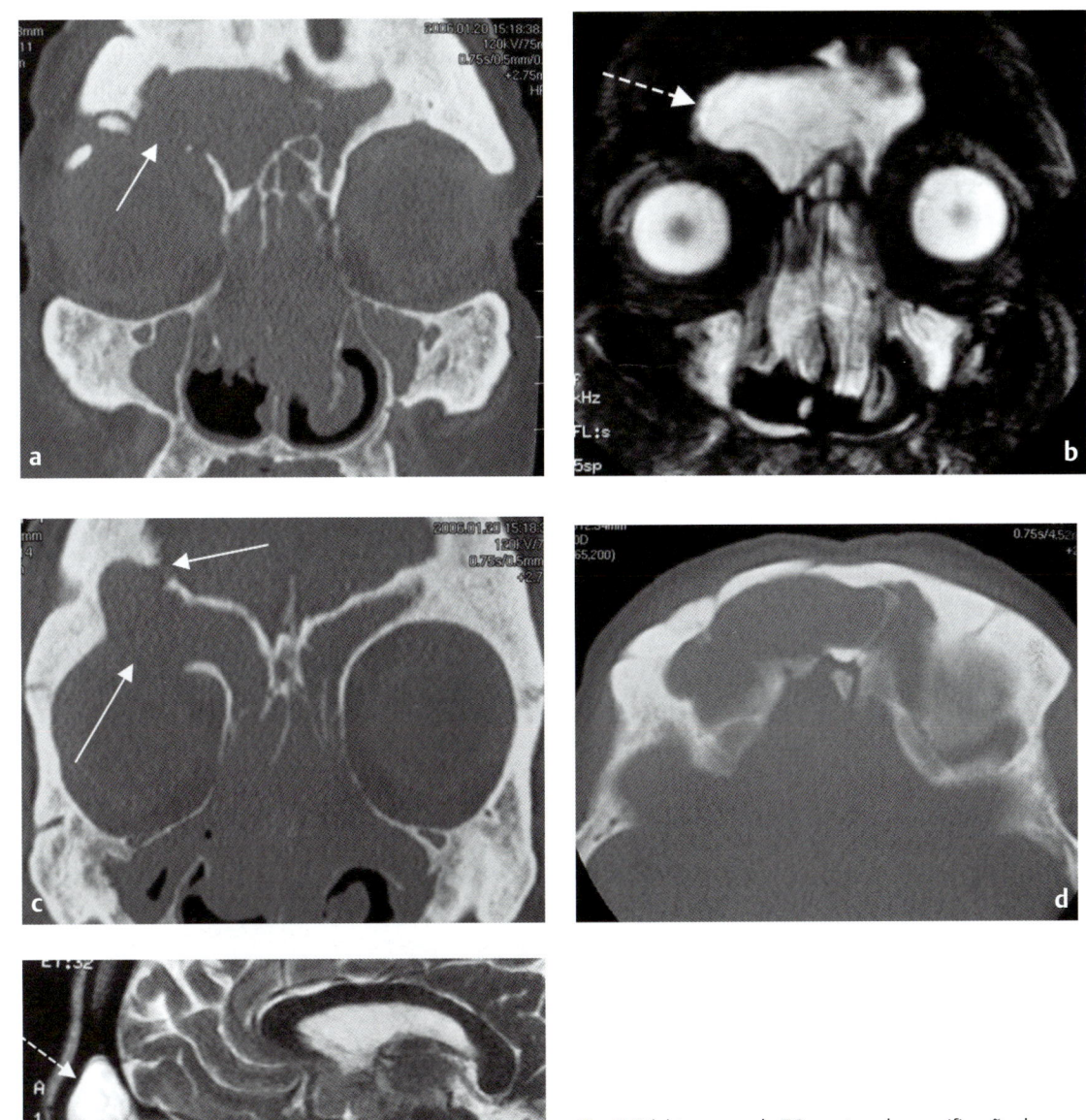

Fig. 9.5 (**a**) Imagem de TC mostrando opacificação do seio frontal com deiscência do teto orbital (*seta branca*). (**b**) Imagem de RM ponderada em T2 mostrando uma mucocele frontal (*seta branca tracejada*). (**c**) Imagem de TC mostrando deiscências de ambas as placas, orbital e posterior, onde a mucocele está em contato com o periósteo orbital e a dura-máter. (**d**) Imagem de TC axial mostrando osteotomias prévias na placa anterior do seio frontal, e uma imagem de RM (**e**) mostrando a mucocele sinusal frontal (*seta branca tracejada*) e uma extensa formação de pólipo nasal dentro da cavidade nasal (*seta branca sólida*).

des.[15,18] Nestes pacientes, é extremamente difícil erradicar toda a mucosa dos recessos lateral e posterior do seio frontal, e a mucosa remanescente formará mucoceles que, se não forem tratadas, causarão erosão nas paredes ósseas do seio e poderão acarretar complicações intracranianas ou orbitais (**Fig. 9.6**). As mucoceles formadas em um seio frontal previamente obstruído podem ser tratadas com o procedimento de broqueamento frontal.[13,14,18] A mucocele deve ser suficientemente ampla, de modo a poder ser acessada pelo recesso frontal e masurpializada para dentro do recesso frontal[13,18] (**Fig. 9.6**). As mucoceles confinadas à região lateral distante dos seios previamente bem pneumatizados podem ser difíceis de alcançar e, se o espaço interposto estiver preenchido com tecido cicatricial, poderá ser difícil mantê-lo aberto no pós-operatório.

Pacientes previamente submetidos ao OPF muitas vezes apresentam dor frontal e pode ser muito difícil determinar se essa dor é oriunda da mucocele sinusal frontal ou tem outras causas. Todos estes pacientes são submetidos ao exame de RM, para confirmar que de fato existe uma mucocele. Se não houver nenhuma mucocele, a cirurgia geralmente não é oferecida e o paciente recebe tratamento para dor neurálgica ou síndrome da dor miofascial. Para avaliar se a dor é de natureza neurálgica ou miofascial, é feita a prescrição de um curso de amitriptilina em dose baixa (10 mg por noite), durante 6 semanas. Se a neuralgia ou a síndrome de dor miofascial estiver contribuindo para a dor do paciente, este tratamento deverá levar à melhora dos sintomas.[19] A maioria dos pacientes também será submetida a uma triagem com radioisótopos para excluir a hipótese de osteomielite do retalho ósseo prévio. Se a imagem com radioisótopo for positiva, será necessário considerar a remoção deste retalho ósseo.

Remoção de Tumor do Seio Frontal

O procedimento de perfuração frontal é útil para a remoção de tumores benignos dos seios frontais. Estes tumores incluem osteomas e papilomas invertidos. Osteomas bastante

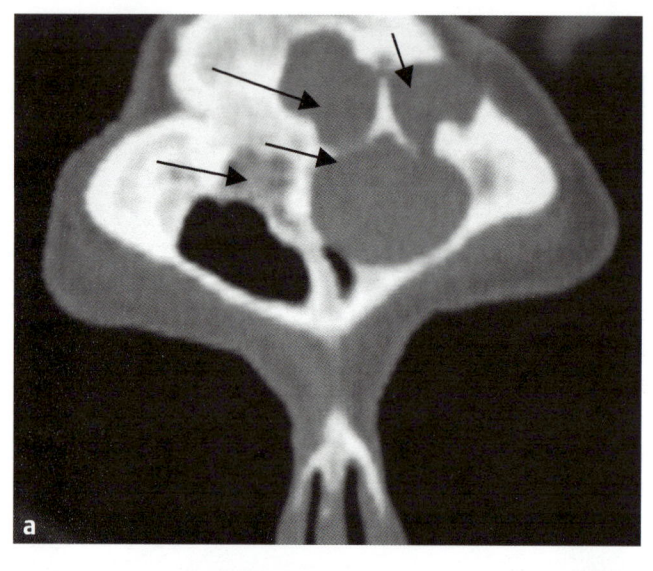

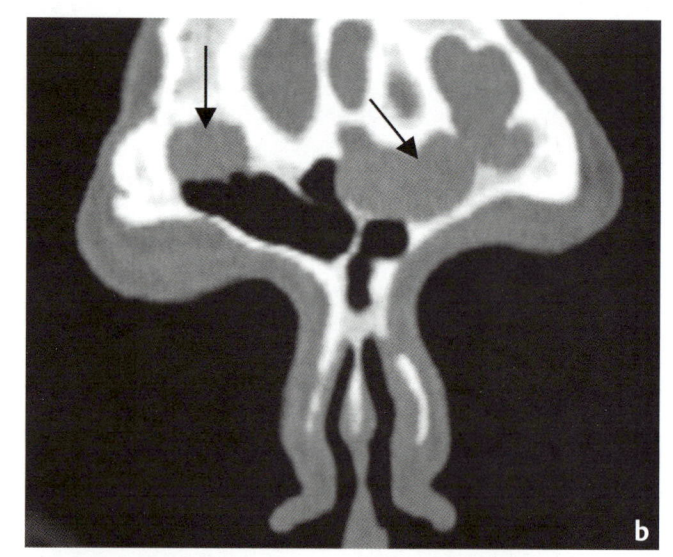

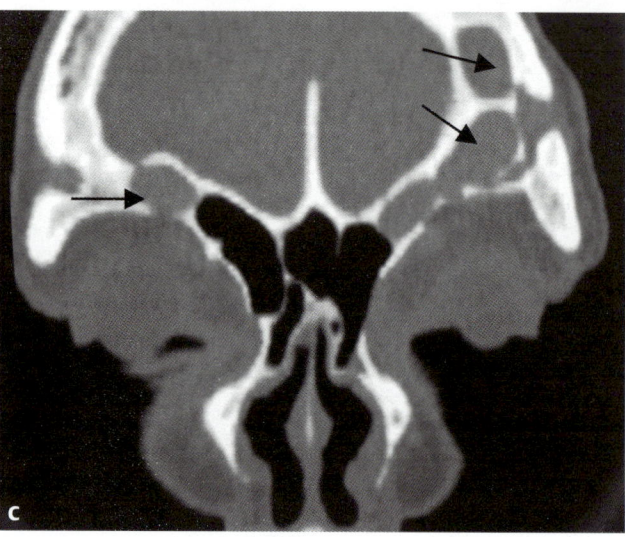

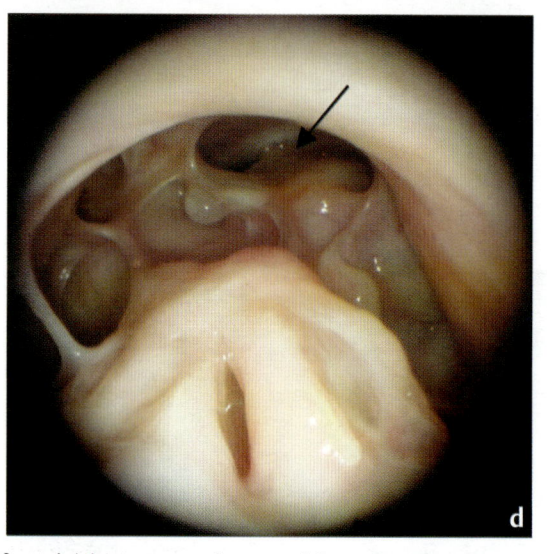

Fig. 9.6 Este paciente apresenta extensa pneumatização dos seios frontais. (**a-c**) O OPF com obliteração falhou, com resultante formação de mucocele superior e lateral. Foi, então, tratado com broqueamento frontal. (**d**) A imagem pós-operatória aos 3 anos; a *seta preta* indica uma das mucoceles abertas.

9 Abordagens Estendidas para o Seio Frontal: Broqueamento Frontal ou Procedimento Endoscópico... 135

amplos podem ser removidos através da abertura criada por broqueamento frontal.[12,15,18] A **Fig. 9.7** ilustra um paciente com um amplo osteoma frontal que havia bloqueado a via do seio frontal direito e resultado na formação de uma grande mucocele lateral. Esta mucocele erodiu o osso sobre o teto da órbita, com o revestimento da mucocele entrando em contato com uma significativa proporção do periósteo orbital.

O paciente foi submetido a um procedimento de broqueamento frontal com remoção de 90% do osteoma e drenagem da mucocele. Um enxerto de mucosa livre foi colocado na área circunferencial bruta criada após a remoção do osteoma. Agora, já se passaram 3 anos da cirurgia e o paciente apresenta um seio frontal direito patente e satisfatoriamente cicatrizado, com drenagem livre da mucocele lateral para dentro do nariz (**Fig. 9.8**).

O procedimento também é conveniente para a remoção de papiloma invertido do seio frontal.[12,15,20] A **Fig. 9.9** mostra um papiloma invertido recorrente entrando no seio frontal, à esquerda. Este havia sido removido previamente por um procedimento de rinotomia lateral. O tumor é visto no seio e recesso frontal esquerdo.

Todo o tumor foi removido após o procedimento de broqueamento frontal, até que a visualização direta fosse possível. Como uma ampla área da mucosa sinusal frontal foi retirada em associação com o tumor, um enxerto de mucosa livre foi colocado. A **Fig. 9.10** mostra o paciente decorridos 4 anos do

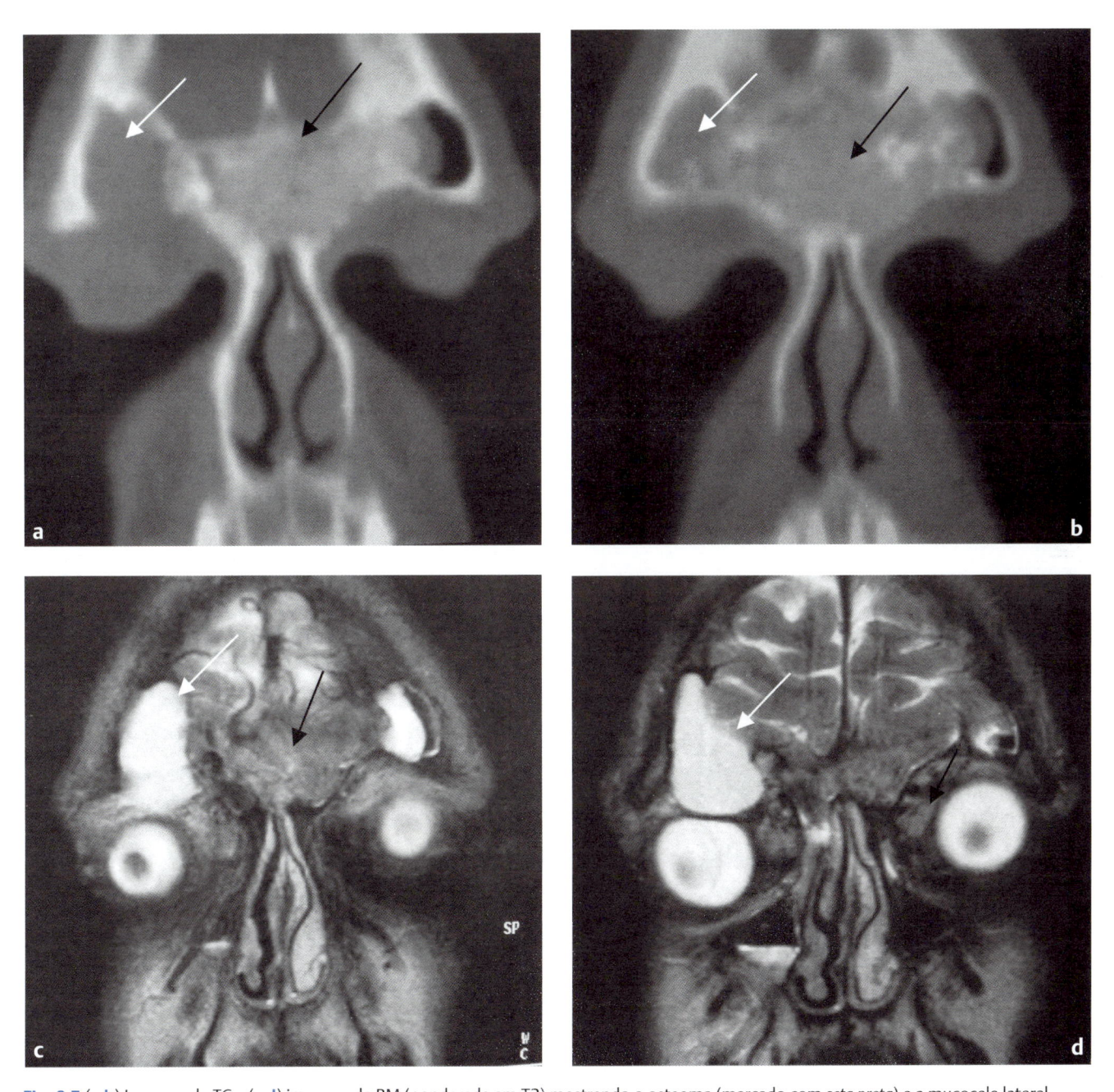

Fig. 9.7 (**a,b**) Imagens de TC e (**c,d**) imagens de RM (ponderada em T2) mostrando o osteoma (marcado com *seta preta*) e a mucocele lateral direita (marcada com *seta branca*), com a proptose associada e deslocamento inferolateral do olho. (*Continua.*)

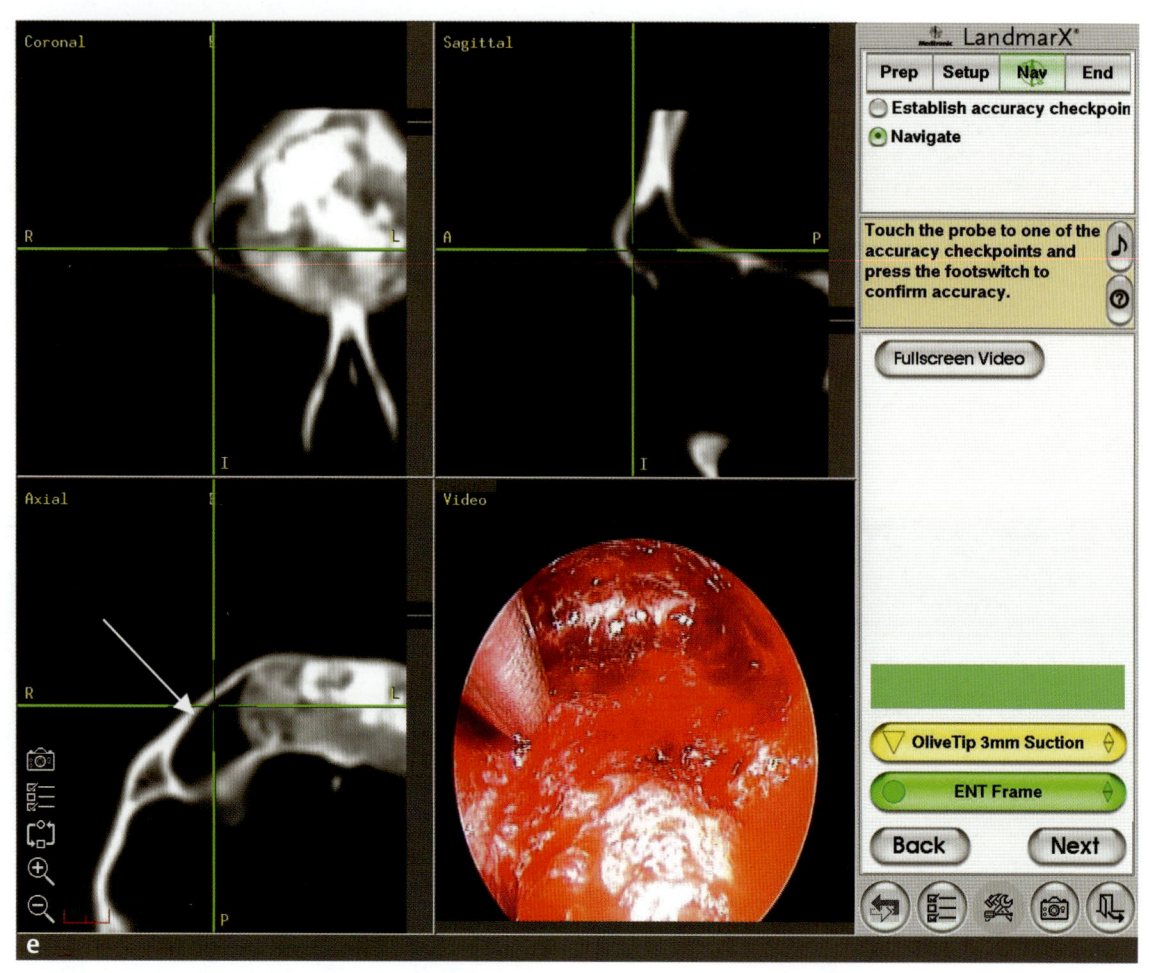

Fig. 9.7 *(Cont.)* (**e**) Imagens intraoperatórias vistas no sistema de navegação de um amplo osteoma frontal (*seta branca*) ocupando boa parte dos seios frontais. A mucocele lateralmente inserida está no centro do alvo.

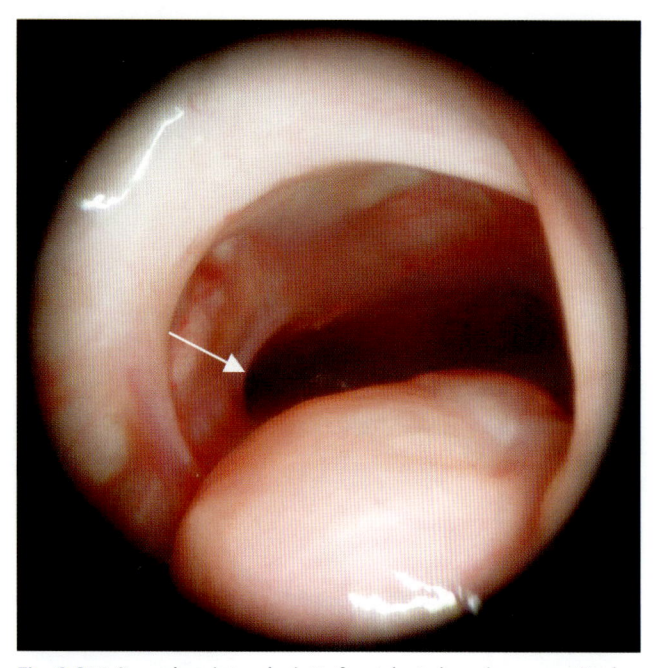

Fig. 9.8 Visão endoscópica do óstio frontal criado após a remoção do amplo osteoma frontal mostrado na **Fig. 9.7a,b**. A *seta branca* indica a via lateral criada para dentro da mucocele lateralmente inserida, indicada na **Fig. 9.7**, nas imagens de TC.

procedimento. Uma excelente visualização do sitio tumoral é proporcionada pelo óstio frontal amplo, sendo então possível detectar antecipadamente as recorrências.

Contraindicações Relativas para o Procedimento de Broqueamento Frontal

Seios Frontais Precariamente Pneumatizados

Em pacientes com seios frontais precariamente desenvolvidos (pneumatizados), o osso do *frontal beak* e o septo intersinusal é bastante espesso[12,18,20] (**Fig. 9.11**). Isto pode dificultar a criação de um óstio do seio frontal amplo, por tornar necessária a remoção de mais osso. Na maioria dos casos, se resulta em uma superfície óssea bruta maior, dada a menor quantidade de mucosa residual na região do seio frontal. No período pós-operatório, existe uma tendência do óstio frontal a cicatrizar. Agora, fazemos a coleta rotineira de um enxerto de mucosa livre a partir da região onde a janela septal é criada, e criamos retalhos de mucosa pediculados de base anterior, os quais colocamos no neo-óstio, ao final da cirurgia. Não se usa cola para manter os enxertos no lugar, os quais aderem bem dentro de algumas horas. Os enxertos pediculados e livres impedem a deposição circunferencial de fibroblastos, resul-

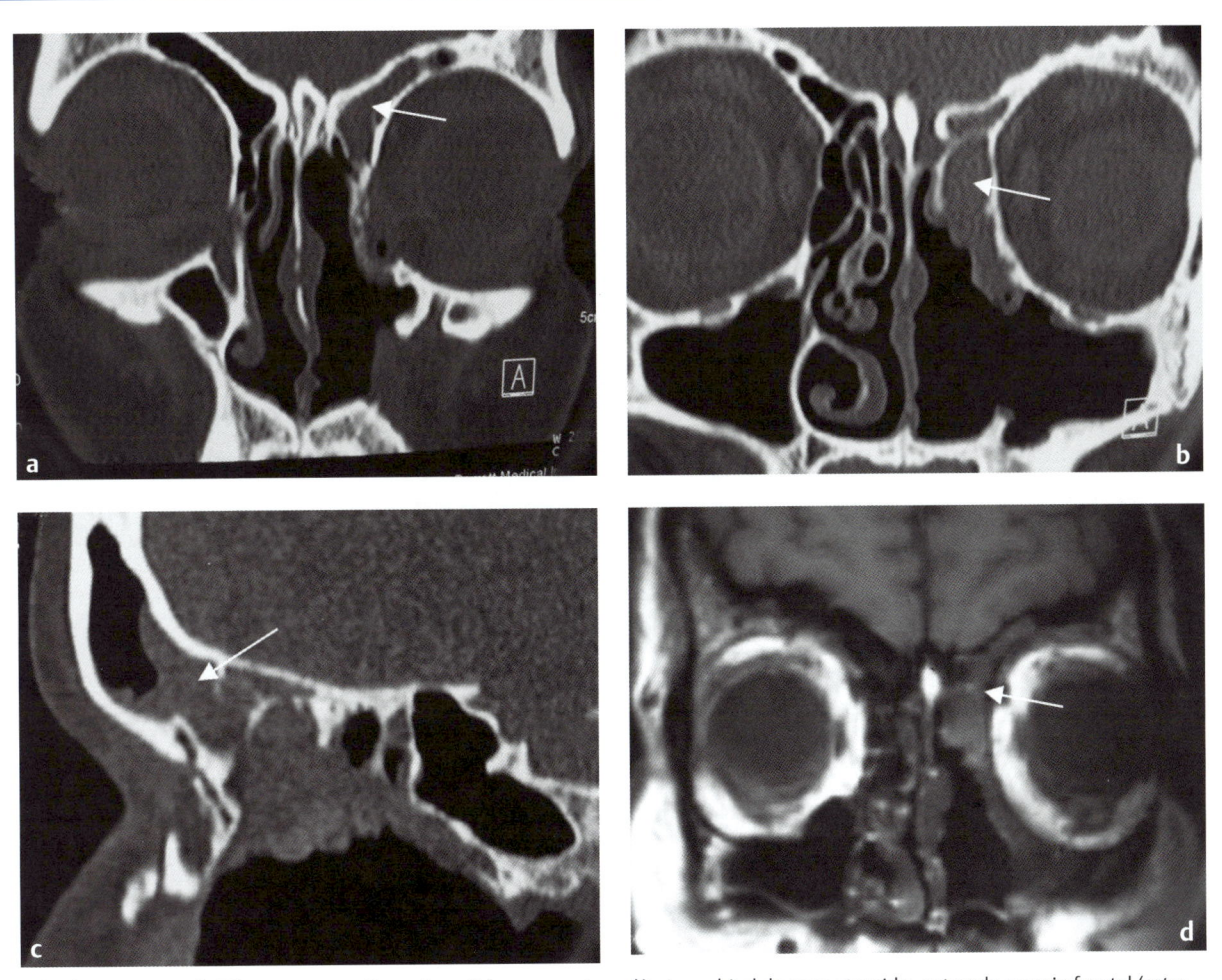

9 Abordagens Estendidas para o Seio Frontal: Broqueamento Frontal ou Procedimento Endoscópico... 137

Fig. 9.9 (**a-c**) As imagens de TC mostram papiloma invertido recorrente na lâmina orbital do osso etmoide, entrando no seio frontal (*setas brancas*). (**d**) Tal achado é confirmado com uma imagem de RM revelando que a opacidade junto ao seio frontal não é apenas secreção retida.

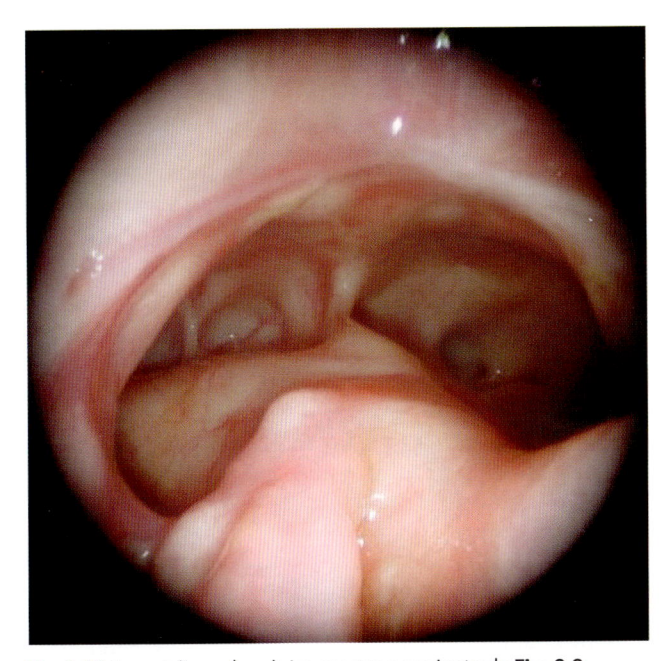

Fig. 9.10 Essa visão endoscópica mostra o paciente da **Fig. 9.9** decorridos 4 anos de pós-operatório, com uma abertura comum satisfatoriamente cicatrizada para dentro de ambos os seios frontais. Toda a área de envolvimento tumoral prévio pode ser facilmente levantada endoscopicamente na presença de quaisquer recidivas.

tando em menos estenose e menor formação de granuloma no pós-operatório do que ocorreria se o osso fosse deixado descoberto. Na **Fig. 9.11**, o paciente tem seios frontais muito subdesenvolvidos, com um *frontal beak* espesso e septo intersinusal.

Quando o óstio frontal pós-operatório é visto após 24 meses (**Fig. 9.12**), um óstio frontal menor do que o usual poderá ser encontrado. Este caso ilustra a importância da criação de um óstio ósseo que seja o maior possível, no momento da cirurgia, e também indica que, embora os seios frontais subdesenvolvidos possam ser uma relativa contraindicação, o paciente ainda pode alcançar êxito com um procedimento de broqueamento frontal, se estes princípios forem seguidos.

Diâmetro Anteroposterior Estreito do Seio Frontal[12,18,20]

Em alguns pacientes, a base do crânio está mais à frente do que o normal e estreita a largura anteroposterior do óstio e do seio frontal. Isto, por sua vez, limita a largura anteroposterior que pode ser criada durante a cirurgia e aumenta a probabilidade de cicatrização pós-operatória e fechamento do óstio frontal. Na **Fig. 9.13**, o paciente tem um seio frontal com diâmetro anteroposterior muito estreito, limitando a abertura que pode ser cirurgicamente criada.

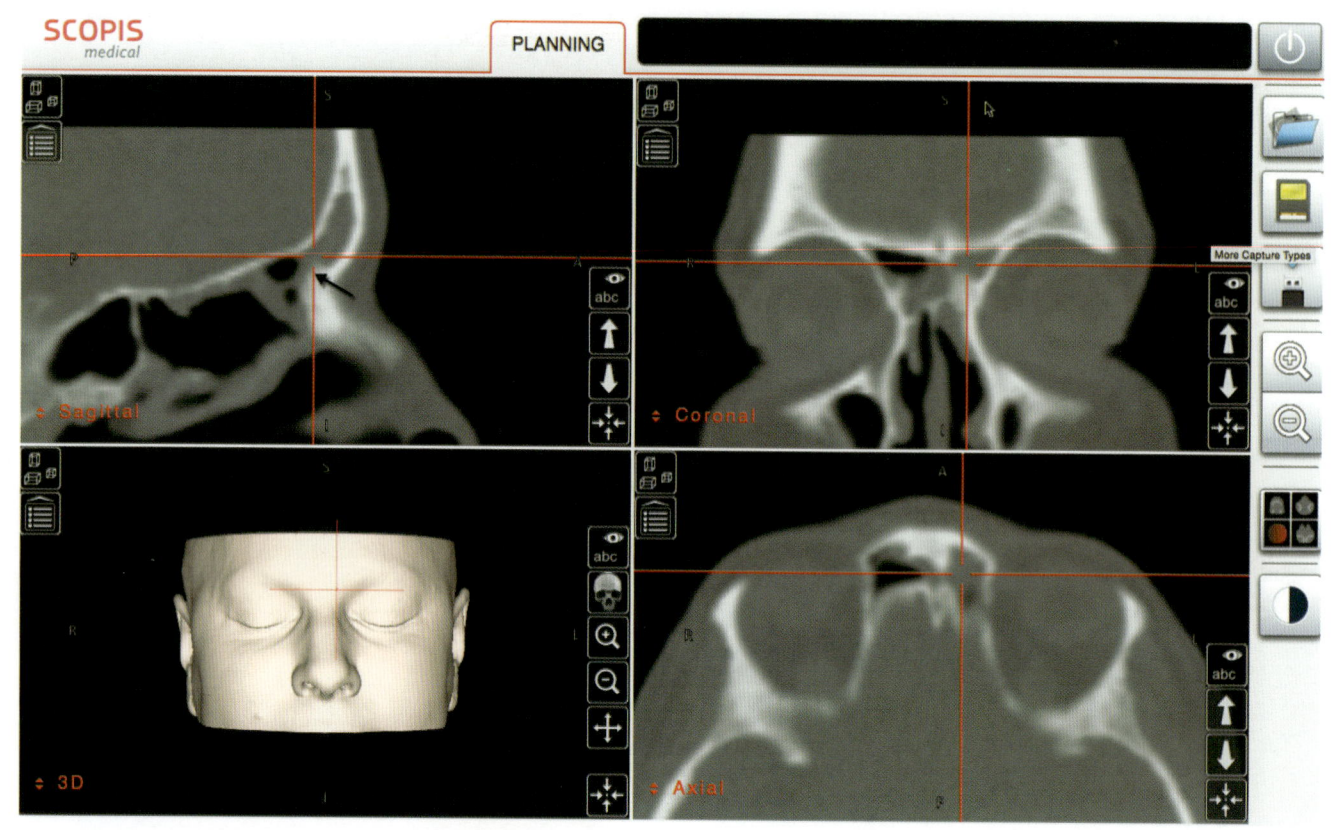

Fig. 9.11 Uma imagem de TC ilustrando o *frontal beak* espesso resultante de seios frontais subpneumatizados. Note o *frontal beak* espesso se projetando posteriormente (*seta preta*).

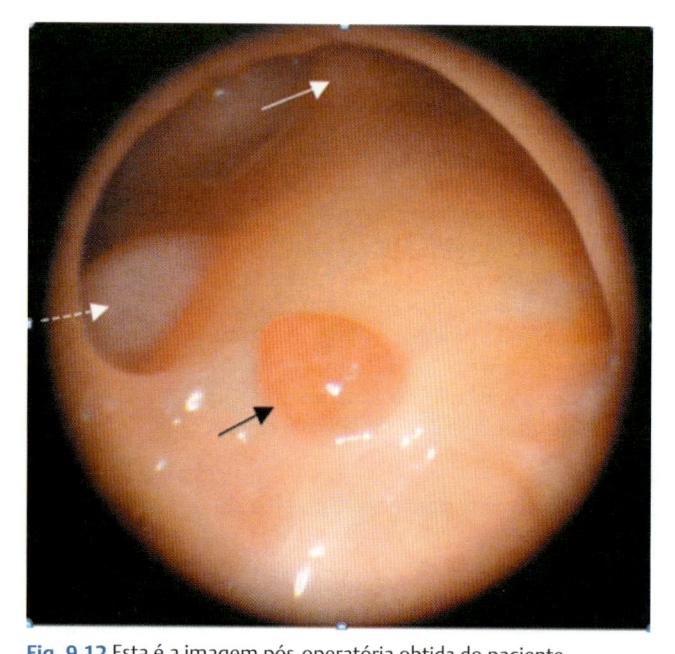

Fig. 9.12 Esta é a imagem pós-operatória obtida do paciente mostrado na **Fig. 9.11** decorridos 3 anos da cirurgia. A *seta preta* revela uma pequena granulação na região anterior da base do crânio que subsequentemente foi removida. A *seta branca sólida* indica o septo intersinusal frontal e a *seta branca tracejada* indica uma pequena quantidade de muco presente no seio frontal direito. O paciente atualmente está assintomático.

Técnica Cirúrgica[12,13,17,18,25-30]

Atualmente, a nossa rotina consiste em usar equipamento de navegação por imagem para todos os nossos procedimentos de broqueamento frontal.[12,13,18,20,24-30] A navegação com imagens ajuda a identificar as projeções da fossa olfatória e auxilia na criação do maior óstio sinusal frontal possível. Esta habilidade de criar a maior abertura possível é decisiva para o sucesso deste procedimento. O sistema de navegação é estabelecido antes da cirurgia. Uma vez verificada a sua precisão, a cirurgia é iniciada. O primeiro passo é fazer a revisão cirúrgica, conforme a necessidade, dos seios maxilar, etmoide e esfenoide. É importante que isto seja feito antes da cirurgia do seio frontal, porque o componente sinusal frontal pode ser relativamente demorado e o campo cirúrgico tende a piorar progressivamente, à medida que a operação prossegue. A visualização da anatomia do maxilar, etmoide e esfenoides pode ser difícil, em decorrência do sangramento excessivo que ocorre se tal etapa for deixada para o final do procedimento cirúrgico.

A infiltração com lidocaína e adrenalina é realizada na região acima da axila da concha média e abóboda nasal. O septo adjacente anterior à concha média também é infiltrado. Uma ótica grau zero é usada para a maior parte da dissecção, e uma ótica grau 30 é usado para maximizar a remoção de osso da parede anterior do seio frontal. O primeiro passo é obter a mucosa do septo em ambos os lados da região onde a janela septal será criada (**Fig. 9.14a**). Na **Fig. 9.14a**, as *linhas trace-*

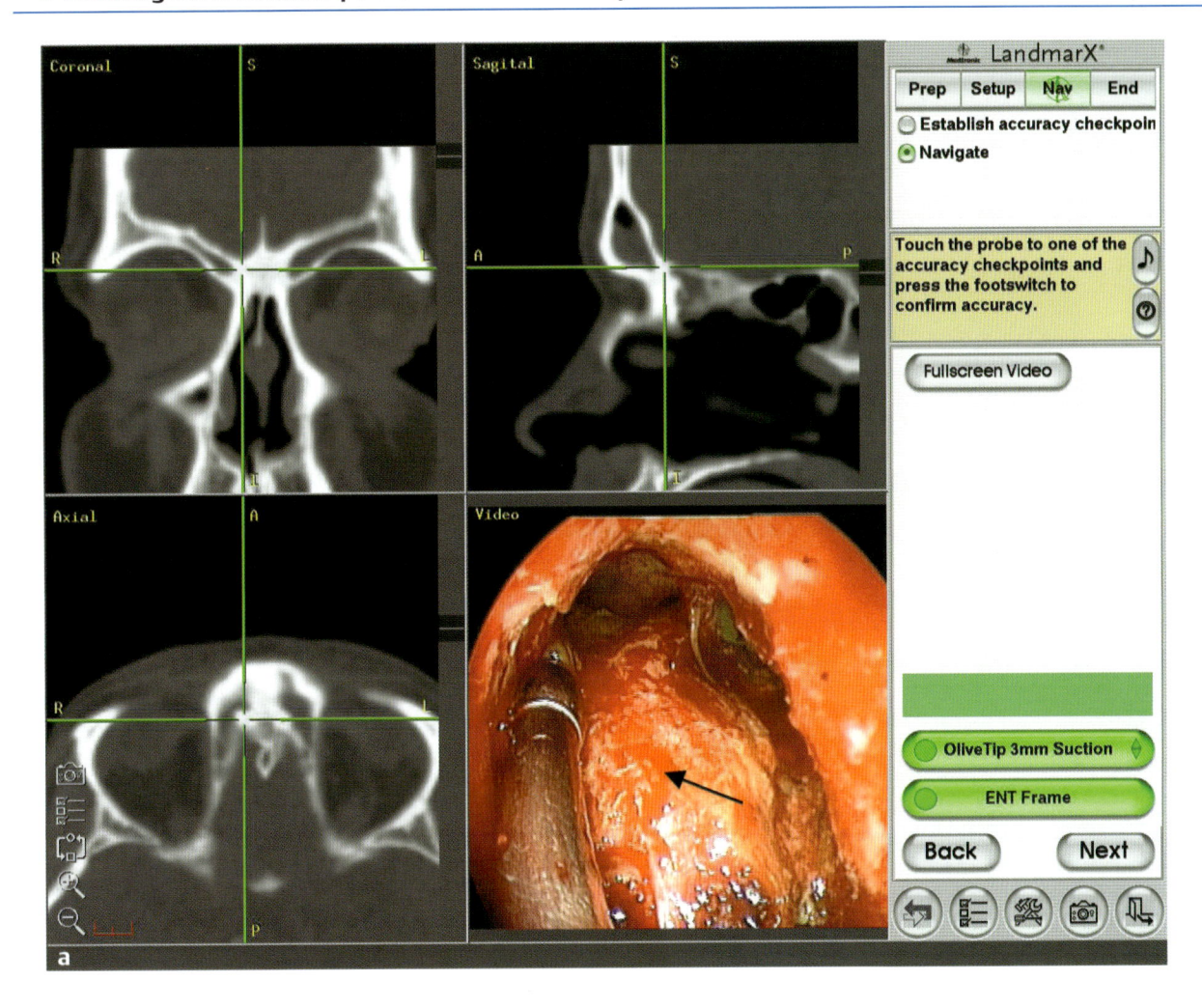

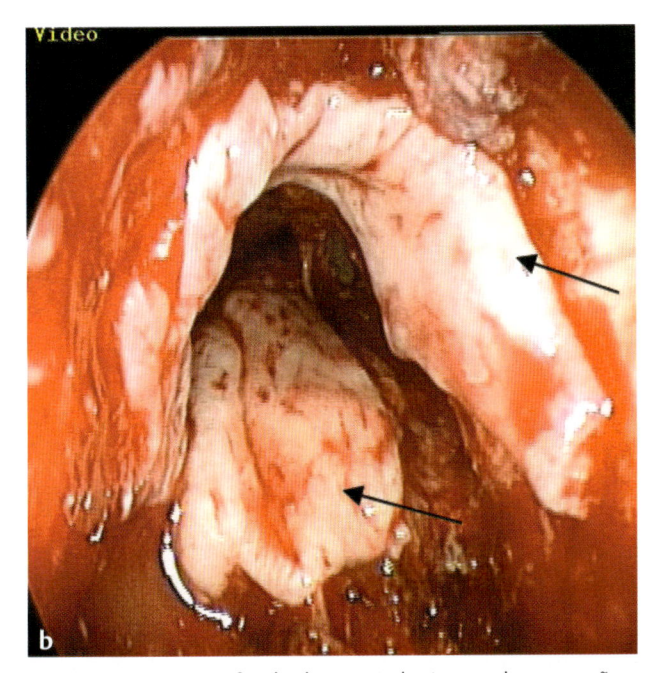

9 Abordagens Estendidas para o Seio Frontal: Broqueamento Frontal ou Procedimento Endoscópico... 139

Fig. 9.13 (**a**) Esta imagem foi obtida a partir do sistema de navegação cirúrgica assistida por computador (CAS), e mostra a dimensão anteroposterior muito estreita dos seios frontais. A *seta preta* na visão operatória indica a área relativamente ampla de osso removido da região anterior da base craniana estendendo-se anterogradamente. A única mucosa residual neste óstio frontal recém-criado são as regiões posterolaterais. (**b**) Mostra os enxertos de mucosa livre anterior e posterior (*setas pretas*) que foram colocados ao final da cirurgia. (**c**) Mostra o óstio frontal após 3 meses. A sinéquia entre os enxertos superior e inferior é indicada pela *seta preta tracejada*. *(Continua.)*

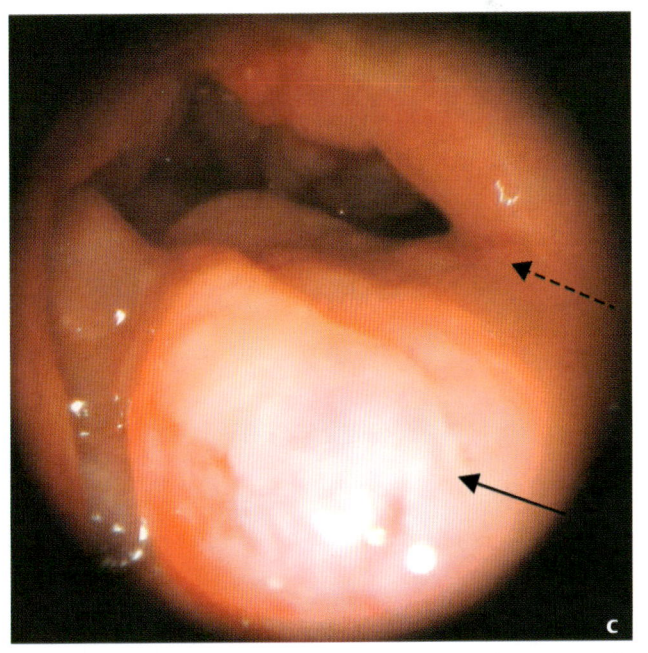

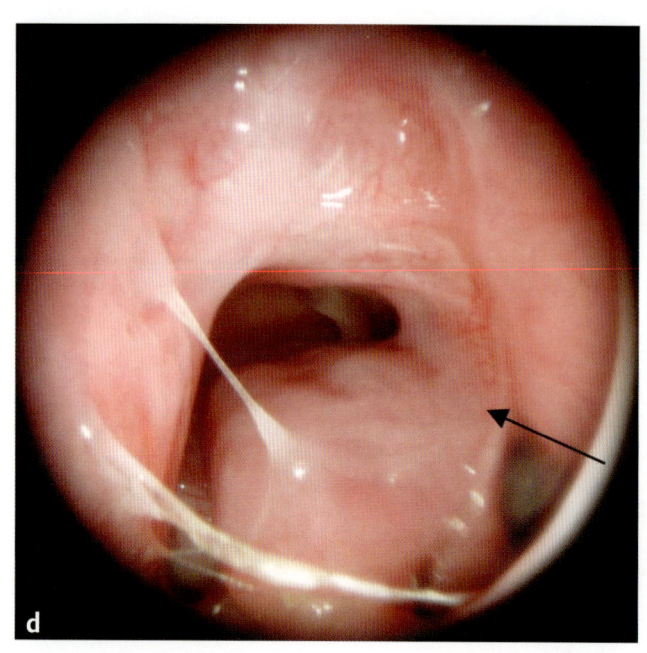

Fig. 9.13 *(Cont.)* (**d**) Mostra o óstio frontal em 5 anos, com a sinéquia indicada pela *seta preta*. Esta sinéquia pode ser vista no período pós-operatório precoce em (**c**), marcada pela *seta preta tracejada*. O paciente atualmente está assintomático.

lado ipsolateral, para estimar onde a incisão inferior deve ser colocada. A borda anterior da janela é estimada e, se necessário, uma vez criada a janela, é possível trazê-la para frente até que cerca de 1 cm do processo frontal da maxila anterior à concha média seja visto a partir do lado oposto do nariz com auxílio de uma ótica grau zero. A margem superior da janela é o teto do nariz[12] (**Fig. 9.14b**). Esta mucosa é coletada como enxerto de mucosa livre usando um bisturi, como ilustrado na **Fig. 9.14a**. Tentamos obter o enxerto como um enxerto de mucosa de espessura parcial, em vez de fazer uma incisão sobre o pericôndrio e coletar no plano subpericondral. Constatamos que a taxa de tomada de enxerto é melhor quando o pericôndrio não é coletado como parte do enxerto. Em seguida, a mucosa acima da concha média que se sobrepõe à célula *agger nasi* é erguida como um enxerto de mucosa pediculado com base anterior (**Fig. 9.15a**). Uma incisão vertical é criada posteriormente às conchas médias, atrás da axila, e a incisão horizontal superior segue ao longo do teto do nariz com a incisão horizontal inferior correndo logo acima da axila da concha média. Isto é ilustrado na **Fig. 9.15b** pelas *linhas tracejadas* sobrepostas às incisões na mucosa (**Fig. 9.15a**). Uma cureta de sucção maleável é usada para erguer estes retalhos, começando posteriormente e usando a borda afiada da cureta para garantir que as incisões fiquem por sobre o osso, e que o retalho seja erguido no plano subperiósteo (**Fig. 9.15b**). Esta mobilização dos retalhos continua até que estes sejam mobilizados após a janela septal e as extremidades dos retalhos sejam trazidas para fora do nariz. Isto evita que os retalhos mobilizados obstruam a vista da dissecção durante a perfuração. Ao final da cirurgia, os retalhos são colocados no neo-óstio com os retalhos livres revestindo o osso bruto. Isto diminui a formação de granulação no pós-operatório e melhora a cicatrização. Após coletar os enxertos de mucosa livre, a cartilagem e o osso na janela septal são removidos. Um instrumento sólido deve poder ser passado de um lado

jadas destacam as incisões a serem feitas no enxerto septal de mucosa livre. Os referenciais para a janela septal são importantes — a borda posterior da janela está ao nível das conchas médias, enquanto a borda inferior da janela é feita logo abaixo da axila da concha média, de modo a permitir a passagem de um instrumento de um lado do nariz pela janela e sob a axila do lado oposto. Ao fazer as incisões na mucosa para o enxerto de retalho septal é preciso olhar ao nível da axila no

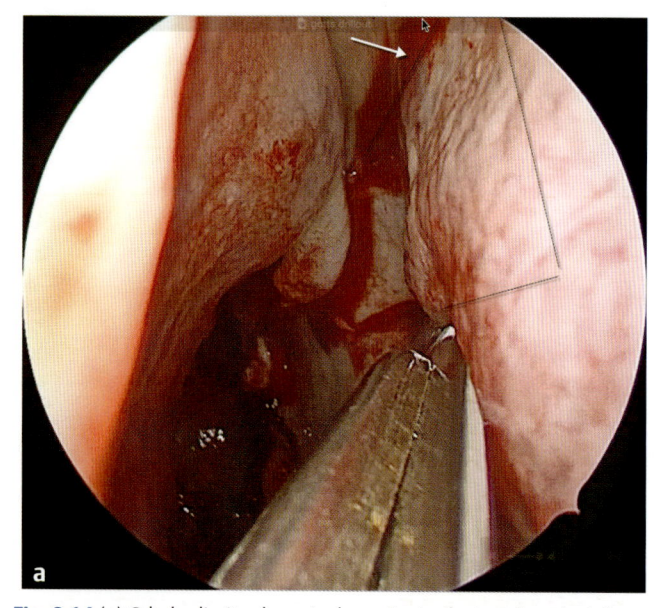

Fig. 9.14 (**a**) O lado direito do nariz do paciente, ilustrando as incisões para a janela septal (*linhas tracejadas*). A incisão superior (*seta branca*) está em um nível alto no septo, com a incisão horizontal inferior logo abaixo da axila da concha média. A incisão vertical anterior está suficientemente anterior, de modo que, ao ver a parede nasal oposta, o processo frontal da maxila é visível. (**b**) A janela septal foi removida e a concha média no lado oposto pode ser observada (*seta preta*), bem como o processo frontal da maxila (*seta branca*). A axila e a via sob a axila ao longo do septo é ilustrada com uma *seta laranja*. A *seta verde* ilustra a borda superior da janela septal.

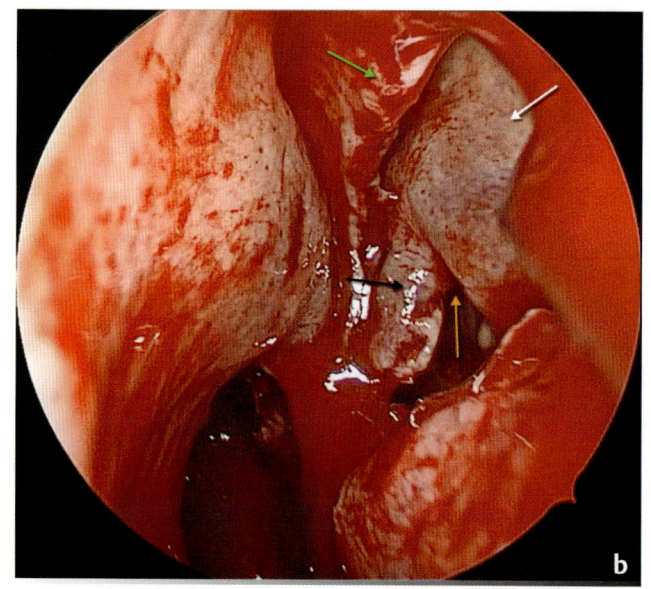

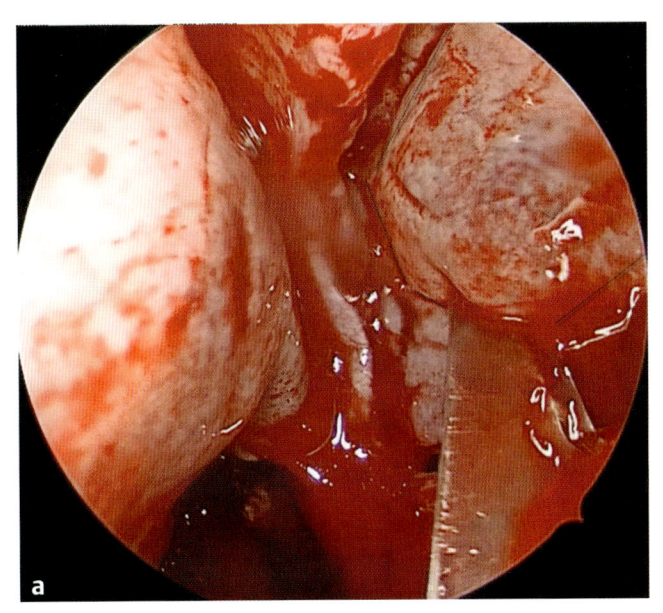

9 Abordagens Estendidas para o Seio Frontal: Broqueamento Frontal ou Procedimento Endoscópico... 141

Fig. 9.15 (a) As *linhas tracejadas* e o bisturi indicam a incisão para os retalhos pediculados de base anterolateral realizados a partir da narina direita do paciente, ao longo da janela septal, no lado esquerdo.

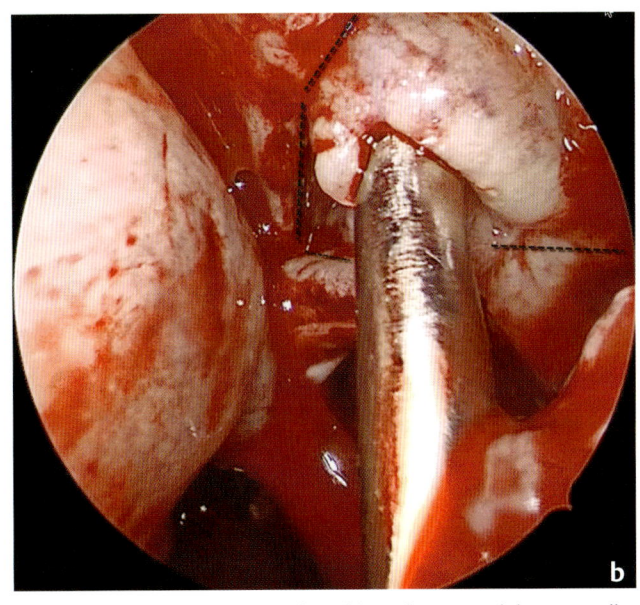

(b) Uma cureta de aspiração maleável é usada para mobilizar o retalho a partir de cima da concha média, com o pedículo tendo base anterior.

do nariz pela janela septal e sob a axila da concha média, no outro lado[12] (**Fig. 9.16**).

Caso seja impossível, a janela septal deve ser abaixada até que isto possa ser feito com facilidade. Se houver uma via entre o seio frontal e o recesso frontal (i. e., na ausência de uma mucocele com total separação do seio e recesso frontais), um minitrépano sinusal frontal pode ser colocado em cada seio frontal (**Fig. 9.17**). Enxaguar o minitrépano sinusal frontal com jatos resultará na salina corada com fluoresceína sendo vista sob a axila da concha média. Esta etapa é feita antecipadamente, porque aumenta a segurança da dissecção,

embora não seja absolutamente necessária, uma vez que o óstio pode ser identificado com uma sonda de ângulo reto ou, ainda, é possível usar o sistema de navegação para checar a posição do óstio. A aplicação de jatos regulares de fluoresceína através do óstio permite ao cirurgião ter um ponto de referência constante e, assim, manter a dissecção afastada da base do crânio. A salina corada com fluoresceína (**Fig. 9.18**, *seta branca*) delineia o óstio frontal e, desta forma, permite-nos dissecar o osso anteriormente (mas não medial) ao óstio, sabendo que a dissecção se dá anteriormente à base do crânio.

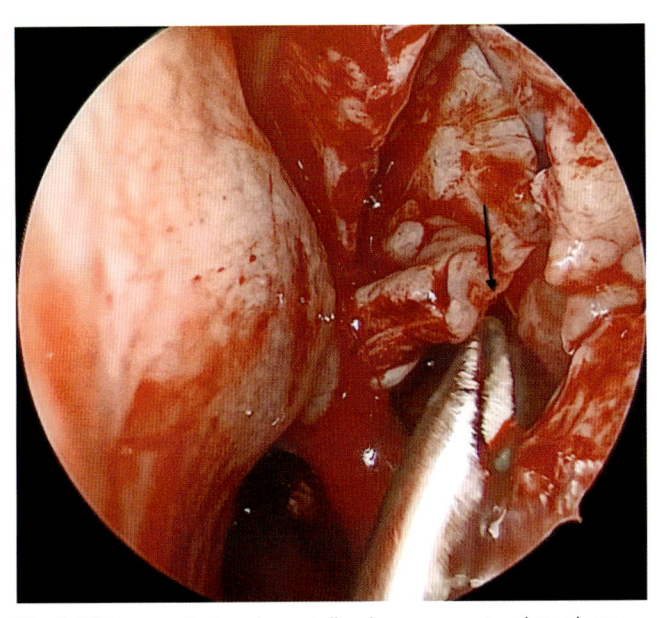

Fig. 9.16 Imagem ilustrando o retalho de mucosa anterolateral, que foi erguido do processo frontal da maxila, acima da axila da concha média (*seta preta*) com auxílio de uma cureta de aspiração, sendo passado da narina direita pelo septo e sob a axila do lado esquerdo.

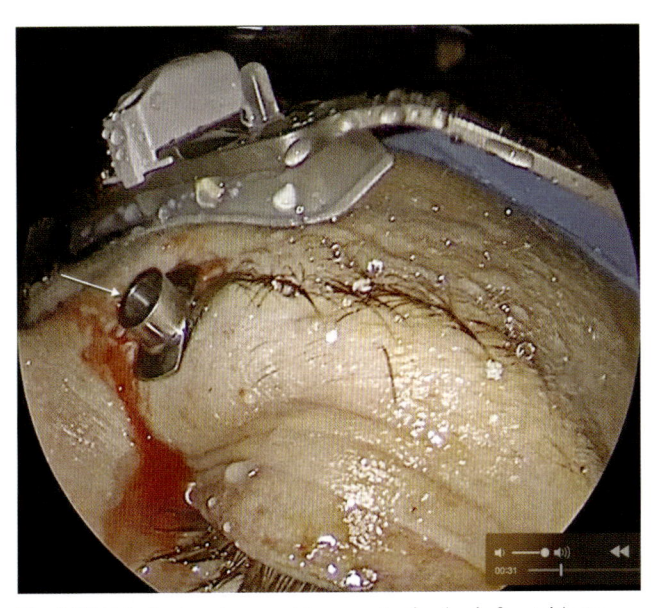

Fig. 9.17 Foto ilustrando o posicionamento da cânula frontal (*seta branca*) ao longo da extremidade medial da sobrancelha e para dentro do lúmen do seio frontal (FS).

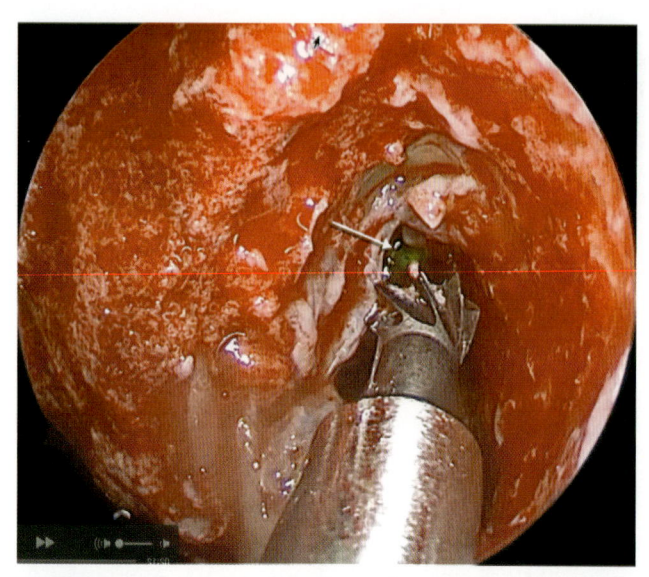

Fig. 9.18 Imagem intraoperatória ilustrando a remoção do processo frontal diretamente acima da axila da concha média, com o óstio frontal contendo fluoresceína no óstio visível (*seta branca*).

As imagens de TC de ambos os recessos frontais são vistas em três planos, e a anatomia do recesso frontal é reconstruída usando o *software* de blocos de construção, como já descrito.[31,32] A broca cortante angulada de 4 mm ou a broca diamantada é usada para remover o processo frontal da maxila diretamente acima da axila (**Fig. 9.19**). Na **Fig. 9.19**, a *seta branca* indica a posição do óstio frontal, com a perfuração somente sendo feita na direção lateral e superior, mas não na direção medial. O Medtronic ENT tem brocas de 30.000 rpm que cortam com velocidade extremamente alta e, se o cirurgião for inexperiente no procedimento de perfuração frontal, usar uma broca diamantada é muito mais seguro, uma vez que a broca de corte a 30.000 rpm pode criar problemas muito rapidamente. Uma ótica grau zero é usada para a maior parte da dissecção. Ambas, ótica e broca, são colocadas a partir de uma das narinas, ao longo da janela septal, e a dissecção é iniciada no processo frontal oposto. Este trabalho conduzido de uma das narinas ao longo do septo e por cima do lado oposto melhora o ângulo de dissecção, proporcionando uma vista muito melhor do processo frontal e melhorando o ângulo em que a broca entra em contato com o processo frontal, tornando assim a dissecção mais segura. Nos primeiros estágios desta dissecção, a broca é varrida do óstio frontal anterior ao longo do processo frontal da maxila, removendo os ossos anterior e lateral. Isto abre o acesso para o óstio frontal em um formato afunilado. Este processo é análogo à realização de uma mastoidectomia frontoposterior, por remoção do osso cortical externo e criação de um acesso afunilado ao antro. À medida que esta remoção de ossos lateral e superior prossegue anterior e superiormente à axila da concha média, uma pequena quantidade de pele é exposta para definir a extensão lateral da dissecção.

A dissecção é continuada superiormente, usando jatos regulares de fluoresceína para identificar o lábio anterior do óstio frontal (**Fig. 9.19**) e permitir que o osso anterior ao óstio frontal (o osso que forma o *frontal beak*) seja removido. Toma-se cuidado para garantir que a perfuração seja feita somente em uma direção superior e lateral, sem broquear medialmente, uma vez que isto pode ser perigoso para a base do crânio. É importante definir precisamente a extensão lateral da dissecção, expondo uma pequena área de pele. Durante a exposição da pele diretamente acima da axila da concha média, a broca fica anterior à órbita. Esta dissecção se dá no mesmo plano coronal que o saco lacrimal, e este talvez seja exposto se o osso for removido lateralmente, junto a 8 mm da axila da concha média. A exposição da pele é feita bilateralmente, para definir os limites laterais da dissecção e garantir a obtenção de máxima largura ostial. A perfuração prossegue superiormente, até entrar no assoalho do seio frontal e este poder ser visto. Uma vez aberto o assoalho do seio frontal em um dos lados, o endoscópio e a broca são transferidos para dentro da narina oposta e o processo é repetido até o assoalho do segundo seio frontal ser exposto (**Fig. 9.20**). Note que até este ponto, não houve nenhuma dissecção medial. Se a dissecção for trazida medialmente antes da entrada no seio frontal, o cirurgião provavelmente danificará as projeções anterógradas das fossas olfatórias e causará vazamento de LCR. Os neurônios olfatórios (**Fig. 9.21**, *setas pretas*) podem ser expostos na região medial à concha média e marcam a projeção anterior das fossas olfatórias (base do crânio), sendo que o broqueamento somente poderá ser feito medialmente, tão logo o óstio seja trazido anteriormente a estes neurônios.

A dissecção então é conduzida medialmente, a partir de ambos os lados, até que o septo intersinusal frontal seja visto (**Fig. 9.20**). Note que esta dissecção medial ocorre no limite superior da abertura dos seios frontais, e que o uso do *drill* em uma direção medial descendente ainda pode potencialmente lesionar a base do crânio. Esta dissecção é alternada de lado a lado, conectando assim os dois seios frontais por meio do abaixamento do septo intersinusal (**Fig. 9.22**). Feito isto, a abertura do seio frontal exibe a forma de um crescente.

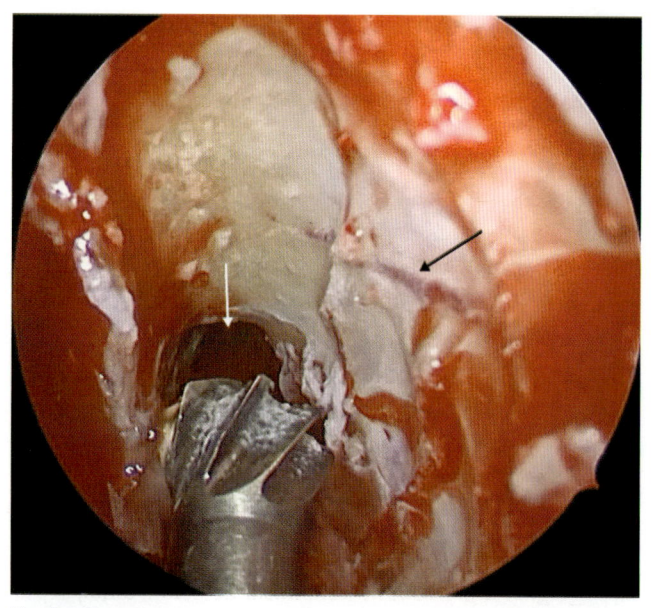

Fig. 9.19 Conforme o osso do processo frontal é removido acima da axila, a dissecção também é conduzida lateralmente, até a subsupefície da pele ser exposta com um vaso sanguíneo sendo visto nesta superfície (*seta preta*). O óstio frontal sempre é mantido no campo de visão (*seta branca*).

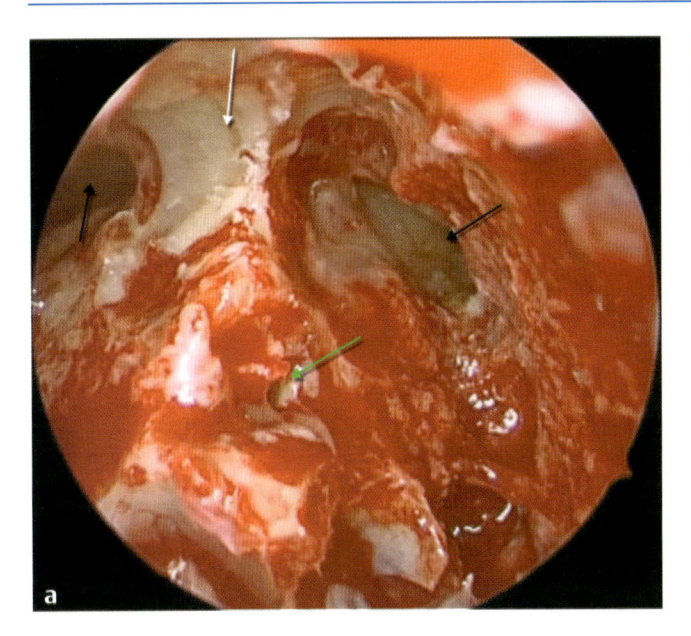

9 Abordagens Estendidas para o Seio Frontal: Broqueamento Frontal ou Procedimento Endoscópico... 143

Fig. 9.20 (**a**) O assoalho de ambos os seios frontais foi removido (*setas pretas*); note a célula septal frontal (*seta verde*), que também foi aberta. O septo intersinusal (*seta branca*) é visto separando os dois seios frontais. (**b**) A imagem de TC deste paciente, ilustrando a célula septal frontal com os alvos.

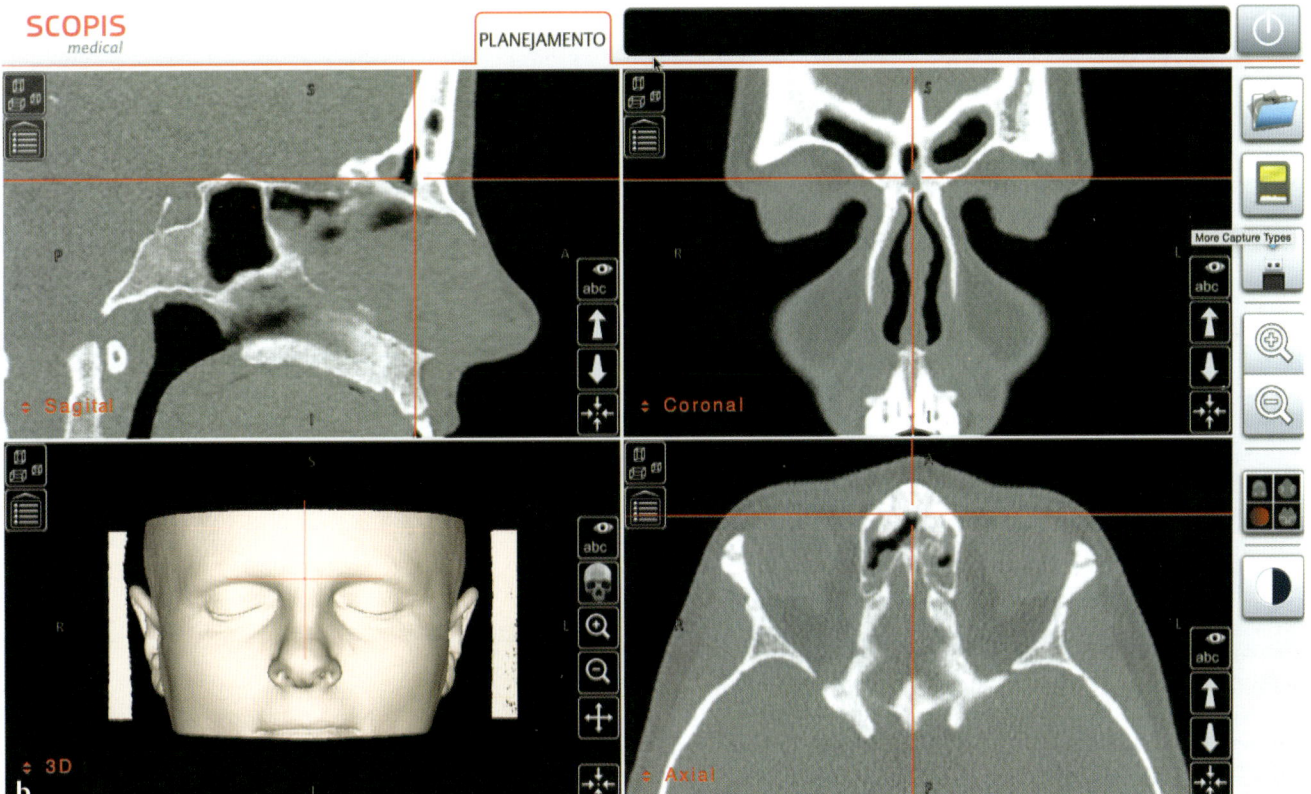

O objetivo da cirurgia agora é transformar esta abertura em crescente em uma abertura oval. Para tanto, é necessário criar os maiores diâmetros anteroposterior e laterais possíveis para o óstio frontal. A etapa mais perigosa da operação é a remoção do osso sobre a projeção anterógrada da base do crânio. Esta projeção forma o "T" frontal (**Fig. 9.23**, *seta preta*). O "T" é feito prendendo as duas conchas médias ao septo (**Fig. 9.23**). O septo intersinusal do seio frontal, septo nasal e as conchas médias associadas são broqueadas posteriormente, na direção da base do crânio. No "T", as fossas olfatórias se projetam para frente a partir da base do crânio, e é preciso ter muito cuidado para que o "T" seja abaixado ao máximo possível e sem expor a dura-máter destas projeções olfatórias. Estas projeções podem ser vistas mais claramente na imagem axial (**Fig. 9.24**). A posição destas projeções anterógradas ou cornos pode ser identificada de duas maneiras. Primeiro, a aspiração orientada por sistema de navegação pode ser usada para determinar a posição exata destas projeções anterógradas da base do crânio. Entretanto, estas devem ser sempre clinicamente correlacionadas deslizando um aspirador-levantador Freer entre o osso e a mucosa no teto do nariz, medial às conchas médias, e empurrando a mucosa para baixo. O nervo etmoide anterior e as primeiras fibras olfatórias são facilmente visíveis e indicam a posição mais

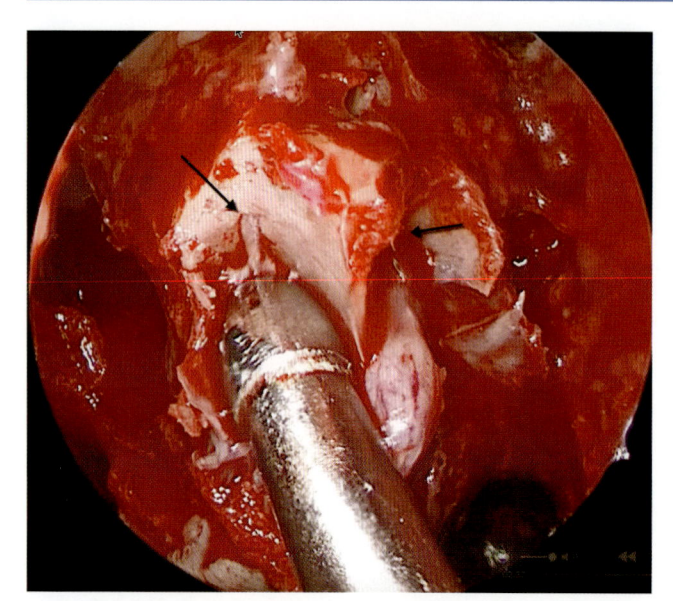

Fig. 9.21 Esta imagem demonstra o primeiro neurônio olfatório (*seta preta*), conforme a mucosa é descascada da base do crânio identificando a projeção mais anterior da base do crânio. O "T" frontal pode ser abaixado sobre este primeiro neurônio olfatório, mas não além dele.

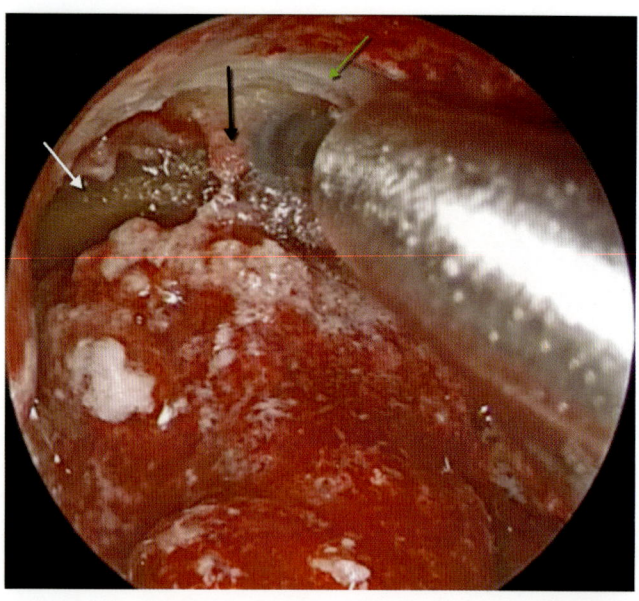

Fig. 9.22 Esta imagem mostra como a parede anterior do seio frontal (*seta verde*) é broqueada até a parede anterior do seio frontal seguir suavemente para dentro da cavidade nasal sem quaisquer cristas (*seta branca*); isto garante que o óstio frontal obtenha sua máxima dimensão anteroposterior. O septo intersinusal (*seta preta*) é removido até o teto do seio, prevenindo a formação de loculações, conforme o seio cicatriza.

anterior do bulbo olfatório (**Fig. 9.21**). É importante correlacionar clinicamente os achados de navegação, uma vez que o *headframe* pode mudar com consequentes imprecisões.

Uma vez localizada a posição das projeções anterógradas da região anterior da base do crânio, o osso sobre a porção anterior da base do crânio é abaixado a 1 mm das fibras olfatórias. Isto se faz com uma broca diamantada ou com o manuseio de uma broca cortante, se o cirurgião tiver bastante experiência relacionada. Caso uma broca cortante seja usada, o osso deve ser levemente escovado com a broca girando em rotação máxima. A técnica é similar àquela usada ao remover o osso final do nervo facial durante a descompressão do nervo facial. Abaixar esta projeção anterógrada da fossa olfatória é decisivo para a criação da maior abertura possível para dentro dos seios frontais. A falha em remover esta projeção confere uma dimensão anteroposterior estreita e uma abertura em forma de crescente mais propensa à estenose. O abaixamento do osso sobre a fossa olfatória proporciona a maior dimensão anteroposterior possível para o novo óstio sinusal frontal comum (**Fig. 9.25**).

A ótica agora é trocada por outra de 30 graus e o septo intersinusal é removido até o teto do seio frontal. Feito isso, o osso frontal anterior é removido até não haver mais crista anterior nem lábio de osso separando o seio frontal da cavidade nasal (**Fig. 9.26**, *seta branca*). Quando a placa anterior do seio frontal é vista com uma ótica grau 30, a transição do seio frontal para a cavidade nasal deve ser suave. Quaisquer cristas ósseas devem ser removidas (**Fig. 9.26**).

Na maioria dos pacientes, um óstio sinusal frontal oval é criado. Em média, as dimensões devem ser em torno de 18 mm no plano anteroposterior e 20-24 mm de um lado a outro. O tamanho da abertura é determinado pela anatomia do paciente, mas deve ser tornado o maior possível.

Para garantir a cicatrização do neo-óstio com granulações mínimas, os enxertos pediculados com base anterior são posicionados de volta para dentro do neo-óstio e cobrem os aspectos anterolaterais do óstio (**Fig. 9.27**). Um dos enxertos de mucosa livre coletado do septo é posicionado entre estes enxertos pediculados e outro é posicionado lateralmente, em geral na pele exposta, uma vez que parecem pegar melhor sobre a pele exposta (**Fig. 9.27**). Estes enxertos e retalhos não são presos, porque aderem muito firmemente sobre o osso e não se deslocam nem mesmo com as duchas nasais e sinusais que são iniciadas no dia seguinte.

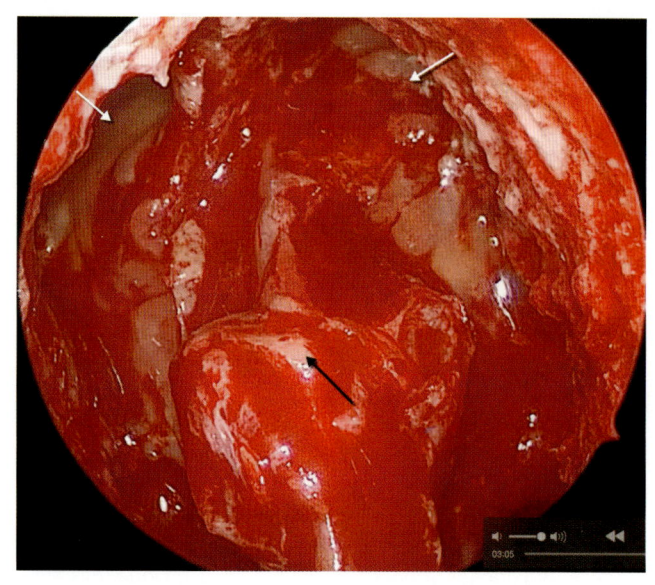

Fig. 9.23 A projeção anterógrada da fossa olfatória forma um "T" frontal (*seta preta*). O "T" é formado com a concha média se prendendo ao septo. Os seios frontais esquerdo e direito são marcados com *setas brancas*.

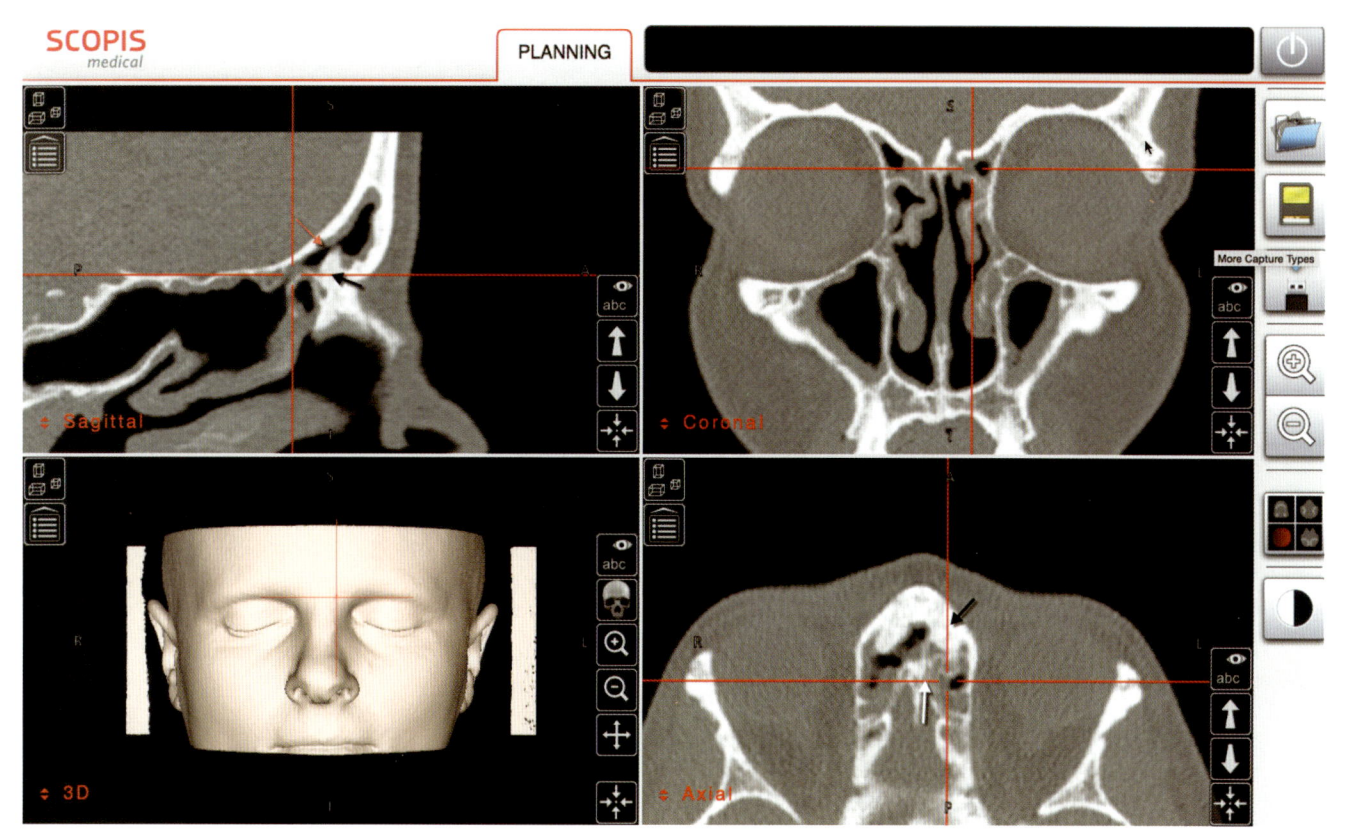

9 Abordagens Estendidas para o Seio Frontal: Broqueamento Frontal ou Procedimento Endoscópico... 145

Fig. 9.24 Imagem de TC do paciente mostrado na **Fig. 9.14** à **Fig. 9.23**, com os alvos sobre a TC axial indicando que se a broca fosse removida medialmente, então a base do crânio (*seta branca*) seria invadida com subsequente vazamento de LCR. Note na varredura parassagital, como o óstio frontal (*seta laranja*) é estreito, com o *frontal beak* (*seta preta*) se projetando posteriormente.

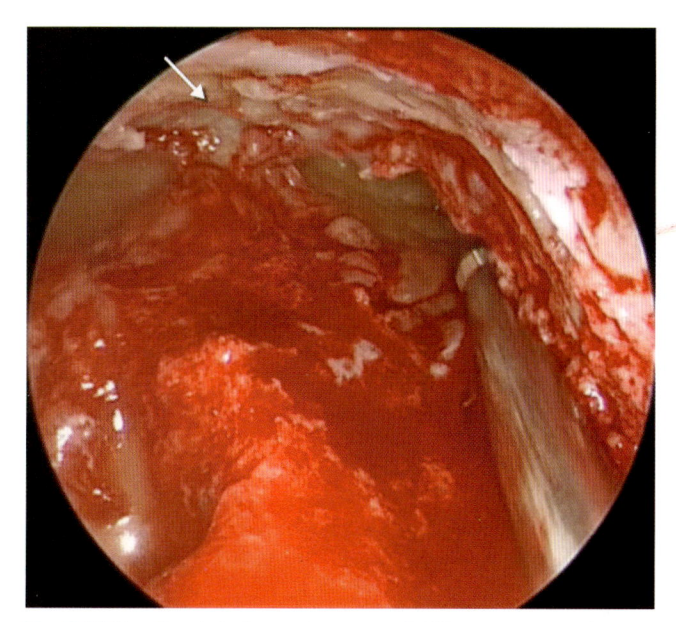

Fig. 9.25 O endoscópio é trocado por um de 30 graus e a parede anterior é tomada até seguir suavemente para dentro do nariz. Note que o septo intersinusal foi removido até o teto do seio (*seta branca*).

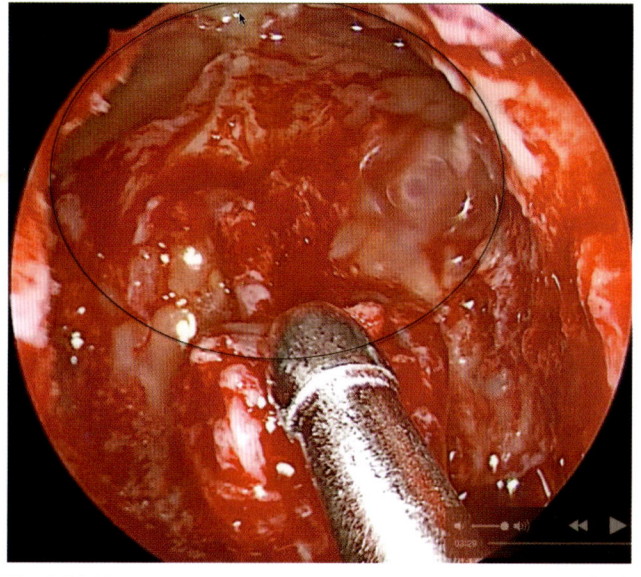

Fig. 9.26 Mesmo que no paciente o componente anteroposterior (AP) seja bastante estreito, como visto na **Fig. 9.24**, um amplo óstio frontal oval pode ser criado com as máximas dimensões AP e lateral.

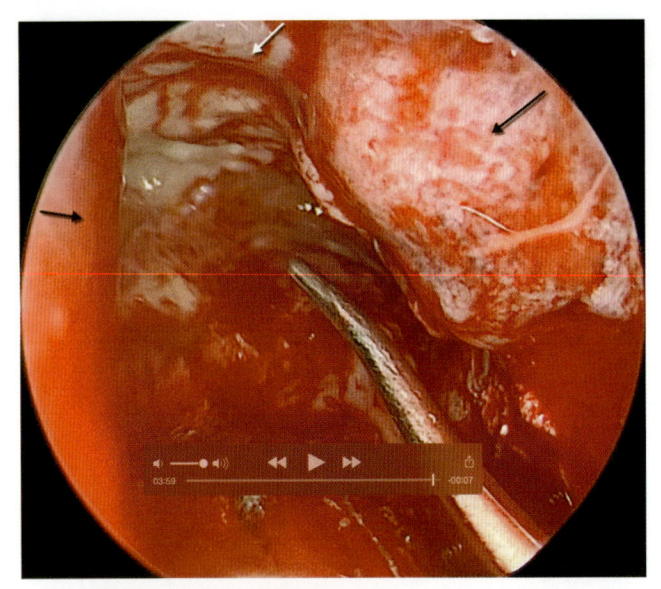

Fig. 9.27 Os retalhos anterolaterais pediculados de base anterior (*setas pretas*) foram colocados de volta no neo-óstio do seio frontal. O enxerto de mucosa livre septal é colocado sobre o osso bruto, entre estes retalhos (*seta branca*).

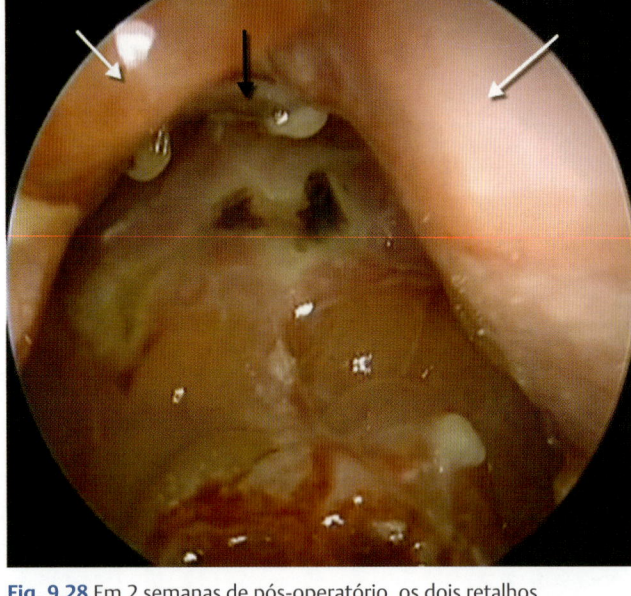

Fig. 9.28 Em 2 semanas de pós-operatório, os dois retalhos pediculados anterolaterais (*setas brancas*) revestem o neo-óstio. O enxerto de mucosa livre septal (*seta preta*) está levemente edematoso, mas continua sadio.

Ao final do procedimento, são usados cautérios bipolares com sucção para conseguir a homeostasia. Uma atenção particular é dada à borda posterior da janela septal e região do 1º neurônio olfatório, onde a artéria nasal anterior (um ramo da artéria etmoidal anterior) é vista. Na maioria dos casos, a metade inferior das conchas médias é aparada para melhorar a ventilação dos esfenoides e etmoides posteriores. Se os remanescentes das conchas médias apresentarem instabilidade, são suturados com suturas absorvíveis ao longo do septo. Isto permite que suas superfícies laterais cicatrizem antes de as suturas se absorverem e ocorrer lateralização. Isto previne a formação de inéquias.

Cuidado Pós-Operatório[12,13,18,24-28]

As cânulas sinusais frontais são removidas ao fim da cirurgia. As lavagens nasais com salina são iniciadas no dia seguinte, sendo realizadas com um recipiente flexível de 240 mL, 4-6 vezes ao dia. Metade do volume é administrado em cada narina, com a metade de cima do recipiente paralela ao assoalho e a cabeça inclinada para cima, uma vez que esta posição maximiza a penetração do seio frontal. Na última lavagem com salina do dia, uma ampola de 2 mL de budesonida a 1 mg/mL (Pulmicort Respules) é adicionada à salina antes da ducha. A lavagem com Pulmicort é continuada a uma frequência de 1 vez/dia, durante alguns meses no pós-operatório, até os seios terem cicatrizado. O paciente da **Fig. 9.27** é visto em 2 semanas após a cirurgia (**Fig. 9.28**). Note os retalhos septais pediculados com base anterior (*setas brancas*) revestindo o neo-óstio, enquanto o enxerto de mucosa livre (*seta preta*) é mais edematoso e pálido (**Fig. 9.28**). Dependendo do diagnóstico do paciente, é possível que tais cuidados tenham ser continuados a longo prazo (rinossinusite fúngica alérgica ou tríade de Samter). Os pacientes são revisados novamente em 2 semanas, quando todas as crostas e coágulos sanguíneos são meticulosamente removidos do óstio do seio frontal. Este processo é decisivo, uma vez que a permanência sem remoção destes coágulos aderentes leva à formação de uma estrutura em que o colágeno é depositado, incentivando a fibrose do óstio do seio frontal. A **Fig. 9.29** mostra um neo-óstio frontal bem cicatrizado com seios frontais esquerdo e direito visíveis. Em nosso modelo animal, a ducha pós-operatória do seio frontal após um procedimento de perfuração frontal tendeu a melhorar a drenagem mucociliar dos seios frontais em 2 e 4 meses após a cirurgia.[22] Esta tendência, porém, não teve significância estatística.

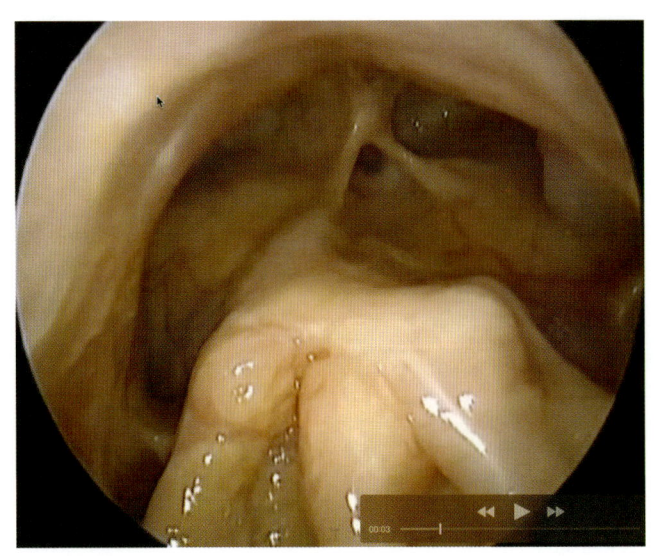

Fig. 9.29 O mesmo paciente mostrado na **Fig. 9.14** à **Fig. 9.28**, com um neo-óstio do seio frontal sadiamente cicatrizado, decorridos 6 meses de pós-operatório.

Estenose do Neo-óstio Frontal[23-28]

Em ambos os estudos conduzidos empregando um modelo experimental com ovelhas, bem como em uma revisão a longo prazo de 80 pacientes submetidos ao broqueamento frontal, o óstio frontal foi estreitado a cerca de 1/3 de seu tamanho original.[23,24] Foi igualmente evidente que este estreitamento ocorreu dentro dos primeiros 12 meses após a cirurgia e que, subsequentemente, o óstio frontal permaneceu estável.[24,25] O curso temporal do modo como se dá o estreitamento do óstio frontal é apresentado na **Fig. 9.30**.

Os fatores de risco presentes entre os pacientes que eventualmente desenvolveram estenose do óstio frontal eram: o tamanho do óstio original no momento da cirurgia inicial; a realização prévia de mais de cinco cirurgias; e a presença de doença respiratória exacerbada por aspirina (AERD).[24-28] Outros fatores, como rinossinusite fúngica e presença de infecção por *Staphylococcus aureus* no momento da cirurgia, mostraram-se significativos.[28] Tal achado enfatiza a importância de criar a maior abertura possível no momento da cirurgia original (exposição da pele em cada lado e remoção do *frontal beak*, com abaixamento do "T" frontal). Estes resultados também ressaltam a eficácia do broqueamento frontal no manejo de pacientes que apresentam estas condições tão desafiadoras. Seria esperado que a tríade de Samtere e a rinossinusite fúngica, que formam pólipos, agressivamente desenvolvessem estenose pós-operatória, dada a alta probabilidade de que o recrescimento dos pólipos nestas condições venha a estreitar o óstio frontal, necessitando, significativamente, de repetição da operação. A análise dos pacientes com AERD mostrou que apenas 58% destes indivíduos desenvolveram recorrência dos pólipos, com apenas 22% necessitando de cirurgia de revisão.[26] Parece que o broqueamento frontal é uma operação que pode romper o ciclo contínuo de recrescimento repetitivo de pólipos e revisão cirúrgica. Isto pode ser devido à possibilidade conferida ao cirurgião de remover o muco fúngico e/ou eosinofílico dos seios frontais e, em seguida, conseguir limpar o seio frontal no consultório. Se o paciente receber um curso de prednisolona, a mucosa do seio frontal e os etmoides pode voltar ao normal. Limpezas por sucção repetidas e prednisolona podem ser requeridas e, enquanto o paciente estiver recebendo no máximo quatro cursos de prednisolona a cada 12 meses, este regime é continuado e propicia um controle satisfatório dos sintomas do paciente. Uma vez que o paciente necessite de mais de quatro cursos de prednisolona por ano, então é oferecida a cirurgia revisional.

Resultados[12,13,18,24-28]

Nosso departamento publicou a maior série de procedimentos de broqueamento frontal já registrada.[12,13,18,24-28] O estudo mais recente incluiu 213 broqueamentos frontais primários (com todos pacientes previamente submetidos a uma ESS que falhou) e 19 procedimentos de revisão (broqueamento frontal prévio). Dentre as cirurgias primárias, um total de 8,9% falhou e necessitou de cirurgia de revisão, sendo que no grupo de procedimento de revisão, houve 21% de falhas com necessidade de cirurgia adicional. O alvo da cirurgia adicional era principalmente a recorrência de pólipos (73%), com 27% dos pacientes apresentando estenose do óstio frontal.[27] A **Fig. 9.31** mostra um paciente com estenose de óstio frontal.

Na maioria dos estudos, a taxa de patência para um broqueamento frontal primário variou de 87,5 a 95% e no seguimento de 30 meses.[12,24-28] Assim, a incidência geral de estenose do óstio frontal (5-12,5%) é baixa quando se tem o cuidado de criar a maior abertura possível do seio frontal no momento da cirurgia. A **Fig. 9.32** mostra três exemplos de óstios sinusais frontais sadios decorridos mais de 12 meses da perfuração frontal.

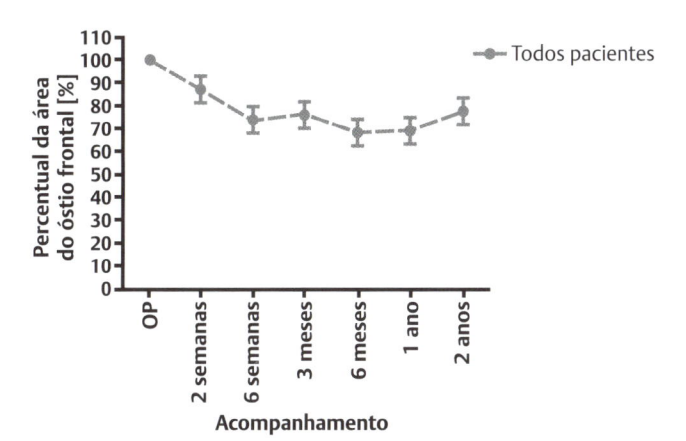

Fig. 9.30 Curso temporal para 80 pacientes, nos quais o óstio frontal foi medido no momento da cirurgia e em intervalos de tempo regulares ao longo do período pós-operatório.[24] Todos os pacientes começam com o maior óstio frontal possível (100%) e cada leitura subsequente é um percentual desta medida original.

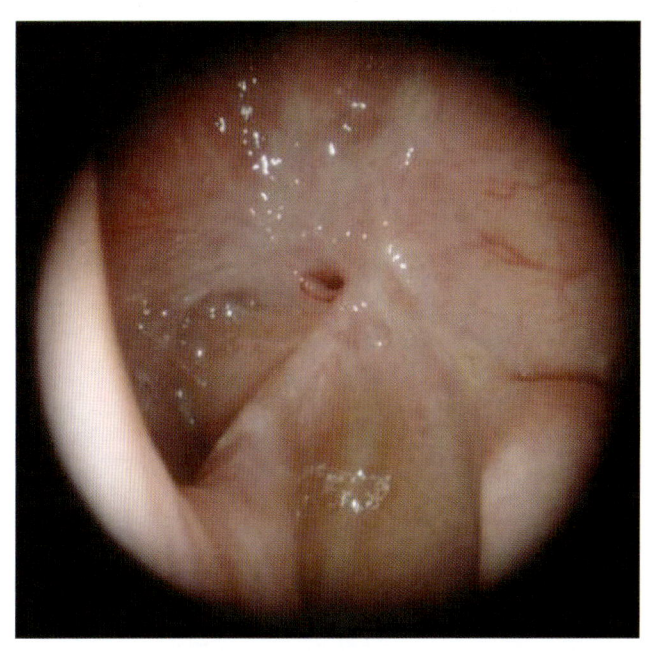

Fig. 9.31 O paciente sofreu significativa estenose do óstio frontal, até que o óstio residual chegou a apenas 2 x 4 mm. Isto acarretará retenção de secreções nos seios frontais, bem como recidiva dos sintomas e necessidade de revisão cirúrgica.

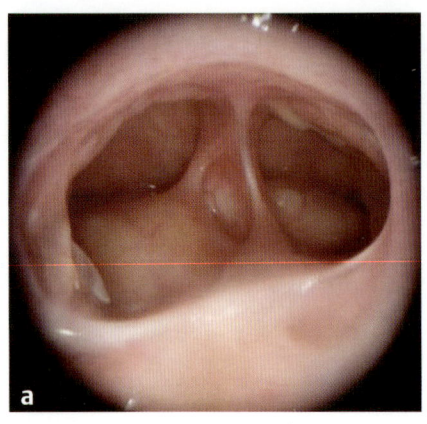

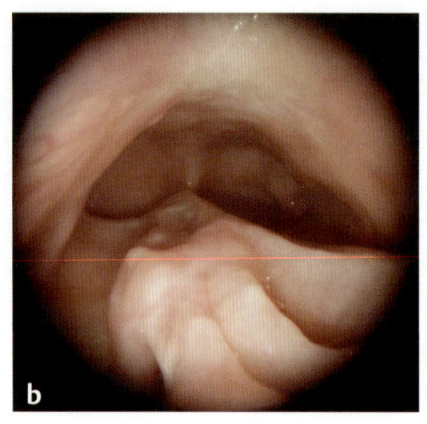

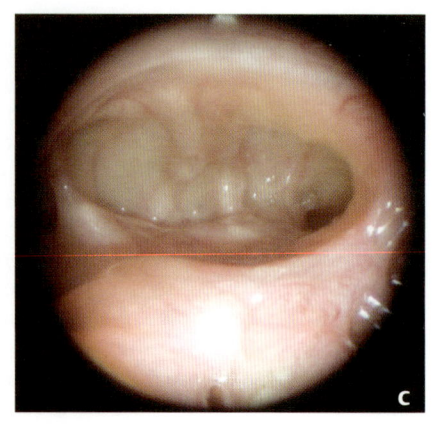

Fig. 9.32 (a-c) Três pacientes em pós-procedimento de broqueamento frontal, com óstios frontais ovais e seios frontais saudáveis.

Cirurgia de Revisão

A perfuração frontal de revisão é conduzida em linhas similares as da cirurgia primária. As cânulas de trepanação frontais em geral não são colocadas, devido ao trabalho ósseo no óstio ter sido feito previamente. O óstio frontal é ampliado com a remoção de todo o tecido cicatricial. Se a imagem de TC mostrar a presença de quaisquer áreas de osso que ainda sejam significativamente espessas, então estas são abaixadas até ser criado o óstio do seio frontal de tamanho máximo. O cuidado pós-operatório é similar ao que foi descrito anteriormente para todos os pacientes. Se uma área circunferencial bruta for criada, enxertos de mucosa livres são colocados no óstio, contudo os retalhos pediculados em geral se tornam inviáveis em consequência da cirurgia prévia. Também constatamos que o uso de CHITODEX gel* (Wellington, Nova Zelândia) é bastante útil na manutenção da patência em pacientes submetidos a ambos tipos de cirurgia frontal, primária e revisional.[33,34] Este gel é constituído por quitosana e dextrana, sendo importante remover todas as crostas e coágulos sanguíneos na consulta de 2 semanas de pós-operatório. Foi comprovado em estudos realizados *in vitro* e em seres humanos, *in vivo*, que o CHITODEX gel é muito bem-sucedido na prevenção da formação de tecido cicatricial. A falha em desbridar adequadamente e limpar o óstio frontal neste ponto pode levar à formação de sinéquias que, por sua vez, podem contribuir para o fechamento a longo prazo do óstio frontal.

Referências

1. Casiano RR, Livingston JA. Endoscopic Lothrop procedure: the University of Miami experience. Am J Rhinol 1998;12(5):335–339
2. Becker DG, Moore D, Lindsey WH, Gross WE, Gross CW. Modified transnasal endoscopic Lothrop procedure: further considerations. Laryngoscope 1995;105(11):1161–1166
3. Wormald PJ. The axillary flap approach to the frontal recess. Laryngoscope 2002;112(3):494–499
4. Close LG, Lee NK, Leach JL, Manning SC. Endoscopic resection of the intranasal frontal sinus floor. Ann Otol Rhinol Laryngol 1994;103(12):952–958
5. Alsarraf R, Kriet Jd, Weymuller EA Jr. Quality-of-life outcomes after osteoplastic frontal sinus obliteration. Otolaryngol Head Neck Surg 1999;121(4):435–440
6. Catalano PJ, Lawson W, Som P, Biller HF. Radiographic evaluation and diagnosis of the failed frontal osteoplastic flap with fat obliteration. Otolaryngol Head Neck Surg 1991;104(2):225–234
7. Draf W. Endonasal micro-endoscopic frontal sinus surgery, the Fulda concept. Oper Tech Otolaryngol—Head Neck Surg 1991;2(4):234–240
8. Gross WE, Gross CW, Becker D, Moore D, Phillips D. Modified transnasal endoscopic Lothrop procedure as an alternative to frontal sinus obliteration. Otolaryngol Head Neck Surg 1995;113(4):427–434
9. Gross CW, Gross WE, Becker D. Modified transnasal endoscopic Lothrop procedure: frontal drillout. Oper Tech Otolaryngol—Head Neck Surg 1995;6(3):193–200
10. Schlosser RJ, Zachmann G, Harrison S, Gross CW. The endoscopic modified Lothrop: long-term follow-up on 44 patients. Am J Rhinol 2002;16(2):103–108
11. Ulualp SO, Carlson TK, Toohill RJ. Osteoplastic flap versus modified endoscopic Lothrop procedure in patients with frontal sinus disease. Am J Rhinol 2000;14(1):21–26
12. Wormald PJ. Salvage frontal sinus surgery: the endoscopic modified Lothrop procedure. Laryngoscope 2003;113(2):276–283
13. Wormald PJ, Ananda A, Nair S. Modified endoscopic lothrop as a salvage for the failed osteoplastic flap with obliteration. Laryngoscope 2003;113(11):1988–1992
14. Weber R, Draf W, Keerl R, et al. Osteoplastic frontal sinus surgery with fat obliteration: technique and long-term results using magnetic resonance imaging in 82 operations. Laryngoscope 2000;110(6):1037–1044
15. Javer AR, Sillers MJ, Kuhn FA. The frontal sinus unobliteration procedure. Otolaryngol Clin North Am 2001;34(1):193–210
16. Hosemann W, Kühnel T, Held P, Wagner W, Felderhoff A. Endonasal frontal sinusotomy in surgical management of chronic sinusitis: a critical evaluation. Am J Rhinol 1997;11(1):1–9
17. Weber R, Draf W, Kratzsch B, Hosemann W, Schaefer SD. Modern concepts of frontal sinus surgery. Laryngoscope 2001;111(1):137–146
18. Wormald PJ, Ananda A, Nair S. The modified endoscopic Lothrop procedure in the treatment of complicated chronic frontal sinusitis. Clin Otolaryngol Allied Sci 2003;28(3):215–220
19. West B, Jones NS. Endoscopy-negative, computed tomography-negative facial pain in a nasal clinic. Laryngoscope 2001;111(4 Pt 1):581–586
20. Wormald PJ, Chan SZX. Surgical techniques for the removal of frontal recess cells obstructing the frontal ostium. Am J Rhinol 2003;17(4):221–226
21. Lothrop HA. XIV. Frontal Sinus Suppuration: The Establishment of Permanent Nasal Drainage; the Closure of External Fistulae; Epidermization of Sinus. Ann Surg 1914;59(6):937–957
22. Rajapaksa SP, Ananda A, Cain T, Oates L, Wormald PJ. The effect of the modified endoscopic Lothrop procedure on the mucociliary clearance of the frontal sinus in an animal model. Am J Rhinol 2004;18(3):183–187
23. Rajapaksa SP, Ananda A, Cain TM, Oates L, Wormald PJ. Frontal ostium neo-osteogenesis and restenosis after modified endoscopic Lothrop procedure in an animal model. Clin Otolaryngol Allied Sci 2004;29(4):386–388
24. Tran KN, Beule AG, Singal D, Wormald PJ. Frontal ostium restenosis after the endoscopic modified Lothrop procedure. Laryngoscope 2007;117(8):1457–1462
25. Naidoo Y, Bassiouni A, Keen M, Wormald PJ. Risk factors and outcomes for primary, revision, and modified Lothrop (Draf III) frontal sinus surgery. Int Forum Allergy Rhinol 2013;3(5):412–417
26. Morrissey DK, Bassiouni A, Psaltis AJ, Naidoo Y, Wormald PJ. Outcomes of modified endoscopic Lothrop in aspirin-exacerbated

respiratory disease with nasal polyposis. Int Forum Allergy Rhinol 2016;6(8):820–825
27. Morrissey DK, Bassiouni A, Psaltis AJ, Naidoo Y, Wormald PJ. Outcomes of revision endoscopic modified Lothrop procedure. Int Forum Allergy Rhinol 2016;6(5):518–522
28. Naidoo Y, Bassiouni A, Keen M, Wormald PJ. Long-term outcomes for the endoscopic modified Lothrop/Draf III procedure: a 10-year review. Laryngoscope 2014;124(1):43–49
29. Gross CW. Surgical treatments for symptomatic chronic frontal sinusitis. Arch Otolaryngol Head Neck Surg 2000;126(1):101–102
30. Loehrl TA, Toohill RJ, Smith TL. Use of computer-aided surgery for frontal sinus ventilation. Laryngoscope 2000;110(11):1962–1967
31. Wormald PJ. The agger nasi cell: the key to understanding the anatomy of the frontal recess. Otolaryngol Head Neck Surg 2003;129(5):497–507
32. Wormald PJ. Surgery of the frontal recess and frontal sinus. Rhinology 2005;43(2):82–85
33. Athanasiadis T, Beule AG, Robinson BH, Robinson SR, Shi Z, Wormald PJ. Effects of a novel chitosan gel on mucosal wound healing following endoscopic sinus surgery in a sheep model of chronic rhinosinusitis. Laryngoscope 2008;118(6):1088–1094
34. Valentine R, Athanasiadis T, Moratti S, Robinson S, Wormald PJ. The efficacy of a novel chitosan gel on hemostasis after endoscopic sinus surgery in a sheep model of chronic rhinosinusitis. Am J Rhinol Allergy 2009;23(1):71–75

10 Ligação da Artéria Esfenopalatina e Neurectomia Vidiana

Introdução

A epistaxe pode ser classificada clinicamente em dois tipos: anterior e posterior.[1] Se o suprimento vascular do nariz for examinado, será aparente que a epistaxe anterior seria originada na anastomose vascular dos vasos, ao redor da área de Little (ou de Kiesselbach), ou na artéria etmoidal anterior. O plexo de Little é formado por ramos da artéria esfenopalatina (via ramo da artéria nasal posterior) que se anastomosam com os ramos das artérias palatina maior, nasolabial (um ramo da artéria facial) e etmoidal anterior. O sangramento da área de Little em geral é facilmente visível e controlado por cauterização local ou por tampão nasal anterior. O sangramento da artéria etmoidal anterior raramente é espontâneo e geralmente é visto após trauma com fraturas da base do crânio associadas ou lesão intraoperatória. O sangramento posterior é visto com frequência sob a concha nasal inferior, onde ramos da artéria esfenopalatina anastomosam-se com ramos da artéria faríngea. Esta área é chamada de área de Woodruff. Sangramentos nesta região podem ser difíceis de visualizar devido à sua localização sob a extremidade posterior da concha nasal inferior. Outros sangramentos posteriores podem surgir da parede nasal lateral, coana posterior ou septo posterior.

Epistaxe Pós-Operatória

Epistaxe pós-operatória significativa (ao contrário da exsudação sanguinolenta, geralmente vista nas primeiras 24 horas após cirurgia nasal) ocorre tipicamente quando um vaso de diâmetro significativo sangra. Logicamente, isto ocorreria na região da artéria esfenopalatina ou na artéria etmoidal anterior. O dano intraoperatório à artéria etmoidal anterior quase sempre é visível durante a cirurgia e, na maioria dos pacientes, é necessário tratar imediatamente, uma vez que o sangramento resultante em geral obscurece o campo cirúrgico, tornando a cirurgia mais difícil, se não impossível. Porém, vasos divididos na região da artéria esfenopalatina podem sangrar por um breve período e, em seguida, sofrem espasmos e trombose. Como esses vasos estão localizados posteriormente, o sangue drenará dentro da nasofaringe e não será notado pelo cirurgião que, então, pode não procurar o vaso sangrante e cauterizá-lo. No momento em que a cirurgia se completa, o vaso pode estar em espasmo ou trombosado. Se o paciente se esforçar, ou se tornar hipertenso no período pós-operatório imediato, pode resultar significativa epistaxe, que pode necessitar a colocação de um tampão nasal ou o retorno à sala cirúrgica para cauterizar o vaso sangrante. Algumas vezes, pode ocorrer epistaxe em dias ou até semanas de pós-operatório. Nessa situação, o paciente provavelmente desenvolveu uma infecção pós-operatória com aumento consequente da irrigação sanguínea e, se o coágulo sanguíneo se desprender do vaso ou se desalojar por tosse ou esforço, pode resultar em epistaxe.

A fim de prevenir a epistaxe pós-operatória, realiza-se cuidadosa inspeção da região da artéria esfenopalatina no final da cirurgia. Deve-se dar particular atenção à região da inserção horizontal da lamela basal dentro da parede nasal lateral, especialmente se a lamela basal foi ressecada e até a parede nasal lateral no meato superior (**Fig. 10.1**). Além disso, uma cuidadosa inspeção é realizada na região anteroinferior do esfenoide na margem inferior da esfenoidotomia. Se o esfenoide foi amplamente aberto, então a artéria nasal posterior ou seu ramo vertical podem ter sido divididos (**Fig. 10.1**). O cautério bipolar é aplicado com a pinça bipolar de sucção* (Integra) até secar o campo. Se o paciente ainda estiver hipotenso nesse estágio, pede-se ao anestesiologista para elevar a pressão sanguínea até a variação normal antes de despertar o paciente. Durante esse período, essa região é inspecionada regularmente em ambos os lados e quaisquer vasos que sangrem, quando a pressão for elevada, são cauterizados.

Comorbidades de Epistaxe Espontânea

A maioria dos pacientes (69%) que apresentam epistaxe grave têm comorbidades associadas.[1] Estas geralmente incluem hipertensão, doença cardiovascular e anormalidades

10 Ligação da Artéria Esfenopalatina e Neurectomia Vidiana

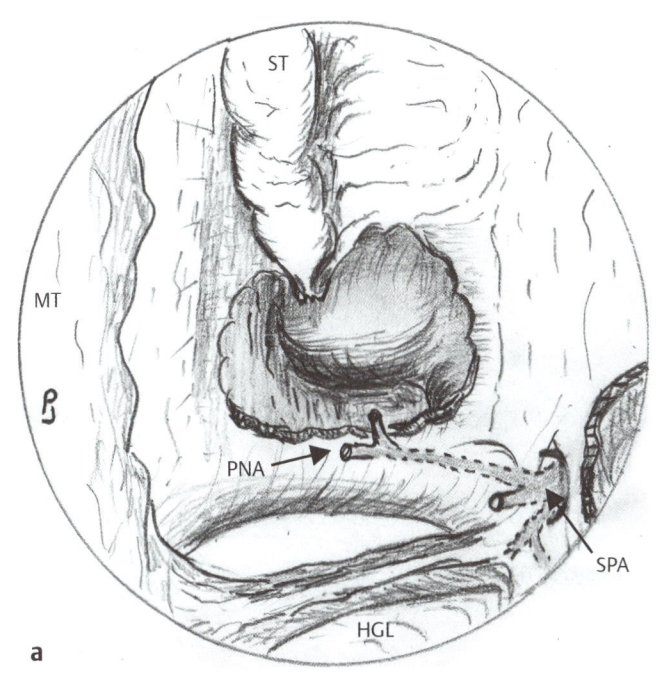

Fig. 10.1 (a) Os vasos que se ramificam da artéria esfenopalatina (*SPA*) geralmente sangram após cirurgia sinusal endoscópica (ESS). Os ramos que suprem a porção horizontal da lamela basal (*HGL*) e a parede anterior do esfenoide (artéria nasal posterior [*PNA*]) precisam ser cauterizados usando sucção bipolar no final da cirurgia para assegurar que não ocorra nenhum sangramento no período pós-operatório.

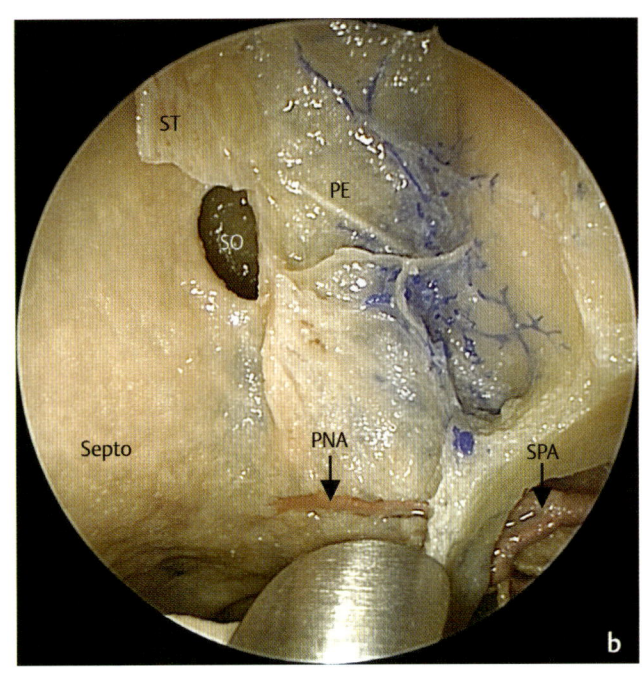

(b) Imagem cadavérica demonstrando a SPA, dentro da fossa pterigopalatina, emitindo a PNA. Este ramo corre ao longo da face anterior do esfenoide, e pode ser inadvertidamente transeccionado durante esfenoidotomia. *PE*, célula etmoidal posterior; *ST*, concha nasal superior; *SO*, óstio esfenoidal; *MT*, concha nasal média.

de coagulação. Mais de 60% dos pacientes tratados em nossa série estavam em uso de aspirina ou de varfarina como parte de seu tratamento médico em andamento.[1] Como os efeitos da aspirina e medicamentos do tipo aspirina não são imediatamente reversíveis, nenhum tratamento específico é realizado para essas anormalidades de coagulação. Porém, em pacientes que estão em uso de varfarina, esta é interrompida e, se necessário, realiza-se uma transfusão de plasma fresco congelado para diminuir rapidamente a relação internacional normalizada (INR; abaixo de 2) antes de proceder à cirurgia.

Indicações para a Ligação da Artéria Esfenopalatina

Antes de ser considerada a ligação da artéria esfenopalatina (SPA), é necessário estabelecer que o sangramento é proveniente da região posterior do nariz. Os pacientes que são avaliados para possível ligação de SPA são solicitados a assoar fortemente o nariz para expelir todos os coágulos sanguíneos nasais. Aplica-se ao nariz, então, uma combinação de lidocaína e epinefrina. O paciente mantém a cabeça para a frente após assoar o nariz, deixando o sangue pingar dentro de uma bacia de êmese mantida sob a face. Um endoscópio nasal rígido e sucção são passados então dentro do nariz para avaliar de onde está vindo o sangramento. Se o vaso for claramente visível, tenta-se a cauterização.[2] Se o vaso não estiver visível, mas o sangramento for confirmado como posterior, então um tampão nasal posterior inflável ou expansivo nasal é colocado e o paciente é preparado para a cirurgia.

Técnica Cirúrgica

Esse procedimento pode ser realizado sob anestésico local ou anestésico geral. O primeiro passo é colocar o vaso sangrante em espasmo. Um bloqueio pterigopalatino é efetuado por via transoral. O canal palatino maior é localizado por palpação do palato duro. Passa-se um dedo ao longo do palato duro até sentir a junção dos palatos duro e mole. O dedo é deslizado lentamente em direção anterior ao longo do ponto médio entre a linha média e os dentes. A depressão criada pelo forame palatino maior é sentida. Esta geralmente é oposta ao segundo dente molar[1,3] (**Fig. 10.2**).

Com o dedo ainda sobre a depressão mucosa, um endoscópio é deslizado dentro da boca e a localização da depressão é confirmada endoscopicamente. O dedo é então removido enquanto a posição do endoscópio é mantida. Uma seringa de 2 mL com 1:80.000 de lidocaína e adrenalina é fixada a uma agulha de calibre 25 – que foi curvada 25 mm a partir da ponta em um ângulo de 45 graus. A anatomia detalhada do canal palatino maior é apresentada no Capítulo 2. O canal palatino maior tem em média 18 mm de comprimento e o tecido mole sobrejacente tem profundidade média de 7 mm. Portanto, a curvar a agulha em 25 mm assegura que ela não entre na fossa pterigopalatina a qualquer distância significativa.[3] Isto diminui o risco de dano ao nervo maxilar ou à artéria pela agulha. O forame e o canal são localizados com a ponta da agulha e esta desliza para cima dentro do canal até a curvatura. Após a realização da aspiração, 2 mL de lidocaína e adrenalina são injetados. Em nossa série publicada, o espasmo da artéria esfenopalatina com cessação do sangramento ativo foi conseguido em todos os pacientes que estavam em sangramento ativo no momento da cirurgia.

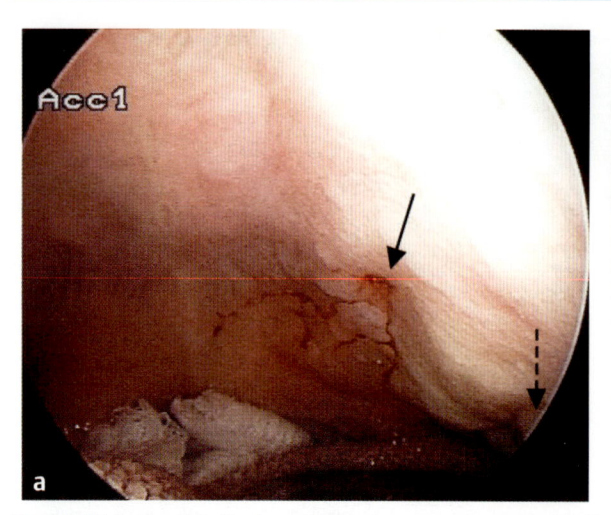

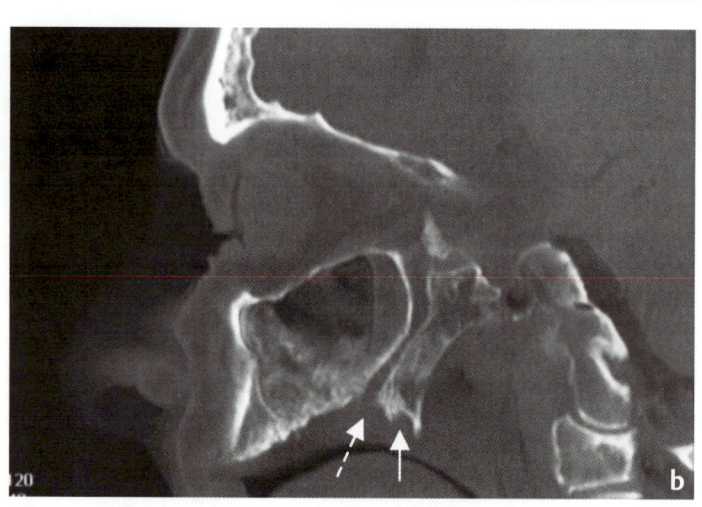

Fig. 10.2 (**a**) A localização do canal palatino maior esquerdo é indicada com uma *seta preta contínua*. Uma mancha de sangue da injeção pterigopalatina é visível nessa região. O segundo dente molar é indicado com uma *seta preta tracejada*. (**b**) A margem posterior do palato duro é indicada com uma *seta branca contínua*. Este é o primeiro ponto de referência. O dedo é deslizado anteriormente até que a depressão do canal palatino maior seja sentida (*seta branca tracejada*).

A cavidade nasal é descongestionada usando uma combinação de cocaína e cotonoides/tampões neurocirúrgicos embebidos em adrenalina. A parede lateral do nariz anterior à extremidade posterior do nariz da concha nasal média é infiltrada com lidocaína e adrenalina. Utiliza-se sucção no ângulo direito para palpar a fontanela membranosa posterior do seio maxilar e a junção da porção vertical com o osso palatino (**Fig. 10.4**). Depois de identificado o osso palatino, realiza-se uma incisão em forma de "U" sobre o osso (**Fig. 10.4**). A incisão é iniciada sob a porção horizontal da lamela basal, abaixo do osso palatino, e continuada ao longo da inserção da concha nasal inferior posteriormente[1] (**Figs. 10.3 e 10.4**).

O elevador Freer de sucção é usado para levantar o retalho mucoso. É importante estabelecer o plano subperiosteal no ponto de incisão, uma vez que este permite uma dissecção relativamente sem sangue, além de permitir que o periósteo seja retirado do osso subjacente de maneira similar à usada para levantar um retalho subpericondral durante uma septoplastia. A elevação inicial é feita na região inferior do retalho logo acima da inserção da concha nasal inferior na parede nasal lateral[1] (**Fig. 10.4**).

Se, inicialmente, a dissecção for mantida em um nível inferior, o cirurgião deve-se manter sob a SPA. Esta dissecção deve ser realizada posteriormente até alcançar a face anterior do esfenoide. Ela é um importante ponto de referência, pois permite que o cirurgião se certifique de que a dissecção foi realizada suficientemente posterior antes que esta seja continuada superiormente. À medida que o retalho é levantado superiormente, a SPA é visualizada saindo do forame esfenopalatino. Ela é, consequentemente, levantada pelo retalho[1] (**Fig. 10.5**).

Um ponto de referência adicional, que pode ser procurado, é o processo/crista ósseos etmoidais do osso palatino.[4,5] Essa projeção óssea é vista imediatamente anterior ao forame esfenopalatino (**Figs. 10.4 e 10.5**). Pode ser raspado com cureta para melhorar a visualização do forame. A artéria é contida dentro dos tecidos que saem do forame. A dissecção com o elevador Freer de sucção é realizada acima do pedículo e a artéria é identificada dentro do pedículo (**Fig. 10.5**). Depois de claramente delineada, dois clipes Ligar são aplicados à artéria. Deve-se ter o cuidado de assegurar que os clipes sejam colocados em todo o percurso através da artéria. A artéria pode se dividir antes de sair do forame e, não raro, há um ramo posterior saindo do forame atrás do ramo anterior.[5] Esse ramo posterior pode sair através de seu próprio forame em até 16% dos pacientes.[5] Esse ramo (chamado de artéria nasal posterior) corre através da coana posterior ao aspecto posterior do septo para suprir a maior parte do sangue para o septo (**Fig. 10.1**). Devem ser usados aplicadores de clipes Ligar endoscópicos, por serem mais fáceis de manipular na região posterior da cavidade nasal. O clipe Ligar deve ser aplicado através do pedículo quando a parte frontal do aplicador de clipes é empurrada até tocar a face anterior do esfenoide. Quando o clipe é fechado, as pontas são movidas ligeiramente anteriores à face esfenoidal de tal forma que não friccionem o osso durante o fechamento. Se, apesar dessa manobra, o clipe não se assentar de maneira adequada através do pedículo, então poderá ser necessária ampliar a dissecção antes da aplicação de mais clipes. Quando o pedículo é exposto pela primeira vez, há um volume grande demais de tecido a receber clipes e os vasos devem ser dissecados e receber os clipes individualmente. Um elevador Freer de sucção maleável ou o elevador Freer de sucção padrão podem ser valiosos para isso, uma vez que o pedículo tende a "babar" durante essa dissecção antes da aplicação do clipe. A sucção contínua através do instrumento permite que a dissecção continue apesar de qualquer exsudação de sangue. A aplicação de clipes é recomendada na epistaxe espontânea uma vez que o calibre da SPA é grande nesses pacientes e somente o cautério bipolar pode não ser tão eficaz. Entretanto, o vaso geralmente é cauterizado após a aplicação de clipe para se certificar de não resultar em qualquer sangramento, caso o clipe seja desalojado durante a dissecção até a artéria nasal posterior (PNA). A PNA é procurada em todos os pacientes, uma vez que ela pode contribuir significativamente para um sangramento posterior espontâneo e, se não for procurada, pode-se contribuir para a falha do procedimento. Tal dissecção pode desalojar o clipe da SPA e se a artéria não foi cauterizada além de receber o clipe, o resultado pode ser um significativo sangramento difícil de controlar. Depois de identificada, a PNA é cauterizada com sucção bipolar. É difícil aplicar o clipe, pois ele se assenta na face anterior no esfenoide e então geralmente ele não se assentará de maneira adequada sobre o vaso. O retalho de

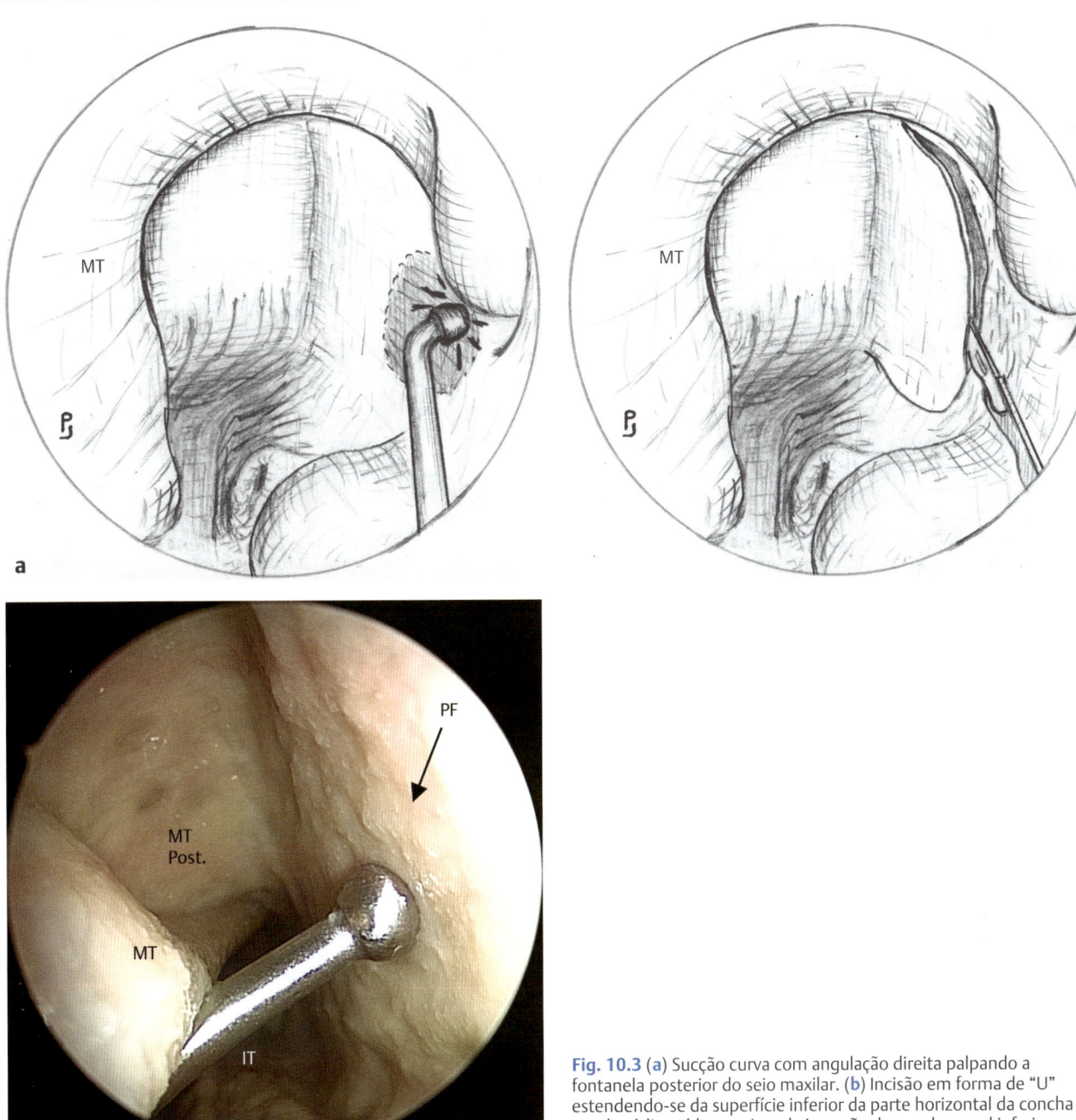

Fig. 10.3 (a) Sucção curva com angulação direita palpando a fontanela posterior do seio maxilar. (b) Incisão em forma de "U" estendendo-se da superfície inferior da parte horizontal da concha nasal média até logo acima da inserção da concha nasal inferior. (c) Imagem cadavérica de palpação da fontanela posterior.

mucosa é recolocado e mantido em posição por um pedaço de 2 × 2 cm de Surgicel fibrilar (Ethicon; Somerville, NJ). O Surgicel é usado pois uma proporção considerável de pacientes em uso de aspirina ou varfarina, e ele ajuda a controlar eventuais sangramentos da incisão. Nenhum outro tampão é colocado no nariz. O paciente tem alta logo após a recuperação pós-operatória, se nenhum sangramento adicional for notado.

Resultados

Em uma série recentemente publicada de 13 pacientes consecutivos,[1] quatro pacientes submeteram-se à ligação de SPA sob anestesia local e nove sob anestesia geral. Os quatro que receberam anestesia local foram considerados em risco caso recebessem anestesia geral.

A média de idade foi 55,9 anos (variação 23-79) com uma distribuição aproximadamente igual entre os sexos (homens 7: mulheres: 6). Todos os pacientes apresentaram epistaxe posterior intratável e submeteram-se à ligação de SPA. Um paciente desenvolveu epistaxe adicional durante o período de acompanhamento de 12 meses, resultando em uma taxa de sucesso primário de 92% no tratamento da epistaxe.[1] O paciente que sangrou novamente estava em uso de aspirina e apresentou uma anormalidade plaquetária com equimose disseminada nos braços e pernas.

Até o momento, mais de 56 pacientes se submeteram à ligação de SPA em nosso departamento. Incidências similares de comorbidades e anticoagulação foram vistas. O sucesso em acompanhamento de 12 meses permanece em torno de 90%.

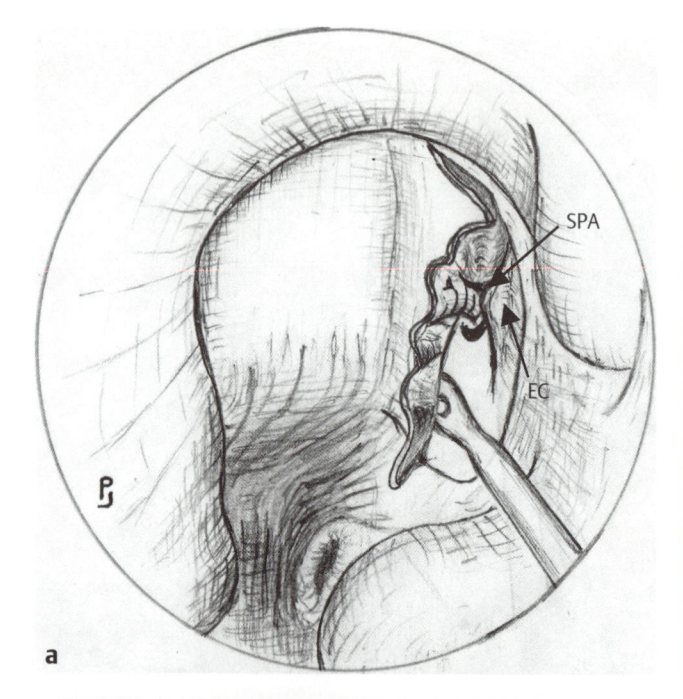

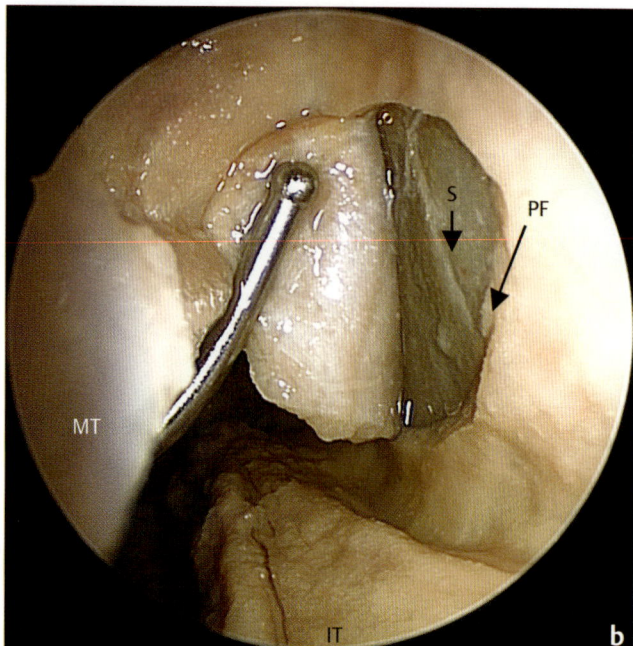

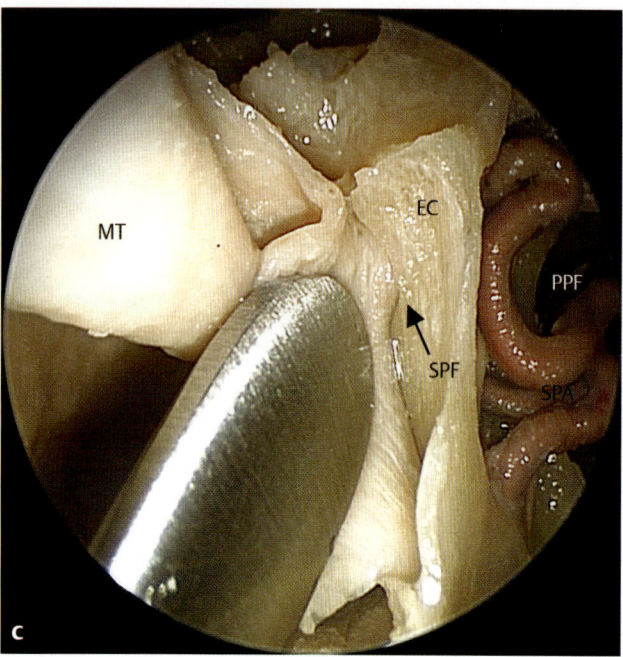

Fig. 10.4 (**a**) Um elevador Freer de sucção é usado para levantar o retalho de mucosa no plano subperiosteal, mantendo a dissecção inicial inferiormente, logo acima da inserção da concha nasal inferior, até que a face anterior do esfenoide seja alcançada. À medida que a dissecção é levada superiormente, a crista etmoidal (*EC*) e a artéria esfenopalatina (*SPA*) são vistas. (**b**) Imagem cadavérica de uma incisão em forma de "U" da concha nasal média até logo acima da concha nasal inferior. Essa imagem identifica claramente a sutura entre a maxila e o osso palatino (*S*). (**c**) Dissecção adicional em que a remoção da parede do seio maxilar posterior revela a artéria esfenopalatina (*SPA*) dentro da fossa pterigopalatina (*PPF*). A crista etmoidal (*EC*) é vista diretamente anterior ao forame esfenopalatino (*SPF*). *MT*, concha nasal média; *IT*, concha nasal inferior.

Sangramento de um Grande Vaso Nasal ou Sinusal

Uma artéria sangrante na região do recesso frontal geralmente indicará dano à artéria etmoidal anterior. A região deve receber tampão neurocirúrgico/cotonoide embebido em adrenalina e cocaína. Após a espera de vários minutos, a área pode ser verificada. Se o sangramento for proveniente da base do crânio ou da região do periósteo orbital associada à base do crânio, pode-se usar o cautério bipolar de sucção para controlar o sangramento. Não deve ser usada a diatermia unipolar, uma vez que pode arquear-se para expor a dura e causar extravasamento de líquido cefalorraquidiano (LCR). Se o sangramento for proveniente da região medial do recesso frontal, Surgicel e Gelfoam (Pfizer; Kalamazoo, MI) embebidos em trombina devem ser colocados sobre a artéria e a área firmemente tamponada. Nossa preferência é usar fita de gaze embebida em pasta de parafina com iodoforme e bismuto (BIPP). Isto permite a colocação de pressão sobre Gelfoam e Surgicel. Uma gaze BIPP pode ser removida após um ou dois dias. Deve-se evitar o cautério (bipolar ou unipolar), pois há risco significativo de que qualquer cautério (o risco é maior com o unipolar) queime abrindo um buraco através da dura e levando ao extravasamento de LCR.

O sangramento arterial da região da SPA deve ser controlado com pinça* bipolar de sucção (Integra). Se esta não estiver disponível, um bloqueio da fossa pterigopalatina geralmente

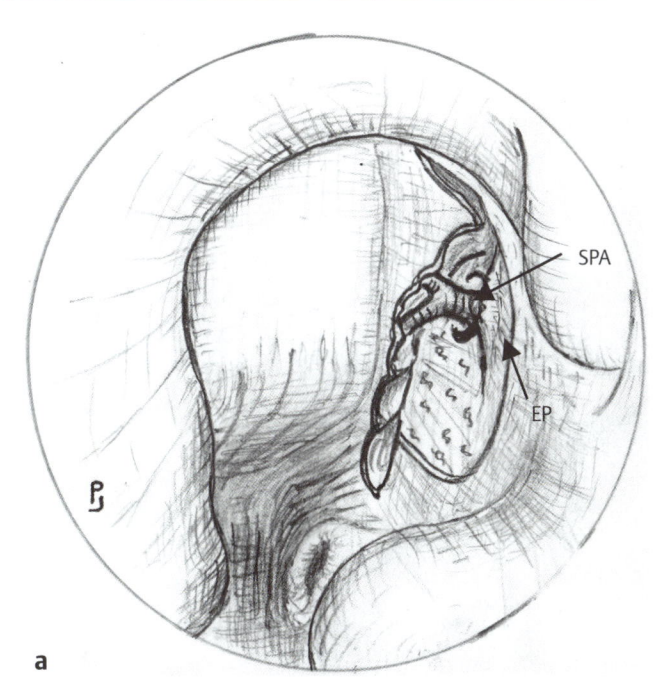

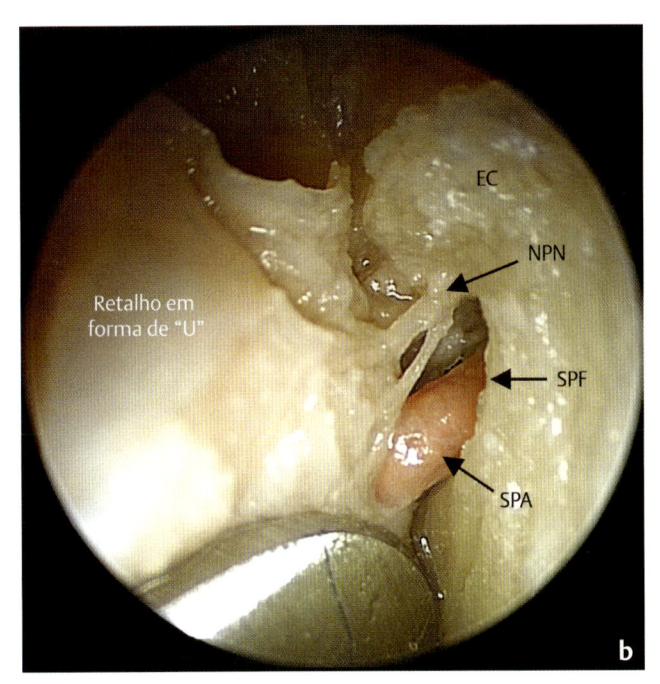

Fig. 10.5 (a) O retalho é levantado superiormente e a artéria esfenopalatina (*SPA*) é ligada ao sair do forame esfenopalatino. A crista etmoidal (*EC*) do osso palatino é curetada para expor mais o forame esfenopalatino (*SPF*) e a *SPA*. **(b)** O retalho de mucosa em forma de "U" foi elevado em um plano mucoperiosteal, e os conteúdos do forame esfenopalatino (*SPF*) foram dissecados demonstrando os nervos nasopalatinos (*NPN*) e a *SPA*.

põe o vaso em espasmo e permite o uso de diatermia bipolar (sem sucção) para controlar o sangramento (Capítulo 2). O sangramento arterial geralmente é proveniente da artéria nasal posterior ou da artéria esfenopalatina (**Fig. 10.1**).

Pontos-Chave

O tratamento de epistaxe intratável pode ser o tampão nasal e o balão pós-nasal ou a ligação da artéria. Caso se utilize tampão, o balão geralmente ocluirá a via aérea nasofaríngea.[6] Em pacientes idosos, isto pode provocar episódios hipóxicos que, por sua vez, podem precipitar arritmias fatais.[7-10] Uma alternativa à ligação de SPA endoscópica é a ligação da artéria maxilar por meio da abordagem de Caldwell Luc.[11-13] Embora esta abordagem tenha uma boa taxa de sucesso (87-90%), há significativas morbidades associadas, sendo as mais comuns a dor na bochecha e dentes e a parestesia (28%).[11-13] A opção não cirúrgica de tratamento é embolizar o vaso em sangramento.[13] Mais uma vez, este geralmente é um procedimento bem-sucedido, mas tem significativas morbidades associadas incluindo hemiplegia, dor e parestesia faciais, oftalmoplegia e cegueira.[11-13] A taxa geral de complicações desse procedimento é 29%. As vantagens da ligação de SPA endoscópica são que pode ser feita sob anestesia local ou geral, é relativamente rápida e simples com mínima morbidade associada, além de ter uma boa taxa de sucesso. Nossa política é que o nariz não deve ser tamponado após o procedimento e, se possível, o paciente deve receber alta hospitalar dentro de 12 horas do procedimento. Isto dispensa a necessidade de manter os pacientes na enfermaria com um tampão no nariz, resultando em melhor utilização de recursos do hospital.

Neurectomia Vidiana

A neurectomia vidiana foi estabelecida por Golding-Wood nos anos 1960 para o tratamento de rinite vasomotora intratável, rinite alérgica e polipose nasal.[14] O nervo vidiano supre a cavidade nasal com fibras secretomotoras parassimpáticas e verificou-se que a secção deste nervo melhora os sintomas de rinorreia, espirros, secreção no espaço pós-nasal e obstrução nasal.[14,16] O entusiasmo inicial por essa técnica foi moderado pela recorrência dos sintomas após acompanhamento de 2 anos e por complicações. A técnica cirúrgica para seccionar o nervo tem variado[14-16] e, em alguns casos, o nervo nunca foi identificado com precisão antes de ser cortado ou cauterizado.[16] Curiosamente, embora exista uma série de relatos referentes ao sucesso dessa técnica por muitos anos[13-18] no tratamento de rinorreia crônica e em alguns casos de polipose nasal, essa técnica não foi amplamente adotada. Uma das razões para isso pode ser a falta de uma técnica cirúrgica confiável e segura para identificar e seccionar o nervo.

Anatomia do Canal Vidiano

O canal vidiano conecta o forame lácero com a fossa pterigopalatina, e é formado exatamente anterior ao forame lácero onde a artéria carótida vira-se verticalmente para cima na direção de seu segmento vertical no seio esfenoidal. O nervo petroso superficial maior e as fibras do plexo simpático ao redor da artéria carótida unem-se para formar o nervo vidiano que então entra no canal vidiano. Para ajudar a compreender o curso do canal vidiano, uma série de imagens de tomografia computadorizada (TC) coronais é apresentada, iniciando no forame lácero e progredindo adiante, permitindo que o canal vidiano seja identificado, e seguido anteriormente, e ligeiramente medial até onde o canal se abre na forma afunilada dentro da fossa pterigopalatina (**Fig. 10.6**). Se a imagem de TC parassagital desta região for visualizada, o canal vidiano poderá ser visto claramente atravessando o assoalho do seio esfenoidal para dentro da fossa pterigopalatina (**Fig. 10.6**).

A compreensão da anatomia do canal vidiano é muito importante no manejo endoscópico dos tumores que infiltram a fossa pterigopalatina e particularmente no manejo dos nasoangiofibromas juvenis (JNA). Os JNAs tendem a ser rastreados no canal vidiano e alargam o canal na direção da artéria carótida. Se os JNAs não forem procurados, tanto em imagens como durante a remoção cirúrgica, pode restar um tumor residual no canal, podendo se formar um ninho de novo crescimento tumoral. A **Figura 10.7** demonstra a relação anatômica entre o canal vidiano, a fossa pterigopalatina e a artéria carótida. Esta dissecção de osso seco ilustra a relação entre o canal vidiano, assoalho do seio esfenoidal e artéria carótida (**Fig. 10.7**). Nesta amostra, a artéria carótida foi exposta. O canal vidiano pode ser visto quando segue ao longo do assoalho do esfenoide a partir do forame do canal vidiano até a artéria carótida paraclival.

A **Figura 10.8** ilustra o canal palatovaginal e como ele pode ser confundido com o canal vidiano; sua estreita relação não é reconhecida.

Técnica Cirúrgica para Neurectomia Vidiana

A preparação nasal e a injeção da fossa pterigopalatina através da boca são realizadas na maneira descrita anteriormente (Capítulo 2). As incisões da mucosa para neurectomia vidiana são as mesmas da ligação da SPA. A artéria é localizada e cauterizada com pinça de diatermia bipolar de sucção. O cautério é preferido uma vez que os clipes tendem a deslizar ou sair do

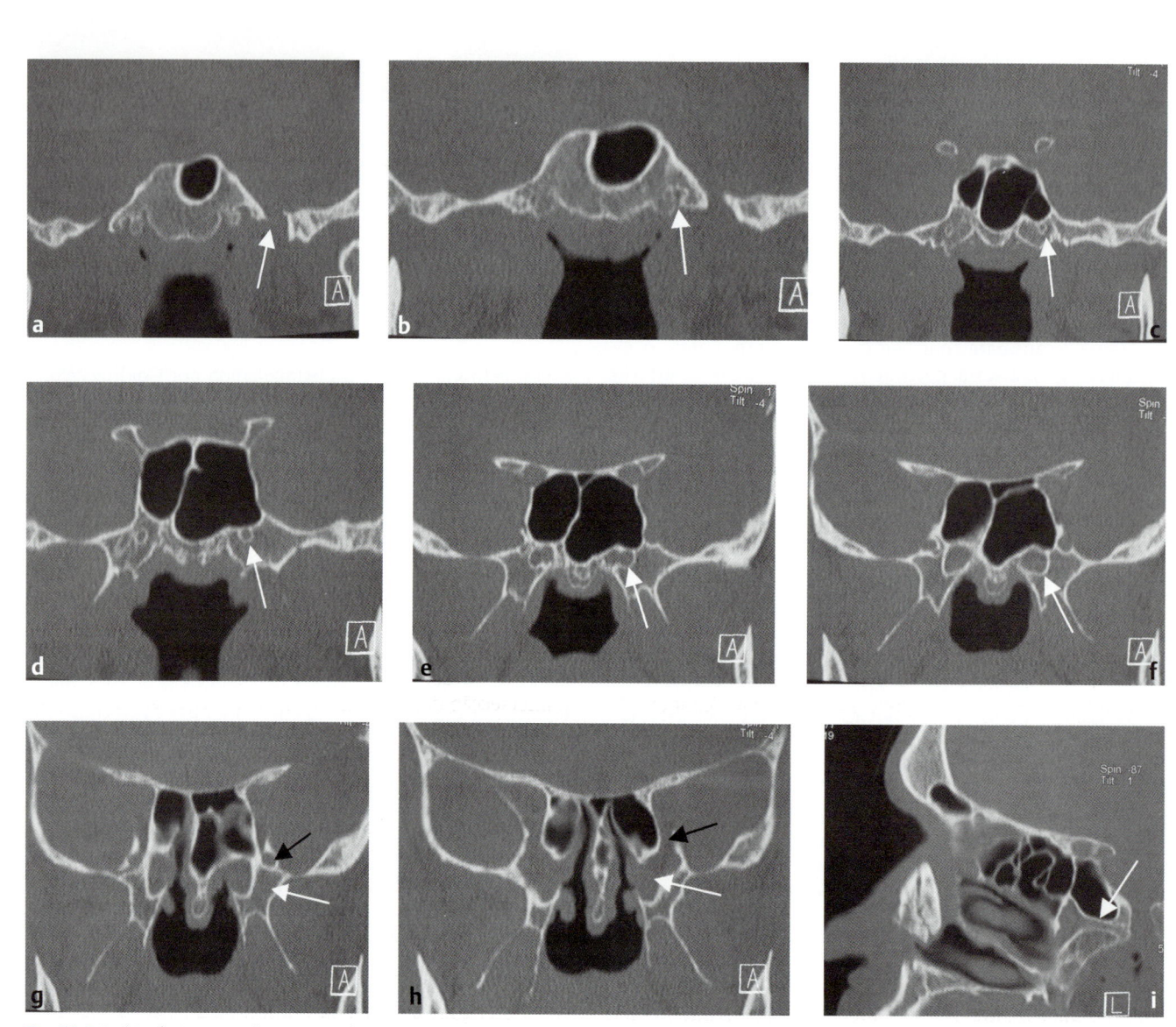

Fig. 10.6 A série de imagens de TC coronal começa com escaneamento (**a**) através do forame lácero (*seta branca*) e à medida que o escaneamento se move anteriormente (**b-h**), o canal vidiano pode ser acompanhado ao longo do assoalho do esfenoide (*setas brancas*) dentro da fossa pterigopalatina (**g, h**). Note a imagem do forame redondo (**g**) (*seta preta*) e a fissura supraorbital (*seta preta*) na imagem (**h**). (**i**) Uma imagem parassagital mostra o canal vidiano a partir do forame lácero até a fossa pterigopalatina (*seta branca*). Note como o canal afunila-se externamente ao entrar na fossa.

10 Ligação da Artéria Esfenopalatina e Neurectomia Vidiana 157

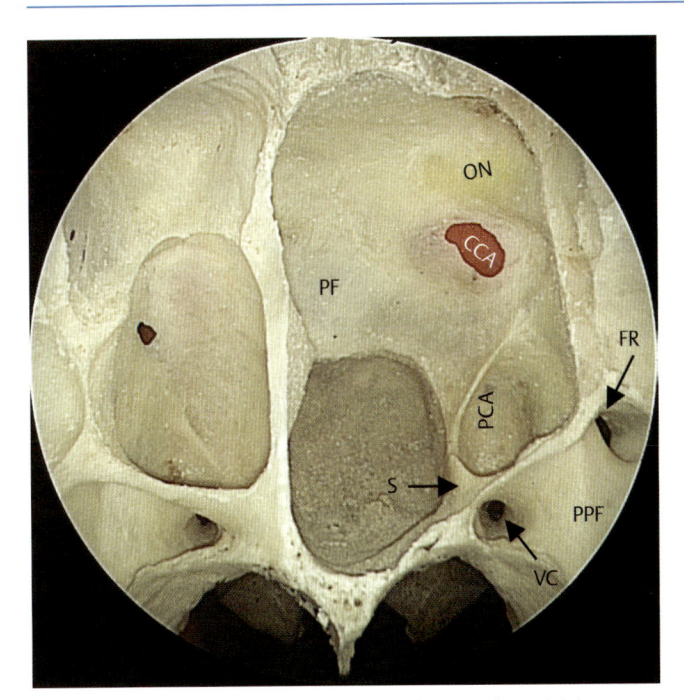

Fig. 10.7 Esta é uma imagem de osso seco do seio esfenoidal dentro do corpo do esfenoide. Ela demonstra claramente como o canal vidiano (*VC*) comunica-se com a fossa pterigopalatina (*PPF*) anteriormente, e o forame lácero posteriormente. O canal vidiano corre no assoalho do seio esfenoidal, e frequentemente tem uma septação do seio esfenoide (*S*) inserindo-se no teto do canal. O forame lácero é a localização do joelho supralácero da artéria carótida, onde a artéria carótida petrosa horizontal curva-se para cima para se tornar a artéria carótida paraclival (*PCA*). O canal e nervo vidiano são pontos de referência vitais na dissecção cirúrgica nesta área. *PF*, fossa hipofisiária; *FR*, forame redondo; *CCA*, joelho anterior da artéria carótida cavernosa.

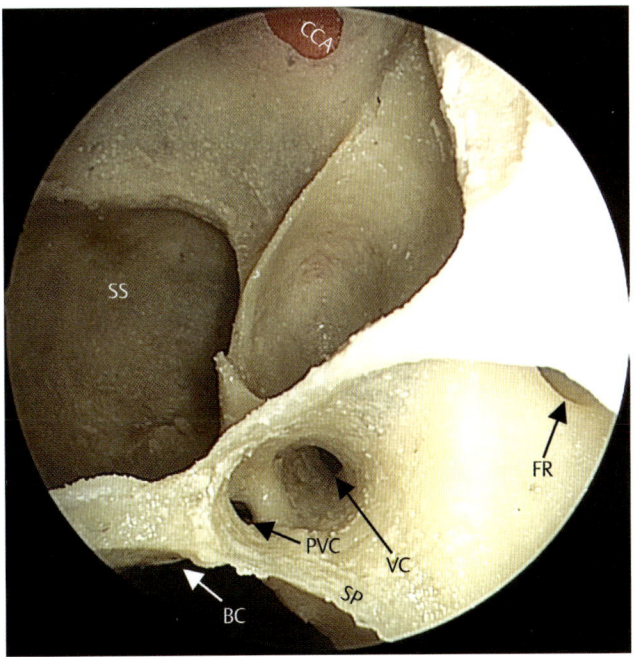

Fig. 10.8 Esta amostra de osso seco em que o processo esfenoidal (*SP*) do osso palatino foi perfurado (a contribuição óssea posterior para o forame esfenopalatino). Isto permite a visualização do canal palatovaginal (*PVC*) e do canal vidiano (*VC*), correndo ambos ao longo do assoalho do seio esfenoidal (*SS*) e partindo da face anterior do seio esfenoidal. Note a posição medial do PVC, e o menor diâmetro quando comparado ao canal vidiano (*VC*). Note também a "calha" formada a partir do *SP* e indicada sob as letras *VC* quando ele forma o assoalho do canal vidiano, que se alarga ao entrar na fossa pterigopalatina. *FR*, forame redondo; *BC*, coana óssea; *CCA*, joelho anterior da artéria carótida.

lugar, à medida que a cirurgia progride, para a área atrás do forame esfenopalatino. A SPA é significativamente maior em pacientes com epistaxe ativa do que em pacientes submetidos à cirurgia eletiva (neurectomia vidiana) e, portanto, o cautério bipolar é eficaz na obtenção de hemostasia nos últimos casos.

Depois de identificado o forame da SPA, o retalho de mucosa é levantado posteriormente a ele até ser identificada a face do seio esfenoidal (**Fig. 10.9**). Uma das primeiras estruturas vistas, quando este retalho é levantado, é o nervo faríngeo posterior emanando do gânglio pterigopalatino e correndo superficial ao canal vidiano lateralmente ao canal palatovaginal. Esse nervo pode ser facilmente confundido com o nervo vidiano (**Fig. 10.9**). O nervo faríngeo posterior corre pelo canal palatovaginal (**Fig. 10.9**) e em seguida sobre a faringe para fornecer fibras simpáticas e parassimpáticas para essa região (**Fig. 10.9**).

Para realizar uma neurectomia vidiana bem-sucedida, é de vital importância compreender a relação entre o canal palatovaginal (PVC) e o canal vidiano. Esses dois canais transmitem nervos de tamanho considerável e ambos seguem ao longo do assoalho do seio esfenoidal, partindo do aspecto anterior de um canal vidiano alargado, à medida que se aproximam da fossa pterigopalatina, e separados por apenas alguns milímetros. Importantes diferenças que permitem uma acurada identificação de cada uma dessas estruturas são a posição mais medial do PVC, o nervo relativamente menor que atravessa o PVC e o diâmetro significativamente menor do PVC comparado ao canal vidiano (**Figs. 10.9 e 10.10**).

O nervo faríngeo posterior é dividido e a face anterior do esfenoide é identificada e perfurada com um elevador Freer (**Fig. 10.11a**). Esta abertura é aumentada até ser obtida uma clara visualização dentro do seio esfenoidal e identificado o assoalho do seio esfenoidal. Isto dá uma certeza no que se refere à localização horizontal do canal vidiano, pois ele sempre corre ao longo do assoalho da face anterior do seio esfenoidal (**Fig. 10.8**). O ponto-chave de referência é o osso palatino. Caso se desenhe uma linha vertical até o aspecto posterior do osso palatino e a intersecção desta linha com uma linha desenhada através do assoalho do seio esfenoidal, a intersecção dessas duas linhas marca o canal vidiano (**Fig. 10.10**). Verifique as imagens de TC coronal na **Fig. 10.6** e a dissecção cadavérica na **Fig. 10.9** para confirmar isso.

Para expor o canal vidiano, a margem posteroinferior (processo esfenoidal do osso palatino) do forame esfenopalatino precisa ser removida (**Fig. 10.12**). Isto é mais bem realizado com uma pinça reta saca-bocados de Blakesley ou um *punch* de Kerrison reto de 2 mm. Isto removerá a parede medial da fossa pterigopalatina e permitirá que o canal vidiano seja claramente identificado. Em alguns pacientes, esse osso pode ser espesso e difícil de remover, podendo ser removido com broca de diamante. Note que o periósteo sobrejacente da fossa pterigopalatina ainda é intacto e se este estiver roto, a gordura amarela dentro da fossa deve ser visível. Isto deve ser esperado e a gordura não deve ser confundida com a gordura orbital. A remoção da parede posteroinferior do forame esfenopalatino permitirá a identificação do assoalho da aber-

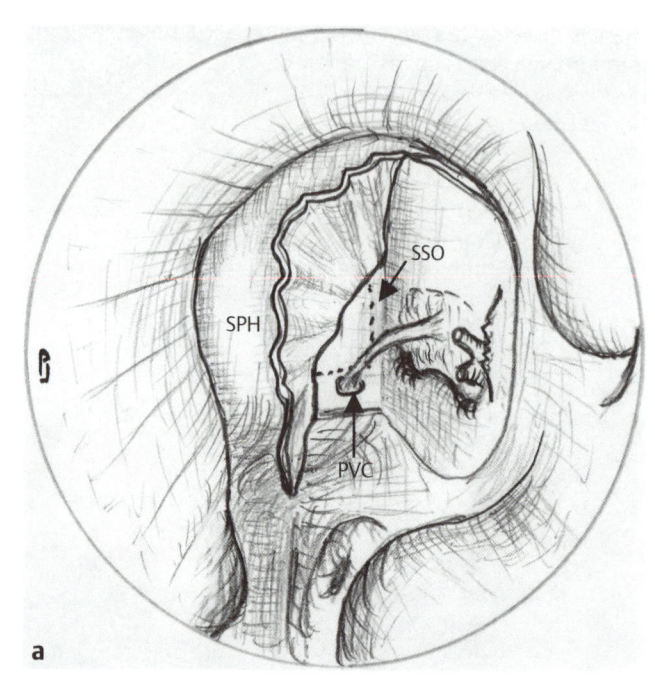

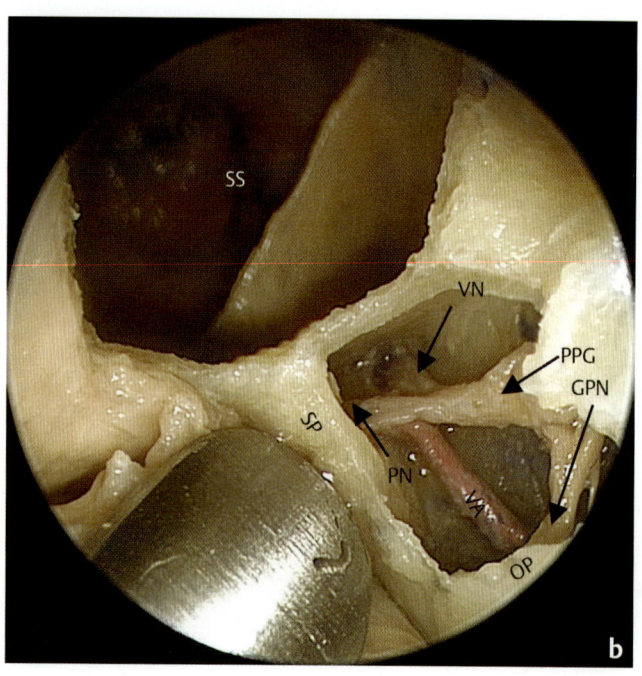

Fig. 10.9 (**a**) A face anterior do seio esfenoidal (*SPH*) é exposta e o contorno do seio (*SSO*) é marcado com *linhas tracejadas*. O canal palatovaginal (*PVC*) é visto com o ramo faríngeo posterior do gânglio pterigopalatino entrando no canal. (**b**) Imagem cadavérica da abertura do seio esfenoidal (*SS*) maximizada descendo para o assoalho do esfenoide. O forame esfenopalatino é constituído pelos processos esfenoidal (*SP*) e orbital (*OP*) do osso palatino, e a abertura deles permite a ampla exposição dos conteúdos mediais da fossa pterigopalatina. O nervo faríngeo (*PN*) é o primeiro nervo visualizado e é o nervo mais medial, correndo até o gânglio pterigopalatino (*PPG*). Exatamente lateral a este, o nervo vidiano (*VN*) também pode ser visto unindo-se ao PPG. *GPN*, nervo palatino maior; *VA*, artéria vidiana.

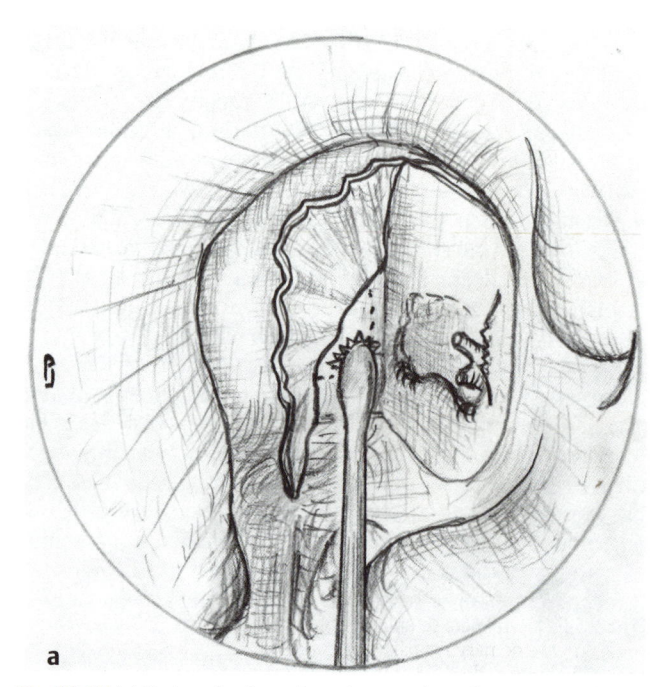

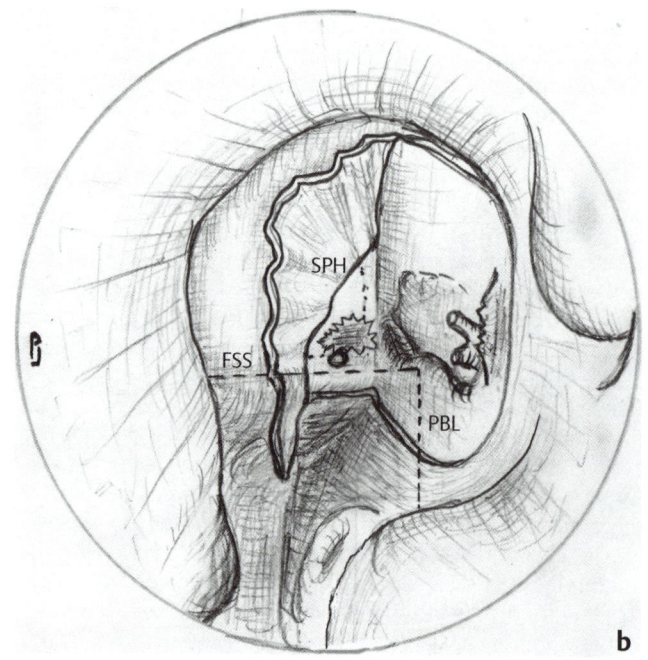

Fig. 10.10 (**a**) O elevador Freer é usado para abrir a face anterior do seio esfenoidal exatamente acima do assoalho do seio. Esta abertura é aumentada obtendo-se clara visão dentro do seio esfenoidal para que o assoalho do seio esfenoidal (*FSS*) possa ser amplamente visto. (**b**) Uma linha é desenhada em continuação com a margem posterior do osso palatino (*PBL*). *SPH*, seio esfenoidal.

10 Ligação da Artéria Esfenopalatina e Neurectomia Vidiana

Depois de realizada essa manobra, o nervo vidiano situa-se diretamente acima do instrumento.

Usa-se novamente a faca em foice para permanecer no osso da face anterior do esfenoide acima do canal vidiano e para continuar essa dissecção subperiosteal sobre o nervo vidiano até ser identificado o aspecto lateral do canal. A gordura da fossa pterigopalatina é exposta e o instrumento é usado para sondar a gordura e expor o nervo vidiano. Note que o nervo é grande (3-4 mm de diâmetro). Note também que o canal vidiano corre diretamente posterior em direção à parte vertical da artéria carótida. Se houver septações adicionais dentro do seio esfenoidal, essas septações na maioria dos casos estarão inseridas no teto do canal vidiano no assoalho do seio esfenoidal (proporcionando um ponto de referência adicional; **Fig. 10.7**). O nervo em geral é imediatamente visível após sua saída do canal vidiano no nível do assoalho do seio esfenoidal. Ele é dissecado livre até ser visto deslocando-se lateralmente na direção do gânglio pterigopalatino na fossa pterigopalatina (**Figs. 10.9 e 10.12**).

A extensa dissecção lateral pode permitir que o nervo maxilar seja visualizado, mas isto não é recomendado para a secção padrão do nervo vidiano (**Fig. 10.12**). Depois que o nervo é identificado, a confirmação de que é o nervo vidiano é feita acompanhando-se o nervo dentro do canal vidiano. Este canal corre em direção anteroposterior e o nervo pode ser visualizado saindo do canal. O procedimento normal de cortar o nervo é com o uso de faca em foice rastreando subperiostealmente com a ponta ao longo da "calha" até o nervo assentar-se na curva natural do instrumento e, então, ser cortado, ou usar a tesoura curva de base do crânio (Integra) angulada, de medial a lateral, para cortar o nervo. Remove-se uma secção de

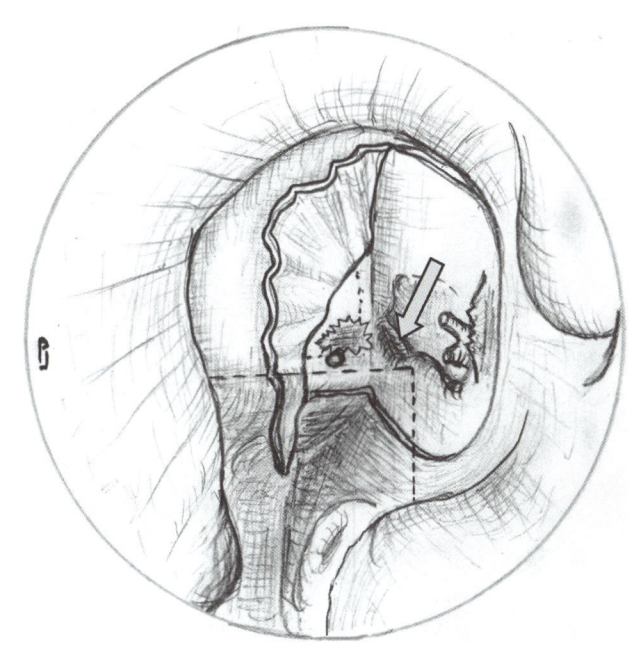

Fig. 10.11 A região posterior e inferior do forame da *SPA* (processo esfenoidal) precisa ser removida para identificar o canal vidiano (*seta*).

tura afunilada do canal vidiano. Este assoalho forma uma "calha" por onde corre o nervo vidiano (**Fig. 10.9**). Uma face em foice (*sickle knife*) é usada no plano subperiosteal para deslizar da margem removida do forame ao longo da "calha" até a parede lateral da abertura afunilada do canal vidiano.

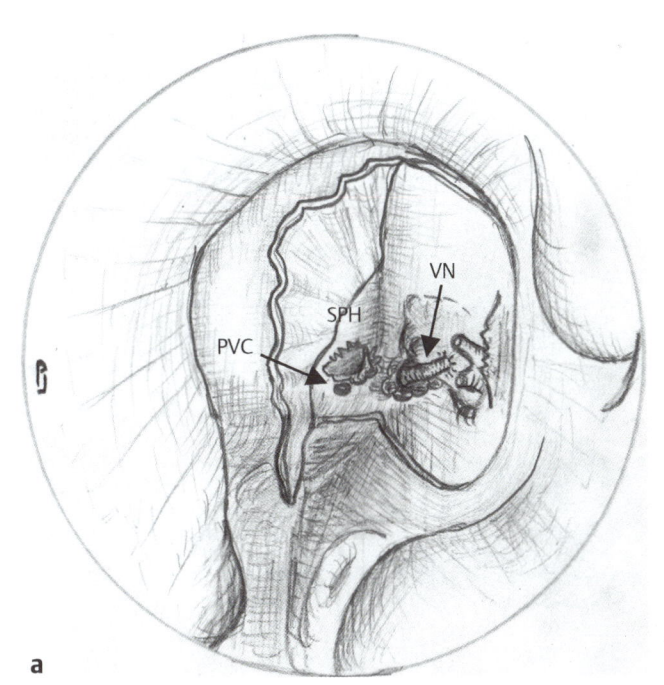

Fig. 10.12 (**a**) O nervo vidiano é visto saindo do canal vidiano correndo em direção ao forame esfenopalatino, antes de se deslocar lateralmente na direção do nervo maxilar na fossa pterigopalatina. A dissecção cadavérica (**b**) mostra dissecção mais extensa. O terço superior do clivo e o plano esfenoidal foram abertos e a dura removida, junto com a exposição da junção entre a parede esfenoidal lateral e a fossa pterigopalatina. O assoalho do seio esfenoidal foi exposto até o nervo vidiano (*VN*). O *VN* pode ser visualizado correndo ligeiramente

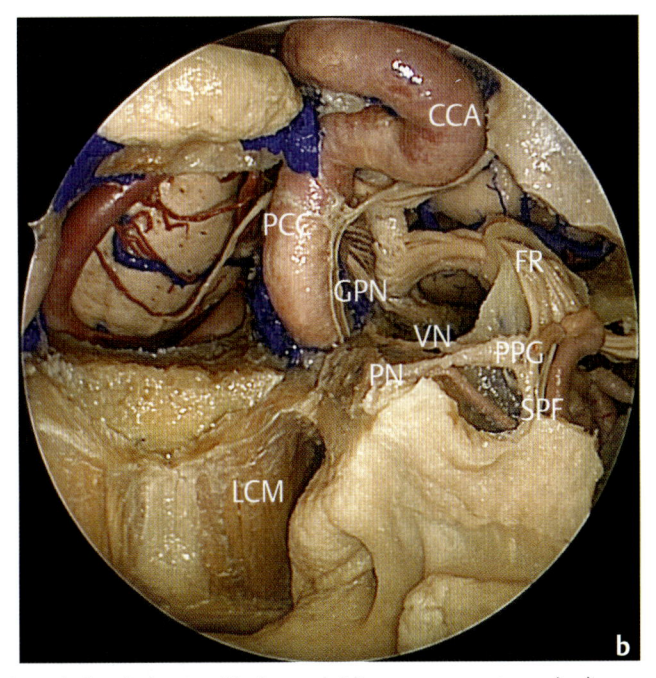

lateral, depois de sua saída do canal vidiano, para se unir ao gânglio pterigopalatino (*PPG*), ao contrário do nervo faríngeo (*PN*) que corre em direção lateral para se unir ao *PPG*. O *PPG* pode ser visto pendurado medialmente no nervo maxilar logo após sua saída do forame redondo (*FR*) esqueletonizado. *LCM*, músculo longo da cabeça; *CCA*, joelho anterior da artéria carótida cavernosa; *GPN*, nervo petroso maior; *SPF*, forame esfenopalatino.

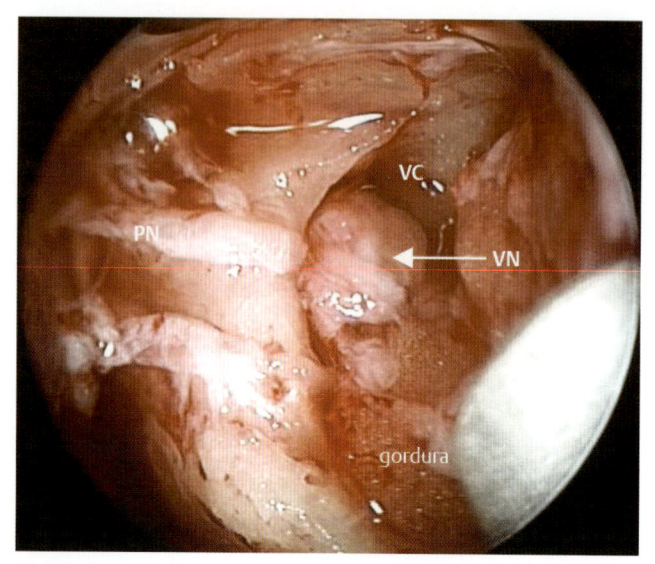

Fig. 10.13 O nervo vidiano (*VN*) foi cortado e o osso inteiro do canal vidiano (*VC*) ao redor do nervo pode ser visto. O coto do nervo deve então ser cauterizado com pinça bipolar. O nervo faríngeo (*PN*) e a gordura da fossa pterigopalatina podem ser vistos.

2 a 3 mm do nervo e o nervo remanescente que sai do canal vidiano é cauterizado com diatermia bipolar. A diatermia monopolar não é recomendada, uma vez que o canal infraorbital e o nervo maxilar estão em proximidade relativamente estreita e pode ser danificado com o uso não criterioso de cautério monopolar nessa região. A lesão ao nervo óptico também tem sido descrita após serem feitas tentativas cegas de se cauterizar o nervo vidiano. Portanto, defendemos a clara visualização e a identificação positiva seguida de secção do nervo e cauterização bipolar da raiz nervosa (**Fig. 10.13**). Para assegurar que o nervo foi cortado, 360 graus de osso devem estar visíveis em torno do canal vidiano estando claramente visível no canal a extremidade cortada do nervo. Depois de feito isto, o retalho de mucosa é reposicionado. Caso ele tenda a se deslocar da parede nasal lateral, um pedacinho de Gelfoam é colocado sob a concha nasal média sobre o retalho para mantê-lo em posição. Nenhum outro tampão é colocado no nariz.

Resultados dessa Técnica[19]

Nos últimos 5 anos, nove pacientes foram submetidos a 14 operações. O acompanhamento médio foi de 25 meses. A maioria dos pacientes sofria de rinorreia intratável (80%) com obstrução nasal (72%), gotejamento pós-nasal (64%) e espirros (57%) também proeminentes. No pós-operatório, houve significativa melhora da rinorreia e obstrução nasal no último acompanhamento (em média mais de 2 anos). Em três pacientes, houve piora dos espirros no pós-operatório. Além disso, 35% dos pacientes sofreram de olho seco em uma quantidade variável e 28% tinham crostas nasais. Metade das neurectomias vidianas foram consideradas altamente bem--sucedidas pelos pacientes em um período médio de acompanhamento de 2 anos.[19]

Pontos-Chave

A neurectomia vidiana demonstrou que resulta em significativas alterações histológicas na mucosa nasal incluindo a depleção de mastócitos.[20] O exato mecanismo pelo qual a neurectomia vidiana resulta na melhora dos sintomas no pós-operatório é desconhecido. Como a maioria dos estudos anteriores não confirmou histologicamente a secção do nervo, pode haver pacientes nos quais realmente o nervo vidiano não foi seccionado, mas estes foram incluídos entre os pacientes que se submeteram à neurectomia vidiana. Uma significativa quantidade de pesquisa sobre os resultados após a neurectomia vidiana deve ser realizada antes que o papel da neurectomia do nervo vidiano na cirurgia sinusal endoscópica seja definido de maneira adequada.

Referências

1. Wormald PJ, Wee DTH, van Hasselt CA. Endoscopic ligation of the sphenopalatine artery for refractory posterior epistaxis. Am J Rhinol 2000;14(4):261–264
2. Sharp HR, Rowe-Jones JM, Biring GS, Mackay IS. Endoscopic ligation or diathermy of the sphenopalatine artery in persistent epistaxis. J Laryngol Otol 1997;111(11):1047–1050
3. Mercuri LG. Intraoral second division nerve block. Oral Surg Oral Med Oral Pathol 1979;47(2):109–113
4. Snyderman CH, Goldman SA, Carrau RL, Ferguson BJ, Grandis JR. Endoscopic sphenopalatine artery ligation is an effective method of treatment for posterior epistaxis. Am J Rhinol 1999;13(2):137–140
5. Wareing MJ, Padgham ND. Osteologic classification of the sphenopalatine foramen. Laryngoscope 1998;108(1 Pt 1):125–127
6. McGarry GW, Aitken D. Intranasal balloon catheters: how do they work? Clin Otolaryngol Allied Sci 1991;16(4):388–392
7. Jacobs JR, Dickson CB. Effects of nasal and laryngeal stimulation upon peripheral lung function. Otolaryngol Head Neck Surg 1986;95 (3 Pt 1):298–302
8. Shaheen OH. Epistaxis in the middle aged and elderly. Thesis for the master of Surgery. University of London; 1967
9. El-Guindy A. Endoscopic transseptal sphenopalatine artery ligation for intractable posterior epistaxis. Ann Otol Rhinol Laryngol 1998;107(12):1033–1037
10. Papsidero MJ. The role of nasal obstruction in obstructive sleep apnea syndrome. Ear Nose Throat J 1993;72(1):82–84
11. Metson R, Lane R. Internal maxillary artery ligation for epistaxis: an analysis of failures. Laryngoscope 1988;98(7):760–764
12. Premachandra DJ, Sergeant RJ. Dominant maxillary artery as a cause of failure in maxillary artery ligation for posterior epistaxis. Clin Otolaryngol Allied Sci 1993;18(1):42–47
13. Strong EB, Bell DA, Johnson LP, Jacobs JM. Intractable epistaxis: transantral ligation vs. embolization: efficacy review and cost analysis. Otolaryngol Head Neck Surg 1995;113(6):674–678
14. Golding-Wood PH. Observations on petrosal and vidian neurectomy in chronic vasomotor rhinitis. J Laryngol Otol 1961;75:232–247
15. Kamel R, Zaher S. Endoscopic transnasal vidian neurectomy. Laryngoscope 1991;101(3):316–319
16. Fernandes CM. Bilateral transnasal Vidian neurectomy in the management of chronic rhinitis. J Laryngol Otol 1988;102:894–895
17. Greenstone MA, Stanley PJ, Mackay IS, Cole PJ. The effect of vidian neurectomy on nasal mucociliary clearance. J Laryngol Otol 1988;102(10):894–895
18. Krajina Z. Critical review of vidian neurectomy. Rhinology 1989;27(4):271–276
19. Robinson SR, Wormald PJ. Endoscopic vidian neurectomy. Am J Rhinol Am J Rhinol 2006;20(2):197–202
20. Konno A, Togawa K. Vidian neurectomy for allergic rhinitis. Evaluation of long-term results and some problems concerning operative therapy. Arch Otorhinolaryngol 1979;225:67–77

11 Dacriocistorrinostomia Endoscópica com Uso de Instrumentos Motorizados

Introdução e Anatomia

A dacriocistorrinostomia (DCR) endoscópica foi descrita inicialmente por Caldwell no século XIX.[1] Entretanto, caiu em descrédito uma vez que os cirurgiões tiveram problemas com a visualização do local cirúrgico. No início do século XX, Toti descreveu o procedimento de DCR externa e, com algumas modificações, esse procedimento permanece, em grande parte, inalterado desde as primeiras descrições.[2] Desde o desenvolvimento da técnica, a taxa de sucesso do procedimento externo tem se aperfeiçoado até hoje, em mãos de cirurgiões oculoplásticos adequadamente treinados, podem ser esperadas taxas de sucesso entre 90% e 95%.[3] Como a cirurgia sinusal endoscópica se tornou popular no final dos anos 1980, houve um interesse renovado na DCR endoscópica tendo as descrições iniciais surgido no final dos anos 1980 e início dos anos 1990.[4-6] Como se poderia esperar de uma técnica nova e em desenvolvimento, as taxas de sucesso iniciais foram menores do que as da DCR externa e variaram entre 65% e 90%.[4-6] A DCR endoscópica a *laser* foi promovida em meados dos anos 1990, mas as taxas de sucesso foram desapontadoras e tendiam a situar-se na extremidade inferior do espectro (cerca de 75%).[7-9] Isto ocorreu provavelmente porque a técnica criava apenas uma pequena abertura no saco lacrimal posterior e inferior através do fino osso lacrimal. É bem reconhecido na literatura sobre DCR externa que um pequeno óstio não obtém as mesmas taxas de sucesso das grandes aberturas do saco lacrimal.[10]

A técnica de DCR endoscópica original foi descrita como segue: um retalho de mucosa anterior à concha nasal média foi levantado e a junção entre o osso lacrimal e o processo frontal da maxila estabelecida. Um *punch* saca-bocados de Hajek Koeffler foi usado para remover qualquer osso que pudesse estar sobre o saco lacrimal.[4] No início dos anos 1990, revisei meus próprios resultados com essa técnica e descobri uma desapontadora taxa de patência de 83% a longo prazo.[11] Na revisão da literatura sobre DCR externa, o fator crítico necessário para se obter uma taxa de sucesso de 90% a 95% era a ampla remoção de osso para que todo o saco lacrimal fosse exposto.[10,12-14] Depois disto, a mucosa do saco lacrimal e mucosa nasal eram anastomosadas com suturas sem significativa granulação após a cicatrização por primeira intenção. Isto levantou a questão: A técnica de DCR externa podia ser duplicada por uma técnica intranasal similar? Se isto fosse feito, o primeiro passo seria definir a anatomia intranasal do saco lacrimal.[13] As primeiras descrições da anatomia intranasal do saco lacrimal situaram-no anterior à concha nasal média, com mínima extensão do saco acima da inserção da concha nasal média na parede nasal lateral (a chamada axila da concha nasal).[13,15,16] Para investigar a precisa localização do saco, foi realizada uma série de dacriocistogramas (DCGs) com tomografia computadorizada (TC) em pacientes submetidos à DCR e avaliada a relação entre o saco lacrimal e a axila da concha nasal média.[13] Esse estudo demonstrou que a anatomia do saco na parede nasal lateral era significativamente diferente da que foi descrita anteriormente na literatura (**Fig. 11.1**). O saco não apenas era anterior à concha nasal média, mas uma significativa proporção estava localizada acima da axila da concha nasal média. Em média, o saco estendia-se 8 mm acima da axila da concha nasal média.[13] Portanto, se os princípios da DCR externa fossem aplicados à DCR endoscópica, uma técnica diferente seria necessária. Isto levou ao planejamento de uma nova técnica (DCR endoscópica motorizada), que é apresentada aqui.[14,17,18]

Avaliação Pré-operatória do Paciente que Apresenta Epífora

Examine o Olho e Procure por Outras Causas de Lacrimejamento

Produção Excessiva de Lágrimas

- *Doença conjuntival.* Pacientes com conjuntivite apresentam secreções viscosas ou pus no olho que geralmente pioram ao despertar de manhã. Colírios com antibióticos são usados para tratar infecções bacterianas e previnem a colonização em pacientes com conjuntivite viral.

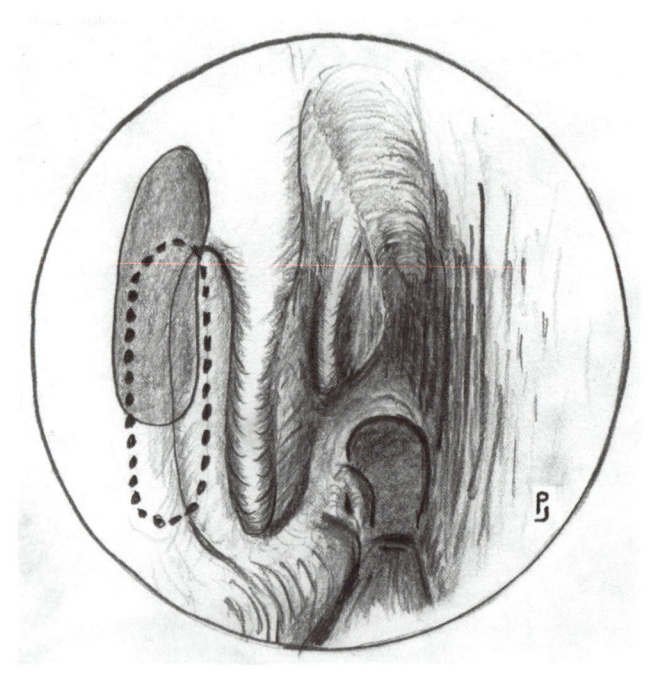

Fig. 11.1 A *linha tracejada* indica a localização do saco lacrimal antes de nossos estudos sobre a anatomia intranasal do saco lacrimal. A *área sombreada* é a real posição intranasal do saco lacrimal na parede nasal lateral. Note que ela se estende entre 8 e 10 mm acima da axila da concha nasal média.

- *Olho seco.* Os pacientes podem ter significativa secura que irritará o olho e produzirá lacrimejamento. Geralmente, só é necessária a aplicação de lágrimas artificiais.
- *Má posição palpebral.* O ectrópio ou o entrópio causam um posicionamento inadequado do ponto lacrimal no lago lacrimal. Uma pálpebra inferior flácida (aumento da flacidez palpebral) também pode colocar o ponto lacrimal em uma posição em que o acúmulo de lágrimas é prejudicado. O reposicionamento ou o retesamento cirúrgicos da pálpebra são necessários.
- *Blefarite.* A blefarite causa secreção mucoide do olho. Nessa condição, ocorre uma alteração na bacteriologia das glândulas mucosas nos folículos pilosos dos cílios que resulta na secreção ocular mucoide. A visão se torna embaçada e o olho geralmente irritado. O tratamento é friccionar a margem da pálpebra com gaze embebida em água ensaboada aquecida, duas vezes ao dia. Será necessário fazer isto por cerca de 3 meses antes da resolução da condição.

Epífora

- *Estenose do ponto lacrimal.* Obliteração ou estreitamento do ponto lacrimal superior ou inferior.
- *Estenose ou obstrução canaliculares.* Estenose canalicular ou obstrução superior ou inferior podem se seguir a trauma ou infecção viral.
- *Bloqueio do ducto nasolacrimal.* Geralmente de causa desconhecida.

Obstrução do Ducto Nasolacrimal

Na epífora causada por obstrução do ducto nasolacrimal (NLDO), as lágrimas frequentemente escorrerão pelas bochechas. Isto é mais notável em condições que estimulam a formação de lágrimas como andar em meio a vento frio. Durante o exame, a posição e tamanho do ponto lacrimal devem ser avaliados. A flacidez palpebral e o posicionamento do ponto no lago lacrimal devem ser determinados. Para avaliar a patência dos canalículos inferior, superior e comum, o sistema lacrimal superior deverá ser sondado (**Fig. 11.2**). O ponto lacrimal é dilatado com um dilatador de ponto. Uma sonda lacrimal de Bowman é então usada para a sondagem dos canalículos inferior e comum.

A diferenciação entre a interrupção suave e súbita da sondagem ajuda a avaliar a patência do sistema canalicular. Se estiver presente uma contrição do canalículo comum, ela deve ser diagnosticada no pré-operatório para que se possa adotar os passos para a sua correção durante a cirurgia. Além disso, o paciente pode ser informado de que a probabilidade de sucesso no procedimento é significativamente menor do que no caso de realização de DCR para obstrução do ducto nasolacrimal.

A lavagem com seringa do sistema lacrimal também ajudará a avaliar a patência do sistema nasolacrimal. Na NLDO haverá significativo refluxo através do ponto lacrimal superior não havendo nenhuma penetração de solução salina dentro do

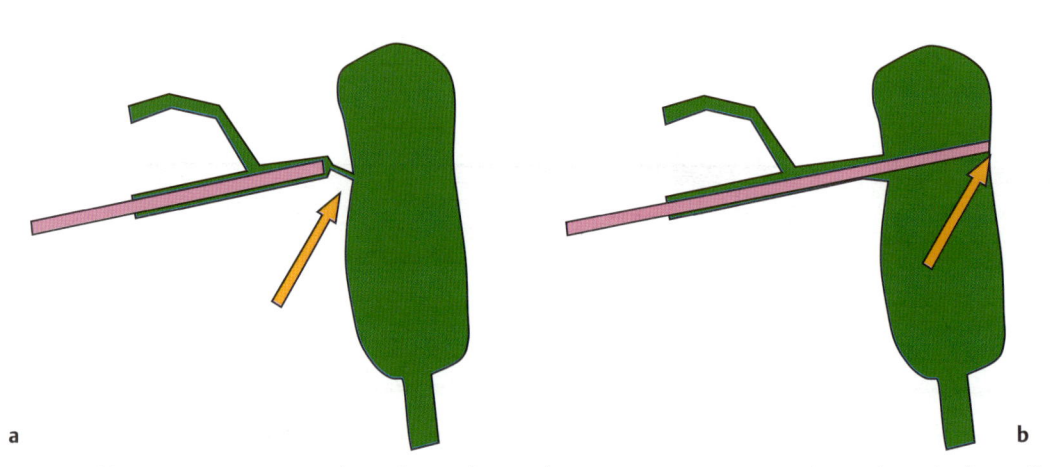

Fig. 11.2 (**a**) Uma suave interrupção é sentida quando a sonda repousa contra uma contrição ou obstrução do canalículo comum, enquanto (**b**) uma interrupção súbita é sentida quando a sonda situa-se contra o osso que reveste o saco lacrimal.

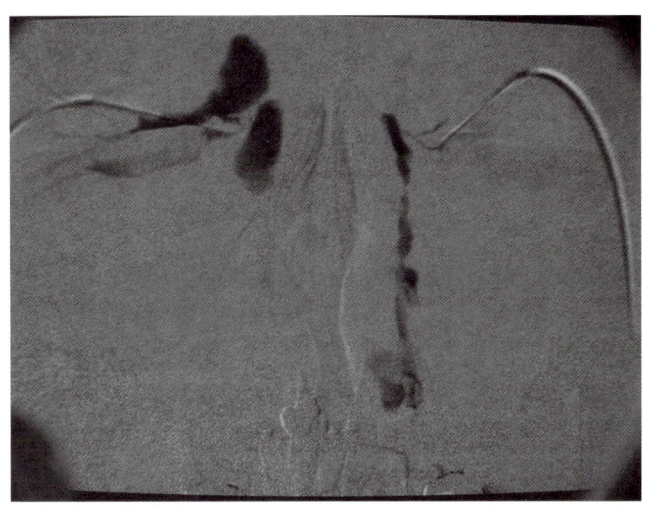

11 Dacriocistorrinostomia Endoscópica com Uso de Instrumentos Motorizados

Fig. 11.3 Obstrução do ducto nasolacrimal direito (NLD) com refluxo através do ponto lacrimal superior dentro da conjuntiva com sistema NLD esquerdo patente.

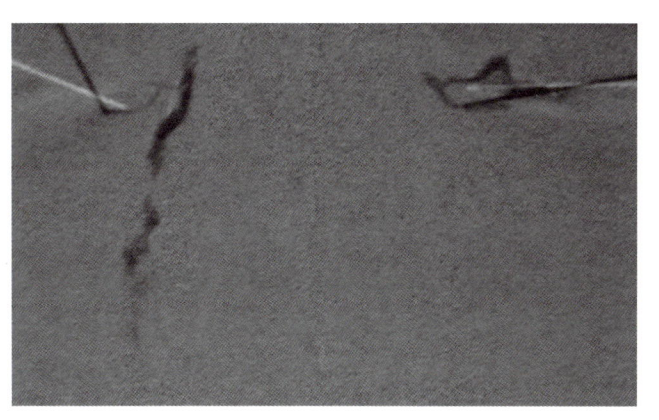

Fig. 11.4 Obstrução da junção do canalículo comum esquerdo – saco lacrimal com refluxo de corante dentro da região conjuntival.

nariz. Na NLDO parcial haverá refluxo através do ponto lacrimal superior com penetração de solução salina dentro do nariz, mas somente com o aumento da pressão da seringa. A penetração na cavidade nasal sem refluxo através do ponto lacrimal superior indica um sistema lacrimal patente (mas não necessariamente funcional). Às vezes, é confuso determinar exatamente onde ocorre o refluxo da solução salina, uma vez que pode refluir do ponto lacrimal em que foi injetado, ou de outro ponto ou de uma combinação.

Examine a Cavidade Nasal

A endoscopia nasal rígida é realizada em todos os pacientes que se apresentam com epífora. Uma significativa proporção (15%) de pacientes necessitam de cirurgia para patologia nasal ao mesmo tempo que a DCR. Isto é, principalmente, para a rinossinusite crônica associada. Todos os pacientes precisam ser questionados com relação aos sintomas nasais e a endoscopia realizada para avaliar a cavidade nasal. Se houver evidência de doenças nasal e sinusal, são realizadas as investigações apropriadas e o tratamento é instituído. Se a terapia médica falhar em resolver o problema, a cirurgia é realizada ao mesmo tempo que a DCR.

Dacriocistograma e Cintilografia Lacrimal

Rotineiramente, realizamos um DCG para avaliar a patência do sistema canalicular e a penetração do corante dentro do saco nasolacrimal.[17] Se o paciente tiver uma súbita interrupção da sondagem com um sistema de bloqueio da seringa, esta investigação poderá ser omitida. Ao enchimento do saco, a falha do corante em penetrar na cavidade nasal confirma o diagnóstico de NLDO (**Fig. 11.3**).

A patência do sistema do ducto nasolacrimal direito (NLD) sem refluxo através do sistema canalicular normalmente indica um sistema anatomicamente patente (**Fig. 11.3**, lado esquerdo). A falha do corante em penetrar no saco lacrimal pode indicar obstrução do canalículo comum (**Fig. 11.4**).

Para avaliar a função do sistema do NLD, é realizada cintilografia lacrimal. O DCG avalia a anatomia, mas não a função. Um radioisótopo é colocado no fórnice conjuntival, e é realizado um escaneamento regular por 30 minutos. Se o isótopo penetrar o saco lacrimal e não a cavidade nasal, há NLDO (**Fig. 11.5**).

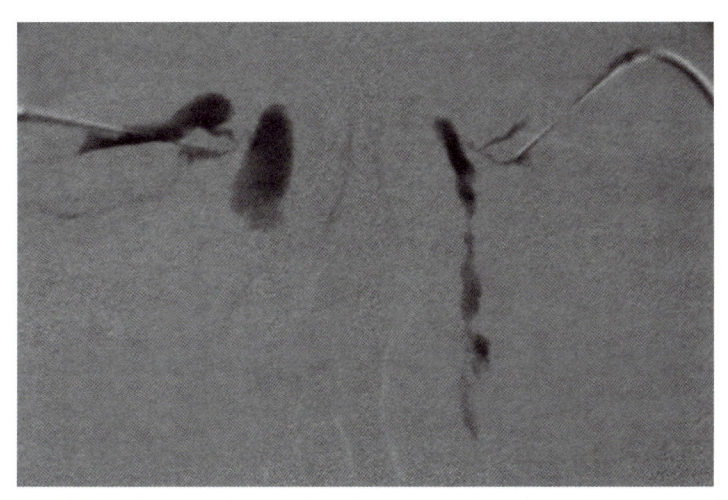

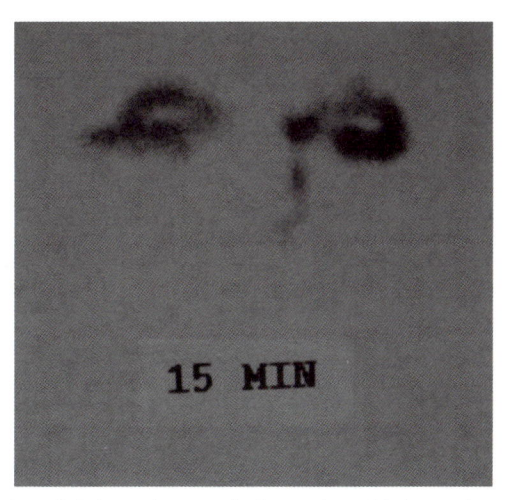

Fig. 11.5 DCG mostra NLDO no lado direito. A cintilografia mostra a penetração do radioisótopo à esquerda dentro da cavidade nasal, mas mostra impedimento à direita sem penetração na cavidade nasal. Isto confirma o diagnóstico de NLDO.

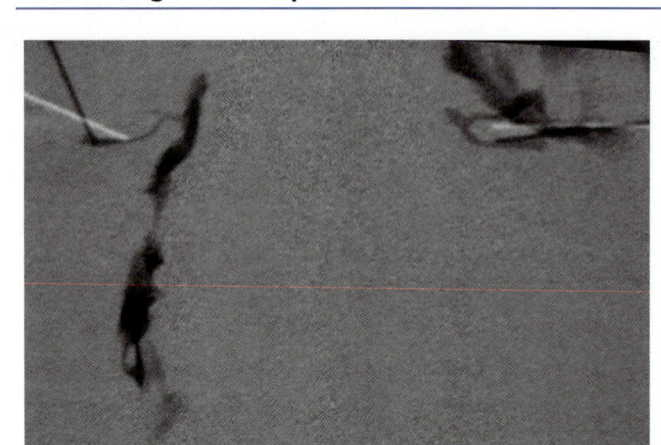

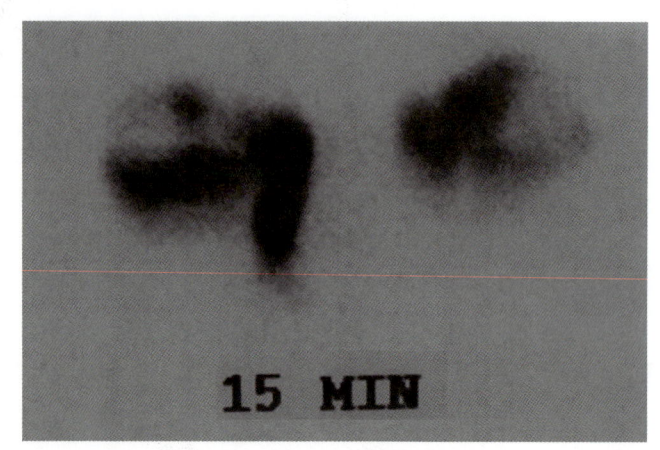

Fig. 11.6 Obstrução do canalículo comum esquerdo no DCG com penetração do radioisótopo no saco lacrimal na cintilografia, indicando provável distensão do saco lacrimal torcendo a junção canalículo comum – saco lacrimal.

Em alguns pacientes, o DCG pode mostrar que não ocorre nenhum enchimento do saco lacrimal, enquanto a cintilografia mostra esse enchimento (**Fig. 11.6**). Isto pode ocorrer quando o saco lacrimal estiver repleto de muco e, estando distendido, ele torce o canalículo comum logo antes da entrada deste no saco.

A cintilografia também ajuda a identificar uma obstrução funcional quando o DCG é normal (patente) em um paciente sintomático. Se a cintilografia confirmar a não penetração do isótopo na cavidade nasal, então há NLDO funcional (**Fig. 11.7**). Esses pacientes podem ser tratados realizando-se DCR endoscópica, porém o resultado não tem tanto sucesso como na obstrução anatômica do sistema NLD (veja os resultados da NLDO funcional).

Técnica Cirúrgica[14,17-19] (veja Vídeo)

Após o descongestionamento nasal com tampões neurocirúrgicos e infiltração com lidocaína e adrenalina, utiliza-se um bisturi de lâmina nº 15 para fazer as incisões iniciais na mucosa. É importante que a disposição dessas incisões seja correta, pois formam as margens para a subsequente remoção óssea e exposição do saco lacrimal. A primeira incisão é feita horizontalmente de 8 a 10 mm acima da axila da concha nasal média, iniciando a cerca de 3 mm posteriores à axila e avançando cerca de 10 mm sobre o processo frontal da maxila (proeminência óssea na parede nasal lateral exatamente anterior à concha nasal média). A lâmina é então virada verticalmente, sendo realizada uma incisão vertical a cerca de dois terços da altura vertical da concha nasal média, parando logo acima da inserção da concha nasal inferior dentro da parede nasal lateral (**Fig. 11.8**). A lâmina é então virada horizontalmente e a incisão inferior é iniciada na inserção do processo uncinado e avançada até encontrar a incisão vertical (**Fig. 11.9**).

Usando um endoscópio de 30 graus, utiliza-se um elevador (cinzel) Freer de sucção para levantar o retalho de mucosa, assegurando ao mesmo tempo que a ponta do instrumento se mantenha sempre em contato com o osso (**Fig. 11.10**). Seja particularmente cuidadoso em manter a ponta de sucção do elevador Freer sobre o osso, à medida que ela passa sobre a proeminência do processo frontal da maxila porque o contorno ósseo pode se desfazer abruptamente e perder-se

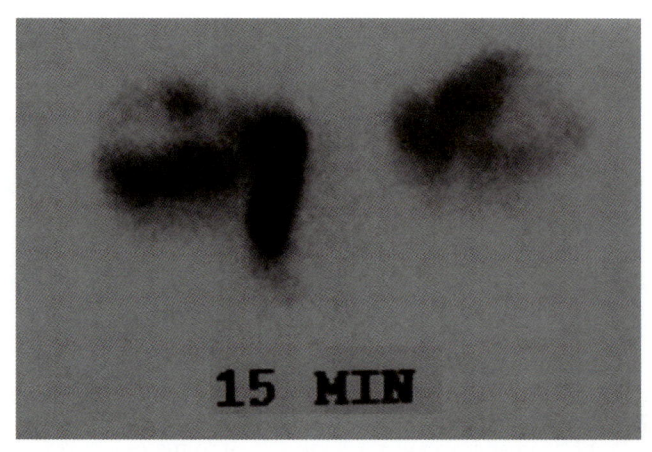

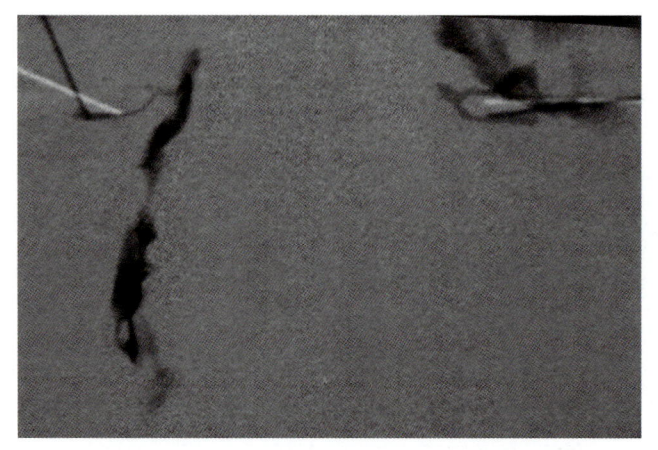

Fig. 11.7 Este é o mesmo DCG e cintilograma visto na **Fig. 11.6**. Se o lado direito for examinado no DCG, o sistema parecerá normal. No entanto, na cintilografia, embora o saco lacrimal se encha com o radioisótopo, não ocorre penetração deste na cavidade nasal. É preciso fazer novas avaliações para certificar-se de que continua a ser este o caso. Esta é uma obstrução funcional do sistema nasolacrimal no lado direito e uma obstrução anatômica no lado esquerdo.

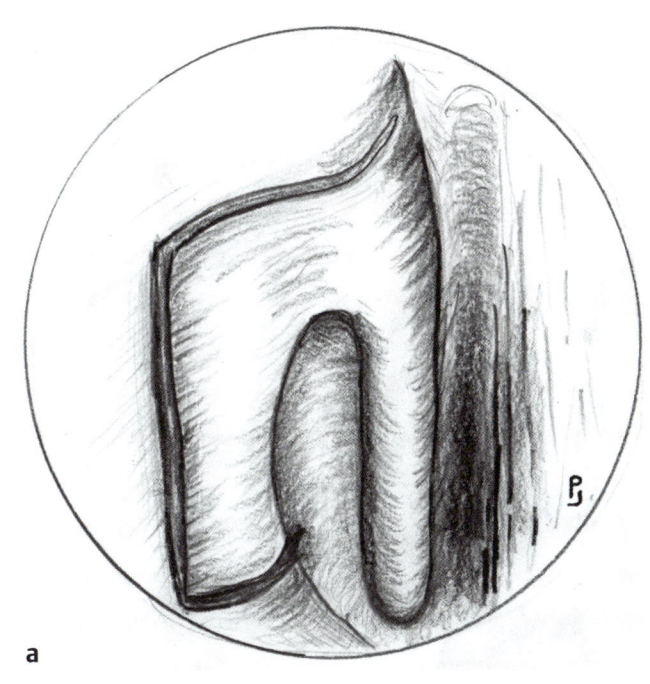

11 Dacriocistorrinostomia Endoscópica com Uso de Instrumentos Motorizados

Fig. 11.8 (a) Incisões na mucosa, 8 a 10 mm acima e anteriores à axila da concha nasal média. (Adaptada com permissão de Wormald PJ. Powered endoscopic DCR. Otolaryngol Clin North Am 2006;39:539-549.) (b) Dissecção cadavérica demonstrando as incisões horizontal e vertical. A incisão horizontal superior é realizada de 8 a 10 mm acima da axila da concha nasal média (*MT*), iniciada 3 mm atrás da axila da MT e continuada por 10 mm frontais. A incisão vertical é continuada por dois terços da altura da MT.

contato com o osso e o plano cirúrgico. Neste ponto, o osso deverá ser palpado para que a junção do osso lacrimal mole e o osso duro do processo frontal sejam identificados (**Fig. 11.10c**). Este é um ponto-chave de referência e deve ser procurado em todas as cirurgias primárias. Note que o osso lacrimal é procurado na parte inferior da região de onde foi levantado o retalho de mucosa, exatamente acima da inserção da concha nasal inferior. O fino osso lacrimal tem de 2 a 5 mm de largura antes de se alcançar a inserção do processo uncinado (**Fig. 11.11**). A dissecção é interrompida no uncinado e a inserção do uncinado não deve ser perturbada. Um bisturi redondo (Storz, Alemanha; da bandeja de instrumentos padrão para a orelha) é usado para descamar o osso lacrimal da região posteroinferior do saco. Se isto for difícil, o processo frontal pode ser removido primeiro, antes de realizar a descamação do osso lacrimal.

Depois de removido o osso lacrimal, um *punch* saca-bocados de Hajek Koeffler (Storz, Alemanha) é usado para remover a porção inferior do processo frontal da maxila (**Fig. 11.12**). A ponta do *punch* é usada para afastar o saco lacrimal antes que o *punch* seja encaixado e o osso removido. O saco lacrimal pode ser apreendido inadvertidamente quando o *punch* é fechado. Depois da retirada do bocado inicial o *punch* deve ser aberto para permitir a liberação de qualquer parede do saco que possa ter sido comprimida em suas garras. Após esta manobra, o *punch* é fechado sobre o osso solto e este osso é removido. Isto evita a ruptura do saco pelo *punch*. A remoção óssea continua tanto em sentido anterior como superior até que o *punch* não possa mais ser assentado sobre o osso. A remoção do processo frontal da maxila revela a porção anteroinferior do saco lacrimal (**Fig. 11.12**), e só é interrompida quando o osso se torna espesso demais para se encaixar no *punch*. Neste ponto, uma broca de diamante bruto, de 25 graus, curva, de 2,5 mm (Medtronic ENT; Minneapolis, MN) é fixada ao microdesbridador e usada para remover o resto do osso até a incisão superior da mucosa (**Fig. 11.13**). Na grande maioria dos casos, está presente uma célula *agger nasi* (célula etmoidal mais anterior) e a mucosa desta célula será exposta quando o saco for acompanhado superiormente acima da axila da concha nasal média (**Fig. 11.12b**). A broca de diamante poderá ser levada até o ligeiro contato com o

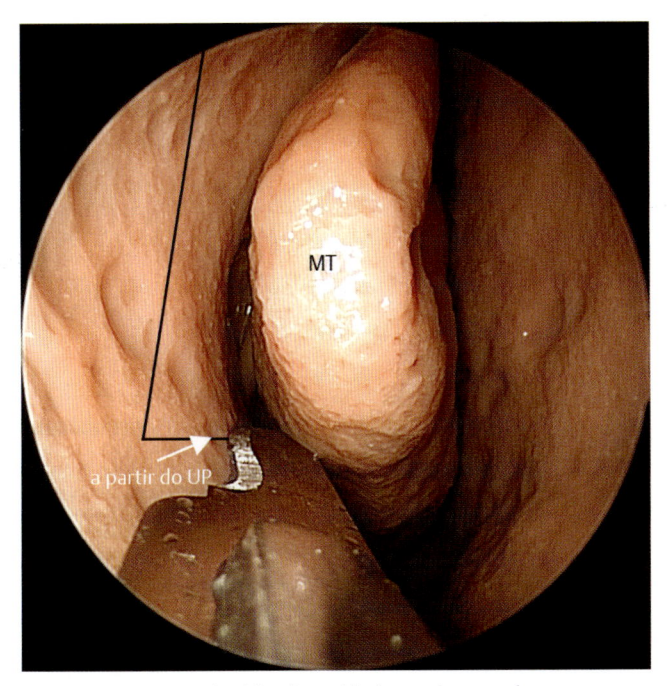

Fig. 11.9 Imagem cadavérica da cavidade nasal esquerda demonstrando a incisão horizontal inferior. Essa incisão começa na inserção do processo uncinado (*UP*) para a frente até encontrar a incisão vertical. *MT*, concha nasal média.

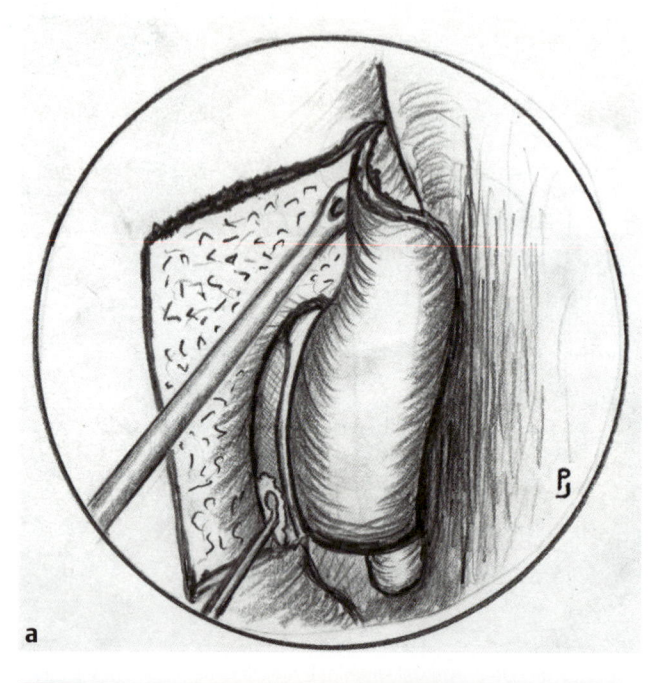

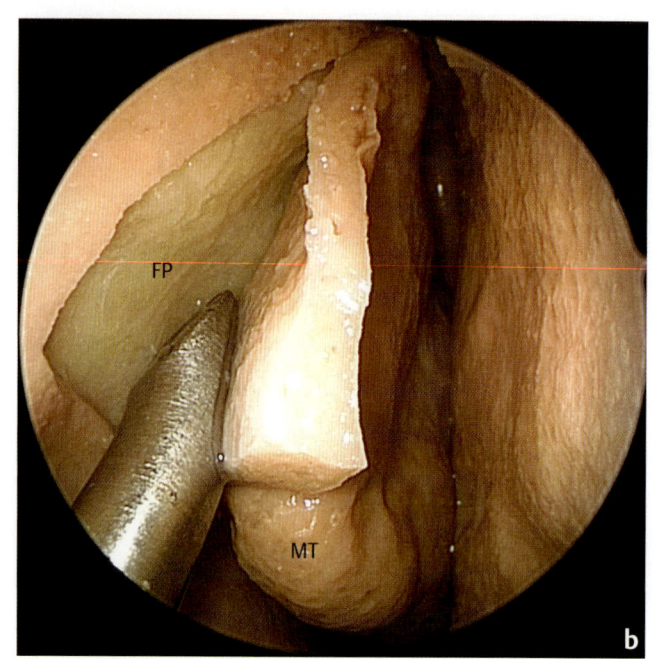

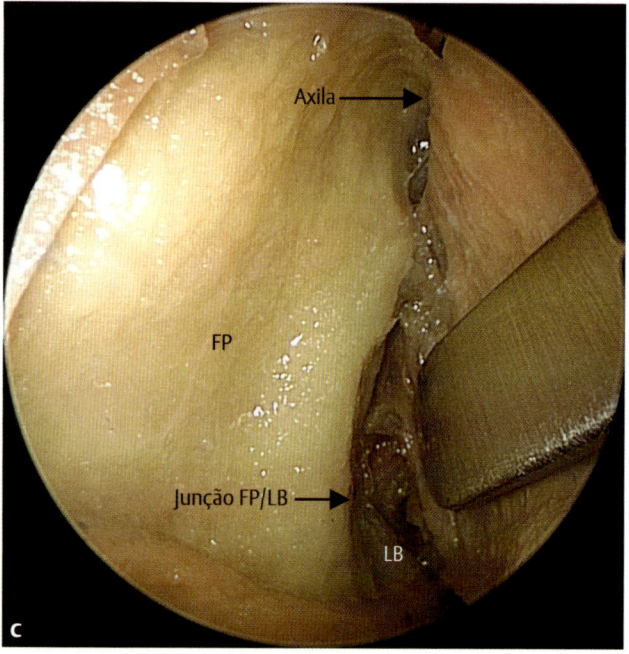

Fig. 11.10 (a) Ilustra o levantamento do retalho com um elevador Freer de sucção. Note o bisturi redondo removendo o fino osso lacrimal na região inferior da dissecção. A foto cadavérica (**b**) mostra como é forte a sucção do elevador Freer contra o processo frontal (*FP*), levantando o retalho mucoperiosteal. (**c**) Mostra a junção onde o rígido processo frontal pode desaparecer tornando-se o osso lacrimal (*LB*) mole; é preciso ter cuidado ao elevar nessa região. *MT*, concha nasal média. (**a**, Adaptada com permissão de Wormald PJ. Powered endoscopic DCR. Otolaryngol Clin North Am 2006;39:539-549.)

revestimento do saco lacrimal sem danificar o saco. Uma significativa pressão da broca de diamante sobre o saco causará danos. Uma broca cortante removerá o osso mais depressa; porém, causará significativo dano à parede do saco, o que muitas vezes resulta em um furo nesta. O osso é removido até a total exposição do saco. O saco deve permanecer bem exposto na parede nasal lateral de tal forma que quando ele for incisado e os retalhos de mucosa forem estendidos, estes repousem planos na parede nasal lateral (**Fig. 11.13**). Assim, o saco será marsupializado dentro da parede e não no óstio que está sendo criado no saco.

Em seguida, o ponto inferior é dilatado com um dilatador de ponto lacrimal e uma sonda lacrimal de Bowman é passada dentro do saco (**Fig. 11.14**). Quando a sonda é movimentada para cima e para baixo no saco, deve-se visualizar sua ponta movendo-se atrás da parede do saco. Isto confirma que de fato a sonda está no seu interior (**Fig. 11.15**). O movimento do saco sem a visualização da ponta da sonda normalmente indica que a sonda ainda está na junção canalículo comum--saco e a parede lateral foi empurrada sobre a parede medial com algum movimento da parede medial. O corte sobre a sonda, se não for no lúmen do saco, pode resultar em dano à abertura do canalículo comum. Com a ponta da sonda visível através da parede do saco, usa-se um bisturi em forma de lança* para DCR (Integra) para fazer uma incisão vertical o mais posteriormente possível através da parede do saco (**Fig.**

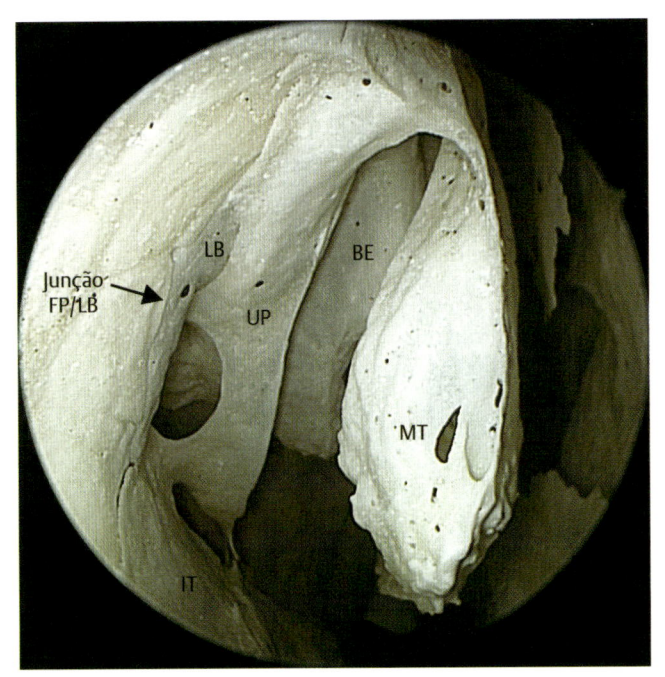

11 Dacriocistorrinostomia Endoscópica com Uso de Instrumentos Motorizados

Fig. 11.11 Imagem de osso seco demonstrando a junção entre o rígido processo frontal (*FP*) e o osso lacrimal (*LB*) mole. O limite comum compartilhado entre o osso lacrimal e o processo uncinado (*UP*) pode ser claramente visualizado. *IT*, concha nasal inferior; *MT*, concha nasal média; *BE*, bolha etmoidal.

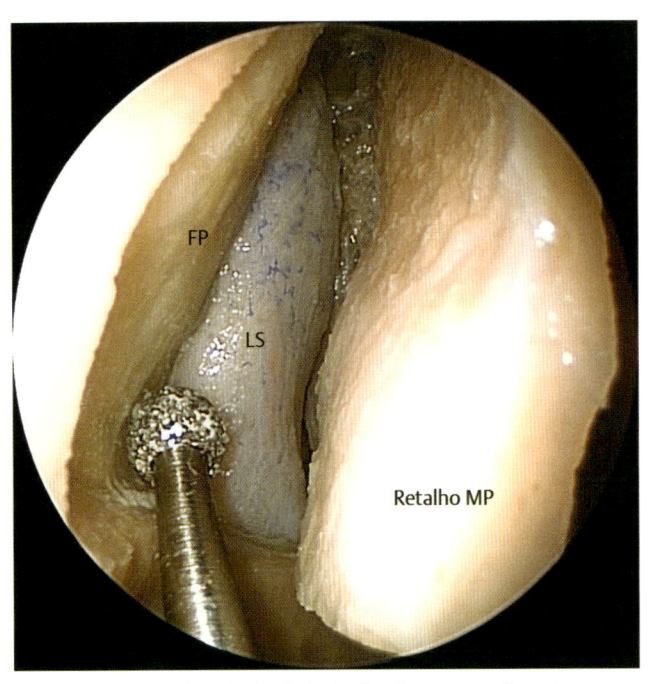

Fig. 11.13 Foto cadavérica do lado direito demonstrando maior exposição do saco lacrimal (*LS*) por meio de perfuração do processo frontal (*FP*) da maxila e em direção superior.
Retalho MP, mucoperiosteal.

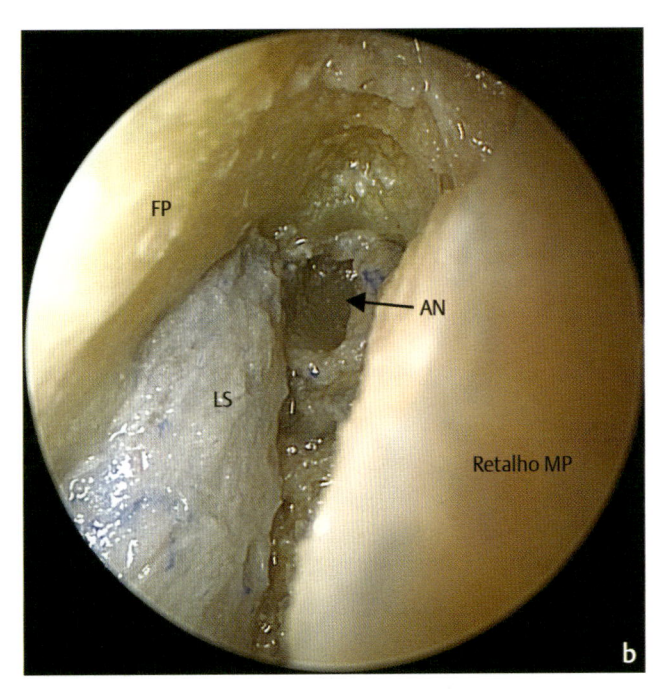

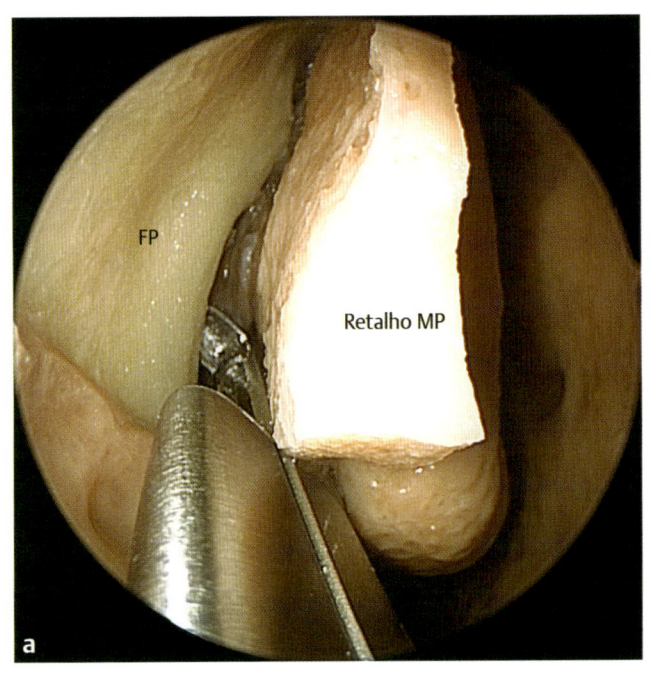

Fig. 11.12 (**a**) Imagem cadavérica do lado direito mostrando a remoção do osso do processo frontal (*FP*) da maxila por *punch* sacabocados de Hajek Koeffler (extremidade inferior) e broca de diamante de DCR (extremidade superior). (**b**) A exposição do saco lacrimal (*LS*) com exposição da mucosa da célula *agger nasi* (ANC).
Retalho MP, mucoperiosteal.

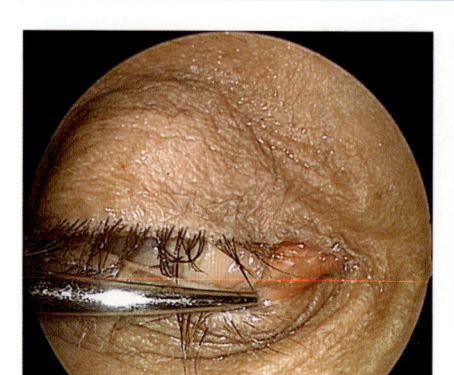

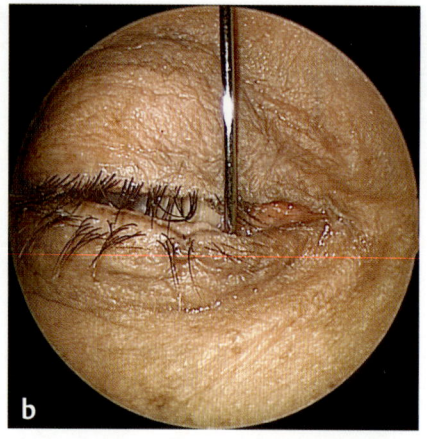

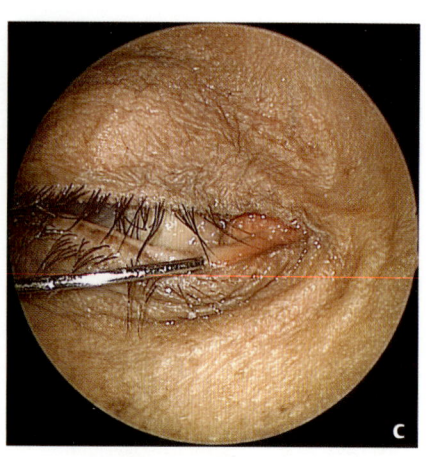

Fig. 11.14 Imagens cadavéricas da pálpebra inferior direita. (**a**) O dilatador de ponto lacrimal foi passado dentro do ponto lacrimal inferior. (**b**) Ao passar o dilatador, e em seguida a sonda lacrimal, é importante primeiramente passar a sonda a 90 graus até a pálpebra inferior. (**c**) Em seguida, a sonda é girada paralela à pálpebra inferior e inserida até que sua ponta seja vista dentro do saco lacrimal.

11.15). Isto resulta em um retalho anterior no maior tamanho possível. A ponta do minibisturi/faca em forma de lança é empurrada para dentro da parede levantada do saco, logo abaixo da região da sonda, e a parede do saco é aberta usando-se um movimento de rotação (**Fig. 11.15**). Não coloque a lâmina inteira do bisturi em forma de lança dentro do saco, mas em vez disto corte com os dois terços anteriores da lâmina. O saco é cortado de cima para baixo. Uma faca pequena de lâmina curva/"em foice" (*sickle knife*)* para DCR (Integra) é usado para fazer incisões superiores e inferiores de liberação do retalho anterior para que este possa ser estendido sobre a parede nasal lateral (**Fig. 11.16**).

Uma tesoura de tecido mole de 3 mm do conjunto da base de crânio (Integra) é usada para fazer incisões superiores e inferiores de liberação do retalho posterior e este retalho também é estendido (**Fig. 11.16**). O saco agora deve ser completamente marsupializado e posicionado na horizontal sobre a parede nasal lateral (**Fig. 11.16**).

Para determinar a largura dos retalhos de mucosa, a quantidade de osso bruto acima e abaixo do saco é estimada. O retalho original de mucosa é reposicionado sobre o saco aberto para que as áreas de osso bruto possam ser mensuradas contra o retalho original. Depois de determinada a largura do retalho, este é aparado com uma pinça saca-bocados pediátrica de Blakesley deixando as partes superior e inferior deste retalho na mesma espessura do osso exposto, acima e abaixo do saco marsupializado (**Fig. 11.17**). A maior parte da seção média do retalho original é removida para permitir que a parede posterior do retalho e a margem mucosa do retalho de mucosa sejam aproximadas. A região posterossuperior das mucosas lacrimal e nasal é difícil de ser aproximada porque a concha nasal média mantém o retalho de mucosa nasal longe da parede lateral. Nesta região, a célula *agger nasi* é aberta e a mucosa desta célula é aproximada a essa região da mucosa lacrimal. Isto resulta em um retalho em forma de "U" e o cirurgião deve ter como objetivo obter a aproximação das

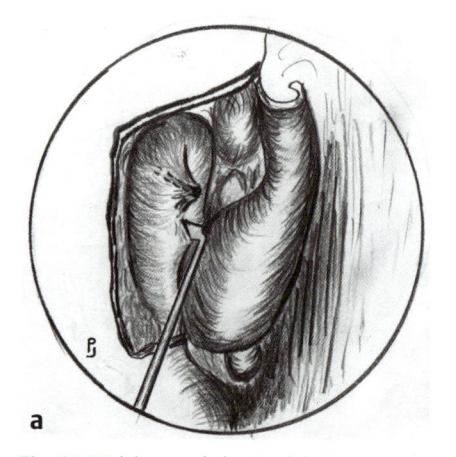

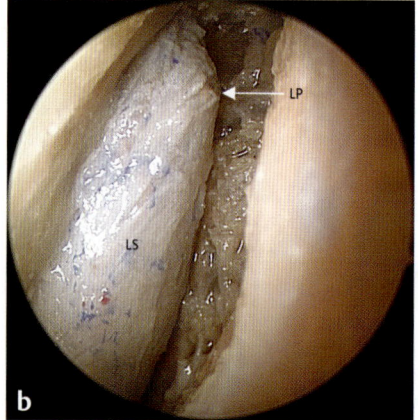

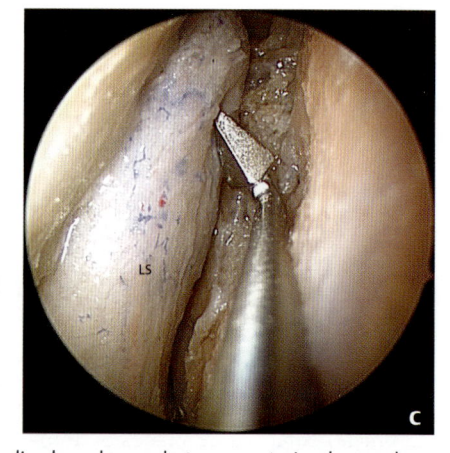

Fig. 11.15 (**a**) A sonda lacrimal de Bowman, levantando o retalho para facilitar a incisão com faca em lança própria de DCR. Dissecção cadavérica demonstrando a sonda lacrimal (*LP*) levantando (**b**) o saco lacrimal (*LS*), e a incisão com faca em lança de DCR (**c**) o mais posteriormente possível para permitir o maior retalho lacrimal anterior. Esta incisão deve ser realizada ao longo do terço posterior da parede levantada do saco para assegurar o maior retalho anterior possível. (**a**, Adaptada com permissão de Wormald PJ. Powered endoscopic knife. Otolaryngol Clin N Am 2006;39:539-549.)

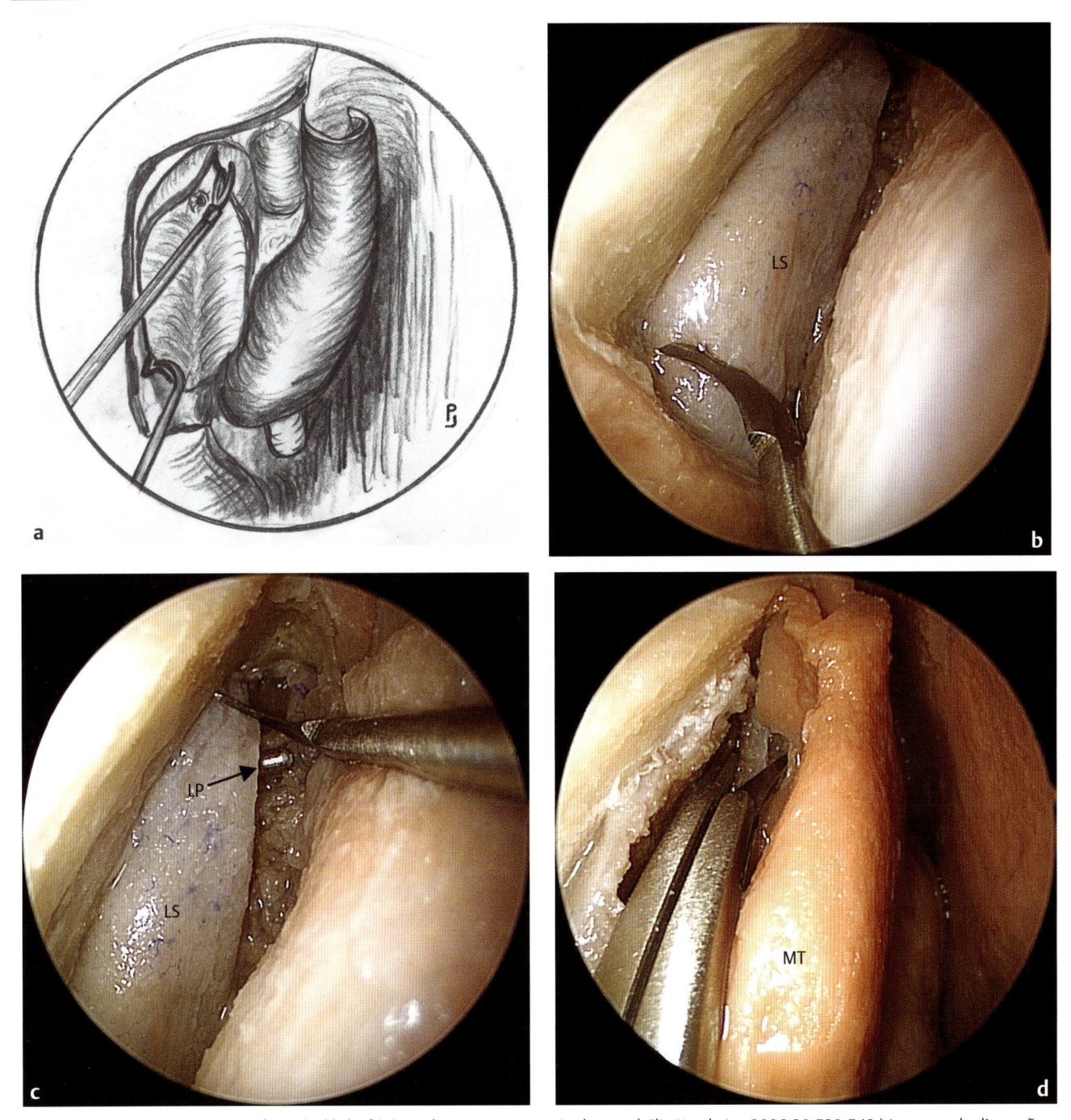

Fig. 11.16 (**a**) A faca pequena em foice (*sickle knife*) é usada para fazer as incisões inferior e superior de liberação do retalho de mucosa anterior para permitir que este seja estendido sobre o processo frontal da maxila. As incisões superior e inferior de liberação são efetuadas no retalho posterior com tesoura do conjunto de base craniana. (Adaptada com permissão de Wormald PJ. Powered endoscopic DCR. Otolaryngol Clin North Am 2006;39:539-549.) Imagens de dissecção cadavérica mostrando a faca em foice sendo usada para realizar as incisões inferior (**b**) e superior (**c**) liberando o retalho lacrimal anterior, sendo as incisões superior e inferior no retalho posterior realizadas com tesoura de base de crânio (**d**). *LS*, saco lacrimal; *MT*, concha nasal média; *LP*, sonda lacrimal.

mucosas lacrimal e nasal em direções superior, posterior e interior. Pode ser difícil dar um formato a este retalho de mucosa com a pinça saca-bocados padrão de Blakesley, portanto uma pinça pediátrica de Blakesley é mantida somente para a cirurgia DCR e usada apenas neste retalho. Isto mantém as pinças afiadas e permite que a mucosa seja cortada sem ruptura e sem perda do retalho. A aproximação das mucosas lacrimal e nasal deve resultar em cicatrização por primeira intenção e não por segunda intenção, devendo reduzir a formação dos tecidos de granulação e cicatricial, e, portanto, diminuindo o risco potencial de fechamento do saco e de fracasso da cirurgia (**Fig. 11.18**).

Em seguida, o estreitamento do canalículo comum é avaliado colocando-se uma sonda de Bowman nos canalículos através do canalículo comum e a sonda é visualizada em sua entrada no saco através do canalículo comum. Se o canalí-

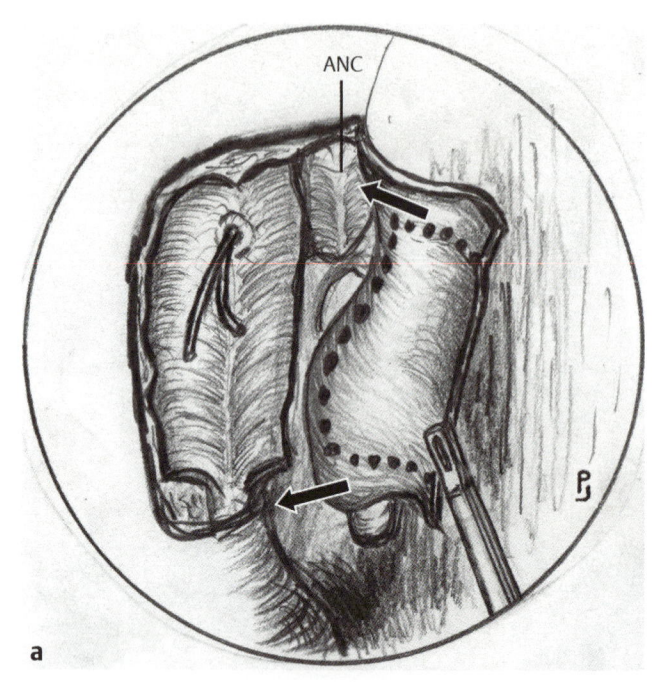

Fig. 11.17 (**a**) O retalho de mucosa é aparado com pinça saca-bocados pediátrica. Os retalhos de mucosa superior e inferior são equiparados ao osso bruto acima e abaixo do saco lacrimal aberto (*setas pretas*). A mucosa da célula *agger nasi* (*ANC*) é exposta e aberta para permitir a aposição nesta área. (Adaptada com permissão de Wormald PJ. Powered endoscopic DCR. Otolaryngol Clin N Am 2006;39:539-549.)

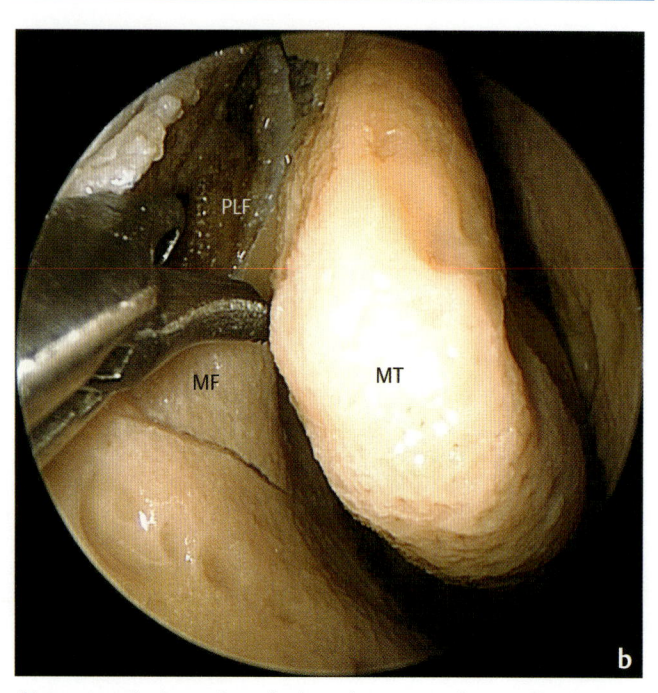

(**b**) Imagem de dissecção cadavérica demonstrando o retalho de mucosa (*MF*) sendo aparado centralmente para permitir a cobertura do osso bruto superior e inferiormente. Isto permite a aposição da mucosa entre as mucosas dos retalhos posterior (*PLF*) e anterior do saco lacrimal e a mucosa nasal, bem como a cicatrização por primeira intenção. *MT*, concha nasal média.

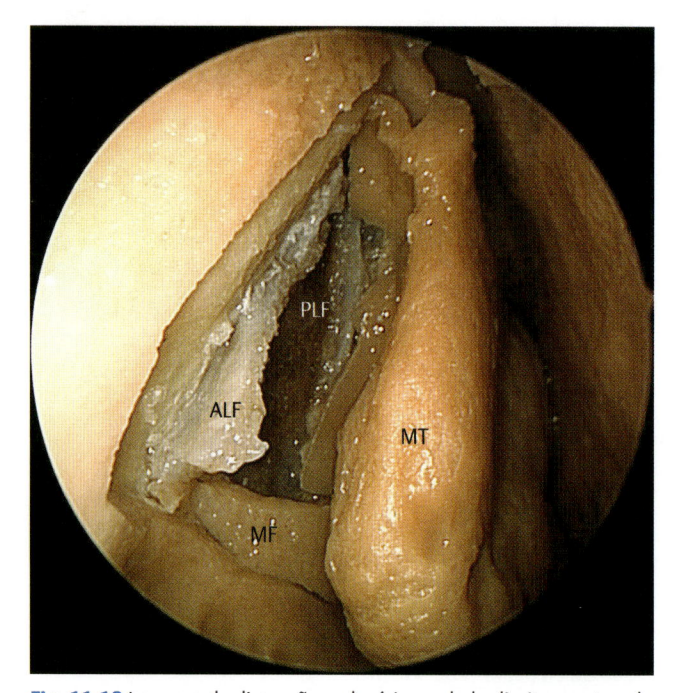

Fig. 11.18 Imagem de dissecção cadavérica no lado direito mostrando os retalhos lacrimais anterior (*ALF*) e posterior (*PLF*) abertos e situados ao longo da parede nasal lateral. Pode-se visualizar a aposição do retalho de mucosa (*MF*) com a mucosa do saco lacrimal bem como os retalhos lacrimais anterior e posterior. *MT*, concha nasal média.

culo comum retiver fortemente a sonda, então devem ser colocados tubos lacrimais para dilatar o canalículo comum.[20] Se a sonda passar facilmente através do canalículo comum e não for firmemente apreendida, então os tubos não devem ser colocados. Se a preensão da sonda for equívoca, então são colocados tubos em pacientes com NLDO funcional, mas não são colocados em pacientes com NLDO anatômica. Para a colocação de tubos, os pontos lacrimais são dilatados, sendo inseridos tubos lacrimais de Silastic para intubação (tubos de O'Donoghue) através dos pontos inferior e superior e removidos por via endonasal (**Fig. 11.19a**). Um pedaço quadrado de Gelfoam (Pfizer; Kalamazoo, MI) é deslizado sobre os tubos para dentro do vestíbulo nasal (**Fig. 11.19b**). Um espaçador de tubulação de Silastic é deslizado sobre os tubos e usado para empurrar o Gelfoam sobre os retalhos de mucosa (**Fig. 11.19c, d**). Esse espaçador tem cerca de 10 mm de comprimento e 4 mm de diâmetro. Esta tubulação age como um espaçador abaixo do qual são aplicados clipes Ligar para fixar os tubos (**Figs. 11.19d** e **11.20**). Antes de aplicar os clipes, assegure que um circuito da tubulação chegue no canto medial do olho para que os tubos não fiquem comprimidos (**Fig. 11.21**). Se um circuito da tubulação ficar comprimido, os tubos poderão ser expulsos através dos pontos lacrimais.

A tubulação de Silastic é cortada e o Gelfoam é levantado delicadamente dos retalhos e a posição dos retalhos é verificada antes de serem reposicionados (**Fig. 11.22**). Limpa-se o sangue do espaço pós-nasal.

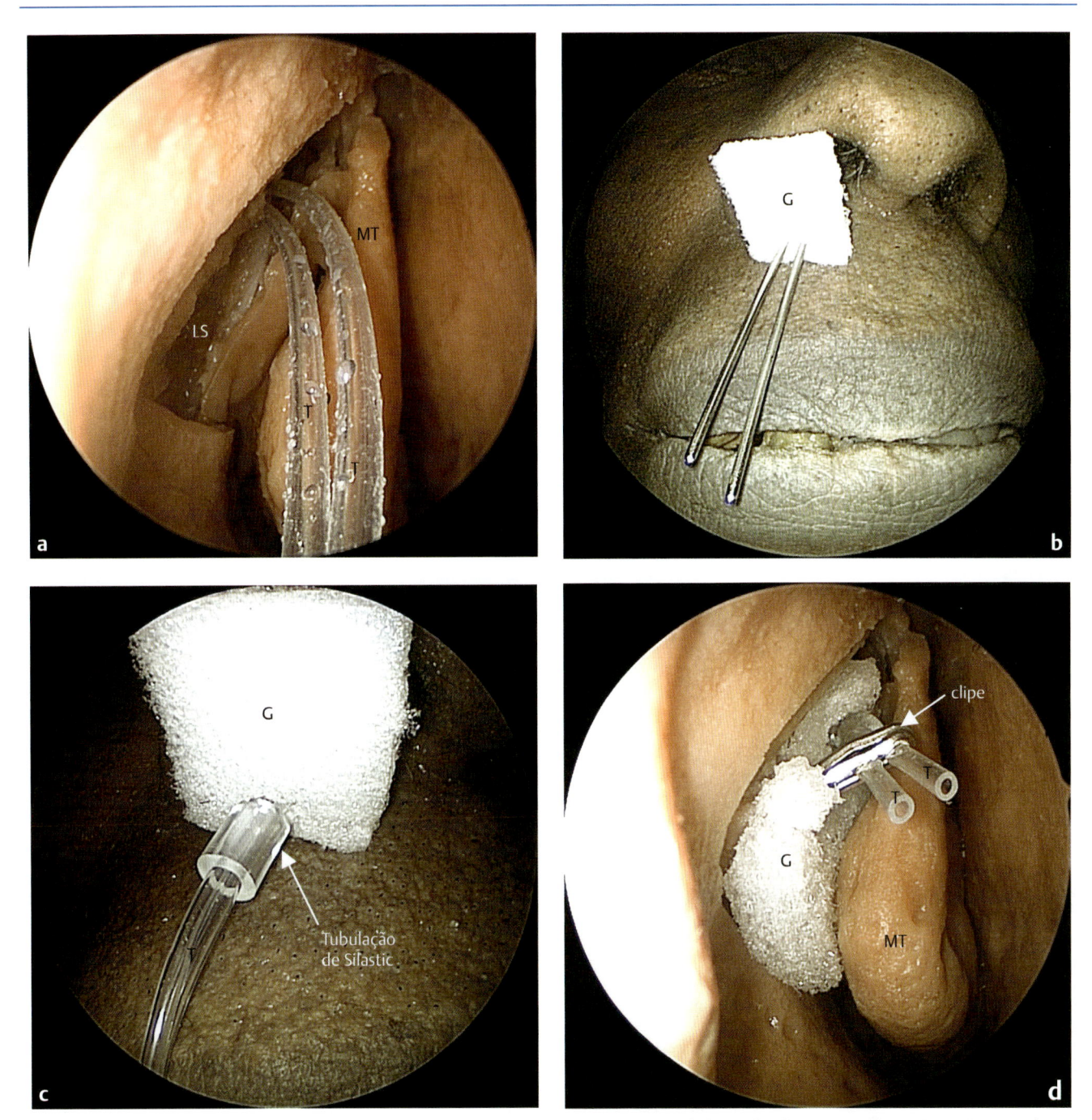

11 Dacriocistorrinostomia Endoscópica com Uso de Instrumentos Motorizados

Fig. 11.19 Imagens de dissecção cadavérica obtidas no lado direito. Tubos (*T*) de O'Donoghue para intubação lacrimal foram passados através dos canalículos superior e inferior, depois através do canalículo comum, da cavidade nasal (**a**), e então pela narina direita (**b**). Os tubos (*T*) lacrimais são passados através de um pequeno quadrado de Gelfoam (*G*) seguidos por um pedaço de 10 mm de tubo de Silastic de 4 mm (**c**). A tubulação de Silastic e o Gelfoam são então passados até o meato médio para que o quadrado de Gelfoam fixe os retalhos lacrimais e o retalho de mucosa em posição (**d**). Os clipes Ligar são então aplicados abaixo dos tubos de Silastic para manter o Gelfoam em posição (**d**).

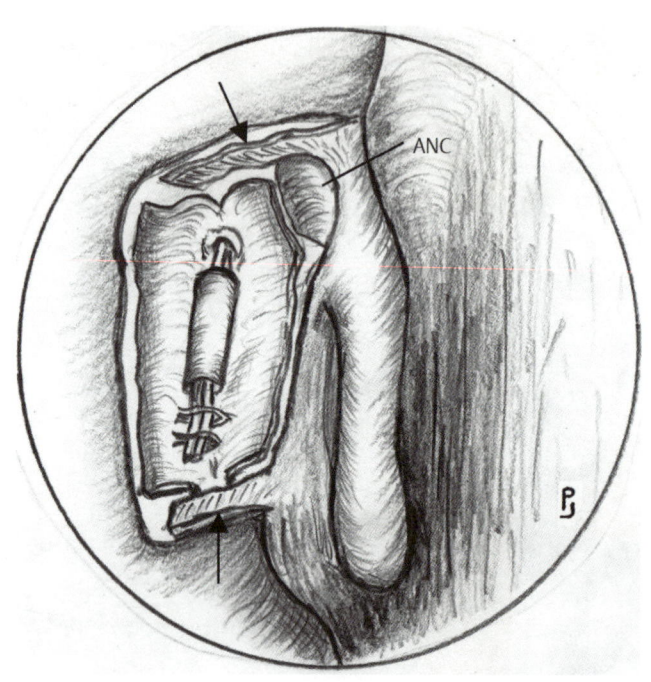

Fig. 11.20 Colocação de tubos de O'Donoghue de Silastic para intubação lacrimal com conexão de Silastic e clipes Ligar para manter os tubos em posição. Os retalhos de mucosa superior e inferior são indicados com *setas pretas*. (Adaptada com permissão de Wormald PJ. Powered endoscopic DCR. Otolaryngol Clin N Am 2006;39:539-549.)

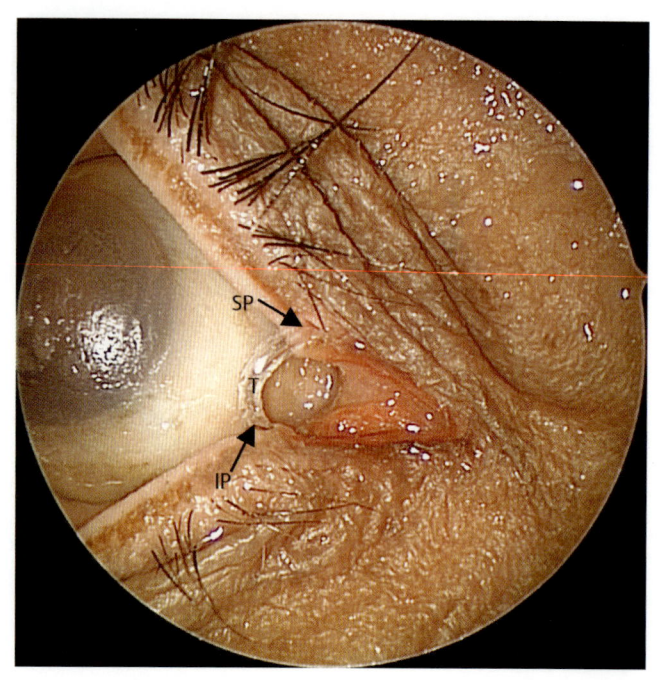

Fig. 11.21 Imagem cadavérica do canto medial direito. Tubos de O'Donoghue para intubação lacrimal (*T*) foram colocados através dos pontos lacrimais superior (*SP*) e inferior (*IP*). Deve-se tomar o cuidado de assegurar que os tubos não sejam posicionados muito apertados, dificultando a abertura do olho.

Cuidados Pós-Operatórios

As lavagens com solução salina nasal são iniciadas dentro de 3 a 4 horas da cirurgia. Isto ajuda a limpar quaisquer coágulos de sangue residuais e a manter a cavidade nasal úmida e limpa de secreções. Permite-se um delicado assoar do nariz sem fechar o vestíbulo nasal. O paciente é posto sob tratamento com antibióticos de amplo espectro por 5 dias e colírio com antibiótico é usado por 10 dias. Se foram colocados tubos de O'Donoghue, eles são removidos na clínica após 4 semanas e a patência do sistema nasolacrimal é verificada colocando-se uma gota de fluoresceína na conjuntiva e monitorando por via endoscópica o fluxo da fluoresceína da conjuntiva para o nariz. É raro visualizar quaisquer granulações, mas se estiverem presentes, elas devem ser removidas. O paciente é acompanhado por mais 18 meses.

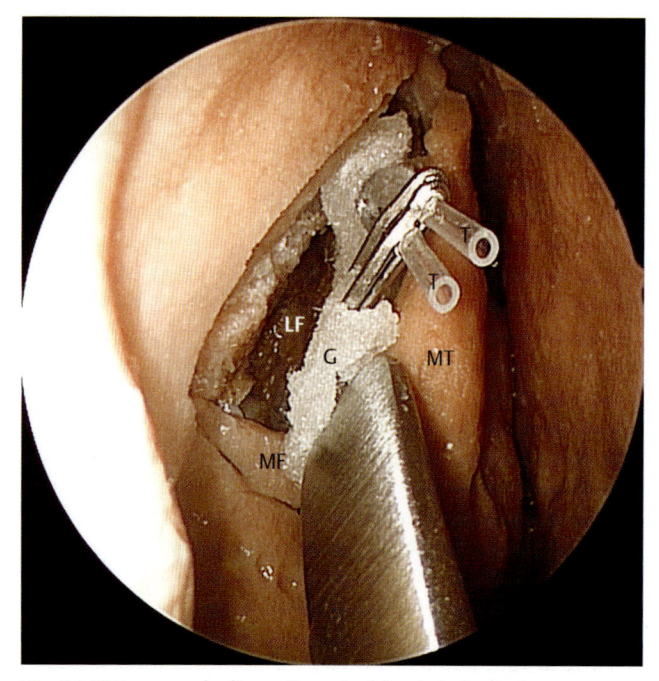

Fig. 11.22 Imagem de dissecção cadavérica do lado direito demonstrando que o quadrado de Gelfoam (*G*) está levantado e a posição dos retalhos lacrimal (*LF*) e de mucosa (*MF*) são checados depois que os tubos de O'Donoghue (*T*) foram cortados. *MT*, concha nasal média.

Resultados

Os resultados dessa técnica foram publicados em periódicos revisados por colegas.[14,17-22] Ao discutir a taxa de sucesso da DCR, é importante definir "sucesso" com clareza. Em muitos estudos anteriores "sucesso" foi definido como melhora sintomática, ausência completa de sintomas, ou como um sistema nasolacrimal anatomicamente patente após a cirurgia. Para se afirmar que a DCR foi bem-sucedida, ambos os critérios (sintomas e patência anatômica) precisam ser preenchidos: o paciente deve estar completamente assintomático e a patência do sistema nasolacrimal deve estar endoscopicamente confirmada. O saco lacrimal deve estar marsupializado e bem cicatrizado, fazendo parte da parede nasal lateral (**Fig. 11.23a**). Depois que a fluoresceína foi colocada na conjuntiva, ela deve ser visualizada imediatamente no saco marsupializado (**Fig. 11.23b**).

Uma das séries recentes publicadas incluiu 162 DCRs consecutivas com um acompanhamento de 12 ou mais meses.[18] Os pacientes que apresentavam um saco lacrimal não preenchido no DCG – o que pode sugerir um problema no canalículo comum, mas que por outro lado tinham cana-

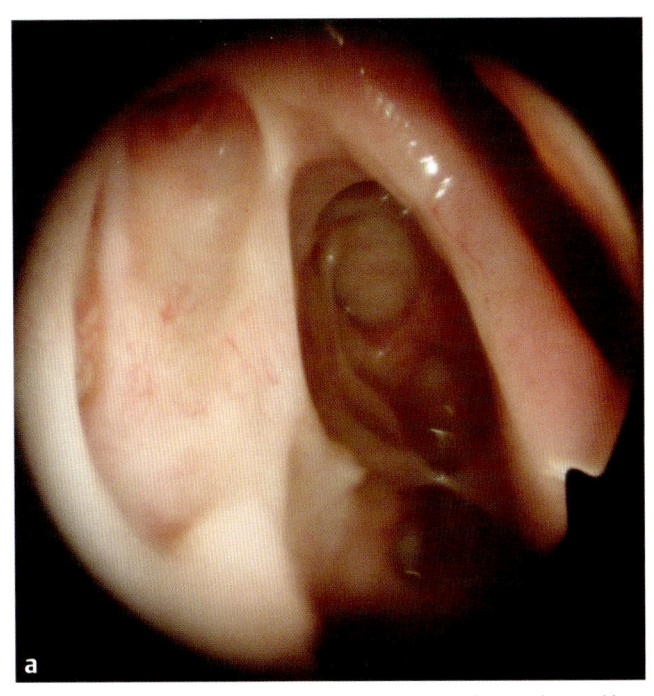

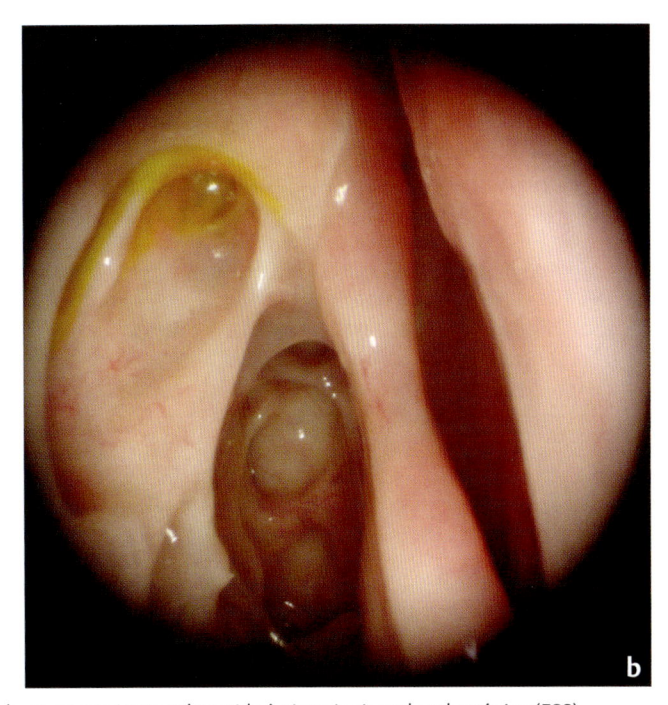

Fig. 11.23 (a) Saco lacrimal marsupializado dentro da parede nasal lateral em um paciente submetido à cirurgia sinusal endoscópica (ESS). (b) Visualiza-se a livre drenagem de fluoresceína dentro do saco lacrimal aberto.

lículos normais – foram incluídos. Somente os pacientes que tivessem uma obliteração de 3 a 4 mm de comprimento no canalículo comum, tanto no DCG como na sondagem, foram excluídos. Houve quatro pacientes que foram excluídos por significativa estenose/obstrução do canalículo comum. Os pacientes que no DCG têm um saco lacrimal não preenchido podem ter um saco lacrimal grande ou distendido que pode provocar a torção do canalículo comum em sua inserção no saco. Esses pacientes podem ser tratados com sucesso com DCR endoscópica. Para examinar os resultados dessa técnica, os pacientes foram divididos naqueles submetidos a DCR primária (sem cirurgia anterior), DCR de revisão, e naqueles que preenchiam os critérios para DCR pediátrica (menos de 10 anos de idade).

Resultados da DCR Primária[14,17,18,20,21]

Em uma das maiores séries da literatura[18] com 162 pacientes, 126 pacientes foram categorizados como DCRs primárias, 19 como DCRs de revisão e 18 como DCRs pediátricas. No grupo de DCR primária, 115 pacientes tiveram um resultado bem-sucedido (90%). Dos 11 pacientes cuja abordagem foi considerada malsucedida, seis apresentavam um sistema nasolacrimal anatomicamente patente com um fluxo livre de fluoresceína da conjuntiva para o nariz (conforme demonstrado na **Fig. 11.23b**). Isto concede uma taxa de patência anatômica de 96% (121/126). Porém, tais pacientes sintomáticos ainda foram alocados entre aqueles com falha cirúrgica, mesmo que o procedimento tivesse sido bem-sucedido. O grupo de pacientes de DCR primária pode ainda ser dividido em obstrução anatômica ou funcional de acordo com suas investigações pré-operatórias (DCG e cintilografia). No grupo anatomicamente obstruído, a taxa de sucesso foi de 95%, enquanto no grupo funcional foi de 81%. Este grupo funcional ainda apresentou uma patência anatômica de 95%, mas poucos pacientes com um sistema patente ainda tinham sintomas e, portanto, foram classificados como fracassos. Se o sucesso for definido como a ausência completa de sintomas com patência anatômica, a obstrução funcional do sistema lacrimal não tem um prognóstico tão bom quanto a obstrução anatômica e isto deve ser lembrado ao permitir pacientes com obstrução funcional. Uma importante advertência, neste caso, é que todos os pacientes do grupo funcional que apresentavam sintomas residuais pós-operatórios afirmaram que os sintomas melhoraram significativamente após a DCR.

Resultados e Modificações da Técnica na DCR de Revisão[14,17,18]

Nessa série foram realizadas 19 DCRs de revisão. A taxa de sucesso foi de 83%, mas aumentou para 89% a uma segunda operação de revisão. A técnica cirúrgica para a DCR de revisão é a mesma da DCR primária com poucas modificações menores. Um óstio ósseo de tamanho variável teria sido criado no momento da DCR primária. O saco remanescente pode ser significativamente menor e cicatrizado do que no caso da DCR primária e isto pode tornar mais difícil a criação da mucosa nasal e a aposição da mucosa do saco lacrimal. As incisões iniciais da mucosa ainda são efetuadas conforme descrito anteriormente com a restrição de que a incisão vertical anterior deve ser realizada anterior ao óstio ósseo previamente criado. Em outras palavras, a incisão vertical anterior deve ser realizada sobre o osso. Caso você não tenha certeza do limite anterior do óstio ósseo prévio, palpe o processo frontal da maxila. Inicie anteriormente no processo frontal e mova-se posteriormente até poder palpar a junção do osso duro e o óstio mole. Depois de efetuadas as incisões iniciais na mucosa, use o elevador Freer de sucção para levantar o retalho de mucosa do osso em direções anterior, acima e abaixo do óstio ósseo prévio. O plano da mucosa já levantada deve ser continuado posteriormente usando um bisturi. A dissecção cortante é necessária visto que a mucosa está inserida no saco subjacente por meio de tecido fibroso. Depois de levantado o retalho de mucosa, a remoção óssea e o resto da técnica de DCR são como descrito anteriormente. Se for visualizada cicatrização no saco e este for de pequeno volume, então depois de sua abertura, a mucosa nasal preservada e que foi anteriormente levantada do saco poderá ser aparada para que ainda fique contígua à mucosa lacrimal, mesmo sendo esta pequena na marsupialização. Isto deixa pouco tecido e osso expostos, devendo resultar no sucesso da DCR de revisão.

Resultados e Modificações da Técnica na DCR Pediátrica[14,17-23]

Na série mais recente, houve 21 DCRs pediátricas consecutivas. A taxa de sucesso foi de 92%. Os pacientes incluídos neste grupo tinham menos de 14 anos. No grupo etário pediátrico, especialmente os pacientes do grupo dos 18 meses aos 6 anos de idade, houve importantes diferenças anatômicas das quais o cirurgião precisa estar ciente. O vestíbulo nasal é muito menor e pode haver alguma dificuldade inicial na inserção simultânea de um endoscópio de 4 mm e um instrumento na cavidade nasal. Endoscópios e instrumentos de mesmo tamanho são usados para as DCR endoscópicas pediátricas e adultas com exceção do *punch* saca-bocados de Hajek Koeffler, que é substituído por um *punch* saca-bocados de Kerrison de 2 mm. Entretanto, à medida que a cirurgia continua, o vestíbulo nasal estira-se e seu estreitamento passa a ser apenas uma preocupação inicial. A outra variação anatômica é o subdesenvolvimento das conchas nasais com uma altura vertical relativamente pequena da cavidade nasal. Isto põe a axila da concha nasal média em proximidade relativamente estreita com a base do crânio e aumenta o risco para essa região. As incisões iniciais da mucosa permanecem similares àquelas descritas para adultos e a incisão superior ainda é realizada a cerca de 8 mm acima da axila. Isto será exatamente abaixo da base do crânio em uma criança de 2 anos, portanto o cirurgião deve estar ciente dessa proximidade ao remover o osso sobre o saco. O resto do procedimento é o mesmo já descrito anteriormente. A DCR pediátrica é uma operação muito bem-sucedida com uma taxa de sucesso anatômico de 100% em nossas séries[20] (a patência do óstio lacrimal em endoscopia). Contudo, somente 92% desses pacientes estavam completamente livres de sintomas.[20] O tratamento pós-operatório para pacientes abaixo de 10 anos é diferente daquele anteriormente delineado. Fazemos, eletivamente, uma avaliação pós-operatória sob anestesia geral após 4 semanas. O óstio lacrimal intranasal é avaliado e os tubos de O'Donoghue são removidos. Pode haver granulações ao redor do óstio, especialmente na parede anterior, uma vez que esta é a região onde as mucosas lacrimal e nasal são mais difíceis de aproximar, e muitas vezes há pouco osso exposto após a cobertura de todos os retalhos de mucosa (**Fig. 11.24**). Essas granulações devem ser removidas e essa região deverá ter subsequentemente uma boa cicatrização. Em alguns pacientes podem formar-se pequenas sinéquias entre a parede nasal lateral e o septo, as quais devem ser excisadas. Isto ocorre porque a cavidade nasal é pequena e não realizamos septoplastia, a não ser que haja significativo desvio septal. Nos pacientes com significativo desvio septal, realiza-se uma incisão de Killian e o septo é mobilizado da crista maxilar e do septo ósseo. Nenhuma cartilagem ou osso são excisados. Essa mobilização geralmente é suficiente e permite que a cirurgia prossiga na cavidade nasal anteriormente obstruída. Mobilização sem ressecção tecidual também reduz o risco de perturbar mais crescimento do septo e consequentemente alterar o desenvolvimento das características faciais.

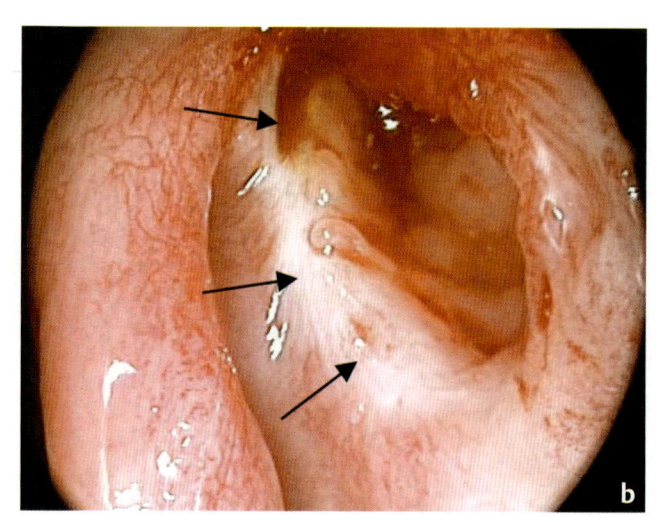

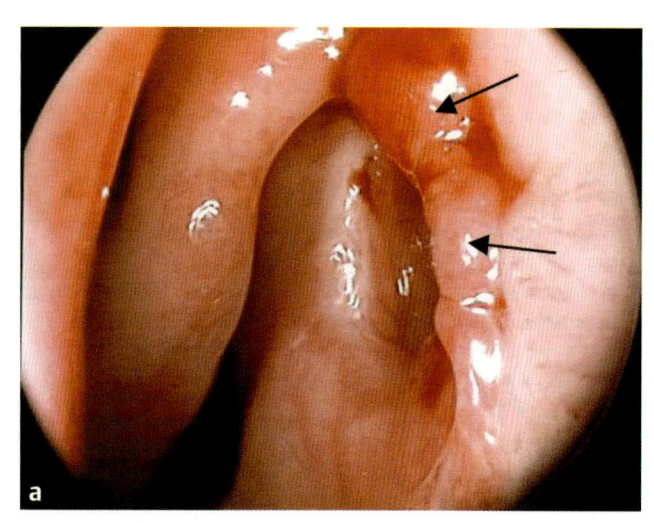

Fig. 11.24 (**a**) O óstio lacrimal após 4 semanas em um paciente com 18 meses de idade com granulações no lábio anterior do óstio (*setas pretas*). (**b**) O óstio lacrimal após a remoção dessas granulações. A região posterior de cicatrização por primeira intenção sem tecido de granulação está marcada com *setas pretas*. O paciente continuou a cicatrizar bem e no acompanhamento estava assintomático.

Lógica para a Inserção dos Tubos de O'Donoghue[20]

Os tubos de O'Donoghue são colocados após a DCR endoscópica se o canalículo comum estiver comprimido; isto é feito na tentativa de dilatar a abertura do canalículo comum dentro do saco lacrimal. Os tubos não são colocados na tentativa de manter o saco aberto, pois este é marsupializado de maneira tão ampla, com aposição das mucosas lacrimal e nasal. O objetivo da inserção do tubo de O'Donoghue é dilatar a abertura do canalículo comum mediante a colocação de tubos de Silastic por 4 semanas. Durante muitos anos de observação da entrada da sonda lacrimal de Bowman no saco lacrimal, tornou-se aparente que a dobra da mucosa que forma a válvula de Rosenmüller podia estar estreitada e que isto podia contribuir para os sintomas em alguns pacientes. A criação de um grande óstio lacrimal não fazia sentido, a não ser que fosse uma falha em abordar uma obstrução potencial mais proximal. Recentemente realizamos pesquisa sobre a colocação de tubos somente naqueles pacientes nos quais o canalículo comum prendia firmemente a sonda de Bowman e descobrimos que a taxa de sucesso em pacientes com um canalículo comum solto não se alterava com a colocação ou não dos tubos.[20] Acreditamos que é mais provável em pacientes que no DCG não apresentam a penetração do corante no saco, mas que na cintilografia mostrem penetração do radioisótopo no saco. Também descobrimos que na obstrução nasolacrimal funcional dispomos de um limiar mais baixo para a colocação de tubos já que esses pacientes têm taxas de sucesso mais baixas e o canalículo comum pode estar contribuindo para isto. O radioisótopo conta com mais tempo que o corante para penetrar lentamente a válvula e pode indicar uma abertura estreita do canalículo comum. Na **Figura 11.25**, apresentamos dois exemplos de válvulas de Rosenmüller contraídas, podendo-se ver claramente como as dobras da mucosa prendem a extremidade da sonda.

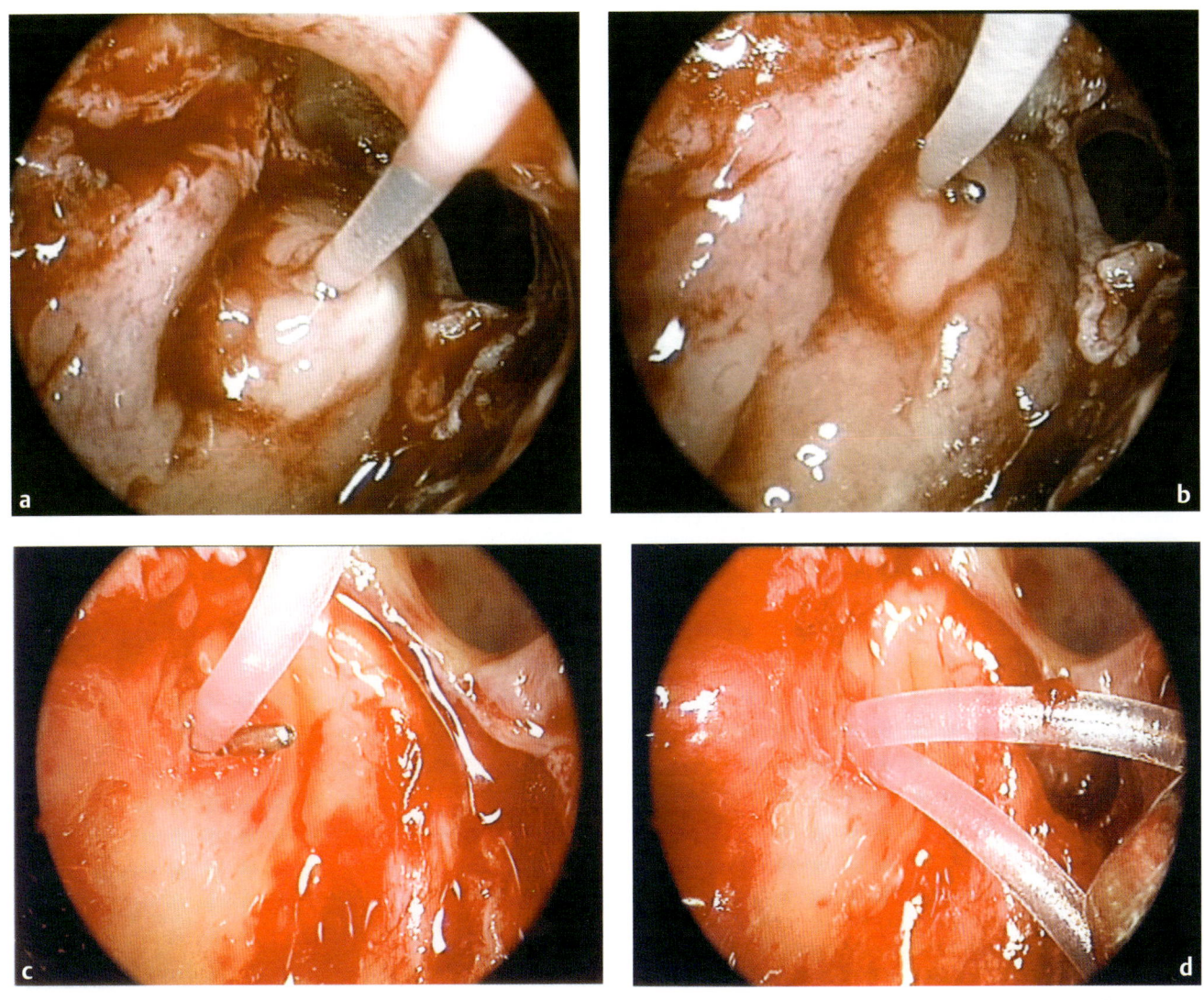

Fig. 11.25 (**a**) No primeiro paciente, o canalículo comum prende fortemente o único tubo de O'Donoghue. (**b**) A ponta da sonda está fortemente presa pela válvula. No segundo paciente, (**c**) o tubo e a sonda de Silastic estão fortemente presos pela válvula e (**d**) são visualizados os dois tubos dilatando a válvula.

Procedimentos Auxiliares

A septoplastia foi necessária em 47% dos pacientes. Esta era realizada por via endoscópica por meio de incisão de Killian. A área de obstrução de deflexão do septo diretamente adjacente à extremidade anterior da concha nasal média foi removida, ao passo que a cartilagem anterior foi mantida intacta. Em 15% dos pacientes, a cirurgia endoscópica nasossinusal (ESS) foi necessária para a rinossinusite crônica em andamento, vigente e refratária, ou para polipose nasossinusal.

Complicações

As complicações da DCR endoscópica assistida por instrumentos mtorizados são muito raras. Houve três casos de hemorragia pós-operatória conferindo uma taxa de complicação de 1,9%. Não ocorreram outras complicações. Podem ocorrer complicações sérias se o cirurgião perder os pontos de referência anatômica. Estas complicações incluem dano à orbita e aos conteúdos orbitais bem como dano à fossa craniana anterior com extravasamento de líquido cefalorraquidiano (LCR). Tendo em mente os pontos de referência descritos anteriormente e o cirurgião permanecendo anterior à inserção do uncinado, a penetração da órbita será improvável. A dissecção posterior ao uncinado, porém, em geral resultará em exposição da gordura orbital. Caso isto ocorra, ela não deverá ser perturbada nem manipulada de forma alguma. À medida que o osso é removido acima da concha nasal média, a mucosa da célula *agger nasi* será exposta. A broca de diamante bur deve ser mantida em contato com osso diretamente acima do saco e a remoção óssea deve continuar até a incisão da mucosa. Se houver qualquer dúvida sobre qual parte da mucosa exatamente é a parede do saco e qual é a pele ou a célula *agger nasi* da mucosa, um tubo* leve de DCR (Integra) é introduzido no saco e este é transiluminado. Se o cirurgião permanecer em estreita proximidade com o saco enquanto remove o osso, a probabilidade de dano à base do crânio com um subsequente extravasamento de LCR é muito pequena.

Pontos-Chave

É benéfico ao iniciar a realização de DCRs endoscópicas que o cirurgião sinusal desenvolva um estreito contato com um oftalmologista.[11] Ter habilidades em diferentes áreas e a combinação dessas habilidades ajudam tanto no planejamento da cirurgia como durante o procedimento cirúrgico. Nossa equipe consiste em um cirurgião otorrinolaringologista (ENT) e um cirurgião oculoplástico. Avaliamos juntos os pacientes na clínica lacrimal. O cirurgião oculoplástico ajuda na avaliação de outras causas de epífora como a blefarite, entrópio, ectrópio, flacidez palpebral etc. e será capaz de ensinar ao cirurgião rinologista como usar a seringa e a sonda no sistema lacrimal. O otorrinolaringologista é capaz de avaliar endoscopicamente a cavidade nasal, septo e qualquer doença nasossinusal associada que possa estar presente. Na cirurgia, o cirurgião rinologista tem as habilidades endoscópicas para lidar com o septo e expor o saco lacrimal. O cirurgião oculoplástico tem as habilidades em sondagem do sistema lacrimal e passagem de tubos de O'Donoghue e em lidar com a flacidez palpebral, entrópio ou ectrópio. Ambos os cirurgiões devem aprender a estar confortáveis com todos os aspectos da avaliação e cirurgia e rotineiramente alternamos nossos papéis durante a cirurgia.

A chave para o sucesso da DCR endoscópica é ser capaz de representar a anatomia do saco lacrimal na forma em que ela será encontrada quando da abordagem ao saco a partir da cavidade nasal. A compreensão das relações anatômicas permite a completa exposição do saco e a marsupialização deste dentro da parede nasal lateral. Além disso, a preservação da mucosa com a modelagem dos retalhos de mucosa permite que a as mucosas nasal e lacrimal sejam opostas com cicatrização por primeira intenção e não por segunda intenção. Isto diminui o risco de formação de tecidos de granulação e cicatricial e dá um resultado confiável e reprodutível.

Referências

1. Caldwell G. Two new operations for obstruction of the nasal duct, with preservation of the canaliculi, and with an incidental description of a new lacrymal probe. NY Med J. 1893;57:581–582
2. Toti A. Nuovo Metodo conservatore dicura radicale delle suppurazione croniche del sacco lacrimale (dacricistorhinostomia). Clin. Moderna (Firenza) 1904;10:385
3. Hartikainen J, Antila J, Varpula M, Puukka P, Seppä H, Grénman R. Prospective randomized comparison of endonasal endoscopic dacryocystorhinostomy and external dacryocystorhinostomy. Laryngoscope 1998;108(12):1861–1866
4. McDonogh M, Meiring JH. Endoscopic transnasal dacryocystorhinostomy. J Laryngol Otol 1989;103(6):585–587
5. Metson R. Endoscopic surgery for lacrimal obstruction. Otolaryngol Head Neck Surg 1991;104(4):473–479
6. Steadman M. Transnasal Dacryocystorhinostomy. Otolaryngol. Clin. of Nth. America 1985;6:107–111
7. Gonnering RS, Lyon DB, Fisher JC. Endoscopic laser-assisted lacrimal surgery. Am J Ophthalmol 1991;111(2):152–157
8. Massaro BM, Gonnering RS, Harris GJ. Endonasal laser dacryocystorhinostomy. A new approach to nasolacrimal duct obstruction. Arch Ophthalmol 1990;108(8):1172–1176
9. Woog JJ, Metson R, Puliafito CA. Holmium:YAG endonasal laser dacryocystorhinostomy. Am J Ophthalmol 1993;116(1):1–10
10. Linberg JV, Anderson RL, Bumsted RM, Barreras R. Study of intranasal ostium external dacryocystorhinostomy. Arch Ophthalmol 1982;100(11):1758–1762
11. Wormald PJ, Nilssen E. Endoscopic DCR: the team approach. Hong Kong Journal of Ophthalmology 1998;1:71–74
12. Welham RAN, Wulc AE. Management of unsuccessful lacrimal surgery. Br J Ophthalmol 1987;71(2):152–157
13. Wormald PJ, Kew J, Van Hasselt A. Intranasal anatomy of the nasolacrimal sac in endoscopic dacryocystorhinostomy. Otolaryngol Head Neck Surg 2000;123(3):307–310
14. Wormald PJ. Powered endoscopic dacryocystorhinostomy. Laryngoscope 2002;112(1):69–72
15. Unlü HH, Gövsa F, Mutlu C, Yücetürk AV, Senyilmaz Y. Anatomical guidelines for intranasal surgery of the lacrimal drainage system. Rhinology 1997;35(1):11–15
16. Rebeiz EE, Shapshay SM, Bowlds JH, Pankratov MM. Anatomic guidelines for dacryocystorhinostomy. Laryngoscope 1992;102(10):1181–1184
17. Wormald PJ, Tsirbas A. Investigation and endoscopic treatment for functional and anatomical obstruction of the nasolacrimal duct system. Clin Otolaryngol Allied Sci 2004;29(4):352–356
18. Tsirbas A, Wormald PJ. Endonasal dacryocystorhinostomy with mucosal flaps. Am J Ophthalmol 2003;135(1):76–83
19. Wormald PJ. Powered endoscopic dacryocystorhinostomy. Otolaryngol Clin North Am 2006;39:539–549
20. Callejas CA, Tewfik MA, Wormald PJ. Powered endoscopic dacryocystorhinostomy with selective stenting. Laryngoscope 2010;120(7):1449–1452
21. Leibovitch I, Selva D, Tsirbas A, Greenrod E, Pater J, Wormald PJ. Paediatric endoscopic endonasal dacryocystorhinostomy in congenital nasolacrimal duct obstruction. Graefes Arch Clin Exp Ophthalmol 2006;244(10):1250–1254
22. Mann BS, Wormald PJ. Endoscopic assessment of the dacryocystorhinostomy ostium after endoscopic surgery. Laryngoscope 2006;116(7):1172–1174
23. Tsirbas A, Davis G, Wormald PJ. Revision dacryocystorhinostomy: a comparison of endoscopic and external techniques. Am J Rhinol 2005;19(3):322–325

12 Fechamento de Fístula Liquórica (Extravasamento do Líquido Cefalorraquidiano)

Introdução

O tratamento tradicional dos extravasamentos de líquido cefalorraquidiano (LCR) na base do crânio anterior era feita via craniotomia anterior e reparo intracraniano da fístula. Isto era realizado geralmente pela elevação dos lobos frontais na região do local suspeito de extravasamento e colocação de uma lâmina de fáscia lata sobre essa área. A taxa de sucesso dessa técnica foi em torno de 70%, mas geralmente deixava o paciente com alguma perda de olfato. Além disso, a retração do lobo frontal está associada a risco de epilepsia pós-operatória. No final dos anos 1980 e começo dos anos 1990, o fechamento endoscópico dos extravasamentos LCR foi relatado pela primeira vez. Desde então, muitas séries publicadas relataram taxas de sucesso superiores a 90%.[1-3] Esta alta taxa de sucesso e a morbidade muito baixa associada são as principais vantagens da técnica endoscópica.[1] Uma variedade de materiais tem sido usada para fechar esses extravasamentos.[3,4] Enxertos livres de mucosa, enxertos pediculados de mucosa, gordura, fáscia, músculo e materiais sintéticos, como hidroxiapatita, têm sido todos descritos com taxa de sucesso similar.[3,4] Em uma recente revisão, Hegazy et al.[3] perceberam que o tipo de material parece não fazer uma significativa diferença para a taxa de sucesso do fechamento. Embora este possa de fato ser o caso em pequenos extravasamentos de LCR, a técnica *on-lay* simplesmente pode não ser muito adequada para grandes extravasamentos.[3,4] As técnicas propostas neste capítulo (o fechamento em técnica de *bath-plug* e com ou sem retalho nasosseptal) foram usadas em uma grande série de pacientes e descobriu-se que são confiáveis tanto para extravasamentos grandes como pequenos.[5,6] Em nossa experiência, se for usada a técnica *on-lay* somente para defeitos médios ou grandes com um fluxo livre de LCR, o enxerto tende a ser afastado da base do crânio e portanto do defeito dural e o fluxo de LCR é retomado. Embora o extravasamento possa ser selado no final da cirurgia, a tosse ou o esforço no período pós-operatório pode elevar a pressão do LCR o suficiente para causar sua recidiva. Uma analogia à colocação de tampão (*patching*) nessas fístulas liquóricas de alto fluxo com técnica *on-lay* somente é tentar remendar um saco plástico de água aplicando um remendo no lado de fora do saco.[5,6] A técnica de *bath-plug* permite que o tampão seja colocado na parte interna do saco e usa uma pressão da água para aumentar a vedação no tampão. A outra técnica apresentada (enxerto *underlay* de fáscia somente ou *underlay* e *on-lay*) e as indicações para essa técnica também superam esse problema de pressão do LCR empurrando o enxerto para longe da base do crânio, uma vez que a fáscia é colocada em posição intracraniana e a pressão do LCR novamente ajuda a criar a vedação. Este capítulo não tenta descrever todas as técnicas alternativas, mas se concentra nas técnicas *bath-plug* e *underlay de* fáscia, pois temos considerável experiência em uma ampla variedade de situações com essas técnicas e descobrimos que ambas são versáteis e confiáveis.[5,6]

Etiologia das Fístulas Liquóricas

Os extravasamentos anteriores de LCR da base do crânio podem ser divididos em quatro grandes categorias de acordo com sua etiologia. Em uma grande série recente de nosso departamento, houve uma disseminação bastante uniforme entre os extravasamentos causados por trauma na base do crânio, extravasamentos espontâneos, meningoencefaloceles e extravasamentos iatrogênicos.

Fístulas Liquóricas Traumáticas

As fístulas liquóricas traumáticas seguem-se a uma fratura na base do crânio anterior. O tratamento inicial é o conservador, uma vez que a maioria desses extravasamentos cessará dentro de 10 dias da lesão. No entanto, extravasamentos que persistem por mais de 10 dias devem ser fechados. Uma das principais causas de uma fístula liquórica contínua é a rotação de uma espícula óssea que continua a manter afastadas as bordas rotas da dura-máter, conforme é demonstrado em um extravasamento traumático de LCR do esfenoide na **Fig. 12.1**. Se o fragmento ósseo for livremente móvel, este, então, deverá ser removido no momento do fechamento da fístula (**Fig. 12.1**).

Mais comuns do que as fístulas liquóricas traumáticas do esfenoide são aquelas vistas na fóvea etmoidal ou na junção entre a fóvea etmoidal e a fossa olfatória (**Fig. 12.2**).

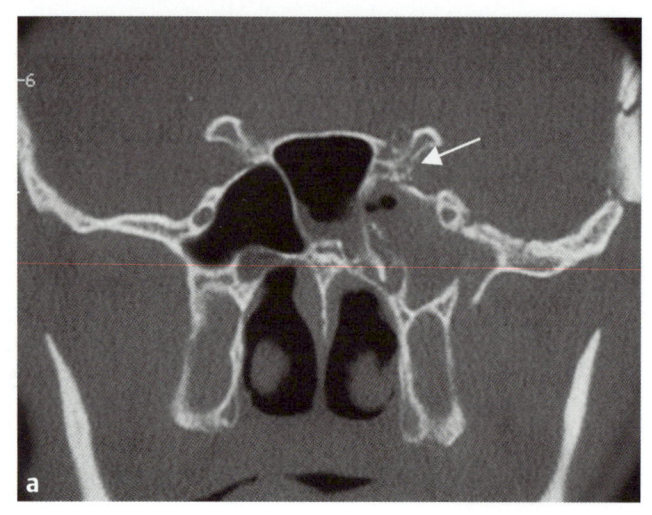

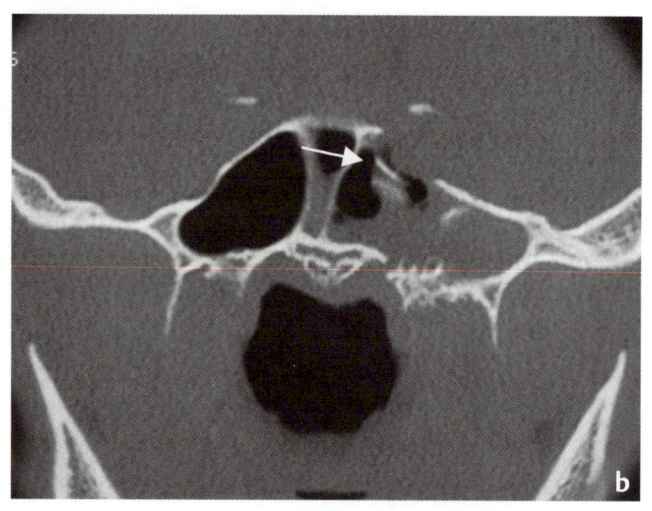

Fig. 12.1 Imagens de TC de um paciente com uma fratura através do clinoide (a) (seta branca) com um fragmento ósseo deslocado (b) (seta branca) e uma fístula liquórica. Note o nível de fluido no esfenoide.

Menos frequentes são as fraturas na tábua posterior do seio frontal. Felizmente, esses extravasamentos nas fraturas da base do crânio raramente precisam de fechamento, porém se persistirem, o acesso geralmente é possível apenas com um procedimento endoscópico de broqueamento frontal de Grau 6 ou um retalho osteoplástico. O procedimento endoscópico de broqueamento frontal permite o acesso à tábua mais posterior do seio frontal e que a fístula seja fechada sob visualização direta (**Fig. 12.3**). A razão para que as fraturas da base do crânio tendam a cicatrizar-se espontaneamente, ao contrário das lesões criadas durante a ESS, é que embora a dura-máter esteja rota, geralmente não há deslocamento ósseo, portanto não ocorre prolapso da dura rota impedindo a selagem. Quando houver deslocamento de um fragmento ósseo, o fechamento cirúrgico da fístula liquórica deve ser realizado prontamente e não ser observado de maneira expectante. Os extravasamentos de LCR durante a ESS quase sempre apresentam perda óssea associada e prolapso dural, portanto todos são fechados prontamente sem qualquer tratamento conservador antes da cirurgia.

Fístulas Liquóricas Espontâneas

Os extravasamentos espontâneos de LCR são vistos geralmente na placa cribriforme ou na parede lateral do seio esfenoidal. Os extravasamentos da fossa cribriforme geralmente resultam de uma dilatação da bainha dural ao redor das fibras olfatórias. Pode resultar um pequeno prolapso da dura-máter que pode extravasar LCR (**Fig. 12.4**).

Os extravasamentos espontâneos de LCR no seio esfenoidal são vistos, geralmente, nos seios esfenoidais bem pneumatizados, quando o seio pneumatiza-se dentro da asa do esfenoide sob o nervo maxilar. Isto põe essa região do seio esfenoidal em contato com a região do lobo temporal da fossa craniana média separadas apenas por um osso fino. Uma teoria referente à razão da ocorrência de erosão da base do crânio nessa região é que as granulações aracnóideas no assoalho da fossa craniana média geralmente não possuem uma conexão venosa. Quando esses sacos aracnóideos com LCR e pulsam, eles podem gradualmente causam a erosão do osso, eventualmente levando ao prolapso de dura e aracnoide dentro do esfenoide com um extravasamento associado.[7-10] Além disso, acredita-se que mui-

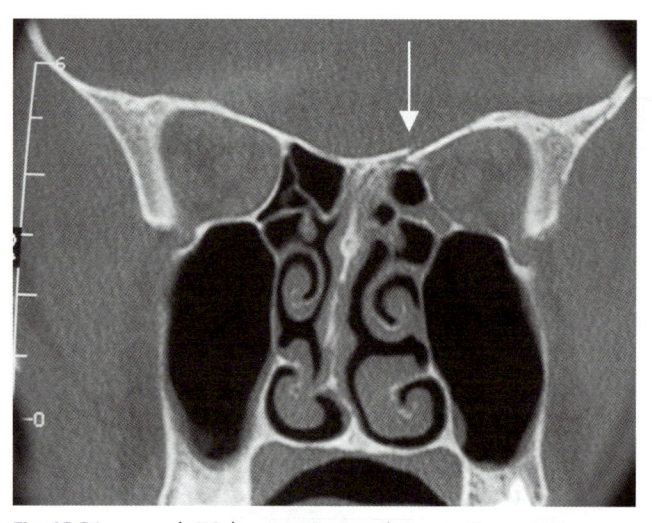

Fig. 12.2 Imagem de TC de um paciente após traumatismo craniano com uma fratura através da fóvea etmoidal (seta branca) e com uma fístula liquórica associada. Note o nível de fluido no seio etmoidal adjacente.

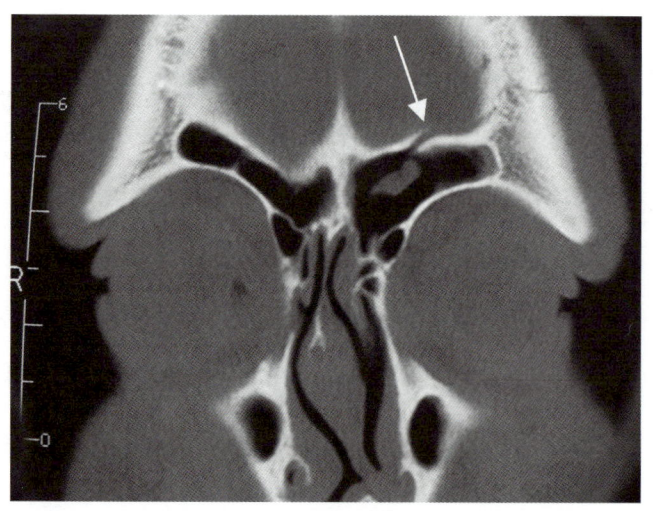

Fig. 12.3 Imagem de TC de um paciente com uma fratura através da tábua posterior (seta branca) do seio frontal com uma fístula liquórica associada.

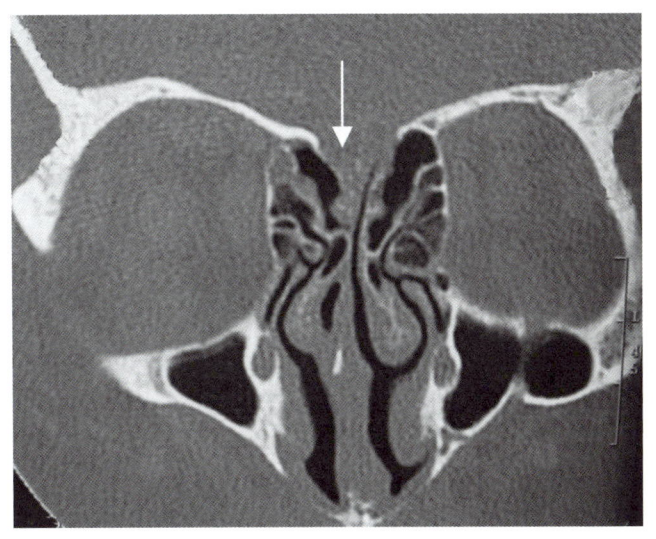

12 Fechamento de Fístula Liquórica (Extravasamento do Líquido Cefalorraquidiano)

Fig. 12.4 Uma TC coronal ilustrando uma dilatação triangular da placa cribriforme ao redor de um neurônio olfatório (confirmado em cirurgia).

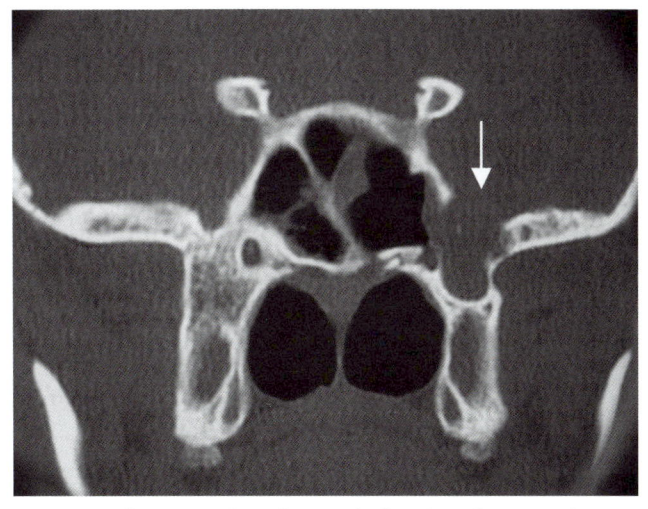

Fig. 12.5 Defeito na asa lateral esquerda do esfenoide com prolapso da dura-máter através do defeito.

tos desses pacientes possam não ter recebido o diagnóstico de elevação benigna da pressão intracraniana como parte da etiologia. Na **Fig. 12.5**, visualiza-se um defeito nesse aspecto lateral desse esfenoide bem pneumatizado com opacidade associada (causando o prolapso das meninges e LCR).

Meningoencefaloceles com Fístulas Liquóricas Associadas

As meningoencefaloceles podem ser espontâneas (congênitas ou adquiridas) ou associadas a um evento traumático prévio. As meningoencefaloceles congênitas geralmente estão presentes nos primeiros anos de vida. A meningoencefalocele consiste em meninges e dura-máter contendo LCR com uma quantidade variável de tecido encefálico que sofre prolapso através de um defeito da base do crânio para dentro da cavidade ou seios nasais. Geralmente, o tecido encefálico na encefalocele não é funcional e é ressecado como um primeiro passo do procedimento. As meningoencefaloceles pós-traumáticas em geral apresentam descontinuidades em forma de funil na base do crânio e essas precisam ser reconhecidas durante o processo de reparo, uma vez que afetam a adequada capacidade de visualização das margens ósseas do defeito, assim como da cavidade intracraniana pelo cirurgião. O defeito ósseo em forma de funil é causado pelos conteúdos intracranianos que se projetam através do defeito e empurram inferiormente as margens do defeito ósseo para dentro da cavidade/seios nasais (**Fig. 12.6**).

Fístulas Liquóricas Iatrogênicas

Os extravasamentos iatrogênicos, com frequência, serão vistos na parede lateral da fossa olfatória e fóvea etmoidal. A parede da fossa olfatória forma o limite medial da dissecção do recesso frontal. Esta pode ser muito fina, com espessura variando de 0,1 a 1 mm, e é perfurada pela artéria etmoidal anterior. Pode ocorrer dano a essa parede lateral da fossa olfatória se durante a cirurgia nessa região os instrumentos de dissecção forem virados medialmente. A laceração da artéria etmoidal anterior com sangramento pode levar ao uso da diatermia, na tentativa de obter hemostasia. A diatermia unipolar, se usada para cauterizar um sangramento de vaso,

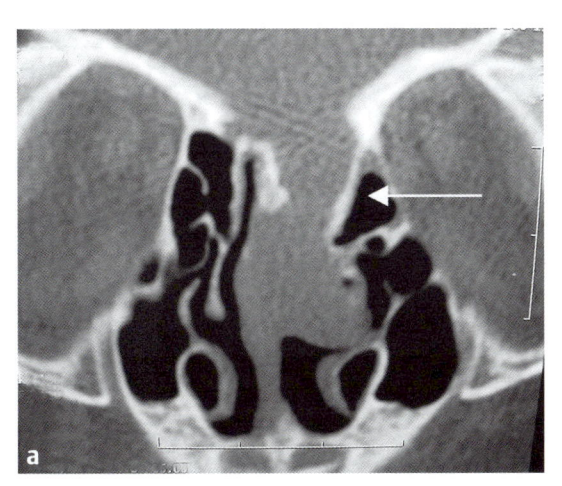

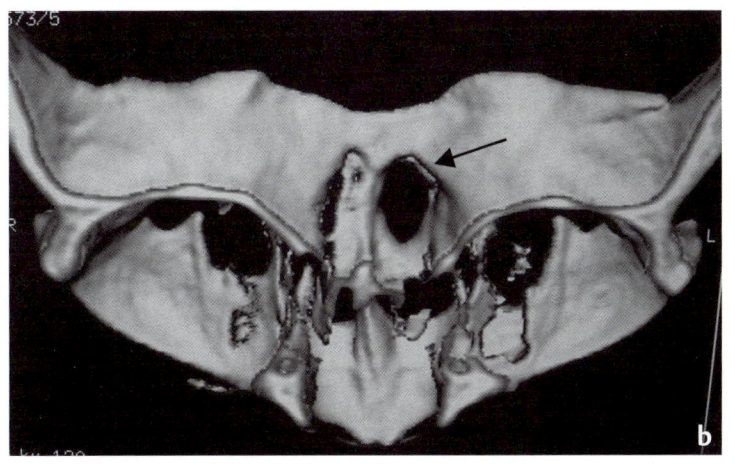

Fig. 12.6 (a) A imagem de TC mostra a chanfradura das margens da meningoencefalocele (*seta branca*). (b) Reconstrução tridimensional também ilustra o formato em funil do defeito da base do crânio através do qual a meningoencefalocele se protrai (*seta preta*).

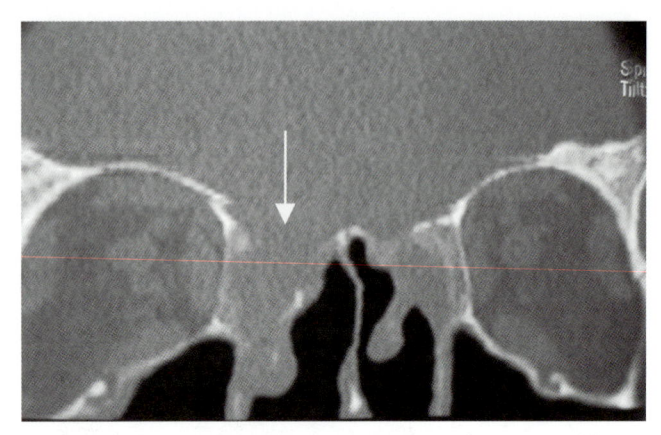

Fig. 12.7 Lesão iatrogênica intraoperatória para a fóvea etmoidal anterior (*seta branca*) no lado direito.

pode queimar através do osso e da dura, causando extravasamento de LCR. A base do crânio remanescente (fóvea etmoidal) pode ser danificada se o cirurgião perder a orientação não reconhecendo que a dissecção alcançou a base do crânio. Caso se suponha que células estejam presentes na base do crânio, uma tentativa de remover essas "células" pode danificar a base do crânio com uma fístula liquórica associada (**Fig. 12.7**). Geralmente, esses extravasamentos são prontamente aparentes no momento da cirurgia e podem ser reparados com a técnica de *bath-plug* descrita.

Avaliação Pré-Operatória

Esta é realizada se o paciente se apresentar com suspeita de fístula liquórica. Os extravasamentos intraoperatórios de LCR devem ser abordados no momento da cirurgia. O método mais confiável para confirmar sua presença é testar as secreções aquosas claras do nariz por β2-transferrina (β2-transferrina está presente somente no LCR).[4,5,7,11] Depois de confirmado o extravasamento de LCR, o local da fístula é procurado obtendo-se uma imagem de tomografia computadorizada (TC) de alta resolução, em corte fino, dos seios.[5,11] Nessa imagem, são procuradas as deiscências da base do crânio anterior. Dependendo da causa suspeita, diferentes áreas na base do crânio anterior são cuidadosamente examinadas para detectar defeitos ósseos. Um indício adicional pode ser a presença de fluido nos seios indicando que o extravasamento estase encontra na região dos seios opacificados. Nos pacientes com fístulas liquóricas espontâneas sem evidência de quaisquer deiscências ósseas na imagem de TC e sem qualquer opacificação de quaisquer seios, a região da placa cribriforme deve ser cuidadosamente examinada no intraoperatório para detectar a fístula liquórica, visto que em nossa experiência esta é a mais provável fonte de extravasamento (**Fig. 12.4**).

Se o local do extravasamento não estiver aparente na imagem de TC, uma imagem por ressonância magnética (RM) ponderada em T2, de alta resolução, pode permitir a visualização de fluido dentro dos seios e se o paciente estiver extravasando no momento da RM, esta pode permitir a identificação do local do extravasamento.[5,11] Em todos os pacientes com suspeita de ter meningoceles ou meningoencefaloceles deve-se obter uma RM pré-operatória. Isto permite que o tecido encefálico dentro da meningoencefalocele seja identificado e deve ser procurada a opinião do neurocirurgião sobre a ressecção desse tecido por via transnasal ser ou não considerada razoável e segura (**Fig. 12.8**).

Embora tenham havido, no passado, outras investigações que costumavam identificar fístulas liquóricas, as investigações anteriormente mencionadas são as únicas recomendadas. O contraste intratecal não melhora a sensibilidade da detecção do local de um extravasamento de LCR. O radioisótopo intratecal pode confirmar a presença de LCR na cavidade nasal, mas não acrescenta outras informações àquelas obtidas por meio de um teste positivo de β2-transferrina.[3] Se não for possível determinar o local do extravasamento com as investigações, o paciente é levado à sala cirúrgica e é injetada fluoresceína intratecal no espaço do LCR e o local do extravasamento é procurado, enquanto o paciente se encontra sob anestesia geral.[5,11,12]

Técnica Cirúrgica

Antibióticos intravenosos de amplo espectro são administrados com a indução da anestesia.

Fluoresceína Intratecal

A maioria dos pacientes submetidos ao reparo eletivo de fístula liquórica receberá injeção intratecal de fluoresceína antes da cirurgia.[4,5,11,12] Nos pacientes cujo extravasamento de LCR ocorre durante a cirurgia, o reparo deste será feito no momento da cirurgia sem a injeção de fluoresceína intratecal. Todos os nossos pacientes assinam, no pré-operatório, um formulário separado de consentimento destinado especificamente a explicar os riscos da administração intratecal de fluoresceína. Os efeitos colaterais mais comuns são as parestesias e o formigamento nas mãos e pés além de convulsões. Estes efeitos colaterais foram relatados quando concentrações significativamente mais altas de fluoresceína foram usadas e não foram observados em nossa série ou em outra também publicada e com um grande número de pacientes.[4-6,11-15] No fechamento eletivo da fístula liquórica, o dreno lombar é colocado enquanto o paciente está desperto. Dez mililitros de LCR são removidos do espaço intratecal. Em pessoas de 40 a 58 kg será administrado 0,2 mL de fluoresceína a 5% misturada com 10 mL de LCR, enquanto em pacientes com 58 kg e acima é administrado 0,25 mL de fluoresceína a 5% misturada com 10 mL de LCR.[4,5,11,12] O LCR corado com fluoresceína é reinjetado através de um filtro dentro do espaço intratecal a uma taxa de 1 mL por minuto. Isto é efetuado enquanto o paciente está desperto para que quaisquer efeitos colaterais possíveis possam ser identificados. Depois que o LCR corado com fluoresceína é reinjetado, o paciente é mantido na área de recuperação da sala cirúrgica por 1 a 2 horas com a cabeça posicionada em nível mais baixo que o corpo para permitir que a fluoresceína entre na cavidade craniana e se misture ao LCR ao redor do encéfalo. Se houver um fluxo significativo de LCR nesse momento, o aparecimento da fluoresceína dentro do LCR é bastante rápido (em 20 minutos), porém pode levar um tempo significativamente maior nos extravasamentos de baixo fluxo de LCR, ou quando houver uma relativa escassez de LCR dentro do sistema. Depois que o paciente estiver anestesiado, ele é colocado em posição de cabeça mais baixa

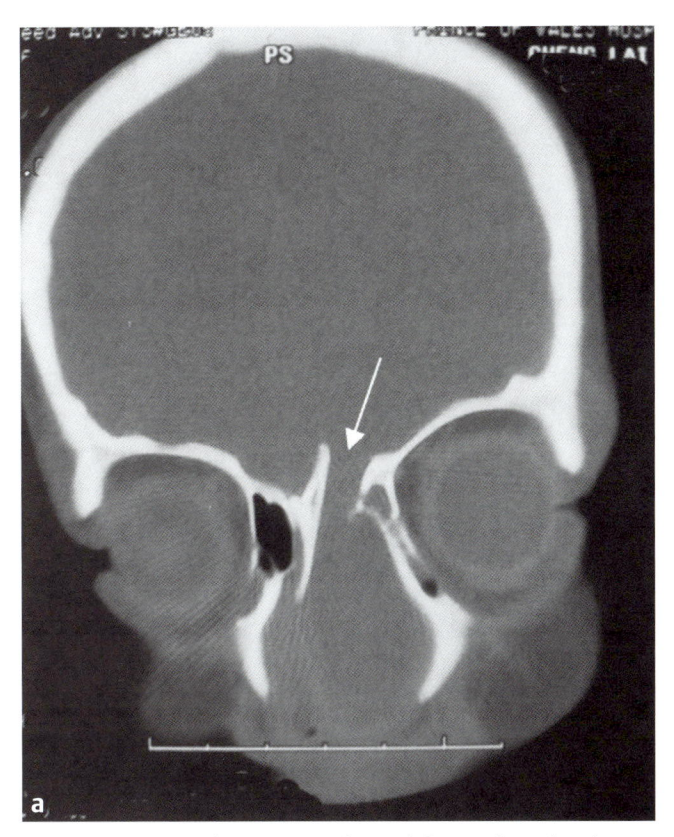

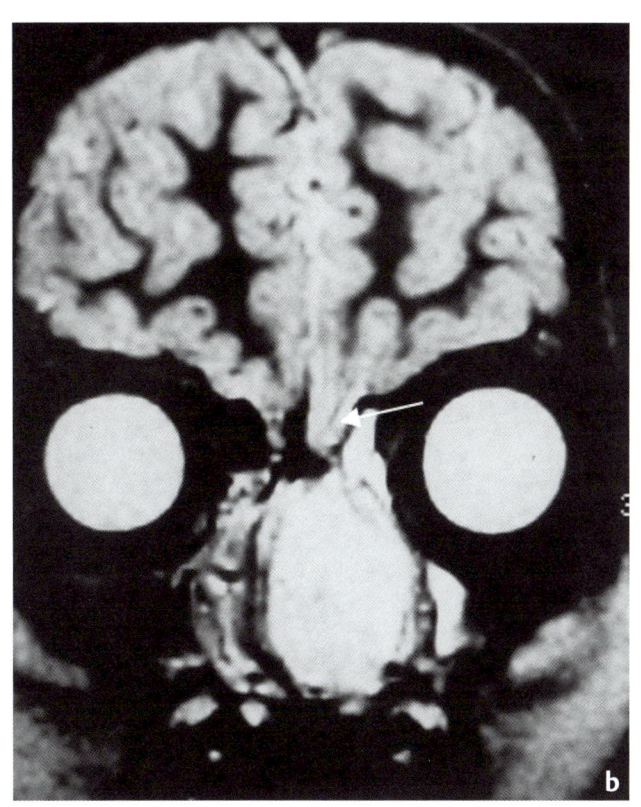

Fig. 12.8 (a) Imagem de TC mostrando um defeito na base do crânio de uma meningoencefalocele congênita (*seta branca*), enquanto (b) é uma RM ponderada em T2 mostra um grande saco repleto de LCR preenchendo a cavidade nasal com um pedículo associado do tecido encefálico que se prolapsa pelo defeito da base do crânio (*seta branca*). Essa meningoencefalocele foi tratada endoscopicamente.

que o corpo durante a preparação do seu nariz com a solução de anestésico local. Essa paramentação e preparação do equipamento da sala cirúrgica geralmente leva cerca de 10 a 20 minutos, permitindo um tempo adicional para que a fluoresceína penetre na cavidade intracraniana.

A fluoresceína intratecal pode ser inestimável para localizar fístulas liquóricas difíceis de encontrar. A fluoresceína pode ajudar a identificar o local de um extravasamento de LCR pequeno ou intermitente ou que tenha parado recentemente (geralmente logo antes da cirurgia). Caso seja usado um filtro azul-claro na fonte de iluminação, mesmo nas menores quantidades a fluoresceína poderá ser visualizada no intraoperatório e o extravasamento poderá então ser fechado.[5,6] Se, nesse estágio, o extravasamento ainda não for visível, o paciente deverá ser colocado em posição com a cabeça mais baixa que o corpo e realizada pelo anestesista uma manobra de inspiração forçada (do tipo Valsalva). Essa manobra ser repetida várias vezes enquanto o cirurgião examina os locais mais prováveis de extravasamento de LCR. Se não for visto qualquer extravasamento, o paciente deverá ser posto em posição com cabeça mais baixa que o corpo e ventilado por mais 30 minutos antes de se reexaminar a cavidade e os seios nasais para detectar LCR corado por fluoresceína.[6] Novamente, o filtro de luz azul pode ser muito útil. Se o local do extravasamento ainda não estiver aparente, tenta-se a manipulação do espaço do LCR liquórico. O dreno lombar é fixado a um monitor de pressão arterial com uma torneira de três vias. A pressão do LCR é medida (normal 0 a 15 mm de água). Vinte mililitros de Ringer com lactato são injetados no espaço intratecal através de dreno lombar e a pressão é aferida novamente. Depois de injetados 40 mL, repete-se a manobra de inspiração forçada com a cabeça mais baixa que o corpo com um filtro de luz azul para verificar se o extravasamento está visível. As alíquotas de Ringer com lactato podem ser repetidas, mas a pressão intratecal deve ser medida após cada alíquota para assegurar que não ultrapasse os 30 mm de água. Em nossa série, um paciente necessitou de 120 mL de Ringer antes de o extravasamento se tornar aparente.[6]

A base desse procedimento é a identificação do local da fístula liquórica. O extravasamento não poderá ser fechado se o local não for identificado.

Outra grande vantagem de corar LCR com a fluoresceína é capacitar o cirurgião a testar se o fechamento do extravasamento de LCR está impermeável depois de seu reparo.[5] Depois de realizado o reparo conforme descrito a seguir, o paciente é posto de cabeça para baixo, repetindo-se então a manobra de inspiração forçada. O menor extravasamento de LCR poderá ser visto facilmente uma vez que a cor do LCR será amarela/verde brilhante.

Técnica de *bath-plug* para Reparo de Fístula Liquórica

Esta técnica constitui o fundamento do fechamento da fístula liquórica sendo a escolhida para mais de 90% dos nossos pacientes. Depois de ser identificado o local do extravasamento de LCR, o defeito dural é aumentado até que a margem óssea da base do crânio possa ser vista claramente. Quando o defeito dural estiver aumentado, um forte fluxo de LCR corado com fluoresceína geralmente será aparente. É importante remover a dura e as meninges prolapsadas, Também não se deve tentar o reparo de um defeito dural ou meníngeo sem

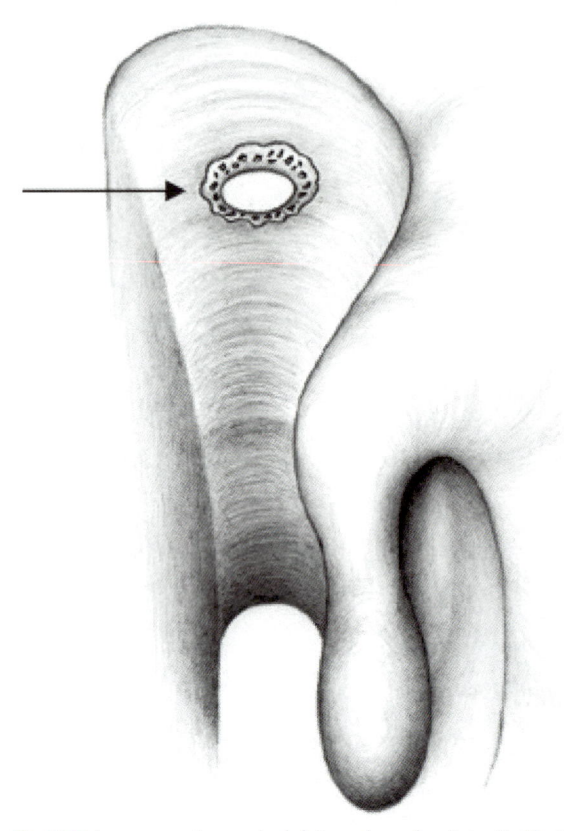

Fig. 12.9 As margens ósseas do defeito na base do crânio são identificadas, e a dura em prolapso é removida, e cerca de 5 mm da mucosa circunferencialmente são retirados da margem do defeito (*seta preta*).

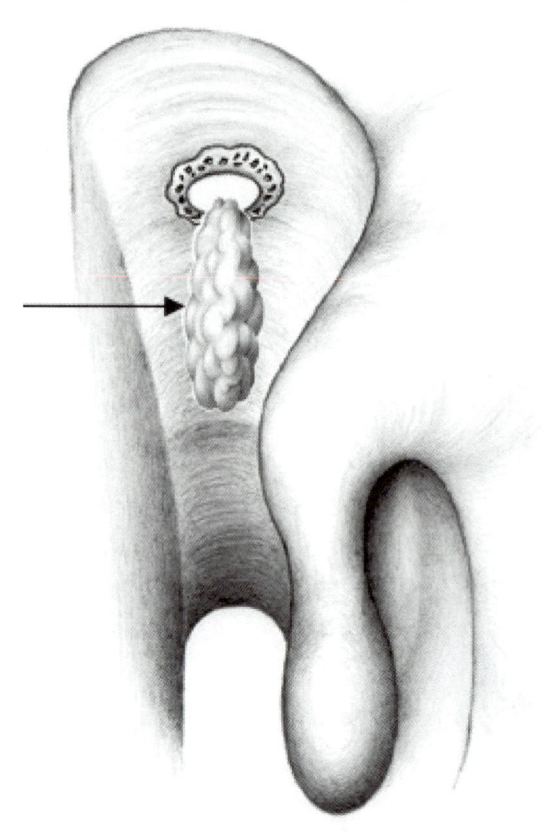

Fig. 12.10 Demonstração do tampão de gordura (*seta preta*) relativa ao tamanho do defeito. Note que o tampão de gordura tem o mesmo diâmetro do defeito.

identificar o osso circundante. O osso da base do crânio é sólido e se o reparo for baseado ao redor desse suporte sólido, um bom resultado é mais provável. Às vezes, o osso da base do crânio pode estar fraturado e instável. Se pedacinhos de ossos estiverem visíveis, estes devem ser removidos antes do reparo. Grandes fragmentos de osso devem ser deixados em posição e a dura-máter aberta até a margem desses grandes pedaços. Se grandes fragmentos ósseos estiverem presentes, a técnica de *bath-plug* ainda poderá ser adequada, porém o enxerto precisará de apoio quando fio de sutura puxado após a colocação do enxerto intracraniano (explicado adiante). Depois de identificada a margem do defeito, a mucosa nasal ao redor do defeito é retirada com raspagem em pelo menos 5 mm. Isto permite a adesão do enxerto mucoso livre ao osso possibilita e finalmente que uma vedação melhor seja alcançada (**Fig. 12.9**).

O defeito de base do crânio é mensurado com o uso de uma cureta. Por exemplo, o defeito pode ter a largura de duas curetas e três de comprimento. Se for usada uma cureta de 3 mm, o defeito teria 6 por 9 mm. Um enxerto de gordura de 6 × 9 mm é colhido então do lobo da orelha. Se o defeito for maior que 12 mm, obtém-se a gordura da região do trocanter maior da coxa ou do abdome. Se possível, o lobo da orelha é a região preferida para a obtenção do enxerto de gordura, uma vez que os fragmentos de gordura locais são fortemente fusionados o que facilita seu manejo. Entretanto, se houver múltiplos *piercings* do lobo da orelha, ou o defeito for grande, então a região do trocanter maior é preferida, uma vez que os fragmentos de gordura nessa região, novamente, são mais fibrosos e fortemente fusionados do que a gordura abdominal. O tampão de gordura deve ter o mesmo diâmetro do defeito (caso contrário haverá dificuldade de introduzi-lo no defeito) e cerca de 1,5 a 2 cm de comprimento (**Fig. 12.10**).

Uma sutura 4-0 de Vicryl (Ethicon; Somerville, NJ) é amarrada através de uma extremidade do tampão de gordura e a sutura é passada na extensão desse tampão (**Fig. 12.11**).

Um enxerto mucoso livre é colhido da parede nasal lateral (geralmente no lado oposto àquele da fístula liquórica). A mucosa é retirada da parede nasal lateral anterior à concha nasal média e é geralmente tem cerca de 3 × 3 cm (maior se o defeito for grande). O tampão de gordura é colocado abaixo do defeito e uma sonda de seio frontal maleável (Integra; Plainsboro, NJ) é usada para introduzir delicadamente o tampão de gordura através do defeito. A sonda maleável de seio frontal não deve ter preferencialemte uma ponta em bola. Se for usada uma sonda desse tipo, a gordura tenderá a se aderir à bola e, à medida que o instrumento for puxado para trás após introduzir o enxerto, a gordura será puxada com a sonda e isso dificultará a introdução intracranial do tampão de gordura.[5] A parte importante dessa técnica é introduzir somente uma quantidade muito pequena de gordura através do defeito a cada manobra. Se uma grande quantidade de gordura for introduzida pelo defeito com uma única manobra, pode ser necessária significativa pressão e a sonda poderá deslizar por uma distância significativa na cavidade intracraniana com potencial para lesionar as estruturas intracranianas.[5] Se pequenas quantidades de gordura forem introduzidas em cada manobra então se obterá maior segurança visto que a sonda não precisa entrar na cavidade intracraniana por mais de alguns milímetros de cada vez[4,5] (**Fig. 12.12**).

É necessário considerar a possibilidade da existência de um vaso na região onde o tampão de gordura será introduzido.

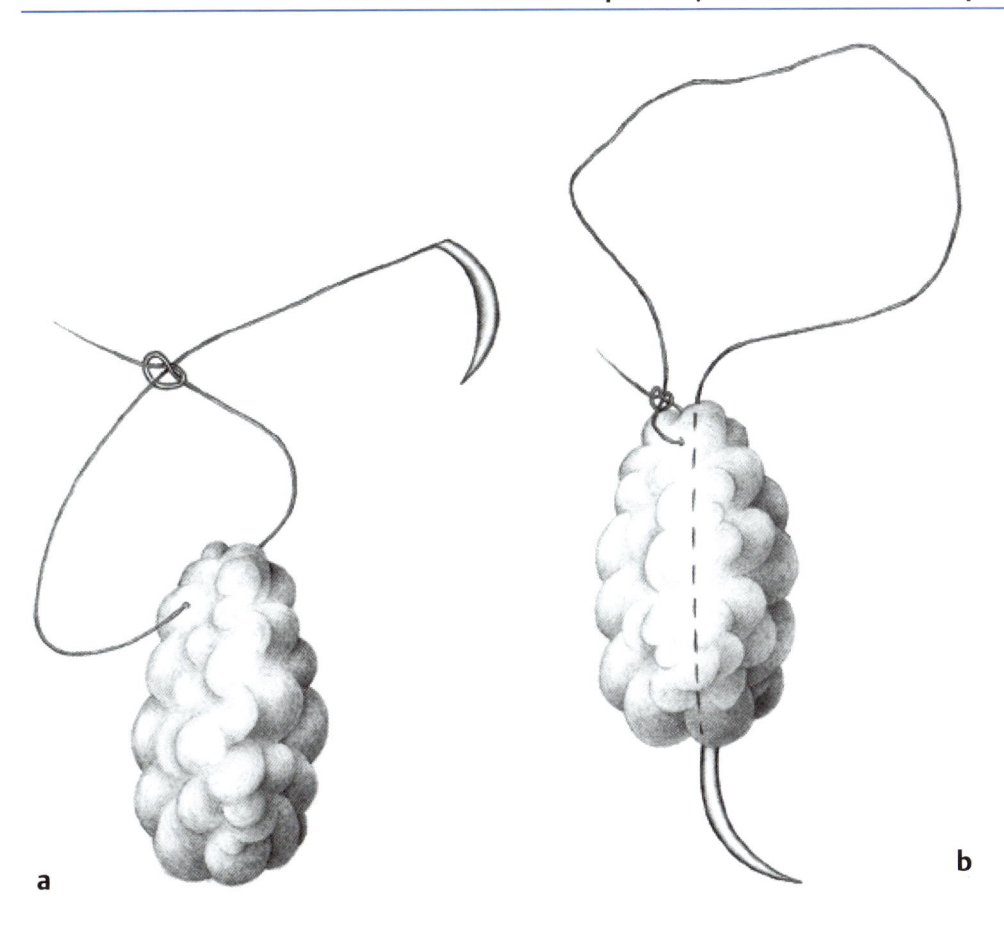

12 Fechamento de Fístula Liquórica (Extravasamento do Líquido Cefalorraquidiano)

Fig. 12.11 O nó da sutura de Vicryl 4-0 é dado em uma extremidade do tampão de gordura antes de ser passado ao longo do comprimento do tampão de gordura.

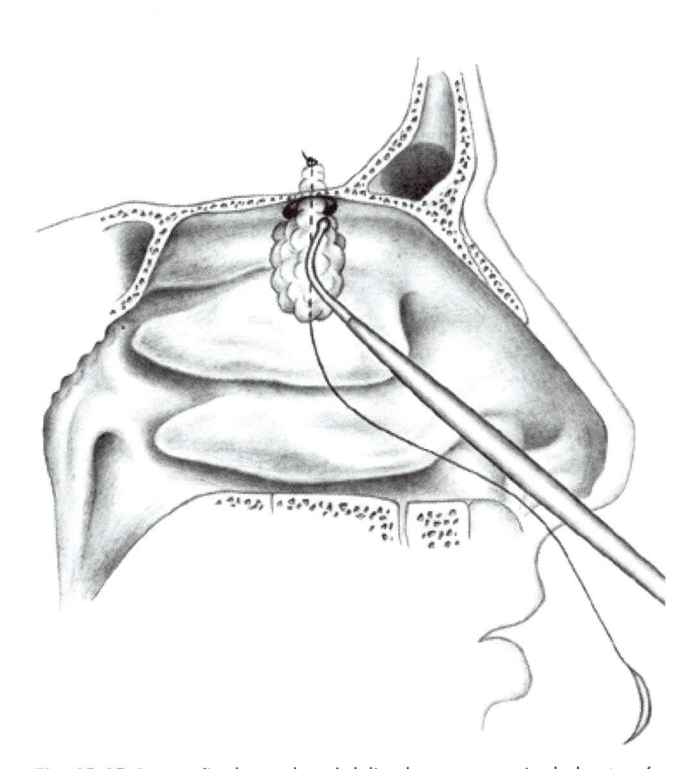

Fig. 12.12 O tampão de gordura é delicadamente manipulado através do defeito da base do crânio para dentro da cavidade intracraniana. Somente um pequeno pedaço de gordura é introduzido a cada manobra.

Esta probabilidade é maior com o reparo de meningoencefaloceles, uma vez que os vasos presentes suprem sangue ao encéfalo e dura prolapsados. Além disso, o tecido encefálico que prolapsou dentro do defeito geralmente está aderido às margens do defeito, diminuindo a quantidade de espaço intracraniano disponível para a introdução do tampão de gordura. Nessas situações, a técnica preferida é a colocação de uma camada de fáscia lata intracraniana e uma segunda camada como *on-lay* ou fechada com um retalho septal pediculado. Entretanto, se o tampão de gordura for manipulado delicadamente dentro da cavidade intracraniana, a probabilidade de dano às estruturas intracranianas é muito pequena. Em nossa série grande, nenhuma dessas lesões ocorreu.

Depois que o tampão de gordura foi introduzido com segurança através do defeito, o tampão é estabilizado com a sonda e a sutura de Vicryl é puxada delicadamente. Isto expande a tampão de gordura no lado intracraniano do defeito e permite que a pressão do LCR aumente a selagem da gordura no defeito (de modo muito semelhante à pressão da água do banho que veda a tampa do ralo da banheira) (**Fig. 12.13**).

A vedação é testada pela colocação do paciente em posição mais baixa da cabeça e pedindo ao anestesista para realizar uma manobra de inspiração forçada (Valsalva). Não se deverá visualizar o LCR corado com fluoresceína. Essa manobra empurra mais o tampão de gordura para dentro do defeito e um pequeno prolapso de gordura através do defeito é normal. O paciente é colocado com a cabeça levantada (em 15 graus) e o enxerto mucoso livre é deslizado para cima da sutura de Vicryl até cobrir o defeito. Assegure que o enxerto esteja corretamente orientado com a superfície mucosa de frente para a cavidade nasal (**Fig. 12.14**).

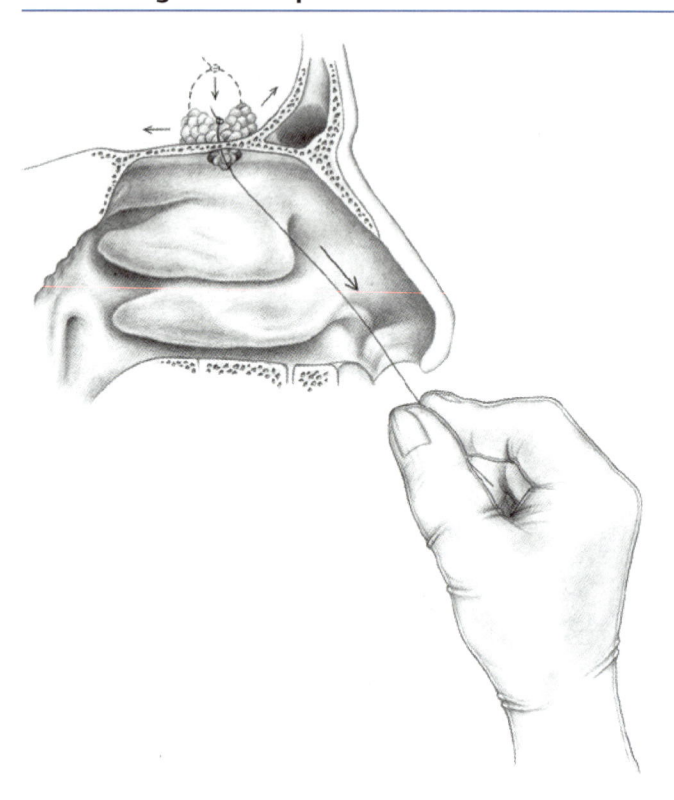

Fig. 12.13 A sutura de Vicryl é puxada delicadamente enquanto o enxerto de gordura é apoiado. Isto expande o enxerto de gordura na superfície intracraniana e puxa a gordura para dentro do defeito produzindo uma sólida vedação deste.

Cola de fibrina é aplicada e a sutura de Vicryl é cortada. Gelfoam (Pfizer; Kalamazoo, MI) é colocado sobre o enxerto de mucosa e a cola de fibrina é reaplicada. Uma série de camadas pode ser colocada dessa maneira. Nenhum outro tampão nasal é usado.

Situações Especiais

Meningoenceloceles com uma Fístula Liquórica (Veja Vídeo)

As meninges e tecido encefálico protruso são ressecados até a base do crânio. Isto é feito normalmente com um microdebridador ou coblator motorizado. Se na RM for visto tecido encefálico significativo prolapsando-se na cavidade ou nos seios nasais, uma consulta neurocirúrgica deve ser procurada em relação à segurança da ressecção do tecido encefálico. Após a ressecção, as margens durais são cauterizadas com cautério bipolar com sucção para assegurar a hemostasia. A exposição dos limites ósseos do defeito da base do crânio é importante uma vez que o adequado fechamento do defeito não será conseguido com a colocação de enxertos contra a dura prolapsada e esse reparo será considerado um fracasso. Depois que o defeito do osso da base do crânio estiver claramente exposto e a mucosa circundante na superfície nasal for delicadamente removida das margens do defeito ósseo, o tecido encefálico em prolapso poderá ser abordado. O tecido encefálico é encolhido usando-se sucção bipolar até que o coto de tecido encefálico remanescente se encontre dentro da cavidade intracraniana. Nesse ponto, é preciso determinar se as margens do tecido encefálico prolapsado estão em contato com as margens do defeito da base do crânio e se ele está aderido à dura-máter ao

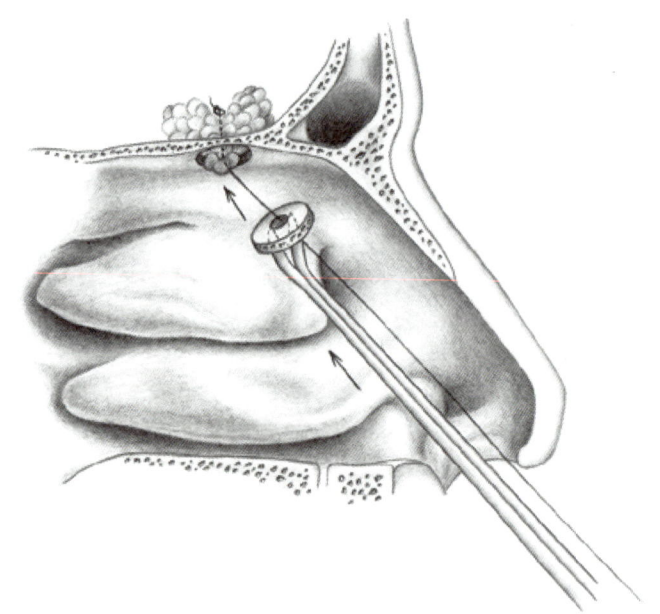

Fig. 12.14 O enxerto mucoso livre é deslizado acima da sutura de Vicryl para cobrir o tampão de gordura ligeiramente protraído e o defeito base do crânio.

redor do defeito. Muitas vezes é este o caso e, nesses pacientes, um enxerto tampão de gordura não é adequado porque há espaço insuficiente na superfície intracraniana do defeito para colocar o tampão de gordura. Isto é especialmente verdadeiro nos defeitos com mais de 5 mm, uma vez que quantidades maiores de tecido encefálico tendem a se prolapsar dentro de defeitos maiores com maior chance de que esse encéfalo prolapsado se torne aderido à dura ao redor do defeito. A primeira etapa é usar a pinça de sucção bipolar para encolher o tecido encefálico aderido às margens do defeito. Quaisquer vasos sanguíneos visualizados são cauterizados com cautério bipolar. O elevador (cinzel) maleável de sucção Freer para seio frontal da Malleable Set* ou da Skull Base Set* (Integra) é curvado até o ângulo apropriado e o tecido encefálico delicadamente mobilizado a partir das margens durais ao redor do defeito para criar um espaço circunferencial suficiente ao redor do defeito ósseo. O enxerto de fáscia lata é medido para que seja cerca de 20 mm maior que o diâmetro do defeito e haja no mínimo 5 mm de enxerto a ser deslizado para dentro desse espaço entre o encéfalo e a dura, ao redor de toda a circunferência do defeito. Em alguns casos, a abordagem por dois cirurgiões pode ser útil. O segundo cirurgião pode empurrar delicadamente o tecido encefálico em prolapso intracranialmente para permitir que o enxerto seja colocado. O LCR e o tecido encefálico então vedam esse enxerto em posição e na maioria dos casos não deverá ser visível mais LCR corado por fluoresceína (**Fig. 12.15**).

Não caso de grandes defeitos da base do crânio (> 2 cm), uma segunda camada de fáscia lata é colocada sobre a superfície nasal ou um retalho septal pediculado é girado para fechar o defeito seguido por cola de fibrina. Em defeitos menores, um enxerto mucoso livre, com a mucosa sendo colhida da concha nasal média ou do assoalho do nariz, é colocado sobre esse enxerto intracraniano seguido de cola de fibrina. Os defeitos situados na parede posterior do seio frontal até a face anterior da hipófise entre as lâminas papiráceas até a lâmina papirácea têm sido totalmente fechados com sucesso usando essa abordagem de duas camadas de

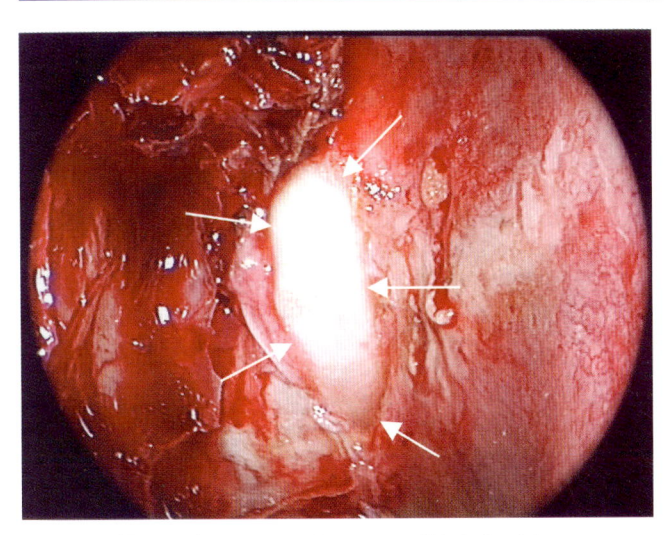

12 Fechamento de Fístula Liquórica (Extravasamento do Líquido Cefalorraquidiano)

Fig. 12.15 Este paciente apresentou-se com fístula liquórica espontânea no lado direito e à cirurgia um defeito de 1,5 cm × 8 mm foi encontrado na fossa olfatória. O encéfalo estava aderido à duramáter ao redor do defeito e precisou ser cuidadosamente mobilizado antes que fosse colocado o enxerto de fáscia lata. Esta foto mostra o enxerto fascial em posição como um *underlay* (*seta brancas* marcam os limites do defeito). Não é possível ver fluoresceína e uma sólida selagem foi obtida. Este enxerto foi coberto com um enxerto mucoso livre e cola de fibrina e Gelfoam. Nenhum tampão nasal foi colocado.

fáscia lata ou retalho septal. Quando defeitos grandes são fechados, a cola de fibrina é coberta por Gelfoam e então um tampão nasal é colocado no nariz por 5 dias. Nenhum dreno lombar é usado em defeitos grandes pois isto provavelmente resultará em sucção de ar sendo para dentro da cavidade intracraniana em vez de melhorar as chances de selagem. A **Fig. 12.16** ilustra a vista pós-operatória da base do crânio após o fechamento de um defeito grande com a técnica de duas camadas de fáscia lata.

Alguns autores recomendaram o uso de osso ou cartilagem para o reparo de grandes defeitos da base do crânio, mas descobrimos que isto é desnecessário. Caso se introduza cartilagem ou osso dentro do crânio, isso empurrará o tampão de gordura ou fáscia para longe da dura e a margem óssea do defeito e não permitirá uma vedação sólida. Em pacientes nos quais colocamos osso ou cartilagem, na tentativa de fornecer uma sólida reconstrução da base do crânio, estes foram removidos intraoperatoriamente porque o defeito não pôde ser selado de maneira adequada e o LCR continuou a extravasar. Em pacientes com um grande defeito de base do crânio pós-cirurgia e com fatores com potencial para causar hipertensão intracraniana pós-operatória, é considerada a reconstrução protética associada da base do crânio. Para esses pacientes, uma faixa de malha de titânio é cortada com alguns milímetros maior do que a largura do defeito da base do crânio. Um enxerto *in-lay* de fáscia lata é usado para cobrir o encéfalo. A malha de titânio é então posicionada de um teto orbital a outro, repousando sobre eles e reconstruindo-se assim a base do crânio. A fáscia lata é então colocada como *underlay* sobre o titânio sobreposto às margens do defeito. Finalmente, um retalho septal pediculado é colocado sobre essa construção para se obter uma vedação final da base do crânio. Isto funcionou muito bem até em pacientes que deveriam ser submetidos a radioterapia adjuvante como parte do tratamento de suas respectivas doenças de base. O reparo é apoiado com tampão de fita de gaze BIPP por uma semana. Tivemos dois pacientes que foram submetidos a reconstruções de defeitos grandes em sua base do crânio e subsequentemente eles desenvolveram encefaloceles durante anos de acompanhamento. Preferimos usar malha de titânio para reconstruir a base do crânio, pois a cartilagem e o osso podem se tornar sequestros, e comportar-se como um corpo estranho.

Defeitos na Parede Lateral de um Seio Esfenoidal muito Pneumatizado: a Abordagem à Fossa Transpterigopalatina (Veja Vídeo)

Nesta série, houve quatro pacientes com um defeito na parede lateral de um seio esfenoidal muito pneumatizado. Todos apresentavam meningoceles ou meningoencefaloceles com fístulas liquóricas associadas (**Fig. 12.17**).

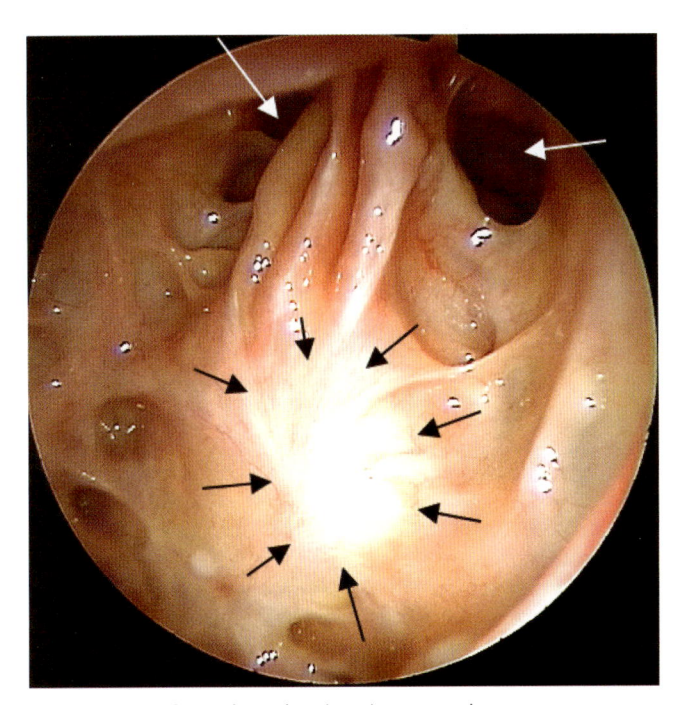

Fig. 12.16 O defeito à base do crânio é contornado por setas pretas e os óstios do seio frontal por setas brancas. Note como a região do defeito recobriu-se por nova mucosa.

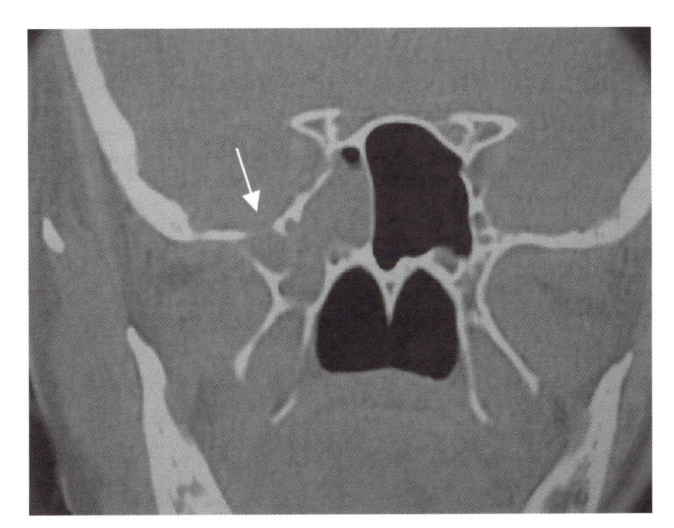

Fig. 12.17 Defeito na asa lateral direita do esfenoide (*seta branca*) com o seio esfenoidal repleto de LCR.

Em três dos quatro pacientes, múltiplas tentativas anteriores de fechamento foram feitas em outras instituições geralmente tentando obliterar o esfenoidal com gordura. Estas tentativas falharam e os pacientes foram encaminhados ao nosso departamento para o fechamento. Para fechar esses extravasamentos, é necessária uma adequada exposição da parede lateral do esfenoidal. Isto é obtido por remoção da parede posterior do seio maxilar, bem como pela remoção dos conteúdos da região medial da fossa pterigopalatina com preservação do nervo maxilar. Pode ser necessário sacrificar o nervo vidiano e o gânglio pterigopalatino durante essa exposição. A parede posterior da fossa pterigopalatina (que também é a parede anterior do esfenoide) é removida e o acesso direto através da fossa pterigopalatina é alcançado. Isto envolve geralmente a secção da artéria esfenopalatina e outros ramos da artéria maxilar. A secção dessa grande artéria é precedida pela cauterização com a pinça* de sucção bipolar (Integra), caso contrário pode resultar em significativo sangramento. A parede posterior da fossa pterigopalatina é espessa e é ressecada com a broca de diamante de alta velocidade de base do crânio. Toma-se cuidado para não lesionar o nervo maxilar em seu trajeto pela a fossa pterigopalatina. Depois de alcançado o acesso direto dessa maneira, a meningocele ou meningoencefalocele será abordada da mesma maneira descrita anteriormente.

Cuidados Pós-Operatórios

O paciente recebe antibióticos de amplo espectro por 5 dias pós-operatoriamente. A lavagem com solução salina nasal é iniciada no dia subsequente à cirurgia. O paciente é instruído a não assoar o nariz por pelo menos 2 a 3 semanas de pós-operatório. O dreno lombar será aberto apenas se o paciente tiver fístula liquórica. A drenagem deve ser mantida em 5 a 10 mL por hora. Se o dreno lombar drenar mais de 5 a 10 mL por hora, ele é elevado acima do ombro para tornar lenta a drenagem. Se o dreno lombar ainda estiver posicionado, após 24 horas, ele é removido e o paciente lentamente mobilizado durante as 24 horas seguintes para então receber alta.

Resultados

Até o momento, 39 pacientes têm sido tratados com essa técnica.[4,5] Se esses pacientes fossem divididos em quatro grandes categorias, haveria sete fístulas liquóricas traumáticas, oito espontâneas, 12 meningoencefaloceles e 12 fístulas liquóricas iatrogênicas. A média etária era 40 anos e a proporção entre homens e mulheres foi 1.2:1.

A **Tabela 12.1** resume local, tamanho e sucesso do fechamento da técnica de *bath-plug*.

Oito das fístulas liquóricas iatrogênicas foram encaminhadas ao nosso departamento por outras instituições para o fechamento. Trinta e seis dos 39 extravasamentos foram fechados na primeira cirurgia resultando em uma taxa primária de sucesso do fechamento de 93%. O tempo de acompanhamento médio para todos os pacientes foi 28 meses (desvio padrão – STD = 23), com uma variação de 14 a 95 meses. Os três pacientes cuja cirurgia falhou foram submetidos a revisão e atualmente todos os extravasamentos foram fechados com sucesso. Dois desses pacientes tiveram fístulas liquóricas na parede lateral do seio esfenoidal e ambos se submeteram a múltiplas tentativas anteriores de fechamento antes do encaminhamento ao nosso departamento.[4,5] Esses pacientes foram examinados para evidência de elevação da pressão intracraniana e, em um deles, havia leve papiledema esquerdo. Esse paciente provavelmente tem leve hipertensão interventricular idiopática e atualmente está sendo monitorado para assegurar que não desenvolva nenhum outro problema. O terceiro paciente teve cranialização anterior do seio frontal e desenvolveu fístula liquórica na parede posterior do seio frontal cranializado. O acesso foi conseguido por meio de um procedimento endoscópico modificado de Lothrop, mas o extravasamento era alto e lateral no seio frontal e houve dificuldade com a colocação de um tampão de gordura. O paciente reiniciou o extravasamento em 48 horas do reparo e foi levado novamente à sala cirúrgica onde se descobriu que o tampão de gordura sofreu extrusão parcial. Um novo tampão de gordura foi colocado e o fechamento foi bem-sucedido.

A técnica e os resultados do fechamento de defeitos grandes da base do crânio após remoções endoscópicas a fim de prover acesso à cavidade intracraniana para a remoção de tumor não estão incluídos nos resultados mencionados anteriormente, mas foram discutidos em capítulos posteriores sobre a cirurgia de base do crânio. Para os defeitos não relacionados com a cirurgia de base do crânio, constatamos que duas camadas de fáscia lata (sendo uma delas colocada intracranialmente e a outra na superfície nasal da base do crânio ou em associação com um retalho septal pediculado), em combinação com cola de fibrina, Gelfoam e tampões nasais, proporcionam um confiável fechamento. O único extravasamento que tivemos nesse grupo de pacientes foi no primeiro paciente operado no qual fechamos um grande defeito de 3 × 3 cm com gordura e cola de fibrina somente.

Pontos-Chave

A fístula liquórica não pode ser fechada se não for possível identificá-la. Houve cinco pacientes nessa série nos quais uma imagem de TC em corte fino e uma imagem de RM não puderam identificar o local do extravasamento pré-operatório. A fluoresceína intratecal foi colocada em todos os fechamentos eletivos de extravasamento de LCR, incluindo aqueles nos quais as investigações radiológicas indicaram o local provável da fístula. Este é um uso *off-label* da fluoresceína e precisa de um formulário de consentimento separado neste sentido.[4,5,11,12] Em quatro pacientes, o filtro azul-claro e a manipulação do espaço do LCR foram necessários antes que o local do extravasamento fosse identificado. Embora a colocação de um dreno lombar e o uso *off-label* da fluoresceína fora da indicação sejam controversos, verificamos que esta é muito útil em alguns pacientes nos quais houve dificuldade para se identificar o local do extravasamento de da fístula liquórica. Além disso, a coloração da fluoresceína permite que o cirurgião avalie cuidadosamente a segurança da selagem da fístula liquórica mediante testes de extravasamento pela elevação da pressão intracraniana e procurando por qualquer evidência de LCR corado por fluoresceína após o fechamento. Finalmente, o dreno lombar é mantido por 24 horas no caso de o paciente começar a extravasar no pós-operatório.

A introdução de um tampão de gordura no espaço intracraniano acarreta um risco potencial de dano às estruturas vasculares intracranianas. O risco da presença desses vasos na região da fístula liquórica é maior em pacientes com uma meningoencefalocele, especialmente se o encéfalo estiver

12 Fechamento de Fístula Liquórica (Extravasamento do Líquido Cefalorraquidiano)

Tabela 12.1 Sumário de pacientes tratados com fechamento com *bath-plug* para reparo de fístula liquórica

Número	Local	Tamanho (mm)	Acompanhamento (meses)	Segundo fechamento necessário	Sucesso
Fístulas liquóricas traumáticas					
1	Parede lateral do esfenoide	4 × 3	28	Não	Sim
2	Ao redor da carótida no esfenoide com fragmentos ósseos	4 × 3	5	Não	Sim
3	Tábua posterior do seio frontal	3 × 3	6	Não	Sim
4	Placa cribriforme	6 × 4	5	Não	Sim
5	Etmoide	3 × 3	26	Não	Sim
6	Esfenoide	7 × 5	26	Não	Sim
7	Esfenoide	6 × 6	18	Não	Sim
Fístulas liquóricas iatrogênicas					
1	Etmoide posterior em associação à deiscência da base do crânio em razão do trauma anterior	3 × 2	15	Não	Sim
2	Parede posterior do seio frontal. Seio previamente cranializado com formação de mucocele	6 × 4	28	**Sim**	Sim
3	Etmoides posteriores	4 × 3	32	Não	Sim
4	Etmoides posteriores após ressecção de adenocarcinoma; fístula liquórica anterior no mesmo local com prévia ressecção de adenocarcinoma	4 × 5	12	Não	Sim
5	Etmoides posteriores	6 × 4	4	Não	Sim
6	Etmoides posteriores	5 × 5	12	Não	Sim
7	Adjacente à artéria etmoidal anterior	3 × 3	74	Não	Sim
8	Esfenoide após remoção de meningioma intracraniano	3 × 3	15	Não	Sim
9	Pós-cirurgia craniofacial nos etmoides anteriores	3 × 3	20	Não	Sim
10	Pós-ressecção de adenocarcinoma em etmoide anterior	2 × 3	12	Não	Sim
11	Pós-ressecção de adenocarcinoma no etmoide anterior	3 × 3	10	Não	Sim
12	Teto etmoidal (parecia ter uma fóvea etmoidal anormalmente fina) em ambos os lados e cirurgia anterior havia sido feita em outra instituição	16 × 12	16	Não	Sim
Fístulas liquóricas espontâneas					
1	Placa cribriforme	6 × 3	11	Não	Sim
2	Placa cribriforme	2 × 1	12	Não	Sim
3	Placa cribriforme	3 × 2	38	Não	Sim
4	Parede lateral do esfenoide	6 × 4	7	Não	Sim
5	Placa cribriforme	5 × 5	64	Não	Sim
6	Teto do esfenoide	12 × 8	70	Não	Sim
7	Etmoide posterior	8 × 6	68	Não	Sim
8	Esfenoide	1 × 2	8	Não	Sim
Meningoencefaloceles associadas a fístulas luiquóricas					
1	Meningocele na parede esfenoidal de um esfenoide muito pneumatizado; dois fechamentos anteriores falharam; leve hipertensão intracraniana	8 × 6	5	**Sim**	Sim
2	Meningoencefalocele na placa cribriforme	10 × 8	58	Não	Sim
3	Meningoencefalocele encontrada 2 anos após trauma na placa cribriforme como recém-nascido	12 × 10	8	Não	Sim
4	Meningocele esfenoidal na parede lateral de um esfenoide muito pneumatizado	8 × 6	7	Não	Sim
5	Meningoencefalocele no seio frontal	6 × 4	28	Não	Sim
6	Meningocele na placa cribriforme	3 × 3	11	Não	Sim
7	Meningoencefalocele na placa cribriforme	4 × 4	30	Não	Sim
8	Meningoencefalocele esfenoidal na parede lateral de um esfenoide muito pneumatizado	4 × 4	26	Não	Sim
9	Meningoencefalocele etmoidal anterior	13 × 8	62	Não	Sim
10	Meningoencefalocele na placa cribriforme	14 × 8	75	Não	Sim
11	Meningoencefalocele na placa cribriforme posterior após cirurgia craniofacial 2 anos antes	12 × 9	30	Não	Sim
12	Meningocele esfenoidal na parede lateral de um seio esfenoidal muito pneumatizado	8 × 8	6	Sim	Sim
Totais					
39		5,9 × 4,5	23,5	3	39

aderido à dura-máter ao redor do defeito da base do crânio. Modificamos nossa técnica nesses casos para empregar um fechamento em duas camadas (fáscia e mucosa para pequenos defeitos e para os grandes defeitos duas camadas de fáscia) ou um enxerto *underlay* de fáscia lata com um retalho septal nasal pediculado girado. Se houver preocupação em relação aos vasos na região do defeito, devem ser realizadas as investigações radiológicas adequadas. O advento de *software* radiológico capaz de reconstruir a vascularização da base do crânio sem a necessidade de realização de um angiograma torna esta investigação relativamente simples. Se houver dúvida sobre a ressecção do tecido encefálico, a opinião neurocirúrgica deve ser procurada. Finalmente, a manipulação do tampão de gordura através do defeito deve ser muito delicada e a sonda não deve ser introduzida mais do que alguns milímetros acima do defeito ósseo a cada manobra. Isto minimizará o risco de dano intracraniano. Nesta série de pacientes, não ocorreu essa complicação e pela observação pós-operatória dos pacientes não foi necessário realizar quaisquer investigações radiológicas pós-operatórias.

Referências

1. Marshall AH, Jones NS, Robertson IJA. CSF rhinorrhoea: the place of endoscopic sinus surgery. Br J Neurosurg 2001;15(1):8–12
2. Hughes RGM, Jones NS, Robertson IJ. The endoscopic treatment of cerebrospinal fluid rhinorrhoea: the Nottingham experience. J Laryngol Otol 1997;111(2):125–128
3. Hegazy HM, Carrau RL, Snyderman CH, Kassam A, Zweig J. Transnasal endoscopic repair of cerebrospinal fluid rhinorrhea: a meta-analysis. Laryngoscope 2000;110(7):1166–1172
4. Bolger WE, McLaughlin K. Cranial bone grafts in cerebrospinal fluid leak and encephalocele repair: a preliminary report. Am J Rhinol 2003;17(3):153–158
5. Wormald PJ, McDonogh M. 'Bath-plug' technique for the endoscopic management of cerebrospinal fluid leaks. J Laryngol Otol 1997;111(11):1042–1046
6. Wormald PJ, McDonogh M. The bath-plug closure of anterior skull base cerebrospinal fluid leaks. Am J Rhinol 2003;17(5):299–305
7. Casiano RR, Jassir D. Endoscopic cerebrospinal fluid rhinorrhea repair: is a lumbar drain necessary? Otolaryngol Head Neck Surg 1999;121(6):745–750
8. Badia L, Loughran S, Lund V. Primary spontaneous cerebrospinal fluid rhinorrhea and obesity. Am J Rhinol 2001;15(2):117–119
9. Ommaya AK, Di Chiro G, Baldwin M, Pennybacker JB. Non-traumatic cerebrospinal fluid rhinorrhoea. J Neurol Neurosurg Psychiatry 1968;31(3):214–225
10. Har-El G. What is "spontaneous" cerebrospinal fluid rhinorrhea? Classification of cerebrospinal fluid leaks. Ann Otol Rhinol Laryngol 1999;108(4):323–326
11. Gacek RR. Arachnoid granulation cerebrospinal fluid otorrhea. Ann Otol Rhinol Laryngol 1990;99(11):854–862
12. Mattox DE, Kennedy DW. Endoscopic management of cerebrospinal fluid leaks and cephaloceles. Laryngoscope 1990;100(8):857–862
13. Syms CA III, Syms MJ, Murphy TP, Massey SO. Cerebrospinal fluid fistulae in a canine model. Otolaryngol Head Neck Surg 1997;117(5):542–546
14. Mao VH, Keane WM, Atkins JP, et al. Endoscopic repair of cerebrospinal fluid rhinorrhea. Otolaryngol Head Neck Surg 2000;122(1):56–60
15. Zweig JL, Carrau RL, Celin SE, et al. Endoscopic repair of cerebrospinal fluid leaks to the sinonasal tract: predictors of success. Otolaryngol Head Neck Surg 2000;123(3):195–201

13 Cirurgia Endoscópica de Tumor Hipofisário

Introdução

Os tumores hipofisários geralmente são adenomas benignos da hipófise e só raramente são diagnosticados carcinomas da hipófise ou neoplasias da hipófise posterior.[1] Os adenomas da hipófise apresentam-se, com mais frequência, na terceira e quarta décadas de vida.[1] Sua apresentação clínica depende de ser um tumor secretor (menos comuns) ou não secretor (mais comuns).[1] Os adenomas secretores apresentam-se com as manifestações endócrinas do hormônio secretado.[1,2] O tumor mais comum é o secretor de prolactina, seguido pelo de hormônio do crescimento, hormônio adrenocorticotrófico (ACTH), hormônio foliculoestimulante e hormônio luteinizante.[1,2] Os adenomas não secretores geralmente manifestam-se devido aos seus efeitos de massa. Os sintomas podem incluir cefaleia, hipopituitarismo, perda de campo visual (com mais frequência hemianopsia bilateral) e comprometimento de pares cranianos.

A imagem por ressonância magnética (RM) é a investigação radiológica de escolha para avaliação de tumorações hipofisárias e é usada para definir o envolvimento das estruturas circundantes. Os adenomas da hipófise são divididos, para fins clínicos, em microadenomas (< 1 cm de diâmetro) e macroadenomas (> 1 cm de diâmetro). Os microadenomas muitas vezes são difíceis de visualizar na RM, mas a glândula hipófise anterior normal geralmente será delimitada com uma imagem ponderada em T1 com contraste de gadolínio, permitindo a identificação do microadenoma. Em pacientes com macroadenomas, a hipófise anterior normal geralmente não será individualizada. Existe uma série de sistemas de graduação disponível, porém o sistema usado com mais frequência baseia-se na extensão extrasselar do tumor (**Tabela 13.1**).[3]

Nos últimos anos, a abordagem cirúrgica à fossa hipofisária tem sido transeptal ou transetmoidal.[4,5] A abordagem transeptal é realizada por uma incisão sublabial ou incisão de hemitransfixação. Depois que os retalhos septais são levantados e a face anterior do esfenoide é removida, o espéculo de Cushing é inserido. O microscópio é posicionado e a face anterior da fossa hipofisária visualizada. O rostro esfenoidal é removido e o septo intersinusal identificado e extraído. A vantagem dessa técnica é que o cirurgião pode agora usar um instrumento em cada mão para proceder à manipulação do tumor. As desvantagens dessa técnica são a morbidade associada a uma incisão e dissecção sublabial e a ocorrência de perfurações septais, sinéquias e rinossinusite pós-operatória. Além disso, o cirurgião não pode visualizar extensões laterais ou superiores do tumor.

Recentemente, numerosos cirurgiões defenderam uma abordagem na qual o seio esfenoidal e a fossa hipofisária são abordados por via transnasal com lateralização da concha nasal média e ressecção da concha nasal superior e face anterior do esfenoide.[5-9] O espéculo de Cushing é introduzido através das narinas e aberto cranialmente à esfenoidotomia.[6,7] A abertura do espéculo tende a fraturar mais a concha nasal média lateralmente assim como fraturar o septo na direção da cavidade nasal oposta. Depois que o espéculo está posicionado, o microscópio é novamente levado para dentro pelo cirurgião e a face anterior da fossa hipofisária ressecada com o cirurgião usando um instrumento em cada mão.[6,7] As vantagens desta técnica são a ausência de quaisquer incisões ao redor da face, mas a desvantagem é a fratura ou o deslocamento do septo e concha nasal média. Além disso, e mais importante, o cirurgião não pode visualizar as extensões lateral ou superior da doença hipofisária. Quando o espéculo é aberto, ele fratura o septo lateralmente. O septo geralmente torna-se instável resultando em um desvio septal no pós-operatório. A concha nasal média pode permanecer deslocada e causar obstrução dos óstios sinusais, embora isto seja incomum.

A principal razão para o desenvolvimento de técnicas de ressecção de tumor hipofisário endoscópico é minimizar complicações intranasais e proporcionar melhor visualização. A visão endoscópica é panorâmica quando comparada à microscópica, fato que ajuda na identificação dos pontos de referência anatômicos críticos dentro do esfenoide. Além disso, endoscópios angulados permitem que o tumor que se estende para fora da sela sejam visualizados e isto melhora a capacidade do cirurgião para conseguir a completa ressecção tumoral.[8,9] O tumor remanescente nos recessos da sela que não seriam vistos com o microscópio podem ser visualizados com um endoscópio (**Fig. 13.1**). Se a completa ressecção tumoral for alcançada será menor a probabilidade de recorrência.

Tabela 13.1 Sistema graduação de Wilson para adenomas de hipófise com base na extensão extrasselar[3]

Estágio 0	Nenhuma extensão suprasselar
Estágio A	Extensão para dentro da cisterna suprasselar somente
Estágio B	Extensão para dentro do recesso anterior do terceiro ventrículo
Estágio C	Obliteração do recesso anterior e deformação do assoalho do terceiro ventrículo
Estágio D	Extensão intradural para dentro das fossas anterior, média ou posterior
Estágio E	Invasão extradural dentro do seio cavernoso

Avaliação Pré-Operatória

A avaliação radiológica padrão antes da ressecção endoscópica de um tumor hipofisário consiste em imagem de tomografia computadorizada (TC) padrão dos seios e RM do encéfalo. Estas duas modalidades permitem a avaliação do nariz, seios e tumor hipofisário. A RM solicitada é realizada de acordo com o protocolo de navegação de nosso sistema de orientação cirúrgica assistida por computador (CAS).

A navegação por imagem durante a cirurgia acrescenta-se à segurança do procedimento pela confirmação das posições dos nervos ópticos e artérias carótidas. Além disso, durante a ressecção do tumor, o sistema de navegação confirma os limites da fossa hipofisária e a posição das artérias carótidas internas dentro dos seios cavernosos, o que pode incrementar à segurança do procedimento. Na avaliação pré-operatória da radiologia, é necessário dar especial atenção ao curso das artérias carótidas internas. Normalmente, as artérias carótidas entram na base do seio esfenoidal e viram-se verticalmente para ascender até a base da hipófise onde se movem em direção posterior e ligeiramente medial antes de virar-se sobre si mesmas, formando o sifão da carótida interna lateral à hipófise no seio cavernoso. Elas então seguem anteriormente e em geral podem ser vistas na parede nasal lateral antes de virar-se vertical e posteriormente para correr lateralmente ao nervo óptico dentro da fossa craniana média (**Fig. 13.2**).

A mais importante avaliação que deve ser realizada antes da cirurgia da hipófise é a da posição das carótidas na parede lateral e sua relação com o tumor e a face anterior do esfenoide. Se o tumor envolver a carótida na parede lateral, poderá levar ao deslocamento lateral do vaso, empurrando-o para cima contra a parede anterior do esfenoide (**Fig. 13.3**). Na RM axial podemos ver que a carótida direita é contígua à parede anterior do esfenoide e que o tumor a envolve. Na **Figura 13.4**, o *punch* saca-bocados Kerrison aborda a face anterior da carótida para abrir o esfenoide a fim de permitir a visualização do tumor, quando inadvertidamente com essa manobra a carótida é aberta (**Fig. 13.5**). Felizmente, um *patch* e um *stent* muscular foram colocados e o paciente não teve nenhum resultado adverso. O tratamento de um sangramento carotídeo é apresentado no Capítulo 22.

Em alguns pacientes, a carótida pode virar-se medialmente quando corre em direção anterior após o sifão e, ao fazer isto, cobre a face anterior da fossa hipofisária limitando o acesso à glândula (**Fig. 13.6**). Em um paciente como esse, deve-se ter cuidado para que a carótida não seja lesionada quando a dura-máter é aberta para o acesso ao tumor hipofisário (**Fig. 13.6**).

Técnica Cirúrgica

Macroadenoma

Os pacientes são submetidos à colocação de cateter vesical antes da cirurgia. Isto permite a manipulação do equilíbrio de fluido durante a cirurgia e o monitoramento da eliminação urinária pós-operatória do paciente. Tal procedimento é importante para identificar e controlar o diabetes insípido devido a distúrbio da regulação do hormônio antidiurético. Isto pode resultar da manipulação do pedículo hipofisário (relativamente comum e geralmente transitória) ou de lesão ou disfunção da hipófise posterior durante o procedimento. A profilaxia com antibiótico intravenoso é administrada — geralmente cefalospo-

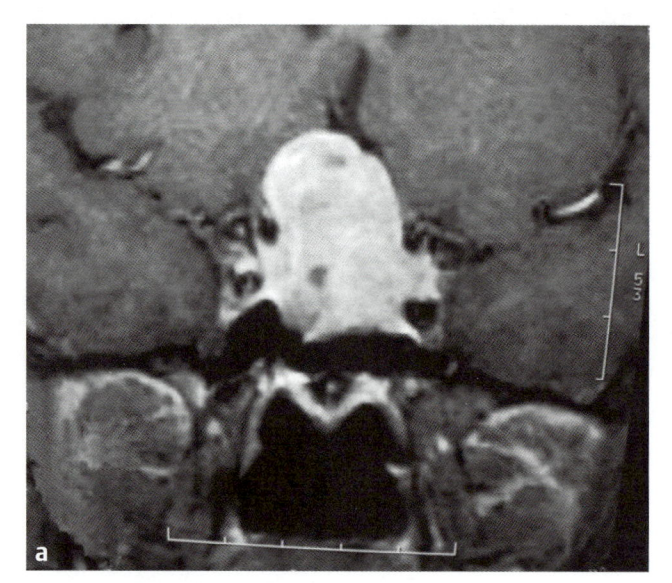

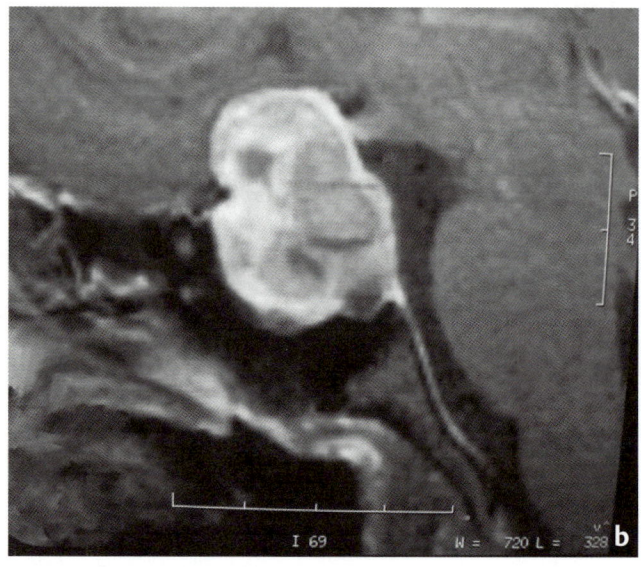

Fig. 13.1 (a) RM coronal mostrando extensão suprasselar do tumor. (b) O mesmo tumor é mostrado no plano parassagital na RM. Telescópios angulados podem ser muito úteis para visualizar extensões acima da sela como é mostrado nessas duas imagens de RM.

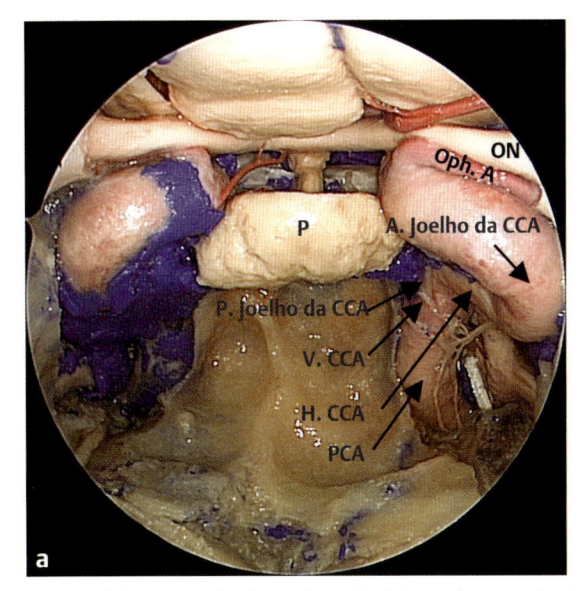

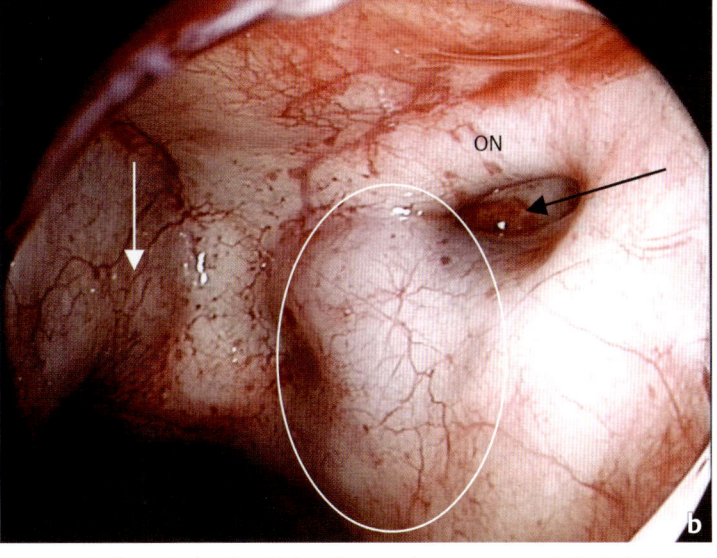

Fig. 13.2 (a) Imagem de dissecção cadavérica após remoção do osso da parede lateral do esfenoide. A artéria carótida paraclival (*PCA*) entra na base do seio esfenoidal e então corre em direção vertical. Aproximadamente no nível de V2 (divisão maxilar do nervo trigêmeo) a carótida entra no seio cavernoso e torna-se a artéria carótida intercavernosa (*CCA*). Depois que a artéria entra no seio cavernoso ela sobe por uma curta distância chamada a porção vertical da artéria carótida cavernosa (*V. CCA*), antes de se virar anteriormente formando o joelho posterior da CCA *(P. Joelho da CCA)*. Este joelho posterior geralmente está no nível do assoalho da sela. A artéria então corre anteriormente como a porção horizontal da CCA *(H. CCA)* antes de alcançar o joelho anterior da CCA *(A. Joelho da CCA)*. Depois que o joelho anterior da artéria se torna extracavernoso, saindo do teto do seio cavernoso para formar o segmento clinoidal da artéria carótida interna (ICA). Este segmento clinoidal está na base do suporte óptico (recesso opticocarotídeo lateral antes de sair do crânio para formar o segmento cisternal da ICA. Em (b) a *seta branca contínua* indica o início do sifão onde a porção vertical da artéria está refletida anteriormente para formar um joelho anterior antes de sair do seio cavernoso para dentro da fossa craniana anterior atrás do nervo óptico (*ON*). A porção desta artéria geralmente vista na parede lateral do esfenoide é indicada pela *oval branca*. O recesso opticocarotídeo é marcado com uma *seta preta*.

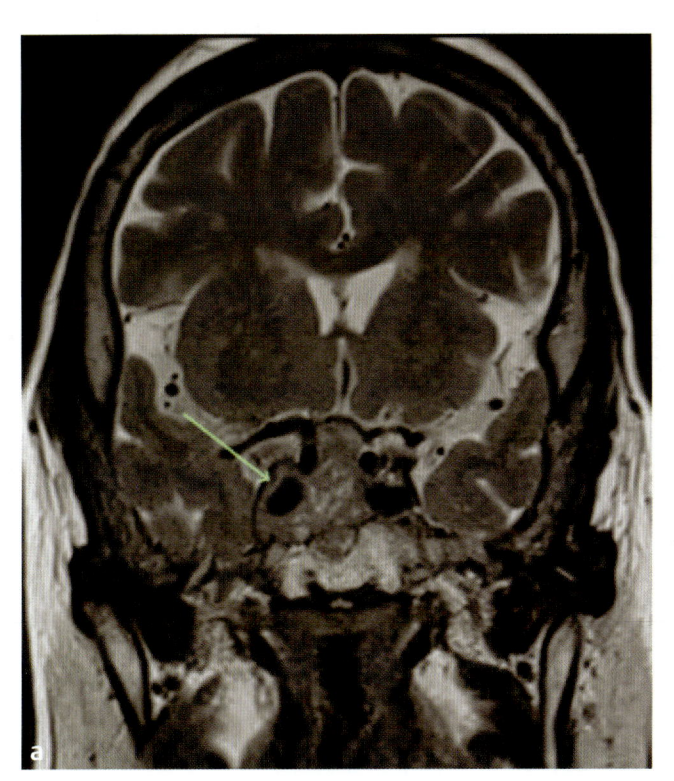

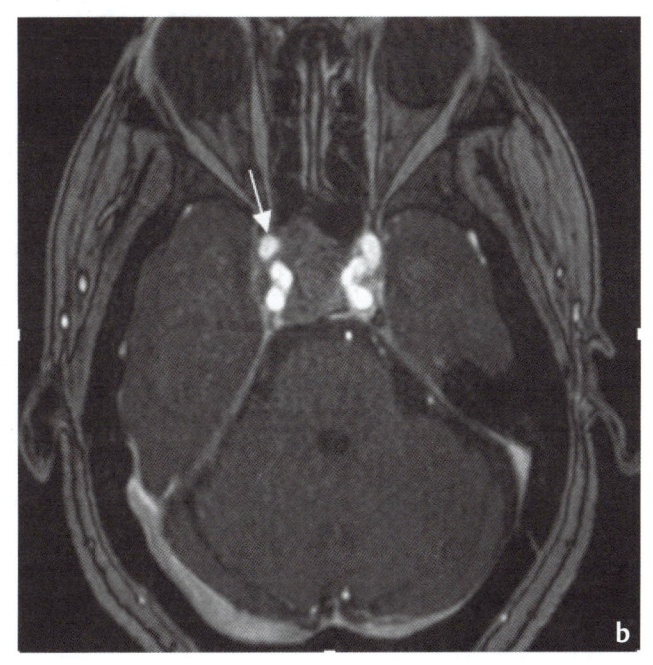

Fig. 13.3 (a) Nesta imagem de RM coronal, o tumor hipofisário pode ser visto envolvendo a artéria carótida (*seta verde*). (b) Na imagem de RM axial, note como a carótida está contígua à face anterior do esfenoide (*seta branca*).

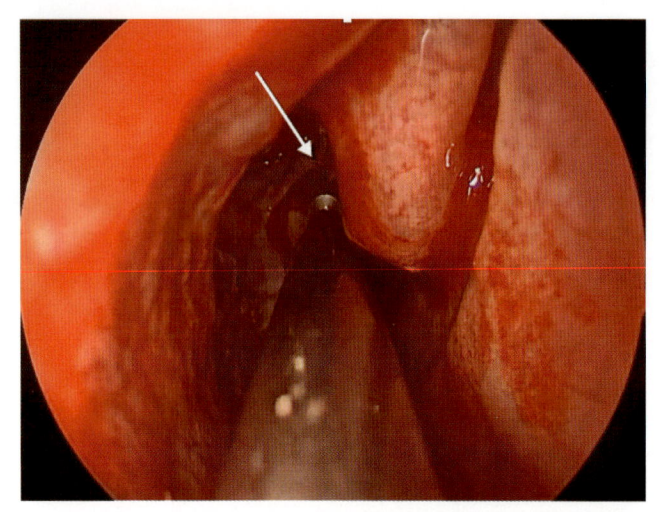

Fig. 13.4 O *punch* saca-bocados Kerrison abordou a região lateral superior da face anterior do esfenoide ampliando o campo de visão que permitisse alargar a abordagem para a ressecção de um tumor que envolve a carótida nessa região.

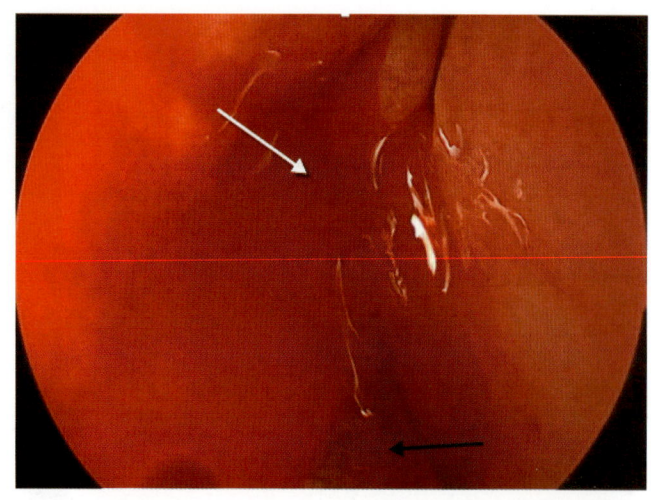

Fig. 13.5 O *punch* saca-bocados Kerrison ainda está em posição (*seta preta*) enquanto o sangramento está se acumulando a partir do defeito na parede da carótida (*seta branca*).

rina, gentamicina e metronidazol. A preparação padrão do nariz é realizada com vasoconstrição tópica e infiltração. Qualquer desvio septal significativo é abordado por incisão de Killian ou incisão de Freer (hemitransfixação). A correção de qualquer defeito septal permite que ambas as cavidades nasais sejam usadas para o acesso ao esfenoide durante a cirurgia. Se uma significativa deflexão septal não for abordada, poderá ocorrer significativo trauma nessa cavidade nasal. Durante a cirurgia, os instrumentos geralmente são passados através da cavidade nasal sem visualização endoscópica. A dificuldade em passar os instrumentos dessa maneira cega pode se dever à deflexão septal e tornar a cirurgia significativamente lenta.

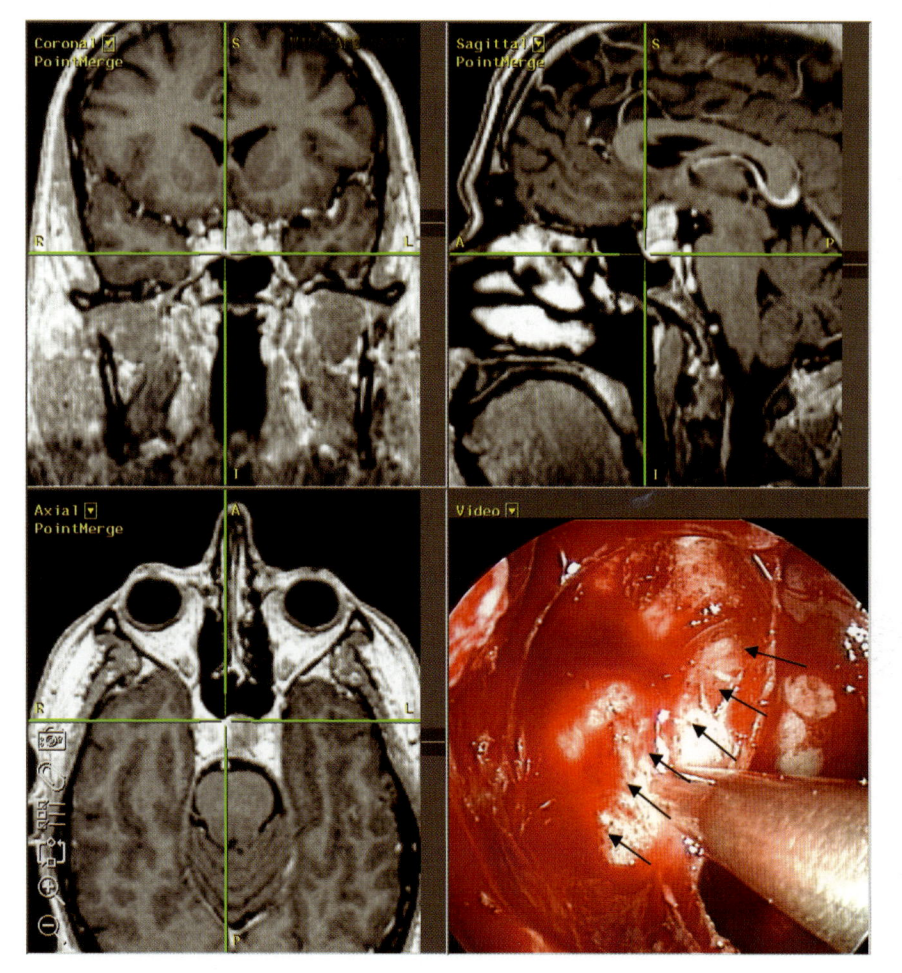

Fig. 13.6 Este quadro de nosso sistema de CAS ilustra o curso das artérias carótidas internas nos três planos quando elas abordam a linha média bilateralmente com uma pequena janela entre elas através da qual pode-se acessar o tumor hipofisário. As *setas pretas* indicam na imagem endoscópica a extensão medial da artéria carótida direita. A septação na face anterior da hipófise está quase na linha média.

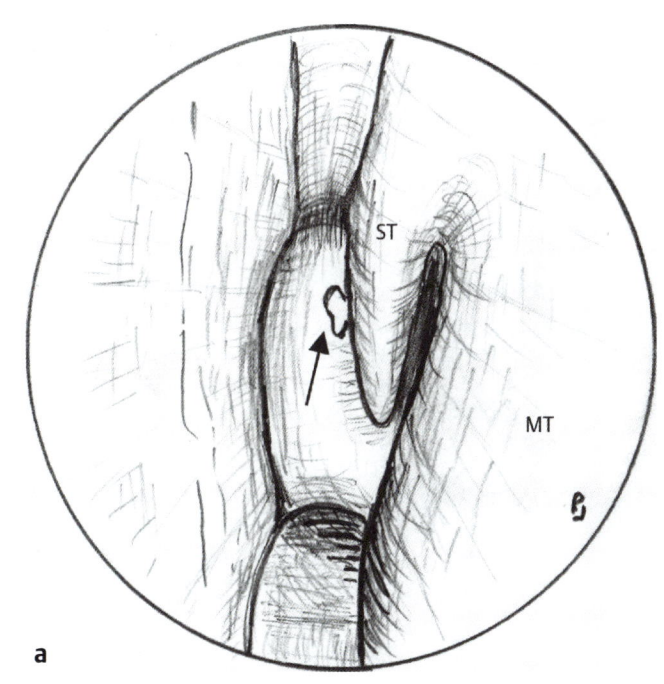

Fig. 13.7 (**a**) Visão diagramática endoscópica do meato superior esquerdo e óstio esfenoidal indicados com uma *seta preta* e a concha nasal superior (*ST*) e a concha nasal média claramente visíveis. (**b**) Imagem de dissecção cadavérica do meato superior esquerdo e óstio esfenoidal. A concha nasal superior compartilha uma margem comum com a concha nasal média, com a margem anterossuperior da concha nasal superior inserindo-se na concha nasal média. *MT*, concha nasal média; *SO*, óstio esfenoidal.

O endoscópio e o microdesbridador são passados mediais à concha nasal média e à concha nasal superior, sendo identificado o óstio do esfenoide (**Fig. 13.7**).

O passo seguinte é remover bilateralmente os dois terços inferiores da concha nasal superior e expor o óstio natural do seio esfenoidal (**Fig. 13.8**). Para proteger o pedículo vascular do retalho septal, é feita uma incisão horizontal da margem inferior do óstio esfenoidal sobre o septo, angulando-a superiormente. Isto permite que seja usada sucção Freer para rolar esse pedículo inferiormente e nessa mucosa repara se encontrará a artéria pós-nasal que é o principal suprimento sanguíneo do retalho septal. Em pacientes que ficam com grandes defeitos no diafragma ou com as artérias carótidas expostas, é necessário o reparo com o retalho septal. Se esse pedículo não for levantado, ele será destruído, à medida que a face anterior do esfenoide for rebaixada o suficiente para permitir uma ade-

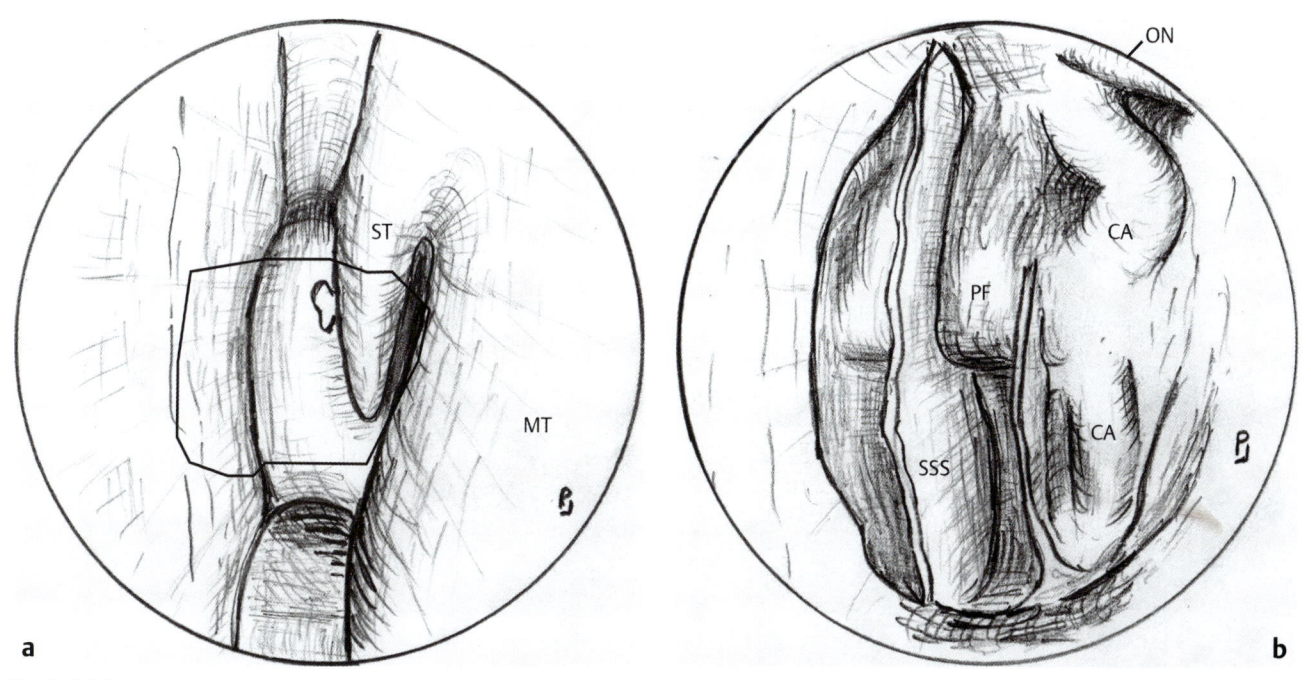

Fig. 13.8 (**a**) A área a ser ressecada incluindo os dois terços inferiores da concha nasal superior, etmoides posteriores e a grande esfenoidotomia estão sombreados. (**b**) Após a ressecção, a artéria carótida (*CA*), nervo óptico (*ON*), fossa hipofisária (*PF*) e o septo do seio esfenoidal (*SSS*) são vistos.

quada abordagem endoscópica à hipófise. Após a preservação do pedículo, o óstio esfenoidal é aumentado inferiormente até que um instrumento reto seja passado facilmente sob o assoalho da fossa hipofisária. Isto é feito bilateralmente. Remove-se 1 cm posterior do septo com uma broca de corte e uma pinça saca-bocados e o septo do seio esfenoidal é visualizado. Isto é importante uma vez que um saca-bocados tipo Kerrison será colocado na narina esquerda e será usado para remover o osso do lado direito da fossa hipofisária e vice-versa na narina direita. As esfenoidotomias são aumentadas até a parede lateral do esfenoide. O acesso fornecido deve permitir a passagem de um instrumento abaixo da fossa hipofisária e lateralmente sobre as eminências da artéria carótida interna e nervo óptico (**Fig. 13.8**). O passo seguinte é remover a mucosa esfenoide começando no septo esfenoidal in no maior dos dois seios. A mucosa é removida de medial a lateral sobre toda a fossa hipofisária e pediculada na regiãp inferior lateral do esfenoide. Este é coberto com uma tira de Surgicel (Ethicon; Somerville, NJ) para evitar que sofra sucção durante o restante da cirurgia. O septo do seio esfenoidal é removido rente à fossa hipofisária (**Fig. 13.9**). Se a parede anterior da fossa hipofisária for espessa, a broca será usada para afiná-la até se tornar suave. A maioria dos pacientes com macroadenomas terá uma face anterior da hipófise suave, uma vez que a pressão exercida pelo tumor em expansão afina o osso. Porém, pacientes com microadenoma podem apresentar osso espesso formando a face anterior da hipófise.

A chave para a cirurgia endoscópica da hipófise é ter um total acesso à fossa hipofisária em ambos os lados do nariz. Isto permite que dois cirurgiões trabalhem ao mesmo tempo no monitor de vídeo. Nossa equipe consiste em um neurocirurgião (com interesse e habilidade endoscópica) e um cirurgião sinusal. Os papéis desses cirurgiões são intercambiáveis, sendo ambos capazes de realizar todas as partes do procedimento. Contar com dois cirurgiões possibilita um endoscópio com câmera incorporada e o uso de dois instrumentos durante todo o procedimento. Se ocorrer significativo sangramento, um campo livre de sangue pode ser mantido por um dos cirurgiões com o uso de sucção de alto volume. O osso fino da face anterior da hipófise é fraturado e removido com *punch* tipo Kerrison (**Figs. 13.10** e **13.11**). A ampla abertura da face anterior da hipófise é alcançada com a remoção do osso de um seio cavernoso ao outro. Deve-se tomar cuidado na remoção do osso superior, pois uma prega da dura-máter ocorre abaixo do tubérculo da sela e, nessa região, ela está intimamente fixada ao osso. Se o *punch* saca-bocados Kerrison não for mantido solidamente em contato com a superfície inferior do osso, essa prega dural poderá ser apreendida pelo *punch* e resultar em extravasamento de líquido cefalorraquidiano (LCR).

Na maior parte dos casos, a dura não é cauterizada, pois esta tende a encolher. Se, porém, se perceber a necessidade de cautério para vasos sanguíneos visíveis na superfície dural, é usada a sucção bipolar* (Integra) para cauterizar a dura-máter antes que um bisturi de lâmina número 11, em um cabo número 7 BP, seja utilizado para criar uma incisão em formato de U dentro da dura (**Fig. 13.12**). Preferimos uma incisão em formato de U à incisão cruzada, uma vez que os cantos durais da incisão cruzada bloquearão parcialmente a visão dentro da sela durante a cirurgia. A incisão em formato de U permite uma visão desobstruída do diafragma e das paredes laterais bem como dos recessos lateral e superior da sela, onde o tumor residual poderia ser omitido caso não se obtivesse uma visão clara. Além disso, a dura pode ser usada para ajudar a selar quaisquer extravasamentos pequenos na margem anterior do diafragma mediante sua rotação para dentro da fossa hipofisária sobre o extravasamento.

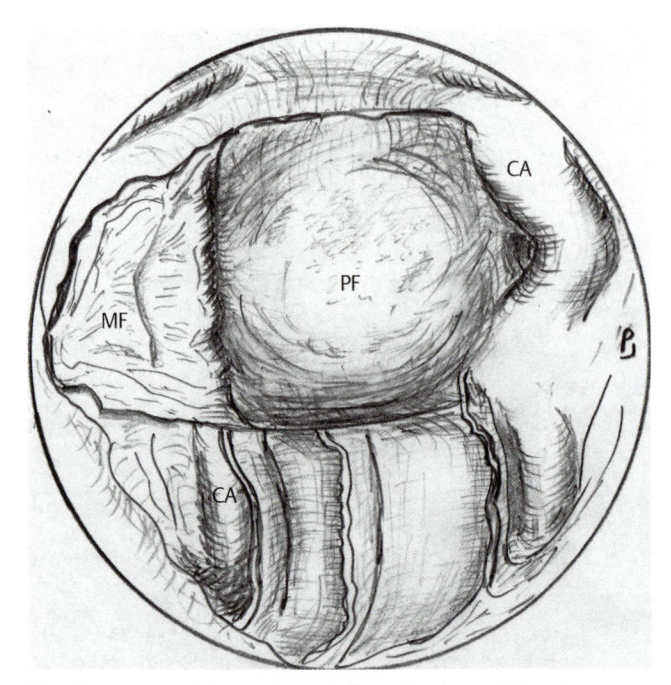

Fig. 13.9 O osso da face anterior da fossa hipofisária (*PF*) está amplamente removido. O retalho de mucosa (*MF*) é deixado de lado e o osso da fossa hipofisária (*PF*) é exposto de um seio cavernoso ao outro.

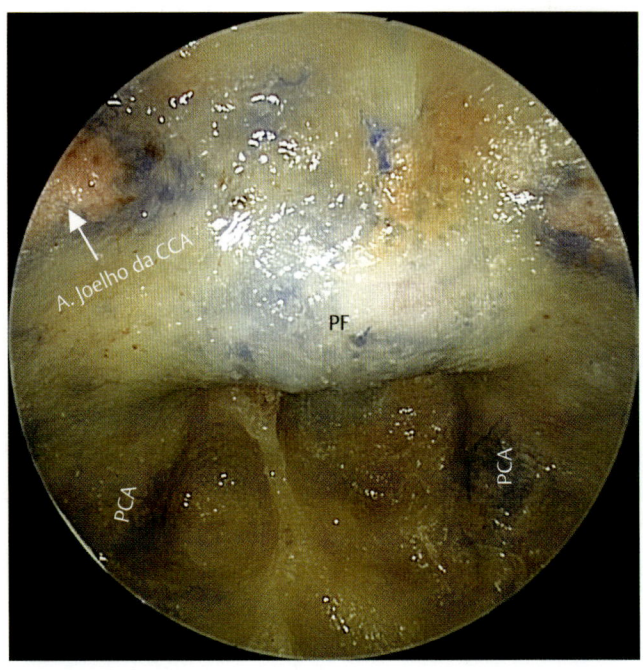

Fig. 13.10 Imagem de dissecção cadavérica demonstrando que o septo do seio esfenoidal foi removido até o limite da fossa hipofisária (*PF*). *PCA*, artéria carótida paraclival; *A. Joelho da CCA*, joelho anterior da artéria carótida intracavernosa.

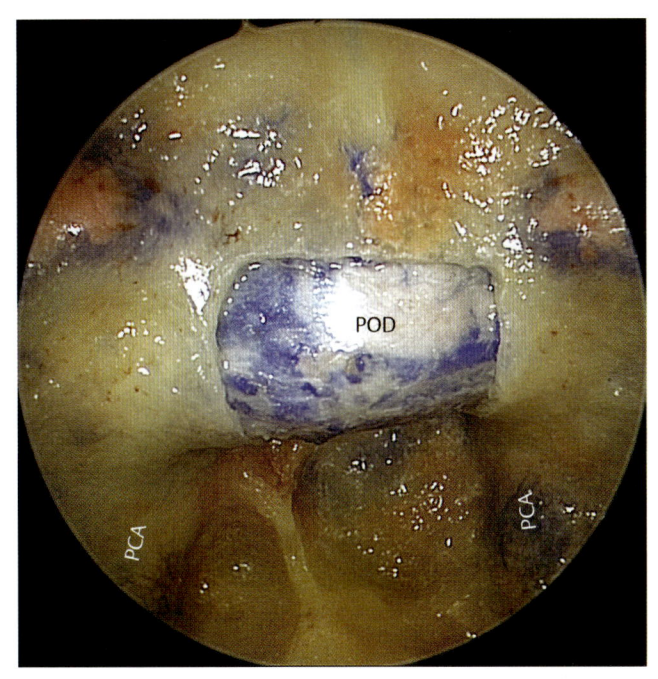

Fig. 13.11 Dissecção cadavérica do seio esfenoidal com remoção óssea sobre a fossa hipofisária expondo a camada periosteal da dura (POD).

Em pacientes com macroadenoma, o tumor sob pressão em geral exsudará através dessas incisões durais. Uma pinça Deckers ou Blakesley da base de crânio (Integra) é usada para remover uma amostra do tumor para histologia. Curetas em anel com sucção maleável* (conjunto Integra de base de crânio) e curetas em anel padrão para a hipófise são usadas para limpar o tumor, primeiramente ao longo do assoalho da fossa hipofisária até que a parede posterior da fossa hipofisária seja vista (**Fig. 13.13**).

Volta-se então a atenção para o tumor situado lateralmente nos seios cavernosos. Raspa-se delicadamente com a cureta em anel ao longo do seio cavernoso e o tumor é removido usando a sucção da cureta em anel. Pode-se sentir a cureta rolando sobre a artéria carótida. Finalmente, o tumor no diafragma da fossa hipofisária é removido. Deve-se tomar o cuidado de visualizar o diafragma quando ele desce com a remoção do tumor. Em pacientes com uma extensão significativa de tumor suprasselar, pode-se usar um endoscópio de 30 graus para visualizar essa extensão suprasselar e para removê-lo sob visão direta. Esse uso de endoscópios angulados é uma grande vantagem da abordagem endoscópica. Possibilita que o tumor que tradicionalmente não pode ser visualizado com a abordagem microscópica padrão seja removido sob visão direta. Além disso, o conjunto de base de crânio maleável* (Integra) contém curetas em anel de sucção maleáveis, que podem ser encurvadas para que mesmo um grande componente suprasselar seja alcançado de uma posição inferior. A **Figura 13.14** mostra um paciente com uma grande extensão suprasselar. Neste paciente, o tumor foi removido a partir de baixo. Como o volume tumoral foi retirado de uma posição inferior então o componente suprasselar desceu para o interior da fossa hipofisária. Isto é especialmente verdadeiro no caso de tumores com extensão suprasselar de base ampla. Os tumores com uma extensão em formato de haltere ou colo estreito podem ser rompidos através do diafragma e será mais bem abordado por meio de abordagem hipofisária estendida (**Fig. 13.15**).

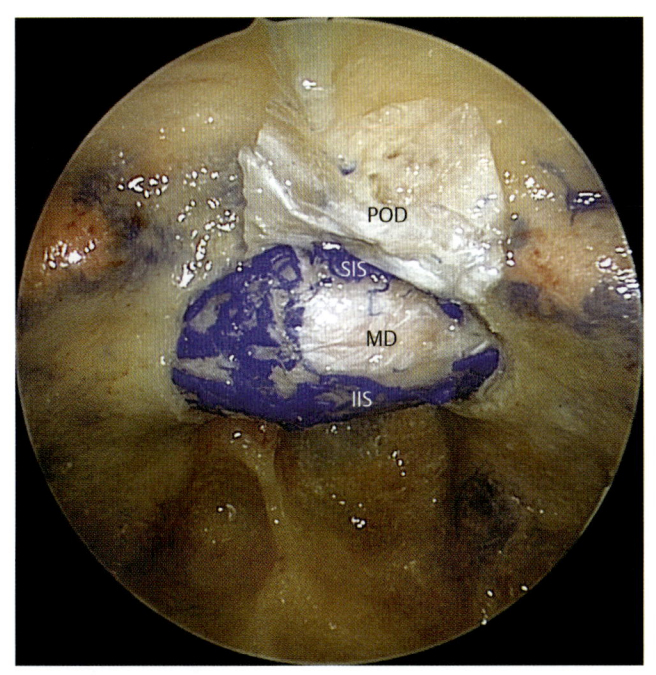

Fig. 13.12 Dissecção cadavérica ilustrando a incisão em formato de U realizada dentro da dura. Nessa dissecção, apenas a camada periosteal da dura (POD) foi refletida, expondo o seio dural intercavernoso superior (SIS) e inferior (IIS). Esses seios correm entre a camada periosteal da dura e a camada meníngea da dura (MD).

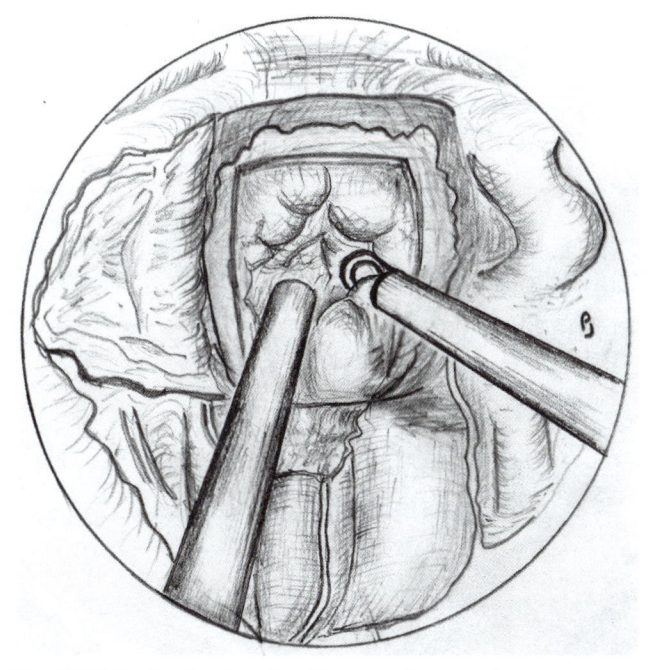

Fig. 13.13 O primeiro cirurgião utiliza a cureta em anel para remover o tumor da metade inferior da fossa hipofisária enquanto o segundo cirurgião segura o endoscópio e a segunda sucção a fim de manter o campo cirúrgico limpo ou para retrair a dura de modo que o primeiro cirurgião obtenha uma visão melhor das paredes laterais e região do diafragma.

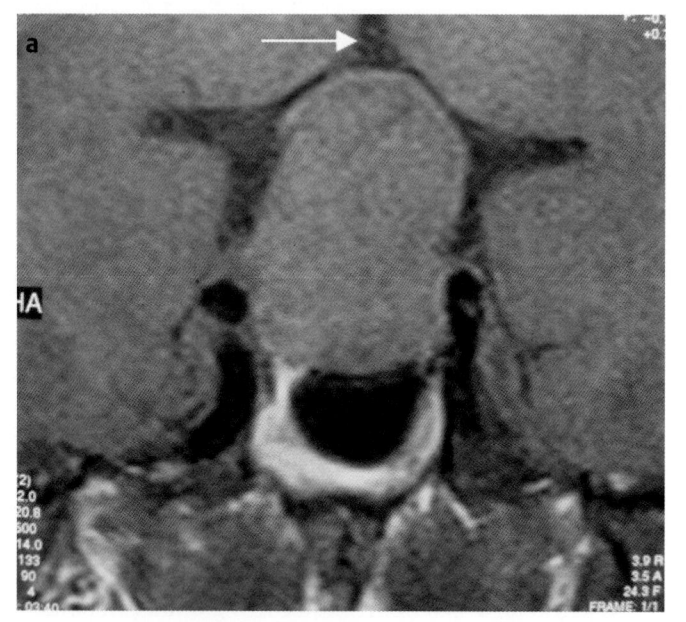

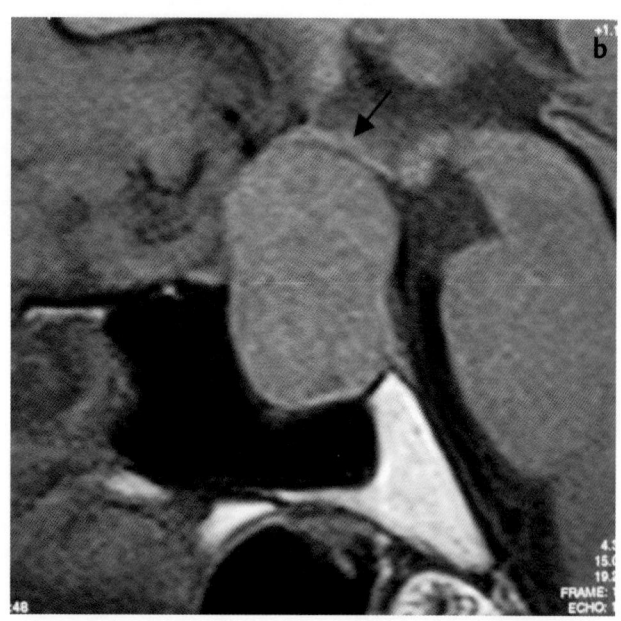

Fig. 13.14 A grande extensão suprasselar é vista com extensão para dentro do terceiro ventrículo e ventrículo lateral (*seta branca*). Note a extensão de base ampla em (**a**) e (**b**) e a compressão superior da hipófise em (**b**) (*seta preta*).

A outra vantagem significativa da abordagem com dois cirurgiões é a capacidade de um cirurgião segurar o diafragma enquanto o outro cirurgião remove o tumor que, de outra forma, poderia não ser ressecado no ângulo entre o diafragma e o seio cavernoso (**Fig. 13.16**). Em nossa experiência, esta é a área mais comum para o tumor residual, sendo geralmente inacessível ao microscópio, pois este se assenta acima do nível da abertura óssea anterior realizada na fossa hipofisária. Além disso, o diafragma pode obliterar este ângulo à medida que desce. Segurar delicadamente o diafragma com um elevador (cinzel) Freer ajuda a manter esse ângulo aberto e possibilita que o outro cirurgião remova delicadamente qualquer tumor residual (**Fig. 13.16**).

Para remover quaisquer pedaços pequenos ou microscópicos do tumor que podem ainda estar aderidos às paredes da sela, um tampão neurocirúrgico/cotonoide é colocado na sela e enxuga-se ao redor desta (**Fig. 13.17**). Essa manobra também absorve coágulos sanguíneos e permite a clara visualização do diafragma bem como das paredes laterais e do assoalho da sela (**Fig. 13.17**). O endoscópio de 30 graus geralmente é colocado dentro da cavidade da sela e rotacionado para que os recessos anterossuperior e anterolateral possam ser claramente vistos. Na **Fig. 13.17b**, a seta branca indica tumor residual anterolateral que foi omitido por hipofisectomia microscópica somente para tumor secretor de hormônio do crescimento.

Esse tumor residual pôde ser visto claramente com o endoscópio angulado e foi removido e os níveis do hormônio do crescimento permaneceram de baixos a normais no período pós-operatório. Este caso ilustra uma das mais importantes vantagens da abordagem endoscópica à ressecção de macro e microadenomas.

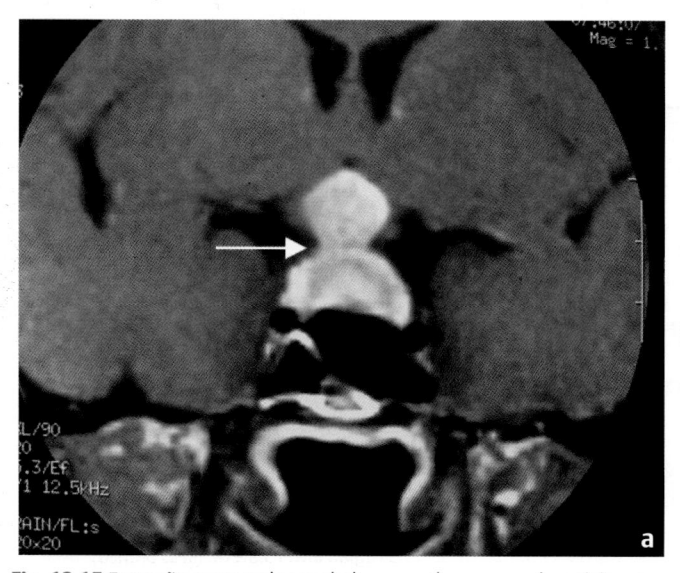

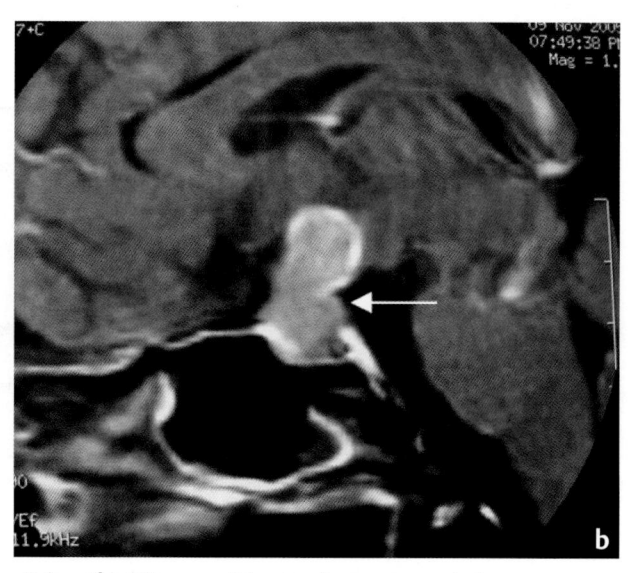

Fig. 13.15 Extensão suprasselar em haltere no plano coronal em (**a**) e parassagital em (**b**). O "pescoço" é marcado com uma *seta branca*.

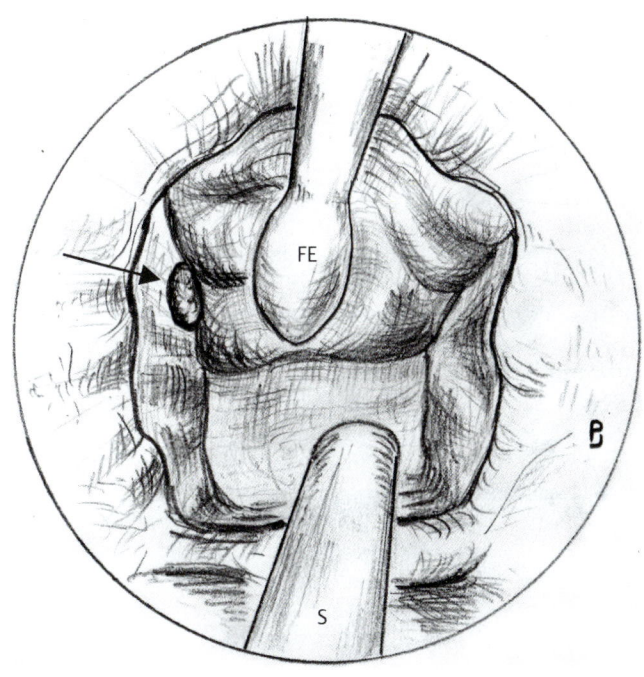

13 Cirurgia Endoscópica de Tumor Hipofisário

Fig. 13.16 O elevador (cinzel) Freer (*FE*) está sendo segurado por um cirurgião enquanto o segundo cirurgião visualiza o tumor residual (*RT*) (*seta*) no ângulo entre o seio cavernoso e diafragma e o remove.

Depois que o tumor for completamente removido, pasta de Gelfoam (pó de Gelfoam misturado com solução salina para formar uma pasta [Pfizer; Kalamazoo, MI]) é colocada dentro da fossa hipofisária. O retalho dural e a mucosa esfenoidal preservados são posicionados sobre a face anterior da sela e cola de fibrina é aplicada à superfície (**Fig. 13.18**).

As conchas nasais médias são reposicionadas em sua correta orientação e a operação é concluída. Nenhum tampão é colocado dentro da cavidade esfenoidal ou nasal. Se o paciente tiver uma fístula liquórica do diafragma, então o furo no diafragma é identificado e um enxerto de gordura em formato cônico é colocado dentro do defeito e empurrado delicadamente através do furo com a sonda* maleável (do conjunto de base de crânio Integra) até a completa selagem do extravasamento. Este tampão forma um haltere com alguma gordura através do defeito, mas com a maior parte desta ainda na sela. O resto da sela é preenchido com gordura e o enxerto de fáscia lata é colocado sobre a gordura com as margens do enxerto introduzidas sob a dura da abertura dentro da sela. A dura-máter e a mucosa esfenoidal são colocadas sobre esta fáscia e é aplicada cola de fibrina (**Fig. 13.19**). Essa região é coberta com Gelfoam e no seio esfenoidal coloca-se tampão com uma fita de gaze impregnada com pasta de parafina iodoforme bismuto (BIPP) ou uma fitade gaze embebida com antibiótico. A gaze permite a colocação de pressão na fáscia durante o período de cicatrização. A fita de gaze é empurrada no interior da cavidade nasal e é removida após 5 dias no ambulatório. Nenhum tampão nasal adicional é usado. Se o extravasamento de LCR for profuso, um dreno lombar é inserido no pós-operatório por 2 a 3 dias para assegurar que a pressão seja retirada do tampão de gordura durante a cicatrização.

Ressecção do Microadenoma

A orientação por imagem para esses pacientes é por RM. Isso ajuda na localização intraoperatória do microadenoma e assegura que a porção correta da glândula seja removida. Essencialmente, é usada para microadenomas a mesma abordagem usada para macroadenomas até o ponto de incisão da dura-máter. Após a abertura da dura, são feitas incisões sobre a região do microadenoma. Usando dissecção romba, essa região da glândula é explorada. Geralmente, o tumor é mole e uma consistência diferente do resto da glândula e, na maioria dos casos, pode ser dissecado da glândula. En-

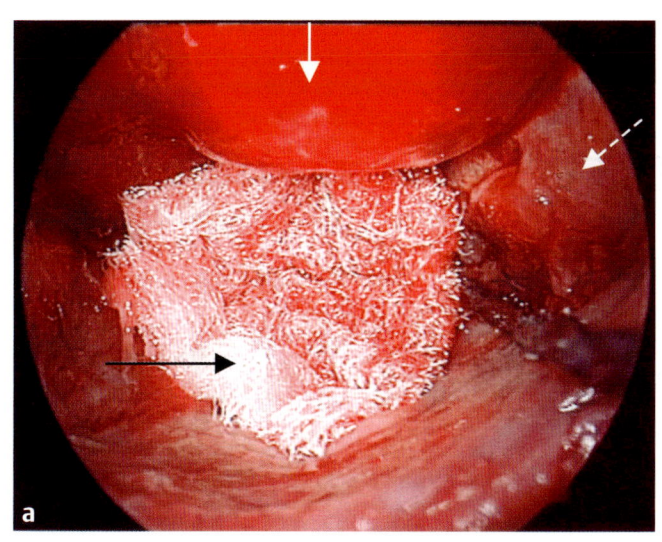

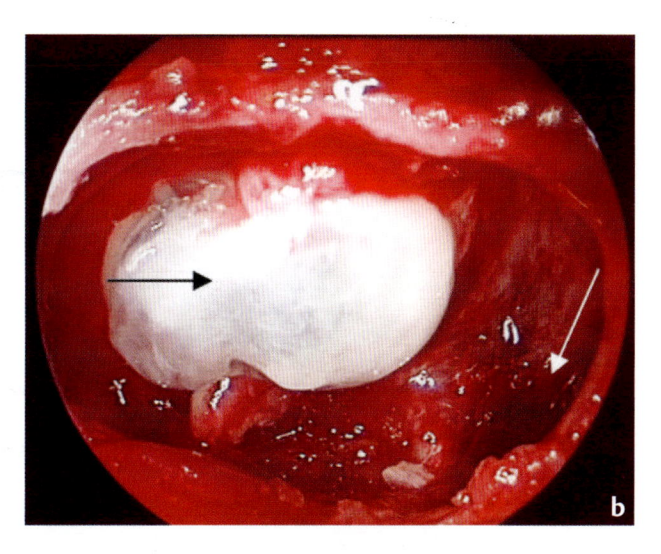

Fig. 13.17 (a) Um cotonoide (*seta preta*) colocado contra a parede posterior da sela. O diafragma (*seta branca contínua*), seio cavernoso (*seta branca tracejada*) e assoalho da sela podem todos ser claramente vistos. **(b)** Uma hipofisectomia havia sido realizada por abordagem microscópica 3 semanas anteriormente e embora os níveis de hormônio do crescimento inicialmente caíram, eles logo retornaram para altos níveis. O paciente submeteu-se à exploração endoscópica e o tumor residual foi visto na região anterolateral (*seta branca*) e removido com cura clínica do paciente. O diafragma pode ser claramente visto (*seta preta*).

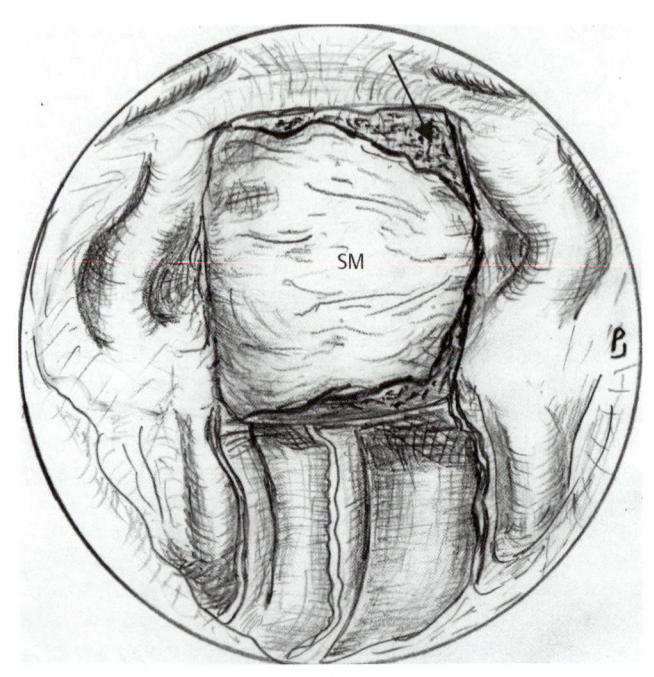

Fig. 13.18 O retalho dural está posicionado sobre a pasta de Gelfoam e então o retalho de mucosa esfenoidal (*SM*) é colocado sobre a dura para cobrir a face anterior da sela. A cola de fibrina é aplicada.

tretanto, é impossível diferenciar alguns microadenomas da glândula normal podendo ser necessário fatiá-los em múltiplos lugares antes que o tumor seja encontrado. Deve-se tomar cuidado para evitar confundir a hipófise posterior com o tumor uma vez que se apresenta mais amolecida e muitas vezes de coloração mais pálida do que a hipófise anterior.

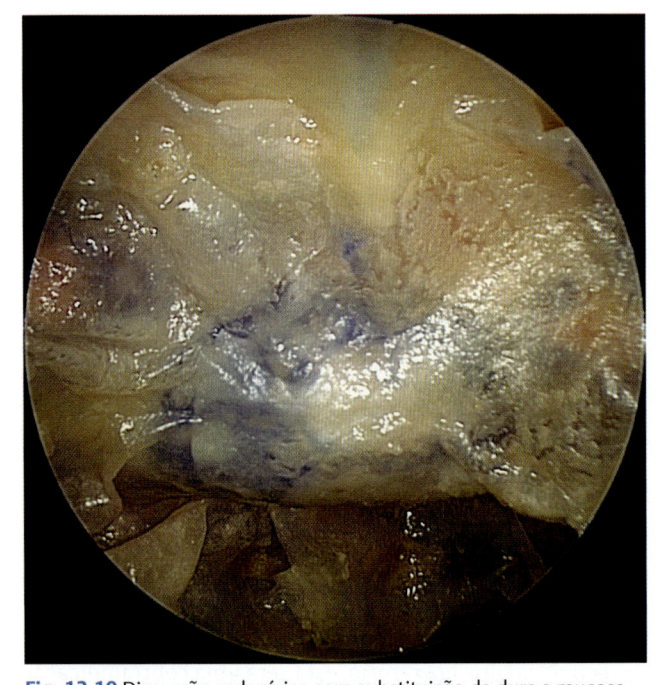

Fig. 13.19 Dissecção cadavérica com substituição da dura e mucosa do seio esfenoidal no final do procedimento hipofisário.

Invasão do Seio Cavernoso

Tumores hipofisários podem invadir o seio cavernoso em vários graus. A classificação da invasão tumoral que usamos é a de Knosp *et al.*[10] (**Fig. 13.20**).

Graus 1 e 2 não são tratados de modo diferente do padrão de dissecção da hipófise descrito anteriormente. O grau 3 tem um tumor lateral para a carótida. É importante traçar um gráfico da artéria carótida e ver onde o tumor entrou no seio cavernoso. Normalmente, o tumor entra no seio acima da porção horizontal da porção intracavernosa da carótida (**Fig. 13.21**). Se s invasão for extensa pode haver um componente inferior que envolve por baixo essa parte da carótida. Em geral, o tumor de adenomas não secretores que não se desprendem facilmente não é manipulado extensamente ou acompanhado dentro do seio cavernoso. Uma abordagem mais conservadora é adotada para esses tumores não secretores, assim como para pacientes idosos. Contudo, nos tumores secretores, essas extensões são ativamente "perseguidas" na tentativa de se remover todo o volume tumoral e obter a cura endocrinológica. O tumor pode ser acompanhado dentro do seio cavernoso da fossa hipofisária, em alguns casos, este tem um colo largo, mas em outros pacientes o colo pode ser estreito e formar um haltere através dessa abertura dural. O tumor no seio cavernoso irá obliterar os sinusoides venosos, de modo que acompanhá-lo dentro do seio cavernoso normalmente não resulta em aumento significativo de sangramento. Essa dissecção é realizada com um endoscópio de 30 graus angulado lateralmente e em geral colocado dentro da fossa hipofisária. Curetas em anel anguladas e maleáveis são usadas para remover o tumor. Em alguns casos, o terceiro nervo pode ser visível na parede lateral do seio cavernoso. A sucção no terceiro nervo quase sempre resultará em neuropraxia com paralisia pós-operatória. No entanto, quando isto aconteceu a nós, a paralisia foi totalmente recuperada após 3 meses. As extensões tumorais sob a artéria carótida e dentro do cavernoso também podem ser acompanhadas dessa maneira e removidas. Em pacientes com tumores secretores laterais e anteriores à carótida, uma incisão adicional é feita lateral à carótida diretamente dentro do seio cavernoso. Isto possibilita a dissecção dentro do cavernoso com um acesso direto dentro por meio de uma abordagem anterior. Lembre-se que o sexto par craniano atravessa o seio cavernoso e pode estar em risco se a dissecção for efetuada abaixo do joelho (*genu*) anterior da carótida, uma vez que esse nervo "abraça" a margem anteroinferior desse joelho (**Fig. 13.21**).

Dissecção Estendida da Hipófise

Essa abordagem é usada para tumores hipofisários que se estendem anteriormente ao tubérculo da sela ou se estendem significativamente dentro da região suprasselar com ruptura do diafragma. Além disso, também é usada para tumores no tubérculo da sela, como os meningiomas que empurram a hipófise inferiormente e cavalgam o tubérculo da sela no plano esfenoidal. Suspeita-se de tumores hipofisários que rompem o diafragma quando o tumor tem um significativo formato em haltere ou se a extensão ocorrer dentro ou além do terceiro ventrículo. A exposição para essa abordagem envolve a remoção do osso acima da fossa

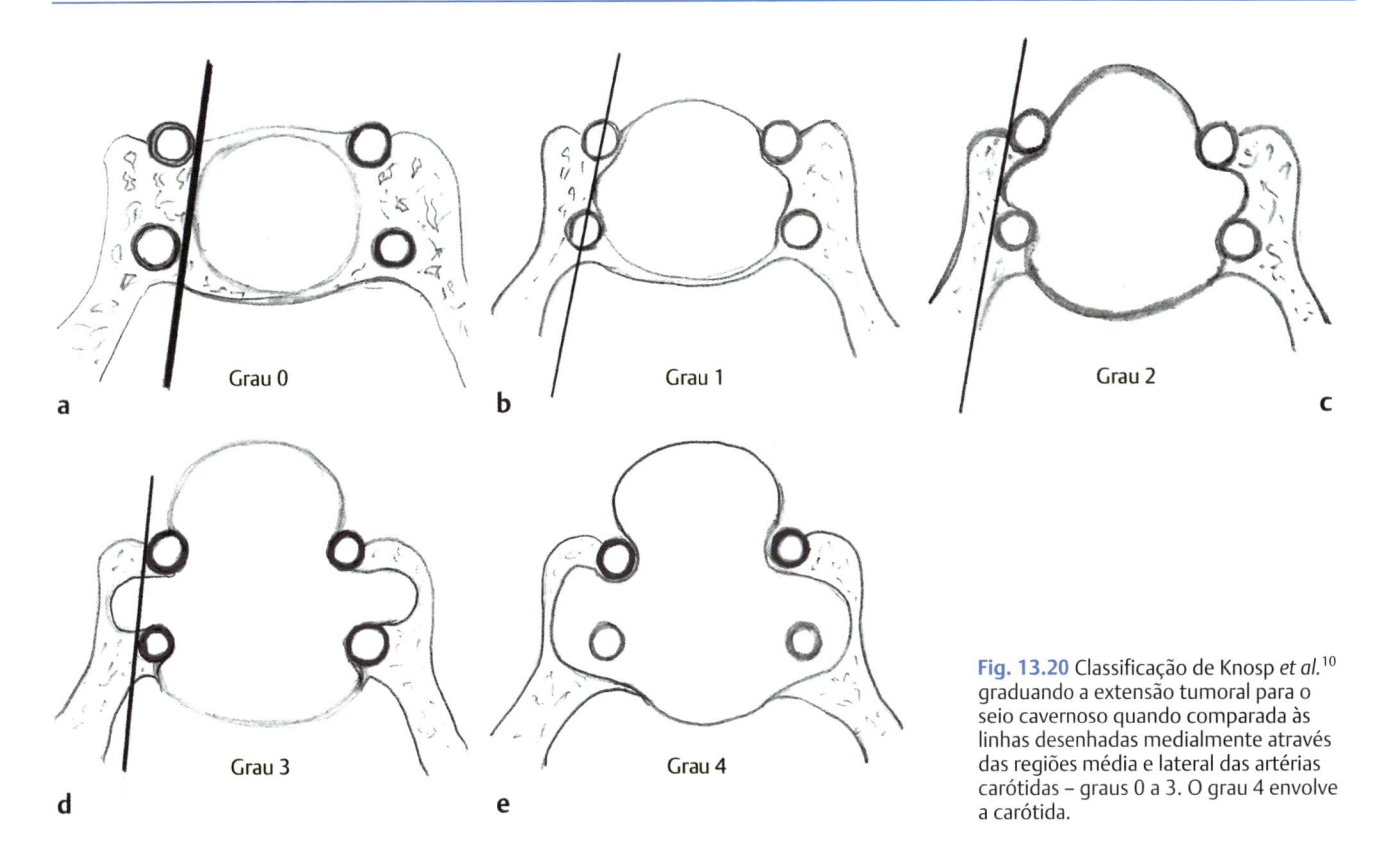

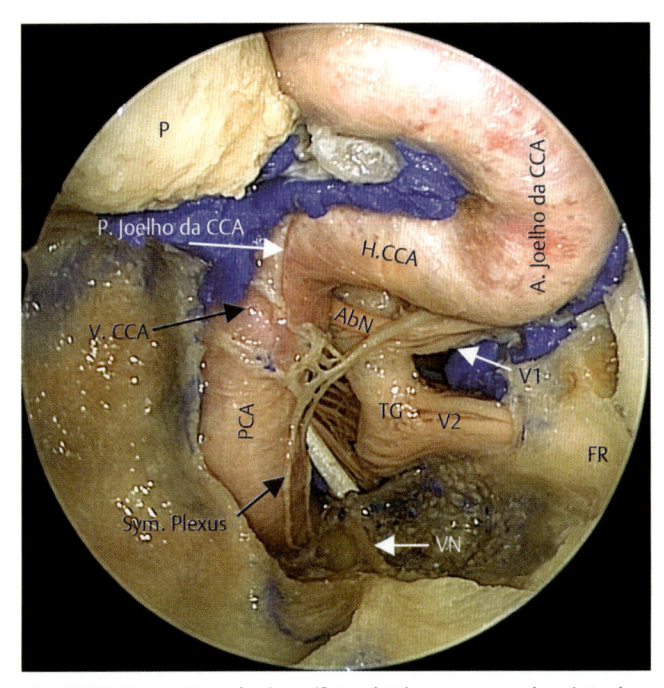

Fig. 13.20 Classificação de Knosp et al.[10] graduando a extensão tumoral para o seio cavernoso quando comparada às linhas desenhadas medialmente através das regiões média e lateral das artérias carótidas – graus 0 a 3. O grau 4 envolve a carótida.

Fig. 13.21 Dissecção cadavérica (foto obtida com um endoscópio de 70 graus) da parede lateral do esfenoide demonstrando as diferentes porções da artéria carótida intracavernosa (*CCA*). *P*, hipófise; *A. Joelho da CCA*, joelho anterior da artéria carótida intracavernosa; *H. CCA*, porção horizontal da artéria carótida intracavernosa; *P. Joelho da CCA*, joelho posterior da artéria carótida intracavernosa; *V. CCA*, porção vertical da artéria carótida intracavernosa; *PCA*, artéria carótida paraclival; *Sym. Plexus*, plexo simpático; *TG*, gânglio trigeminal; *V2*, divisão maxilar do nervo trigeminal; *FR*, forame redondo; *VN*, nervo vidiano; *AbN*, nervo abducente.

hipofisária e no plano esfenoidal. Depois de se obter a exposição dural da hipófise, o osso sobrejacente ao tubérculo da sela é removido. Ambos os nervos ópticos são identificados e o osso entre eles é removido. O osso entre o nervo óptico e a porção superior anterior do joelho (*genu*) anterior da carótida é chamado de recesso carótico-óptico medial (OCR medial) (**Fig. 13.22**). Entre esses dois OCRs mediais encontra-se a parte mais estreita do acesso dentro da cisterna subquiasmática, devendo-se ter o cuidado de remover o máximo possível desse osso para alargar o acesso cirúrgico. Entretanto, é preciso estar ciente de que as duas estruturas margeando esse osso são o nervo óptico e a artéria carótida, assim deve-se tomar muito cuidado em sua remoção. Caso os OCRs mediais não sejam removidos, então os cirurgiões poderão ter dificuldade para manipular os instrumentos através desse acesso estreito e comprometer a ressecção do tumor. Depois que a dura-máter é exposta entre os nervos ópticos, a dissecção progride para o plano esfenoidal (**Fig. 13.23**). O osso é removido até a face anterior do seio esfenoidal. A exposição dural alarga-se sobre essa área oferecendo uma exposição em ampulheta. A dura é incisada com uma lâmina 11 na linha média e a cisterna subquiasmática é inspecionada (**Fig. 13.24**). A artéria hipofisária superior deve ser vista com ambos os nervos ópticos e a extensão suprasselar do tumor. Em pacientes cujo o deslocamento do quiasma óptico é limitado, o acesso cirúrgico à região acima dessa estrutura restring-se Nessa situação nervos ópticos e o quiasma formam o limite anterior do campo de abordagem e quanto mais inferior eles são situados mais os cirurgiões são forçados a trabalhar ao seu redor. Se isso puder ser detectado no pré-operatório, esta será uma contraindicação relativa à abordagem estendida à hipófise.

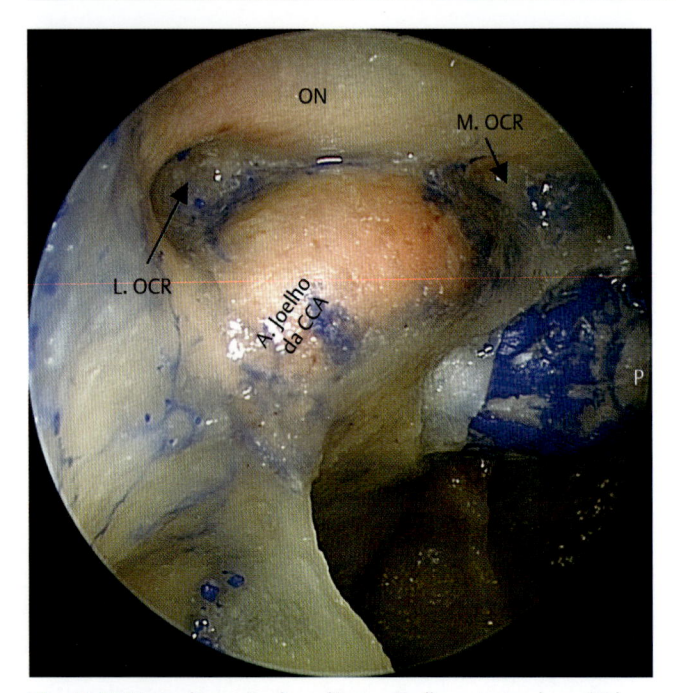

Fig. 13.22 Nesta dissecção de cadáver, o joelho anterior da carótida é visto com o nervo óptico (*ON*) correndo acima dele e criando o recesso opticocarotídeo lateral (*L.OCR*). Entre o nervo óptico quando ele sai do esfenoide e a carótida quando ela entra, a fossa craniana anterior é o recesso opticocarotídeo medial (*M. OCR*). *P*, hipófise.

Todos os pacientes que receberam uma abordagem estendida à sua hipófise necessitaram de um enxerto *underlay* de fáscia lata com ou sem gordura e um retalho septal vascularizado pediculado *onlay* colocado sobre o defeito para assegurar um sólido fechamento. A cisterna subquiasmática é uma região de alto fluxo de LCR e precisa ser manejada com as melhores técnicas possíveis e fechamento (**Fig. 13.24**).

Cuidados Pós-Operatórios

Os pacientes são monitorados de perto durante a noite com observações neurológicas de rotina e monitoramento horário da eliminação urinária. Se a eliminação de urina for maior que 250 mL por hora, por mais de 2 horas, um endocrinologista deverá ser consultado e administrada desmopressina. O cortisol geralmente não é administrado no período perioperatório, porém os níveis são monitorados pelos endocrinologistas e reposições são prescritas, se necessário. Se o procedimento não foi complicado, o paciente poderá iniciar mobilizações no dia seguinte e terá alta quando os endocrinologistas estiverem satisfeitos com o seu balanço hormonal.

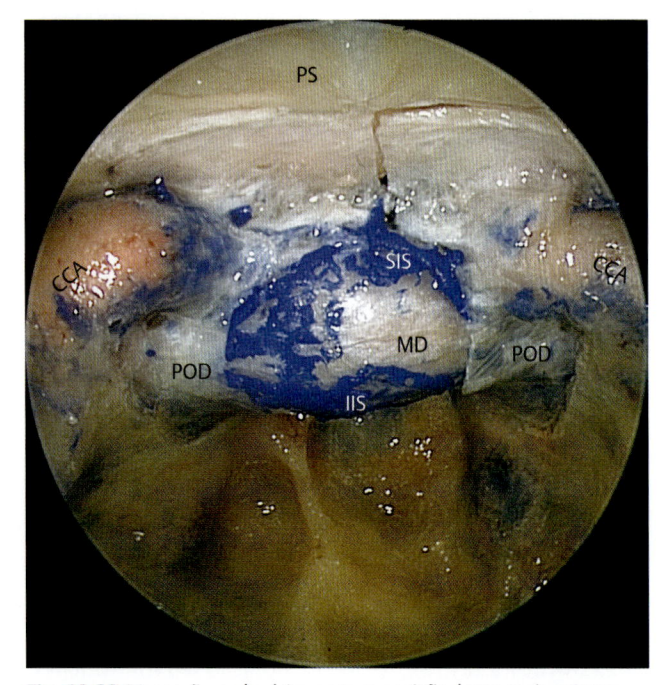

Fig. 13.23 Dissecção cadavérica com exposição óssea mais extensa entre as artérias carótidas intracavernosa (*CCA*) e nervos ópticos. A porção do plano esfenoidal (*PS*) foi removida permitindo uma exposição mais ampla da camada periosteal da dura (*POD*). *SIS*, seio intercavernoso superior; *IIS*, seio intercavernoso inferior; *MD*, camada meníngea da dura.

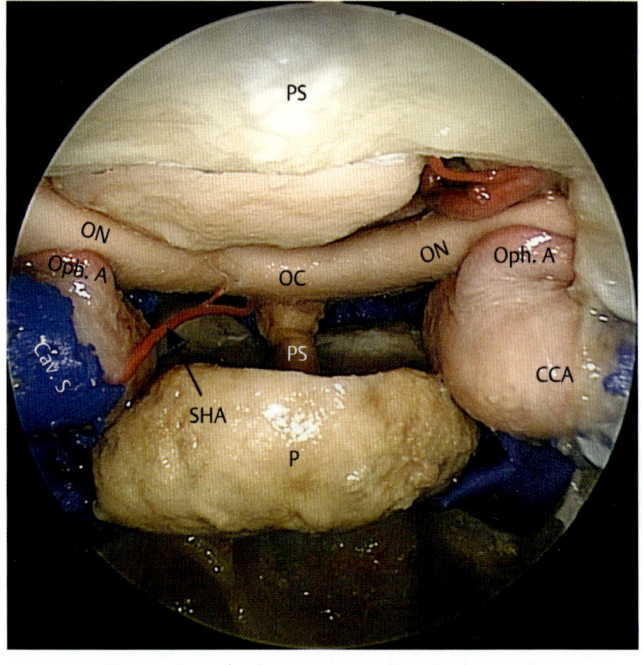

Fig. 13.24 Dissecção cadavérica com visualização dentro da cisterna subquiasmática. *PS*, plano esfenoidal; *ON*, nervo óptico; *OC*, quiasma óptico; *Oph. A*, artéria oftálmica; *CCA*, artéria carótida intracavernosa; *SHA*, artéria hipofisária superior; *PS*, pedículo da hipófise; *P*, hipófise.

Resultados[11]

Embora tenhamos, inicialmente, relatado nossos primeiros 32 pacientes consecutivos e não selecionados submetidos a uma ressecção inteiramente endoscópica de seus tumores hipofisários, utilizando a técnica descrita, a amostra atual atinge centenas de indivíduos. Neste relato, cinco pacientes tinham microadenomas secretores. No grupo de macroadenoma, havia seis pacientes com grandes extensões suprasselares e/ou parasselares. A imagem pós-operatória mostrou tumor residual em quatro pacientes com tumor localizado lateral à artéria carótida em três deles.[11] No grupo de microadenoma todos os pacientes normalizaram seu estado hormonal. Seis fístulas liquóricas foram vistas durante a cirurgia e reparadas. Dois pacientes desenvolveram fístulas liquóricas no pós-operatório e um paciente que teve um tumor muito fibroso desenvolveu um extravasamento após cirurgia de revisão e necessitou de dois retornos à sala cirúrgica antes de ocorrer o fechamento. Nenhuma outra complicação foi vista. Nos restantes 22 pacientes, a completa remoção do macroadenoma foi alcançada e verificada com escaneamento pós-operatório por RM.[11] Cinco pacientes necessitaram de tratamento contínuo para diabetes insípido e oito pacientes necessitaram de terapia de reposição hormonal contínua. Esses resultados são compatíveis com os resultados publicados dos centros mais internacionais.[12,13] Em uma análise de nossa série de casos mais recente (não publicada), nossa taxa de fístulas liquóricas é inferior a 5% e a taxa de recorrência do tumor em macroadenomas menor que 15%. A taxa de cura para tumores secretores hormonais é superior a 85%.

Pontos-Chave

As duas principais vantagens desta técnica são o trauma mínimo envolvido no acesso à hipófise com esfenoidotomias bilaterais e, em alguns casos, a septoplastia é a única cirurgia necessária para a abordagem à hipófise. Além disso, há uma considerável vantagem no uso de telescópios angulados na fossa hipofisária durante a ressecção do tumor. Isto permite que o tumor não visualizado com a abordagem microscópica tradicional seja ressecado sob visão direta (**Fig. 13.17**). Também possibilita que o diafragma descendente seja segurado de modo que qualquer tumor residual remanescente no ângulo entre o diafragma e o seio cavernoso possa ser visualizado com um telescópio angulado em 30 graus e seja removido sob visão.

Nos pacientes com invasão extensa do seio cavernoso seus tumores são ativamente rastreados e excisados no intraoperatório, caso eles sejam secretores. Os tumores não secretores no seio cavernoso são preferencialmente acompanhados, enquanto o tumor continuar a se desprender facilmente sem pôr o paciente em maiores riscos.

Nos pacientes com uma significativa extensão anterior ou superior de seu tumor pode ser realizada a abordagem estendida à hipófise. Esse grupo de pacientes requer o fechamento de defeito com retalho septal.

A técnica requer dois cirurgiões trabalhando juntos no monitor de vídeo e nossa equipe consiste em um neurocirurgião e um otorrinolaringologista. Ambos os cirurgiões desenvolveram habilidades para realizar todas as partes da cirurgia e isto mantém o nível de habilidade e entusiasmo pelos diferentes aspectos da operação.

Referências

1. Otori N, Haruna S, Kamio M, Ohashi G, Moriyama H. Endoscopic transethmosphenoidal approach for pituitary tumors with image guidance. Am J Rhinol 2001;15(6):381–386
2. Sawers HA, Robb OJ, Walmsley D, Strachan FM, Shaw J, Bevan JS. An audit of the diagnostic usefulness of PRL and TSH responses to domperidone and high resolution magnetic resonance imaging of the pituitary in the evaluation of hyperprolactinaemia. Clin Endocrinol (Oxf) 1997;46(3):321–326
3. Wilson CB. A decade of pituitary microsurgery. The Herbert Olivecrona lecture. J Neurosurg 1984;61(5):814–833
4. de Divitiis E, Cappabianca P. Microscopic and endoscopic transsphenoidal surgery. Neurosurgery 2002;51(6):1527–1529, author reply 1529–1530
5. Thomas RF, Monacci WT, Mair EA. Endoscopic image-guided transethmoid pituitary surgery. Otolaryngol Head Neck Surg 2002;127(5):409–416
6. Mason RB, Nieman LK, Doppman JL, Oldfield EH. Selective excision of adenomas originating in or extending into the pituitary stalk with preservation of pituitary function. J Neurosurg 1997;87(3):343–351
7. Aust MR, McCaffrey TV, Atkinson J. Transnasal endoscopic approach to the sella turcica. Am J Rhinol 1998;12(4):283–287
8. Shah S, Har-El G. Diabetes insipidus after pituitary surgery: incidence after traditional versus endoscopic transsphenoidal approaches. Am J Rhinol 2001;15(6):377–379
9. Cooke RS, Jones RA. Experience with the direct transnasal transsphenoidal approach to the pituitary fossa. Br J Neurosurg 1994;8(2):193–196
10. Knosp E, Steiner E, Kitz K, Matula C. Pituitary adenomas with invasion of the cavernous sinus space: a magnetic resonance imaging classification compared with surgical findings. Neurosurgery 1993;33(4):610–617,discussion 617–618
11. Uren B, Vrodos M, Wormald PJ. Fully endoscopic transsphenoidal resection of pituitary tumors: technique and results. Technique and Results Am J Rhinol 2007;21(4):510–514
12. Cappabianca P, Cavallo LM, Colao A, et al. Endoscopic endonasal transsphenoidal approach: outcome analysis of 100 consecutive procedures. Minim Invasive Neurosurg 2002;45(4):193–200
13. Kabil MS, Eby JB, Shahinian HK. Fully endoscopic endonasal vs. Transseptal transsphenoidal pituitary surgery. Minim Invasive Neurosurg 2005;48(6):348–354

14 Descompressão Orbital Endoscópica para Exoftalmo, Hemorragia Orbital Aguda e Abscesso Subperiosteal Orbital

Introdução

A descompressão orbital endoscópica tem um importante e papel no tratamento de pacientes com a orbitopatia de Graves, em pacientes com hemorragia orbital aguda com proptose, e para a drenagem de abscessos subperiosteais orbitais.

Doença de Graves[5]

Acredita-se que a oftalmopatia na doença de Graves resulte da deposição de imunocomplexos nos músculos extraoculares e gordura, o que por sua vez leva a edema e fibrose.[1] O resultante aumento na pressão intraorbital empurra o globo para a frente, causando proptose. Se esta proptose se tornar grave o suficiente, as pálpebras não podem se fechar adequadamente e pode ocorrer quemose com ou sem queratite secundária à exposição da córnea. Além disso, a compressão do ápice orbital pelos músculos extraoculares significativamente aumentados coloca pressão no nervo óptico. Em uma pequena minoria de pacientes, o estiramento do nervo óptico por proptose crescente pode ter um papel no desenvolvimento da neuropatia óptica e perda visual. A perda visual é incomum na doença de Graves, ocorrendo em apenas 2 a 7% dos pacientes.[23] Se o tratamento médico (corticosteroides em alta dose com ou sem radioterapia de baixa dose) falhar, a descompressão cirúrgica do olho é indicada.[4] Embora isso tenha sido realizado no passado por meio de procedimentos externos, uma excelente redução da proptose agora é possível com técnicas endoscópicas.[5,6] A **Fig. 14.1** mostra o aumento do músculo extraocular geralmente visto em pacientes com doença de Graves e perda visual.

Diplopia pré-operatória é vista em até 30% dos pacientes com doença de Graves. Se a **Fig. 14.1** for revista, será possível ver que o extenso aumento muscular limita o movimento do globo nos extremos do olhar fixo, o que por sua vez causará diplopia. Após a descompressão, ocorre significativo prolapso medial e inferior do tecido orbital e a diplopia pode ser vista em até 30% dos pacientes que não tinham diplopia pré-operatória. Acredita-se que a descompressão da parede lateral equilibre este deslocamento do tecido intraorbital com resultante probabilidade menor de diplopia pós-operatória.[7] Embora a descompressão orbital resulte em significativa redução da proptose, os olhos dos pacientes ainda podem ter aparência fixa devido à fibrose e encurtamento do músculo levantador da pálpebra. Isto resulta em maior exposição da esclera e embora possa ter havido significativa redução da proptose, a aparência cosmética ainda não será a ideal. Pode ser realizada a liberação dos músculos levantadores que pode reduzir ou eliminar a exposição da esclera.

Hemorragia Intraorbital

A hemorragia intraorbital felizmente é uma rara ocorrência e em geral se dá durante cirurgia endoscópica nasossinusal (ESS) em consequência de lesão à artéria etmoidal anterior. A artéria danificada se retrai dentro da órbita e continua a sangrar dentro dos conteúdos orbitais com crescente pressão intraorbital. Esta pressão resulta em progressiva proptose com estiramento ou compressão do nervo óptico. Esse estiramento combinado com o comprometimento do fluxo sanguíneo arterial para a retina, decorrente de crescente pressão intraorbital, pode resultar em progressiva perda visual. A visão em cores está reduzida antes da perda de acuidade visual. Se houver suspeita de iminente perda visual, o paciente deverá ser testado para perda de discriminação da cor vermelha e testado para um defeito pupilar aferente relativo. A visão em cores é testada mostrando-se ao paciente uma figura que contenha a cor vermelha e pedindo-lhe para nomear as cores da figura. Depois da perda de acuidade visual, o tempo antes de ocorrer cegueira irreversível é variável, mas pode ser de apenas 40 minutos se o fluxo sanguíneo para a retina for perdido. Portanto, é importante que, se ocorrer hemorragia intraorbital, o cirurgião imediatamente adote medidas apropriadas para reduzir a pressão intraorbital e restaurar o fluxo sanguíneo para a retina e o nervo óptico. Além da proptose progressiva, hemorragia subconjuntival e periorbital também pode ser visível. Se o globo protótipo for palpado, estará endurecido e resistirá à pressão direta. Se for possível

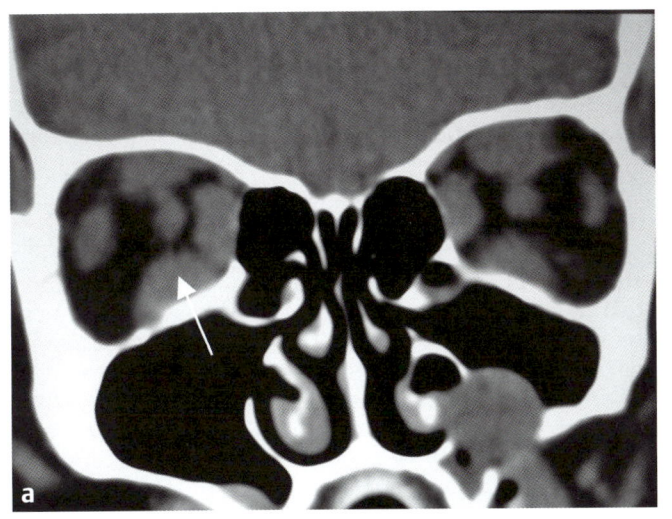

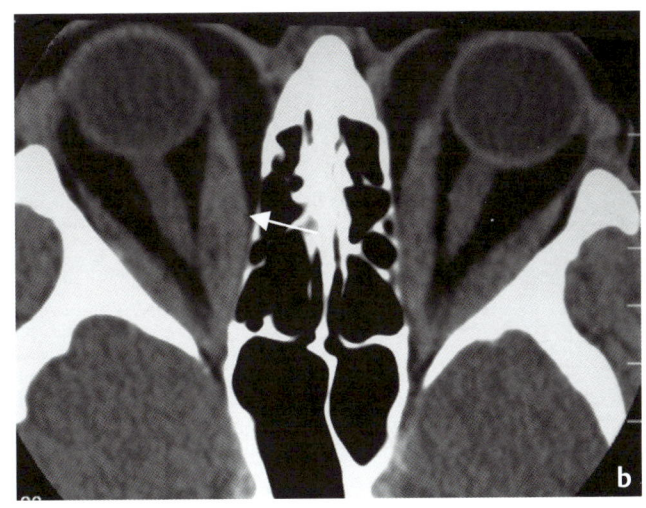

14 Descompressão Orbital Endoscópica para Exoftalmo, Hemorragia Orbital Aguda ...

Fig. 14.1 Músculo extraocular aumentado marcado com *seta branca* em TC coronal de tecido mole (**a**) e TC axial (**b**). Note a compressão do ápice orbital.

visualizar o fundo óptico, será possível ver que a circulação arterial retiniana é intermitente ou pulsátil.

Caso seja reconhecida uma hemorragia intraorbital no intraoperatório e o paciente ainda estiver na mesa cirúrgica, uma descompressão orbital deverá ser realizada como descrito adiante. Se o paciente estiver na área de recuperação ou na enfermaria, e se for notada significativa proptose e perda visual, então os seguintes passos deverão ser adotados:

- Sente o paciente ereto no leito.
- Remova qualquer tampão nasal.
- Infiltre o canto lateral com anestésico local e realize uma cantotomia lateral e cantólise.

Estes são passos importantes com os quais se ganha tempo, permitindo assim que o paciente seja levado de volta à sala cirúrgica para reexploração e descompressão orbital.

Técnica Cirúrgica de Cantotomia Lateral e Cantólise

O anestésico local (lidocaína a 2% com 1:80.000 de adrenalina) é colocado na região cantal lateral. Uma tesoura afiada é usada para fazer uma incisão horizontal através da pele e tecido mole na junção lateral das pálpebras sobre o osso da margem orbital (**Fig. 14.2**).

A pálpebra é levada para fora com pinça expondo o tendão, que fixa a placa tarsal inferior ao osso (**Fig. 14.3**) e a tesoura é então virada verticalmente para cortá-lo (**Fig. 14.3**).

A gordura orbital deve ser vista quando esse tendão é cortado devendo ser possível assentar a pálpebra na face sem tensão (**Fig. 14.4**). Isto reduz a pressão intraorbital e deve possibilitar a reperfusão do nervo óptico e retina. Porém, pode ser insuficiente e é usado somente para ganhar tempo e permitir que o paciente retorne à sala cirúrgica para uma descompressão formal da órbita.

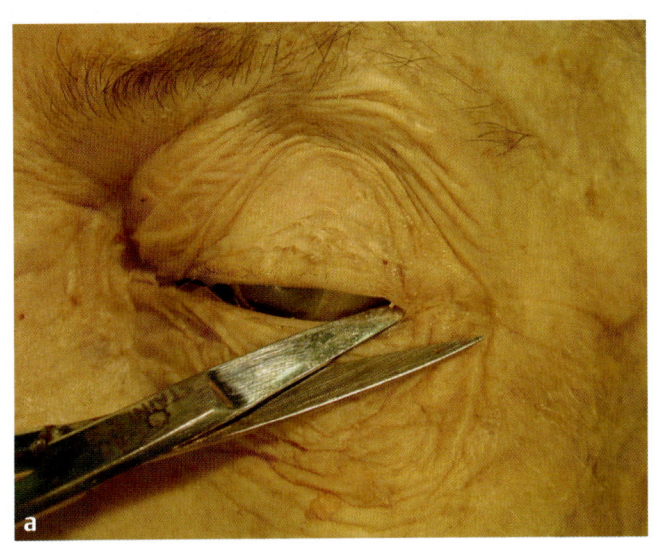

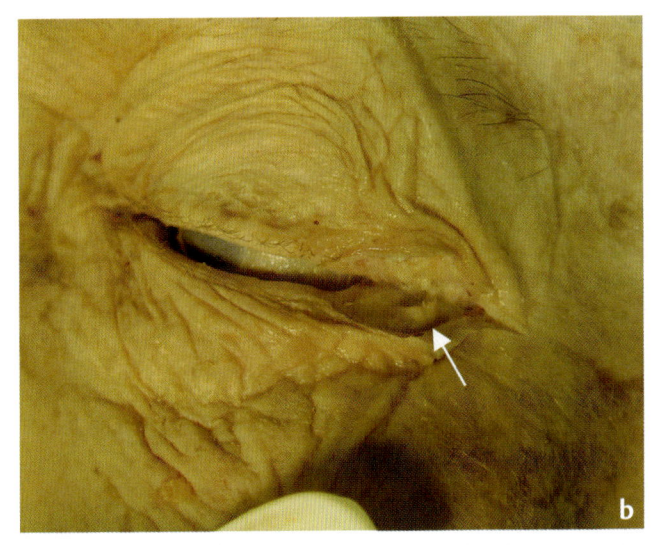

Fig. 14.2 (**a**) Um corte horizontal é demonstrado em um cadáver. O corte horizontal é feito sobre a margem orbital através do canto lateral. (**b**) Empurrar a pálpebra para abaixo revela o tendão cantal lateral (*seta branca*).

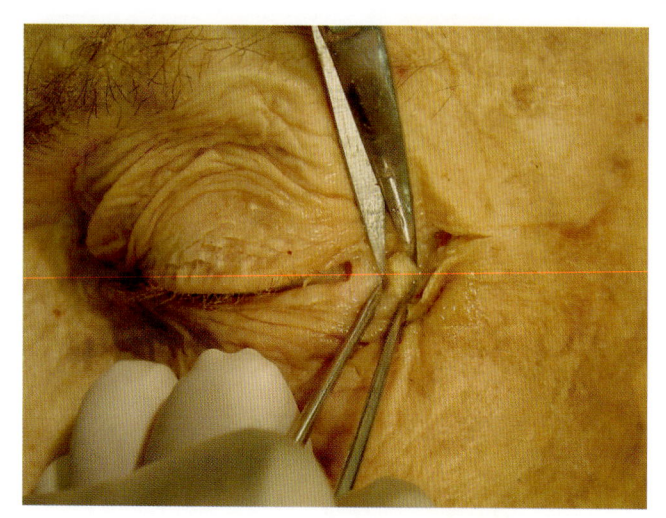

Fig. 14.3 O tendão cantal lateral é mantido entre a pinça com a tesoura verticalmente posicionada para cortar o tendão.

Nesta ferida não são dados pontos e um curativo é colocado sobre ela. A ferida e o tendão cantal lateral podem ser suturados após 24 a 48 horas. O tendão cantal lateral é suturado ao periósteo orbital. Como a incisão está na dobra formada pelas pálpebras, a formação cicatricial é incomum.

Técnica Cirúrgica para Descompressão Orbital Endoscópica[5]

Após a preparação e infiltração padrão da cavidade nasal e da parede nasal lateral, uma uncinectomia é realizada. O óstio natural do seio maxilar é identificado e aumentado dentro da área da fontanela posterior com pinça saca-bocados reta Blakesley e o microdebridador.[5] É essencial criar a maior antrostomia possível pois isto dá acesso ao assoalho da órbita e, após a descompressão, previne a obstrução do óstio se ocorrer um significativo prolapso de gordura. Se a antrostomia for pequena, o bloqueio da antrostomia e resultante rinossinusite poderão se desenvolver.

Um retalho axilar é obtido e é realizada a limpeza de células do recesso frontal com identificação do óstio frontal. Uma esfenoetmoidectomia total é realizada com identificação do óstio do seio esfenoidal.[5] Esse óstio é aberto dentro dos etmoides posteriores, permitindo a entrada no esfenoide via transetmoidal. A base do crânio é identificada e é feita a sua limpeza para que toda a lâmina papirácea possa ser vista (**Fig. 14.5**).

O osso duro do processo frontal da maxila é palpado com um elevador (cinzel) Freer e o osso mole lacrimal é identificado (em grande parte da mesma maneira que a dacriocistorrinostomia (DCR) endoscópica; **Fig. 14.6**). Este osso mole lacrimal pode ser deixado intacto e identificada a junção entre o osso lacrimal e a lâmina papirácea. Se houver dúvida sobre o osso lacrimal, este poderá ser descamado e o saco lacrimal palpado para identificar com acurácia o saco lacrimal. A extremidade romba do elevador (cinzel) Freer é, então, empurrada delicadamente através da lâmina papirácea e o osso fino que forma a lâmina papirácea é descamado.[5] Deve-se ter muito cuidado para preservar o periósteo orbital neste estágio inicial uma vez que a ruptura do periósteo orbital com prolapso de gordura orbital poderá obscurecer a lâmina papirácea remanescente e tornar sua remoção mais difícil (**Fig. 14.7**). Também se deve ter o cuidado de não remover a lâmina papirácea óssea por pelo menos 1,5 cm abaixo do óstio frontal. Este osso é deixado em posição para prevenir o prolapso da gordura orbital que obstrui o fluxo de saída do seio frontal. Se após a descompressão orbital endoscópica resultar rinossinusite frontal crônica, isto pode ser difícil de tratar. O osso restante da lâmina papirácea é removido até a base do crânio e tão posteriormente quanto o seio esfenoidal. O periósteo orbital é então removido (**Fig. 14.8**). Esse procedimento pode

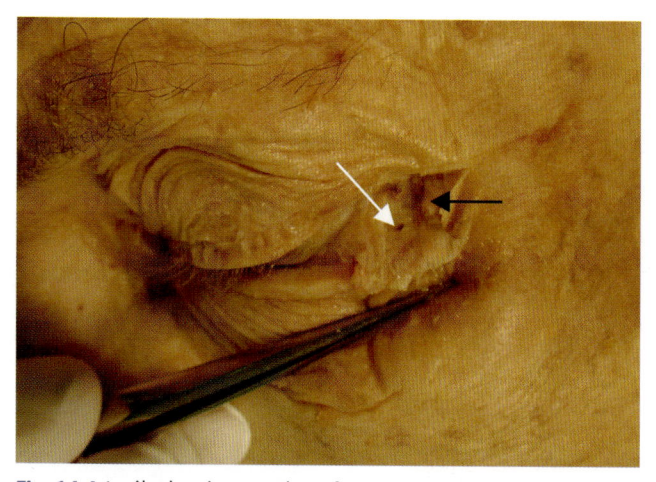

Fig. 14.4 A pálpebra é ancorada na face. O corte do tendão cantal lateral é marcado com uma *seta preta* e a gordura orbital com a *seta branca*.

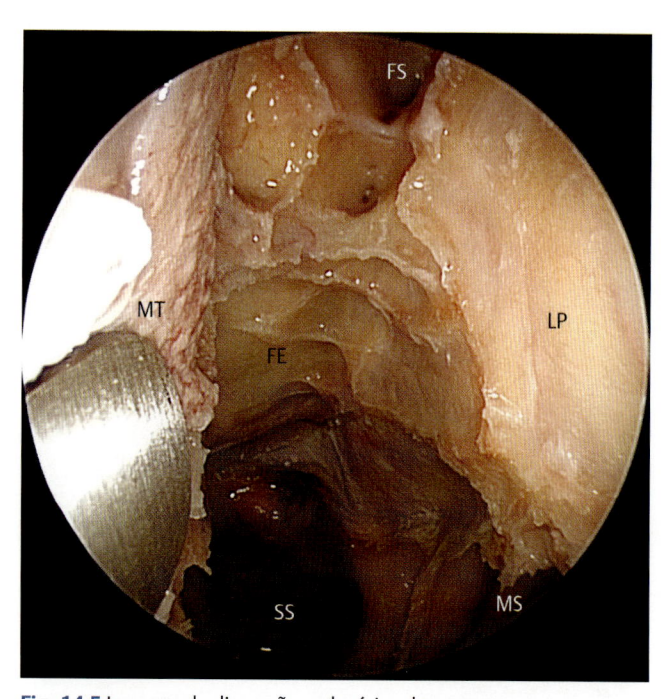

Fig. 14.5 Imagem de dissecção cadavérica de uma esfenoetmoidectomia total com a completa remoção das células aéreas etmoidais e exposição da fóvea etmoidal (*FE*), lâmina papirácea (*LP*), seio esfenoidal (*SS*), seio maxilar (*MS*) e seio frontal (*FS*). *MT*, Concha nasal média.

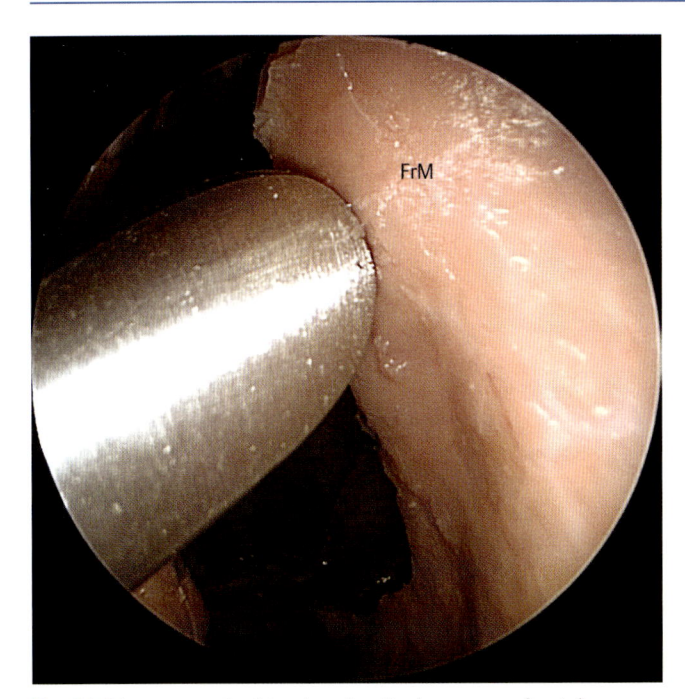

14 Descompressão Orbital Endoscópica para Exoftalmo, Hemorragia Orbital Aguda ...

Fig. 14.6 Imagem cadavérica da palpação do processo frontal esquerdo com um elevador Freer.

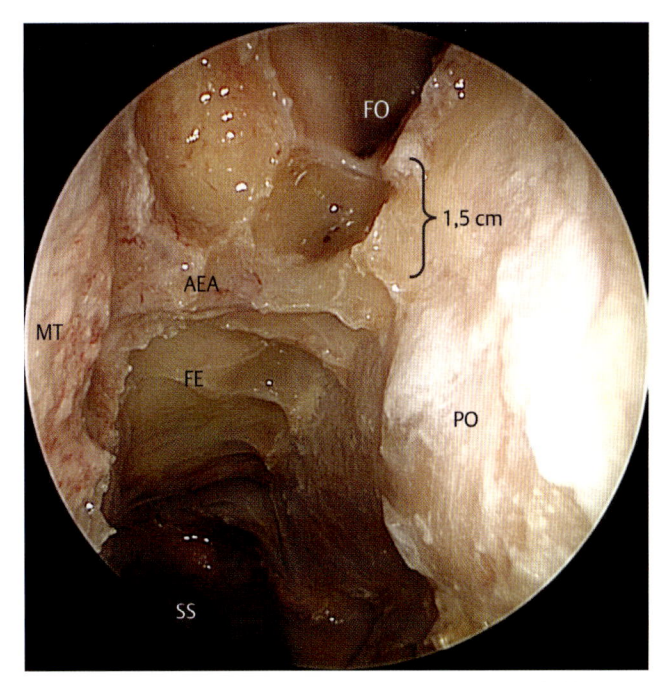

Fig. 14.7 Dissecção cadavérica demonstrando a remoção da lâmina papirácea e exposição da periórbita (*PO*). Deve-se tomar cuidado para não romper a periórbita e evitar o prolapso da gordura orbital nesse momento. Uma margem de 1,5 cm do osso abaixo do óstio frontal (*FO*) é preservada para prevenir a obstrução do seio frontal por gordura. *SS*, seio esfenoidal; *FE*, fóvea etmoidal; *AEA*, artéria etmoidal anterior; *MT*, concha nasal média.

ser suficiente para a descompressão orbital por hemorragia intraorbital ou para uma pequena redução da proptose decorrente do exoftalmia da doença de Graves (cerca de 2 mm).[5-11] Se uma quantidade maior de descompressão e retrogressão do globo forem necessárias, pode-se conseguir mais descompressão pela remoção da metade posterior do assoalho orbital.[5,11] O osso espessa-se na transição a partir da parede orbital medial até o assoalho da órbita. Curetas anguladas e pinça Blakesley são usadas para fraturar esse osso e removê-lo. O nervo infraorbital é identificado quando ele corre ao longo do assoalho da órbita (teto do seio maxilar). O assoalho posterior da órbita é removido até o nervo infraorbital (**Fig. 14.9**). Somente a metade posterior do assoalho orbital pode ser acessada por antrostomia maxilar. Este é um problema técnico uma vez que o acesso à metade anterior do assoalho orbital geralmente não é possível pela antrostomia com a instrumentação atualmente disponível.[5,11] A quantidade média de retrogressão do globo com a remoção da parede medial e assoalho da órbita é de 5 mm.[5-11] O periósteo orbital é incisado em uma série de incisões horizontais ou removido inteiramente. A retenção de uma faixa mediana de periósteo orbital pode reduzir a incidência de diplopia pós-operatória, mas essa conduta não é a minha prática. Se ainda for necessária maior regressão do globo, então a parte anterior do assoalho orbital e a parede orbital lateral são abordadas por meio de incisão subciliar. A conjuntiva é incisada e uma dissecção mais extensa identifica os coxins adiposos da pálpebra inferior. A margem orbital é identificada e o periósteo orbital é elevado. O assoalho anterior remanescente da órbita é removido tanto medial como lateralmente ao nervo infraorbital. Isto é com *punch* saca-bocados tipo Kerrison para a frente e para trás. Essa dissecção é continuada sobre a parede orbital lateral e a parede orbital lateral é removida com uma broca de diamante. Essa descompressão lateral equilibra, até certo ponto, o prolapso de gordura orbital e pode resultar em menos diplopia pós-operatória. Certamente ela aumenta a quantidade de regressão orbital que pode ser alcançada e, em nossa série, essa descompressão de três paredes em média é de 5 a 7 mm.

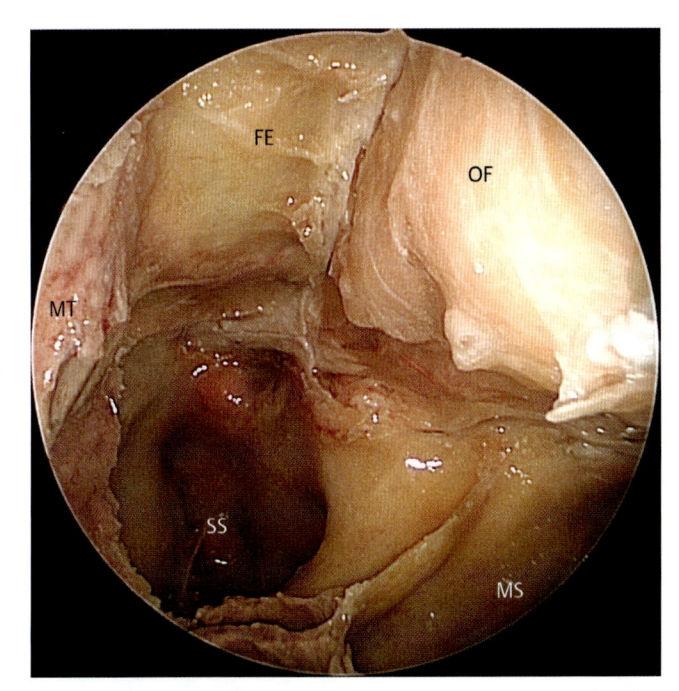

Fig. 14.8 Dissecção cadavérica claramente mostra que a periórbita foi removida expondo a gordura orbital (*OF*). *MT*, concha nasal média; *FE*, fóvea etmoidal; *SS*, seio esfenoidal; *MS*, seio maxilar.

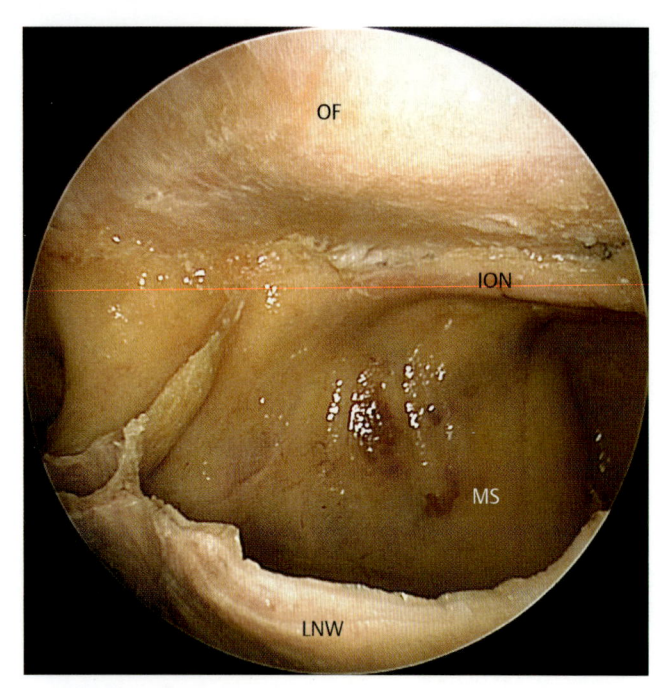

Fig. 14.9 Imagem de dissecção cadavérica obtida com um endoscópio de 70 graus do seio maxilar (*MS*) esquerdo. O assoalho da órbita foi removido até o nervo infraorbital (*ION*) por antrostomia maxilar aumentada. *OF*, Gordura orbital; *LNW*, Parede nasal lateral.

Resultados da Descompressão Orbital para a Doença de Graves

O grau de regressão de proptose nas 16 órbitas descomprimidas foi de 5,4 mm.[5] Se fossem operados apenas a parede medial e o assoalho, a média de regressão do globo seria de 5,75 mm. Em quatro órbitas, somente a parede medial orbital foi removida com uma regressão média do globo de 1,75 mm. Em seis órbitas, a descompressão de três paredes foi realizada com uma regressão média do globo de 6,5 mm. Esses resultados são ligeiramente diferentes daqueles que publicamos recentemente, uma vez que acrescentamos três pacientes subsequentes submetidos à descompressão bilateral de três paredes orbitais.[5] Das 16 órbitas realizadas, um paciente com perda visual completa de longa duração não apresentou melhora da visão. Todos os outros pacientes tinham visão normal pré-operatoriamente e nenhum paciente apresentou piora da visão no período pós-operatório.[5] Dois pacientes que não tinham diplopia pré-operatória desenvolveram diplopia pós-operatória. Nos dois pacientes, a diplopia era transitória e durou entre 1 e 3 meses antes de sua completa resolução. Quatro pacientes tiveram diplopia pré-operatória que continuou no pós-operatório e necessitou de cirurgia do músculo extraocular para correção.

Descompressão Orbital para Abscesso Subperiosteal

Os pacientes apresentando complicações orbitais de rinossinusite geralmente têm um grau de celulite e edema (quemose) ao redor do olho com proptose associada. Pode também haver alguma restrição do movimento ocular. Os pacientes tipicamente apresentam um histórico de obstrução nasal, rinorreia purulenta e pressão ou dor facial. A endoscopia revela uma mucosa nasal inflamada e edematosa geralmente com a presença de pus no meato médio (**Fig. 14.10**).

Se houver suspeita de um abscesso subperiosteal, uma imagem de tomografia computadorizada (TC) dos seios, com contraste, revela a apresentação clássica de uma massa localizada na lâmina papirácea ou em relação ao assoalho do seio frontal. A margem da massa aumentará com o contraste conforme é visto na **Fig. 4.11**. Além disso, a proptose será visível nas imagens axiais.

O cirurgião deve considerar sua experiência endoscópica e nível de habilidade antes de decidir se um paciente com um abscesso subperiosteal deve ser tratado endoscopicamente ou por meio de abordagem externa. A abordagem externa é rápida, fácil e o abscesso em geral, pode ser rápida e seguramente drenado. Se o cirurgião for capacitado e experiente em ESS, drenagem endoscópica do abscesso subperiosteal poderá ser realizada. Uma dificuldade com esse procedimento é a significativa vascularização que está associada à rinossinusite aguda. Se uma superfície mucosa for tocada com um instrumento ou endoscópio, geralmente ela sangrará e, se o cirurgião for inexperiente, ele poderá perder a orientação e ocorrer complicações. O frequente tamponamento com o uso de cotonoides embebidos em descongestionante durante o procedimento ajuda a minimizar o sangramento, mas não o controlará totalmente. Em um paciente com rinossinusite aguda, o anestesista precisará otimizar os parâmetros hemodinâmicos do paciente para criar o campo cirúrgico ideal (Capítulo 2). Se o anestesista for inexperiente na criação de condições ideais para a cirurgia sinusal dos pacientes, como pode ser o caso nos centros cirúrgicos montados para atendimento a emergências, sangramentos problemáticos terão maior chance de ocorrer.

A abordagem cirúrgica consiste em realizar uncinectomia e aumentar o óstio maxilar até um grau moderado. A uncinectomia somente, sem antrostomia, acarreta o risco de fechamento pós-operatório do seio maxilar, pois inflamação e edema predispõem à formação cicatricial e de sinéquias. A

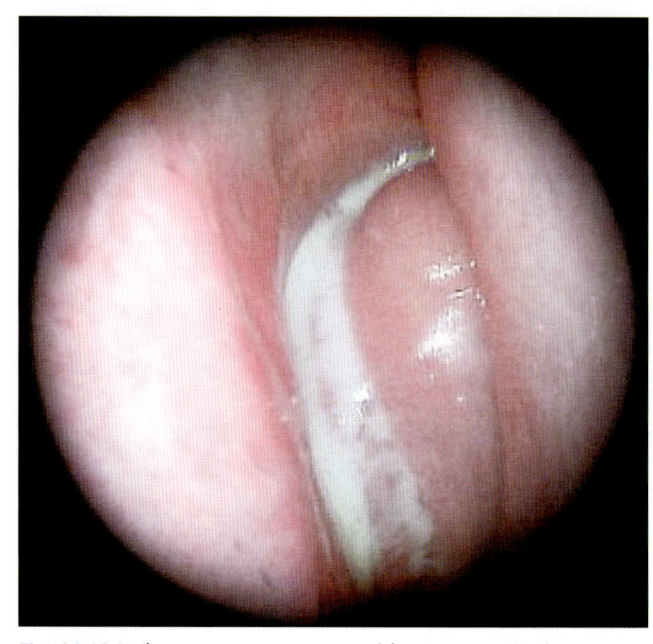

Fig. 14.10 Pode-se ver pus no meato médio. A mucosa está edematosa com obliteração do espaço entre a concha nasal média e parede nasal lateral.

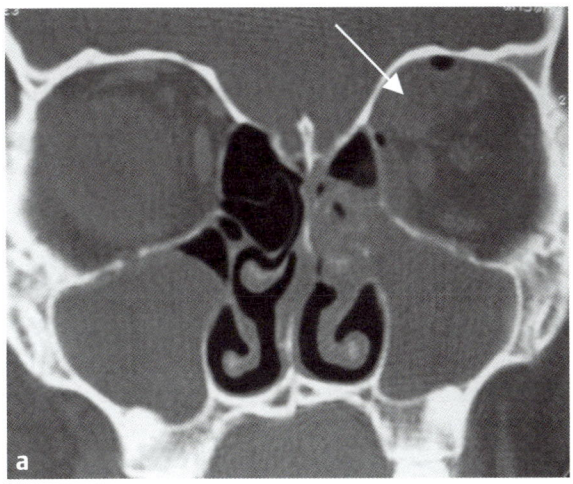

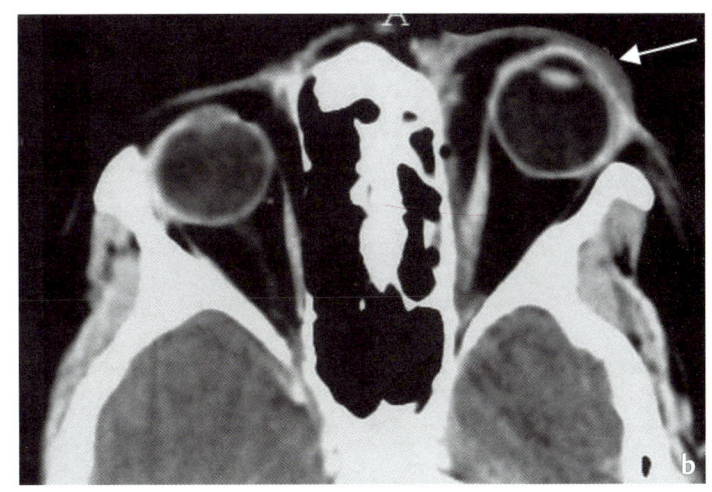

Fig. 14.11 (a) Abscesso subperiosteal (*seta branca*) visto associado ao teto da órbita esquerda na imagem de TC coronal. (b) Proptose (*seta branca*) do globo esquerdo visível na imagem do tecido mole axial.

limpeza do recesso frontal depende de se acreditar que o seio frontal seja a origem do abscesso subperiosteal. Se o abscesso estiver localizado adjacente aos seios etmoidais (a localização mais comum), então o recesso frontal deverá ficar intocado e nenhuma cirurgia realizada nessa região. A limpeza da bolha etmoidal e dos etmoides posteriores é realizada com a identificação da lâmina papirácea. A lâmina papirácea sobre o abscesso subperiosteal é amplamente exposto e removido. Se o abscesso for associado ao assoalho do seio frontal, ainda poderá ser drenado por via endoscópica. Um minitrépano geralmente é colocado no seio frontal antes da dissecção do recesso frontal. Isto ajuda na identificação do rastreamento do fluxo de saída do seio frontal (o trajeto ao longo do qual os instrumentos serão passados para remover as células do recesso frontal). Faz-se a limpeza do recesso frontal e o óstio frontal identificado. A lâmina papirácea diretamente atrás do saco lacrimal é removida e, usando uma cureta, o periósteo orbital (que é móvel) é mantido intacto e delicadamente empurrado em direção lateral, enquanto a cureta avança para dentro do abscesso subperiosteal. O abscesso é drenado. A palpação do globo com o abscesso aberto ajudará na drenagem desse abscesso.

Introduz-se um elevador (cinzel) Freer maleável de sucção ou sucção do seio frontal* (Integra) na cavidade e qualquer fibrina dentro da cavidade é removida. Um dreno de Penrose corrugado, estreito, triangular, é deslizado para dentro da cavidade do abscesso e deixado em posição. Isto assegura que não se reacumule pus na cavidade do abscesso. No dia seguinte ele é tracionado sendo removido no segundo dia após a cirurgia. A drenagem endoscópica de abscessos subperiosteais permanece altamente eficaz, porém deve-se enfatizar que o cirurgião deve ser um cirurgião sinusal experiente.

Pontos-Chave

A descompressão orbital para o exoftalmia da doença de Graves é um método eficaz para a redução de proptose, visando melhora estética, tramento de complicações oculares decorrentes da exposição da córnea e manejo de consequente perda visual. A quantidade de regressão da proptose está relacionada com o número de paredes descomprimidas no momento da cirurgia. A descompressão de três paredes pode produzir uma descompressão mais equilibrada com menos probabilidade de diplopia pós-operatória. Contudo, essa conclusão ainda terá de ser conclusivamente demonstrado.

A hemorragia intraorbital deverá ser tratada com cantotomia lateral e cantólise (se o paciente permaneceu na sala cirúrgica) seguida de descompressão orbital com remoção da parede orbital medial. A descompressão orbital poderá ser realizada sem cantotomia e cantólise se a complicação for notada no intraoperatório.

A descompressão endoscópica de um abscesso subperiosteal só deverá ser realizada por cirurgiões sinusais muito experientes uma vez que o campo cirúrgico pode ser muito sanguinolento e isto pode aumentar significativamente o grau de dificuldade e tornar as complicações mais prováveis. Se o cirurgião não tiver experiência, então o abscesso deverá ser drenado via incisão externa.

Referências

1. Konishi J, Herman MM, Kriss JP. Binding of thyroglobulin and thyroglobulin-antithyroglobulin immune complex to extraocular muscle membrane. Endocrinology 1974;95(2):434–446
2. Warren JD, Spector JG, Burde R. Long-term follow-up and recent observations on 305 cases of orbital decompression for dysthyroid orbitopathy. Laryngoscope 1989;99(1):35–40
3. Garrity JA, Fatourechi V, Bergstralh EJ, et al. Results of transantral orbital decompression in 428 patients with severe Graves' ophthalmopathy. Am J Ophthalmol 1993;116(5):533–547
4. Asaria RHY, Koay B, Elston JS, Bates GEM. Endoscopic orbital decompression for thyroid eye disease. Eye (Lond) 1998;12(Pt 6):990–995
5. Wee DTH, Carney AS, Thorpe M, Wormald PJ. Endoscopic orbital decompression for Graves' ophthalmopathy. J Laryngol Otol 2002;116(1):6–9
6. Lund VJ, Larkin G, Fells P, Adams G. Orbital decompression for thyroid eye disease: a comparison of external and endoscopic techniques. J Laryngol Otol 1997;111(11):1051–1055
7. Kennedy DW, Goodstein ML, Miller NR, Zinreich SJ. Endoscopic transnasal orbital decompression. Arch Otolaryngol Head Neck Surg 1990;116(3):275–282
8. Metson R, Dallow RL, Shore JW. Endoscopic orbital decompression. Laryngoscope 1994;104(8 Pt 1):950–957
9. Metson R, Shore JW, Gliklich RE, Dallow RL. Endoscopic orbital decompression under local anesthesia. Otolaryngol Head Neck Surg 1995;113(6):661–667
10. Neugebauer A, Nishino K, Neugebauer P, Konen W, Michel O. Effects of bilateral orbital decompression by an endoscopic endonasal approach in dysthyroid orbitopathy. Br J Ophthalmol 1996;80(1):58–62
11. Koay B, Bates G, Elston J. Endoscopic orbital decompression for dysthyroid eye disease. J Laryngol Otol 1997;111(10):946–949

15 Descompressão Endoscópica do Nervo Óptico

Introdução

A indicação mais comum para descompressão endoscópica do nervo óptico é a neuropatia óptica traumática.[1] Atualmente, acredita-se que em cerca de 5% de lesões cefálicas graves haverá uma lesão concomitante ao nervo óptico, trato óptico ou córtex óptico.[1-3] Porém, se a literatura for revista, há somente um número limitado de pacientes que se submeteram a esse procedimento.[4] Ocorre lesão importante ao encéfalo em 40 a 72% dos pacientes com neuropatia óptica[5] traumática e o tratamento dessa lesão encefálica obviamente tem prioridade. Isto pode resultar em diagnóstico da lesão ao nervo óptico em algum momento após o da lesão original. Alguns autores percebem que o diagnóstico e tratamento precoces da neuropatia óptica traumática podem trazer maior benefício ao paciente[6,7] e defendem o diagnóstico do déficit do nervo óptico pela presença de um defeito pupilar aferente absoluto ou relativo apoiado por edema de disco e congestão dos vasos.[6] Esses achados, em combinação com a imagem de tomografia computadorizada (TC), possivelmente uma imagem por ressonância magnética (RM) e potenciais evocados visuais, podem fornecer evidência suficiente para realizar a descompressão de nervo óptico.[6,7] Porém, o protocolo de tratamento do paciente sugerido neste capítulo é mais conservador por haver ainda considerável debate sobre o valor do tratamento com alta dose de corticosteroide e descompressão cirúrgica do nervo óptico.[3-5,7] Atualmente, não existem estudos controlados randomizados conduzidos adequadamente em comparação com a terapia com alta dose de corticosteroide, descompressão cirúrgica e observação.[8] Em uma metanálise de todos os casos publicados na literatura, Cook et al. concluíram que o tratamento na forma de alta dose de corticosteroides ou cirurgia, ou ambos, foi melhor do que nenhum tratamento.[4] Tandon et al. avaliaram o papel dos corticosteroides com e sem cirurgia em um grande estudo de 111 pacientes que foram colocados em dois grupos: um grupo de pacientes recebeu alta dose de corticosteroides e se não houvesse melhora eles eram submetidos à descompressão do nervo óptico, enquanto o segundo grupo recebeu apenas corticosteroides.[1] Esse estudo demonstrou que o grupo de pacientes tratados com mediação e cirurgia teve resultados significativamente melhores do que o grupo de pacientes tratados com corticosteroides somente.[1] Sofferman, em um estudo em um modelo animal de neuropatia óptica traumática, demonstrou que a lesão ao nervo óptico resulta em perda progressiva de mielina, mas com preservação dos axônios o que justifica o fato de que, em teoria, a progressão da lesão possa ser revertida com corticosteroides ou descompressão cirúrgica.[7]

Acredita-se que a neuropatia óptica traumática resulte de duas lesões distintas ao nervo. A lesão primária resulta de uma força contusa direta no canal e nervo ópticos ou como resultado de deformação elástica do esfenoide com transferência de força dentro do nervo óptico intracanalicular rompendo axônios e vasos sanguíneos.[5] Essa lesão primária pode resultar na compressão do nervo por fragmentos ósseos ou em hemorragia dentro da bainha nervosa. Se essa lesão não for tratada poderá ocorrer uma lesão secundária. Quando o nervo incha em sua bainha dural e canal ósseo, a limitação ao suprimento sanguíneo para o nervo advém com consequente isquemia e perda contínua de axônios.[5,7] Nosso departamento adotou uma abordagem conservadora à neuropatia traumática. Todos os pacientes são submetidos a tratamento com altas doses de corticosteroides, primeiramente, antes de lhes ser oferecida intervenção cirúrgica. Exceção é feita quando são vistos fragmentos ósseos impactando sobre o nervo óptico.

Terapia Médica para Lesão Traumática ao Nervo Óptico

Atualmente, a megadose intravenosa de metilprednisolona é usada segundo um modelo de protocolo de tratamento para a lesão em medula espinal. A dose de ataque de metilprednisolona de 30 mg/kg intravenosa (IV) é dada, seguida por uma infusão de 5,4 mg/kg/h subsequentemente.[4] A acuidade visual do paciente é monitorada de hora em hora e a intervenção cirúrgica é considerada se ele atender a qualquer dos critérios listados a seguir:

a. Fratura do canal óptico na imagem de TC com visão < 6/60.
b. Fratura do canal óptico com visão > 6/60, mas a visão do paciente degenera-se com os corticosteroides.

c. A visão é < 6/60 (ou há degeneração da visão) após 48 horas do tratamento com corticosteroides com provável lesão ao canal (indicada pela presença de níveis de fluido nos etmoides posteriores e esfenoide e/ou a presença de fraturas dos etmoides, ápice orbital e esfenoide).

Técnica Cirúrgica para Neuropatia Óptica Traumática

A preparação padrão do nariz é realizada com vasocontrição e infiltração. Realiza-se uncinectomia com exposição do óstio maxilar. Um retalho axilar é obtido e as células *agger nasi* são removidas. Isto melhora o acesso à base do crânio. A fóvea etmoidal é exposta na região acima da bolha etmoidal. Se houver ruptura das células do recesso frontal ou razão para se sugerir que o recesso frontal está obstruído, então este será limpo; caso contrário as células no recesso frontal permanecerão intactas. Em alguns pacientes com fraturas sinusais graves, toda a base do crânio pode se apresentar móvel. No paciente apresentado na **Fig. 15.1**, toda a base do crânio posterior estava instável.

Na maioria dos pacientes, as células etmoidais posteriores estarão cheias de sangue e quando isto se combina com mobilidade da lâmina papirácea e da base do crânio, o cirurgião poderá ficar desorientado. Portanto, essa cirurgia deve ser realizada somente por cirurgiões sinusais endoscópicos muito experientes. Etmoidectomia posterior e esfenoidotomia devem ser realizadas conforme é descrito no Capítulo 8. Nos etmoides posteriores, a lâmina papirácea posterior e a fóvea etmoidal devem ser identificadas (**Fig. 15.2**). Se ocorreu significativa ruptura de etmoides posteriores e lâmina papirácea, então uma grande antrostomia meatal média proporcionará um ponto extra de referência, diminuindo a probabilidade de desorientação do cirurgião (**Fig. 15.2**). O óstio natural do seio esfenoidal deve ser identificado e a face anterior do esfenoide aberta amplamente. É importante que o cirurgião esteja totalmente ciente da anatomia da parede lateral do esfenoide (**Fig. 15.3**). Se disponível, um sistema de navegação cirúrgica assistida por computador (CAS) poderá ajudar em pacientes nos quais há significativa ruptura anatômica.

A face anterior do esfenoide precisa ser levada o mais alto possível para que o teto do esfenoide e dos etmoides poste-

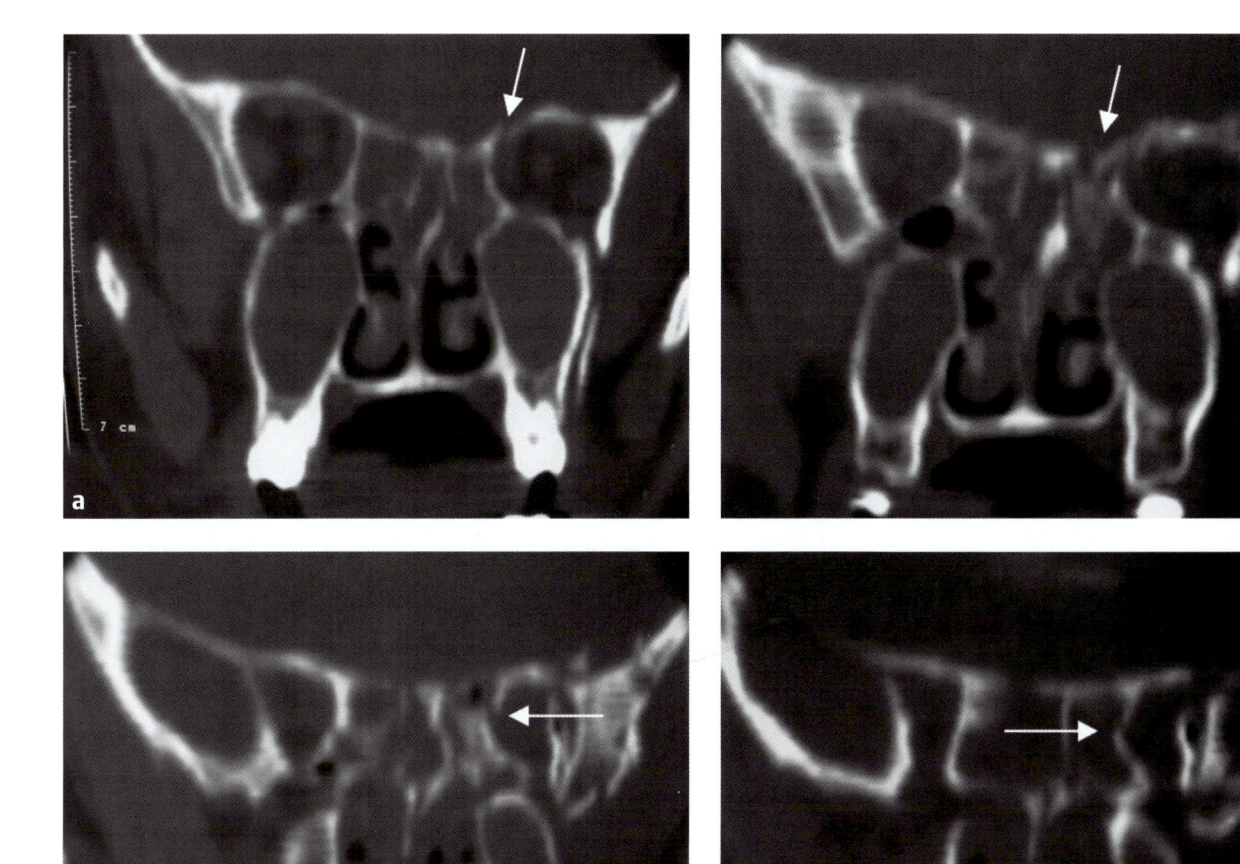

Fig. 15.1 (a-d) TCs em plano coronal sequenciais dos etmoides posteriores (**a**) ao seio esfenoide (**d**). As *setas brancas* indicam fraturas e note o sangue nos etmoides e esfenoides. (**b**) Além disso, a *seta branca* indica o segmento solto da base do crânio. As imagens são de relativa má qualidade devido ao movimento do paciente segundário à confusão decorrente de uma lesão cefálica associada.

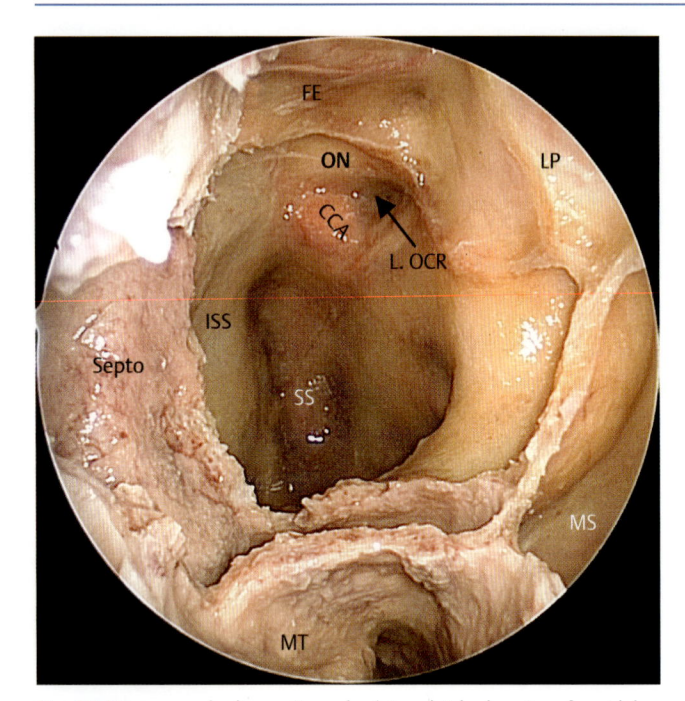

Fig. 15.2 Imagem de dissecção cadavérica obtida do seio esfenoidal esquerdo demonstrando a fóvea etmoidal (*FE*) e lâmina papirácea (*LP*). *ON*, nervo óptico; *CCA*, joelho anterior da artéria carótida intracavernosa; *L. OCR*, recesso opticocarotídeo lateral; *ISS*, septo do esfenoide intersinusal; *SS*, seio esfenoidal, *MS*, seio maxilar; *MT*, concha nasal média.

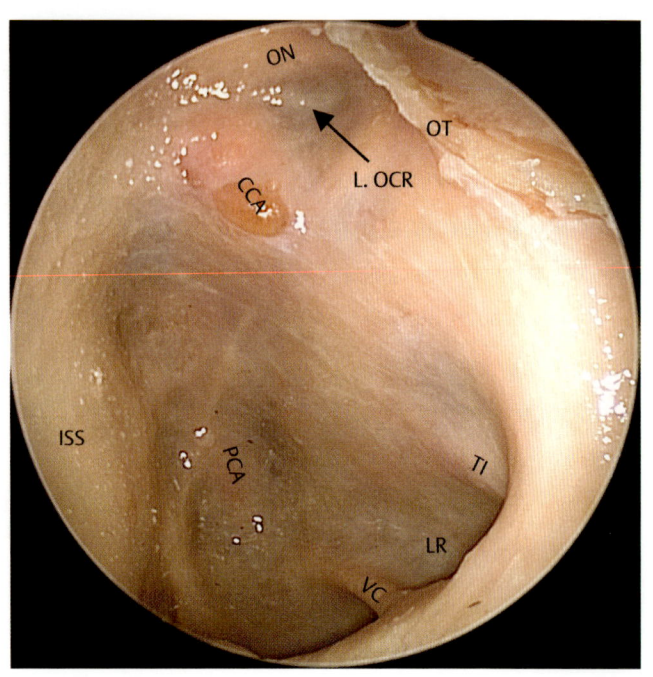

Fig. 15.3 Imagem de dissecção cadavérica obtida do seio esfenoide esquerdo através de esfenoidotomia máxima. O canal vidiano (*VC*) e impressão trigeminal (*TI*) para a divisão maxilar do nervo trigêmeo podem ser vistos claramente. Se o seio esfenoidal estiver bem pneumatizado então o recesso lateral (*LR*) pode ser visto, uma depressão na parede esfenoidal lateral entre o *VC* e a *TI*. O recesso opticocarotídeo lateral pode ser visto. Essa depressão corresponde à pneumatização do *optic strut* (suporte óptico, a ponte óssea que separa o canal óptico da fissura orbital superior). A pneumatização mais extensa dentro do *optic strut* pode resultar em um processo clinoide anterior pneumatizado que colocará o nervo óptico em um mesentério. O tubérculo óptico (*OT*) é o osso localizado na junção do ápice orbital e o seio esfenoidal. *ISS*, septo intersinusal; *ON*, nervo óptico; *CCA*, joelho anterior da artéria carótida intracavernosa; *PCA*, artéria carótida paraclival.

riores seja contínuo.[3,9,10] O esfenoide deverá ser inspecionado e identificados o nervo óptico, a artéria carótida e a fossa hipofisária.[9,10] Se houver significativa ruptura do ápice orbital ou da parede lateral do esfenoide, então a identificação dessas estruturas básicas poderá ser difícil (**Fig. 15.4**). Nesses casos, a orientação da imagem pode ser útil.

O espesso osso sobrejacente à junção entre o ápice orbital e o seio esfenoidal é conhecido como tubérculo óptico. Este osso normalmente é espesso demais para ser descamado e uma broca de diamante irrigada (a broca de diamante de base do crânio de 15 graus e 3,2 mm ou a broca de diamante de dacriocistorrinostomia [DCR] de 2,5 mm 25 graus da Medtronic ENT) é usada para afinar o osso até que se torne quase transparente[9,10] (**Fig. 15.4**).

Um elevador (cinzel) Freer rombo é empurrado através da lâmina papirácea a cerca de 1,5 cm anterior da junção das células aéreas etmoidais posteriores e o esfenoide (**Fig. 15.4**). Deve-se tomar cuidado para manter o periósteo orbital intacto enquanto isto é feito; caso contrário o prolapso de gordura orbital poderá obstruir gravemente a dissecção do nervo óptico. O osso do ápice orbital posterior é descamado do periósteo orbital subjacente[9,10] (**Fig. 15.4**).

Depois que o osso sobre o ápice orbital for removido, o osso do canal óptico é abordado. Este osso geralmente é bastante fino e pode, em grande parte dos pacientes, simplesmente ser descamado do nervo subjacente (**Fig. 15.5**). Entretanto, em alguns casos, o osso sobre o nervo pode ser espesso demais e será necessário ser afinado com uma broca de diamante antes da remoção. Depois que o osso for fino o bastante para ser descamado do nervo subjacente, somente os instrumentos adequadamente designados devem ser usados.

Qualquer instrumento que tenha uma grossa extremidade de trabalho não é adequado. Se o dorso do instrumento indentar o nervo, quando sua borda estiver sendo usada para encaixar-se na margem do osso do canal óptico, ele não deverá ser usado. Os instrumentos adequados incluem o elevador Beale e a cureta House, ambos da bandeja de instrumentos da orelha[9] (**Fig. 15.5**).

Depois de eliminado o osso do canal óptico e de a bainha do nervo óptico subjacente estar claramente visível, a bainha deverá ser incisada[9,10] (**Fig. 15.6**). É preciso lembrar a localização da artéria oftálmica. A artéria oftálmica geralmente corre no quadrante posteroinferior do nervo. Contudo, em uma pequena proporção de pacientes, essa artéria pode migrar ao redor da margem inferior do nervo e potencialmente para dentro do campo cirúrgico[8] (**Fig. 15.7**). Porém, se o nervo for incisado no quadrante medial superior, o risco a essa artéria deverá ser mínimo.[9,11] Uma faca em foice (*sickle knife*)* (minifaca com lâmina curva de DCR de uso único descartável [Integra] é a mais adequada) é usada para incisar a bainha do nervo óptico. Geralmente, a pressão do nervo óptico inchado causará a divisão da bainha quando esta for incisada. A pressão subjacente em geral causará a protrusão do nervo através da incisão. Essa incisão é continuada sobre o periósteo orbital do ápice orbital posterior com resultante

15 Descompressão Endoscópica do Nervo Óptico

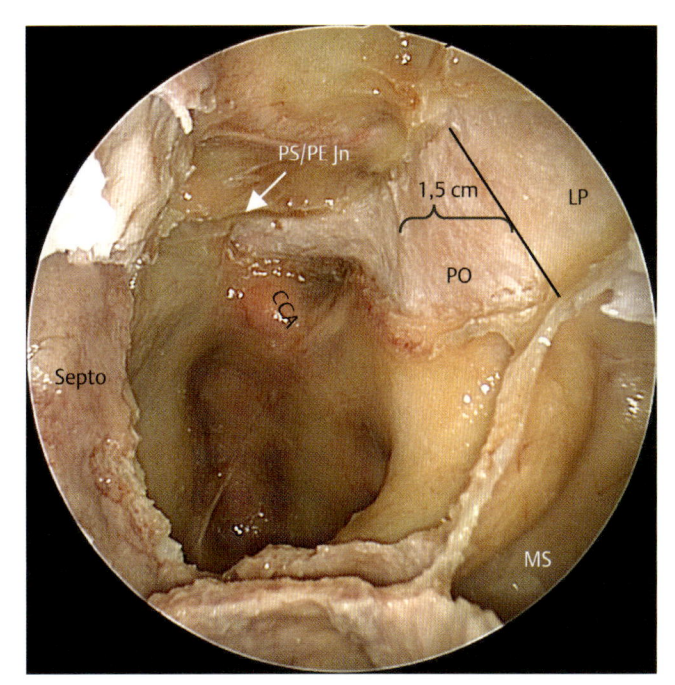

Fig. 15.4 Imagem de dissecção cadavérica do seio esfenoidal esquerdo. A face anterior do esfenoide foi removida para que o teto do esfenoide e dos etmoides posteriores fosse contínuo. Uma broca de diamante foi usada para permitir a remoção do osso na junção do ápice orbital e seio esfenoidal (o tubérculo óptico). A lâmina papirácea (*LP*) foi removida 1,5 cm da junção dos etmoides posteriores com o seio esfenoidal, expondo a periórbita (*PO*). *PE/PS Jn.*, junção do esfenoide e etmoides posteriores.

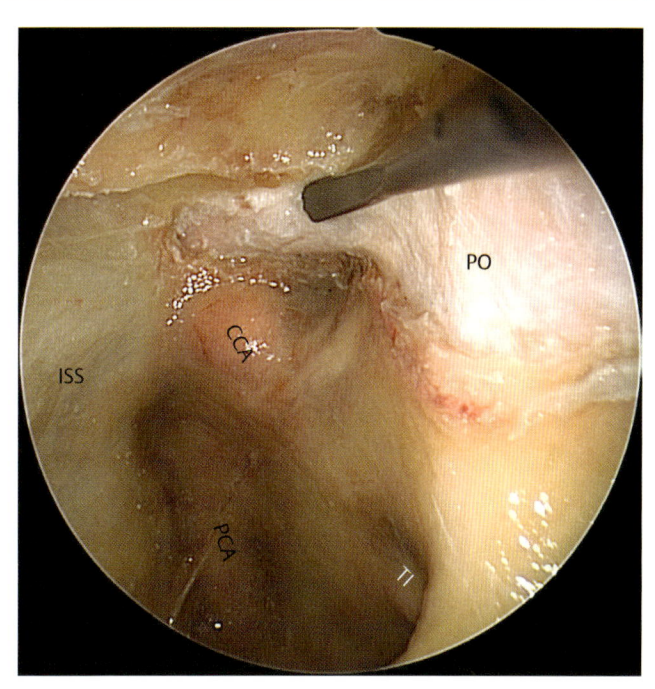

Fig. 15.5 O osso fino sobrejacente ao ápice orbital e nervo óptico é delicadamente descamado. *PO*, periórbita; *CCA*, joelho anterior da artéria carótida intracavernosa; *PCA*, artéria carótida paraclival; *ISS*, septo intersinusal; *TI*, impressão trigeminal.

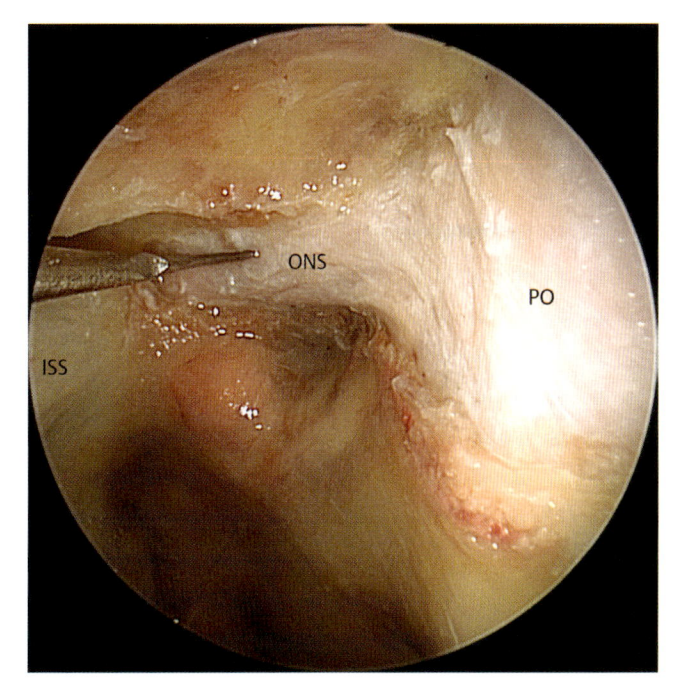

Fig. 15.6 A bainha do nervo óptico (*ONS*) é incisada para liberar o nervo óptico. *PO*, periórbita; *ISS*, septo intersinusal.

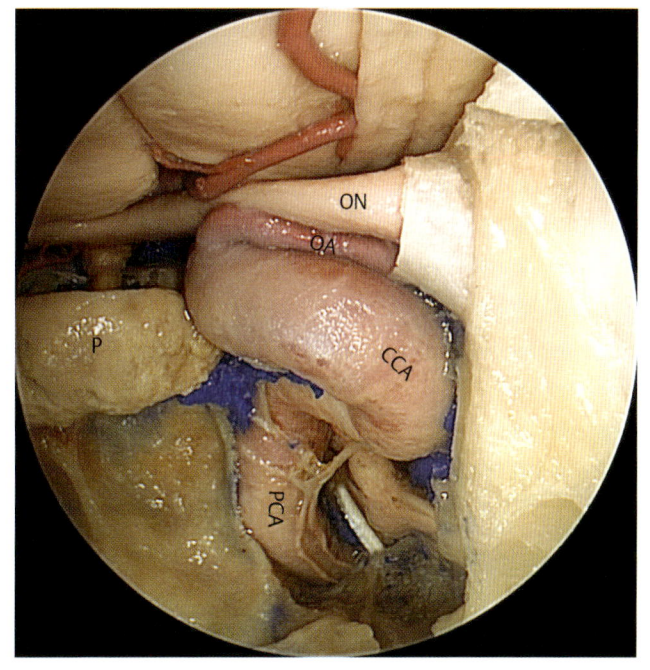

Fig. 15.7 Imagem de dissecção cadavérica obtida do nervo óptico esquerdo e artéria oftálmica. A bainha óptica foi removida para expor os conteúdos. A artéria oftálmica (*OA*) pode ser vista ramificando-se da artéria carótida no quadrante medial inferior do nervo óptico (*ON*). Portanto, a incisão no quadrante medial superior acarreta pouco risco à artéria. *P*, hipófise; *PCA*, artéria carótida paraclival; *CCA*, joelho anterior da artéria carótida intracavernosa.

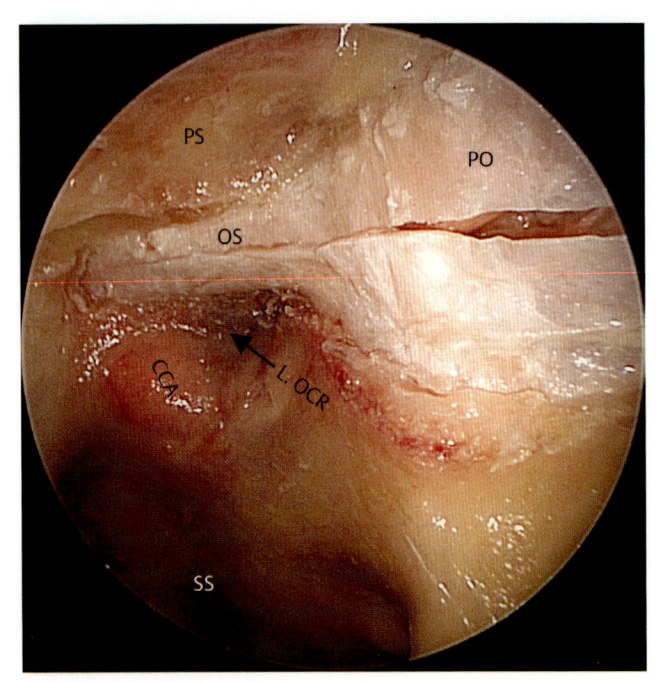

Fig. 15.8 Dissecção cadavérica da parede lateral do seio esfenoidal esquerdos. A bainha óptica e periórbita (*PO*) do ápice orbital foi incisada. *PS*, plano esfenoidal; *CCA*, joelho anterior da artéria carótida intracavernosa; *L. OCR*, recesso opticocarotídeo lateral; *OS*, bainha óptica.

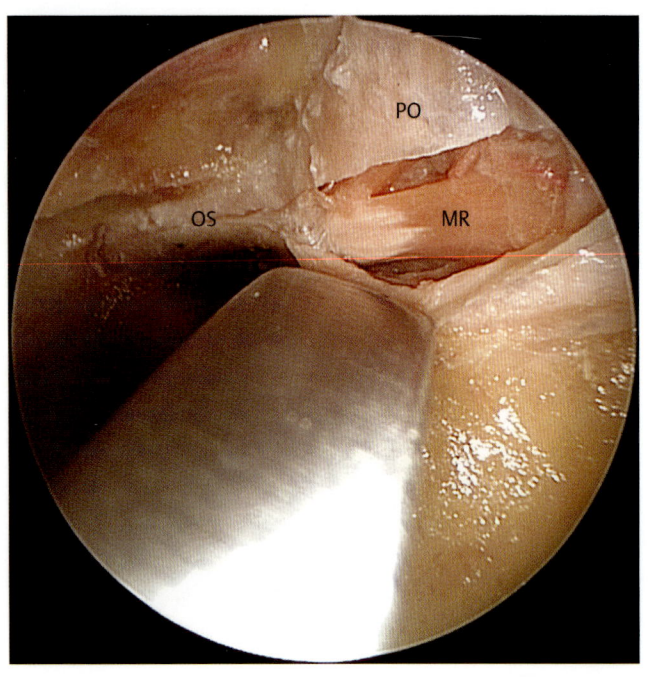

Fig. 15.9 Dissecção cadavérica demonstrando o músculo reto (*MR*) medial no ápice orbital. *PO*, periórbita; *OS*, bainha óptica.

protrusão da gordura orbital (**Fig. 15.8**). A gordura orbital de cobertura dessa área do músculo reto medial é fina e deve-se tomar cuidado para evitar lesionar esse músculo (**Fig. 15.9**). Potencialmente essa incisão pode criar uma fístula liquórica, mas até o momento essa ocorrência foi observada. Isto pode se dever ao fato de que o nervo inchou e qualquer espaço potencial do LCR foi obliterado. Não foram colocados tampões sobre o nervo ou nos seios.

Resultados da Descompressão do Nervo Óptico para Neuropatia Óptica Traumática

Lesão Fechada

Quatro pacientes apresentaram neuropatia traumática óptica após trauma fechado (geralmente um acidente automobilístico). Trauma visível ao osso frontal foi observado nas fraturas envolvendo os etmoides posteriores e o esfenoide. Foi visto sangue nos etmoides posteriores e no esfenoide em todos os pacientes.

Dois pacientes tinham uma fratura evidente através do canal óptico ósseo (**Fig. 15.10**).

Todos os pacientes foram operados após falha da terapia médica (corticosteroides intravenosos em alta dose) para a neuropatia óptica e todos foram submetidos à cirurgia dentro de 5 dias da lesão original. Dois pacientes com hematomas ao redor do ápice orbital (**Fig. 15.1**) melhoraram da percepção à luz no pré-operatório para uma visão de 6/9. O terceiro paciente melhorou da percepção à luz para uma visão de 6/60 e o quarto paciente melhorou de nenhuma percepção à luz para uma visão de 6/60. Três desses pacientes permaneceram com defeitos de campo visual limitado.

Lesão Aguda ao Nervo Óptico

Dois pacientes sofriam de neuropatia óptica após ferimento penetrante com faca e ambos não tinham nenhuma percepção à luz após a lesão inicial. Um paciente submeteu-se à cirurgia 8 dias após a lesão e o segundo paciente 12 dias após a lesão. A terapia médica pré-operatória foi significativamente retardada porque os pacientes se apresentaram em um hospital rural antes do encaminhamento a nossa instituição. TC e RM pré-operatórias sugeriram que o nervo óptico estava intacto e, em um caso, observou-se lesão óbvia ao canal óptico. À cirurgia, em um paciente, um fragmento ósseo foi visto indentando significativamente o nervo. Este foi removido, o nervo óptico foi descomprimido e a bainha foi fendida, mas o paciente não mostrou melhora pós-operatória na visão. O outro paciente também não mostrou melhora após a cirurgia. Não se sabe se o mecanismo da lesão, após uma lesão localizada desse tipo, é diferente ou se a apresentação retardada também pode ter contribuído para a ausência de melhora após a cirurgia.

Resultados da Descompressão do Nervo Óptico para Pseudotumor do Ápice Orbital e Tumores Comprimindo o Canal Óptico

Quatro pacientes apresentaram-se com lesões compressivas do ápice orbital ou canal óptico com progressiva perda visual. Uma paciente teve um pseudotumor do ápice orbital que se estendeu significativamente para dentro do canal ósseo do nervo óptico. Essa paciente apresentou-se com progressiva perda visual e submeteu-se à descompressão da órbita posterior e canal óptico. No pós-operatório, ela recuperou a visão normal, mas com degeneração lenta subsequente em um período de meses. A cirurgia foi revista e o anel tendíneo

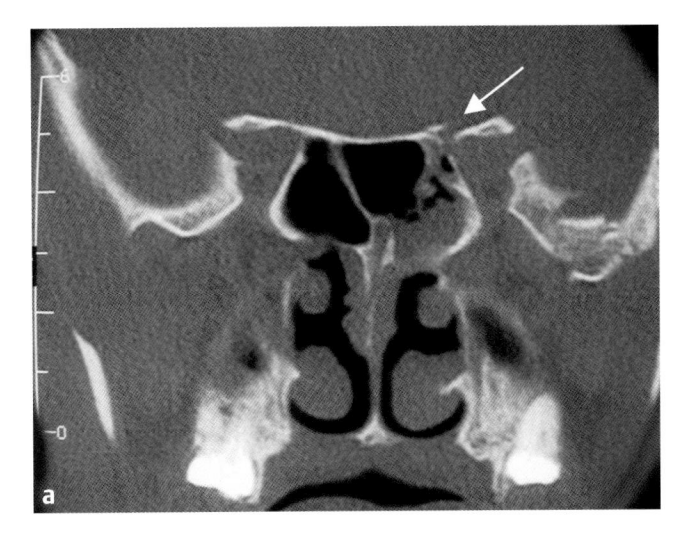

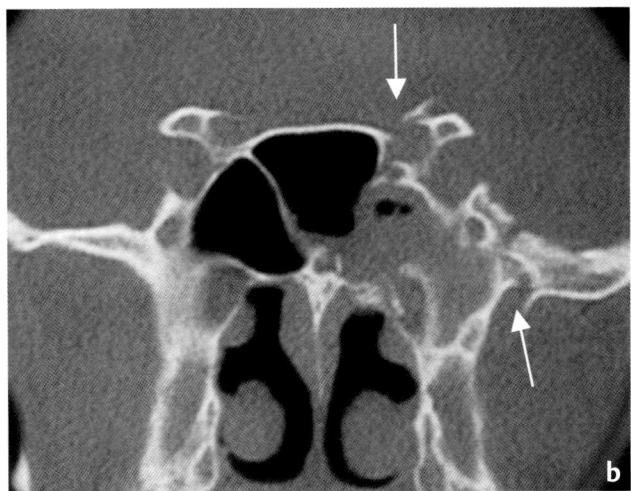

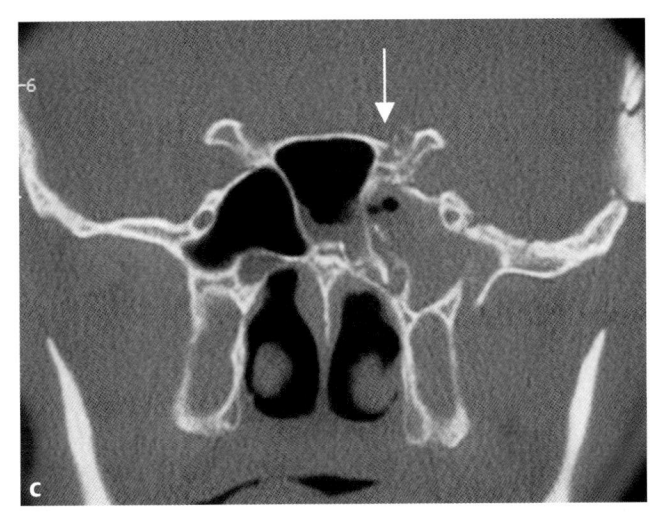

Fig. 15.10 (a-c) TCs coronais sequenciais através do seio esfenoidal de um dos pacientes que apresentava significativas fraturas através do canal do nervo óptico, ao redor da artéria carótida e na região lateral do esfenoide (*seta branca*).

comum (de Zinn) foi dividido. Esse procedimento melhorou novamente a visão da paciente para 6/18 sem novas deterioração (**Fig. 15.11**).

O segundo paciente apresentou-se com uma perda visual progressiva há 8 meses e à apresentação era capaz apenas de ver os movimentos das mãos. Ele tinha uma lesão compressiva bastante extensa em seu ápice orbital e canal óptico.

Após a descompressão, sua visão permaneceu estável, mas não melhorou (**Fig. 15.12**). Os pacientes com perda visual a longo prazo podem não responder tão bem à descompressão do nervo como os pacientes que apresentam perda visual mais rápida.

Dois pacientes com lesões compressivas (meningioma da asa lateral do esfenoide e uma displasia fibrosa circundante)

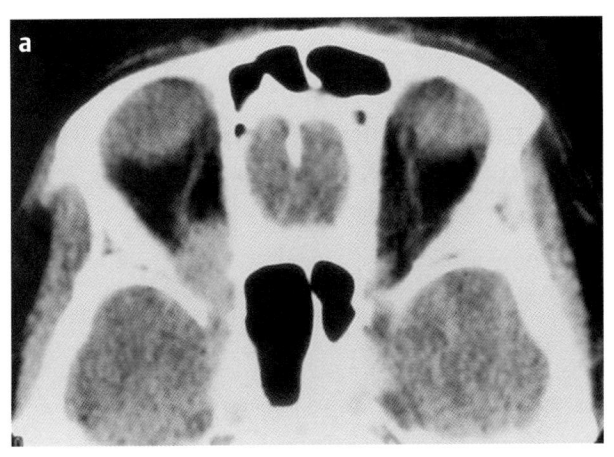

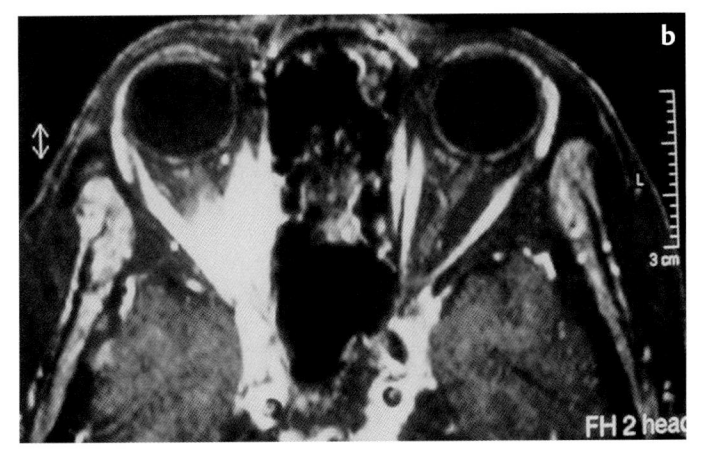

Fig. 15.11 (a) TC e (b) RM do paciente com a pseudotumor do ápice orbital.

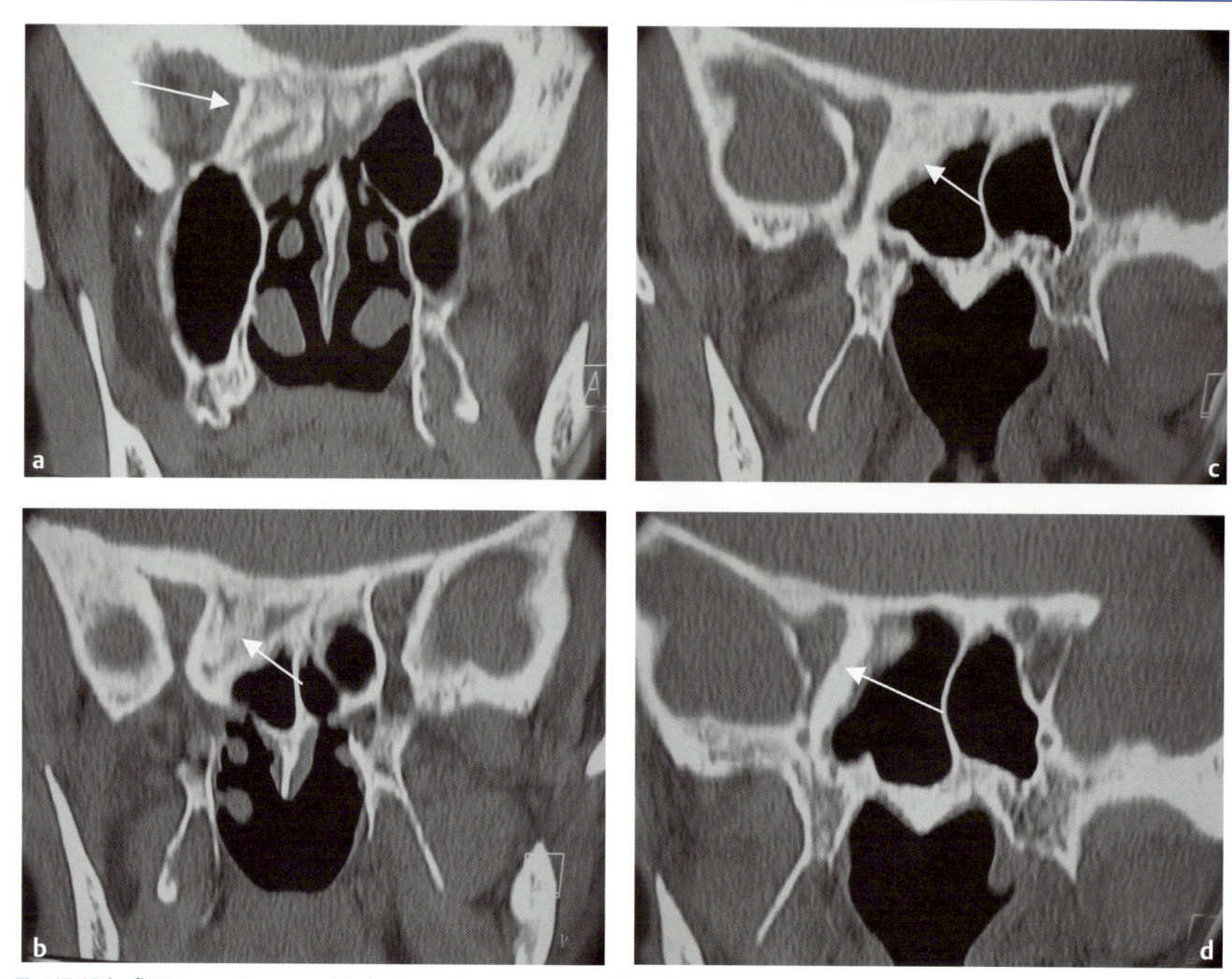

Fig. 15.12 (a-d) TCs coronais sequenciais dos etmoides posteriores ao esfenoide. A lesão compressiva no ápice orbital e canal óptico é indicada pelas setas brancas.

tinham significativa perda de acuidade visual de campo visual e, em ambos, a visão voltou ao normal após a descompressão.

Pontos-Chave

A descompressão do nervo óptico é um procedimento altamente complexo e só deve ser realizado por cirurgiões sinusais endoscópicos com significativa experiência e habilidade. Potencialmente, a lesão à base do crânio com uma resultante fístula liquórica pode ocorrer e uma lesão associada à artéria carótida interna também pode estar presente (**Fig. 15.10**).[12] A manipulação não criteriosa dos fragmentos ósseos pode ter consequências catastróficas para o paciente. Os pacientes devem passar por um curso de corticoterapia antes de ser contemplada a cirurgia, a não ser que haja um fragmento ósseo evidente impactando sobre o nervo óptico.[4] Os resultados da pequena série de casos apresentados neste capítulo bem como os de estudos maiores na literatura[1-4,10] sugerem que os pacientes devam ser operados caso a terapia médica não melhore a visão dentro de 24 a 48 horas. Retardos significativos, novamente, parecem diminuir o potencial para o sucesso da cirurgia.[5,7] Deve-se tomar muito cuidado na exposição do nervo óptico especialmente ao descamar o osso a ele relacionado. O uso não criterioso de instrumentos inadequados tem potencial para piorar a visão e isto sempre deve ser lembrado durante o procedimento.[12] Nas mãos de um cirurgião sinusal endoscópico experiente esse procedimento é uma cirurgia relativamente segura com baixa morbidade e tem potencial para melhorar e, em alguns casos, restaurar a visão perdida especialmente após trauma fechado.

Referências

1. Tandon DA, Thakar A, Mahapatra AK, Ghosh P. Trans-ethmoidal optic nerve decompression. Clin Otolaryngol Allied Sci 1994;19(2):98–104
2. Kountakis SE, Maillard AA, El-Harazi SM, Longhini L, Urso RG. Endoscopic optic nerve decompression for traumatic blindness. Otolaryngol Head Neck Surg 2000;123(1 Pt 1):34–37
3. Kuppersmith RB, Alford EL, Patrinely JR, Lee AG, Parke RB, Holds JB. Combined transconjunctival/intranasal endoscopic approach

to the optic canal in traumatic optic neuropathy. Laryngoscope 1997;107(3):311–315
4. Cook MW, Levin LA, Joseph MP, Pinczower EF. Traumatic optic neuropathy. A meta-analysis. Arch Otolaryngol Head Neck Surg 1996;122(4):389–392
5. Steinsapir KD, Goldberg RA. Traumatic optic neuropathy. Surv Ophthalmol 1994;38(6):487–518
6. Lübben B, Stoll W, Grenzebach U. Optic nerve decompression in the comatose and conscious patients after trauma. Laryngoscope 2001;111(2):320–328
7. Sofferman RA. Harris P. Mosher Award thesis. The recovery potential of the optic nerve. Laryngoscope 1995; 105(7 Pt 3, Suppl 72):1–38
8. Steinsapir KD, Seiff SR, Goldberg RA. Traumatic optic neuropathy: where do we stand? Ophthal Plast Reconstr Surg 2002;18(3):232–234
9. Luxenberger W, Stammberger H, Jebeles JA, Walch C. Endoscopic optic nerve decompression: the Graz experience. Laryngoscope 1998;108(6):873–882
10. Chow JM, Stankiewicz JA. Powered instrumentation in orbital and optic nerve decompression. Otolaryngol Clin North Am 1997;30(3):467–478
11. Chou PI, Sadun AA, Lee H. Vasculature and morphometry of the optic canal and intracanalicular optic nerve. J Neuroophthalmol 1995;15(3):186–190
12. Metson R, Pletcher SD. Endoscopic orbital and optic nerve decompression. Otolaryngol Clin North Am 2006;39(3):551–561, ix

16 Remoção Endoscópica de Tumores Envolvendo Seio Maxilar, Fossa Pterigopalatina e Fossa Infratemporal

Introdução

Ao longo do progresso a ESS nos últimos 20 anos, novas técnicas têm sido introduzidas para auxiliar na ressecção de tumores nas regiões tradicionalmente de difícil acesso.[1] Em geral, os acessos descritos neste capítulo são mais adequados para tumores benignos, mas, com o desenvolvimento de técnicas e de terapia adjuvante, eles serão aplicadas cada vez mais à ressecção dos tumores malignos.

Para avaliar a ressecabilidade endoscópica de um tumor, é necessário solicitar tanto TC como RM.[2-4] Usando ambas as modalidades, o cirurgião pode determinar se os seios opacificados na TC contêm secreções retidas ou tumor.[2,3] Quando se consegue definir precisamente a extensão do tumor, entende-se que a ressecção pode então ser cuidadosamente planejada. A ressecção endoscópica da maxila medial é útil para o acesso às paredes anterior, posterior e lateral do seio maxilar.[3,5,6]

Técnicas Cirúrgicas para o Acesso ao Seio Maxilar, à Fossa Pterigopalatina e à Fossa Infratemporal

Abordagem Pré-lacrimal e Trepanação da Fossa Canina para o Acesso ao Seio maxilar

Os tumores que envolvem a parede medial, o assoalho anterior, a parede anterior ou a parede anterolateral do seio maxilar não podem ser abordados através de uma antrostomia maxilar independentemente do tamanho da abertura realizada. Nesses pacientes, é necessário proporcionar uma via de acesso alternativa. Embora isso possa ser conseguido por meio de uma punção meatal inferior, a colocação de uma lâmina de microdebridador de 4 mm por meio de antrostomia meatal inferior tende a desestabilizar a concha nasal inferior à medida que a lâmina é movida no interior do seio maxilar. Isso se dá porque o vestíbulo nasal oferece um fulcro em torno do qual a lâmina é rodada, causando ruptura significativa do segundo fulcro, que é a porta meatal inferior. Além disso, essa via não dá acesso aos compartimentos anterior e medial do seio maxilar. O melhor acesso às regiões anterior e retrolacrimal é oferecido pela abordagem pré-lacrimal. O primeiro passo é realizar uma grande antrostomia meatal média. Depois se faz uma incisão a partir da antrostomia, ao longo da inserção da concha inferior, indo até a parede nasal lateral, acima da cabeça da concha inferior, descendo até a abertura piriforme (**Fig. 16.1**). Essa incisão deve ser feita no osso. Usa-se uma aspiração maleável Freer para elevar a mucosa acima da cabeça da concha nasal média, expondo o osso vertical da concha, criando um retalho de mucosa da concha medial (**Fig. 16.2**). Identifica-se a abertura piriforme óssea e usa-se o osteótomo de 4 mm para criar várias osteotomias, englobando a borda do osso da abertura piriforme (**Fig. 16.3**). O osso acima da cabeça da concha inferior é removido com mais osteotomias, progredindo posteriormente até se expor o ducto nasolacrimal (**Fig. 16.4**). O ducto é mobilizado lateralmente de sua cobertura óssea, expondo o osso localizado posteriormente a ele. Outras osteotomias permitem a remoção desse osso (**Fig. 16.5**) e deixam o ducto nasolacrimal suspenso no ar desde o saco lacrimal até a prega lacrimal (valva de Hasner) da concha inferior (**Fig. 16.6**). Se necessário, pode-se remover mais osso da junção das paredes anterior e medial do seio maxilar com um *punch* Hajek Koefler. A visão não deve ser impedida pelo nariz na parede anterior do seio maxilar. Tumores como os papilomas invertidos que tenham origem na parede anterior podem ser abordados e dissecados diretamente, e sua origem óssea removida com broca. Uma vez finalizada a cirurgia, o retalho de mucosa da concha inferior é reposicionado e mantido com uma sutura para reconstruir a anatomia com preservação do ducto nasolacrimal (**Fig. 16.7**). Se o tumor tiver uma base mais posterior, seja na parede medial, no assoalho ou na parede lateral, pode-se usar um trépano na fossa canina para o acesso. A trepanação da fossa canina é descrita no Capítulo 5. No acesso pela fossa canina, existe apenas um fulcro, em torno do qual a lâmina roda, proporcionando bom acesso às paredes medial e lateral, bem como ao assoalho do seio maxilar (**Fig. 16.8**). No entanto, essa técnica não é adequada para tumores originados na parede anterior do seio maxilar ou com uma fixação ex-

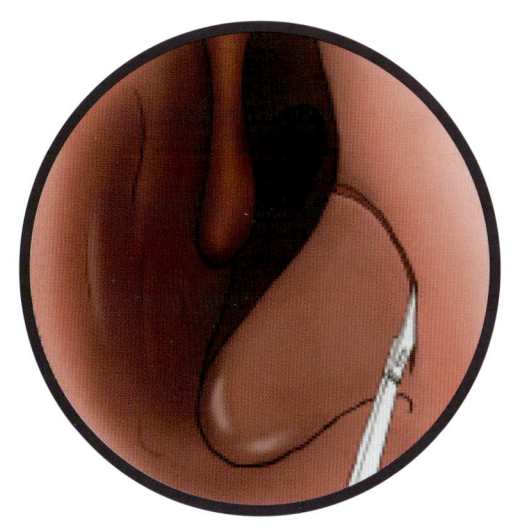

16 Remoção Endoscópica de Tumores Envolvendo Seio Maxilar, Fossa Pterigopalatina ...

Fig. 16.1 Faz-se a incisão a partir de antrostomia meatal média na junção da concha nasal inferior com a parede nasal lateral, fazendo uma curva sobre a extremidade anterior da concha nasal inferior e indo à abertura piriforme.

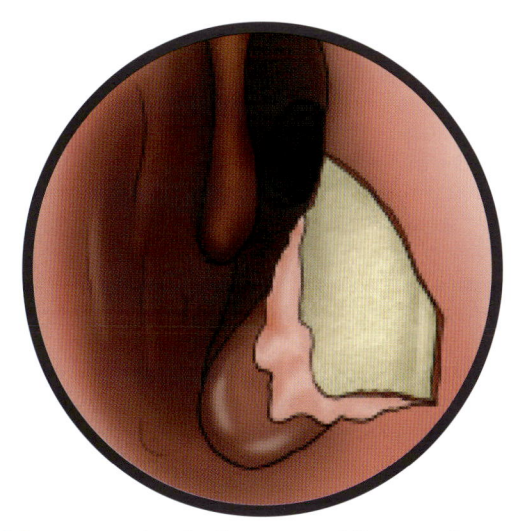

Fig. 16.2 Usa-se um elevador Freer para mobilizar o retalho no plano subperiosteal, expondo a cabeça da concha nasal inferior.

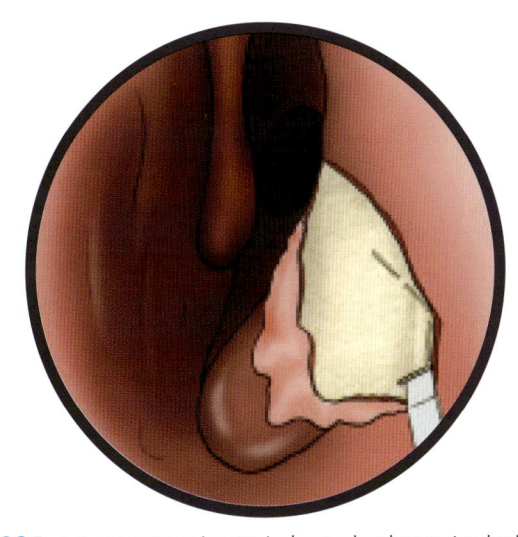

Fig. 16.3 Fazem-se osteotomias que incluam a borda anterior da abertura piriforme e continuem acima da cabeça da concha nasal inferior.

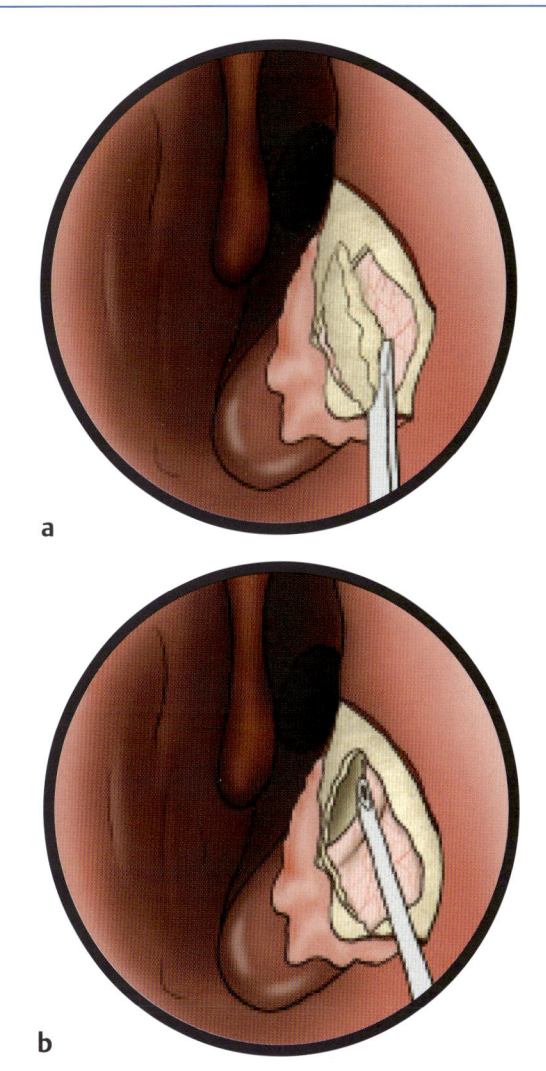

Fig. 16.4 (**a**) O osso é mobilizado e removido, (**b**) expondo o ducto nasolacrimal.

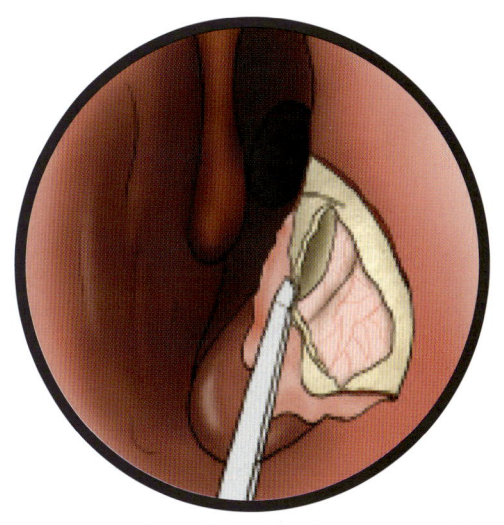

Fig. 16.5 O ducto nasolacrimal é mobilizado em seu canal ósseo e se realizam osteotomias no osso posteriormente a ele, com sua posterior remoção.

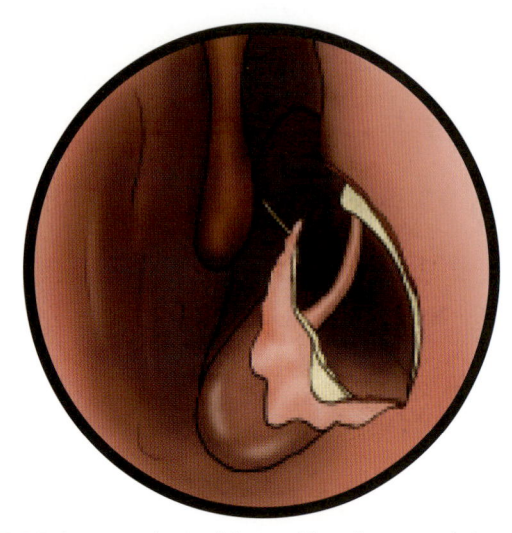

Fig. 16.6 O ducto nasolacrimal é agora liberado e corre da área do saco lacrimal até a concha nasal inferior. Cria-se uma grande janela anterior ao ducto nasolacrimal, permitindo o acesso à parede anterior do seio maxilar.

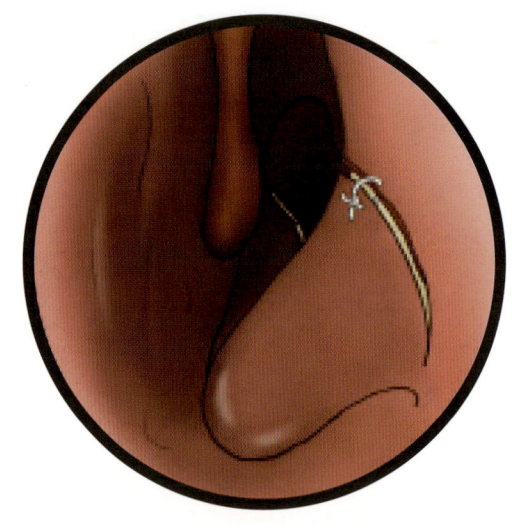

Fig. 16.7 Uma vez finalizada a remoção do tumor, o retalho de mucosa é reposicionado, recriando a anatomia normal da concha nasal inferior e da parede nasal lateral. O retalho é preso com uma sutura.

tensa nele, pois o trépano será colocado por meio de fixação do tumor.

Maxilectomia Medial Endoscópica para Acesso à Parede Anterior do Seio Maxilar e Fossa Infratemporal[5,6]

A cavidade nasal é preparada colocando-se cotonoides (*neuropatties*, compressas absorventes para neurocirurgia) embebidas em cocaína e adrenalina na cavidade nasal. A parede nasal lateral e o septo são infiltrados com lidocaína a 2% e adrenalina a 1:80.000. O bloqueio da fossa pterigopalatina é feito por meio do canal palatino maior, usando-se 2 mL de lidocaína e adrenalina (Capítulo 2). Isso ajuda a reduzir o sangramento durante a dissecção da parede medial da maxila e da fossa pterigopalatina.

O primeiro passo na maxilectomia medial endoscópica é remover o processo uncinado e realizar uma grande antrostomia meatal média (**Fig. 16.9**). O antro maxilar é ampliado posteriormente até a parede posterior do seio maxilar (**Fig. 16.10**). Isso proporciona visualização da parede orbital medial e permite remoção da maxila medial residual sem colocar em risco a órbita. A maioria dos grandes tumores do seio maxilar e /ou da fossa pterigopalatina envolverá as células etmoidais posteriores e o esfenoide. Nesses pacientes realiza-se um retalho próximo a axila da concha média, e o recesso frontal é dissecado com exposição do óstio frontal. A bolha etmoidal é removida e se realiza etmoidectomia posterior e esfenoidotomia. A base do crânio é claramente identificada. Qualquer extensão do tumor às células etmoidais anteriores e posteriores pode ser avaliada e, se necessário, biópsias ou cortes de congelação da mucosa dessas regiões

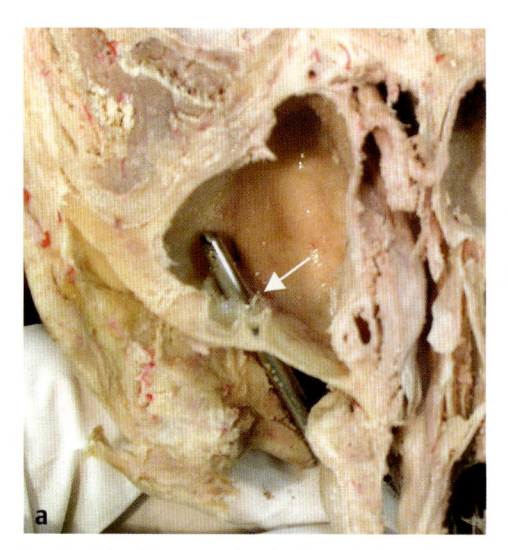

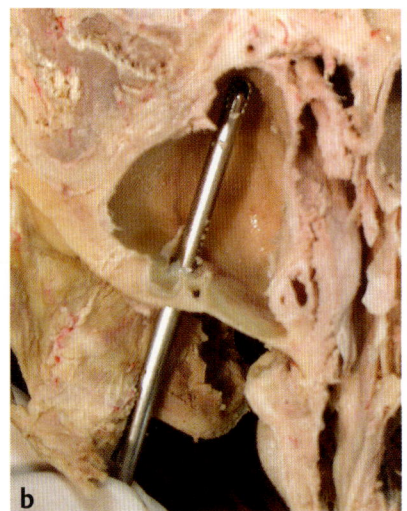

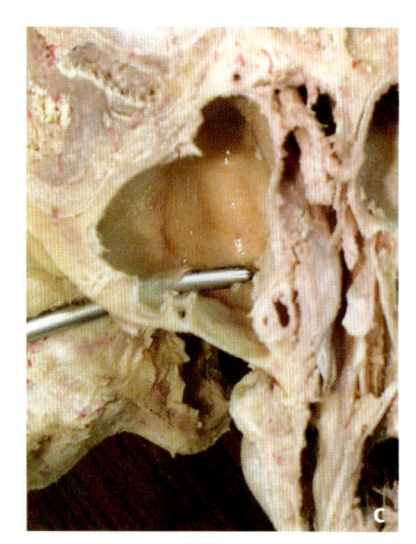

Fig. 16.8 (a-c) Seio maxilar direito cortado axialmente em um cadáver, ilustrando o acesso que pode ser obtido no seio maxilar (lateral, assoalho e medial) através de um trépano na fossa canina. A *seta branca* indica a porta de trepanação na face anterior do seio maxilar.

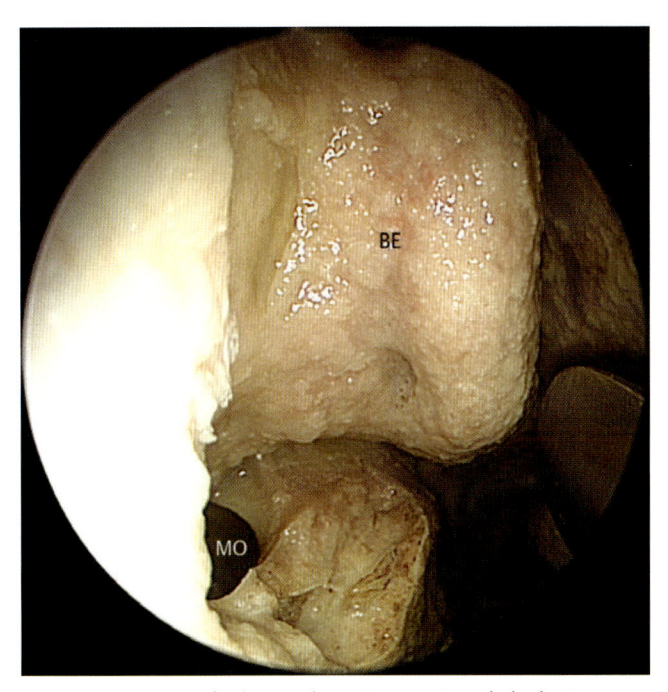

Fig. 16.9 Imagem cadavérica após uncinectomia no lado direito. BE, bolha etmoidal; MO, óstio maxilar.

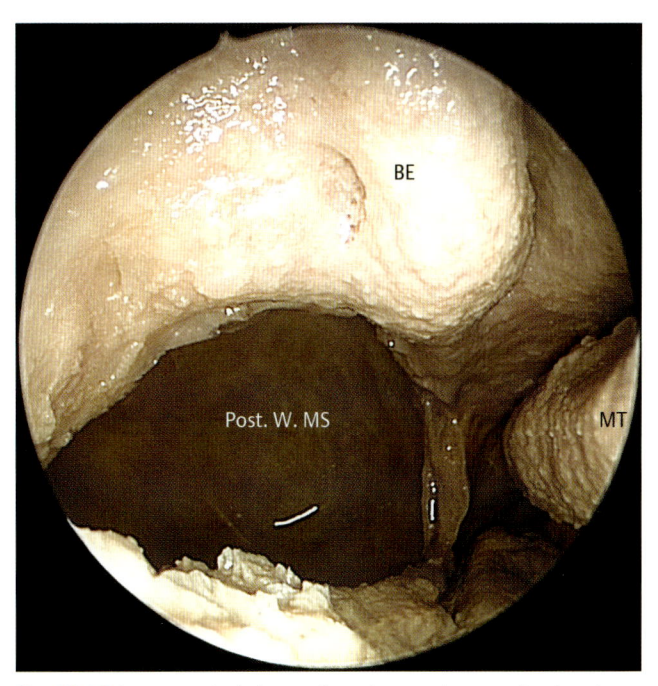

Fig. 16.10 Aumento do óstio maxilar até a parede posterior do seio maxilar. Post. W. MS, parede posterior do seio maxilar; BE, bolha etmoidal; MT, concha nasal média.

podem ser enviados para exame. Isso ajuda a garantir a remoção completa do tumor.

Para realizar a maxilectomia medial, a concha nasal inferior é medializada. Usa-se uma pinça de Tilley para reduzir a concha nasal em ponto imediatamente distal à junção da extremidade anterior da concha e a parede nasal lateral.[5] Se houver grande componente intranasal de um tumor não vascular mole, o tumor é removido (**Fig. 16.11**). Se o tumor for muito vascular ou firme, pode então ser empurrado superiormente ou feita sua exérese parcial. Em razão da localização posterior do angiofibroma, geralmente não é necessária a remoção nesse momento.

Usa-se tesoura de turbinectomia para cortar ao longo da região pinçada da concha nasal inferior até o ponto onde a concha se insere na parede nasal lateral (**Fig. 16.12**). Usa-se um bisturi para fazer incisões na mucosa imediatamente abaixo da concha nasal inferior, para que, depois da maxilectomia medial, a mucosa possa ser rolada de volta sobre o osso cruento da parede maxilar medial residual na junção do assoalho do nariz com o seio[5] (**Fig. 16.12**). Usa-se um osteótomo para cortar o osso na junção da parede maxilar medial com o assoalho nasal (**Fig. 16.12**). O corte vertical posterior precisa entrar no seio maxilar adjacente à parede posterior do seio maxilar e na antrostomia ampla[5] (**Fig. 16.12**).

Uma vez mobilizado o osso que forma a parede maxilar medial, o ducto nasolacrimal limitará o osso anteriormente, e o ducto será visualizado (**Fig. 16.13**). O ducto deve ser transeccionado com um bisturi (**Fig. 16.13**). Ao final da cirurgia, usa-se um bisturi lança* para dacriocistorrinostomia (DCR) (Medtronic ENT) para abrir a metade inferior do saco lacrimal, criando retalhos anterior e posterior que são então estendidos.[5-7] Essa marsupialização impede estenose pós-operatória do saco lacrimal.[5,6] As bordas da parte ressecada da maxila são aparadas com o microdebridador. Se for usado um telescópio de 70 graus, será possível visualizar o seio maxilar inteiro[5] (**Fig. 16.14**). Isso inclui a parede anterior e o assoalho do seio maxilar (**Figs. 16.14** e **16.15**). O tumor agora pode ser removido do seio maxilar sob visualização direta. Se for necessário um acesso adicional e o tumor não estiver fixado à parede anterior do seio maxilar, pode-se realizar uma punção da fossa canina. Isso permite que instrumentos ou um endoscópio sejam introduzidos pela parede anterior do seio

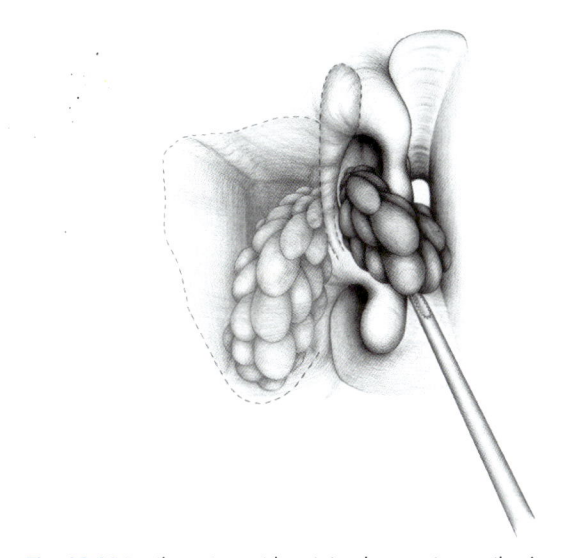

Fig. 16.11 Papiloma invertido originado no seio maxilar é removido parcialmente com um microdebridador a fim de estabelecer a região de origem do tumor.

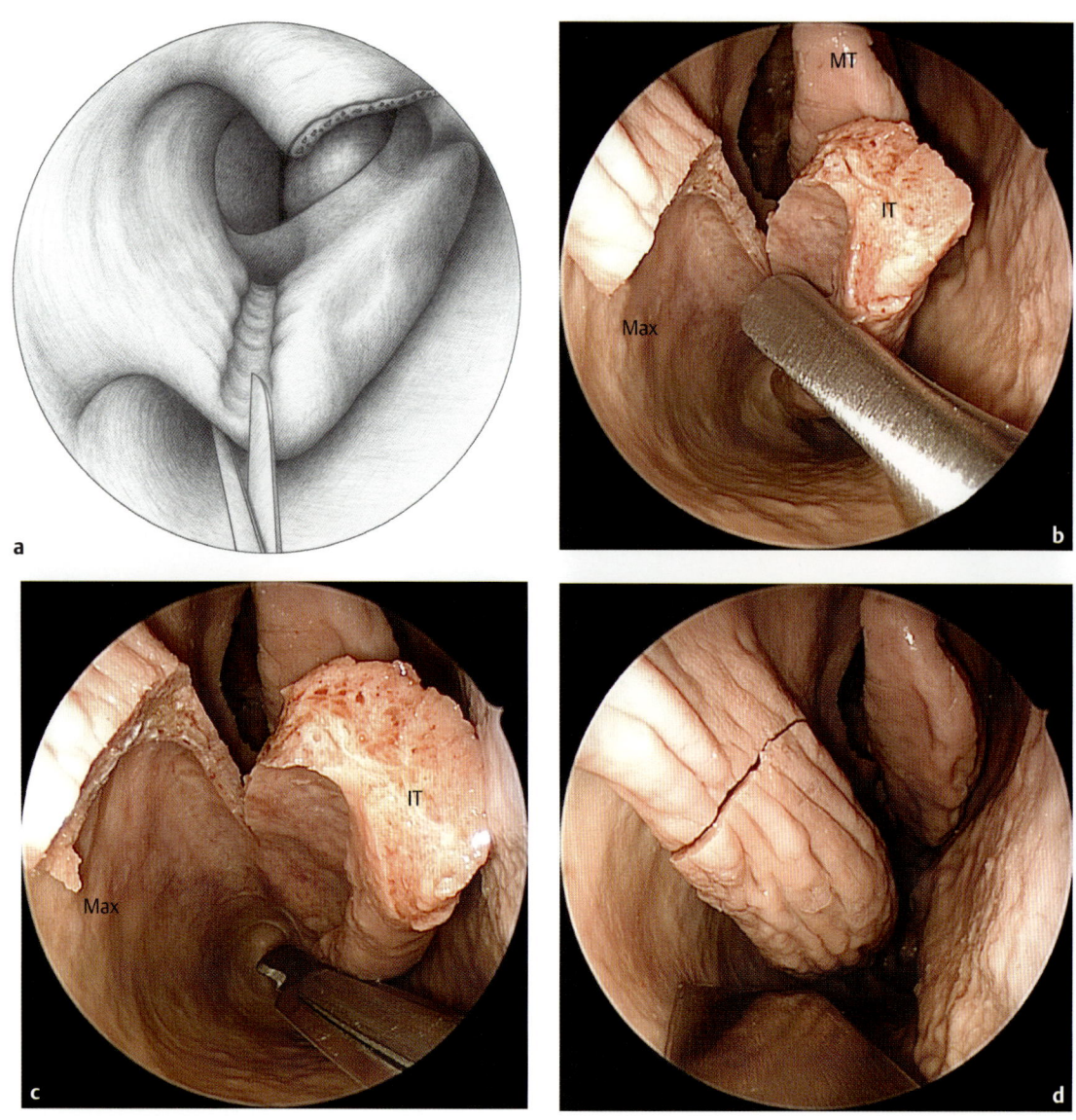

Fig. 16.12 (**a**) A concha nasal inferior é amassada e cortada até a inserção da concha na parede medial da maxila. (**b**) Imagem cadavérica demonstrando a concha nasal inferior (*IT*) que foi cortada até a inserção na parede medial da maxila (*Max*). *MT*, concha nasal média. (**c**) Essa incisão é continuada ao longo do assoalho do nariz até a região posterior da concha nasal inferior. (**d**) Usa-se um cinzel afiado para cortar o osso sob as incisões na mucosa.

maxilar, o que pode ser útil para acessar áreas no interior do seio que podem ser de difícil acesso de outro modo. Dissectores maleáveis com aspiração* (cureta e elevador Freer; Integra) também são muito úteis, pois esses instrumentos podem ser curvados até o ângulo necessário para dissecção em áreas difíceis, como a parede anterior ou a região anterolateral do seio maxilar.

Se a face anterior do seio maxilar não puder ser bem visualizada ou se for necessário um acesso melhor a essa região para um tumor que se fixa nela extensamente, pode-se realizar maior ressecção da parede anteromedial e do processo frontal da maxila (**Fig. 16.16**). Isso é semelhante ao que se faz usando um acesso pré-lacrimal (Capítulo 5), exceto que aqui a concha nasal inferior já está sendo ressecada com a maxilectomia medial. Em tais casos, não se pensa que uma trepanação da fossa canina seja adequada devido ao pequeno risco de implantação do tumor nos tecidos moles da face. Embora seja improvável a ocorrência de implantação, acredita-se que esse risco seja maior se o ponto de entrada no seio maxilar for através do tumor, e não pela mucosa normal.

Se o acesso ainda for difícil e a parede anterior do seio maxilar não estiver inteiramente acessível, uma via transeptal oferece melhor ângulo de abordagem dessa região. Esse acesso é obtido realizando-se uma incisão com hemitransfixão no vestibular nasal oposto (**Fig. 16.17a**) e depois removendo uma pequena área horizontal de cartilagem e/ou osso opostamente à região do seio maxilar anterior (**Fig. 16.17b**). O instrumento pode, então, ser passado pela incisão com hemitransfixaçãom pela janela de cartilagem (**Fig. 16.17c**) e depois pela incisão horizontal na mucosa na cavidade nasal

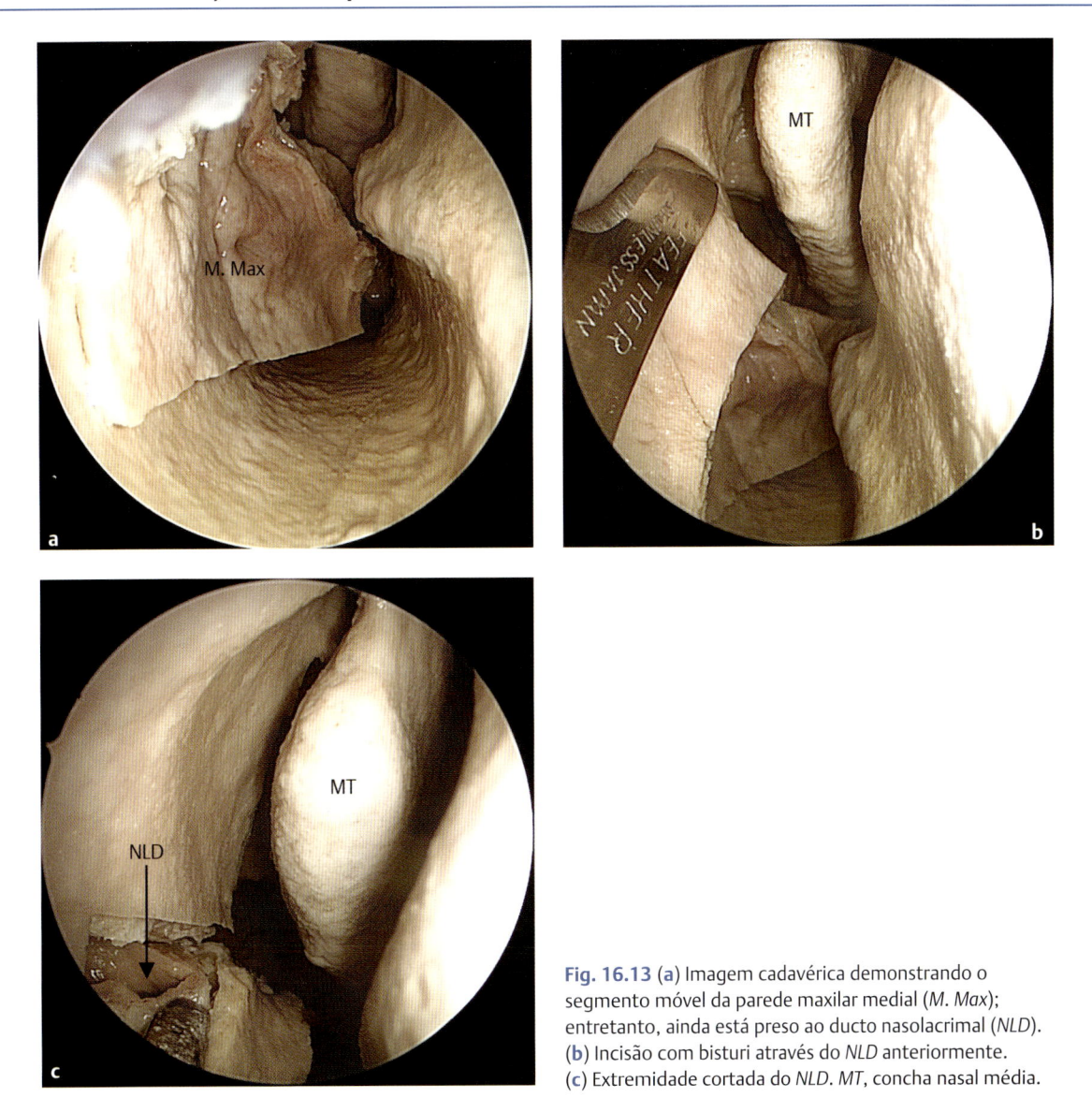

16 Remoção Endoscópica de Tumores Envolvendo Seio Maxilar, Fossa Pterigopalatina ...

Fig. 16.13 (a) Imagem cadavérica demonstrando o segmento móvel da parede maxilar medial (*M. Max*); entretanto, ainda está preso ao ducto nasolacrimal (*NLD*). (b) Incisão com bisturi através do *NLD* anteriormente. (c) Extremidade cortada do *NLD*. *MT*, concha nasal média.

Fig. 16.14 Imagens cadavéricas demonstrando a exposição após maxilectomia medial do seio maxilar feita com um endoscópio (a) de 0 grau e (b) de 70 graus. *PW*, parede posterior; *LW*, parede lateral; *AW* parede anterior; *MT*, concha nasal média.

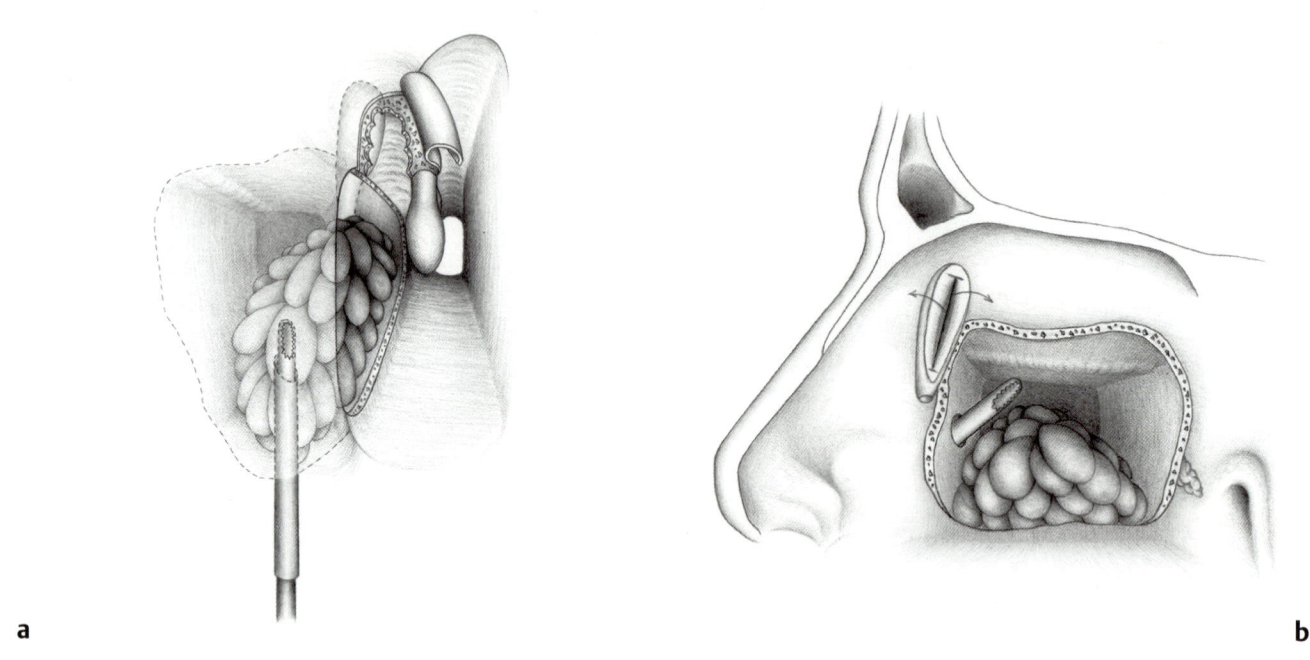

Fig. 16.15 (a) Depois de maxilectomia medial endoscópica, visualização com um endoscópio de 0 grau. **(b)** A visualização do seio maxilar com um endoscópio de 70 graus. Observe que a lâmina do microdebridador foi colocada pelo trépano na fossa canina.

oposta (**Fig. 16.17d**), dando maior acesso à parede anterior do seio maxilar (**Fig. 16.18**). Essa abordagem melhora significativamente o ângulo de abordagem e geralmente permite acesso completo a toda parede maxilar anterior (**Fig. 16.18**). Aborda-se melhor essa região usando-se uma lâmina de microdebridador de 60 graus ou uma broca diamantada de 70 graus (Medtronic ENT).

Acesso à Fossa Pterigopalatina

O acesso à fossa pterigopalatina é obtida por remoção da parede posterior do seio maxilar. Na maioria dos casos, é desnecessária a maxilectomia medial, pois se pode ter acesso à maior parte da fossa pterigopalatina por meio de uma grande antrostomia meatal média. Se necessário, essa antrostomia

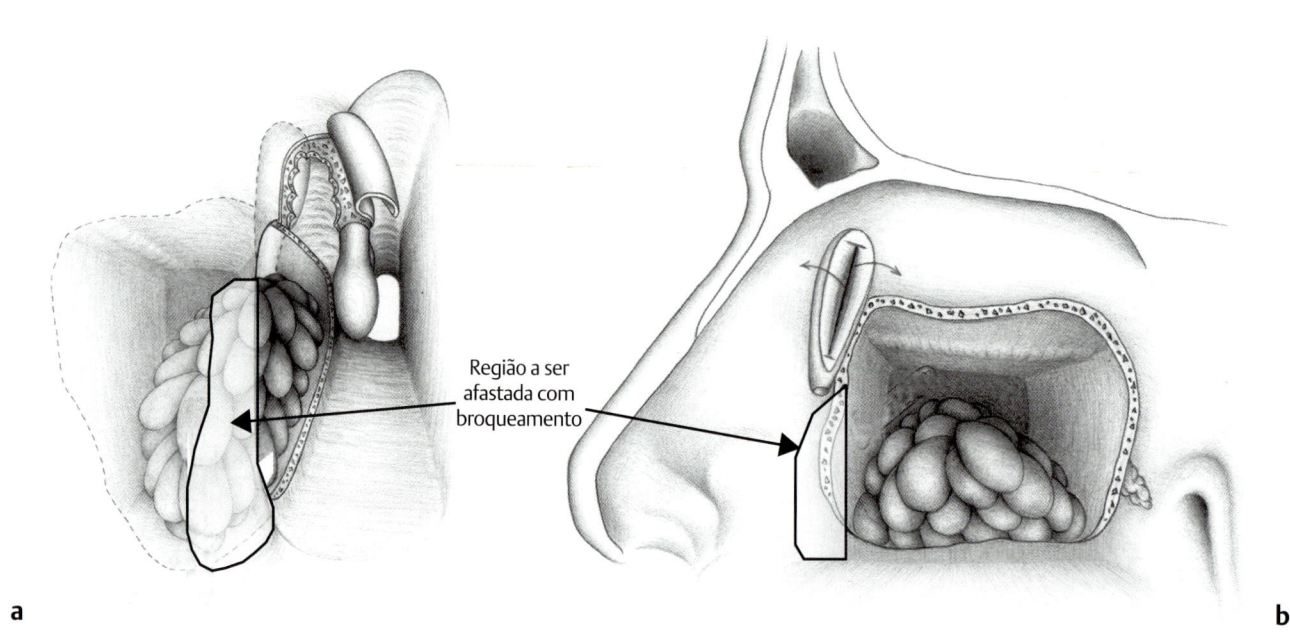

Fig. 16.16 (a,b) Região do processo frontal do maxilar que deve ser removido com broqueamento se for necessário acesso direto à parede anterior do seio maxilar.

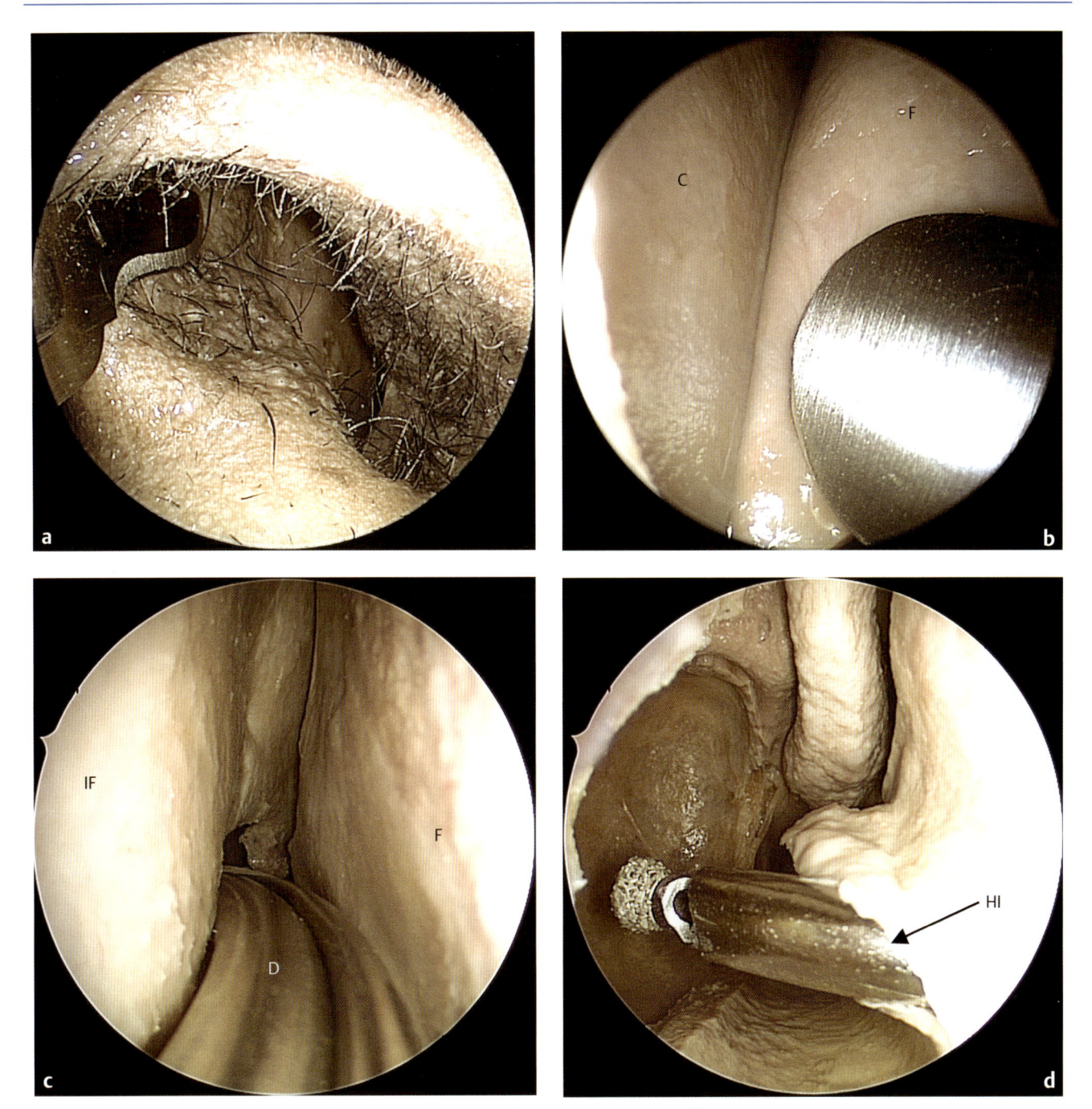

Fig. 16.17 (a) Imagem de dissecção cadavérica demonstrando incisão com hemitransfixação anteriormente na narina esquerda (contralateral à dissecção do tumor). (b) Eleva-se um retalho mucopericondrial. C, cartilagem; F, retalho. (c) Foi removida uma janela septal cartilaginosa e se realizou uma incisão vertical pelo retalho mucopericondrial ipsolateralmente (IF). Isso permite a passagem de uma broca com ponta de diamante de 70 graus (D). (d) O endoscópio foi colocado na cavidade nasal direita, demonstrando a extremidade da broca passando ao seio maxilar direito através da incisão em hemitransfixão esquerda e através da incisão de retalho septal horizontal (HI).

pode passar pela concha nasal inferior e ir até o assoalho do nariz por ressecção parcial da concha nasal inferior. A mucosa da parede posterior do seio maxilar é elevada e preservada. Isso expõe o osso, e a remoção desse osso é necessária para expor a fossa pterigopalatina. A fim de removê-lo, é necessário expor a artéria esfenopalatina conforme descrito no Capítulo 10. A artéria é cauterizada com cautério-aspirador bipolar com. Usa-se um *punch* de Hajek-Koeffler ou uma pinça Blakesley *through-biting* ("come para frente") de 45 graus para remover o osso anterior à artéria esfenopalatina. O *punch* é introduzido no forame esfenopalatino, e o osso anterior ao forame é removido até a parede posterior do seio maxilar ser alcançada (**Fig. 16.19**). Pode-se continuar a remoção desse osso com o *punch* ou com a pinça Blakesley *through-biting* de 45 graus. O osso é removido até ser exposto o conteúdo da fossa pterigopalatina (**Fig. 16.20**).

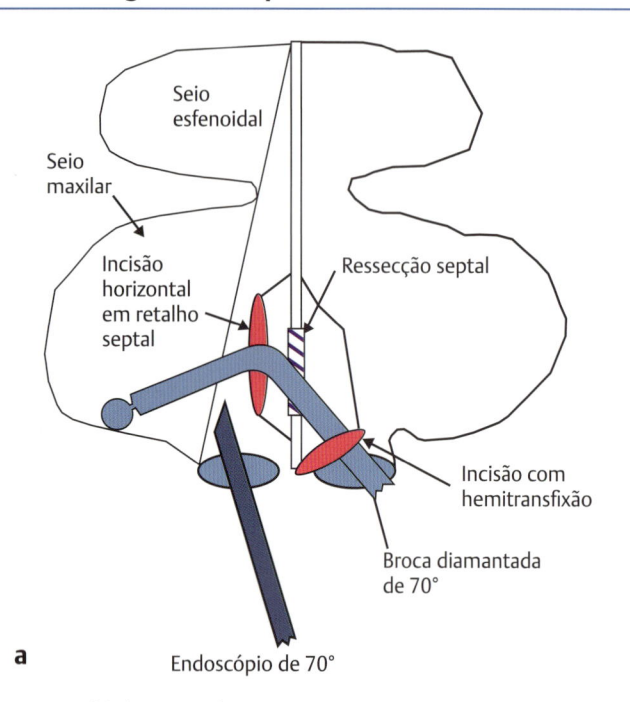

Fig. 16.18 (a) Ilustração das incisões septais necessárias para a abordagem transeptal para um bom acesso à parede anterior inteira do seio maxilar para tumores originados nessa região ou com fixação significativa à parede anterior. (b) Imagem cadavérica demonstrando o acesso à parede anterior (*AW*) do seio maxilar com uma broca diamantada de 70 graus (*D*).

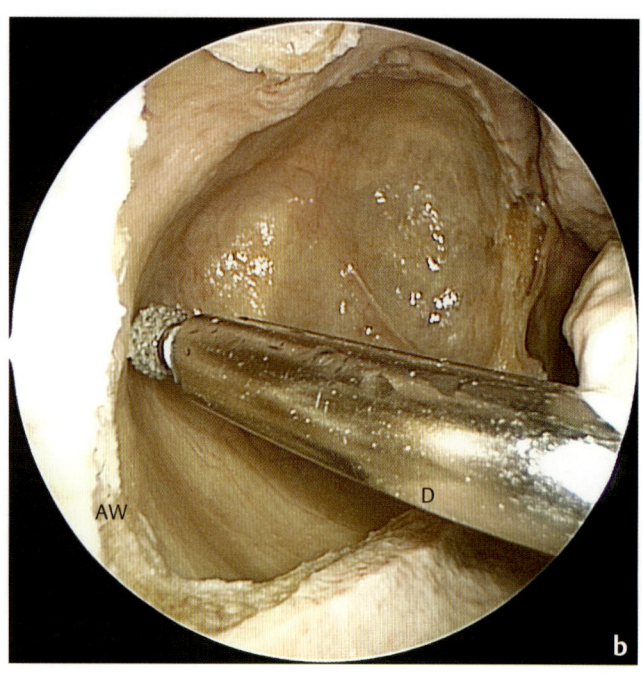

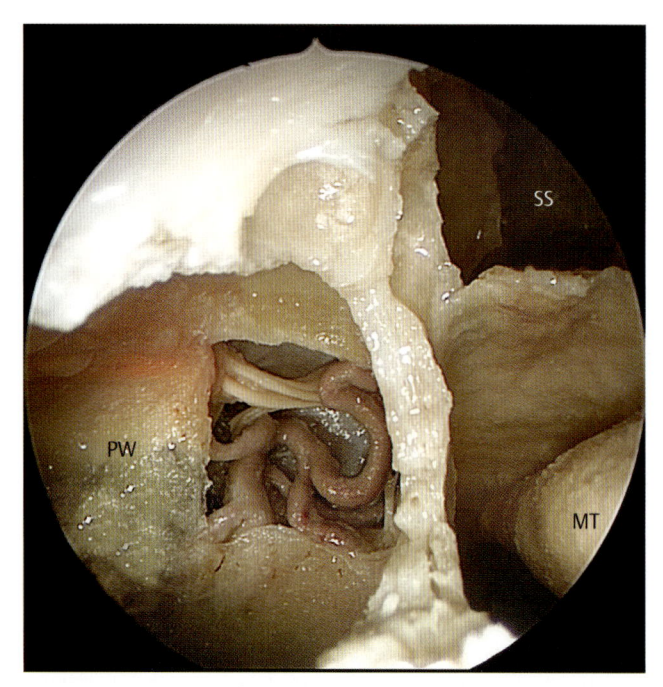

Fig. 16.19 Dissecção cadavérica demonstrando o conteúdo da fossa pterigopalatina direita, visualizada através de grande antrostomia maxilar. *PW*, parede posterior do seio maxilar; *SS*, seio esfenoidal; *MT*, concha nasal média.

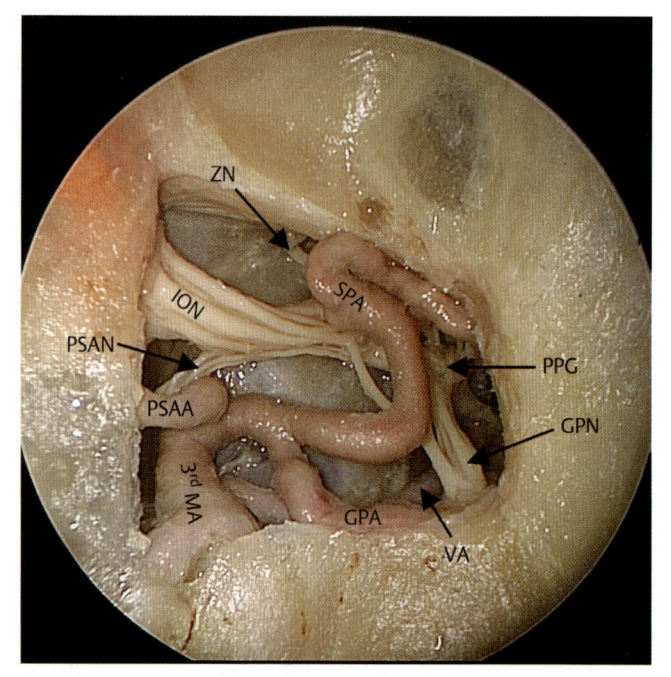

Fig. 16.20 Imagem de dissecção cadavérica feita de dentro do seio maxilar no lado direito. Esta imagem demonstra o conteúdo da fossa pterigopalatina após remoção da gordura. *PPG*, gânglio pterigopalatino; *GPN*, nervo palatino maior; *VA*, artéria vidiana; *GPA*, artéria palatina maior; *SPA*, artéria esfenopalatina; *ZN*, nervo zigomático; *ION*, nervo infraorbital; *PSAA*, artéria alveolar superior posterior; *PSAN*, nervo alveolar superior posterior; *3rd MA*, terceira divisão da artéria maxilar.

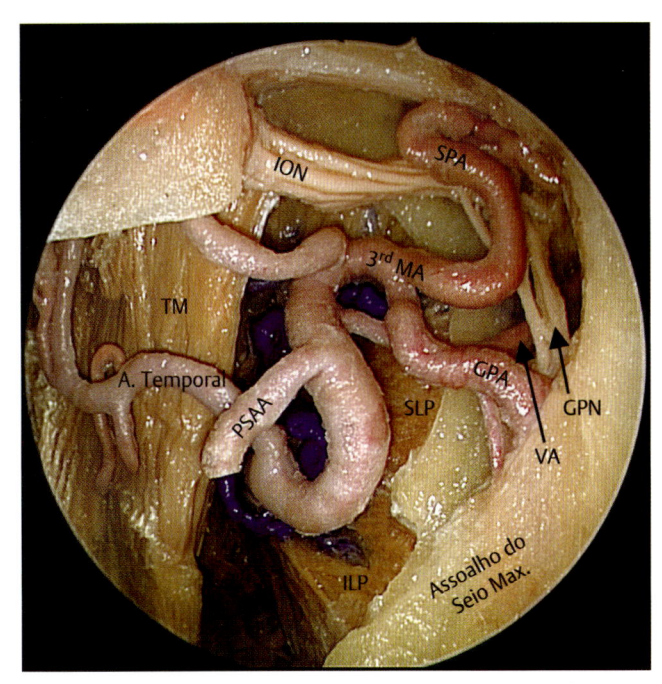

Fig. 16.21 Imagem de dissecção cadavérica após a remoção da parede lateral, assoalho e parede posterior do seio maxilar direito. Esta imagem revela o músculo temporal (*TM*), localizado diretamente atrás da parede lateral do seio maxilar. As cabeças superior (*SLP*) e inferior (*ILP*) do músculo pterigoide lateral podem ser vistas onde se fixam e cobrem a superfície das placas pterigoides laterais. *GPN*, nervo palatino maior; *VA*, artéria vidiana; *GPA*, artéria palatina maior; *SPA*, artéria esfenopalatina; *ION*, nervo infraorbital; *PSAA*, artéria alveolar superior posterior; *3rd MA*, terceira divisão da artéria maxilar.

Acesso à Fossa Infratemporal

Para acessar a fossa infratemporal, todo o osso das paredes posterior e lateral do seio maxilar precisa ser removido. A maior parte do osso pode ser removida através da mesma narina como o tumor, usando-se o *punch* de Hajek-Koeffler ou a pinça Blakesley *through-biting* ("come para frente"). Para o acesso completo, o osso deve ser removido do teto ao assoalho do seio maxilar (**Fig. 16.21**).

A remoção do osso pode continuar até a parede anterior do seio maxilar ser alcançada, inserindo-se o *punch* ou a pinça Blakesley através da narina oposta por meio de uma porta septal. A porta septal para a fossa infratemporal é muito semelhante à usada para acesso à parede frontal do seio maxilar. Esse ângulo de acesso permite que os instrumentos sejam avançados até a parede do seio maxilar anterior, o que foi descrito em "Acesso ao Seio Maxilar" anteriormente neste capítulo.

Anatomia Endoscópica

Anatomia Endoscópica do Canal Palatino Maior e da Fossa Pterigopalatina

O canal palatino maior e a fossa pterigopalatina são contínuos (**Figs. 16.22** e **16.23**). A fossa pterigopalatina é semelhante a um cone invertido, cujo ápice forma o canal palatino maior. A fossa pterigopalatina contém os ramos distais da artéria maxilar, a saber, a artéria esfenopalatina e a artéria palatina maior (**Fig. 16.20**). Além disso, o nervo vidiano entra na face posterior da fossa antes de tomar um rumo lateral, terminando no gânglio pterigopalatino, que é suspenso do nervo maxilar (**Fig. 16.20**). A fossa pterigopalatina se estreita gradualmente ao se abrir lateralmente na fissura pterigomaxilar antes de se alargar na fossa infratemporal (**Figs. 16.22** e **16.23**).

O teto da fossa pterigopalatina é formado pela asa maior do osso esfenoide e a fissura supraorbital, o forame redondo e o nervo maxilar, que vai, em seu trajeto, do forame redondo de medial a lateral, atravessando o teto da fossa imediatamente abaixo do ápice orbital (**Figs. 16.22** e **16.23**). A parede medial é formada pelo osso palatino, o forame esfenopalatino e a artéria esfenopalatina (**Fig. 16.24**), enquanto que o assoalho é formado pelo canal palatino maior, e a parede lateral é formada pela fissura pterigomaxilar (**Figs. 16.20** e **16.22**). Na **Fig. 16.25**, demonstram-se as relações entre os forames que entram na parede posterior da fossa pterigopalatina, a saber, o canal palatovaginal, o canal vidiano e o forame redondo. Além disso, também se veem a fissura supraorbital e a fissura pterigomaxilar (**Fig. 16.26**).

Se a anatomia dessa região for visualizada endoscopicamente e cada camada for removida para que a camada subjacente seja apreciada, pode-se obter um bom conhecimento da anatomia. O primeiro fato a ser apreciado é que a fossa pterigopalatina forma uma parte relativamente pequena da área total atrás da parede posterior do seio maxilar (**Fig. 16.19**). Em segundo lugar, as primeiras estruturas a ser encontradas quando se entra na fossa são os vasos sanguíneos (**Fig. 16.20**). As estruturas neurais todas se situam profundamente a esse plexo de artérias (**Fig. 16.20**).

Continuar a dissecção no teto da fossa permite que o nervo maxilar seja visto imediatamente abaixo da órbita no teto da fossa. Se esse nervo for seguido posteromedialmente, será visto o forame redondo (**Fig. 16.26**). Se agora removermos os grandes vasos sanguíneos da fossa, poderemos identificar o nervo vidiano entrando na fossa posteriormente (**Fig. 16.25**).

Anatomia Endoscópica da Fissura Supraorbital

A outra relação importante de conhecer é como a fossa pterigopalatina e a fossa infratemporal se relacionam com a fissura supraorbital. É através dessa fissura que os tumores podem se estender da fossa infratemporal e da fossa pterigopalatina, subindo ao ápice orbital. Adicionalmente, os tumores podem seguir o nervo infraorbital e o nervo maxilar, entrando na fossa pterigopalatina e se dirigindo posteriormente ao seio cavernoso e à artéria carótida. A **Fig. 16.26** mostra a fissura supraorbital com o nervo infraorbital e o nervo zigomático atravessando-a. Note como a parte medial da fissura se comunica com a fossa pterigopalatina, enquanto que a parte lateral da fissura se comunica com a órbita.

À medida que se aproxima do ápice orbital e na abertura do esfenoide, a parte inferior da lâmina papirácea se espessa. A parede lateral da fissura é formada pela parede medial da fossa média do crânio. O nervo infraorbital pode ser consistentemente visto na face inferior da fissura supraorbital e é em torno dessa estrutura que o tumor pode se insinuar, chegando ao ápice orbital e depois expandindo-se ao espaço entre a parede lateral do esfenoide e a fossa média do crânio (**Fig. 16.26**). Pode ocorrer significativa expansão, de modo que é possível chegada ao seio cavernoso e até a artéria carótida.

A fim de compreender como a face medial da fissura supraorbital pode ser acessada cirurgicamente, as **Figs. 16.27**,

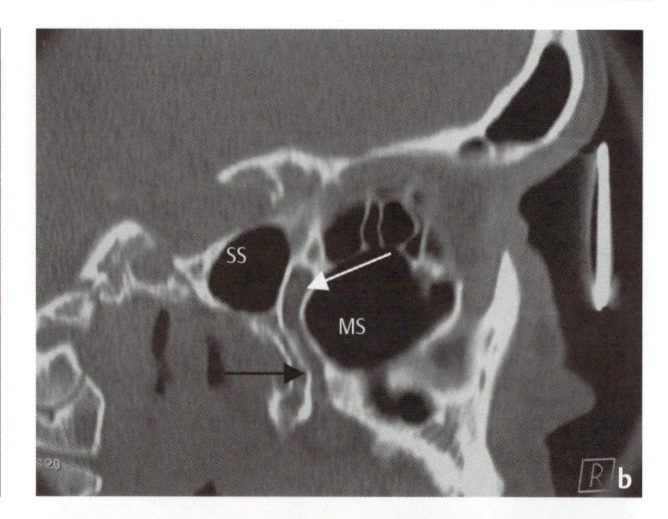

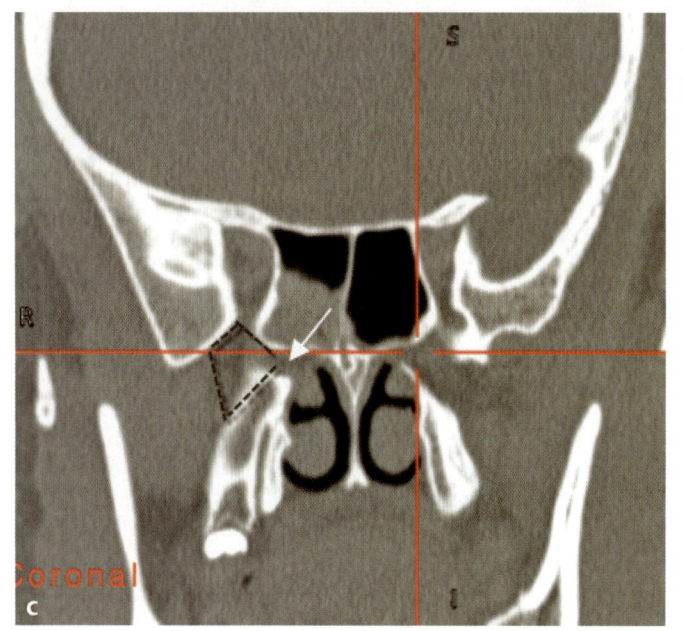

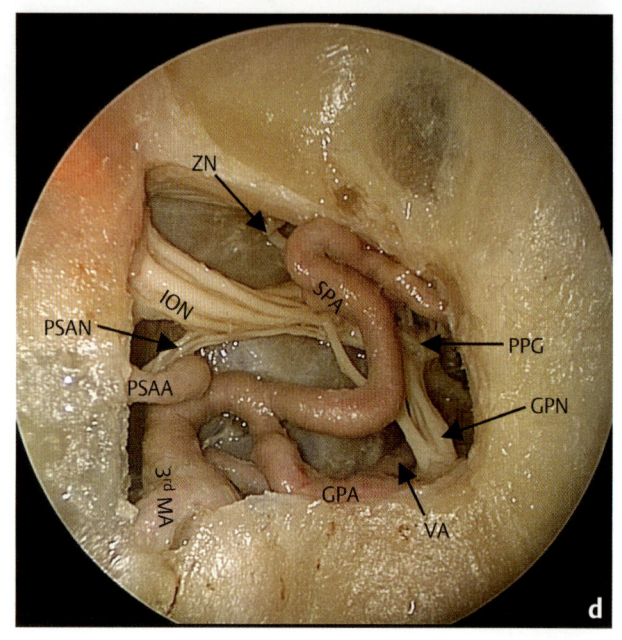

Fig. 16.22 (a) TC parassagital da fossa pterigopalatina tem forma de cone (*centro de alvo*). O canal vidiano pode ser visto entrando na parede posterior da fossa pterigopalatina (*seta preta*). (b) A fossa pterigopalatina (*seta branca*) é vista entre o seio maxilar (*MS*) e o seio esfenoidal (*SS*). A fossa pterigopalatina é contínua com o canal palatino maior (*seta negra*). Observe como se estreita ao se tornar a fissura pterigomaxilar antes de se expandir na fossa infratemporal. (c) Na incidência coronal, a forma de cone da fossa é delineada por uma *linha preta tracejada*, e o forame esfenopalatino é indicado com a *seta branca* e os *centros de alvo*. (d) O conteúdo da fossa pterigopalatina é demonstrado no lado direito após remoção da parede posterior do seio maxilar. *GPN*, nervo palatino maior; *VA*, artéria vidiana; *GPA*, artéria palatina maior; *SPA*, artéria esfenopalatina; *ION*, nervo infraorbital; *PSAA*, artéria alveolar superior posterior; *3rd MA*, terceira divisão da artéria maxilar.

16.28, 16.29 e 16.30 demonstram a anatomia como seria vista se essa região fosse abordada endoscopicamente. Na **Fig. 16.24**, observe que a parede posterior do seio maxilar foi removida e realizada uma esfenoetmoidectomia completa no lado direito. Na **Fig. 16.27**, pode-se ver a parede lateral do seio esfenoidal. Observe os pontos de referência da parede lateral, incluindo o nervo óptico, o joelho anterior da artéria carótida intracavernosa, a impressão maxilar para a divisão maxilar do nervo trigêmeo e o nervo vidiano no assoalho do seio esfenoidal. O nervo óptico e o recesso opticocarotídeo lateral também podem ser vistos. A **Fig. 16.28** está seguindo a remoção do osso da parede lateral do esfenoide. O silicone azul mostra que o joelho anterior da carótida intracavernosa está completamente no seio cavernoso. Seu volume anterior marca o começo do ápice orbital, a fissura supraorbital. O nervo oculomotor, o troclear e a divisão oftálmica do nervo trigêmeo podem ser vistos na **Fig. 16.29**, saindo da parede lateral do seio cavernoso e entrando na periórbita oróxima ao ápice orbital. Na **Fig. 16.30**, o espaço entre a parede lateral do esfenoide e a parede medial da fossa temporal foi dissecado, sendo retirada a dura-máter da fossa temporal para revelar o lado medial do lobo temporal. Nessa imagem, a periórbita do ápice orbital foi retraída com um dissector Freer. A análise do nervo maxilar pode mostrar claramente o trajeto que tumores dessa região podem tomar. Voltando-se posteriormente, eles podem entrar no seio cavernoso e invadir estruturas intracavernosas, como a artéria carótida intracavernosa. Dirigindo-se medialmente, serão expandidos à parede lateral do seio esfenoidal. Se um tumor for empurrado lateralmente, então entrará na fossa média do crânio.

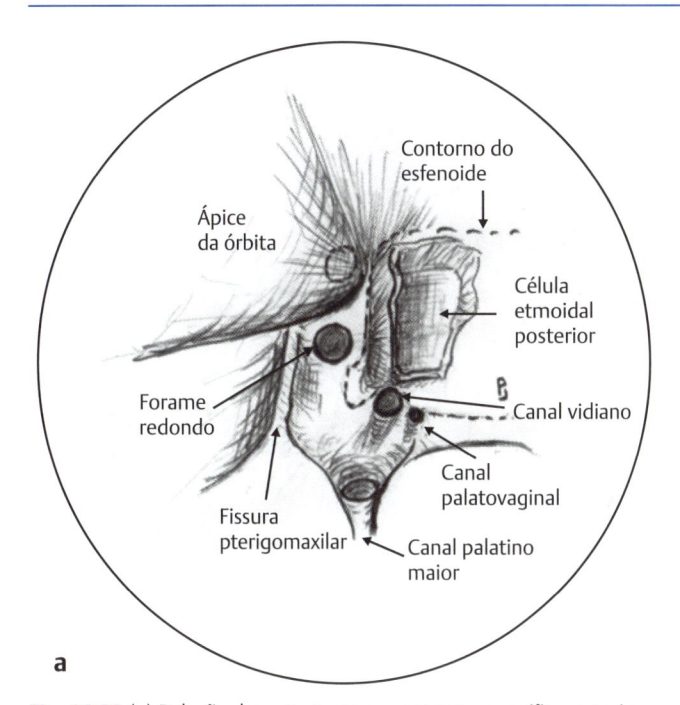

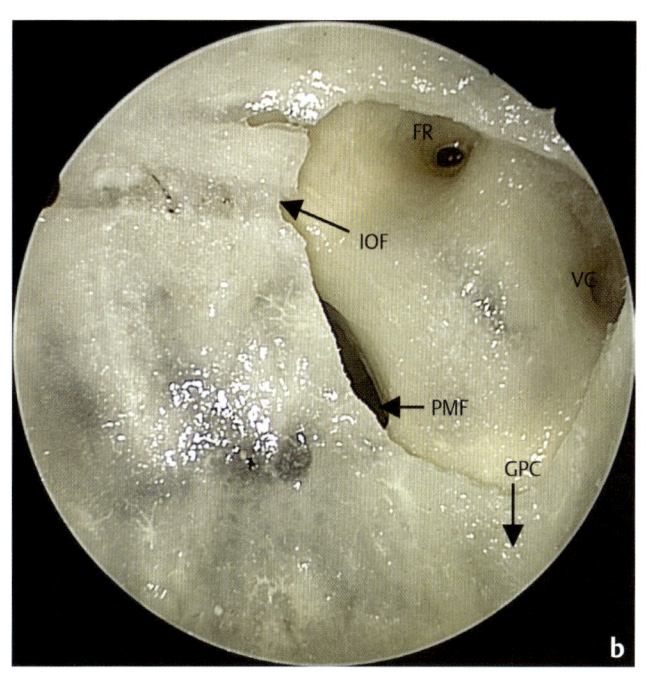

16 Remoção Endoscópica de Tumores Envolvendo Seio Maxilar, Fossa Pterigopalatina ...

Fig. 16.23 (a) Relação das estruturas que entram na região posterior, teto e assoalho da fossa pterigopalatina. A parede medial com o forame esfenopalatino não é retratada. (b) Esta imagem de osso seco foi feita com um endoscópio de 0 grau colocado no seio maxilar. A parede posterior do seio maxilar foi removida na região da fossa pterigopalatina e podemos visualizar o processo pterigoide e algumas das importantes estruturas à sua volta. Podem-se apreciar o forame redondo (FR), o canal vidiano (VC) e o fissura infraorbital (IOF), juntamente com a fissura pterigomaxilar (PMF). Observe como a fissura pterigomaxilar e a fissura infraorbital são contínuas entre si. GPC, canal palatino maior.

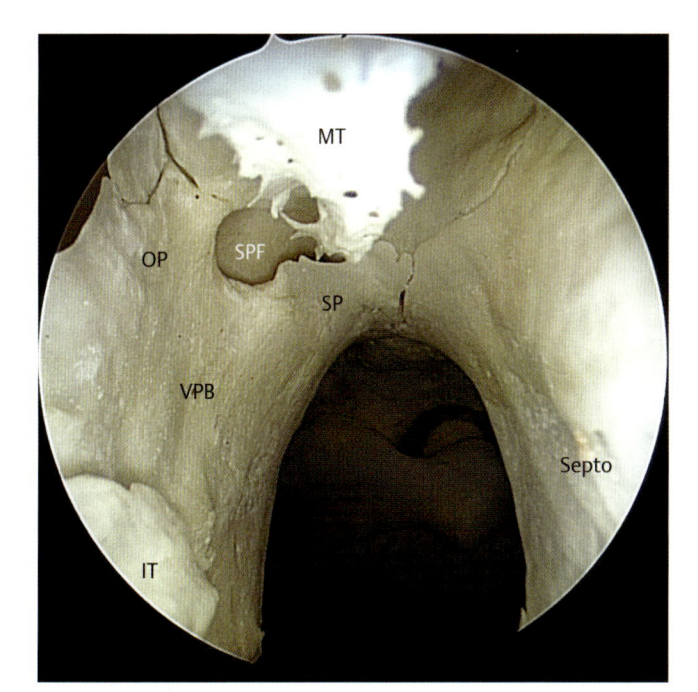

Fig. 16.24 Espécime de osso seco do forame esfenopalatino direito (SPF). A parte vertical do osso palatino (VPB) se divide em dois processos, o processo orbital (OP) e o processo esfenoidal (SP), e o SPF está localizado entre eles. MT, concha nasal média; IT, concha nasal inferior.

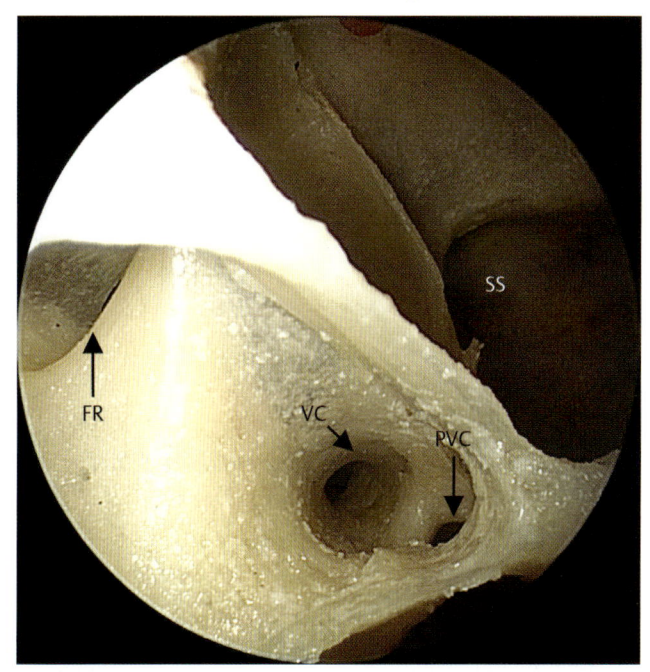

Fig. 16.25 Imagem em *close-up* de um espécime de osso seco após o alargamento do forame esfenopalatino direito e remoção do processo esfenoidal do osso palatino. O canal vidiano (VC) pode ser visto claramente com o canal palatovaginal (PVC) localizado mais medialmente. SS, seio esfenoidal; FR, forame redondo.

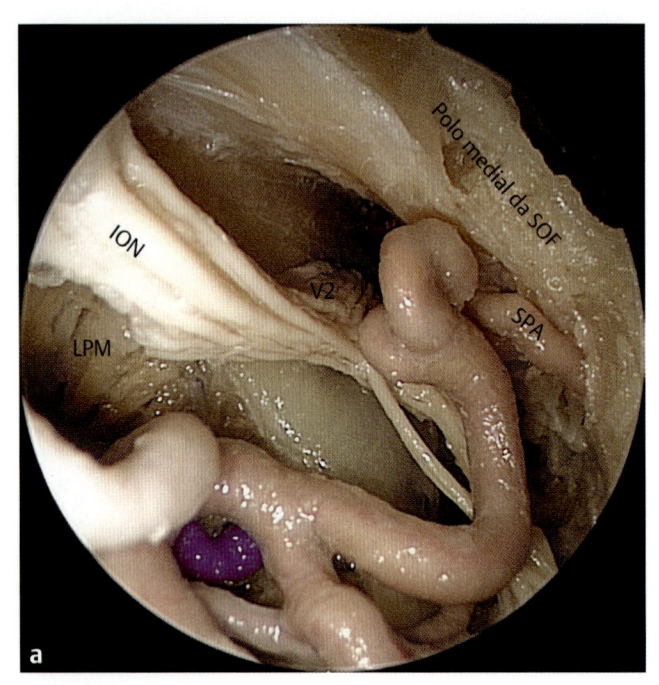

Fig. 16.26 (a) Imagem cadavérica endoscópica feita na fossa pterigopalatina direita. A divisão maxilar do nervo trigêmeo (*V2*) pode ser vista saindo do forame redondo antes de se dividir em nervo infraorbital (*ION*) e nervo zigomático. *LPM*, músculo pterigoide lateral; *SPA*, artéria esfenopalatina. **(b)** Imagem mais próxima do V2 saindo do forame redondo, tendo a fossa média do crânio lateralmente, o suporte maxilar superiormente e a fissura supraorbital posteriormente. Observe como o suporte maxilar (*MS*) é o suporte do osso que separa o forame redondo e seu conteúdo (*V2*) da fissura supraorbital. A fissura supraorbital (*SOF*) forma a parede anterior do seio cavernoso e, como tal, a artéria carótida intracavernosa (*CCA*) pode ser vista à distância. O polo medial da SOF está delineado. *LSW*, parede lateral do esfenoide.

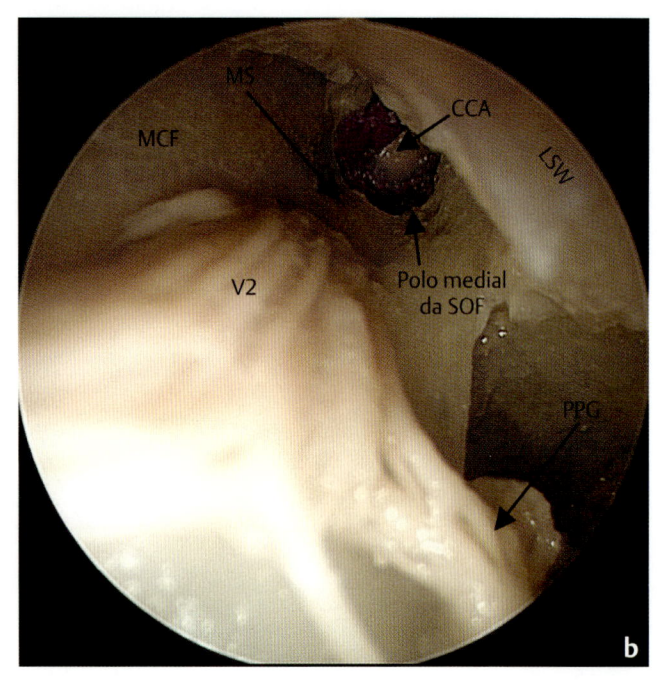

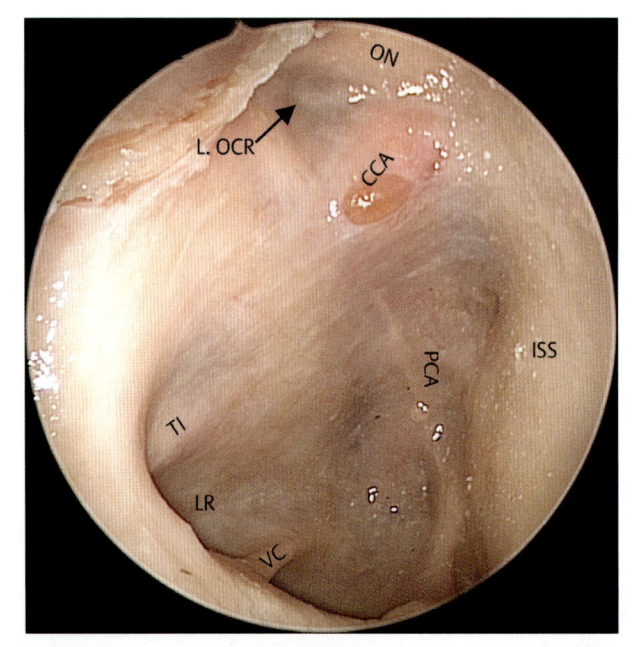

Fig. 16.27 Imagem de dissecção cadavérica feita no seio esfenoidal direito através de esfenoidotomia máxima. O canal vidiano (*VC*) e a impressão trigeminal (*TI*) para a divisão maxilar do nervo trigêmeo podem ser claramente vistos. Se o seio esfenoidal estiver bem pneumatizado, então o recesso lateral (*LR*) poderá ser visto sob a forma de uma depressão na parede lateral do esfenoide entre o *VC* e a *TI*. O recesso opticocarotídeo lateral (*L. OCR*) pode ser visto. Essa depressão corresponde à pneumatização do suporte óptico (a ponte óssea que separa o canal óptico da fissura orbital superior). Maior pneumatização no suporte óptico pode resultar em um processo clinoide anterior pneumatizado, o que colocará o nervo óptico em um mesentério. *ISS*, septo intersinusal; *ON*, nervo óptico; *CCA*, joelho anterior da artéria carótida intracavernosa; *PCA*, artéria carótida paraclival.

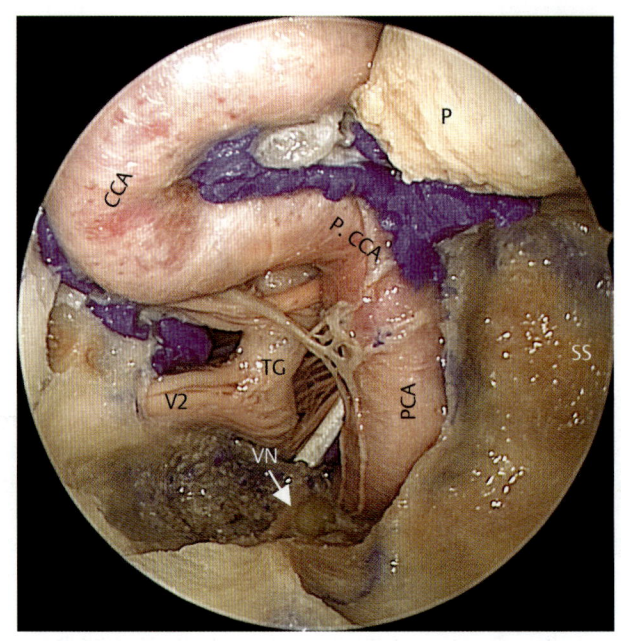

Fig. 16.28 Imagem de dissecção cadavérica da parede lateral do esfenoide após remoção do osso. *P*, hipófise; *CCA*, artéria carótida intracavernosa; *V2*, divisão maxilar do nervo trigêmeo; *TG*, gânglio trigeminal; *VN*, nervo vidiano; *PCA*, artéria carótida paraclival; *P. CCA*, joelho posterior da artéria carótida intracavernosa.

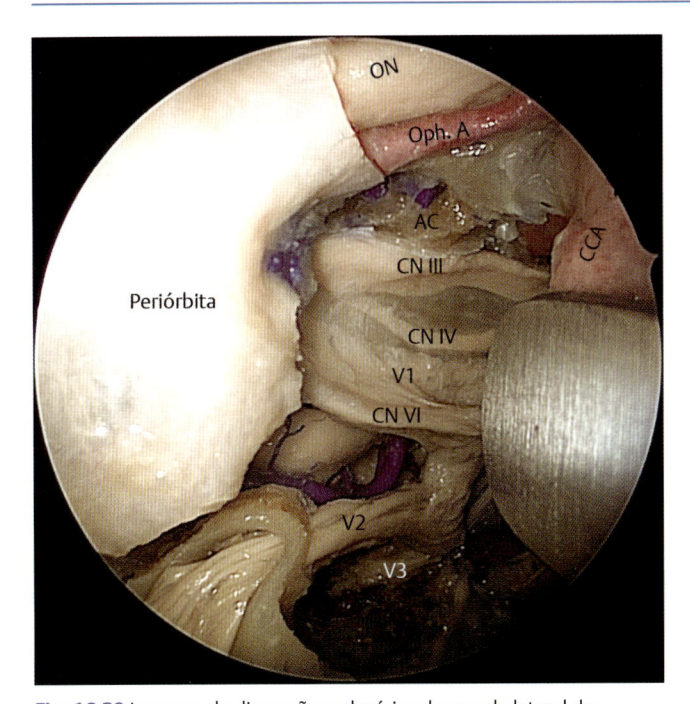

Fig. 16.29 Imagem de dissecção cadavérica da parede lateral do seio esfenoidal. O osso foi removido, e o joelho anterior da artéria carótida intracavernosa (CCA) retraído medialmente. Isso permite clara visualização dos nervos nas camadas durais da parede lateral do seio cavernoso. O nervo abducente (CN VI) pode ser visualizado medialmente, correndo no interior do seio cavernoso. Observe a periórbita do ápice orbital. O osso do processo clinoide anterior (AC) foi deixado no lugar; posicionado no recesso opticocarotídeo lateral. ON, nervo óptico; Oph. A, artéria oftálmica; CN III, nervo oculomotor; CN IV, nervo troclear; V1, divisão oftálmica do nervo trigêmeo; V2, divisão maxilar do nervo trigêmeo; V3, divisão mandibular do nervo trigêmeo.

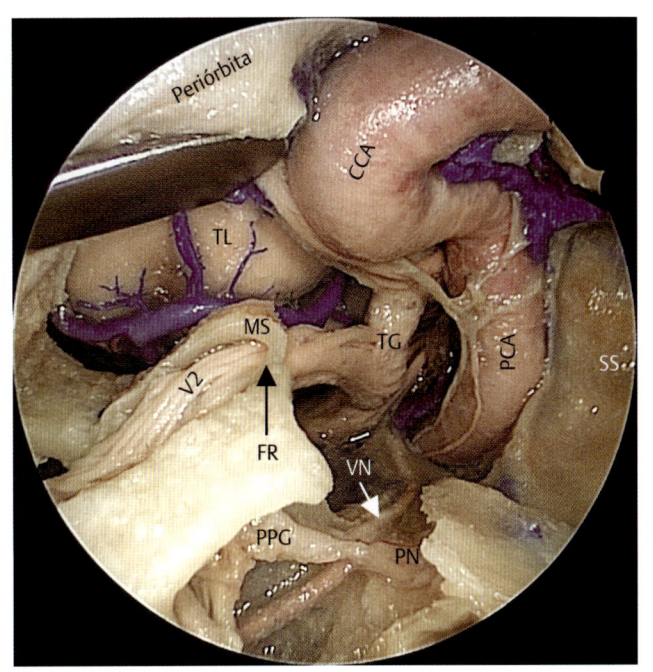

Fig. 16.30 Dissecção cadavérica da parede lateral do esfenoide após sua remoção. A dissecção continuou anteriormente até a fossa pterigopalatina inferiormente e o ápice da órbita superiormente. Nesta imagem, a periórbita foi retraída superiormente. Observe que o remanescente do suporte maxilar (MS), o suporte do osso que separa o forame redondo da fissura orbital órgãos/ápice da órbita.
O nervo vidiano (VN) pode ser visto dirigindo-se à face posterior da fossa pterigopalatina e entra no gânglio pterigopalatino (PPG).
A relação entre o forame redondo (FR) e o lobo temporal (TL) pode ser claramente vista. V2, divisão maxilar do nervo trigêmeo;
PN, nervo faríngeo; PCA, artéria carótida paraclival; CCA, artéria carótida intracavernosa; TG, gânglio trigeminal.

Anatomia Endoscópica da Região da Fossa Média do Crânio

Para ter acesso à região da fossa média do crânio e ao forame oval, é necessário continuar a remoção da parede lateral do esfenoide (**Fig. 16.30**). Para conseguir isso, expõem-se o nervo vidiano no assoalho do seio esfenoidal e o nervo maxilar na sua parede lateral, sendo o osso em torno desses nervos removido com uma broca diamantada (**Fig. 16.30**). O canal vidiano leva diretamente ao segundo joelho da artéria carótida interna paraclival quando ela toma um trajeto vertical e percorre a parede lateral do esfenoide, subindo em direção à fossa hipofisária*. A **Fig. 16.30** mostra a relação entre o canal vidiano e o nervo maxilar à medida que o osso entre essas estruturas é broqueado. Essa remoção de osso expõe o espaço entre a placa da fossa média do crânio e a parede lateral do esfenoide abaixo e a acima do nervo maxilar. À medida que continua a remoção do osso posteriormente, veem-se o forame oval e o ramo mandibular do nervo trigêmeo, que se encontram lateral e anteriormente à artéria carótida (**Fig. 16.32**). O nervo vidiano é medial e marca a posição da carótida na junção do assoalho com a parede posterior do esfenoide. Diretamente acima do forame oval na parede lateral, encontra-se o seio cavernoso (CS) e, acima do seio cavernoso está o ápice orbital (AO). O espaço acima do nervo maxilar fica imediatamente abaixo do ápice orbital e se forma um espaço entre a parede lateral do esfenoide e o osso da fossa média do crânio. Tumores que se expandam a esse espaço podem causar compressão do ápice da órbita. A relação do ápice orbital, parede lateral do esfenoide e parede medial da fossa média do crânio é demonstrada nas **Figs. 16.31** e **16.32**.

A dissecção final da parede lateral do esfenoide expõe o seio cavernoso anteriormente à artéria carótida paraclival e o joelho posterior da artéria carótida intracavernosa. Se o osso restante da parede lateral do esfenoide for removido, o seio cavernoso e o ramo mandibular do nervo trigêmeo (V3) serão expostos acima do forame oval (**Fig. 16.32**). Continuar a remoção do osso lateralmente removerá o osso sobre a fossa temporal medial e exporá a dura-máter subjacente. Embora a dura-máter cubra o seio cavernoso, quando se faz a abordagem a partir do seio esfenoidal, essa cobertura é muito fina e tênue com múltiplas pequenas veias unindo-se ou saindo do seio cavernoso, de modo que tal dissecção pode ser muito sangrenta, e esse sangramento pode ser difícil de controlar. A relação do nervo vidiano (VN), artéria carótida (CA), seio cavernoso (CS), V2, V3, forame oval e fossa média do crânio (MCF) pode ser apreciada nas **Figuras 16.28, 16.29, 16.30** e **16.32**.

---

* **N.T.:** Termo usado na Terminologia Anatômica Internacional.

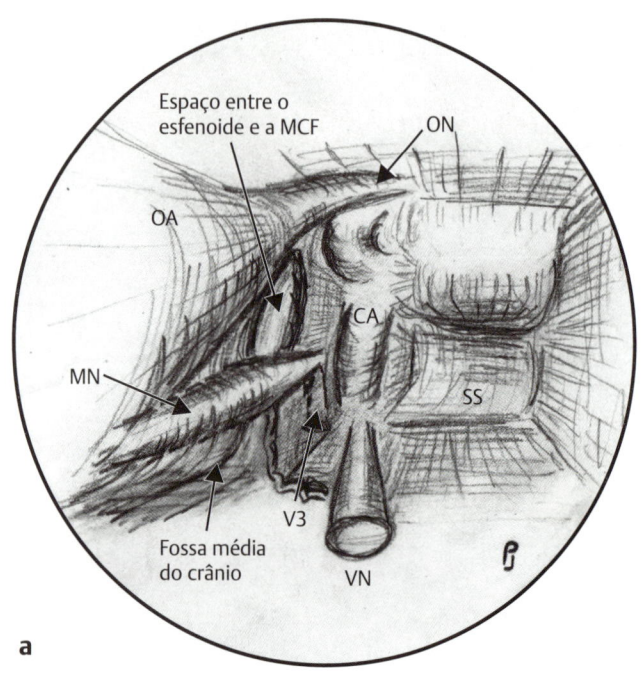

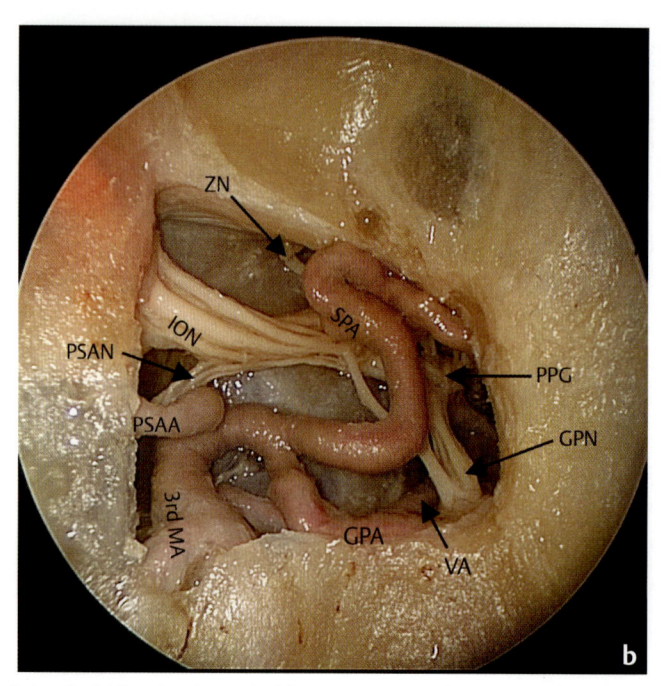

Fig. 16.31 (a) Ilustra a importante relação entre o nervo maxilar direito e a fissura supraorbital e a fossa pterigopalatina, vista da parte anterior. **(b)** O nervo maxilar sai do forame redondo e atravessa o teto da fossa pterigopalatina e ocupa o espaço criado pela fissura supraorbital. Essa relação é importante, pois ajuda a entender como os tumores se propagam de uma fossa para a outra e, ocasionalmente, para o ápice da órbita. *OA*, ápice da órbita; *VN*, nervo vidiano; *PPG*, gânglio pterigopalatino; *GPA*, artéria palatina maior; *GPN*, nervo palatino maior; *SPA*, artéria esfenopalatina; *ION*, nervo infraorbital; *ZN*, nervo zigomático; *PSAA*, artéria alveolar superior posterior; *PSAN*, nervo alveolar superior posterior; *3rd MA*, terceira divisão da artéria maxilar; *MCF*, fossa média do crânio.

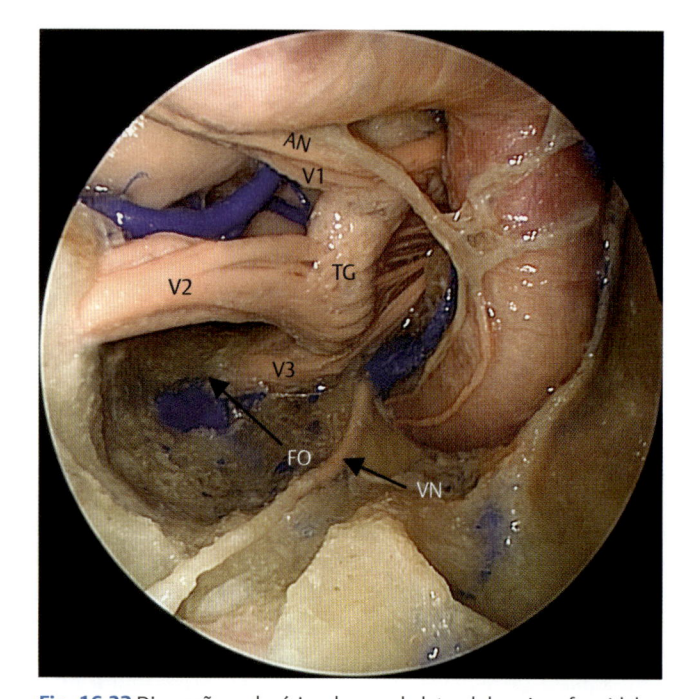

Anatomia Endoscópica da Fossa Infratemporal

Uma vez removido o osso sobre a parede posterior do seio maxilar, visualizam-se a fossa pterigopalatina e a fossa infratemporal (**Fig. 16.33**). O nervo infraorbital (MN) pode ser visto na junção da fossa infratemporal com a órbita. Essas fossas são cobertas por periósteo, e o conteúdo é exposto removendo-se o periósteo. Ambas as fossas contêm gordura, vasos e nervos. A gordura e os vasos geralmente se situam anteromedialmente às estruturas neurais. Uma vez removida a gordura, a artéria maxilar e os músculos subjacentes da fossa infratemporal podem ser visualizados. As cabeças superior e inferior do músculo pterigoide lateral (LP) podem ser vistas originando-se diretamente atrás do canal palatino maior com a artéria maxilar entrando na fossa infratemporal elas. À medida que alguém se afasta lateralmente, o músculo temporal (TM) passa a ser visualizado. Remover o músculo temporal revela o ramo da mandíbula (**Fig. 16.34**). Com o uso de um endoscópio angulado e olhando inferiormente, pode-se apreciar a cabeça superficial do músculo pterigoide medial.

Fig. 16.32 Dissecção cadavérica da parede lateral do seio esfenoidal direito. O osso foi removido no recesso lateral (entre o nervo vidiano e a divisão maxilar do nervo trigêmeo). Isso permite a identificação do forame oval (*FO*), tendo a divisão mandibular (*V3*) se movendo através desse canal quase imediatamente depois de deixar o gânglio trigeminal em forma semilunar (*TG*). Observe que foi removida a dura-máter entre *V1* e *V2* e entre *V2* e *V3*. *VN*, canal vidiano; *V2*, divisão maxilar do nervo trigêmeo; *V1*, divisão oftálmica do nervo trigêmeo; *NA*, nervo abducente.

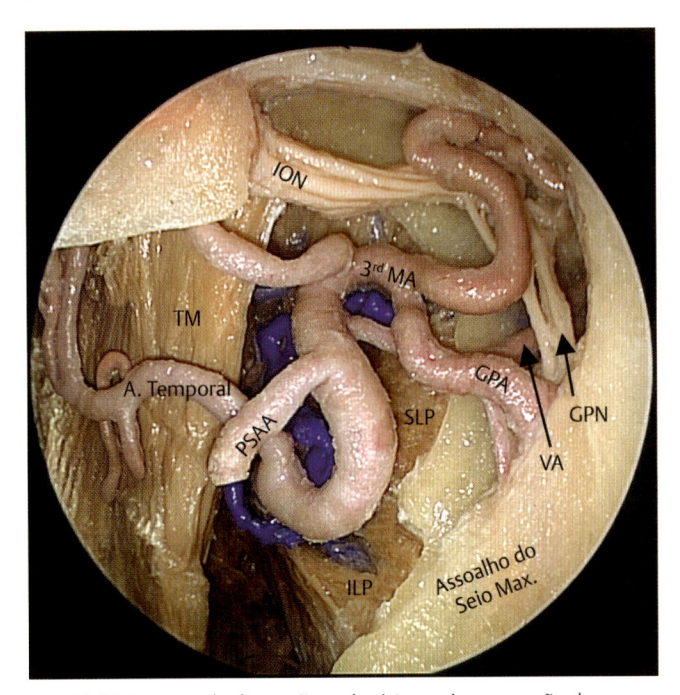

Fig. 16.33 Imagem de dissecção cadavérica após a remoção da parede lateral, assoalho e parede posterior do seio maxilar direito. Esta imagem revela o músculo temporal (*TM*), localizado imediatamente profundo à parede lateral do seio maxilar. As cabeças superior (*SLP*) e inferior (*ILP*) do músculo pterigoide lateral podem ser vistas onde se fixam e cobrem a superfície das placas pterigoides laterais. *GPN*, nervo palatino maior; *VA*, artéria vidiana; *GPA*, artéria palatina maior; *SPA*, artéria esfenopalatina; *ION*, nervo infraorbital; *PSAA*, artéria alveolar superior posterior; *3rd MA*, terceira divisão da artéria maxilar.

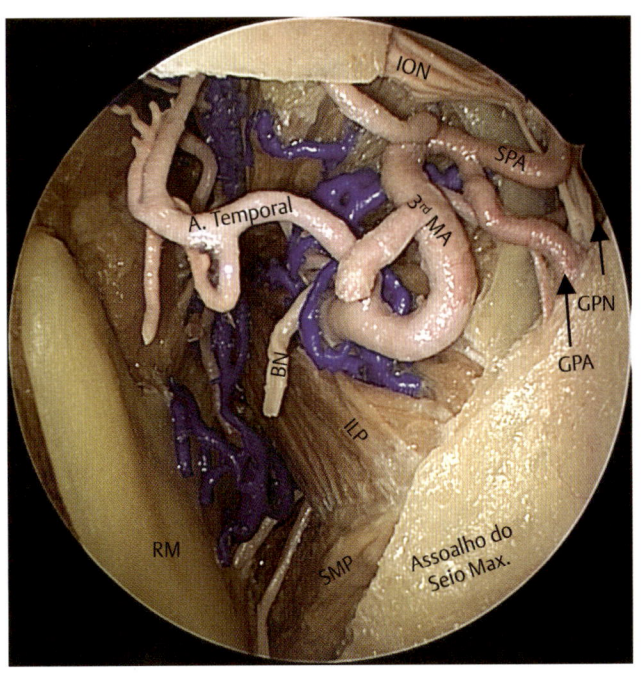

Fig. 16.34 Dissecção cadavérica da fossa infratemporal direita após remoção do músculo temporal, revelando o ramo da mandíbula (*RM*). Com um endoscópio angulado, a cabeça superficial do músculo pterigoide medial (*SMP*) também pode ser visualizada. Observe que o músculo pterigoide medial tem uma cabeça superficial e uma cabeça profunda. A cabeça superficial se situa imediatamente superficial à cabeça inferior do músculo pterigoide lateral (*ILP*). A artéria maxilar entra na fossa infratemporal entre a cabeça superior e a inferior dos músculos pterigoides laterais. *GPN*, nervo palatino maior; *GPA*, artéria palatina maior; *SPA*, artéria esfenopalatina; *ION*, nervo infraorbital; *3rd MA*, terceira divisão da artéria maxilar.

Tumores que Envolvem Seio Maxilar, Fossa Pterigopalatina e Fossa Infratemporal

Pólipo Antrocoanal

Os pólipos antrocoanais comumente se formam na parede posterior do seio maxilar. Esses tumores precisam ter o local de origem ressecado para impedir a recorrência. O primeiro passo é realizar uma grande antrostomia meatal média e expor o local de origem do tumor. Se o local inteiro for de fácil acesso através de antrostomia meatal média, então o tumor e o local de origem são ressecados com margem de mucosa normal em torno da fixação. Se o local de origem não for de fácil acesso através de uma antrostomia meatal média, deve-se realizar trepanação da fossa canina e colocado o microdebridador ou o elevador de Freer através do local do trépano, ressecando-se a origem do pólipo com a margem de tecido saudável.

Papiloma Invertido

O outro tumor benigno comum envolvendo o seio maxilar é o papiloma invertido (IP). Pequenos tumores de IP do seio maxilar que não se originam na parede anterior do seio maxilar podem ser ressecados criando-se uma grande antrostomia meatal média e uma trepanação da fossa canina (descrita no Capítulo 5). O endoscópio pode ser colocado na antrostomia maxilar enquanto o instrumento para dissecção é colocado através de punção da fossa canina. Isso pode ser invertido, sendo colocado o endoscópio através de punção da fossa canina e o instrumento através de antrostomia maxilar. Usando essa técnica, pode-se ter acesso ao seio maxilar quase inteiro. A única área em que o acesso pode não ser adequado é a face anterior do seio maxilar. Tumores localizados na face anterior podem exigir um acesso pré-lacrimal ou maxilectomia medial endoscópica para acesso adequado e ressecção completa. Todos os outros tumores pequenos ou localizados podem ser ressecados usando a abordagem em dois pontos.

Tumores Grandes ou da Parede Anterior do Seio Maxilar

Se não for possível o acesso a um tumor com trepanação da fossa canina ou se ele se originar de uma grande área ou da parede anterior do seio maxilar, deve-se realizar um acesso pré-lacrimal (como descrito anteriormente) ou maxilectomia medial endoscópica. Se for necessário um acesso adicional ao fazer uma maxilectomia medial, o processo frontal da maxila pode ser removido com broca. Isso pode ser combinado com um acesso transeptal para melhorar a angulação para a parede anterior como já descrito neste capítulo. Deve-se ter acesso a todas as paredes do seio maxilar, e o tumor e mucosa subjacente devem ser removidos. Na **Fig. 16.35**, o paciente tem grande papiloma invertido que se estende lateralmente além dos limites do seio maxilar.

Esse papiloma invertido tinha sua base na concha nasal inferior. A ressecção da maxila medial removeu grande parte da origem do tumor. Além disso, o tumor também se originava do assoalho adjacente e da parede posterior do seio maxilar. O acesso poderia ser fácil depois de maxilectomia medial endoscópica. O osso da região de origem do tumor pôde ser broqueado usando broca diamantada para assegurar que não houvesse infiltração tumoral por fendas na região de neoformação óssea classicamente associada ao seu ponto de inserção.

O paciente a seguir apresentou um papiloma invertido que tinha origem em torno de uma região de neoformação óssea nas paredes lateral e anterior do seio maxilar. Foi possível acessar essa área anterior e lateral (depois de maxilectomia medial endoscópica) com broca diamantada de 70 graus, e a origem do tumor foi completamente removida broqueando o osso subjacente (**Fig. 16.36**). É comum que o papiloma invertido se origine de uma região de neoformação óssea e, portanto, é importante remover com broca esse osso novo, pois a mucosa pode invaginar para as fendas ósseas associadas ao osso novo, e deixar de removê-la isso pode resultar em recorrência tumoral.[8]

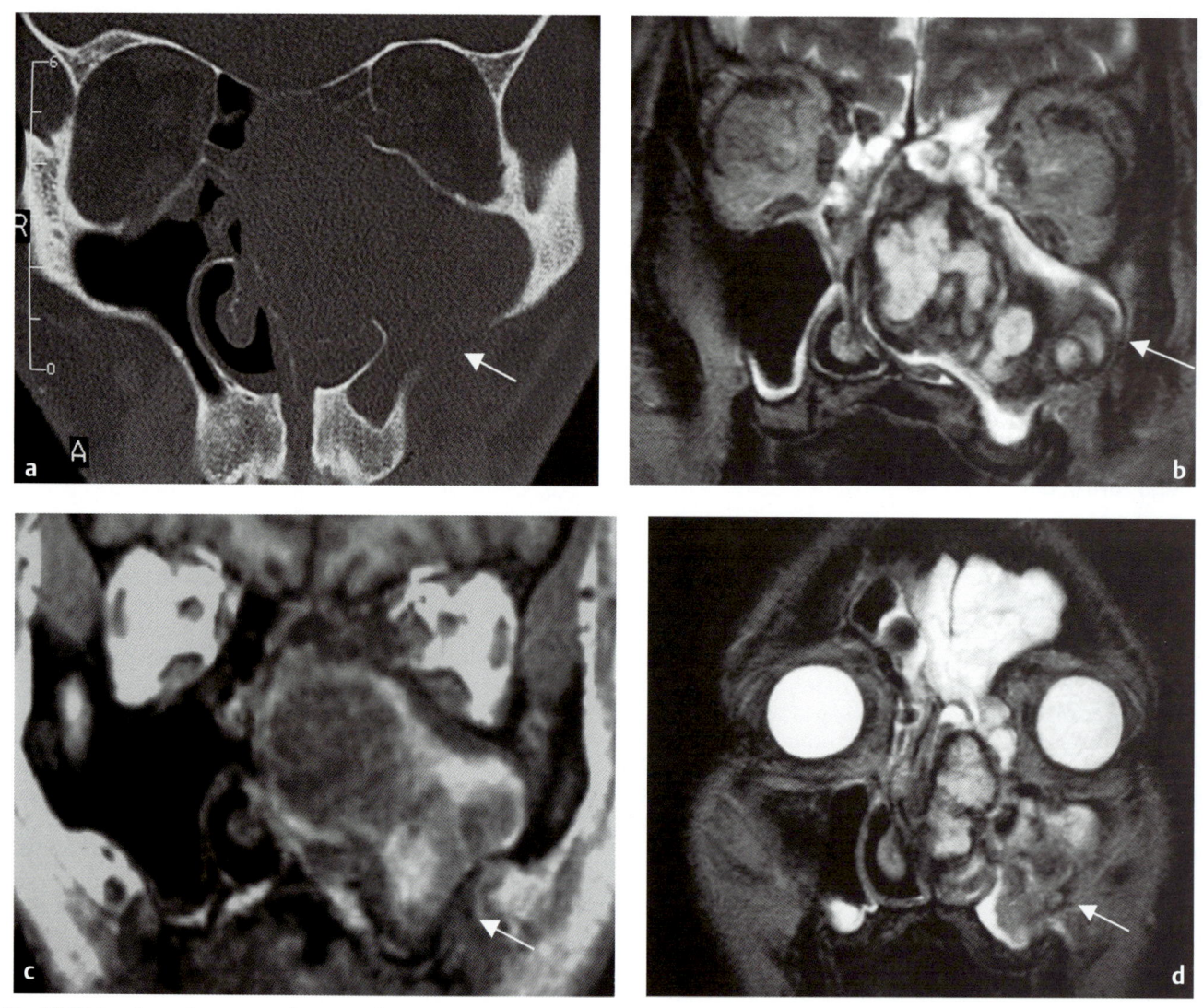

Fig. 16.35 Grande papiloma invertido, causando erosão na parede lateral do seio maxilar (*seta branca*). A *CT* (**a**), a *RM* (**b**) em protocolo T1 (**c**) e em protocolo T2 (**d**) mostram a extensão do tumor. (**d**) *RM* (ponderada em T2) mostra um seio frontal obstruído com muco iluminando o seio frontal.

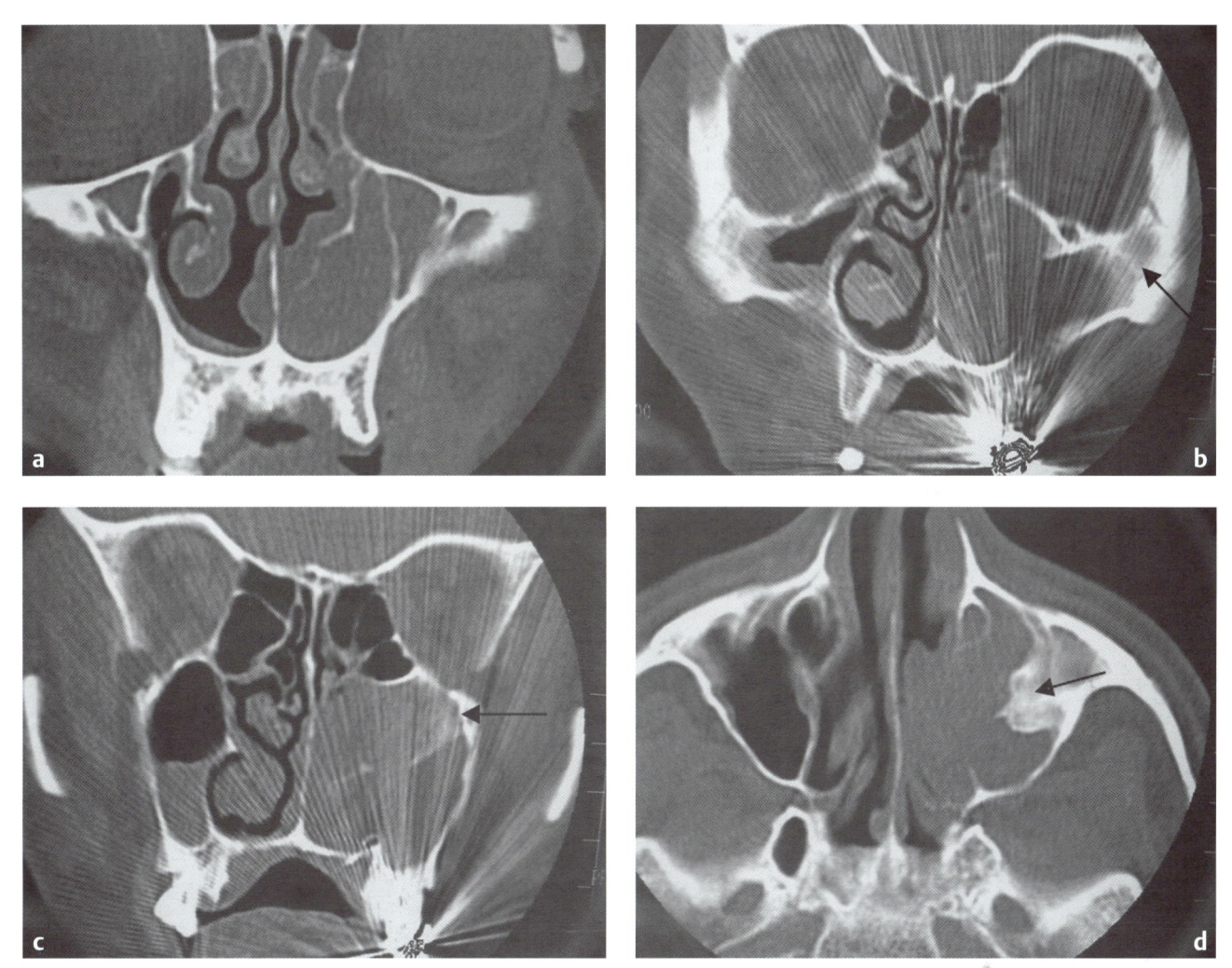

Fig. 16.36 (a-d) Papiloma invertido originando-se em torno de neo-osteogênese vista na parede lateral do seio maxilar (*seta preta*).

Resultados da Ressecção Endoscópica dos Papilomas Invertidos

Os pacientes com papiloma invertido foram classificados de acordo com a classificação de Krouse[4] apresentada na **Tabela 16.1**.

A série publicada de pacientes submetidos à ressecção endoscópica de papilomas invertidos, inclusive aqueles com lesões grandes e extensas que passaram por uma maxilectomia medial endoscópica como parte da ressecção tumoral, é apresentada na **Tabela 16.2**. Como se pode ver a partir desses resultados e de publicações recentes de Krouse[9] e de um artigo de revisão de Melroy e Senior,[10] os resultados obtidos por remoção endoscópica de papilomas invertidos são melhores do que os obtidos no passado usando uma abordagem aberta. As taxas de recorrência do papiloma invertido com procedimentos abertos são, em média, de 18%, enquanto que as realizadas endoscopicamente são, em média, de 12%.[10]

Nasoangiofibroma Juvenil

Existe, atualmente, ampla aceitação de que o nasoangiofibroma juvenil (JNA) que ocupe apenas a cavidade nasal ou com extensão à fossa pterigopalatina ou seios adjacentes possa ser tratado endoscopicamente.[6,10] O primeiro passo é embolizar o tumor até 24 horas antes da cirurgia para reduzir vascularização. Se a embolização for feita previamente às 24 horas, irrigação colateral significativa pode se abrir, e o tumor readquirir uma parte de seu suprimento sanguíneo. O segundo passo é realizar uma grande antrostomia meatal

Tabela 16.1 Sistema de estadiamento para papiloma invertido proposto por Krouse[4]

Estádio	Extensão do Tumor
I	Tumor confinado à cavidade nasal; ausência de malignidade
II	Tumor envolvendo o complexo ostiomeatal e as células do etmoide e/ou a parede medial do seio maxilar; ausência de malignidade
III	Tumor envolvendo a parede inferior, superior, lateral ou anterior do seio maxilar, esfenoide e/ou seio frontal; ausência de malignidade
IV	Todos os tumores extranasais/extrassinusais; todos os tumores associados à malignidade

Tabela 16.2 Apresentação, origem, estádio, procedimento e resultados da remoção endoscópica de papiloma invertido, incluindo pacientes submetidos à maxilectomia medial para remoção do papiloma invertido[5]

Caso	Idade e Gênero	Sintomas	Origem	Estádio	Procedimento Endoscópicos	Estado Corrente e Acompanhamento
1.	51M	Obstrução nasal e rinorreia à esquerda	Antro maxilar esquerdo, lâmina papirácea, seio esfenoidal	IV	Maxilectomia medial, punção da fossa canina, etmoidectomia, esfenoidotomia e desobstrução do recesso frontal	Teve recorrência do tumor depois de 4 meses na fossa infratemporal esquerda; cirurgicamente removido e agora livre de doença depois de 3 anos
2.	54M	Obstrução nasal e epistaxe à esquerda	Seio maxilar esquerdo e concha nasal inferior	II	Maxilectomia medial, punção da fossa canina e DCR	Livre de doença
3.	71M	Obstrução nasal e rinorreia à direita	Processo uncinado direito	II	MMA	Livre de doença
4.	41M	Obstrução nasal à esquerda (rinotomia lateral prévia para IP)	Lâmina papirácea, seio frontal à esquerda	III	MMA, etmoidectomia, esfenoidotomia e procedimento endoscópico de Lothrop	Livre de doença
5.	74M	Obstrução nasal à esquerda	Septo nasal esquerdo	I	Antrostomia meatal média, etmoidectomia	Livre de doença
6.	72M	Assintomático	Concha nasal média esquerda	I	Ressecção da concha nasal média, etmoidectomia, esfenoidotomia	Livre de doença
7.	46M	Obstrução nasal à esquerda	Seio maxilar esquerdo	II	MMA, etmoidectomia e esfenoidotomia	Livre de doença
8.	53M	Sinusite frontal à direita (rinotomia lateral prévia para IP)	Assoalho do seio maxilar direito	III	Maxilectomia medial e punção da fossa canina	Livre de doença
9.	60F	Obstrução nasal e rinorreia à direita,	Assoalho do seio maxilar direito	III	MMA e punção da fossa canina	Livre de doença
10.	78F	Epistaxe e obstrução nasal à direita	Assoalho do seio maxilar direito	III	Maxilectomia medial, etmoidectomia, DCR e punção da fossa canina	Livre de doença
11.	53M	Obstrução nasal à esquerda (Caldwell Luc prévia)	Assoalho do seio maxilar esquerdo	III	MMA, etmoidectomia e desobstrução do recesso frontal	Livre de doença
12.	44M	Obstrução nasal à direita	Meato médio esquerdo	I	MMA, etmoidectomia, turbinectomia média	Livre de doença
13.	67M	Obstrução nasal à esquerda	Esfenoide e células etmoidais posteriores	III	MMA, etmoidectomia, turbinectomia superior e esfenoidotomia estendida	Livre de doença
14.	58F	Obstrução nasal e secreção com rajadas de sangue à direita	Septo posterior	I	Esfenoetmoidectomia, ressecção septal e das conchas nasais média e superior	Livre de doença
15.	71M	Obstrução nasal à direita	Meato médio direito e parede medial do seio maxilar	II	Etmoidectomia, desobstrução do recesso frontal, turbinectomia média, maxilectomia medial e punção da fossa canina	Livre de doença
16.	50F	Obstrução nasal, epistaxe e secreção à esquerda	Borda superior esquerda do óstio do seio maxilar	II	Etmoidectomia anterior, MMA e punção da fossa canina	Livre de doença
17.	56M	Obstrução nasal à direita	Meato médio na borda posterior do óstio maxilar	II	Etmoidectomia e MMA	Livre de doença

[a]Verificou-se recorrência associada a depósitos de carcinoma espinocelular.
Abreviaturas: DCR, dacriocistorrinostomia; IP, papiloma invertido; MMA, antrostomia meatal média.

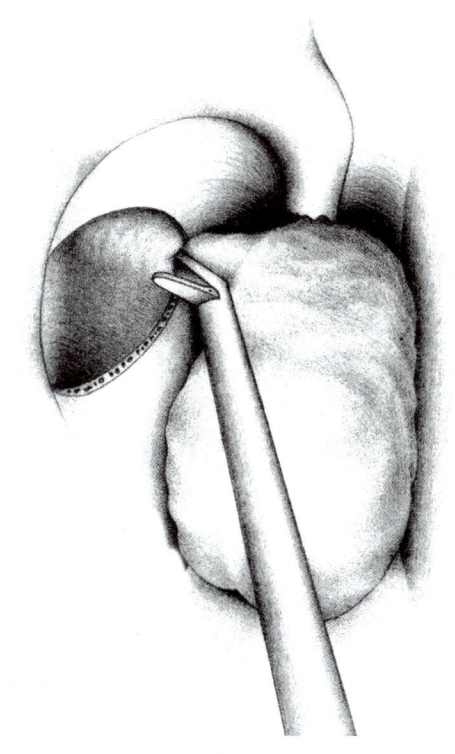

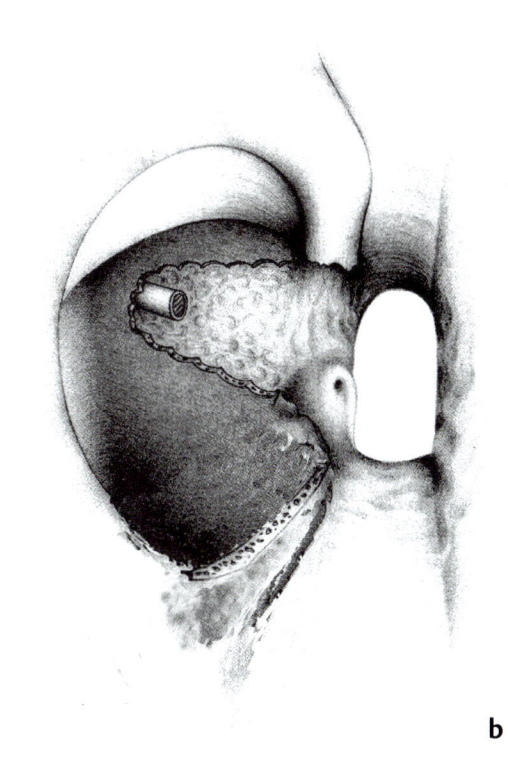

Fig. 16.37 (a) O componente nasal do tumor foi mobilizado e se realizou a grande antrostomia meatal média. Usa-se uma pinça Blakesley *through-biting* de 45 graus para remover a parede posterior do seio maxilar. (b) O tumor foi removido e se expôs a fossa pterigopalatina. Vê-se a artéria maxilar no leito do tumor.

média com remoção da fontanela posterior e esfenoetmoidectomia para oferecer acesso acima do topo do tumor ao seio esfenoidal. Depois disso, o componente intranasal do tumor é mobilizado com um aspirador maleável Freer* (Integra). Frequentemente, ele para no septo e na coana óssea posterior, mas sempre há um plano cirúrgico diretamente na superfície do tumor. Se houver espaço suficiente no nariz, o tumor não precisa ser removido, mas se o componente nasal for muito grande, pode ser necessária uma ressecção antes de se lidar com qualquer extensão do tumor. Para tumores com um grande componente intranasal e nasofaríngeo, é importante mobilizar o componente nasofaríngeo também nesse estágio. O componente nasofaríngeo sempre está preso à parede nasofaríngea e se realiza a mobilização usando o *coblation* (radiofrequência). Uma vez finalizada a mobilização, o tumor é dividido em sua entrada no forame esfenopalatino usando *coblation* (radiofrequência). A remoção de tecido e hemostasia concomitantes obtidas com essa ferramenta reduz o sangramento da superfície cortada do tumor. Os componentes nasal e nasofaríngeo são, então, liberados e podem ser extraído pela boca. A seguir, a extensão do tumor à fossa pterigopalatina precisa ser exposta. A parede posterior do seio maxilar é removida, iniciando-se no forame pterigopalatino e dirigindo-se lateralmente até que o tumor na fossa pterigopalatina e a artéria maxilar associada sejam expostos (**Fig. 16.37**). Grandes extensões tumorais à fossa pterigopalatina precisam ser abordadas como descrito na próxima seção.

Grandes Nasoangiofribromas Juvenis[11]

O tumor benigno mais comum envolvendo a fossa pterigopalatina (e a fossa infratemporal) é o JNA. Esses tumores normalmente se originam na região da abertura do canal vidiano e se expandem à fossa pterigopalatina. Grandes tumores que se estendem à fossa infratemporal geralmente terão grande componente intranasal que pode se estender aos seios vizinhos, especialmente o seio esfenoidal. Outros tumores benignos vistos nessa região são raros, mas podem incluir papilomas invertidos que se estendam da cavidade nasal ou tumores originados da bainha de nervos (schwannomas), de cartilagem ou de músculo. A razão pela qual há controvérsia sobre o método mais apropriado para remover esses tumores é a significativa vascularização associada a eles. Pode ocorrer sangramento maciço durante a ressecção do tumor e, se o cirurgião não estiver preparado ou não conseguir manejar tal hemorragia, podem surgir complicações. Existem duas providências significativas que agora são possíveis para permitir que esses grandes JNAs sejam abordados endoscopicamente. A primeira é embolizar o tumor no pré-operatório, assim reduzindo significativamente o suprimento sanguíneo e melhorando a visualização durante a ressecção[6,11] (**Fig. 16.38**).

A segunda providência é a abordagem por dois cirurgiões, que permite ao segundo cirurgião efetuar aspiração de alto volume no campo operatório quando o sangramento for problemático e alternativamente fazer tração sobre o tumor, facilitando a dissecção.[6,11]

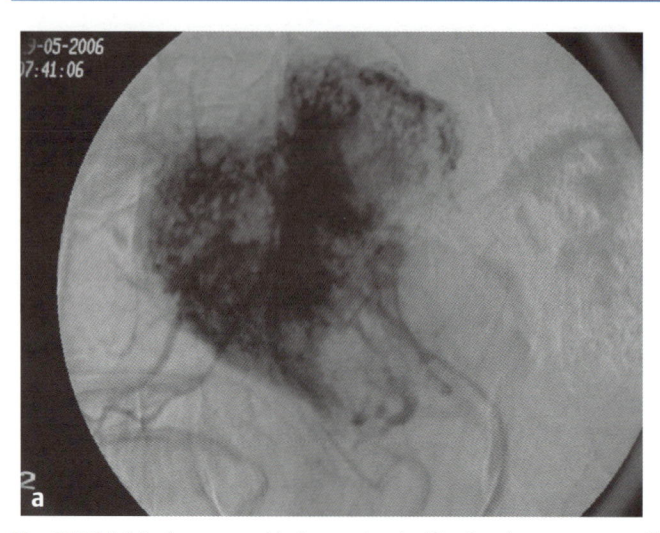

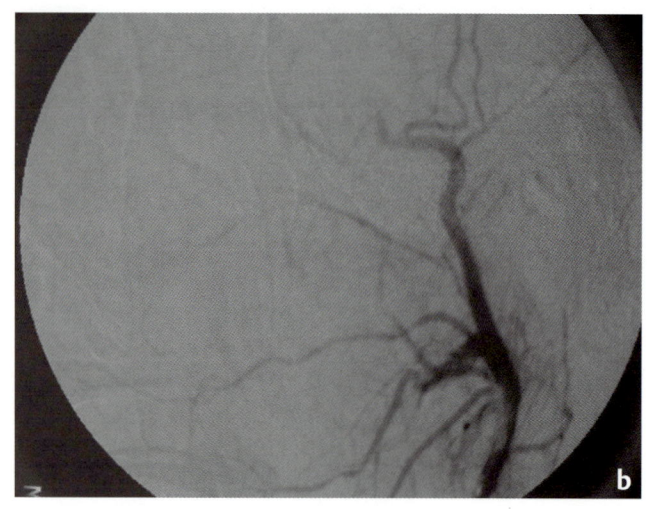

Fig. 16.38 (**a**) Pode-se ver o *blush* vascular significativo do tumor e, em (**b**), esse *blush* foi removido por embolização da artéria maxilar que alimentava o tumor neoplásico.

Antes de ser realizada a cirurgia, um grande JNA precisa de avaliação cuidadosa para se decidir se é endoscopicamente ressecável. Grandes JNAs tendem a se expandir a espaços em potencial e seguir trajetos de menor resistência. Na fossa pterigopalatina e na fossa infratemporal, algumas áreas precisam ser criticamente avaliadas antes que o cirurgião decida se o tumor é endoscopicamente ressecável.[11] Na fossa pterigopalatina, a fissura supraorbital precisa ser estreitamente avaliada. Existe um espaço em potencial entre a parede lateral do esfenoide e a fossa média do crânio, como se viu previamente na revisão anatômica prévia dessa região. O tumor pode se infiltrar em torno do nervo infraorbital e entrar no espaço em potencial acima do nervo e expandi-lo Crescimento posterior fará que o tumor se empurre posteriormente em direção ao seio cavernoso e ao joelho anterior da artéria carótida cavernosa. Tal caso é ilustrado na **Figura 16.39**, onde o tumor se apoia no seio cavernoso e na carótida e comprime o ápice da órbita dentro desse espaço em potencial, expandindo a fissura supraorbital.

Nesse caso (**Fig. 16.39**), o nervo maxilar ficaria completamente cercado pelo tumor e haveria pouca probabilidade de o tumor ser separado do nervo e, na verdade o nervo precisaria ser sacrificá-lo durante a dissecção. Na maioria dos casos em que o tumor não se expande através da fissura supraorbital, o nervo é empurrado para cima pelo tumor e geralmente pode ser liberado do tumor por dissecção. O nervo deve ser identificado proximalmente no seio maxilar no início da divulsão e seguido posteriormente. O nervo pode muitas vezes ser separado do tumor descascando-o do topo do tumor. Permanecendo na superfície do tumor, este é empurrado inferiormente, e o nervo é delicadamente separado do tumor. A partir da parede posterior do seio maxilar, indo até o forame redondo, o nervo pende sob a forma de meia lua. Tendo-se em mente tal anatomia à medida que o nervo é seguido posteriormente sobre o topo do tumor, ele pode ser mantido intacto. Se o nervo violar o tumor, penetrando nele, pode ser necessário sacrificá-lo. Usam-se instrumento de dissecção com aspiração para separar o nervo do tumor. O tecido fibroso que não será dissecado é dividido com tesoura endoscópica para tecidos moles do conjunto Wormald Skull Base*

(Integra). Essas tesouras vêm em comprimentos de lâmina de 3 e 5 mm com lâminas curvas para a esquerda, curvas para a direita ou voltadas para cima, bem como lâminas retas em ambos os tamanhos.

A outra região muitas vezes envolvida na propagação dos JNAs é o canal vidiano.[11] O tumor cresce, nessa região, em íntima proximidade com a entrada desse canal. A abertura em forma de funil permite que o tumor cresça e desça pelo canal expandindo. Essa topografia sempre deve ser avaliada com TC e RM. É de importância vital compreender a anatomia e as relações do canal vidiano e conseguir avaliar a propagação local do tumor. Como já foi demonstrado neste capítulo, o canal vidiano corre no assoalho do esfenoide em direção anteroposterior para a artéria carótida enquanto se dirige do seu segmento lacerado para seu segmento cavernoso. O tumor pode expandir esse canal e causar erosão do assoalho do esfenoide e, em alguns casos (**Fig. 16.40**), apoiar-se na artéria carótida. Acreditamos que a falta de avaliação completa do canal vidiano na ocasião da remoção do JNA seja uma das maiores causas de recorrência tumoral. Pequenos pedaços do tumor situados no interior do canal podem facilmente deixar de ser percebidos e crescer progressivamente no pós-operatório.

Técnica Endoscópica com Dois Cirurgiões para Tumores da Fossa Pterigopalatina e da Fossa Infratemporal[6,11]

Embora seja oferecido um excelente acesso pela maxilectomia medial endoscópica, a chave para o sucesso na remoção de grandes JNAs é ter dois cirurgiões operando ao mesmo tempo.[6,11] Isso é conseguido providenciando acesso ao leito tumoral para o segundo cirurgião através do septo. No começo do procedimento, faz-se uma incisão Freer (hemitransfixação) no lado oposto ao do tumor. Usando técnicas padrão de septoplastia, a mucosa é elevada da cartilagem do septo. A cartilagem do septo é preservada, porém a maior parte do septo ósseo posterior é ressecada. No ponto onde for neces-

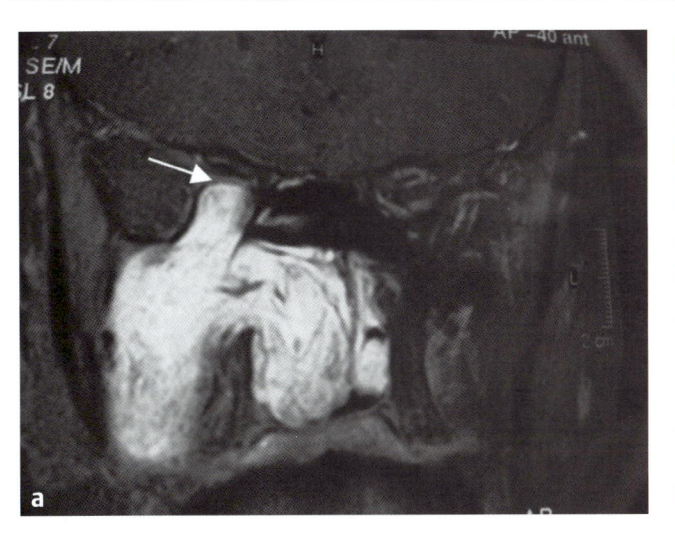

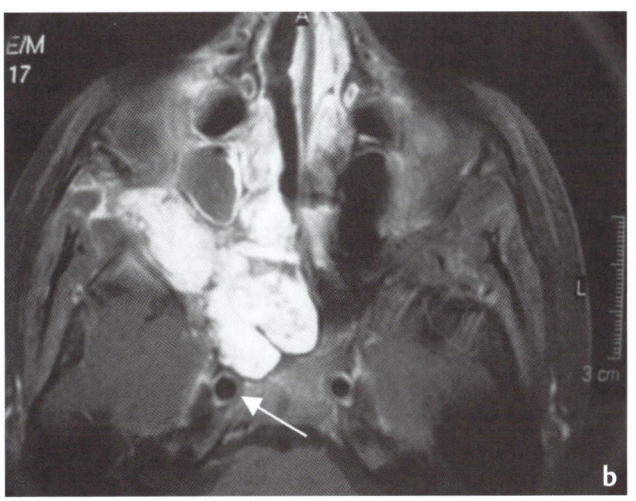

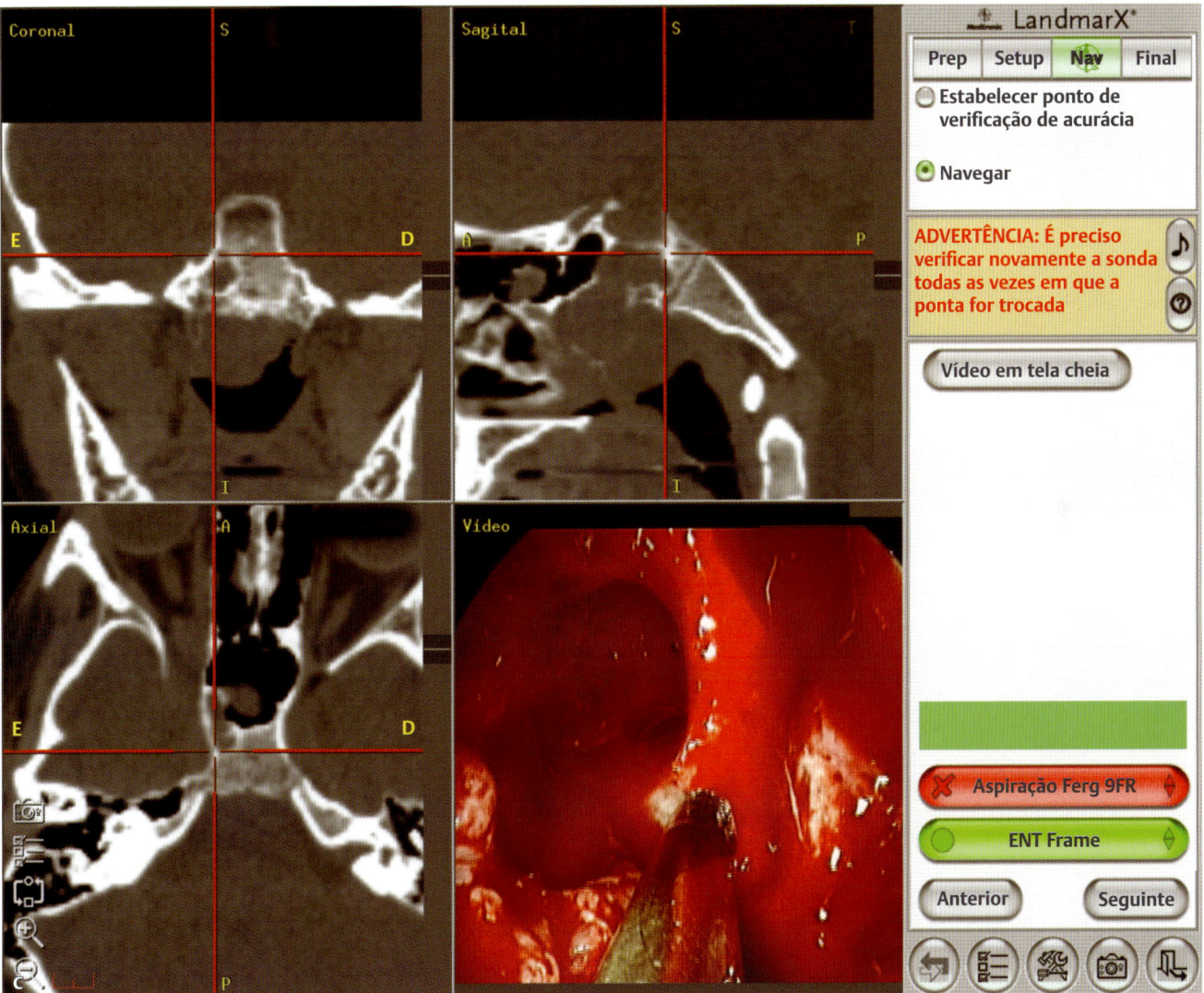

Fig. 16.39 (**a**) O tumor se estende em torno do nervo infraorbital e chega ao espaço entre a parede lateral do seio esfenoidal e o lobo temporal, comprimindo significativamente o ápice da órbita (*seta branca*). (**b**) O tumor pode ser visto estendendo-se posteriormente ao espaço e apoiando-se no seio cavernoso e na artéria carótida (*seta branca*). (**c**) Na foto guia de imagem intraoperatória, a sonda de aspiração é colocada no espaço entre a parede lateral do esfenoide e o lobo temporal depois de ressecção do tumor, como se pode ver pelo centro de alvo na imagem por TC adjacente.

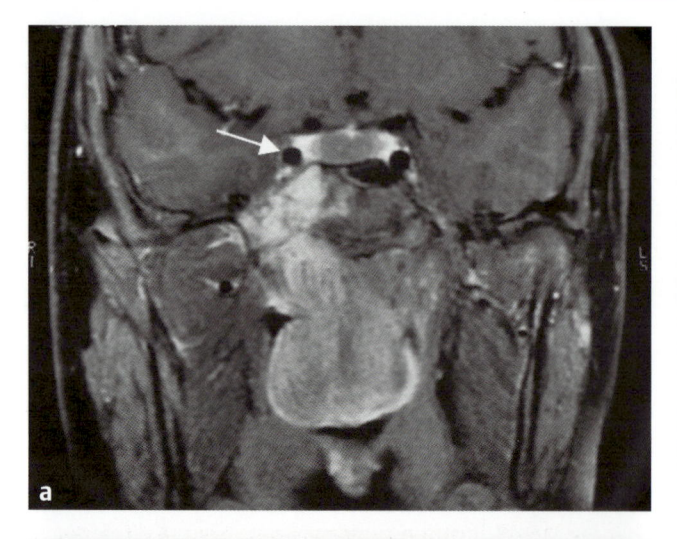

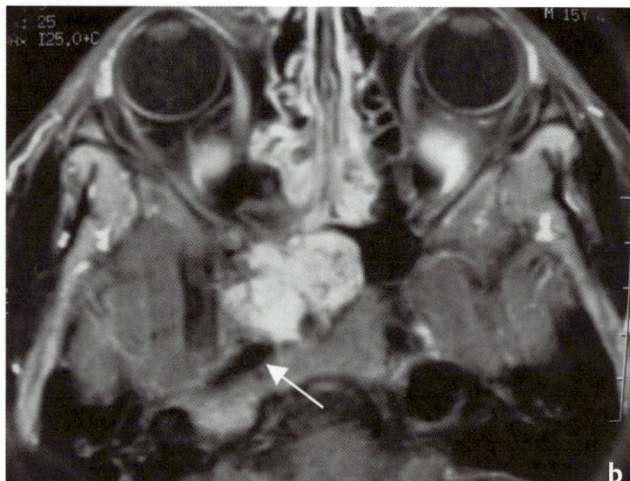

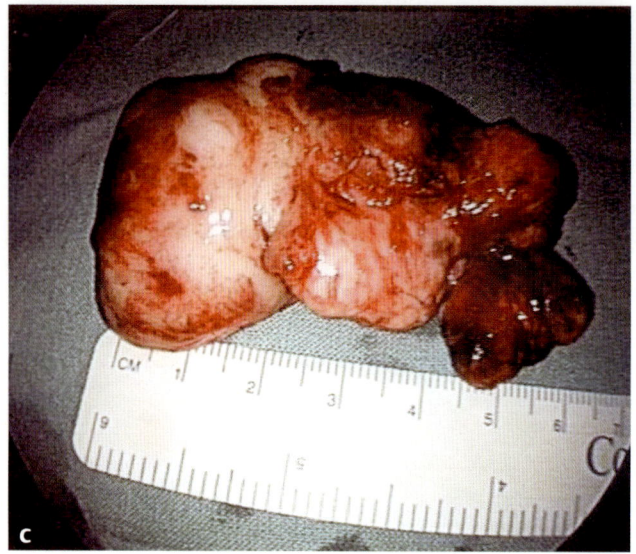

Fig. 16.40 (**a**) O tumor ocupa a nasofaringe e expande o canal vidiano posteriormente até que ele toca na artéria carótida interna (*seta branca*). (**b**) Esse apoio na artéria carótida (*seta branca*) é visto na RM axial. (**c**) Depois da remoção endoscópica do tumor, ele é colocado em uma régua para avaliação de seu tamanho.

sário acesso, faz-se uma incisão horizontal na mucosa septal oposta para permitir que instrumentos colocados através da narina oposta e na incisão de Freer atravessem o septo e tenham acesso à região tumoral no lado oposto do nariz (**Fig. 16.41**). Uma alternativa é realizar uma retirada do septo posterior para permitir que o segundo cirurgião tenha acesso ao lado contralateral pela por essa janela.

Durante a remoção tumoral, o segundo cirurgião pode fazer tração significativa sobre o tumor. Essa tração é vital para ajudar o cirurgião primário a manter a dissecção progredindo em torno da região posterior da massa. Essa rotação do tumor também permitirá que seja identificado vaso de alimentação (geralmente a artéria maxilar) e que ele seja clipado ou cauterizado antes de sua secção. Se ocorrer sangramento significativo, então poderá ser feita aspiração de grande volume no campo, permitindo que sejam colocadas pinças vasculares anguladas para a base do crânio (Integra) nos vasos hemorrágicos e que o vaso seja clipado ou cauterizado com cautério-aspirador bipolar. Uma vez removido o tumor, seu leito pode ser estritamente inspecionado para assegurar que não haja lesão remanescente, especialmente na região do canal vidiano. Se forem vistos remanescentes, eles deverão ser cuidadosamente removidos. Uma vez obtida

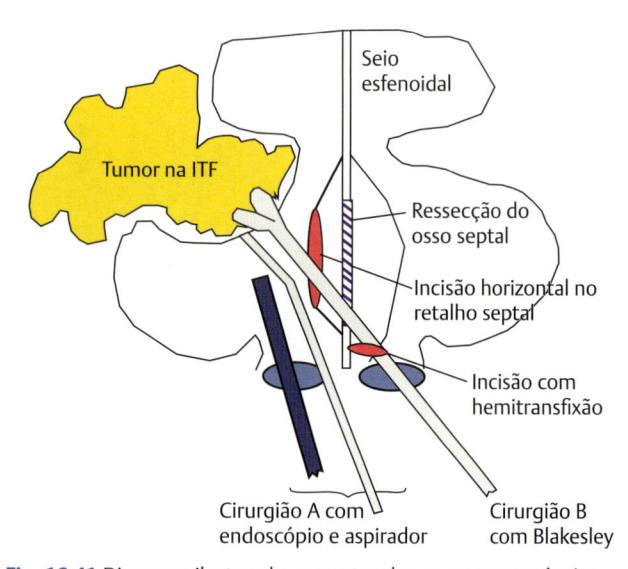

Fig. 16.41 Diagrama ilustrando os pontos de acesso para a técnica com dois cirurgiões.

a hemostasia com cautério bipolar com aspirador acoplado, a mucosa preservada da parede posterior do seio maxilar será recolocada. Pode-se colocar Surgicel (Ethicon; Somerville, NJ) ou pó de Gelfoam (Pfizer; Kalamazoo, MI) na cavidade se necessário, e a incisão horizontal na mucosa septal é suturada. Essa sutura continua anteriormente como sutura em plicação por completo do septo até que seja trazida para fora na base da incisão de Freer e usada como sutura contínua para fechá-la.

O passo final é assegurar que o saco lacrimal seja adequadamente exposto para impedir estenose pós-operatória e epífora. Sem manejo intraoperatório do saco lacrimal, descreve-se que a incidência de epífora pós-operatória chegue a 30%.[7]

Resultados de Remoção Endoscópica dos Nasoangiofribromas Juvenis

Em uma série de 18 pacientes consecutivos com nasoangiofibroma tratado endoscopicamente, 12 pacientes tinham doença extensa e exigiram maxilectomia medial endoscópica.[6,11] A classificação de Radkowski *et al.*[12] foi usada para classificar os pacientes, e a distribuição dos pacientes em cada categoria é apresentada na **Tabela 16.3**. Somente os pacientes classificados como IIC ou IIIA precisaram de maxilectomia medial endoscópica para remoção inteiramente endoscópica do tumor.

Todos os pacientes descritos nessa série realizaram RMs pós-operatórias regulares. Em dois pacientes, houve realce tecidual residual com contraste na região do canal vidiano. Ambos os pacientes repetiram a RM ao longo de alguns anos sem aumento dessa área contrastada e são monitorados mensalmente na pesquisa de qualquer alteração. Não se sabe se esse realce reflete recorrência da doença ou aumento da vascularidade tecidual, mas só será oferecida cirurgia de revisão se esse tecido mostrar crescimento em RMs repetidas.

O restante dos pacientes está atualmente livre de doença há um tempo médio de seguimento de 6 anos. O número de pacientes tem aumentado com as séries recentemente publicadas[6,11], incluindo todos os pacientes operados ao longo dos últimos 10 anos.

Schwannoma que Envolve as Fossas Pterigopalatina e Infratemporal

A maxilectomia medial também oferece acesso a outros tumores que podem envolver as fossas pterigopalatina e infratemporal. Na **Fig. 16.42**, um schwannoma do nervo maxilar envolve a fossa pterigopalatina inteira e se estende significativamente à fossa infratemporal. A maxilectomia medial permite o acesso à parede posterior inteira do seio maxilar e depois de sua remoção do tumor.

A **Fig. 16.43** ilustra o tumor visto na **Fig. 16.42** depois de maxilectomia medial endoscópica e sua remoção. Foi confirmado, histologicamente, tratar-se de um schwannoma.

Tumores Malignos Envolvendo a Cavidade Nasal, os Seios Paranasais e as Fossas Pterigopalatina e Infratemporal

Atualmente, não se sabe qual é o papel da ressecção endoscópica para o tratamento de tumores malignos envolvendo a fossa pterigopalatina e a fossa infratemporal.[13,14] Recentemente têm sido publicados alguns estudos utilizando ressecção endoscópica para tumores malignos da cavidade nasal e seios paranasais, mas os autores têm enfatizado que o seguimento de longo prazo não está disponível para esses pacientes e que a ressecção radical com acessos abertos continua a ser o padrão ouro.[13,14] Em nosso serviço, oferecem-se aos pacientes as abordagens externas padrão e a ressecção radical se o tumor envolver a órbita ou não tiver margem bem definida. Isso é especialmente verdade para o carcinoma espinocelular. Se a margem tumoral estiver bem definida na radiologia, então se oferece remoção endoscópica do tumor com radioterapia pós-operatória com ou sem quimioterapia. A maioria das malignidades no nariz e seios paranasais tem uma propagação frontal e não infiltra o periósteo orbital ou a dura-máter. Esses tumores geralmente são moles e geralmente há um plano cirúrgico entre o tumor e os limites naturais do nariz e seios paranasais. Em alguns casos, nos quais existe infiltração localizada do tumor na dura ou no periósteo orbital, isso pode ser endoscopicamente ressecado e, no caso da dura-máter, reparado.

O princípio da remoção dos tumores malignos é remover primeiro o tumor para criar espaço no nariz para operar. Isso é facilmente feito com uma pinça Blakesley (para que o tumor seja enviado para histologia) e uma lâmina de microdebridador. Não se deve tentar remover o tumor de estruturas à sua volta. Uma vez que haja espaço para operar, então se estabelece um plano cirúrgico entre o tumor e a lâmina papirácea ou, caso não haja espaço, entre o tumor e o periósteo orbital. Na região da base do crânio, esse plano é estabelecido entre a base do crânio e, se assim não for, entre a dura-máter. Para iniciar a dissecção, encontra-se a junção do tumor com a parede nasal lateral anteriormente e se usa um aspirador maleável Freer para elevar a mucosa anteriormente ao tumor,

Tabela 16.3 Classificação de Radkowski *et al.*[12] de nasoangiofibromas juvenis

Estádio	Descrição	n = 18
IA	Limitado ao nariz e à área nasofaríngea	1
IB	Extensão a um ou mais seios paranasais	0
IIA	Extensão mínima à fossa pterigopalatina	2
IIB	Ocupação da fossa pterigopalatina sem erosão da órbita	5
IIC	Extensão à fossa infratemporal sem envolvimento da face ou da placa pterigoide	4
IIIA	Erosão da base do crânio (fossa média do crânio ou pterigoides)	6
IIIB	Erosão da base do crânio com extensão intracraniana com ou sem envolvimento do seio cavernoso	0

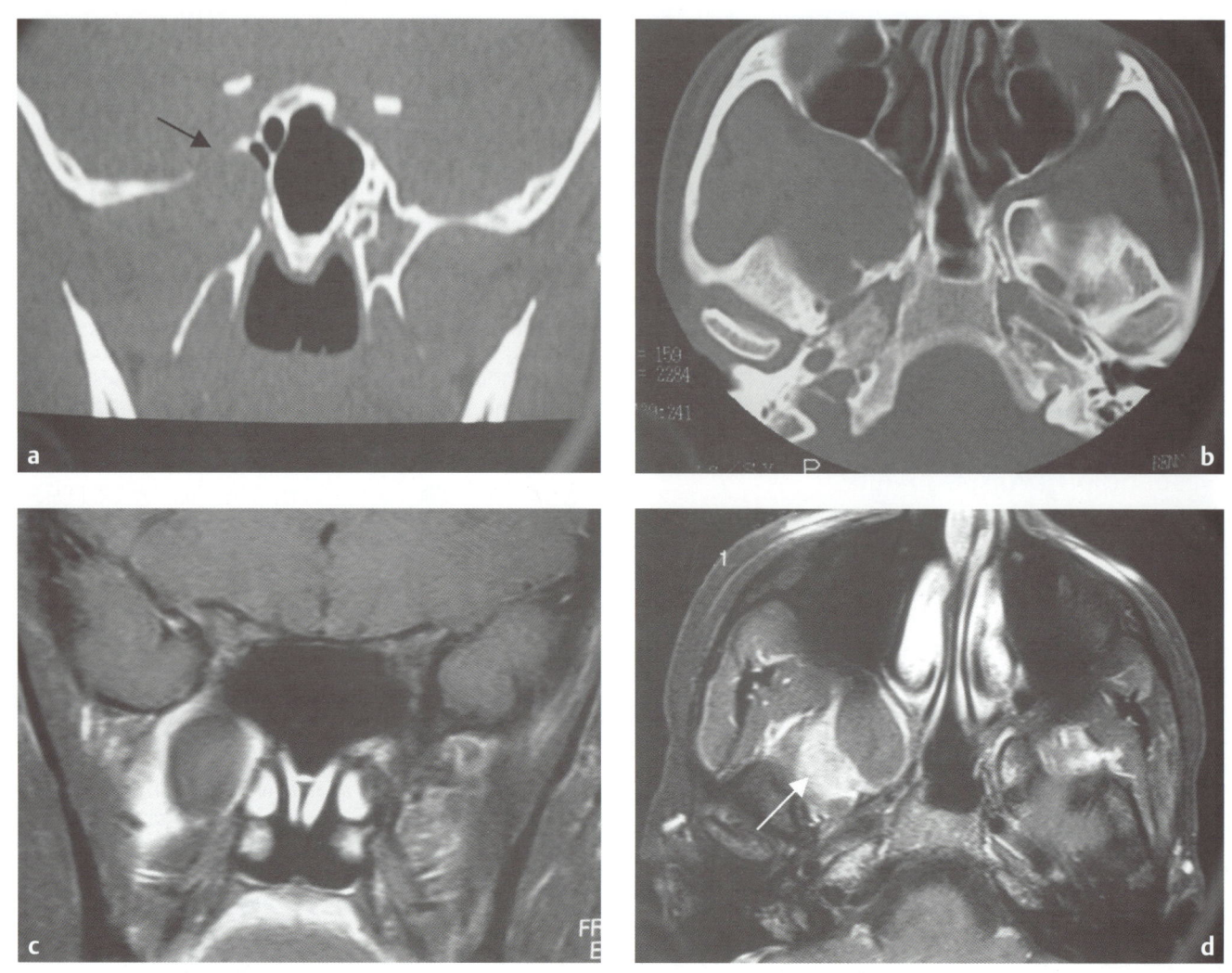

Fig. 16.42 A TC (**a**) corresponde à RM (**c**), assim como a TC e a RM marcadas (**b**) e (**d**). (**a**) A erosão da fossa média do crânio é marcada com uma *seta preta*. (**d**) A extensão do tumor à fossa infratemporal é marcada com uma *seta branca*.

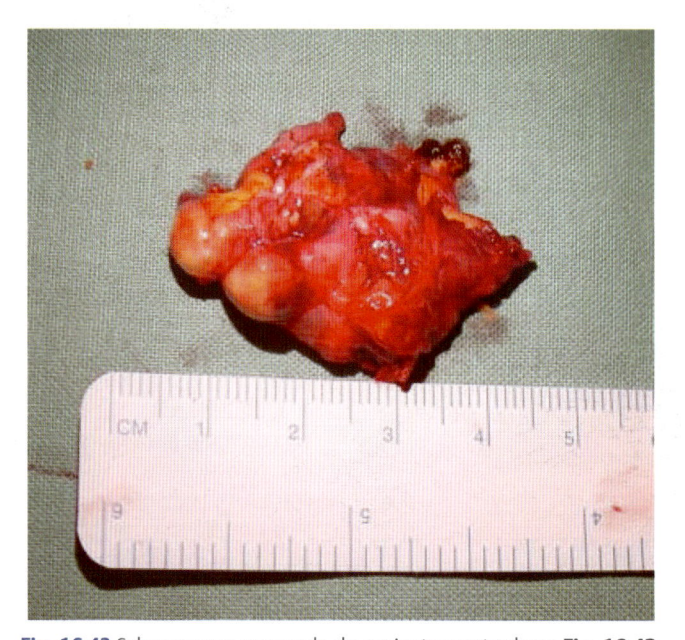

Fig. 16.43 Schwannoma ressecado do paciente mostrado na **Fig. 16.42**.

16 Remoção Endoscópica de Tumores Envolvendo Seio Maxilar, Fossa Pterigopalatina ...

estabelecendo o plano entre a mucosa e o osso. Isso permite que se estabeleça o plano cirúrgico em torno das margens tumorais. Se esse plano for seguido até o periósteo orbital exposto ou a dura-máter, o tumor poderá ser dissecado do periósteo ou da dura-máter sem rompimento. Desse modo, geralmente é possível remover todos os tumores macroscópicos que não invadam essas estruturas e permitir a preservação do periósteo subjacente e da dura-máter. Se, contudo, o tumor invadir o periósteo ou a dura-máter, então tais estruturas são ressecas. No exemplo do caso a seguir, o paciente apresentava um carcinoma nasossinunasal indiferenciado (SNUC) (**Fig. 16.44**). O plano cirúrgico foi tentar a remoção endoscópica do tumor, mas, se necessário, combinar ressecção endoscópica com uma craniotomia. Na ocasião da cirurgia, foi obtida ressecção macroscópica completa endoscopicamente e sentimos que não haveria benefício adicional em realizar uma craniotomia. O paciente foi submetido a radioterapia pós-operatória e, até o presente, ainda está livre de doença (mais de 5 anos de seguimento).

No exemplo do caso a seguir, um paciente apresentou um condrossarcoma com proptose significativa, diplopia e obstrução nasal (**Fig. 16.45**). Era idoso (85 anos) e seu estado geral era ruim, pelo que a Clínica Combinada de Oncologia de Cabeça e Pescoço (tradução livre) sentiu que não seria candidato a uma ressecção craniofacial e, portanto, foi-lhe oferecida a ressecção endoscópica e radioterapia. O tumor foi parcialmente ressecado e, depois de criado o espaço, foi possível estabelecer um bom plano cirúrgico anteriormente à origem do tumor. Foi possível então dissecar o tumor da dura-máter e do periósteo orbital. Não houve invasão de estruturas. Realizou-se maxilectomia medial endoscópica para melhorar o acesso lateral. Obteve-se remoção tumoral macroscópica completa e se ofereceu ao paciente radioterapia pós-operatória.

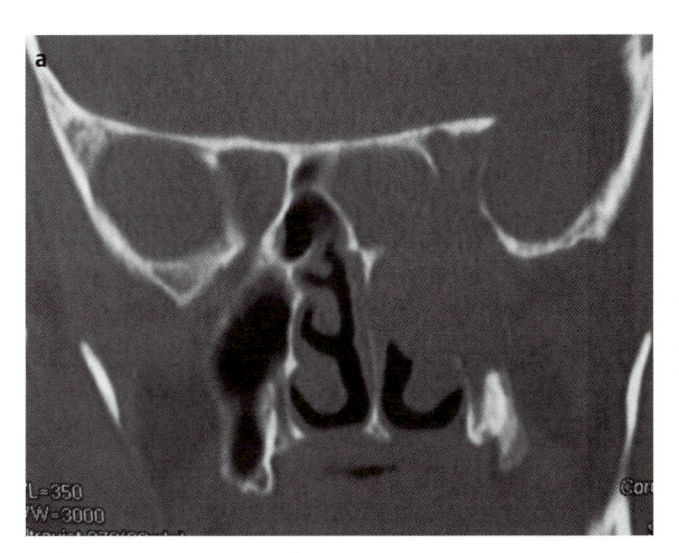

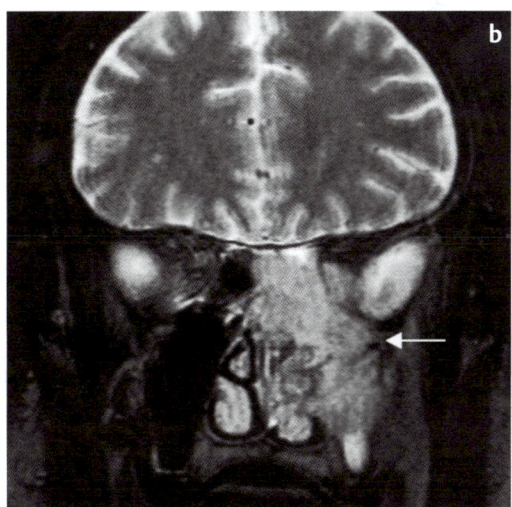

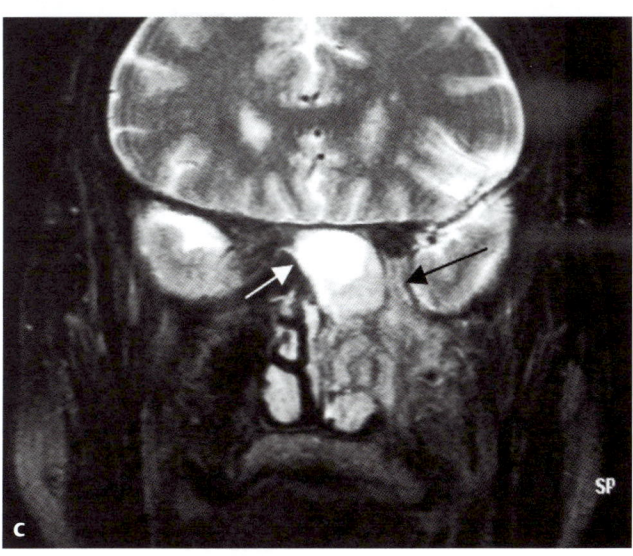

Fig. 16.44 (**a**) TC mostra erosão da parede lateral do esfenoide, erosão das placas pterigoides superiores e alargamento da fissura supraorbital. (**b**) RM mostra extensão do tumor à fossa infratemporal (*seta branca*) e (**c**) extensão do tumor através da fissura supraorbital, chegando ao espaço em potencial entre a parede lateral do esfenoide e o lobo temporal (*seta preta*). O esfenoide está cheio de muco (*seta branca*).

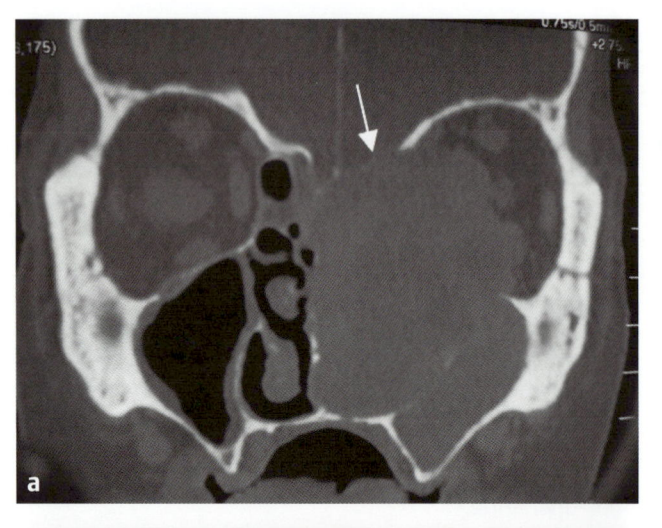

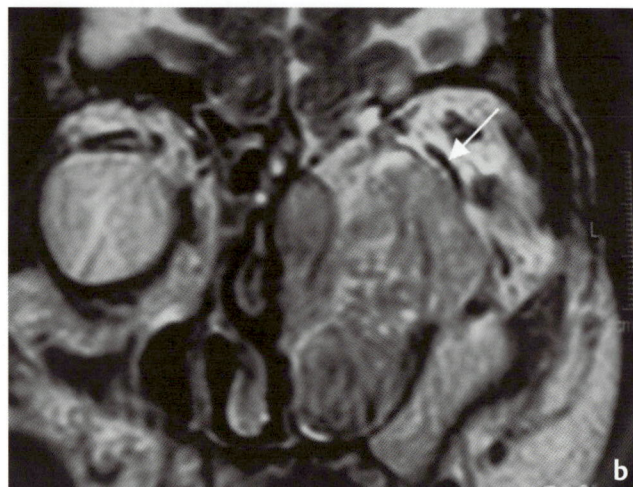

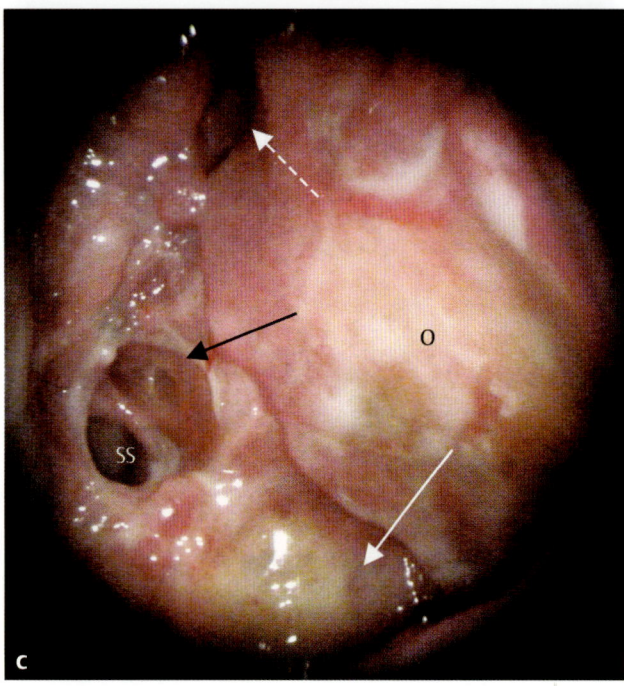

Fig. 16.45 (**a**) TC mostra a erosão na base do crânio (*seta branca*) e há compressão significativa da órbita. (**b**) RM mostra a compressão, e não invasão da órbita, o que é ilustrado pelo músculo reto medial (*seta branca*) sendo empurrado para cima contra o nervo óptico. (**c**) A foto pós-operatória mostra claramente que o seio esfenoidal (*SS*) e a órbita (*O*) podem ser facilmente vistos, visualizando-se a artéria etmoidal posterior (*seta preta*), o seio maxilar (*seta branca*) e o óstio frontal (*seta branca tracejada*).

Cuidados Pós-Operatórios

Antibióticos de amplo espectro são continuados por 10 dias depois da cirurgia. Inicia-se o uso de duchas nasais com soro fisiológico no pós-operatório imediato. A formação de crostas continuará geralmente até que a restauração da mucosa ocorra. Se o paciente precisar de radioterapia, então isso pode piorar durante e imediatamente após o procedimento adjuvante. Na maioria dos pacientes, a formação de crostas não é problemática no longo prazo, embora alguns pacientes (que passaram por radioterapia) continuem a ter formação significativa de crostas se não for restabelecida a drenagem mucociliar depois de alguns meses. Duchas tópicas com uma ampola (2 mL de a mg/mL) de budesonida diluída em 240 mL de soro fisiológico são usadas para lavar a cavidade nasal e os seios paranasais uma vez ao dia. Isso é altamente efetivo e, se tiver sucesso, pode ser usado por meses ou até anos para manter o paciente assintomático.

Conclusão

O conhecimento da anatomia das fossas pterigopalatina e infratemporal, da fissura supraorbital e da região paraesfenoidal adjacente, inclusive do canal vidiano, é essencial se os tumores nessas áreas forem abordados endoscopicamente. Este capítulo apresenta um panorama detalhado dessa anatomia e as várias técnicas cirúrgicas endoscópicas para abordar essa região.

Referências

1. Hyams VJ. Papillomas of the nasal cavity and paranasal sinuses. A clinicopathological study of 315 cases. Ann Otol Rhinol Laryngol 1971;80(2):192–206
2. Keleş N, Değer K. Endonasal endoscopic surgical treatment of paranasal sinus inverted papilloma—first experiences. Rhinology 2001;39(3):156–159
3. Sukenik MA, Casiano R. Endoscopic medial maxillectomy for inverted papillomas of the paranasal sinuses: value of the intraoperative endoscopic examination. Laryngoscope 2000;110(1):39–42
4. Krouse JH. Development of a staging system for inverted papilloma. Laryngoscope 2000;110(6):965–968
5. Wormald PJ, Ooi E, van Hasselt CA, Nair S. Endoscopic removal of sinonasal inverted papilloma including endoscopic medial maxillectomy. Laryngoscope 2003;113(5):867–873
6. Wormald PJ, Van Hasselt A. Endoscopic removal of juvenile angiofibromas. Otolaryngol Head Neck Surg 2003;129(6):684–691
7. Vrabec DP. The inverted Schneiderian papilloma: a 25-year study. Laryngoscope 1994;104(5 Pt 1):582–605
8. Chiu AG, Jackman AH, Antunes MB, Feldman MD, Palmer JN. Radiographic and histologic analysis of the bone underlying inverted papillomas. Laryngoscope 2006;116(9):1617–1620
9. Krouse JH. Endoscopic treatment of inverted papilloma: safety and efficacy. Am J Otolaryngol 2001;22(2):87–99
10. Melroy CT, Senior BA. Benign sinonasal neoplasms: a focus on inverting papilloma. Otolaryngol Clin North Am 2006;39(3):601–617, x
11. Douglas R, Wormald PJ. Endoscopic surgery for juvenile nasopharyngeal angiofibroma: where are the limits? Curr Opin Otolaryngol Head Neck Surg 2006;14(1):1–5
12. Radkowski D, McGill T, Healy GB, Ohlms L, Jones DT. Angiofibroma. Changes in staging and treatment. Arch Otolaryngol Head Neck Surg 1996;122(2):122–129
13. Batra PS, Citardi MJ. Endoscopic management of sinonasal malignancy. Otolaryngol Clin North Am 2006;39(3):619–637, x–xi
14. Stamm AC, Pignatari SS, Vellutini E. Transnasal endoscopic surgical approaches to the clivus. Otolaryngol Clin North Am 2006;39(3):639–656, xi

17 Ressecção Endoscópica da Tuba Auditiva e do Espaço Pós-Nasal

Introdução

O tumor mais comum do espaço pós-nasal é o carcinoma nasofaríngeo. Felizmente, esses tumores são radiossensíveis e quase nunca existe necessidade de excisão cirúrgica. Em raros casos, o carcinoma nasofaríngeo que tenha recorrência, apesar de radioterapia repetida, pode precisar de excisão cirúrgica. Nesses casos, é melhor tratar o tumor recorrente com procedimentos externos, como a técnica do *swing* maxilar, o acesso transmaxilar, a translocação facial e os acessos transcervicomandibulopalatais, pela fossa infratemporal e pela fossa média infratemporal lateral.[1-7] Esses carcinomas recorrentes geralmente são adequados para excisão endoscópica somente se o tumor não tiver infiltrado extensamente as estruturas ao redor.[8,9] Quando um paciente tiver sido previamente submetido à radioterapia, em geral existe fibrose significativa que muitas vezes obliterará os planos cirúrgicos, tornando a dissecção cirúrgica muito difícil. Se o tumor infiltrar significativamente o tecido em volta, é melhor removido por técnicas tradicionais com um controle vascular apropriado. No entanto, há um pequeno número de tumores benignos e malignos raros que ocorrem no espaço pós-nasal e na tuba auditiva que não são responsivos à radioterapia e para os quais o melhor tratamento é a excisão cirúrgica primária. Exemplos desses são os tumores das glândulas salivares menores (benignos e malignos), melanomas malignos e nasoangiofibromas juvenis. Esses tumores geralmente têm um plano identificável e uma superfície sobressalente. Nesses casos, a identificação do plano cirúrgico é possível e os tumores podem ser removidos endoscopicamente mesmo que haja extensão limitada ao espaço parafaríngeo. A ressecção endoscópica é atraente, pois permite exérese completa do tumor com mínima morbidade, diferentemente dos acessos externos. Para realizar ressecções endoscópicas nessa região, é necessário um conhecimento detalhado da anatomia.

Anatomia

O ponto de referência anatômico básico é a placa pterigoide medial. A relação da placa pterigoide medial, do músculo pterigoide medial, do tensor do véu palatino e da tuba auditiva precisa ser compreendida. Se o espaço pós-nasal for visualizado endoscopicamente pela placa pterigoide medial, a tuba auditiva e o recesso faríngeo poderão ser claramente vistos (**Fig. 17.1**).

A fim de ter acesso à tuba auditiva (ET), a placa pterigoide medial precisa ser removida e exposto o músculo pterigoide medial subjacente (**Figs. 17.2** e **17.3**). Observe como o músculo tensor do véu palatino forma um plano cirúrgico natural ao se fixar à face anterior da tuba auditiva (**Fig. 17.4**). Inferiormente, a tuba auditiva se situa sobre o músculo levantador do véu palatino quando este se move lateralmente até sua fixação à base do crânio (**Fig. 17.4**). O músculo pterigoide lateral se fixa à face lateral da placa pterigoide lateral e geralmente não é visto na dissecção, a menos que haja extensão significativa do tumor à fossa infratemporal. Imediatamente anterior ao ponto onde a tuba auditiva se fixa à base do crânio, vê-se o ramo mandibular (V3) do nervo trigêmeo (**Fig. 17.5**). Diretamente posterior a V3, no ápice do recesso faríngeo, pode-se ver a artéria carótida interna (**Figs. 17.2** e **17.5**).

Acesso Cirúrgico

O nariz é preparado da maneira tradicional. Faz-se um bloqueio da fossa pterigopalatina através da boca e do canal palatino maior. O primeiro passo para esta cirurgia é remover a metade posterior da concha nasal inferior. Faz-se uma grande antrostomia meatal média com exposição da parede posterior do seio maxilar (**Fig. 17.6**). A antrostomia meatal média é baixada até o assoalho do nariz, e a mucosa acima da placa pterigoide medial é elevada (**Fig. 17.7**).

A fim de ter acesso a essa região, preconiza-se uma abordagem com dois cirurgiões. O uso de ambas as narinas permite maior angulação e, se ocorrer sangramento significativo, permite a remoção do sangue para que a cirurgia possa continuar. A primeira etapa é levantar um retalho septal pediculado de Hadad contralateral (Capítulo 20) ao tumor. A face posterior do lado tumoral do septo é mobilizada. Para tanto, são feitas incisões horizontais superior e inferior e então,

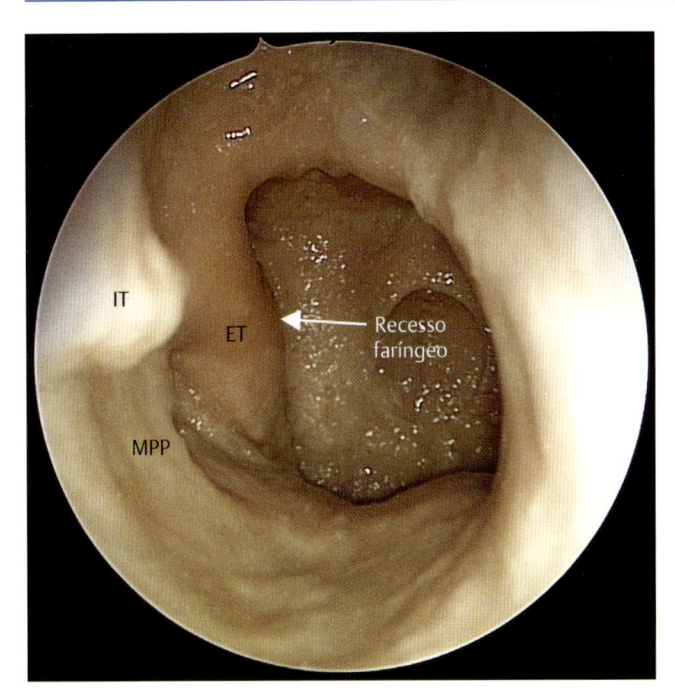

17 Ressecção Endoscópica da Tuba Auditiva e do Espaço Pós-Nasal

Fig. 17.1 Imagem cadavérica feita no espaço pós-nasal direito, mostrando a fixação posterior da concha nasal inferior (*IT*) à porção vertical do osso palatino. A placa pterigoide medial direita (*MPP*) pode ser vista como proeminência na mucosa diretamente anterior à tuba auditiva (*ET*). O recesso faríngeo pode ser visto atrás da tuba auditiva.

elas são unidas com uma incisão vertical posterior, o que leva à criação de um retalho pediculado anterior. Esse retalho é então rodado anteriormente e fixado com uma sutura com fio 30 Vicryl (Ethicon; Somerville, NJ). Adicionalmente, para ajudar a passagem de instrumentos para dentro e para fora do nariz durante a abordagem por dois cirurgiões, pode-se colocar um pedaço de Silastic® fino com 5-6 x 1,5 cm atravessando a columela, e as alças são empurradas narinas abaixo e suturadas com fio de seda feita da mesma maneira que a sutura septal. Isso resulta na remoção da metade posterior do septo e dá grande acesso a ambos os lados do espaço pós-nasal para a abordagem por dois cirurgiões. Esse acesso permite que a tuba auditiva e o tumor sejam colocados em tração quando a dissecção estiver sendo realizada nas regiões laterais do espaço pós-nasal, o que aumenta a segurança, puxando a tuba auditiva e o tumor medialmente e diminuindo o risco para a artéria carótida (**Fig. 17.8**).

A etapa seguinte é remover o osso da placa pterigoide medial usando uma broca diamantada curva para base de crânio Stylus (Medtronic ENT) (**Fig. 17.3**). À medida que o osso é removido, expõe-se a artéria palatina descendente. Esta precisa ser cauterizada usando a pinça bipolar de aspiração e depois seccionada. Isso dá ao cirurgião acesso ao músculo pterigoide medial e à placa pterigoide lateral. O músculo pterigoide medial é cercado por um denso plexo venoso, e a dissecção desse músculo com instrumento cortante pode resultar em significativo sangramento venoso. Preferimos usar a ponteira de radiofrequência para remover esse músculo, pois isso pode ser feito sem sangramento significativo.

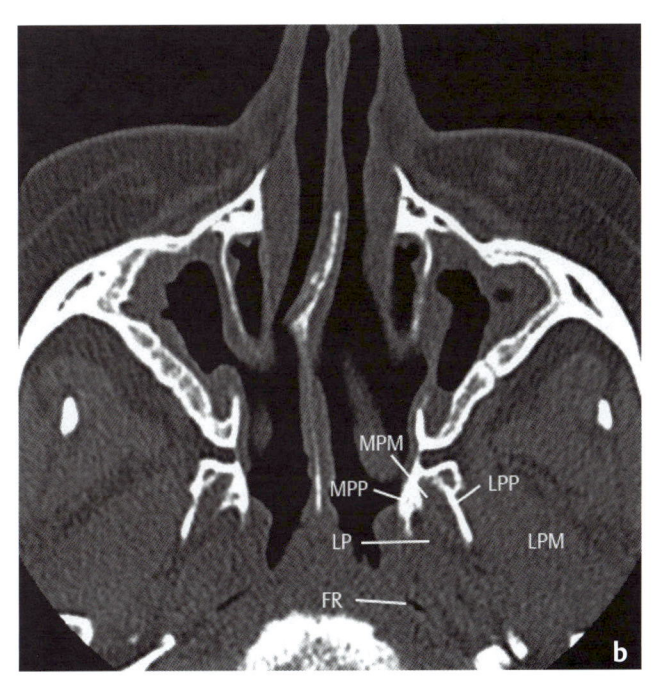

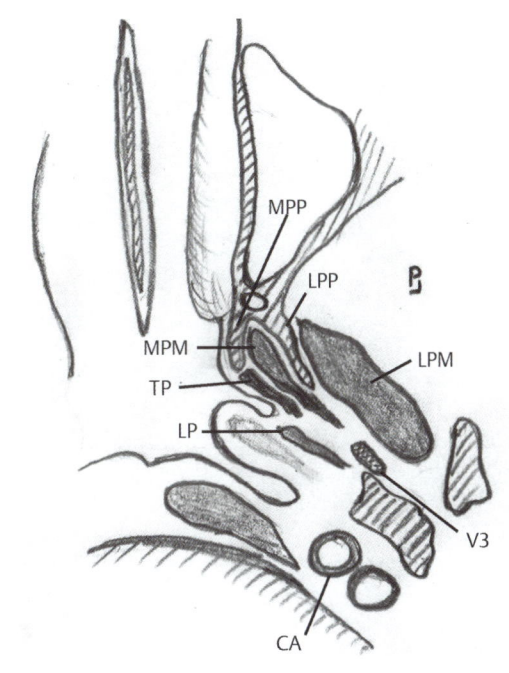

Fig. 17.2 No diagrama (**a**) e na TC axial (**b**), identificam-se a placa pterigoide medial (*MPP*) e a placa pterigoide lateral (*LPP*). O músculo pterigoide medial (*MPM*) é visto entre essas duas placas. O músculo pterigoide lateral (*LPM*) é visto lateralmente à LPP. O levantador do véu palatino (*LP*) fixa-se à face medial da tuba auditiva, enquanto o tensor do véu palatino se situa abaixo da tuba auditiva. O recesso faríngeo (*FR*) forma a maior parte do limite posterior da tuba auditiva. Observe a relação do nervo mandibular (*V3*) e da artéria carótida (*CA*) com o ápice do recesso faríngeo e o V3.

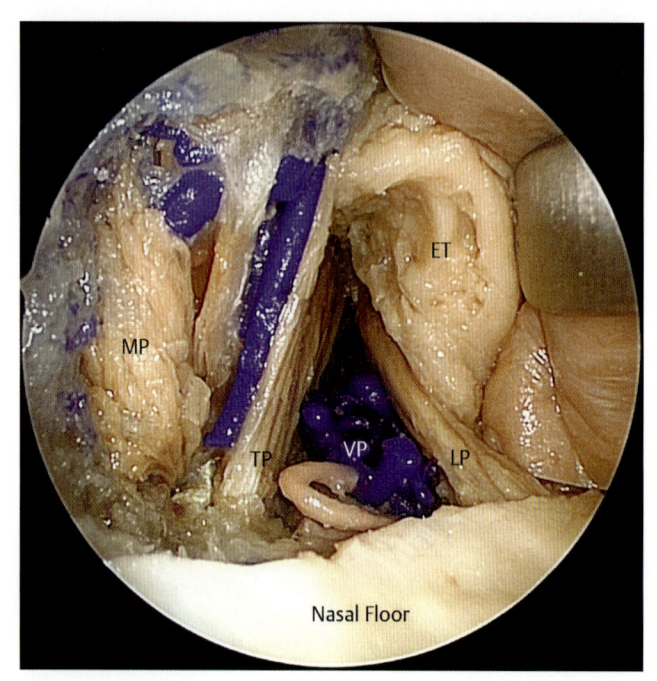

Fig. 17.3 Imagem de dissecção cadavérica feita com um endoscópio de 70 graus na tuba auditiva (*ET*) direita. Elevou-se um retalho de mucosa, revelando a tuba auditiva cartilaginosa. A placa pterigoide medial direita foi perfurada com broca, revelando a cabeça profunda do músculo pterigoide medial (*MP*), juntamente com os músculos tensor do véu palatino (*TP*) e levantador do véu palatino (*LP*). O tecido fibroadiposo localizado entre o TP e o LP foi removido, revelando um plexo vascular (*VP*).

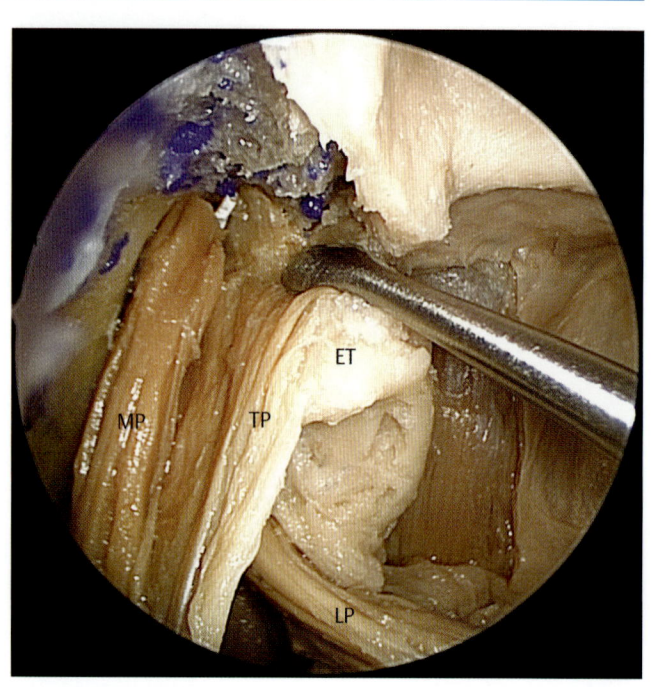

Fig. 17.4 Imagem de dissecção cadavérica do lado direito, demonstrando o tensor do véu palatino (*TP*) fixado à face anterior da tuba auditiva cartilaginosa (*ET*). *LP*, levantador do véu palatino; *MP*, músculo pterigoide medial.

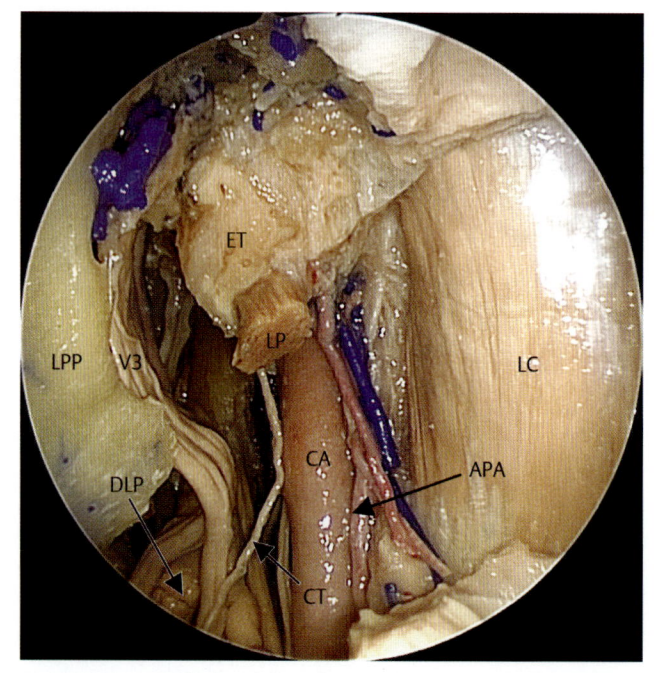

Fig. 17.5 Imagem de dissecção cadavérica feita com um endoscópio de 30 graus após ressecção da maior parte da tuba auditiva cartilaginosa (*ET*) e pode-se ver apenas um coto remanescente, que se fixa à base do crânio. Imediatamente anterior a esse remanescente está o ramo mandibular do nervo trigêmeo (*V3*). Posteriormente está a artéria carótida (*CA*), vista imediatamente posterior à fixação do músculo levantador do véu palatino (*LP*). Este músculo é uma boa referência para o ponto em que a artéria entra no canal carótico. *LPP*, placa pterigoide lateral; *DLP*, lobo profundo da glândula parótida; *CT*, corda do tímpano; *APA*, artéria faríngea ascendente; *LC*, longo da cabeça.

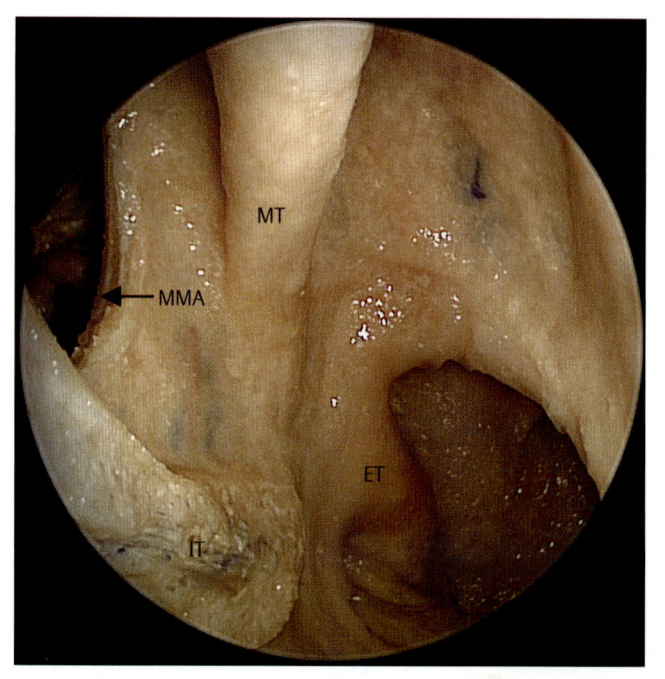

Fig. 17.6 Imagem de dissecção cadavérica feita na cavidade nasal direita. Realizou-se grande antrostomia meatal média. As fixações posteriores da concha nasal média (*MT*) e da concha nasal inferior (*IT*) à parede nasal lateral são visualizadas claramente. A concha nasal inferior foi retirada.

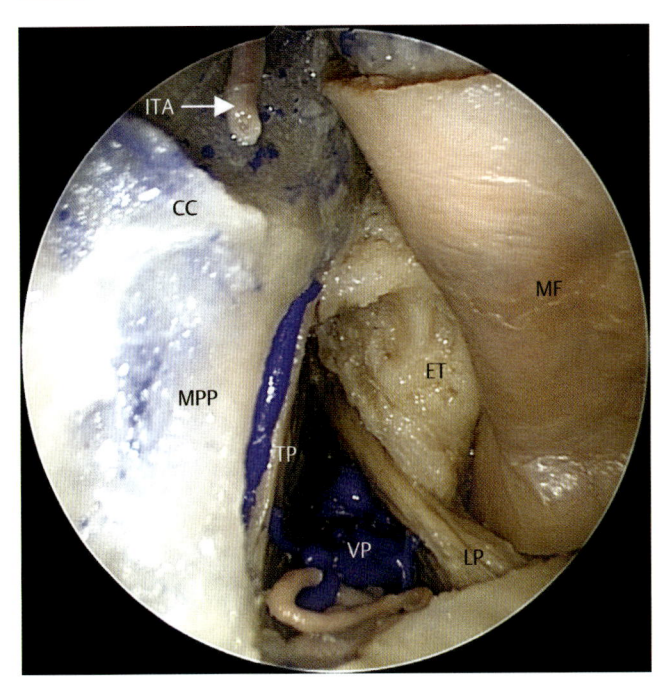

17 Ressecção Endoscópica da Tuba Auditiva e do Espaço Pós-Nasal

Fig. 17.7 Imagem de dissecção cadavérica mostra que o retalho de mucosa (*MF*) acima da placa pterigoide medial (*MPP*) foi elevado, expondo-se a tuba auditiva (*ET*) cartilaginosa e o músculo levantador do véu palatino (*LP*). A crista conchal (fixação posterior da concha nasal inferior ao osso palatino) pode ser claramente vista. O tecido fibroadiposo entre o músculo tensor do véu palatino (*TP*) e o levantador do véu palatino (*LP*) foi excisado, revelando rico plexo vascular (*VP*). O ramo para a concha nasal inferior (*ITA*) da artéria esfenopalatina pode ser visualizado.

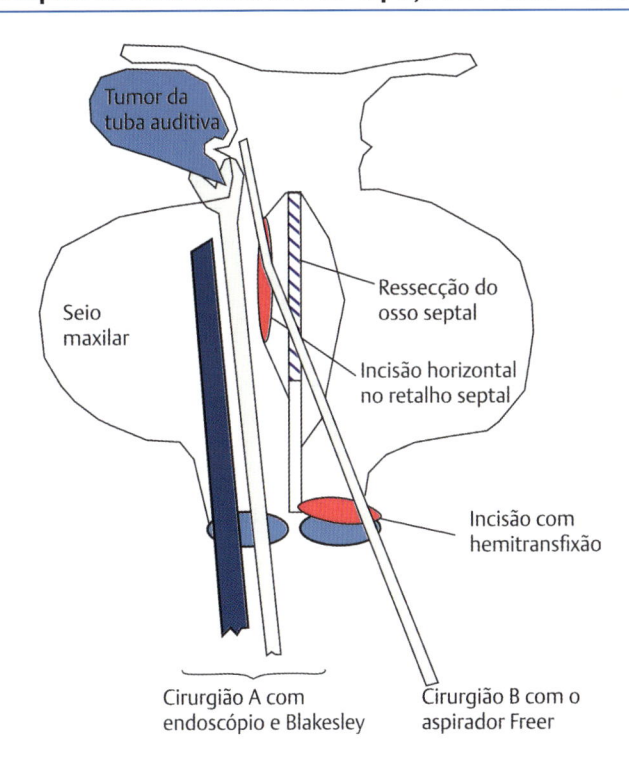

Fig. 17.8 A ressecção do osso septal é mais posterior, assim como a incisão horizontal no retalho de mucosa septal elevado. A técnica com dois cirurgiões permite maior flexibilidade na colocação de instrumentos e melhor angulação para a região do tumor.

Há um plano cirúrgico natural anterior à tuba auditiva. Ele é formado pela face anterior cartilaginosa da tuba auditiva e a aponeurose fibrosa do tensor do véu palatino. Se a aponeurose for seguida inferiormente, será possível ver as fibras do músculo tensor do véu palatino (**Fig. 17.9**). Nesse momento, a remoção cirúrgica da placa pterigoide medial e a remoção parcial do músculo pterigoide medial com estabelecimento do plano cirúrgico anterior também podem ser apreciadas (**Fig. 17.10**).

A etapa a seguir é liberar a tuba auditiva inferior e posteriormente (**Fig. 17.11**). Essas incisões horizontal e posterior são feitas com o instrumento de radiofrequência para minimizar o sangramento. A incisão horizontal corta através dos músculos tensor e levantador do véu palatino e a continua-

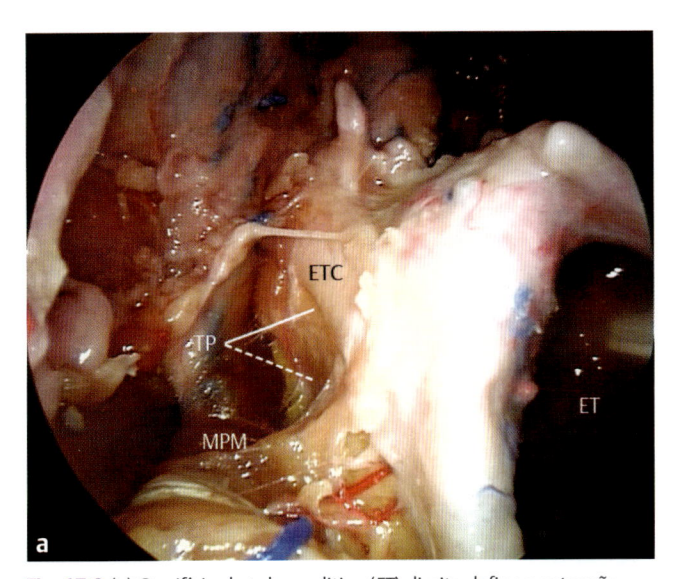

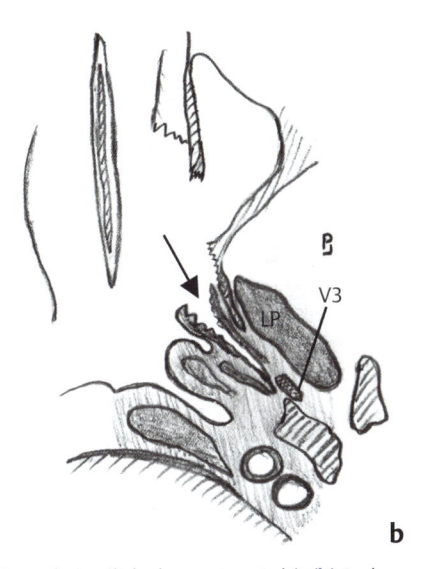

Fig. 17.9 (**a**) O orifício da tuba auditiva (*ET*) direita define a extensão medial da dissecção. O músculo pterigoide medial (*MPM*) está sendo mobilizado lateralmente com o dissector, expondo a cartilagem anterior da tuba auditiva (*ETC*). Está fixada a essa cartilagem a aponeurose fibrosa do tensor do véu palatino (*TP*) (*linha branca contínua*), sendo suas fibras musculares vistas abaixo (*linha branca tracejada*). (**b**) Pode-se apreciar a ressecção da concha nasal inferior, da maxila medial posterior, da placa pterigoide medial e do músculo pterigoide medial. A *seta preta com linha contínua* indica o plano cirúrgico anterior à tuba auditiva, mas medial ao V3.

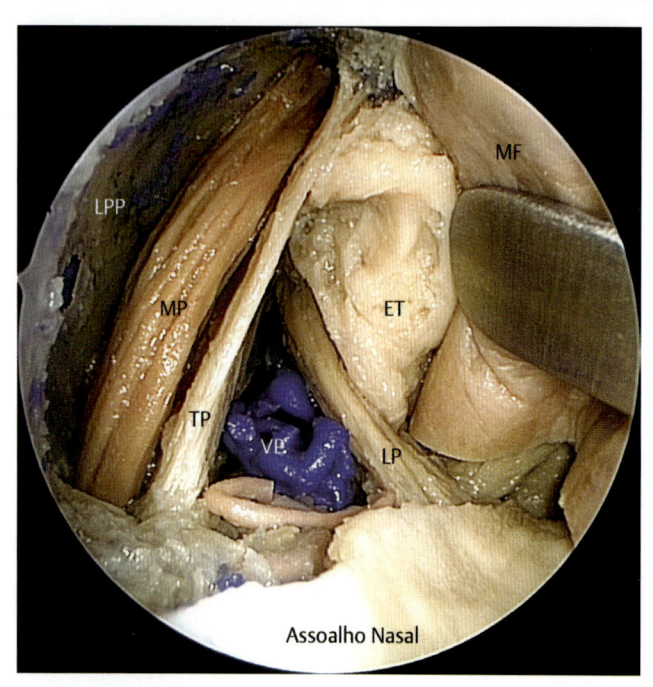

Fig. 17.10 Imagem de dissecção cadavérica do lado direito, feita com um endoscópio de 30 graus. A placa pterigoide medial foi broqueada e afastada, revelando a placa pterigoide lateral (*LPP*) uma vez que algumas fibras da cabeça profunda do músculo pterigoide medial (*MP*) tenham sido ressecadas. *TP*, tensor do véu palatino; *VP*, plexo vascular; *LP*, levantador do véu palatino; *ET*, tuba auditiva; *MF*, retalho de mucosa.

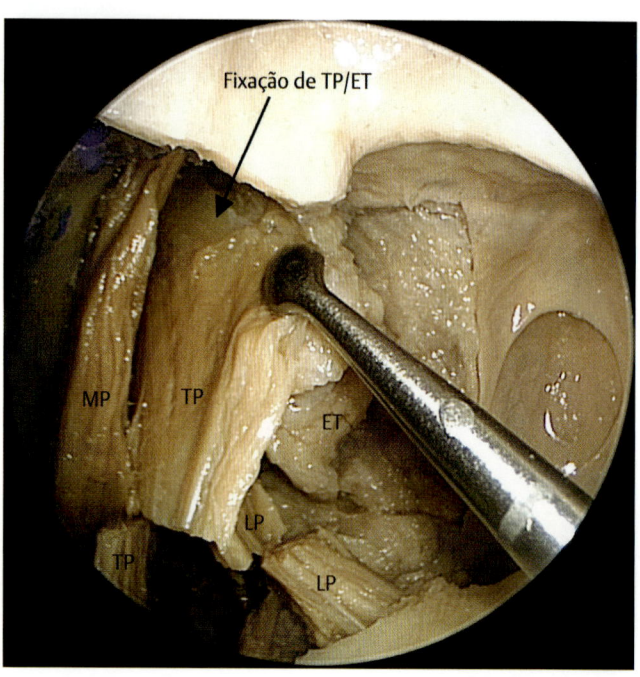

Fig. 17.11 Dissecção cadavérica demonstrando a incisão horizontal inferior feita através dos músculos tensor do véu palatino (*TP*) e levantador do véu palatino (*LP*). A fixação do músculo TP à tuba auditiva (*ET*) cartilaginosa anterior pode ser claramente vista com um plano cirúrgico diretamente anterior a ela. A tuba auditiva foi retraída medial e posteriormente. *MP*, cabeça profunda do músculo pterigoide medial.

ção da dissecção entra no espaço parafaríngeo. A dissecção é continuada lateralmente diretamente sob a tuba auditiva, mobilizando-a do espaço parafaríngeo. Se o recesso faríngeo estiver incluído na ressecção, a incisão posterior é feita no músculo longo da cabeça. O plano cirúrgico é anterior à fáscia desse músculo. Se o plano for profundo a esses músculos, a artéria carótida e a veia jugular correm risco na extensão mais lateral da fossa (**Fig. 17.5**).

O complexo da tuba auditiva é relativamente imóvel até que a fixação fibrosa da tuba auditiva com a base do crânio seja cortada. Como esse tecido é resistente, essas incisões precisam ser feitas com instrumentos cortantes, como a tesoura angulada do Skull Base Set* (Integra). Não é aconselhável usar um bisturi para realizar essa etapa, pois essa manobra traz risco à artéria carótida interna. É melhor usar a curva natural da tesoura angulada medialmente (distanciando-se da carótida). Além disso, o segundo cirurgião deve colocar a tuba auditiva sob tração, permitindo assim que cada corte feito com a tesoura seja mais efetivo e tenha menos probabilidade de lesionar a carótida interna.

Uma vez removida a tuba auditiva, as estruturas anatômicas em torno podem ser claramente identificadas (**Fig. 17.12**). A continuação da dissecção na **Fig. 17.13** demonstra a placa pterigoide lateral, o ramo mandibular do nervo trigêmeo, a artéria faríngea ascendente, uma parte do lobo profundo da glândula parótida, a artéria carótida cervical entrando no osso temporal petroso e também a o músculo longo da cabeça. Acima e lateralmente à fixação da tuba auditiva na base do crânio está o ramo mandibular (V3) do nervo trigêmeo. A artéria carótida interna geralmente é posterior e, em alguns pacientes, mais lateral que o V3.

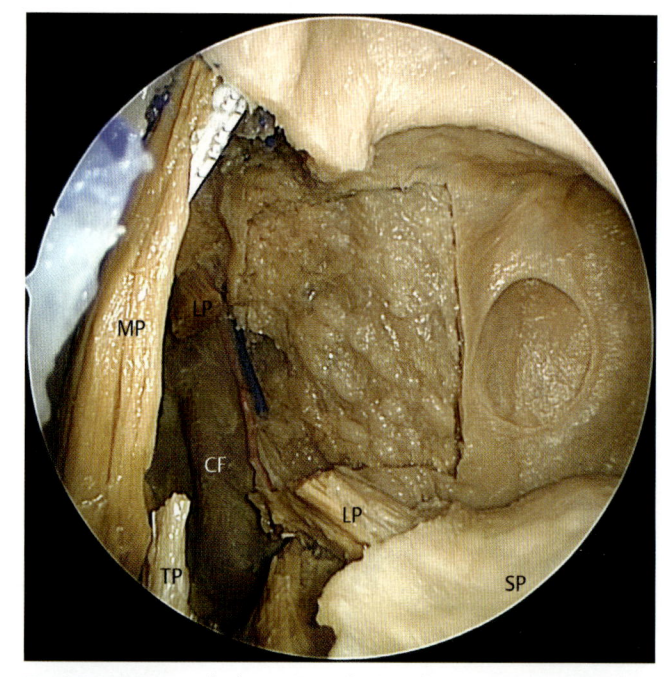

Fig. 17.12 Imagem de dissecção cadavérica feita após a remoção da tuba auditiva cartilaginosa. A fáscia carótica (*CF*) pode ser vista sobre a artéria carótida, imediatamente atrás do coto do músculo levantador do véu palatino (*LP*). Este músculo é uma boa referência da entrada da artéria carótida no canal carótico, que se localiza diretamente posterior à fixação à base do crânio. *TP*, músculo tensor do véu palatino; *MP*, cabeça profunda do músculo pterigoide medial; *SP*, palato mole.

17 Ressecção Endoscópica da Tuba Auditiva e do Espaço Pós-Nasal

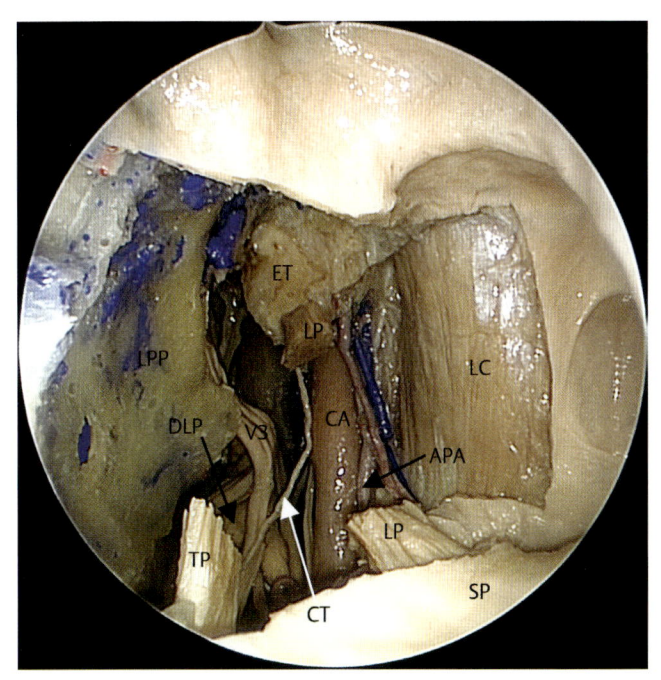

Fig. 17.13 Imagem de dissecção cadavérica feita com um endoscópio de 30 graus com remoção da fáscia carótica e do lobo profundo do músculo pterigoide medial no lado direito. Isso revela a placa pterigoide lateral (*LPP*) e o ramo mandibular do nervo trigêmeo (*V3*) imediatamente anterior à fixação da tuba auditiva (*ET*) à base do crânio. *LC*, músculo longo da cabeça; *LP*, músculo levantador do véu palatino; *TP*, músculo tensor do véu palatino; *SP*, palato mole; *CA*, artéria carótida; *APA*, artéria faríngea ascendente; *CT*, corda do tímpano; *DLP* lobo profundo da glândula parótida.

Cuidados Pós-Operatórios

Obtém-se hemostasia com a cautério bipolar com sucção. O retalho septal pediculado é rodado a fim de cobrir o leito da dissecção, e as bordas são presas com Surgicel (Ethicon). A área é coberta usando um selante com cola de fibrina. Não se faz tamponamento. São dados antibióticos de amplo espectro por 10 dias. A fim de diminuir a formação de crostas no pós-operatório, o paciente realiza duchas nasais regulares usando para a lavagem nasal um frasco sob pressão (*squeeze bottle*). A limpeza nasal é realizada em 2 semanas de pós-operatório e quando necessária daí em diante. Repete-se a RNM em 6 e 12 meses para assegurar que não haja recorrência do tumor e anualmente daí em diante.

Exemplos de Casos

Tivemos três pacientes, nos últimos anos, nos quais realizamos essa cirurgia. O primeiro paciente apresentava um melanoma maligno da mucosa do interior da tuba auditiva, e o segundo paciente apresentavam um carcinoma mucoepidermoide com baixo grau originado na luz da tuba auditiva e fazendo protrusão pela parede tubária, chegando ao espaço parafaríngeo. Um componente desse tumor fazia prolapso para a nasofaringe causando obstrução nasal. O terceiro paciente apresentava um angiofibroma juvenil recorrente lateral e inferior à tuba auditiva.

O paciente com o carcinoma mucoepidermoide apresentava obstrução nasal, e a RM seguinte demonstrou massa no espaço pós-nasal (**Fig. 17.14**). O paciente foi levado à cirurgia, e o tumor que fazia prolapso do orifício da tuba auditiva foi removido e enviado para exame histológico, sendo confirmado o diagnóstico.

O cirurgião que realizou a biópsia confirmou que o tumor permanecia dentro do orifício da tuba auditiva, e o caso foi discutido em uma reunião de equipe, onde se decidiu que a excisão endoscópica seria a melhor opção para ele. A cirurgia auxiliada por computador (CAS) foi importante parte do plano cirúrgico. Nesses casos, TC e RM devem ser carregadas e se realiza uma "fusão". Essa ferramenta permite ao cirurgião movimentar-se entre a TC e a RM e ajustar a imagem para ter algum percentual de mistura de TC e RM. Neste caso específico, o tumor não pôde ser visualizado na TC, mas foi

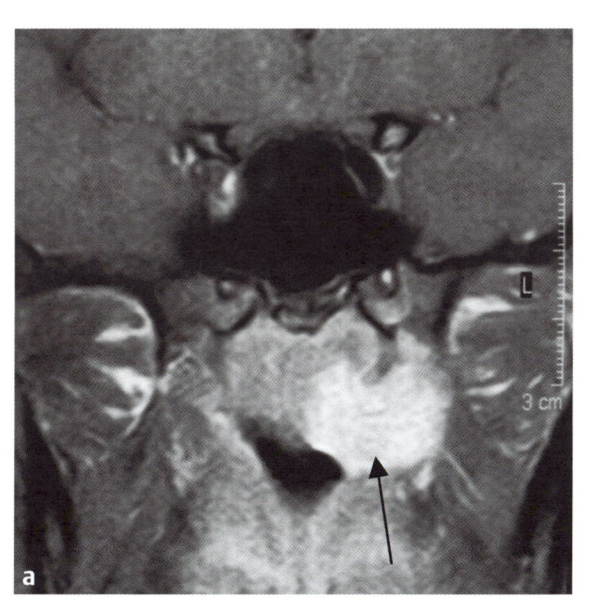

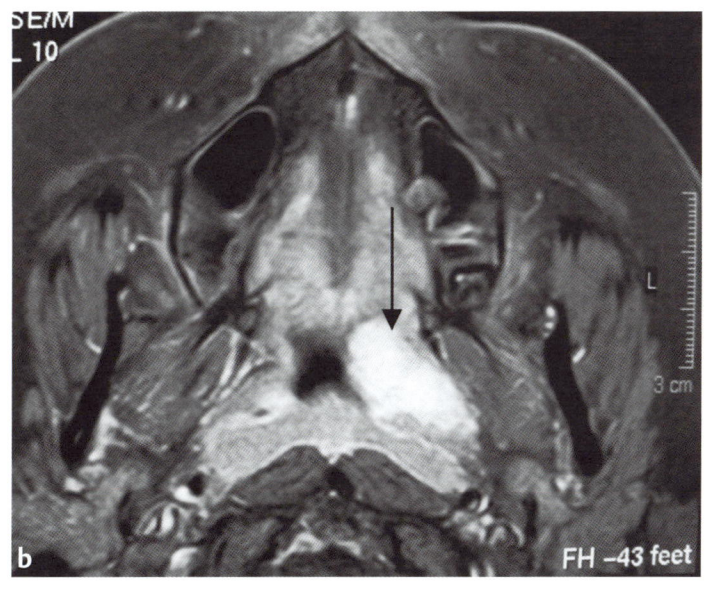

Fig. 17.14 O tumor é indicado por uma *seta preta* na RM coronal em T1 (**a**) e no corte axial (**b**).

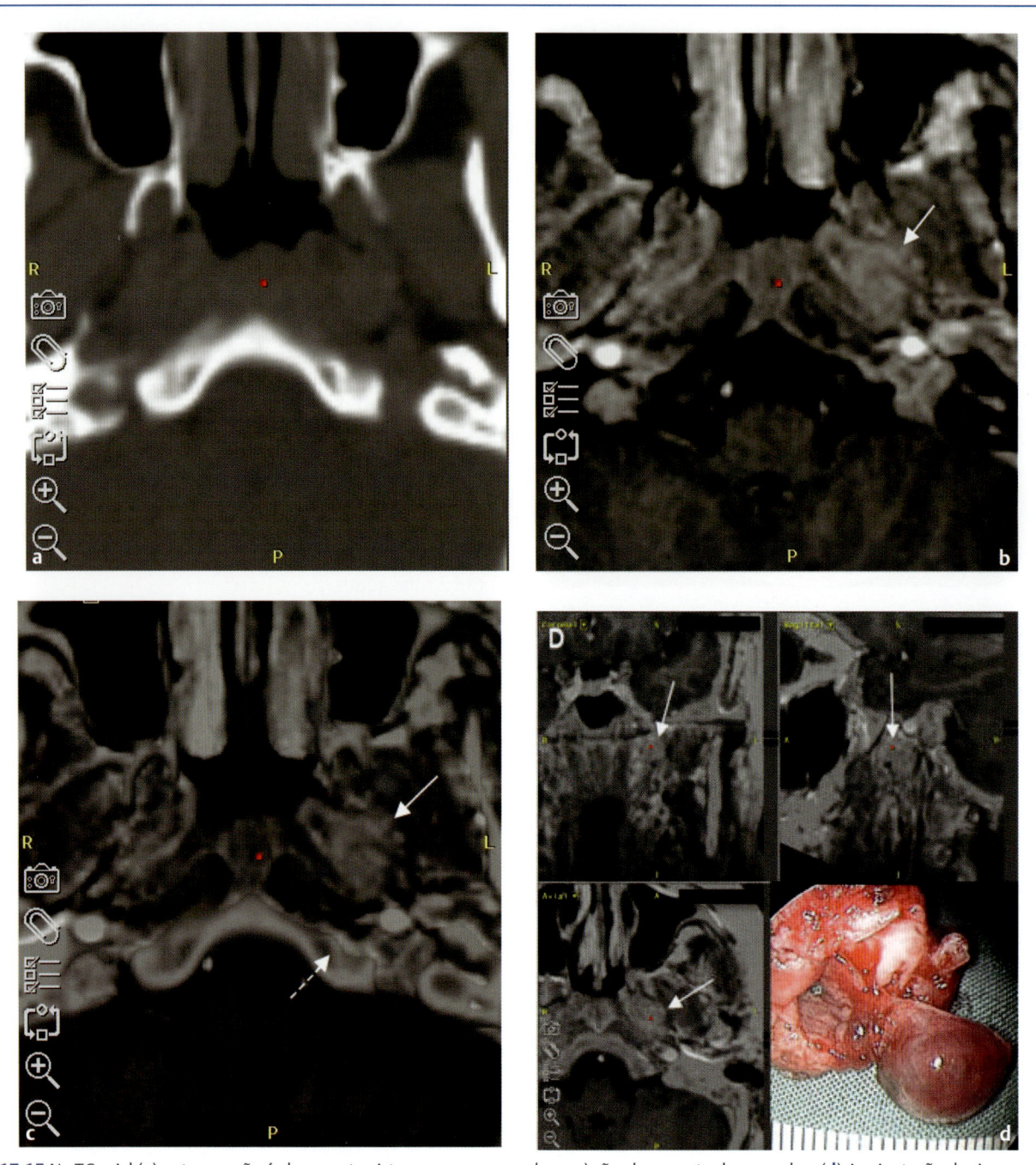

Fig. 17.15 Na TC axial (**a**), o tumor não é claramente visto, mas os pontos de referência ósseos são visíveis. Na RM (**b**), o tumor é claramente visto (*seta branca*), mas os pontos de referência ósseos estão ausentes. No exame em fusão (TC e RM) (**c**) tanto os pontos de referência ósseos (*seta branca tracejada*) como o tumor (*seta branca*) são claramente demarcados. (**d**) A orientação das imagens intraoperatórias fundiu o exame, sendo o tumor (*seta branca*) e os pontos de referência ósseos vistos em todos os três planos. Além disso, podem-se ver a tuba auditiva ressecada e o tumor.

visualizado na RM. A fusão permitiu que se ajustasse a mistura entre TC e RM para que os pontos de referência ósseos (placas pterigoides) e o tumor ficassem claramente visíveis (**Fig. 17.15**). Além disso, se for usado contraste, também se podem ver claramente as artérias carótidas internas.

Esse tumor mucoepidermoide, o melanoma e o nasoangiofibroma foram removidos usando a técnica descrita. Biópsias do tecido restante no leito cirúrgico depois da excisão não revelaram tumor residual. Não foram dadas modalidades adicionais de tratamento a esses pacientes, e eles permaneciam livres de recorrência locorregional da doença. O paciente com melanoma, contudo, desenvolveu metástase à distância.

Pontos-Chave

Se for contemplada a cirurgia endoscópica nessa área, é crucial que o cirurgião esteja familiarizado com a anatomia endoscópica da região. O cirurgião precisa criar uma imagem tridimensional (3D) mental da anatomia e conseguir colocar a dissecção, o tempo todo, dentro do quadro 3D. Os novos sistemas de orientação CAS ajudam significativamente, e a capacidade de fusão de TC e RM permite que tecidos moles e ósseos sejam acuradamente identificados. Usar a abordagem com dois cirurgiões também traz benefício significativo à segurança do procedimento, pois o segundo cirurgião pode manter o campo cirúrgico livre de sangue e fazer tração do tumor nos estágios vitais da dissecção. O maior risco desta cirurgia é lesionar a artéria carótida interna, e o anestesista e o cirurgião devem ter um plano cirúrgico pronto para ser colocado em prática caso ocorra tal complicação.

Referências

1. Fee WE Jr, Gilmer PA, Goffinet DR. Surgical management of recurrent nasopharyngeal carcinoma after radiation failure at the primary site. Laryngoscope 1988;98(11):1220–1226
2. Hsu MM, Ko JY, Sheen TS, Chang YL. Salvage surgery for recurrent nasopharyngeal carcinoma. Arch Otolaryngol Head Neck Surg 1997;123(3):305–309
3. Wei WI, Lam KH, Sham JS. New approach to the nasopharynx: the maxillary swing approach. Head Neck 1991;13(3):200–207
4. Hao SP, Tsang NM, Chang CN. Salvage surgery for recurrent nasopharyngeal carcinoma. Arch Otolaryngol Head Neck Surg 2002;128(1):63–67
5. Morton RP, Liavaag PG, McLean M, Freeman JL. Transcervico-mandibulopalatal approach for surgical salvage of recurrent nasopharyngeal cancer. Head Neck 1996;18(4):352–358
6. Fisch U. The infratemporal fossa approach for nasopharyngeal tumors. Laryngoscope 1983;93(1):36–44
7. Schramm VL Jr, Imola MJ. Management of nasopharyngeal salivary gland malignancy. Laryngoscope 2001;111(9):1533–1544
8. Yoshizaki T, Wakisaka N, Murono S, Shimizu Y, Furukawa M. Endoscopic nasopharyngectomy for patients with recurrent nasopharyngeal carcinoma at the primary site. Laryngoscope 2005;115(8):1517–1519
9. Roh JL, Park CI. Transseptal laser resection of recurrent carcinoma confined to the nasopharynx. Laryngoscope 2006;116(5):839–841

18 Anatomia do Esfenoide e das Estruturas Adjacentes de Importância durante a Cirurgia na Base do Crânio

Anatomia do Esfenoide

Quando o seio esfenoidal é aberto e se entra nele com um endoscópio, o cirurgião deve conseguir identificar se o seio é o dominante. O septo intersinusal geralmente se fixa à parede lateral do esfenoide na região da artéria carótida. Se a face anterior da fossa hipofisária for visível, então o cirurgião estará no seio dominante (**Fig. 18.1**). Se o seio for pequeno e se o septo se implantar na parede lateral, a fossa hipofisária não poderá ser vista, e o cirurgião deve estar no seio não dominante. Isso deve ser correlacionado com as imagens de TC. Uma vez removido o septo intersinusal (geralmente com uma pinça Blakesley *through-biting* ou uma broca diamantada – deve-se evitar a torção porque isso poderia lesionar a artéria carótida por fratura do osso), as estruturas normais devem ser identificáveis. A fossa hipofisária é vista na linha média, sendo o joelho anterior da carótida cavernosa visto a cada lado. À medida que as carótidas são seguidas superiormente, veem-se os nervos ópticos na junção da parede lateral com o teto. Costuma haver uma depressão entre o nervo óptico e a carótida em um esfenoide bem pneumatizado, o que representa uma pneumatização do apoio óptico e é denominado recesso opticocarotídeo (OCR) (**Fig. 18.2**). Entre a face medial do nervo óptico, no ponto onde sai do esfenoide, e a região medial anterossuperior da carótida, encontra-se um discreto espessamento de osso denominado OCR medial e corresponde à pneumatização no processo clinoide medial. Na parede lateral, pode-se ver o ramo V2 do nervo trigêmeo, bem como o nervo vidiano no assoalho do seio. Posteriormente, na linha média abaixo da fossa hipofisária, torna-se visível o clivo. Dependendo da pneumatização do esfenoide, esse osso pode ser espesso ou bem fino. A cada lado do clivo, encontram-se as partes paraclivais verticais da carótida (**Fig. 18.2**). Essas são referências importantes para qualquer abordagem cirúrgica do clivo.

Acima da fossa hipofisária, encontra-se o tubérculo da sela – área espessada de osso que forma a junção entre a face anterior da fossa hipofisial e o teto do esfenoide (denominado plano esfenoidal).

Anatomia da Fossa Hipofisária

O osso é removido de seio cavernoso para seio cavernoso, para o assoalho da fossa e até o tubérculo da sela. É preciso cuidado ao abordar o tubérculo da sela, pois existe uma prega de dura-máter que desce com o tubérculo da sela e, se for agarrada com o *punch* Kerrison, resultará um vazamento de líquido cefalorraquidiano (LCR). Uma vez removido o osso acima da fossa hipofisária, expõe-se o periósteo subjacente. Entre o periósteo e a dura-máter, há um espaço em potencial. Esse espaço é ocupado por canais venosos que ligam os seios cavernosos nas regiões superior e inferior da hipófise (**Fig. 18.3**). Na maioria dos macroadenomas, esses canais venosos são obliterados pela pressão exercida pelo aumento de volume do tumor. No entanto, nos microadenomas e meningiomas do tubérculo da sela, esses plexos venosos permanecem e podem sangrar significativamente quando abertos. O cautério bipolar pode vedar os canais, mas o modo mais efetivo costuma ser o uso do sistema Aquamantas da Medtronic ENT. Esse sistema usa energia de radiofrequência e soro fisiológico para vedar os canais venosos. Se isso falhar, então se pode usar pó de Gelfoam (Pfizer; Kalamazoo, MI) misturado em uma pasta por acréscimo de soro fisiológico (ou Floseal [Baxter; Deerfield, IL] ou Surgiflo [Ethicon; Somerville, NJ]). Nesse caso, os produtos são injetados diretamente nos canais venosos abertos e se aplica pressão com um cotonoide.

Parede Lateral da Fossa Hipofisária

A parede lateral da fossa hipofisária é formada pelo seio cavernoso e a parte cavernosa da artéria carótida. É importante que o cirurgião tenha claro conhecimento da artéria carótida na parede lateral da fossa hipofisária. A carótida cavernosa tem três partes: a horizontal, o joelho anterior e a clinoide. A horizontal começa no joelho posterior e frequentemente é vista na parede lateral da sela durante cirurgia da hipófise. O joelho anterior geralmente se encontra apenas na parede lateral do esfenoide e é infrequentemente visto na sela, a menos que o tumor tenha

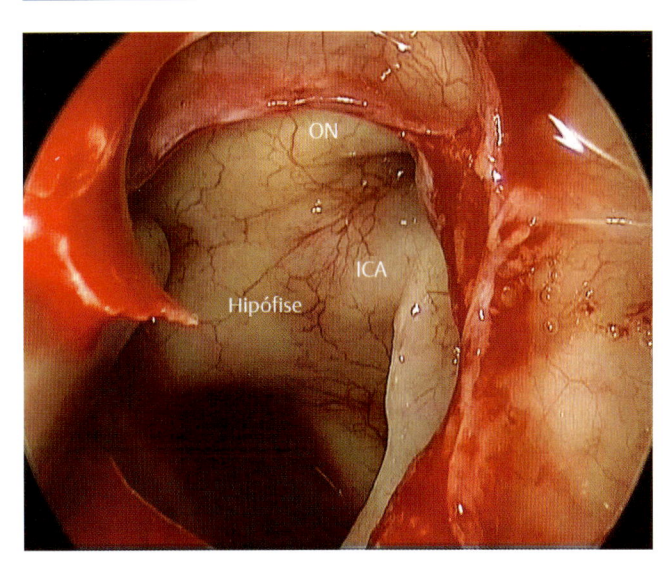

18 Anatomia do Esfenoide e das Estruturas Adjacentes de Importância durante a Cirurgia na Base do Crânio

Fig. 18.1 A aspiração descansa na sela da hipófise com clara visualização da artéria carótida (*ICA*) e do nervo óptico (*ON*), indicando que o cirurgião está no seio esfenoidal dominante.

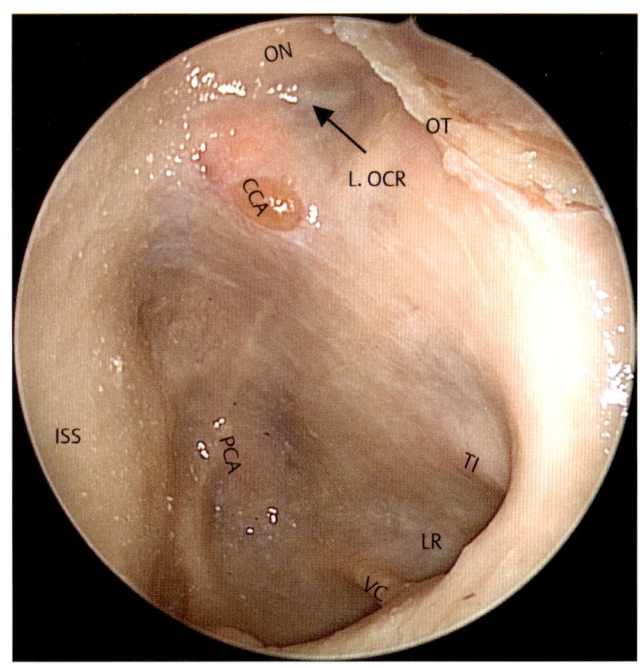

Fig. 18.2 Imagem de dissecção cadavérica feita do seio esfenoidal esquerdo através de uma esfenodoitomia máxima. O canal vidiano (*VC*) e a impressão trigeminal (*TI*) da divisão maxilar do nervo trigêmeo podem ser claramente vistos. Se o seio esfenoidal estiver bem pneumatizado, então o recesso lateral (*LR*) poderá ser visto, uma depressão na parede lateral do esfenoide entre o VC e a TI. Pode-se ver o recesso opticocarotídeo lateral (*L. OCR*). Essa depressão corresponde à pneumatização do suporte óptico (a ponte óssea que separa o canal óptico da fissura orbital superior). Uma pneumatização maior dessa região pode resultar em um processo clinoide anterior pneumatizado, que colocará o nervo óptico em um mesentério. O tubérculo óptico (*OT*) é o osso localizado na junção do ápice da órbita com o seio esfenoidal. *ISS*, septo intersinusal; *ON*, nervo óptico; *CCA*, joelho anterior da artéria carótida intracavernosa; *PCA*, artéria carótida paraclival.

empurrado significativamente na direção anterior. A carótida pode então adentrar na parede lateral da sela e o tumor pode invadir entre a parte horizontal e a parte superior do joelho antes que a carótida saia do seio cavernoso. Ao sair do seio cavernoso, a membrana carotídea do oculomotor se espessa e forma o anel fibroso inferior em torno da carótida. Acima desse anel está a seção clinoide da carótida, que é curta. O anel fibroso superior é formado pela continuação do ligamento falciforme espessado (**Fig. 18.4**). O tumor é removido de rotina da parede lateral com aspiração e curetas hipofisárias comuns, de modo que é importante para o cirurgião saber onde esperar a carótida para ter cuidado em não aplicar pressão sobre o vaso. O tumor também pode precisar ser seguido no interior do seio cavernoso, de modo que esse conhecimento anatômico é crucial para o cirurgião compreender onde o tumor pode ser rastreado. A **Fig. 18.5** mostra o trajeto normal da carótida na parede lateral e as áreas onde é necessário um cuidado extra.

Anatomia do Seio Cavernoso

É importante compreender a anatomia do seio cavernoso nos pacientes em quem o tumor se estenda a essa área. Se o cirurgião entrar no seio cavernoso a partir da fossa hipofisária, será usualmente para dissecar uma extensão tumoral através da dura acima da parte horizontal da carótida cavernosa e posterior ao joelho anterior (**Fig. 18.5**). Se o tumor for seguido lateralmente à carótida, a parede lateral do seio cavernoso pode ser exposta. O III nervo craniano pode ser visto correndo horizontalmente na parede lateral. Pode haver envolvimento tumoral também quando a carótida cavernosa forma o joelho anterior e se torna carótida clinoide. Geralmente, não é possível seguir o tumor na re-

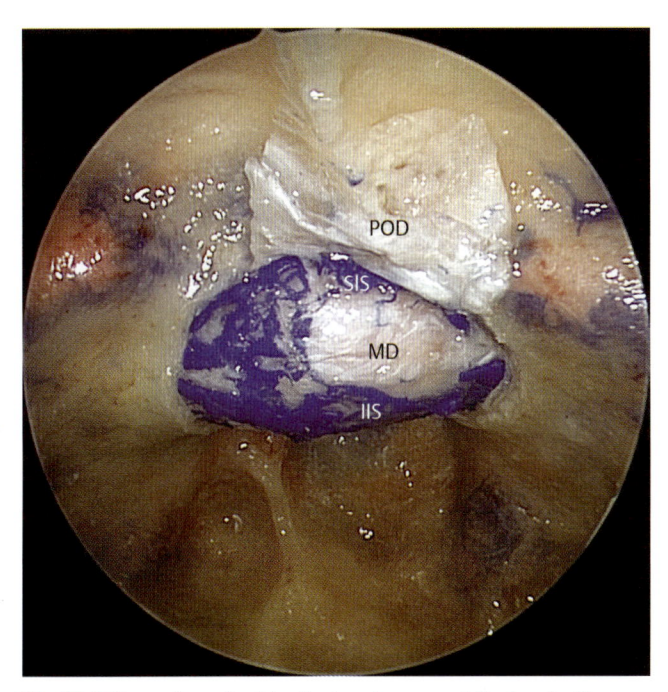

Fig. 18.3 Dissecção cadavérica ilustrando a exposição da sela. Nessa dissecção, apenas a camada periosteal da dura (*POD*) foi rebatida, levando à exposição dos seios intercavernosos superior (*SIS*) e inferior (*IIS*). Esses seios correm entre as camadas periosteal e meníngea da dura-máter (*MD*).

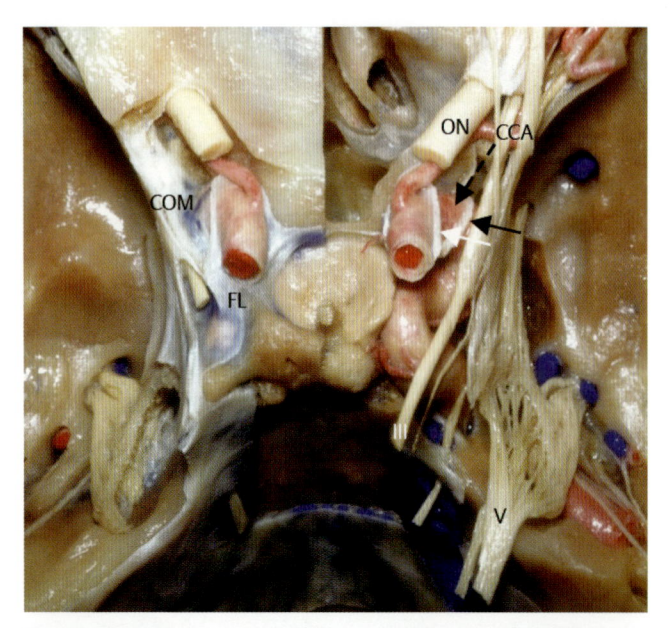

Fig. 18.4 Esta imagem está dividida, com o lado esquerdo ilustrando os dois anéis fibrosos (setas preta e branca) que rodeiam a carótida clival. No lado direito, o lado esquerdo da membrana carotídea do oculomotor (COM) (seta preta) ainda está intacto, enquanto que o lado esquerdo do ligamento falciforme (FL) (seta branca) foi parcialmente aparado e afastado da carótida. Observe como a membrana carotídea do oculomotor cobre o nervo oculomotor (III). ON, nervo óptico; CCA, artéria carótida clinoide; COM, membrana carotídea do oculomotor; FL, ligamento falciforme; V, V nervo craniano.

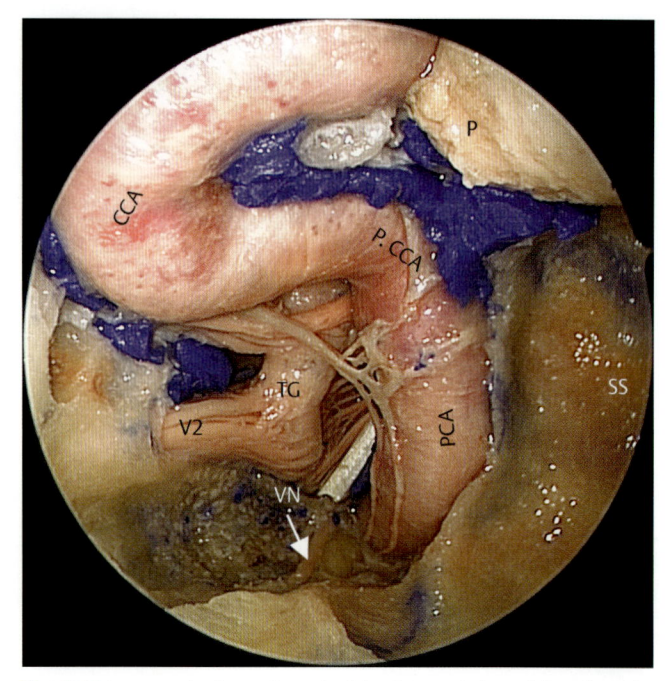

Fig. 18.5 Imagem de dissecção cadavérica da parede lateral do esfenoide após remoção do osso. P, hipófise; CCA, artéria carótida intracavernosa; V2, divisão maxilar do nervo trigêmeo; TG, gânglio trigeminal; VN, nervo vidiano; PCA, artéria carótida paraclival; P. CCA, joelho posterior da artéria carótida intracavernosa; SS, seio esfenoidal.

gião da carótida clinoide, pois o anel fibroso inferior formado pela membrana carotídea do oculomotor é resistente e impedirá o prosseguimento da exploração (**Fig. 18.5**). Se o tumor crescer anterior e lateralmente ao joelho anterior da carótida cavernosa, pode-se entrar no seio cavernoso por meio de uma incisão separada pela dura-máter lateralmente ao joelho anterior. É preciso muito cuidado com essa incisão, e o cirurgião deve confirmar a posição da carótida com orientação por imagens, bem como um Doppler intranasal. A desobstrução por aspiração delicada do tumor nessa região muitas vezes revelará o III par craniano lateral e superiormente no seio cavernoso (**Figs. 18.6 e 18.7**). Se for realizada dissecção inferior em torno do joelho anterior, poderá ser visto o VI par craniano abraçado à sua borda anterolateral e atravessando o seio cavernoso de medial a lateral (**Fig. 18.7**). Ramos simpáticos da carótida costumam ser pegos pelo VI par craniano quando este passa a carótida. Inferiormente, na parede lateral do seio cavernoso, pode-se ver o gânglio trigeminal e seus ramos V1, V2 e V3 (**Fig. 18.7**). Observe que o seio cavernoso está sempre acima de V2 o que confere uma via anatômica entre esse ramo trigeminal e a fossa média do crânio (**Fig. 18.7**).

Anatomia do Nervo Vidiano

Clinicamente, o nervo vidiano sempre é seguido desde a fossa pterigopalatina posteriormente até entrar no assoalho do esfenoide. Muitas vezes pode ser visto em um esfenoide bem pneumatizado, pois forma uma crista inferior no assoalho do esfenoide (**Fig. 18.2**). Forma um importante limite lateral quando os cirurgiões removem o assoalho do

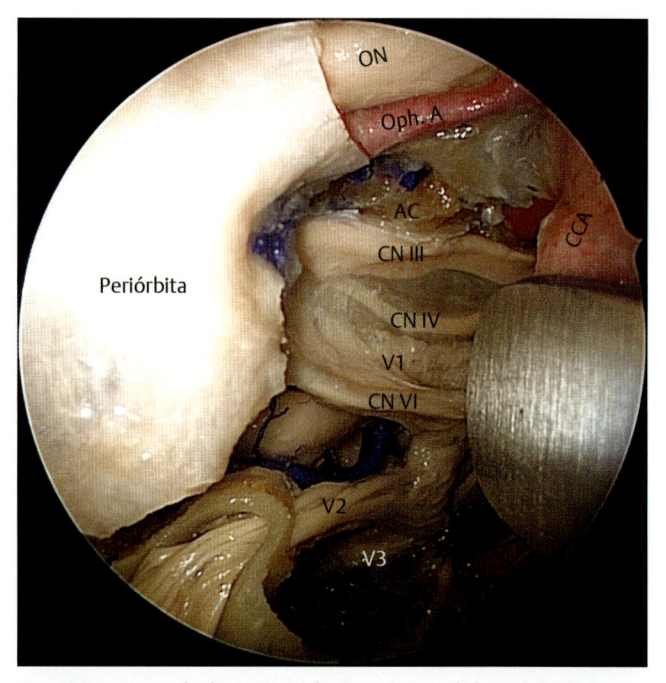

Fig. 18.6 Imagem de dissecção cadavérica da parede lateral direita do seio esfenoidal. O osso foi removido, e o joelho da artéria carótida intracavernosa (CCA), retraído medialmente. Isso permite clara visualização dos nervos nas camadas durais da parede lateral do seio cavernoso. O nervo abducente (CN VI) pode ser visualizado medialmente, correndo no interior do seio cavernoso. Observe a periórbita do ápice orbital. O osso do processo clinoide anterior (AC) foi deixado no lugar, posicionado no recesso opticocarotídeo lateral. ON, nervo óptico; Oph. A, artéria oftálmica; CN III, nervo oculomotor; CN IV, nervo troclear; V1, divisão oftálmica do nervo trigêmeo; V2, divisão maxilar do nervo trigêmeo; V3, divisão mandibular do nervo trigêmeo.

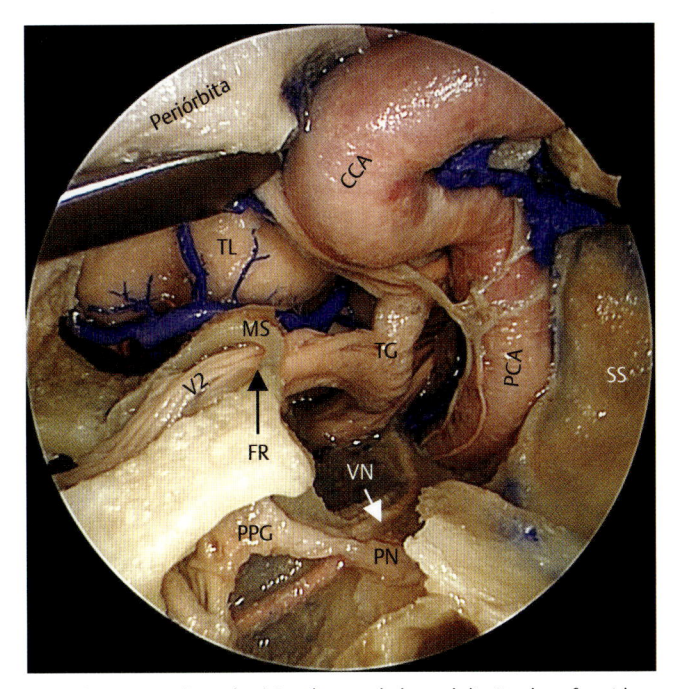

Fig. 18.7 Dissecção cadavérica da parede lateral direita do esfenoide após sua retirada. A dissecção continuou anteriormente até a fossa pterigopalatina inferiormente e o ápice da órbita superiormente. Nesta imagem, a periórbita foi retraída superiormente. Observe o remanescente do suporte maxilar (MS), a trave óssea que separa o forame redondo da fissura orbital superior/ápice da órbita. O nervo vidiano (VN) pode ser visto imergindo na face posterior da fossa pterigopalatina e entrando no gânglio pterigopalatino (PPG). A relação entre o forame redondo (FR) e o lobo temporal (TL) pode ser claramente vista. V2, divisão maxilar do nervo trigêmeo; PN, nervo faríngeo; PCA, artéria carótida paraclival; CCA, artéria carótida intracavernosa; SS, seio esfenoidal; TG, gânglio trigeminal.

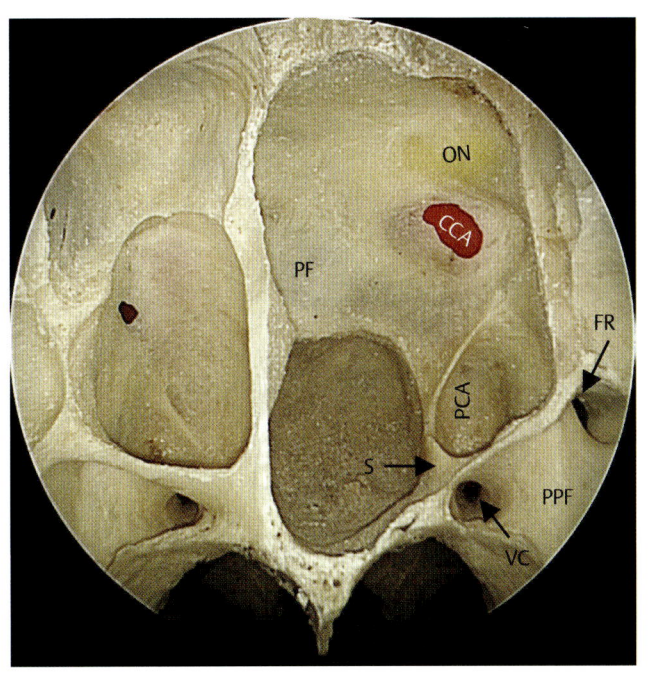

Fig. 18.8 Este osso seco é a imagem do seio esfenoidal no corpo do esfenoide. Demonstra claramente como o canal vidiano (VC) se comunica com a fossa pterigopalatina (PPF) anteriormente e com o forame lácero posteriormente. O canal vidiano corre no assoalho do seio esfenoidal e frequentemente tem uma septação (S) no seio esfenoidal ligada ao teto do canal. O forame lácero é a localização do joelho supralácero da artéria carótida, onde a artéria carótida petrosa horizontal se dirige ascendentemente e torna-se a artéria carótida paraclival (PCA). O canal vidiano é um ponto de referência vital em dissecção cirúrgica nessa área. PF, fossa hipofisária; FR, forame redondo; CCA, joelho anterior da artéria carótida cavernosa.

esfenoide na preparação para abordar o clivo (**Fig. 18.8**). Se o nervo vidiano for seguido posteriormente, inicialmente aborda o joelho supralácero da artéria carótida em sua face medial, mas depois de dirige lateralmente e acima do topo da parte petrosa da carótida (**Fig. 18.7**). Se a relação anatômica desse o nervo até o joelho petroclival, precisa ser claramente entendida porque, de outro modo, a carótida pode ser inadvertidamente lesada durante a dissecção. Na região petrosa da carótida, o nervo petroso profundo (fibras simpáticas) se une ao nervo petroso superficial maior (fibras parassimpáticas) para formar o nervo vidiano.

Anatomia do Clivo

O clivo é flanqueado pelas carótidas paraclivais e se estende do assoalho do esfenoide até o assoalho da fossa hipofisária. A espessura do osso do clivo varia, dependendo da pneumatização do esfenoide. A primeira etapa nas abordagens transclivais da fossa posterior é identificar precisamente ambas as carótidas paraclivais. Isso impede lesão inadvertida. Com as carótidas paraclivais visíveis, o osso do clivo pode ser removido para expor o periósteo. Entre o periósteo e a dura-máter há uma coleção de lagos venosos: o plexo basilar. Esses lagos podem sangrar extensamente e,

muitas vezes, é necessário que a dura-máter seja abertae rebatida e que se use a pinça bipolar para estancar o sangramento. Novamente, o sistema Aquamantas da Medtronic ENT é útil para fazer parar o sangramento desses lagos venosos. Adicionalmente, usa-se pasta de Gelfoam ou Surgiflo com cotonoides na tentativa de encher esses lagos venosos e controlar o sangramento. Uma das estruturas mais importantes encontradas nessa região é o VI par craniano. Este sai da ponte imediatamente lateral à junção vertebro-basilar e se dirige lateralmente, atravessando a pós-fossa (denominada segmento cisternal) até entrar na dura-máter (*Dorello´s point*). E corre entre a dura-máter e o periósteo clival no espaço conhecido como canal de Dorello (**Figs. 18.9 e 18.10**). O ponto de entrada do nervo abducente na dura geralmente pode ser encontrado imediatamente atrás da carótida, mais ou menos a meio caminho entre o assoalho do esfenoide e a fossa hipofisária. Um bom ponto de referência é a artéria meníngea posterior, encontrada imediatamente medial à entrada do nervo no canal de Dorello. Outros pontos de referência incluem a distância da clinoide posterior, que tem, em média, 20 mm e geralmente está a 10 mm da linha média. O canal de Dorello corre imediatamente abaixo de um plexo venoso, formado entre a dura-máter e o periósteo e composto pelo seio venoso petroso inferior, a parte posterior do seio cavernoso e o plexo ve-

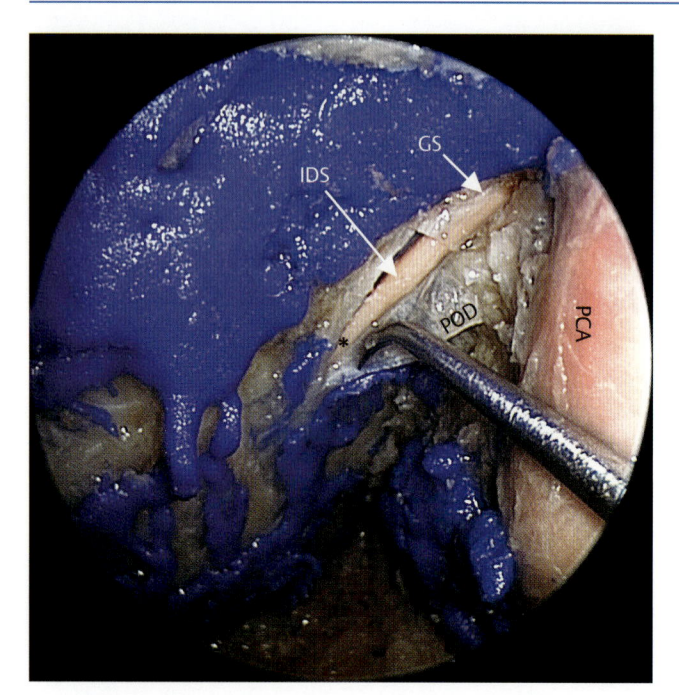

Fig. 18.9 Dissecção cadavérica do clivo médio esquerdo (feita com um endoscópio de 30 graus) demonstrando os diferentes segmentos do nervo abducente. Em seu trajeto, o nervo abducente atravessa a fossa posterior do crânio (segmento cisternal) antes de perfurar a camada meníngea da dura-máter (o que está marcado com *asterisco*). Depois o nervo entra em um canal entre a camada meníngea da dura-máter e a camada periosteal da dura (*POD*). Esse segmento é chamado segmento interdural (*IDS*). Nesta dissecção, um folheto dural periosteal (*POD*) recebeu uma incisão e foi rebatido para se visualizar claramente o nervo abducente em seu interior. O nervo entra então na confluência dos seios durais, composta pelos seios petrosos superior e inferior, plexo basilar e seio cavernoso. Sendo aqui delimitado seu segmento petroclival (*GS – gulf segment*). *PCA*, artéria carótida paraclival.

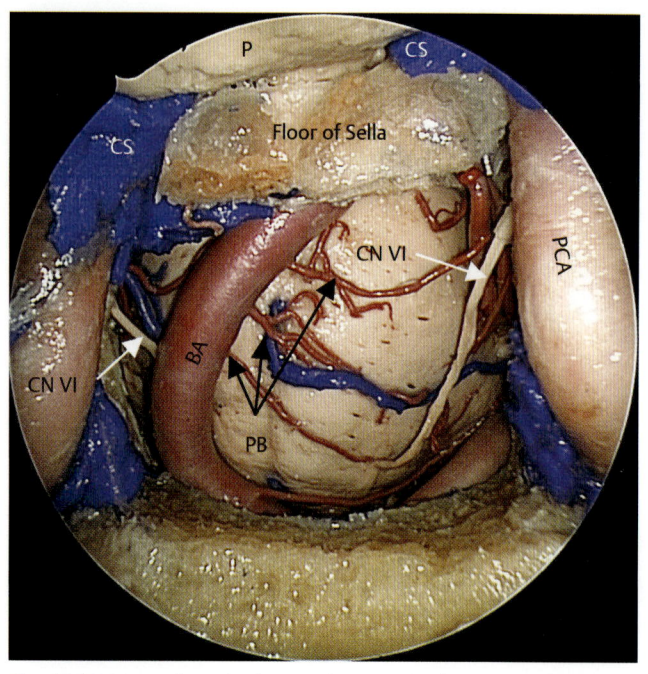

Fig. 18.10 Dissecção cadavérica após remoção do terço médio do clivo e da dura-máter. Pode-se ver a artéria basilar (*BA*) muito tortuosa. Seus ramos pontinos (*PB*) podem ser claramente vistos. *CN VI*, nervo abducente; *CS*, seio cavernoso; *P*, hipófise; *PCA*, artéria carótida paraclival.

noso basilar (segmento petroclival). Outro ponto de referência nessa área é o ligamento esfenopetroso (de Gruber), formado desde o processo clinoide e face lateral do dorso da sela até o ápice petroso. Depois que o nervo entra na parte posterior do seio cavernoso abaixo da parte horizontal da carótida cavernosa, seu curso é anterior e abraça a face inferior do joelho anterior da carótida antes de atravessar o seio cavernoso na sua parede lateral (segmento cavernoso). O abducente segue então, para entrar na fissura orbital superior e na órbita.

Anatomia do V2

O ramo maxilar do nervo trigêmeo sai do seio cavernoso a partir do gânglio trigeminal e prossegue horizontalmente em direção ao forame redondo e à fossa pterigopalatina. Em um esfenoide bem pneumatizado, forma-se uma crista bem definida na parede lateral, a chamada impressão trigeminal (**Fig. 18.2**). O esfenoide também pode pneumatizar sob o nervo, tornando o osso mais fino entre o esfenoide e a fossa média do crânio. Essa pneumatização também pode se desenvolver até a raiz superior das placas pterigoides. Essa placa fina entre a fossa média do crânio e um esfenoide pneumatizado lateralmente é um local comum para prolapso da dura-máter e o desenvolvimento de vazamentos espontâneos do LCR.

19 Ressecção Endoscópica de Tumores Clivais e da Fossa Posterior do Crânio

Introdução

Os tumores do clivo e da fossa posterior do crânio são muito difíceis de acessar pelas abordagens neurocirúrgicas tradicionais. No passado, as equipes de base do crânio abordariam a região petroclival por uma via lateral ou anterior. A via lateral se fazia por meio de uma abordagem estendida da fossa média do crânio,[1] enquanto que a via anterior poderia ser transmaxilar, transoral ou transcervical.[2,3] Todas essas abordagens envolvem ressecção significativa de estruturas normais com inevitável morbidade associada.[1-4] Mesmo depois de tal ressecção, o acesso cirúrgico final geralmente era limitado. O microscópio cirúrgico não permitia visualização depois de curvas e, se o tumor se estendesse além da área exposta, não era possível ressecção sob visualização direta.

A vantagem da abordagem transesfenoidal endoscópica é que permite acesso ao clivo inteiro, descendo até o atlas da coluna cervical. Também permite identificação precoce das estruturas vasculares vitais com clara visualização de ambas as artérias carótidas e dos seios cavernosos e estruturas neurológicas associadas.[4] O tumor mais comum presente na região clival é o cordoma. Embora o ideal seja a ressecção completa do tumor e do osso à sua volta, muitas vezes isso não é possível em razão da localização e estruturas vitais em torno.[2,5] Aceita-se, assim, que deva ser realizada a ressecção mais completa possível.[5] Na maioria dos casos, os cordomas clivais têm crescimento lento e, se a cirurgia puder ser combinada à radioterapia (especialmente radioterapia com feixe de prótons), isso dá ao paciente a melhor chance possível de sobrevida prolongada.[2,5] Como muitas vezes não é possível a cirurgia curativa, a morbidade associada à exérese do tumor deve ser o mais limitada possível. Esses fatores tornam atraente a abordagem endoscópica desses tumores, pois ela proporciona a melhor chance possível de remoção cirúrgica completa com mínima morbidade cirúrgica.[4,5] A fim de remover o tumor clival e qualquer extensão intracraniana associada, é essencial uma compreensão clara da anatomia dessa região.

Anatomia do Clivo, Fossa Posterior do Crânio e Seio Cavernoso

Clivo

O clivo se estende do dorso da sela ao forame magno (**Figs. 19.1** e **19.2**). A espessura do clivo depende da pneumatização do esfenoide e pode variar significativamente. Quando esse osso é espesso, pode conter significativos canais venosos (**Fig. 19.3**). Isso torna a remoção do osso um processo lento, pois pode ocorrer sangramento significativo à medida que o osso esponjoso é aberto. Em geral, esse tipo de sangramento é rapidamente controlado por tamponamento da área com pasta de Gelfoam (Pfizer; Kalamazoo, MI), feita após combinação do pó de Gelfoam com soro fisiológico. A continuação do broqueamento provocará mais sangramento, o que vai exigir mais tamponamento, e esse processo pode tornar cansativa a remoção do osso. No entanto, não há solução rápida e fácil para o controle do sangramento nessa área. As bordas laterais da dissecção do clivo são as artérias carótidas paraclivais, e elas necessitam ser expostas no começo da dissecção para evitar danos inadvertidos (**Fig. 19.4**). O limite inferior da dissecção geralmente é o assoalho do esfenoide, mas caso seja necessário acesso à parte basilar do occipital, ao forame magno ou até mais baixo, à primeira vértebra cervical, o assoalho inteiro do esfenoide deve ser removido (**Fig. 19.4**).

A remoção completa do clivo expõe a dura-máter da fossa posterior. O osso atrás da parte inferior das artérias carótidas paraclivais pode ser removido para que as artérias se destaquem das margens laterais (**Fig. 19.5**). O limite em que o osso pode ser removido é determinado pelo ângulo de 45 graus que as artérias carótidas fazem ao entrar em seus canais através do osso temporal petroso. Essa região em que a parte petrosa da artéria carótida assume direção vertical no assoalho do esfenoide é onde o osso deve ser removido para acesso ao ápice petroso. Em alguns pacientes, um grande granuloma de colesterol pode afinar o osso, permitindo a sua drenagem através do esfenoide.

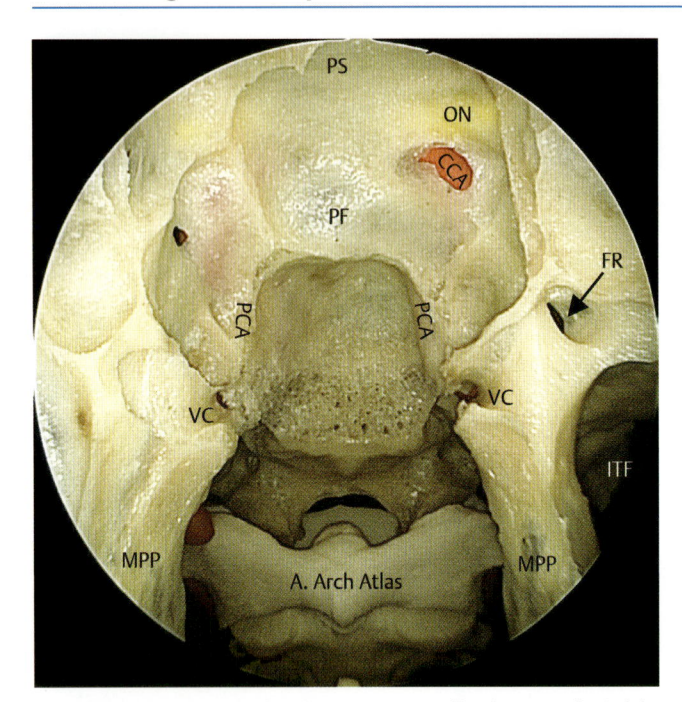

Fig. 19.1 Dissecção seca de crânio com o assoalho do seio esfenoidal broqueado e removido, revelando os terços médio e inferior do clivo. Os canais vidianos (*VC*) podem ser vistos bilateralmente no nível do assoalho do seio esfenoidal. *PS*, plano esfenoidal; *PF*, fossa hipofisial; *ON*, nervo óptico; *CCA*, joelho anterior da artéria carótida intracavernosa; *FR*, forame redondo; *PCA*, artéria carótida paraclival; *MPP*, placa pterigoide medial; *A. Arch Atlas*, arco anterior do atlas; *ITF*, fossa infratemporal.

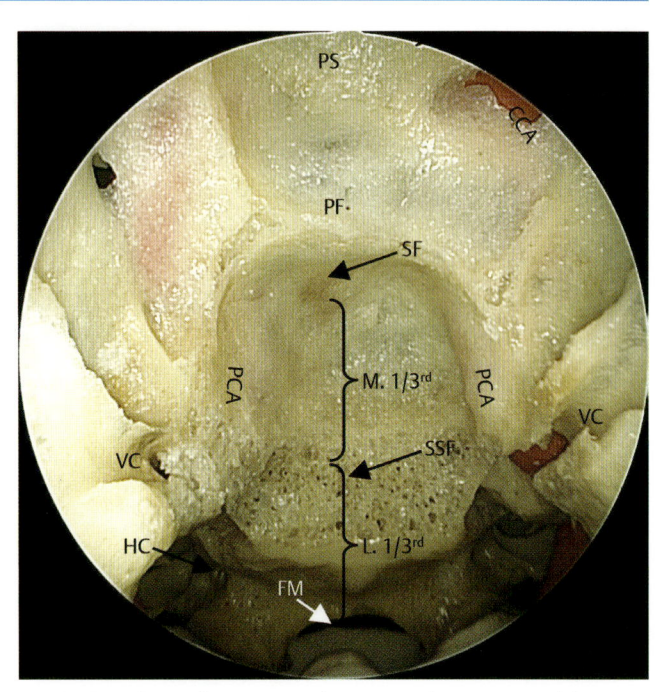

Fig. 19.2 Espécime de osso seco demonstrando os terços médio e inferior do clivo. O terço médio (*M. 1/3rd*) começa no assoalho da sela (*SF*) e estende-se ao assoalho do seio esfenoidal (*SSF*), e o terço inferior (*L. 1/3rd*) se estende do assoalho dos seios esfenoidal ao forame magno (*FM*). O terço superior corresponde ao dorso da sela, e a visualização está obstruída pela hipófise. Uma transposição hipofisária permite a visualização do terço superior do clivo. *VC*, canal vidiano; *HC*, canal do hipoglosso; *PCA*, artéria carótida paraclival; *PF*, fossa hipofisial; *PS*, plano esfenoidal; *CCA*, joelho anterior da artéria carótida intracavernosa.

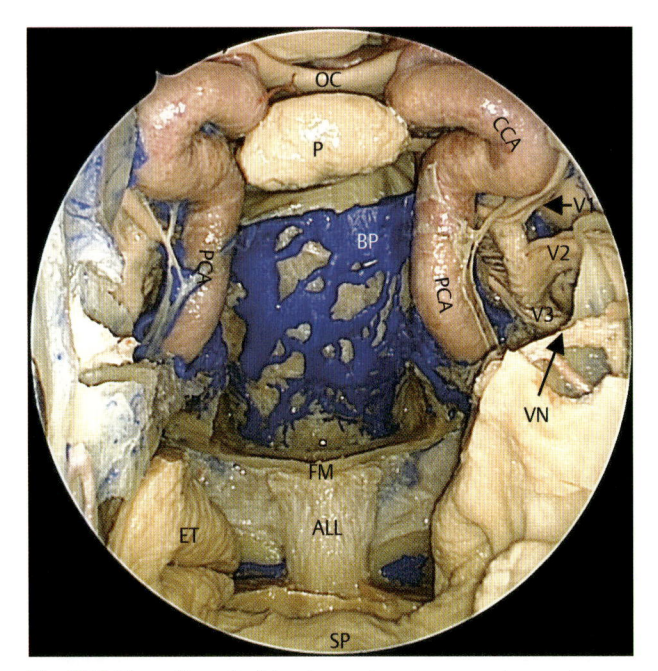

Fig. 19.3 Dissecção cadavérica demonstrando os grandes canais venosos no clivo que constituem o plexo basilar (*BP*) e que podem causar sangramento significativo durante cirurgia. *OC*, quiasma óptico; *P*, hipófise; *CCA*, joelho anterior da artéria carótida intracavernosa; *PCA*, artéria carótida paraclival; *VN*, nervo vidiano; *FM*, forame magno; *ET*, tuba auditiva; *ALL*, ligamento longitudinal anterior; *SP*, palato mole; *V1*, divisão oftálmica do nervo trigêmeo; *V2*, divisão maxilar do nervo trigêmeo; *V3*, divisão mandibular do nervo trigêmeo.

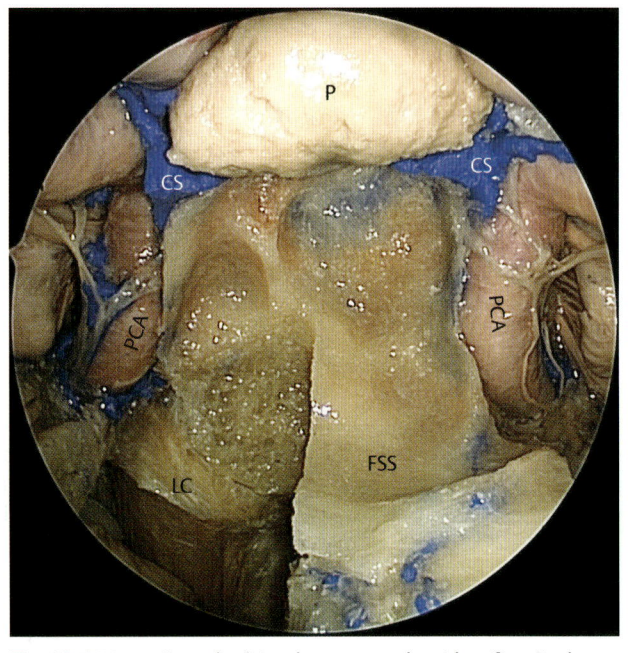

Fig. 19.4 Dissecção cadavérica demonstrando a identificação das artérias carótidas paraclivais (*PCA*), as bordas laterais da dissecção. Se a dissecção for continuar até o clivo inferior, então o assoalho inteiro do seio esfenoidal deverá ser removido. O músculo longo da cabeça (*LC*) fixa-se firmemente ao assoalho do seio esfenoidal (*FSS*). *CS*, seio cavernoso; *P*, hipófise.

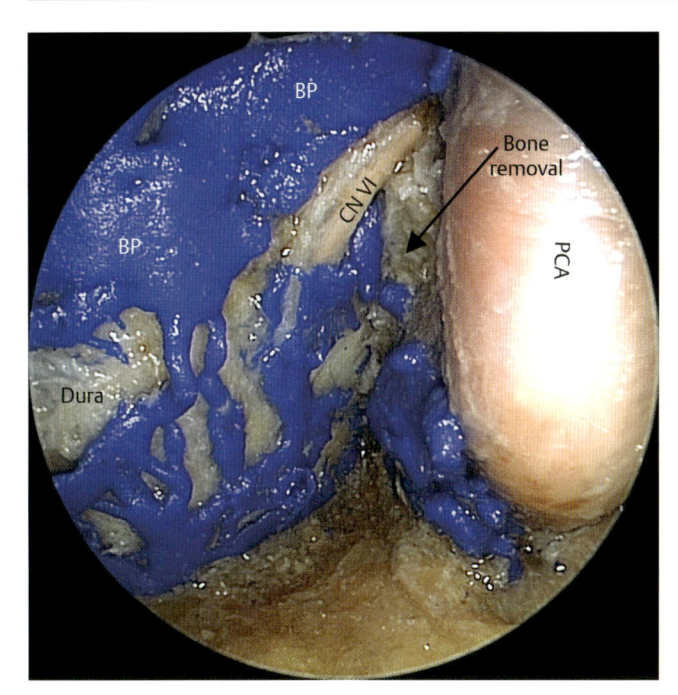

19 Ressecção Endoscópica de Tumores Clivais e da Fossa Posterior do Crânio

Fig. 19.5 Imagem de dissecção cadavérica feita com endoscópio de 30 graus. Foi removido o osso atrás da artéria carótida paraclival (PCA) de modo que as artérias se destacam das margens laterais. BP, plexo basilar; PCA, artérias carótidas paraclivais; CN VI, nervo abducente; *, segmento cavernoso do nervo abducente.

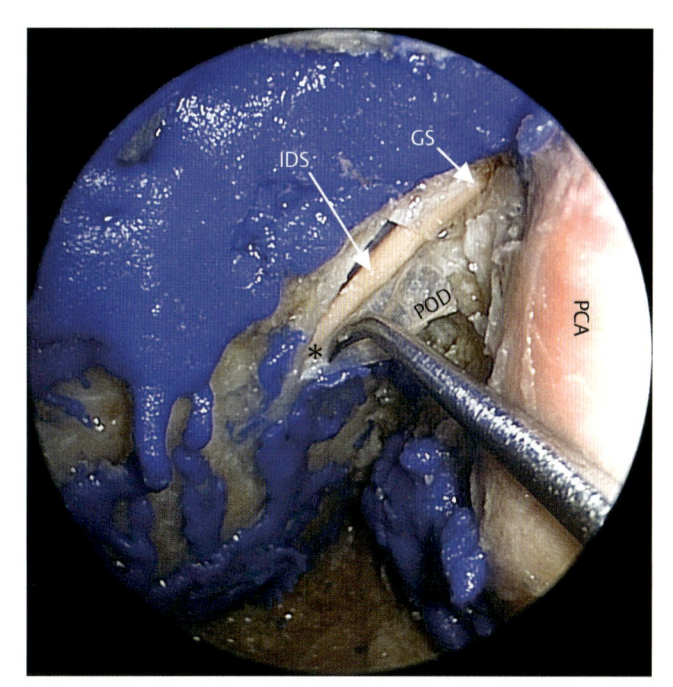

Fig. 19.6 Dissecção cadavérica do clivo médio esquerdo (feita com um endoscópio de 30 graus), demonstrando os diferentes segmentos do nervo abducente. Este nervo se move através da fossa posterior do crânio (segmento cisternal) antes de perfurar a camada meníngea da dura-máter (perfuração marcada por *asterisco*). Depois, o nervo entra em um canal entre a camada meníngea da dura-máter e a camada periosteal (POD). Esse segmento é chamado segmento interdural (IDS). Nesta dissecção, fez-se uma incisão em um folheto dural periosteal (POD), que é rebatido para se visualizar claramente o nervo abducente no interior. O nervo então entra na confluência dos seios durais, composta pelos seios petroso superior e inferior, o plexo basilar e o seio cavernoso. Aqui ele é chamado segmento cavernoso (GS). PCA, artéria carótida paraclival.

Fossa Posterior do Crânio

A dura-máter tem duas camadas: uma camada periosteal e uma camada meníngea. O extenso e rico plexo venoso – o plexo basilar – corre entre tais camadas periosteal e meníngea da dura-máter. A exposição do periósteo clival pode resultar em sangramento significativo. Temos o caso de um paciente com meningioma recorrente previamente removido por abordagem externa, no qual encontrou-se um sangramento de 3 L. Um dos modos de vedar esses seios venosos é abrir a dura e cauterizar, com uso do cautério bipolar, as duas camadas em conjunto; alternativamente, Aquamantys da Medtronic ENT provou ser muito útil para esses lagos venosos. Nesse paciente, uma combinação de bipolar e Floseal (Baxter; Springfield, IL) não conseguiu controlar o sangramento e se sentiu que o paciente havia perdido sangue demais para prosseguir. A cirurgia foi interrompida e colocados fragmentos de músculo sobre os lagos venosos, sendo remarcada a cirurgia para 2 semanas mais tarde. Nessa cirurgia, houve sangramento mínimo, e o tumor foi abordado com sucesso. Antes de ser aberta a dura-máter, o cirurgião precisa compreender claramente como deve ser o VI nervo craniano. Como se viu no Capítulo 18, o VI nervo craniano entra no canal de Dorello (formado pelas camadas periosteal e dural mais ou menos a meio caminho do terço médio do clivo, imediatamente abaixo da artéria meníngea posterior) e, então, dirige-se à região do golfo atrás da artéria carótida (**Figs. 19.5** e **19.6**). A região do golfo é formada pela junção dos seios petrosos inferior e superior, plexo basilar e região posterior do seio cavernoso. Todos esses seios ficam entre as camadas periosteal e meníngea da dura-máter. Um ponto de referência geral para essa região é a junção do assoalho da hipófise com a parte paraclival vertical da carótida. Uma vez aberta a dura-máter da fossa posterior do crânio, pode-se ver o seu conteúdo (**Figs. 19.7** e **19.8**). A primeira e mais notável estrutura vista é a artéria basilar, geralmente coberta pela aracnoide-máter (**Fig. 19.8**). As **Figs. 19.9** a **19.14** demonstram as estruturas facilmente visualizadas. Na maioria dos pacientes, os segmentos facilmente visualizados no tronco encefálico são a parte superior do bulbo, a ponte e a borda inferior do mesencéfalo. Os vasos vistos são a artéria basilar, as artérias cerebrais posteriores, a cerebelar superior e a artéria cerebelar inferior anterior. Dependendo do estado do cérebro, pode-se ver um número variável de nervos cranianos. Desidratação do cérebro pela administração de manitol pode aumentar o espaço entre o tronco encefálico e permitir visualização mais fácil dos nervos.

Translocação Hipofisária para Acesso ao Terço Superior do Clivo

Os tumores que se estendem à parte posterior à hipófise geralmente não são ressecáveis, a menos que se remova o terço superior do clivo. Para fazer isso, a hipófise precisa ser translocada anteriormente, ressecada parcialmente ou, em pacientes com hipopituitarismo com glândula não funcional, removida. Antes que a glândula seja translocada, é preciso criar espaço para a glândula ser posicionada no

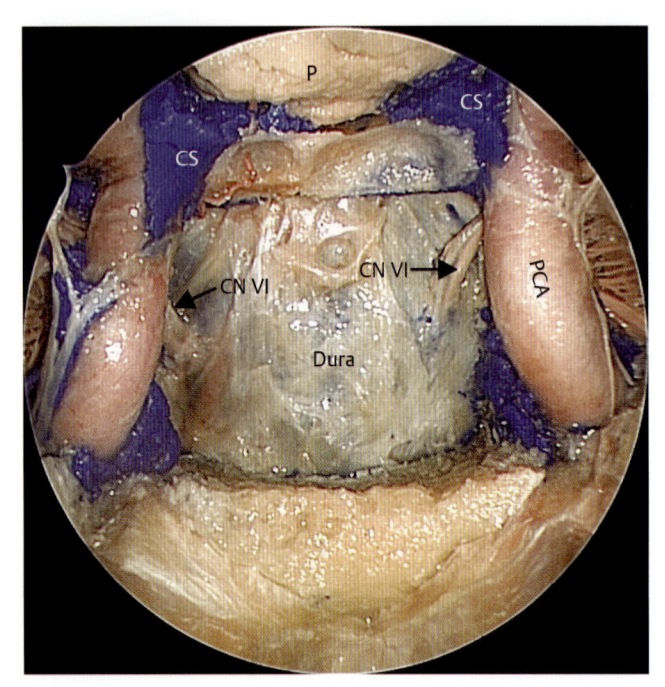

Fig. 19.7 Dissecção cadavérica do terço médio do clivo com remoção do plexo basilar e exposição da dura-máter. Os nervos abducentes (*CN VI*) podem ser vistos bilateralmente ao perfurarem a dura meníngea e tornarem-se os segmentos interdurais do VI nervo craniano. *CS*, seio cavernoso; *PCA*, artérias carótidas paraclivais; *P*, glândula hipófise.

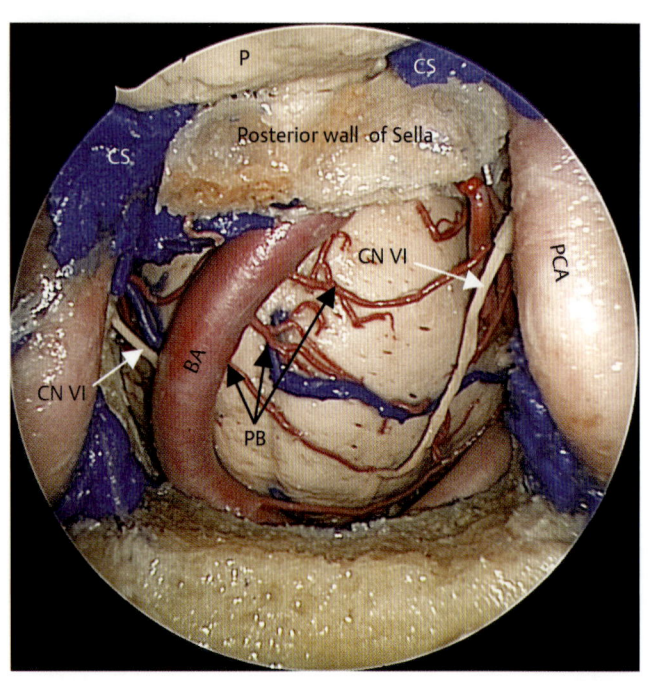

Fig. 19.8 Dissecção cadavérica após remoção do terço médio do clivo e da dura-máter. A artéria basilar (*BA*) pode ser vista muito tortuosa. Seus ramos pontinos (*PB*) podem ser vistos claramente. *CN VI*, nervo abducente; *CS*, seio cavernoso; *P*, hipófise; *PCA*, artéria carótida paraclival.

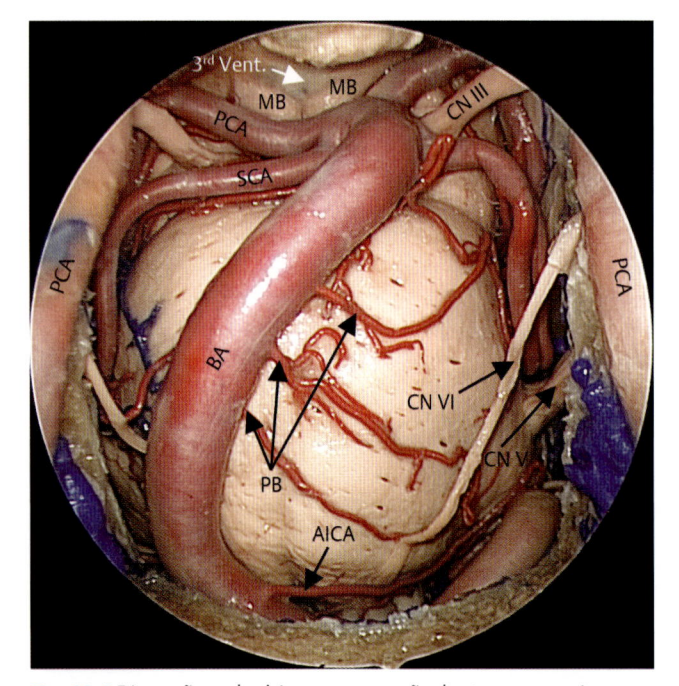

Fig. 19.9 Dissecção cadavérica com remoção dos terços superior e médio do clivo com visualização das artérias cerebrais posteriores (*PCA*), artérias cerebelares superiores (*SCA*) e o nervo oculomotor (*CN III*) entre elas. *3rd Vent*, terceiro ventrículo; *MB*, corpos mamilares; *PCA*, artérias cerebrais posteriores; *SCA*, artérias cerebelares superiores. *CN III*, nervo oculomotor; *PCA*, artérias paraclivais; *BA*, artéria basilar; *PB*, ramos pontinos; *CN VI*, nervo abducente; *CN V*, nervo trigêmeo; *AICA*, artéria cerebelar inferior anterior;

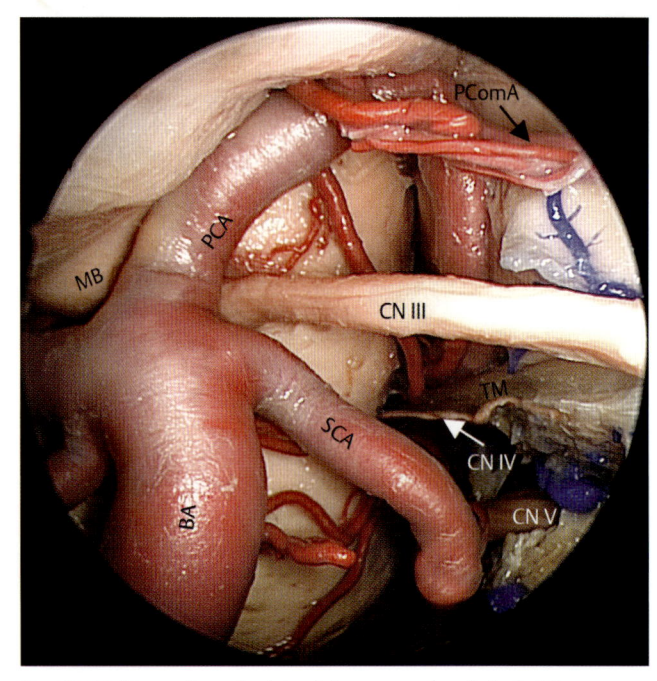

Fig. 19.10 Dissecção cadavérica feita com endoscópio de 30 graus após remoção do terço superior do clivo, visualizando o pequeno nervo troclear correndo ao longo da borda da membrana tentorial. *BA*, artéria basilar; *PCA*, artéria cerebral posterior; *SCA*, artéria cerebelar superior; *CN III*, nervo oculomotor; *CN IV*, nervo troclear; *CN V*, nervo trigêmeo; *TM*, membrana tentorial; *PcomA*, artéria comunicante posterior; *MB*, corpo mamilar.

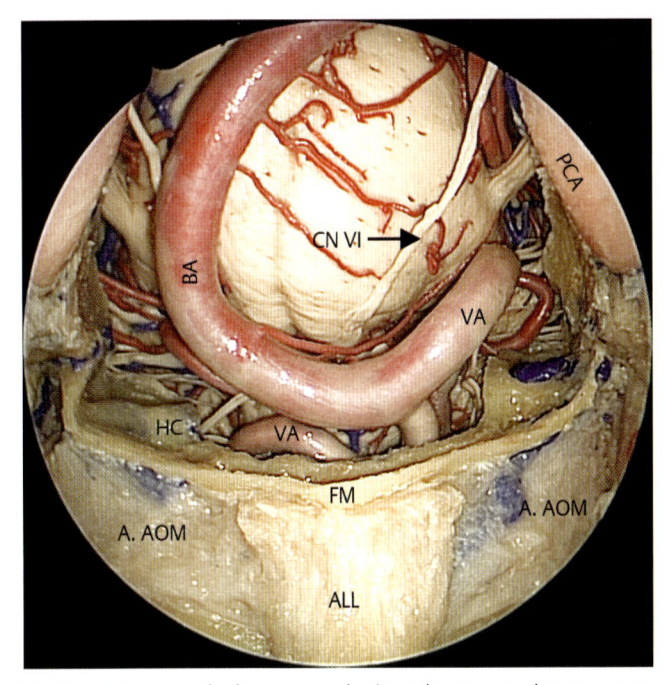

19 Ressecção Endoscópica de Tumores Clivais e da Fossa Posterior do Crânio 261

Fig. 19.11 Imagem de dissecção cadavérica demonstrando estruturas vistas após dissecção do terço inferior do clivo. Observe como as artérias basilares e as artérias vertebrais podem ser extremamente tortuosas em seu trajeto. *ALL*, ligamento longitudinal anterior; *A. AOM*, membrana atlanto-occipital anterior; *FM*, forame magno; *HC*, canal do hipoglosso; *VA*, artérias vertebrais; *BA*, artéria basilar; *CN VI*, nervo abducente; *PCA*, artéria carótida paraclival.

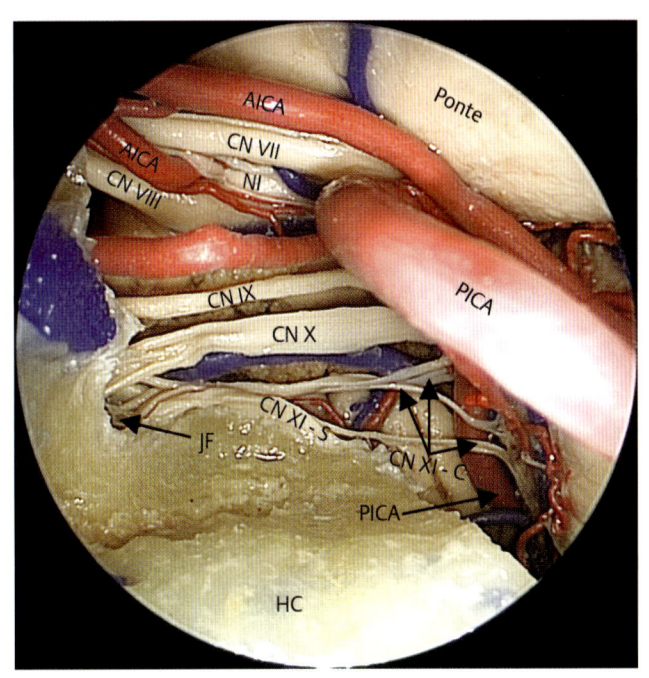

Fig. 19.12 Dissecção cadavérica com imagem feita imediatamente acima do canal do hipoglosso (*HC*) esqueletonizado no ângulo pontocerebelar. A artéria cerebelar inferior anterior (*AICA*) pode ser vista estreitamente associada ao nervo vestibulococlear (*CN VIII*), o nervo facial (*CN VII*) e o nervo intermédio (*NI*). A artéria cerebelar inferior posterior (*PICA*) pode ser vista correndo entre o nervo vago (*CN X*) e as porções espinal e craniana do nervo acessório (*CN XI – S, CN XI – C*).

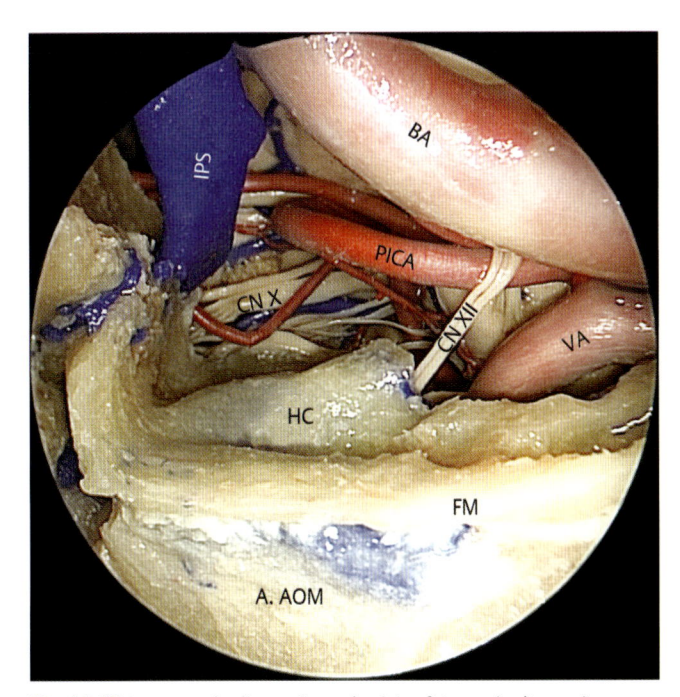

Fig. 19.13 Imagem de dissecção cadavérica feita após dissecção do terço inferior direito do clivo. À medida que a artéria cerebelar inferior posterior (*PICA*) se afasta da artéria vertebral (*VA*) em seu trajeto, frequentemente atravessa as radículas que compõem o nervo hipoglosso (*CN XII*). Pode formar uma tenda com essas radículas em seu trajeto para a fissura cerebelobulbar, correndo em estreita proximidade do XI ao IX nervos cranianos. *CN X*, nervo vago; *HC*, canal do hipoglosso; *IPS*, seio petroso inferior; *BA*, artéria basilar; *FM*, forame magno; *A. AOM*, membrana atlanto-occipital anterior.

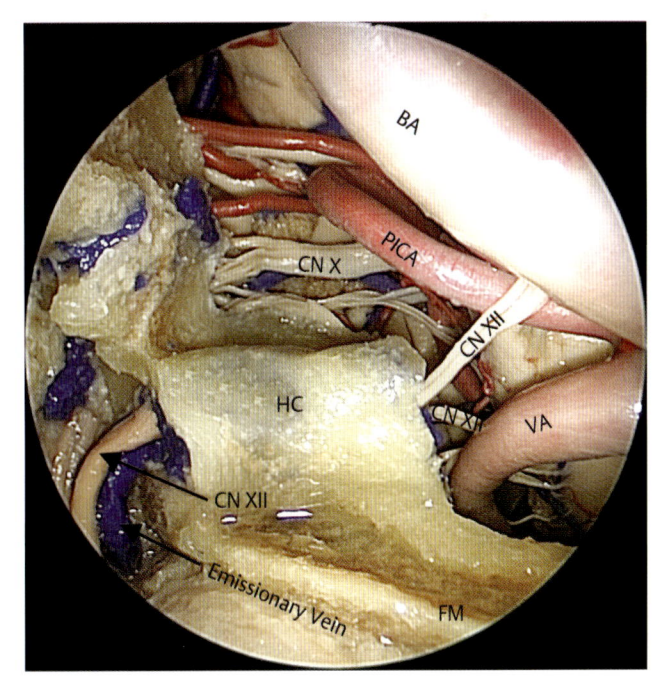

Fig. 19.14 Imagem de dissecção cadavérica mostrando o nervo hipoglosso saindo do forame do hipoglosso com sua veia correspondente que comunica a veia jugular interna com o plexo basilar. *HC*, canal do hipoglosso; *CN XII*, nervo hipoglosso e radículas; *FM*, forame magno; *VA*, artéria vertebral; *PICA*, artéria cerebelar inferior posterior; *BA*, artéria basilar; *CN X*, nervo vago.

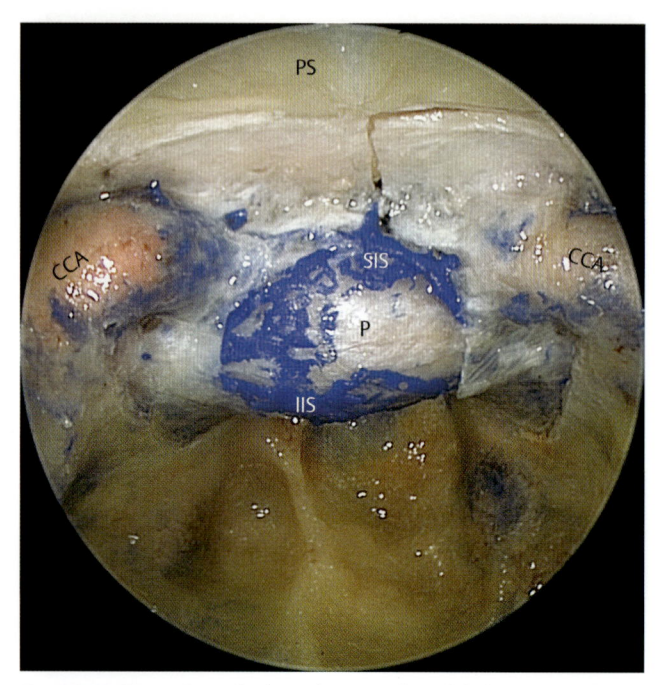

Fig. 19.15 Dissecção cadavérica do seio esfenoidal, demonstrando a remoção de osso sobre o joelho anterior das artérias carótidas intracavernosa, sela, tubérculo da sela e metade posterior do plano esfenoidal (*PS*). *CCA*, joelho anterior da artéria carótida intracavernosa; *IIS*, seio intercavernoso inferior; *SIS*, seio intercavernoso superior; *P*, hipófise.

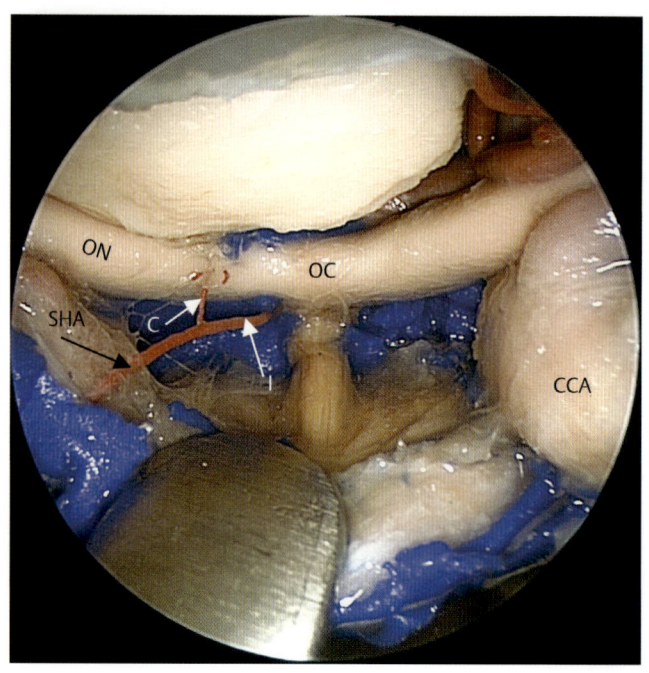

Fig. 19.16 Dissecção cadavérica permitindo visualização do interior da cisterna subquiasmática. A artéria hipofisária superior (*SHA*) pode ser vista dando seus ramos quiasmático (*C*) e infundibular (*I*). *ON*, nervo óptico; *OC*, quiasma óptico; *CCA*, artéria carótida cavernosa.

plano esfenoidal. O primeiro passo é remover todo o osso acima da fossa hipofisária para o topo das artérias carótidas. Depois, retirar o osso sobrejacente ao tubérculo da sela e acima da metade posterior do plano esfenoidal (**Fig. 19.15**). Esse osso é removido de nervo óptico a nervo óptico e mais amplamente no plano esfenoidal. Faz-se uma incisão na dura-máter e se inspeciona a cisterna subquiasmática (**Fig. 19.16**). O diafragma da sela túrcica deve ser visualizado e seccionado com tesoura para a base do crânio até o pedúnculo hipofisário (**Fig. 19.17**). A seguir, para translocar a glândula, as camadas periosteal e dural acima da face anterior da glândula precisam ser identificadas em separado e claramente estabelecido o plano entre essas camadas. À medida que a glândula é mobilizada, os ligamentos dentados que mantêm a hipófise em posição são identificados e seccionados (**Fig. 19.18**). A artéria hipofisiária inferior precisará ser seccionada para permitir mobilização da glândula (**Figs. 19.19** e **19.20**). A dissecção precisa prosseguir cuidadosamente; de outro modo, a fina camada que cobre o seio cavernoso pode ser facilmente penetrada, resultando em substancial sangramento venoso. Essa intercorrência pode ser controlada por pasta de Gelfoam e pressão com um cotonoide, mas, se possível, deve ser evitada. Uma vez inteiramente mobilizada a glândula, pode ser translocada para a região do plano esfenoidal (**Figs. 19.20, 19.21** e **19.22**). O terço superior do clivo agora é visível e pode ser removido (**Fig. 19.23**). Faz-se uma osteotomia em forma de Y com o pedúnculo na linha média. Usa-se uma broca diamantada Stylus de alta velocidade com 1 a 2 mm (Medtronic ENT) para realizar essas osteotomias (**Fig. 19.24**). Uma vez que as clinoides posteriores estejam inteiramente móveis, usa-se uma combinação de gancho sem ponta e dissector para destacar delicadamente as clinoides da camada periosteal.

Lembre-se de que a clinoide posterior apoia a artéria carótida intracraniana e o joelho posterior da artéria carótida intracavernosa simultaneamente e, portanto, essa manobra a coloca em risco (**Figs. 19.23** e **19.24**). Agora a dura-máter pode ser aberta e inteiramente visualizada a anatomia suprasselar. Uma alternativa é ressecar um terço da hipófise e

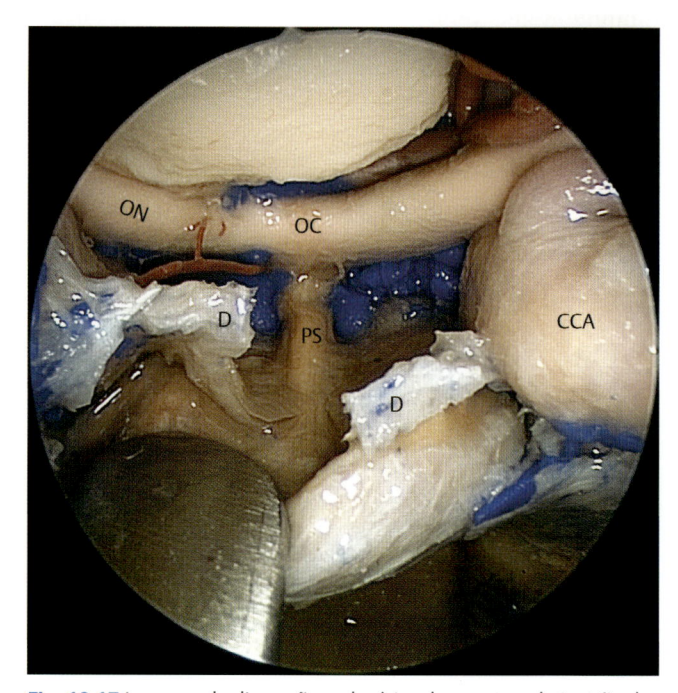

Fig. 19.17 Imagem de dissecção cadavérica demonstrando incisão do diafragma (*D*) para definição do pedúnculo da hipófise (*PS*). *ON*, nervo óptico; *OC*, quiasma óptico; *CCA*, artéria carótida cavernosa.

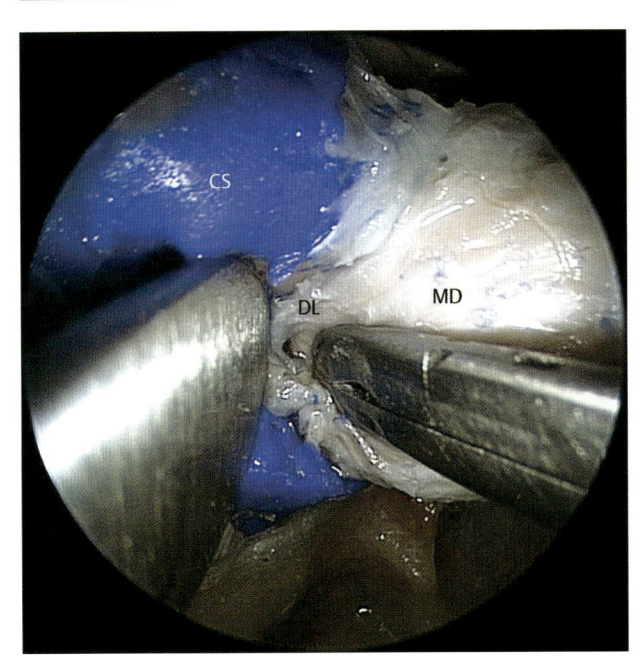

19 Ressecção Endoscópica de Tumores Clivais e da Fossa Posterior do Crânio

Fig. 19.18 Dissecção cadavérica no plano entre as camadas periosteal e meníngea da dura-máter (*MD*) que cobrem o lado direito da hipófise. Os ligamentos dentados (*DL*) da hipófise podem ser claramente visualizados. *CS*, seio cavernoso.

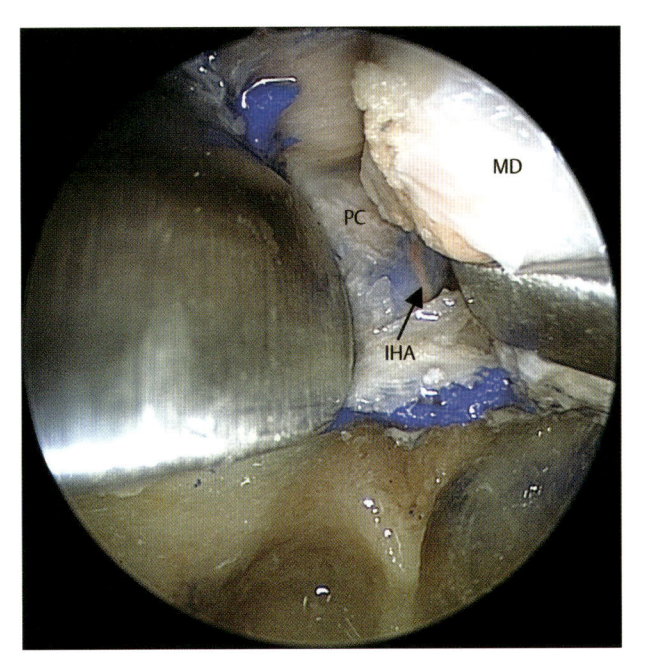

Fig. 19.19 Imagem de dissecção cadavérica do lado direito da glândula hipófise. A dissecção ocorreu entre as camadas periosteal e meníngea da dura-máter (*MD*) posteriormente o máximo possível até o dorso da sela. A artéria hipofisária inferior (*IHA*) é visualizada na base da clinoide posterior (*PC*).

usar esse corredor para remover o terço superior do clivo. Durante esse procedimento, a glândula residual é comprimida lateralmente para oferecer espaço adicional. Isso não dá o mesmo acesso que a translocação glandular, mas é tecnicamente mais fácil e, em nossos pacientes, função hipofisária depois desse procedimento tem sido preservada.

Uma vez removida a dura-máter do terço superior do clivo, a primeira estrutura encontrada é a membrana de Liliequist. Esta é uma condensação da aracnoide-máter que se fixa às clinoides posteriores e aos III nervos cranianos e tem uma abertura semicircular através da qual pode passar a artéria basilar (**Fig. 19.25**).

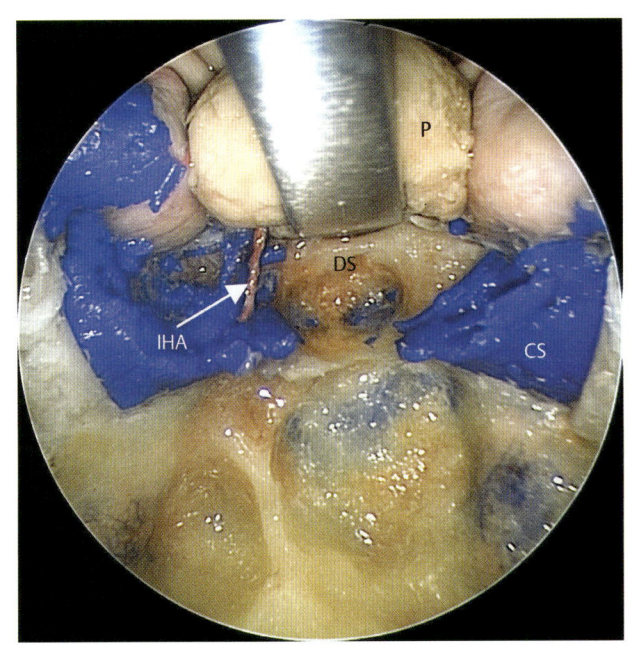

Fig. 19.20 Imagem de dissecção cadavérica da hipófise transposta, porém ainda presa à artéria hipofisária inferior (*IHA*). Nesta imagem, as camadas meníngea e periosteal da dura-máter foram removidas. A IHA precisa ser ligada e seccionada para permitir a transposição completa entre as artérias carótidas. O dorso da sela (*DS*) pode ser visualizado. *P*, hipófise; *CS*, seio cavernoso.

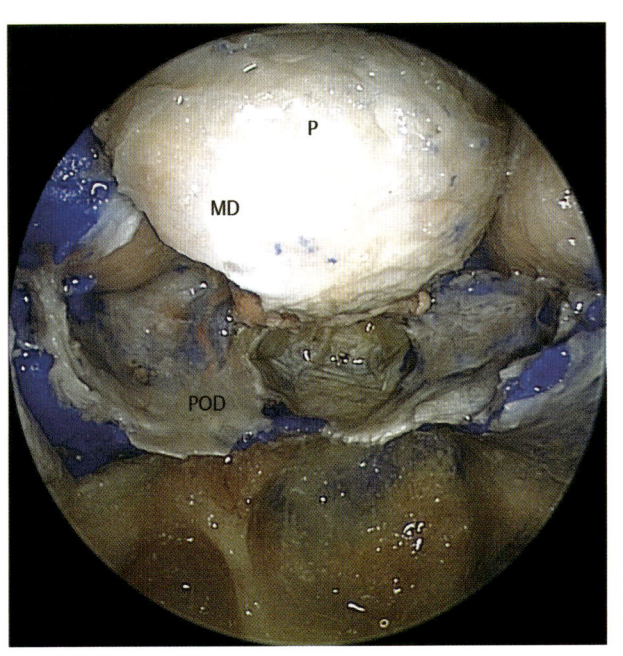

Fig. 19.21 Dissecção cadavérica com preservação das camadas meníngea (*MD*) e periosteal (*POD*) da dura-máter e a glândula hipófise (*P*) transposta entre as artérias carótidas.

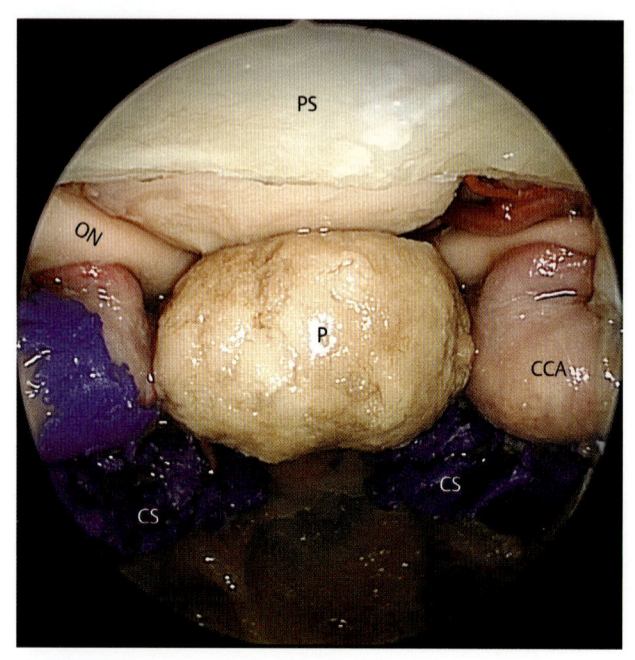

Fig. 19.22 Imagem de dissecção cadavérica com remoção das camadas da dura-máter. A hipófise (P) situa-se em sua posição transposta contra o plano esfenoidal (PS) e entre as artérias carótidas cavernosas (CCA). ON, nervo óptico; CS, seio cavernoso.

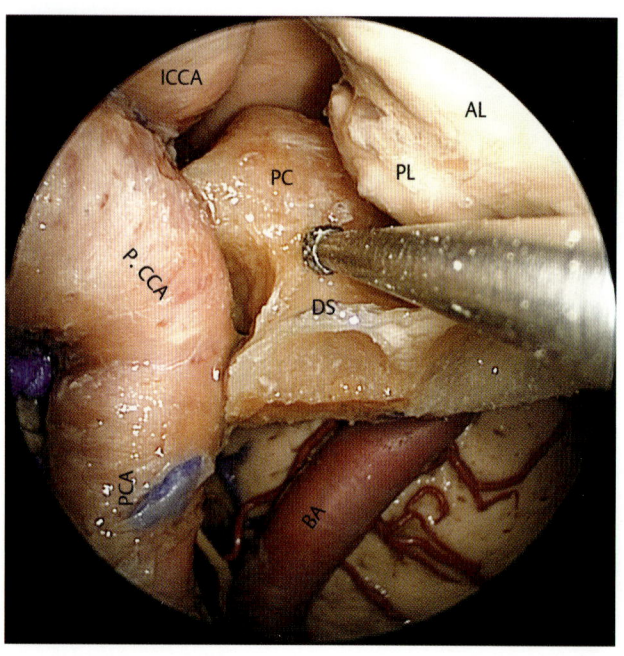

Fig. 19.23 Dissecção cadavérica demonstrando as osteotomias na base das clinoides posteriores (PC) para separação com o corpo do dorso da sela (DS). P. CCA, joelho posterior da artéria carótida intracavernosa; PCA, artéria carótida paraclival; ICCA, artéria carótida intracraniana; BA, artéria basilar; PL, lobo posterior da hipófise; AL, lobo anterior da hipófise.

Uma vez translocada ou removida a hipófise, pode-se ter uma perspectiva melhor dos nervos cranianos na fossa posterior. Na **Fig. 19.26**, o telescópio é girado lateralmente e se pode ver o VI nervo craniano imediatamente abaixo da carótida e novamente no seio cavernoso atrás do vaso carotídeo. Pode-se ver o III nervo craniano saindo do tronco encefálico entre a artéria cerebral posterior e a artéria cerebelar superior (**Fig. 19.10**). O fino IV nervo craniano também pode ser visto na borda do tentório (**Fig. 19.10**).

Se o endoscópio de 30 graus for mais avançado à fossa posterior do crânio, será possível ver o restante dos nervos cranianos (**Fig. 19.4**). O nervo trigêmeo sai da face lateral da

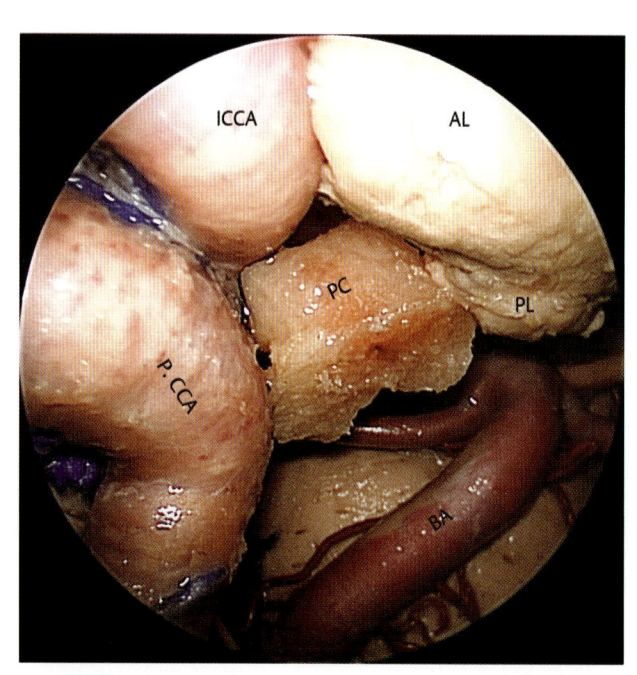

Fig. 19.24 Imagem de dissecção cadavérica demonstrando a estreita relação anatômica da clinoide posterior (PC) com a artéria carótida intracraniana (ICCA) e o joelho posterior da artéria carótida intracavernosa (P. CCA). AL, lobo anterior da hipófise; PL, lobo posterior da hipófise; BA, artéria basilar.

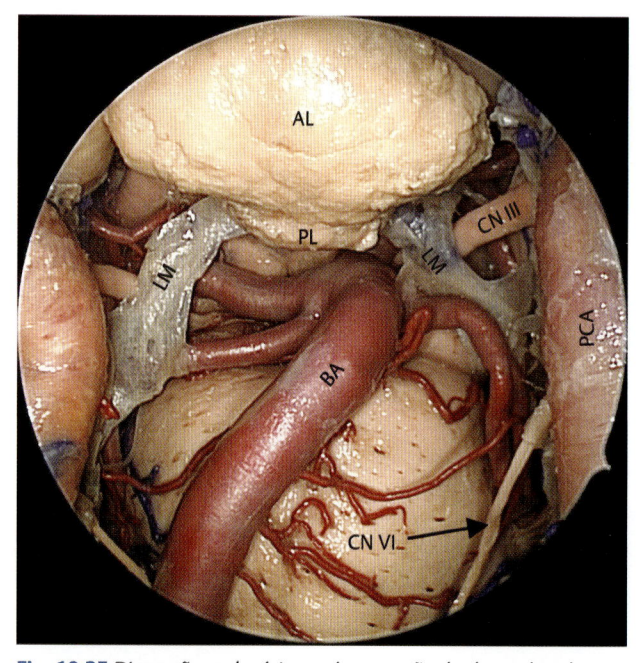

Fig. 19.25 Dissecção cadavérica após remoção do dorso da sela, permitindo visualização da membrana de Liliequist (LM), uma condensação da membrana aracnoide com um orifício semicircular através do qual passa a artéria basilar (BA) antes de se dividir em seus ramos terminais. AL, lobo anterior da hipófise; PL, lobo posterior da hipófise; CN III, nervo oculomotor; CN VI, nervo abducente; PCA, artéria carótida paraclival.

19 Ressecção Endoscópica de Tumores Clivais e da Fossa Posterior do Crânio

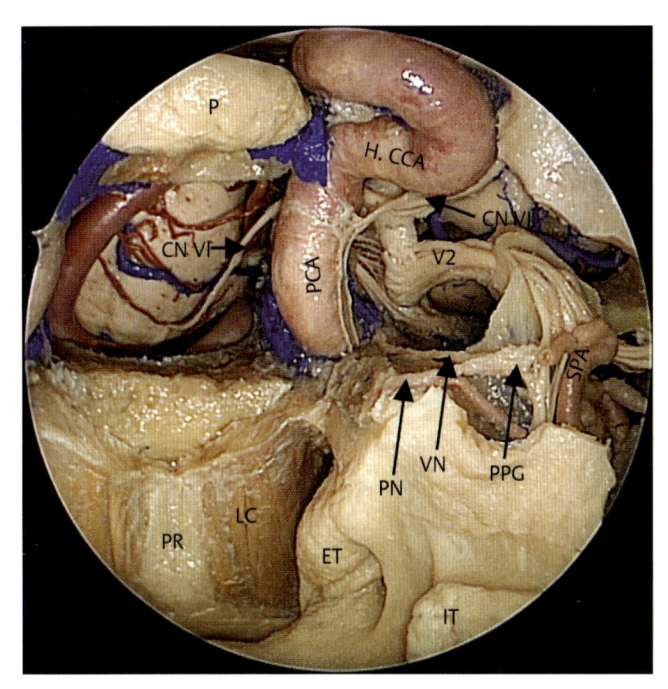

Fig. 19.26 Imagem de dissecção cadavérica feita com endoscópio de 70 graus. O nervo abducente (*CN VI*) pode ser visto passando atrás da artéria carótida paraclival (*PCA*), correndo paralelamente com a parte horizontal da artéria carótida intracavernosa (*H. CCA*). Aqui o nervo está localizado entre a artéria carótida medialmente e a divisão oftálmica do nervo trigêmeo lateralmente. *P*, hipófise; *V2*, divisão maxilar do nervo trigêmeo; *PN*, nervo faríngeo; *VN*, nervo vidiano; *PPG*, gânglio pterigopalatino; *SPA*, artéria esfenopalatina; *ET*, tuba auditiva; *IT*, concha nasal inferior; *LC*, músculo longo da cabeça; *PR*, rafe faríngea.

ponte com o fino IV nervo craniano abaixo de si (**Fig. 19.10**). O V nervo craniano entra no cavo de Meckel antes de entrar no seio cavernoso. Abaixo do V nervo craniano podem-se ver o VII, VIII e nervo intermédio saindo do tronco encefálico e entrando no meato acústico interno (**Figs. 19.12 e 19.28**). Embora nesse cadáver (**Fig. 19.27**) pareça haver espaço entre o tronco encefálico e a base do crânio, nem sempre é esse o caso nos pacientes e, portanto, é preciso ter cautela ao contemplar a remoção de tumores das regiões laterais da fossa posterior do crânio. Para avaliar o VII e o VIII nervos cranianos, inspeciona-se a extremidade lateral do sulco pontobulbar e se podem ver os nervos facial e vestibulococlear emergindo do tronco encefálico, localizando-se o nervo intermédio entre eles, e estreitamente relacionados com a artéria cerebelar inferior anterior (AICA) (**Figs. 19.12 e 19.27**). O nervo intermédio se origina principalmente como tronco único entre o nervo vestibulococlear e o facial, mas pode originar-se com até quatro radículas. Na **Fig. 19.12**, podem-se visualizar três pequenas raízes. Na maioria dos casos, a AICA passa imediatamente abaixo dos nervos facial e vestibulococlear em seu caminho em torno do tronco encefálico, mas também pode atravessar ou ficar acima, como se vê neste exemplo, no qual atravessa os nervos facial e vestibulococlear (**Fig. 19.12**). A AICA dá uma artéria labiríntica, artérias subarqueadas e os ramos perfurantes recorrentes para o tronco encefálico. O nervo facial experimenta uma relação consistente com a junção dos nervos glossofaríngeo/vago/acessório espinal no bulbo. O facial se origina 2 a 3 mm acima da radícula mais rostral.

Inferiormente ao VII e VIII nervos cranianos, podem-se ver o IX e o X pares entrando no forame jugular (**Fig. 19.12**). A AICA, em alguns pacientes (54%), pode fazer uma alça em distância variável no meato acústico interno antes de dar seu ramo labiríntico (**Fig. 19.27**). Os nervos glossofaríngeo, vago e acessório se originam de radículas alinhadas ao longo do sulco pós-olivar (um sulco raso entre a oliva e a superfície posterolateral do bulbo). Os nervos glossofaríngeo e vago se originam no nível do terço superior da oliva enquanto que as radículas do acessório se originam ao longo da margem posterior dos dois terços inferiores da oliva e da parte inferior do bulbo e segmentos superiores da medula espinal. O nervo glossofaríngeo se origina como linha de uma ou duas radículas na parte superior do bulbo, imediatamente abaixo do nervo facial. A artéria cerebelar inferior posterior (PICA) se origina da artéria vertebral no nível do bulbo e tipicamente tem um trajeto posterior entre os nervos vago e acessório, como se vê na **Fig. 19.28**. Continua, então, até chegar à superfície do pedúnculo cerebelar inferior, onde mergulha para irrigar a fissura cerebelobulbar e termina suprindo a superfície suboccipital do cerebelo. O plexo coroide se localiza diretamente atrás desses nervos ao se espalhar quando sai da abertura lateral do 4° ventrículo (forame de Luschka), localizado na margem lateral do sulco pontobulbar (**Fig. 19.29**). O flóculo é visível imediatamente atrás dos nervos facial e vestibulococlear (**Fig. 19.29**). O nervo hipoglosso vem de uma série de radículas encontradas originando-se do sulco pré-olivar no bulbo, sulco este entre a oliva e a pirâmide bulbar. As radículas do nervo hipoglosso podem estirar-se acima da superfície posterior da artéria vertebral (**Fig. 19.14**). A artéria cerebelar inferior posterior pode atravessar em torno ou entre essas radículas antes que elas entrem no canal do hipoglosso. O nervo

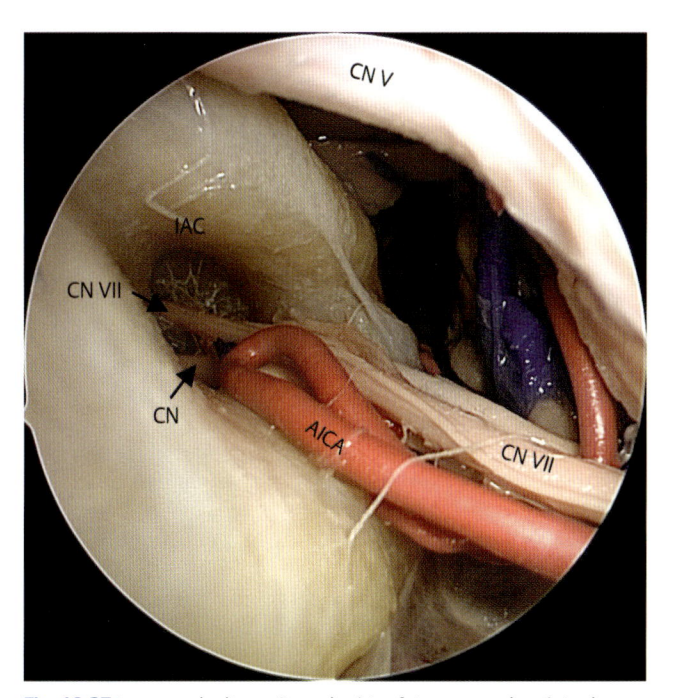

Fig. 19.27 Imagem de dissecção cadavérica feita com endoscópio de 70 graus. O canal acústico interno direito (*IAC*) pode ser claramente visualizado com o segmento meatal da artéria cerebelar inferior anterior (*AICA*) entrando no meato. Esse vaso então faz uma alça entre os nervos facial (*CN VII*) e vestibulococlear. *CN*, nervo coclear; *CN V*, nervo trigêmeo.

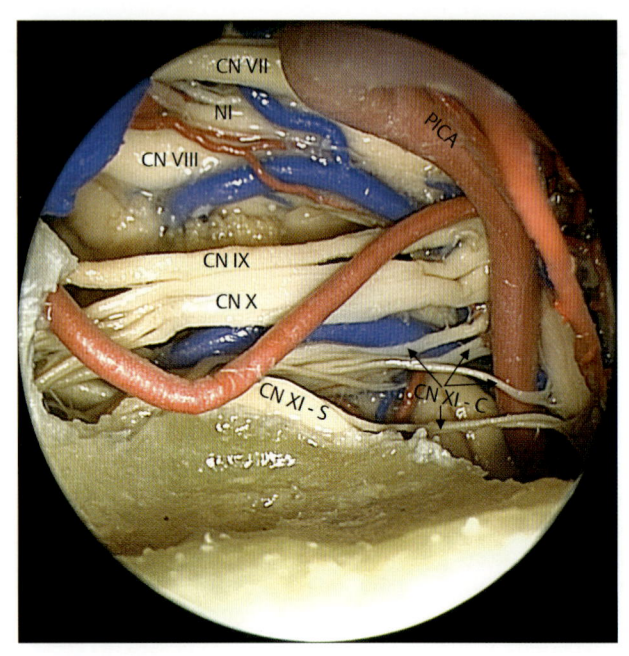

Fig. 19.28 Imagem de dissecção cadavérica demonstrando a artéria cerebelar inferior posterior (*PICA*) correndo entre as radículas do nervo vago (*CN X*) e do nervo acessório craniano (*CN XI-C*) na posição onde os nervos saem do tronco encefálico. *CN VII*, nervo facial; *CN VIII*, nervo vestibulococlear; *NI*, nervo intermédio; *CN IX*, nervo glossofaríngeo; *CN XI-S*, nervo acessório espinal.

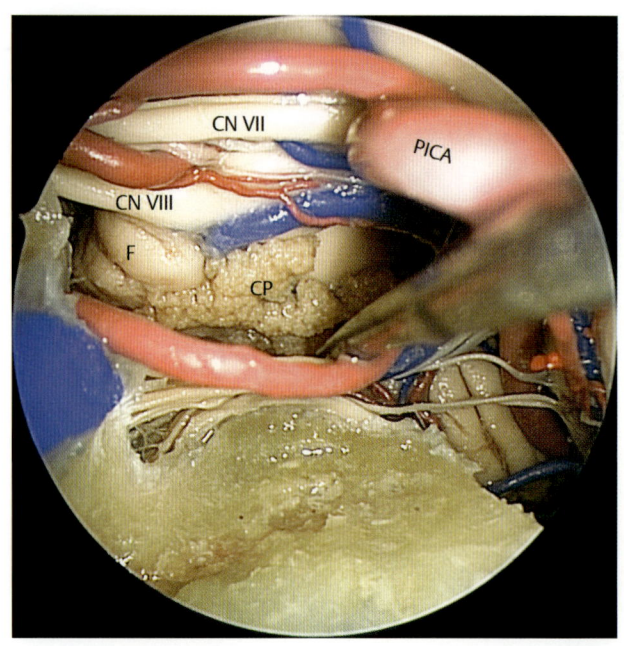

Fig. 19.29 Imagem de dissecção cadavérica do lado direito com retração inferior dos nervos glossofaríngeo e vago para revelar o plexo corioideo (*CP*) em sua saída da abertura lateral do 4º ventrículo (forame de Luschka). O flóculo (*F*) também pode ser visualizado lateralmente, imediatamente atrás dos nervos facial (*CN VII*) e vestibulococlear (*CN VIII*). *AICA*, artéria cerebelar inferior anterior; *PICA*, artéria cerebelar inferior posterior.

hipoglosso então sai desse canal muitas vezes com um lago venoso que se une à veia jugular interna (**Fig. 19.14**).

Seio Cavernoso

O seio cavernoso pode estar envolvido em tumores clivais, particularmente cordomas, e, portanto, é importante compreender a relação dos nervos cranianos no interior do seio cavernoso, como discutido no Capítulo 18. A relação mais importante nos tumores clivais é o VI nervo craniano, pois é o mais vulnerável. Seu segmento cisternal é facilmente abarcado por extensão de tumor intradural, e seu segmento cavernoso costuma estar envolvido nas regiões do golfo e no canal de Dorello, onde se situa entre as camadas da dura e do periósteo (**Figs. 19.6, 19.9 e 19.26**).

Os outros nervos cranianos que podem estar envolvidos em extensão tumoral ao seio cavernoso são o III, IV e V nervos cranianos. A **Fig. 19.30** é uma representação diagramática do conteúdo do seio cavernoso adjacente à hipófise, e a **Fig. 19.31** mostra esses nervos em seu trajeto na parede lateral do seio cavernoso em seu caminho para o ápice da órbita e fissura orbital superior (a artéria carótida cavernosa foi retraída medialmente).

O conteúdo do seio cavernoso quase nunca é visto durante cirurgia, pois só é possível abrir o seio cavernoso se o tumor o tiver infiltrado e obliterado os sinusoides venosos. No entanto, em tais casos, é importante conhecer a anatomia do seio cavernoso para que essas importantes estruturas não sejam lesadas durante a ressecção tumoral. Na **Fig. 19.31**, a artéria carótida está girada medialmente para expor o conteúdo do seio cavernoso. Observe como o III nervo craniano é grande no teto lateral do seio, e o IV nervo craniano é menor e menos facilmente visível diretamente abaixo do primeiro. O VI nervo craniano é visto entrando no seio em região mais caudal e a partir da face inferior posterior, depois atravessando de inferior para superior, apoiando-se ao joelho anterior da artéria carótida. Se esse nervo for movido medialmente, os ramos V1 e V2 do V nervo craniano poderão ser vistos. V3 está no mesmo plano cirúrgico, mas se situa mais inferiormente.

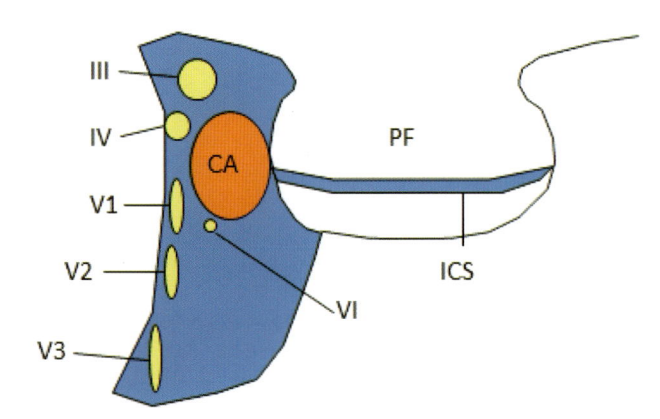

Fig. 19.30 Esta representação diagramática do seio cavernoso direito mostra a artéria carótida (*CA*) no seio cavernoso. O sexto nervo é o mais medial, enquanto que o III, o IV e o V tendem a correr contra a parede lateral do seio cavernoso. Demonstra-se o seio venoso intercavernoso (*ICS*), que liga um seio ao outro.

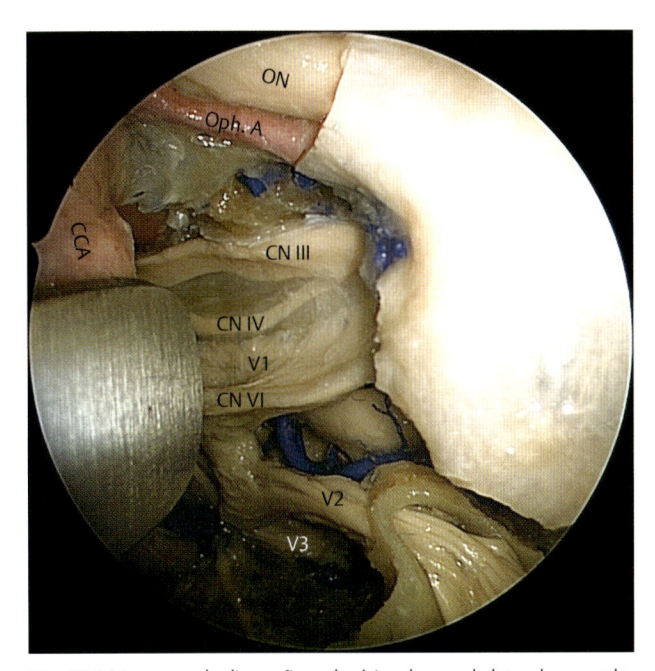

Fig. 19.31 Imagem de dissecção cadavérica da parede lateral esquerda do seio esfenoidal. O osso foi removido, e o joelho anterior da artéria carótida intracavernosa (*CCA*), retraído medialmente. Isso permite clara visualização dos nervos no interior das camadas durais da parede lateral do seio cavernoso. O nervo abducente (*CN VI*) pode ser visualizado medialmente, correndo no interior do seio cavernoso. *ON*, nervo óptico; *Oph. A*, artéria oftálmica; *CN III*, nervo oculomotor; *CN IV*, nervo troclear; *V1*, divisão oftálmica do nervo trigêmeo; *V2*, divisão maxilar do nervo trigêmeo; *V3*, divisão mandibular do nervo trigêmeo.

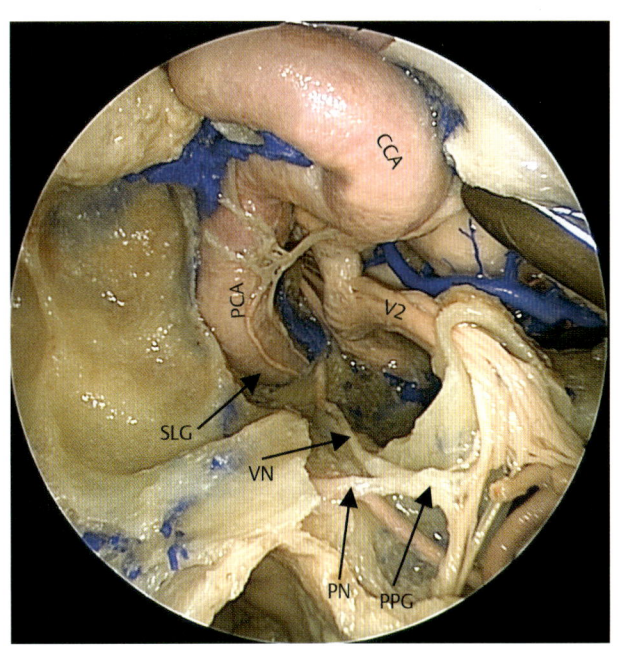

Fig. 19.32 Imagem de dissecção cadavérica da parede lateral do esfenoide no lado esquerdo demonstrando o trajeto do nervo vidiano (*VN*) lateralmente em direção ao joelho supralacerado (*SLG*), localizado na junção da artéria carótida paraclival (*PCA*) vertical com a artéria carótida petrosa horizontal. *PCA*, artéria carótida paraclival; *CCA*, joelho anterior da artéria carótida intracavernosa; *V2*, divisão maxilar do nervo trigêmeo; *VN*, nervo vidiano; *PN*, nervo faríngeo; *PPG*, gânglio pterigopalatino.

Técnica Cirúrgica para Lesões no Clivo e na Fossa Posterior do Crânio

O primeiro passo é elevar um retalho septal pediculado de Hadad e colocá-lo no seio maxilar, que terá sido amplamente aberto. O septo oposto é mobilizado, como descrito no Capítulo 20, para cobrir o local doador do retalho septal pediculado, removendo assim a metade posterior do septo e criando espaço suficiente para uma abordagem por dois cirurgiões. Esse retalho com base anterior é preso com sutura em Vicryl 3-0 (Ethicon. Somerville, NJ). Novamente, pode-se colocar Silastic® sobre a columela, como descrito no Capítulo 17, para facilitar a passagem bilateral dos instrumentos. A seguir, a concha nasal superior é removida e se criam grandes esfenoidotomias bilaterais. O assoalho do esfenoide é ressecado com uma broca diamantada curva de alta velocidade (Medtronic ENT). Os pontos de referência laterais para essa ressecção são os nervos vidianos. Eles são identificados no começo da ressecção e todo o osso entre esses nervos é removido. Ao ser abordado o joelho da carótida em sua porção *supralacerum*, lembre-se de que o nervo vidiano está no lado medial do joelho, mas, ao progredir em direção à carótida, seu trajeto é lateral e acima do topo da carótida (**Fig. 19.32**). É importante ressecar todo o assoalho, pois do contrário o limite anterior remanescente do esfenoide dirigirá os instrumentos para cima em direção à hipófise (**Fig. 19.33**).

A etapa seguinte é identificar as artérias carótidas paraclivais verticais, assim delineando os limites laterais do terço médio da dissecção clival (**Fig. 19.3**). Geralmente isso é feito com uma broca diamantada angulada de alta velocidade

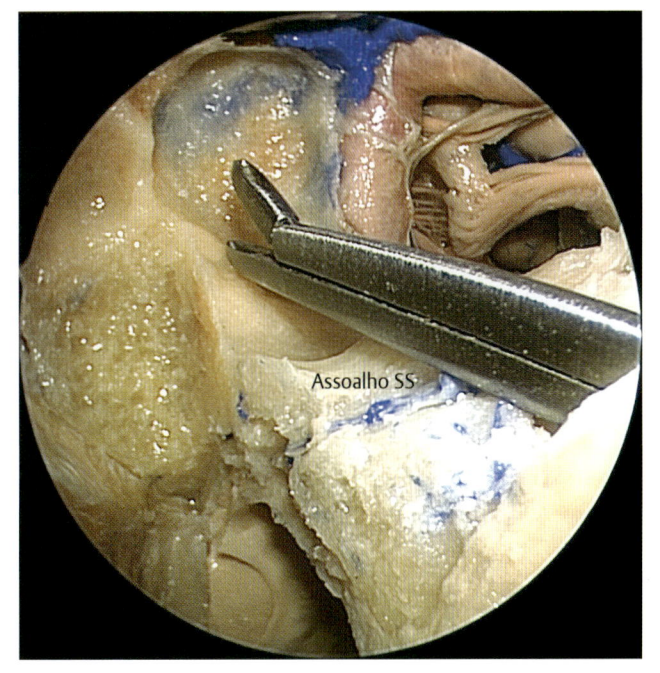

Fig. 19.33 Dissecção cadavérica demonstrando que a instrumentação sem a remoção adequada do assoalho do seio esfenoidal resulta em um instrumento reto subindo para o interior do terço médio do clivo abaixo da fossa hipofisiária. A remoção do assoalho do seio esfenoidal (*SS*) permitirá acesso à junção do assoalho posterior do esfenoide e clivo adjacente.

(Medtronic ENT), o que permite que as carótidas sejam expostas com uma camada fina de osso protegendo-as. Sistema de navegação por imagens e Doppler intraoperatório desempenham importante papel em identificar corretamente as artérias para que o osso sobrejacente a elas possa ser afinado até que se tornem transparente e permitam identificação precisa dos vasos. Se a broca entrar em contato inadvertidamente com a adventícia da parede da carótida, geralmente não haverá lesão da parede, contanto que a artéria seja imediatamente reconhecida. O contato prolongado entre a broca e a parede é perigoso e pode levar a uma lesão da artéria. Se o tumor se estender inferolateralmente aos canais carótidos, pode ser seguido contanto que se tenha em mente que a parte temporal petrosa da carótida corre a aproximadamente 45 graus com a parte vertical das carótidas. Em um paciente com um cordoma, tal extensão pode ser removida com uma broca diamantada curva. Em certas situações, as brocas diamantadas de 40 ou 70 graus (Medtronic ENT) podem ser úteis para lesões com base muito lateral (**Fig. 19.34**).

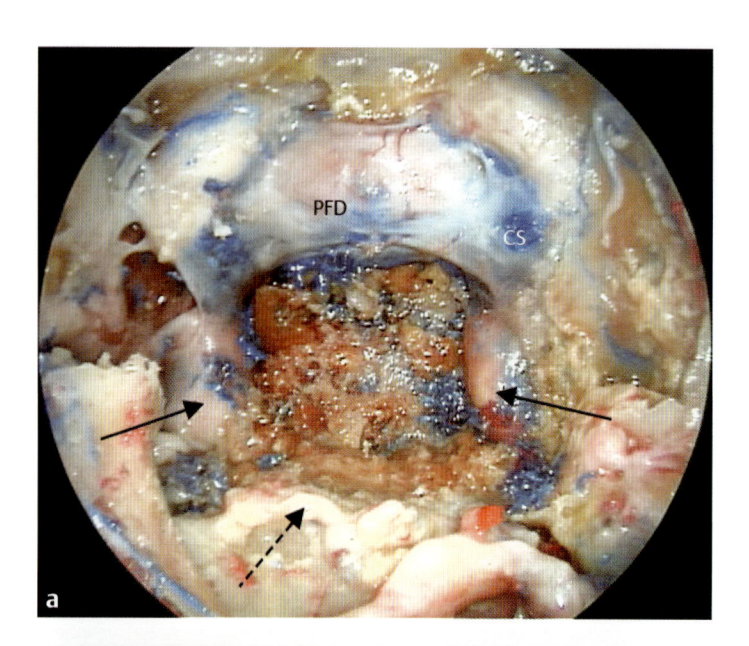

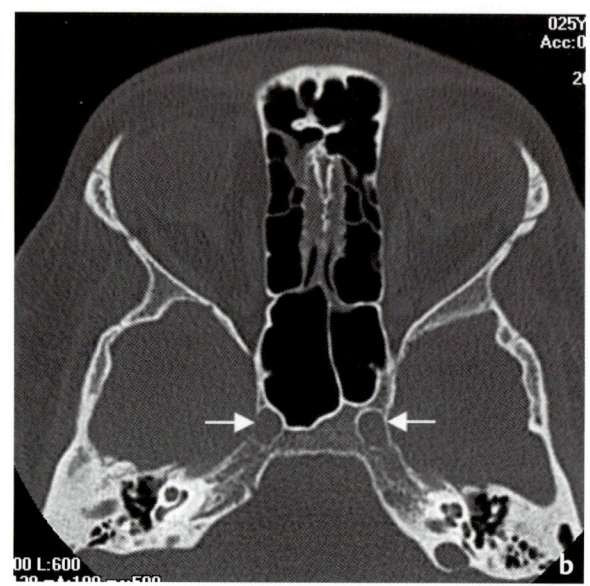

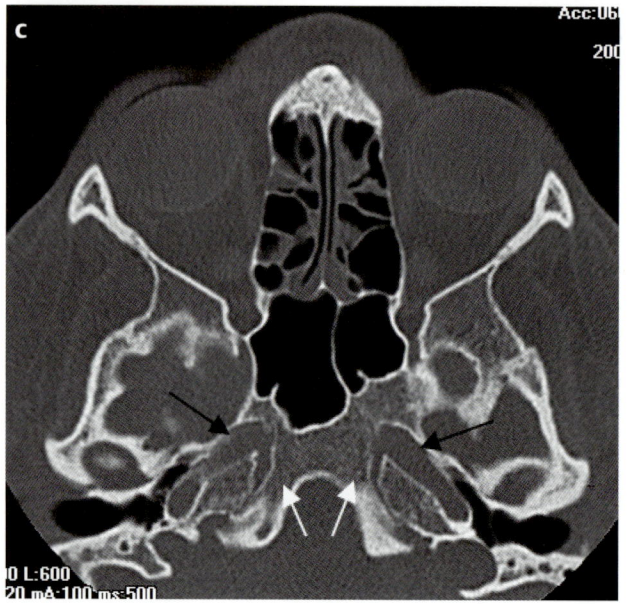

Fig. 19.34 (**a**) As partes verticais das artérias carótidas foram expostas (*setas pretas contínuas*). Superiormente, a dura sobrejacente à fossa hipofisiária (*PFD*) foi exposta e o seio cavernoso (*CS*), em ambos os lados, pode ser claramente visto. Observe o seio venoso intercavernoso ligando os dois seios. Inferiormente, o assoalho do esfenoide foi removido com broca até quase adjacente à dura clival (*seta preta tracejada*). (**b**) As partes verticais das artérias carótidas são vistas (*setas brancas*) com o clivo entre as carótidas (**c,d**) TCs axiais em que as partes petrosas das artérias carótidas e do forame lacerado são marcadas com *setas pretas*, e as partes posterolaterais do clivo atrás das artérias, marcadas com *setas brancas*. Observe como a parte petrosa da carótida corre em um ângulo de 45 graus com as partes verticais das artérias.

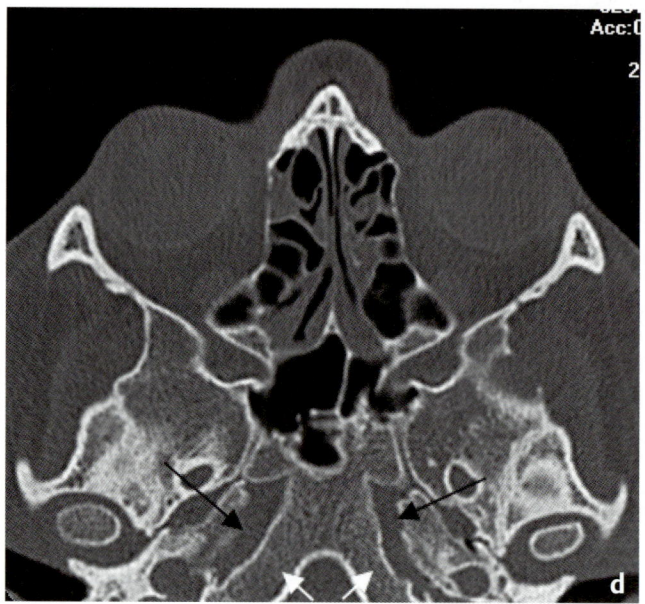

19 Ressecção Endoscópica de Tumores Clivais e da Fossa Posterior do Crânio

Se o tumor romper a dura-máter clival e fizer protrusão intracraniana, então essa parte do tumor pode ser separada do componente clival por dissecção cortante usando tesoura endoscópica para base do crânio* (Integra). O tumor residual que faz protrusão do clivo para a fossa posterior do crânio agora é acessível sem que os cirurgiões tenham que trabalhar em torno do componente clival muitas vezes volumoso. A abertura dural deve ser visualizada e ainda pode ser aumentada com a tesoura para permitir uma visualização endoscópica do componente tumoral intracraniano. Cordomas clivais geralmente são moles e passíveis de exérese com aspiração delicada. É preciso cuidado para assegurar que o tumor não esteja emaranhado ao VI nervo craniano ou a qualquer das estruturas vasculares do tronco encefálico. Tração sobre um tumor enrolado em torno de uma perfurante do tronco encefálico pode causar sangramento catastrófico e hemorragia para o interior do tronco encefálico, com óbito intraoperatório. Nessa situação, é vitalmente importante que o otorrinolaringologista e o neurocirurgião trabalhem o mais perto como equipe. O gancho sem ponta e a sonda maleáveis para base do crânio* (Integra Wormald Skull Base Set) são usados para mobilizar o tumor enquanto se aplica tração delicada, e o tumor é delicadamente entregue através da abertura dural para o interior do esfenoide. Usam-se endoscópios angulados e aspiradores maleáveis* (Integra Wormald Skull Base Set)

para visualizar a cavidade intracraniana e assegurar que não reste tumor residual. Se for visto doença remanescente, coloca-se um regulador de aspiração na linha de aspiração para reduzir a quantidade de sucção. A aspiração maleável para base do crânio (Integra) é então aplicada através da abertura dural sobre o tumor residual. A porta de controle da aspiração desse instrumento é muito larga para que, se um vaso ou nervo for inadvertidamente aspirado para o interior da extremidade do instrumento, a retirada do dedo da porta de aspiração removerá toda a aspiração na ponta, e a estrutura vascular ou nervo será solta sem lesão.

Exemplos de Casos e Resultados

Uma mulher de meia-idade apresentou um grande cordoma clival que fazia protrusão para o interior do seio esfenoidal, apoiando-se nas artérias carótidas internas e estendendo-se à cavidade intracraniana, onde se apoiava na artéria basilar (**Fig. 19.35**).

Essa paciente foi tratada com uma abordagem por dois cirurgiões com grandes esfenoidotomias bilaterais, remoção do septo posterior e remoção do assoalho do esfenoide. Uma vez conseguido o acesso, ambas as porções verticais das ca-

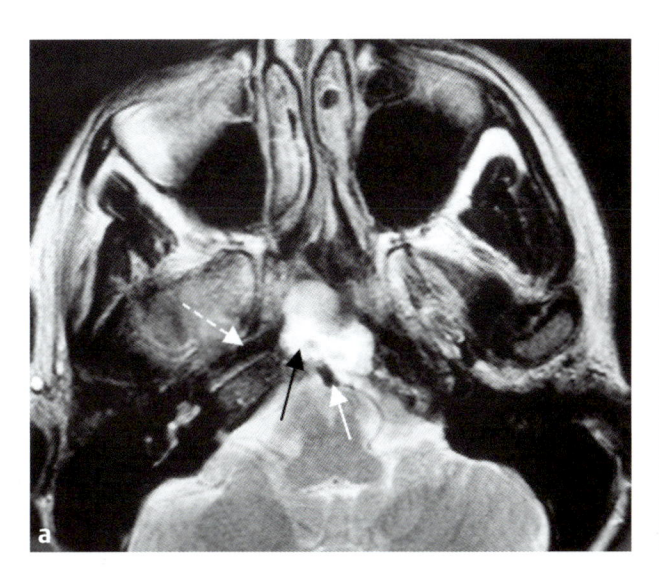

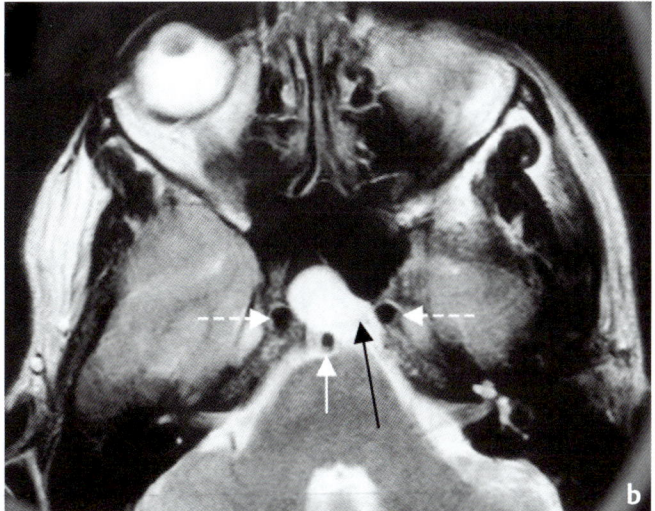

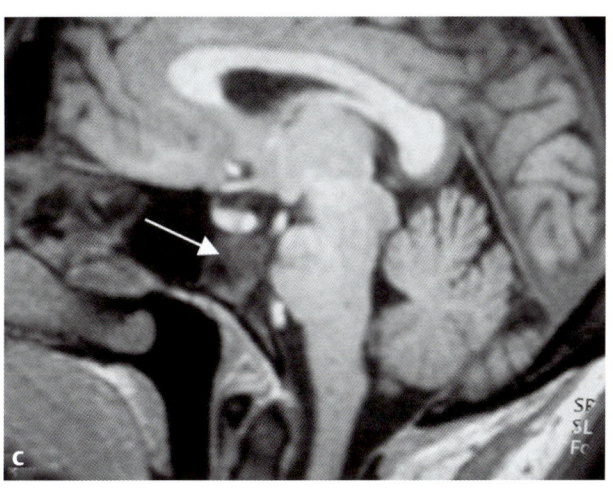

Fig. 19.35 (a,b). Na RM axial, o cordoma (*seta preta*) pode ser visto entre as artérias carótidas (*setas brancas tracejadas*) e tocando a artéria basilar (*seta branca contínua*). (c) Na RM parassagital, a lesão pode ser vista no clivo abaixo da hipófise e apoiando-se na ponte.

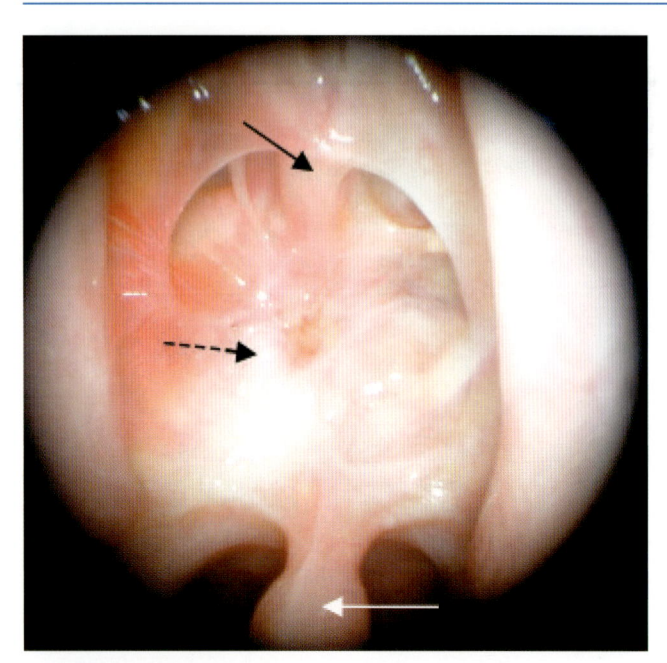

Fig. 19.36 Esta imagem endoscópica do esfenoide indica o septo residual (*seta branca*), o septo intersinusal do esfenoide (*seta preta*) e a região da reconstrução da parede da fossa posterior (*seta preta tracejada*).

rótidas foram expostas com uma broca diamantada. O restante do clivo ósseo foi removido com exposição da dura clival, que apresentava uma falha central, através da qual o cordoma penetrava na fossa posterior do crânio. Utilizando a abordagem com dois cirurgiões, a parte intracraniana do tumor foi lentamente mobilizada sob visualização direta. Usou-se um endoscópio de 30 graus para visualizar a extensão intracraniana inferior do tumor. Usou-se ponta sem corte e maleável e sondas curvas para dissecar delicadamente a aracnoide-máter do tumor, e este foi passado para o interior do esfenoide e removido. A reconstrução da base do crânio foi feita inicialmente apenas com gordura, mas a paciente desenvolveu um vazamento de líquido cefalorraquidiano (LCR) cerca de 1 mês depois da cirurgia e então o reparo foi aumentado com fáscia lata. Esse reparo continua intacto depois de acompanhamento de 8 anos (**Fig. 19.36**). Até o presente não há evidência de doença recorrente no estudo por RM.

O segundo exemplo de caso é de um homem de meia-idade que apresentou paralisia parcial do VI nervo craniano. Exames por RM mostraram uma lesão que se estendia de carótida interna a carótida interna e das partes inferior e lateral à vertical das carótidas. A extensão intracraniana comprime a superfície anterior da ponte e desloca lateralmente a artéria basilar (**Fig. 19.37**).

Deve-se sempre avaliar possível extensão óssea inferior desses tumores. Se as TCs deste caso forem revisadas, pode-se ver a extensão inferolateral atrás das partes temporais petrosas das carótidas internas (**Fig. 19.38**). Existe significativa erosão óssea dessa parte do clivo, descendo em direção ao forame magno. Nesse paciente, vê-se mais erosão óssea no lado direito (*seta branca*) no ápice petroso.

Esse paciente foi abordado com uma exposição hipofisária padrão por dois cirurgiões com esfenoidotomias amplas, ressecção septal e ressecção do assoalho do esfenoide. Uma vez inteiramente visualizado o tumor, as partes paraclivais verticais das artérias carótidas internas foram expostas desde a base do esfenoide até o assoalho da fossa hipofiáris usando uma broca diamantada. A dura-máter do assoalho inteiro da hipófise foi então exposta. Isso delineia as margens superior e lateral da dissecção. A seguir, o assoalho do esfenoide foi afastado com broca e o tumor seguido lateralmente atrás das partes verticais das carótidas internas e posteriormente até que se expôs a dura-máter da fossa posterior do crânio. Uma vez exposta a dura-máter inferiormente (na base do clivo), lateralmente (atrás das carótidas) e superiormente na junção hipófise-clivo, sentiu-se que o tumor era inteiramente móvel. Ele foi então colocado sob leve tração e se viu um jato de LCR à medida que o componente intracraniano foi deslocado na abertura dural na fossa posterior. Usando tesoura endoscópica para base do crânio* (Integra), o componente esfenoide/clival do tumor foi seccionado da extensão intracraniana no nível da dura-máter da fossa posterior. Uma vez removido o componente esfenoidal, criou-se espaço suficiente para que os dois cirurgiões pudessem trabalhar confortavelmente no tumor intracraniano restante. A falha dural foi aumentada com a tesoura endoscópica para base do crânio e se obteve visualização da fossa posterior do crânio. Usando o gancho maleável em ângulo reto e a sonda com ponta não cortante (conjunto de instrumentos para base do crânio, Integra), o componente intracraniano foi delicadamente mobilizado e transportado através da falha dural. O endoscópio foi trocado para outro de 30 graus e reexplorada a fossa posterior do crânio. Tumor residual foi visto superiormente na face anterior da ponte. Colocou-se um regulador de aspiração na linha de aspiração, limitando a quantidade de sucção, e a aspiração maleável do seio frontal foi curvada, de modo a ser colocada através da falha dural superiormente para que o tumor residual que comprimia a ponte fosse delicadamente removido. Obteve-se ressecção tumoral macroscópica completa. A falha na base do crânio foi reparada com duas camadas de fáscia lata. Uma camada foi colocada dentro do crânio, e a outra, na dura-máter do esfenoide. Colocou-se cola de fibrina e um tampão nasal. Infelizmente, o paciente desenvolveu vazamento de LCR depois de removido o tampão. Na reexploração, o reparo dural estava sólido, vendo-se uma corrente muito fina de LCR proveniente da junção entre a dura hipofisária e o reparo. Essa região foi aberta e reparada com um tampão de gordura do tipo *bath-plug* e cola de fibrina.

Até o momento, removemos endoscopicamente 16 cordomas clivais. Oito dos nove casos primários foram submetidos a radioterapia, tendo um paciente recebido irradiação com feixe de prótons. Quatro das sete revisões tinham sido submetidas a radioterapia antes da apresentação em nosso serviço. Em sete dos nove casos primários, foi possível a ressecção tumoral macroscópica completa e, nesse grupo, não houve recorrência do tumor desde a ressecção, sendo a média de seguimento de 4 anos. Nos pacientes submetidos à ressecção parcial, o tumor residual está crescendo muito lentamente, o que é monitorado com exames por RM sequencial. Será oferecida futura cirurgia se o tumor crescer significativamente ou produzir sintomas. Nos sete casos de revisão, todos foram submetidos à cirurgia primária em outras instituições. Cinco ainda tinham doença residual radiológica, tendo ocorrido óbito em dois pacientes.

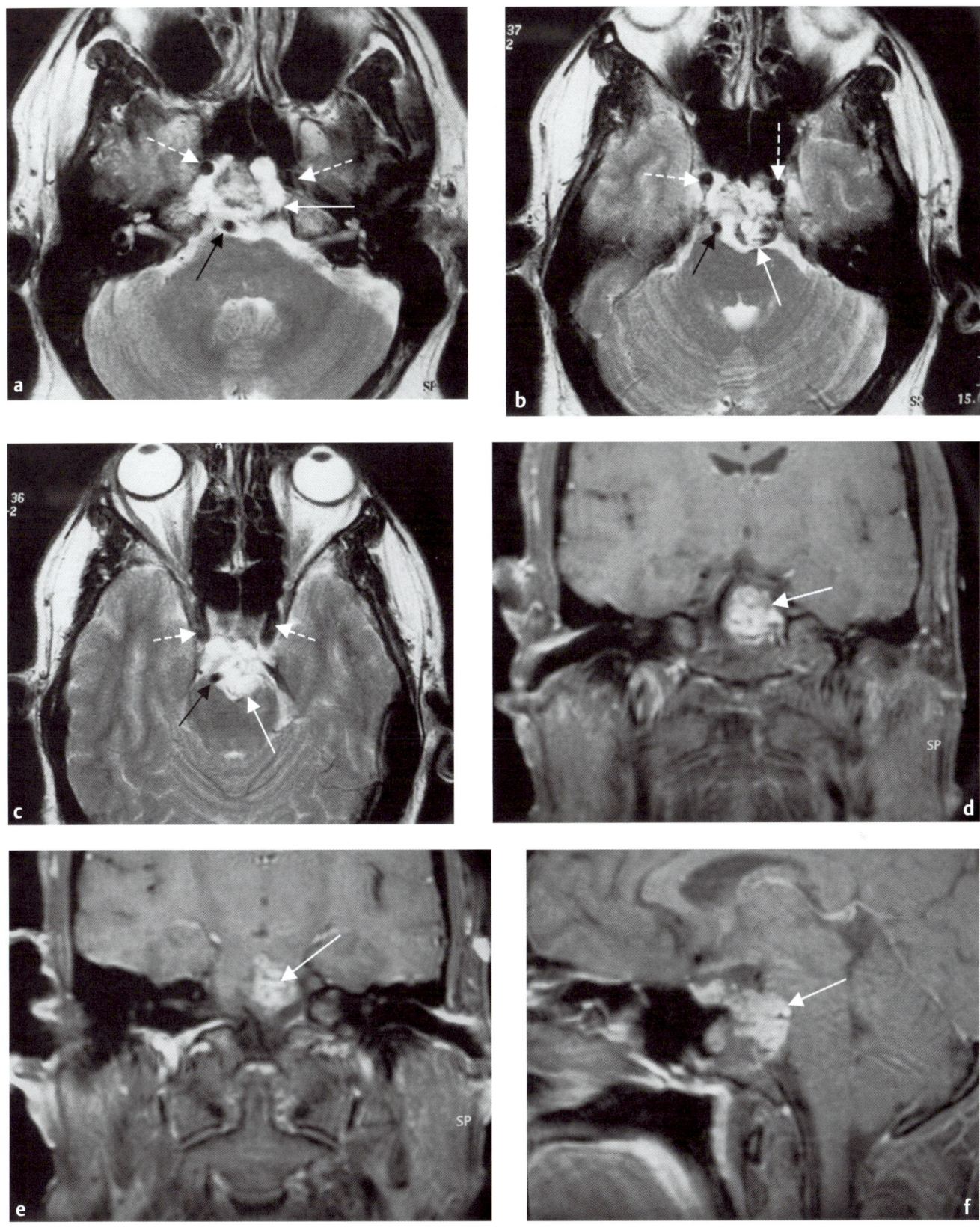

Fig. 19.37 (a-c) RM axial ponderada em T2 em que o tumor (*seta branca*) é visto entre as duas partes verticais das carótidas (*setas brancas tracejadas*). Também fica evidente como o tumor comprime a ponte e desloca a artéria basilar (*seta preta*) lateralmente. (d,e). Nos exames coronais ponderados em T1, o tumor pode ser visto pressionando a ponte (*seta branca*). Essa compressão pode ser inteiramente apreciada na projeção parassagital da RM ponderada em T1. (f) Observe a compressão posterior significativa do tumor na ponte (*seta branca*).

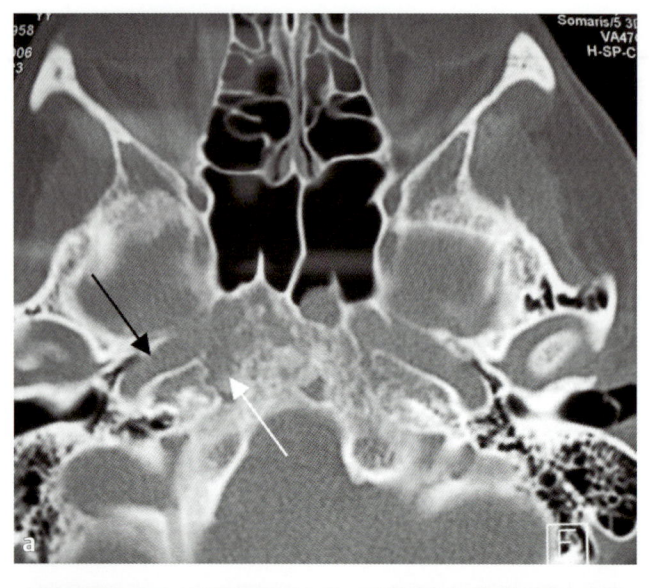

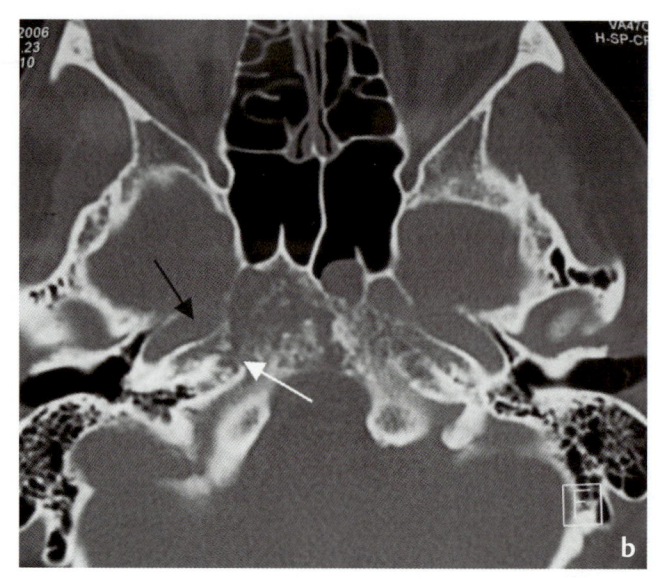

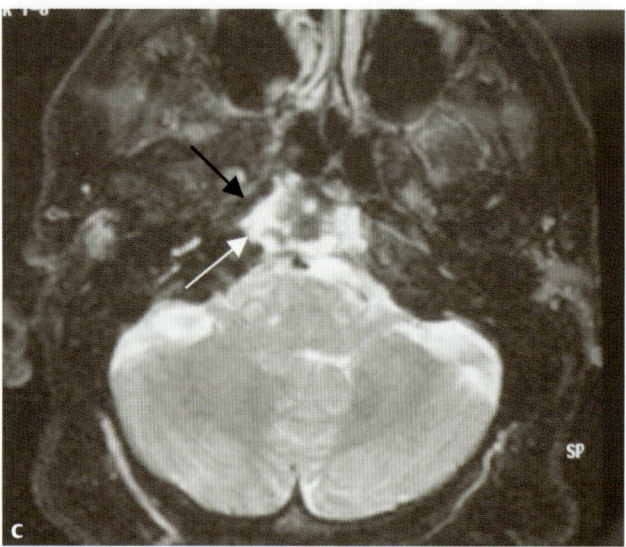

Fig. 19.38 (a,b). TC axial e **(c)** RM ponderada em T1 ilustram as partes horizontais da carótida interna (seta preta) e a erosão óssea imediatamente posterior à carótida na base do clivo (seta branca).

Conclusão

A ressecção endoscópica dos tumores clivais e da fossa posterior do crânio apresenta um desafio à equipe da base do crânio. O manejo bem-sucedido desses pacientes exige conhecimento detalhado da anatomia e alto nível de habilidade endoscópica. A equipe endoscópica de base de crânio, normalmente consistindo em um otorrinolaringologista e um neurocirurgião, precisa construir sua *expertise* endoscópica em casos menos desafiadores, como a ressecção de tumores da hipófise e, uma vez adquirindo suficiente conhecimento, então progredir para tumores clivais e da fossa posterior do crânio.

Referências

1. Brackmann DE, Arriaga MA. Surgery of the posterior cranial fossa. In: CW Cummings, ed. Otolaryngology Head and Neck Surgery. 4th ed. St Louis, MO: Mosby; 2005
2. Lanzino G, Dumont AS, Lopes MB, Laws ER Jr. Skull base chordomas: overview of disease, management options, and outcome. Neurosurg Focus 2001;10(3):E12
3. DeMonte F, Diaz E Jr, Callender D, Suk I. Transmandibular, circumglossal, retropharyngeal approach for chordomas of the clivus and upper cervical spine. Technical note. Neurosurg Focus 2001;10(3):E10
4. Solares CA, Fakhri S, Batra PS, Lee J, Lanza DC. Transnasal endoscopic resection of lesions of the clivus: a preliminary report. Laryngoscope 2005;115(11):1917–1922
5. Giorgio F, Vittorio S, Fabio C, Giovanni F, Diego M, Ernesto P. The endoscopic transnasal transphenoidal approach for the treatment of cranial base chordomas and chondrosarcomas. Op Neurosurg Suppl 2006;59(1):50–57

20 Ressecção Endoscópica de Tumores da Fossa Anterior do Crânio

Introdução

As técnicas endoscópicas para ressecção transnasal de tumores da fossa anterior do crânio foram desenvolvidas para tumores envolvendo a cavidade nasal, seios paranasais e a fossa anterior do crânio. No entanto, a experiência com esses tumores levou ao refinamento dessas técnicas para abordar tumores da fossa anterior do crânio que não tenham um componente nasal ou sinusal. Embora a maior parte dessa experiência tenha sido com meningiomas, essas técnicas também podem ser usadas para abordar tumores nasais malignos que sejam intracranianos primários ou que se estendam para o interior do crânio. O primeiro passo para uma ressecção endoscópica completa de tumores sinonasais malignos foi a experiência adquirida com o manejo endoscópico do componente nasossinusal do tumor durante uma ressecção craniofacial padrão. Verificamos que a ressecção endoscópica desse componente extracraniano poderia ser efetivamente tratada endoscopicamente, como se faz com as abordagens tradicionais externas. No caso de grandes tumores envolvendo ambas as cavidades nasais, a abordagem endoscópica foi inclusive mais efetiva, pois lidava com ambos os lados, opostamente à maioria das abordagens externas, que limitavam o acesso a um lado do nariz. Um número significativo desses tumores malignos se fixa à base do crânio e à órbita. Durante ressecção craniofacial, a base do crânio envolvida com o tumor passa por excisão completa.[1-3] O envolvimento orbital associado, na maioria das circunstâncias, seria removido como excisão separada. Verificamos que ressecar endoscopicamente o componente nasossinusal propiciava melhor visualização do tumor, permitindo que o tumor não fixado fosse extensamente desbastado e que as regiões de fixação do tumor fossem precisamente identificadas. Isso, por sua vez, permitia ressecção completa da doença extracraniana e se presente, do componente orbital. À medida que se desenvolveu experiência com ressecções de tumores na parte anterior da base do crânio, avançaram as indicações, incluindo o tamanho e o envolvimento tanto da base de crânio como da cavidade intracraniana. Os tumores malignos mais adequados são o adenocarcinoma e o estesioneuroblastoma, que, em geral, são do tipo expansivos, em vez de ser infiltrativos, sendo, por isso, mais facilmente abordados por endoscopia. O carcinoma espinocelular pode ser ressecado, mas apenas se localizado e com mínimo envolvimento orbital ou cerebral. No passado, o padrão ouro para ressecção dessas malignidades era a ressecção craniofacial.[1] No entanto, agora existem cada vez mais evidências de que a ressecção endoscópica completa produza resultados comparáveis.[2-6] Séries recentemente publicadas relataram taxas de morbidade e mortalidade semelhantes e taxas de recorrência locais muito comparáveis.[2,3,5,6] Além disso, há significativos benefícios para os pacientes submetidos à ressecção endoscópica total, pois as estruturas não envolvidas não são removidas, e essa abordagem evita incisões na pele e, portanto, tem melhores resultados estéticos.[2-6] Acrescenta-se que, aos pacientes clinicamente inadequados ou com algum outro impedimento para uma ressecção craniofacial padrão ou que escolham não passar por esse procedimento, pode-se oferecer a abordagem endoscópica como alternativa. A ressecção endoscópica da parte anterior da base do crânio exige um conhecimento detalhado da anatomia da região.

Anatomia da Parte Anterior da Base do Crânio

A parte anterior da base do crânio consiste nas placas orbitais do osso frontal com as placas cribriformes (parte do osso etmoide) separando-as. Essas placas se fixam ao plano esfenoidal (asa menor do osso esfenoide) posteriormente (**Fig. 20.1**). A placa cribriforme dá origem à crista etmoidal, sobre a qual a foice do cérebro se fixa anteriormente.

Se a parte anterior da base do crânio for abordada endoscopicamente da parte anterior para a posterior, pode-se ver o osso frontal (parede posterior do seio frontal), as fóveas etmoidais e as placas cribriformes interpostas (**Figs. 20.2 e 20.3**). Posteriormente, as fóveas etmoidais e as placas cribriformes se fixam ao plano esfenoidal (**Fig. 20.4**). As importantes estruturas vasculares no interior da parte anterior da base do crânio são as artérias etmoidais anterior e posterior. Observe como existe um espaço ou uma célula entre o óstio do seio frontal e a artéria etmoidal anterior (**Fig. 20.5**). É sempre esse o caso, pois a artéria geralmente corre na base da segunda lamela, que é a continuação cranial da face anterior da bolha etmoidal.

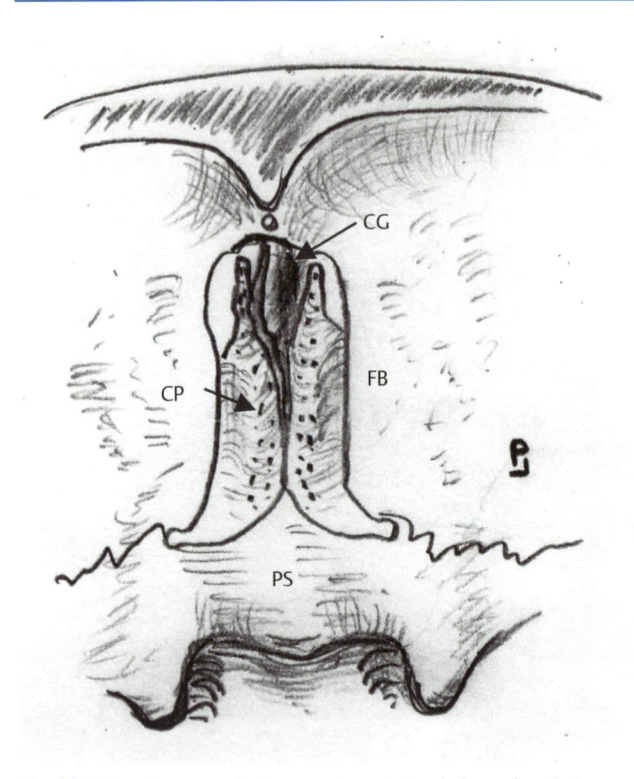

Fig. 20.1 Este diagrama ilustra a parte anterior da base do crânio vista de cima (lado intracraniano). A crista etmoidal (*CG*), a placa cribriforme (*CP*), a placa orbital do osso frontal (*FB*) e o plano esfenoidal (*PS*) da asa menor do osso esfenoide estão visíveis.

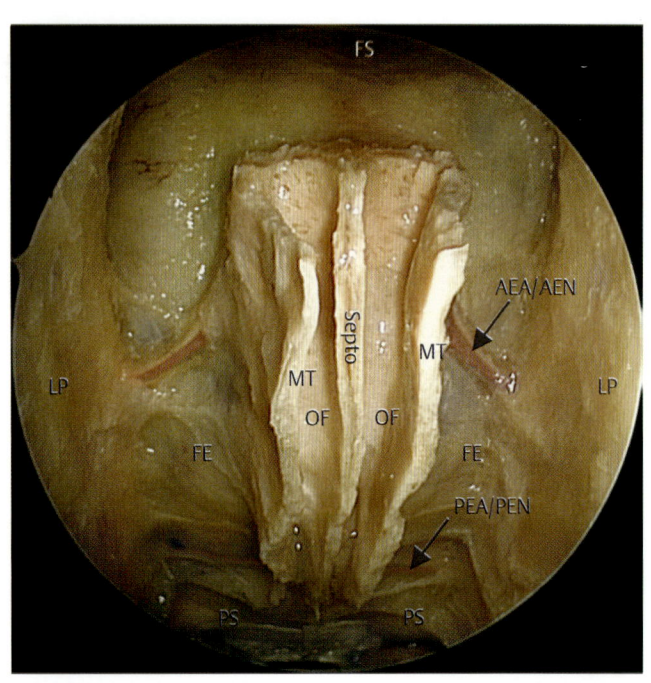

Fig. 20.2 Dissecção cadavérica ilustrando a anatomia da parte anterior da base do crânio após ressecção parcial das conchas nasais médias (*MT*) e do septo nasal. O óstio do seio frontal (*FS*) pode ser visto anteriormente com ambas as fóveas etmoidais (*FE*) expostas. As margens laterais são a lâmina papirácea (*LP*) e se pode ver posteriormente o plano esfenoidal (*PS*). *OF*, fossa olfatória; *AEA*, artéria etmoidal anterior; *PEA*, artéria etmoidal posterior; *AEN*, nervo etmoidal anterior; *PEN*, nervo etmoidal posterior.

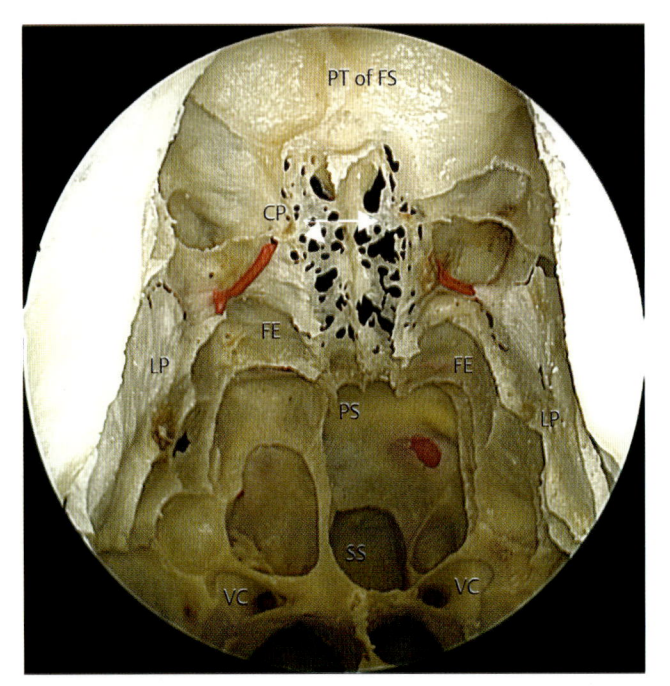

Fig. 20.3 Espécime de osso seco após broqueamento frontal estendido mostra a delicada placa cribriforme (*CP*) e a fóvea etmoidal (*FE*). O septo nasal e as conchas nasais médias foram completamente ressecados. O seio esfenoidal (*SS*) pode ser visto posteriormente com o teto formando o plano esfenoidal (*PS*). A lâmina papirácea (*LP*) ainda está intacta. *VC*, canal vidiano; *PT of FS*, tábua posterior do seio frontal.

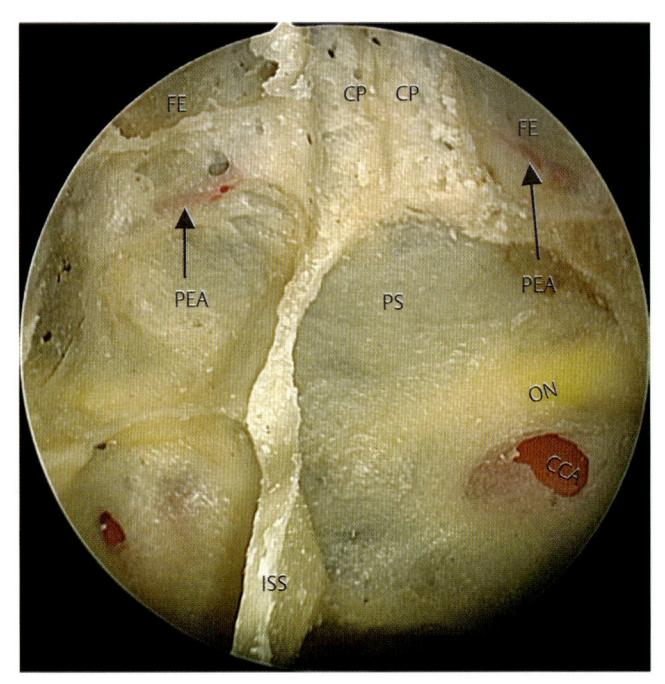

Fig. 20.4 Imagem de dissecção de osso seco feita com um endoscópio de 30 graus, demonstrando a junção da fóvea etmoidal (*FE*) e da placa cribriforme (*CP*) com o plano esfenoidal (*PS*). Isso é marcado, aproximadamente, pela artéria etmoidal posterior (*PEA*). *ISS*, septo intersinusal do seio esfenoidal; *ON*, nervo óptico; *CCA*, joelho anterior da artéria carótida intracavernosa.

20 Ressecção Endoscópica de Tumores da Fossa Anterior do Crânio

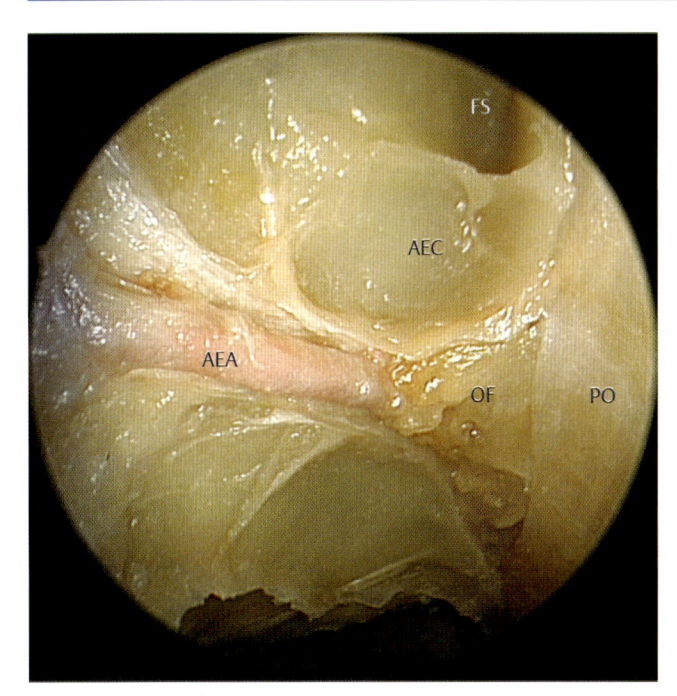

Fig. 20.5 Imagem de dissecção cadavérica da cavidade etmoidal esquerda, revelando a artéria etmoidal anterior (*AEA*), localizada uma célula etmoidal anterior (*AEC*) posterior ao seio frontal (*FS*). *OF*, gordura orbital; *PO*, periórbita.

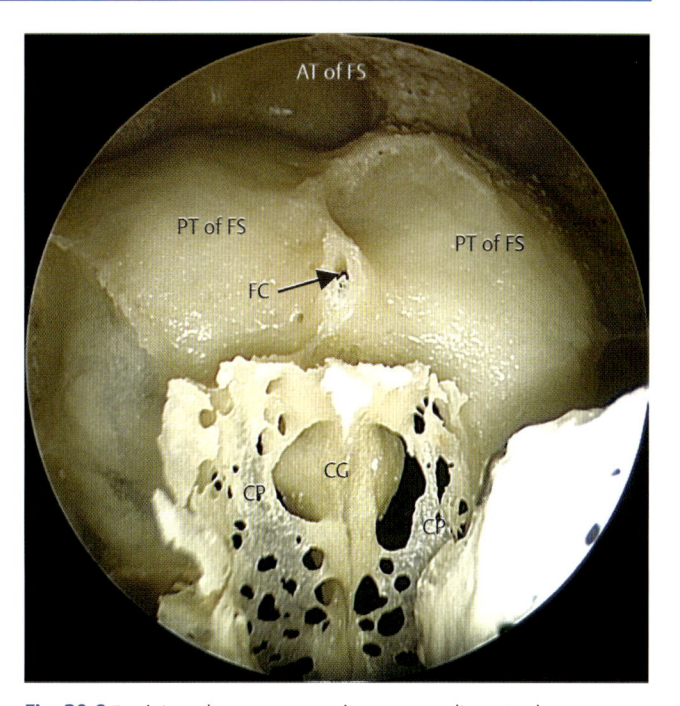

Fig. 20.6 Espécime de osso seco após um procedimento de broqueamento frontal estendido. Este espécime claramente mostra a estreita relação entre os seios frontais e a placa cribriforme (*CP*) e, por isso, a vantagem do procedimento de broqueamento para lesões com base anterior. *AT of FS*, tábua anterior do seio frontal; *PT of FS*, tábua posterior do seio frontal; *FC*, forame cego; *CP*, placa cribriforme; *CG*, crista etmoidal.

Uma das primeiras decisões que precisa ser tomada é se a base do crânio inteira precisa ser ressecada. Isso é determinado pela relação entre a extremidade anterior do tumor e a artéria etmoidal anterior (AEa). Se o tumor se aproximar, mas não ultrapassar o limite além da artéria etmoidal anterior, então se pode ressecar a parte posterior da base do crânio sem a necessidade de realizar um procedimento de ressecção frontal com broqueamento amplo (grau 6 EFFS ou Lothrop modificado). Uma vez que o tumor invada além da artéria etmoidal anterior, será necessário o uso da técnica de Lothrop modificado para conseguir obter o ângulo correto sobre o tumor e para delinear a interface aracnoide/tumor. Isso é necessário para que, uma vez que o interior do tumor tenha sido desbastado, possa identificar-se o plano tumor/aracnoide, permitindo ressecção progressiva do tumor.

A ressecção da base do crânio só é possível uma vez que a base do crânio inteira tenha sido exposta. Isso requer, como primeiro passo, esfenoetmoidectomia bilateral com exposição da base do crânio no interior do esfenoide, células etmoidais anteriores e posteriores e visualização dos óstios frontais. Se a parte anterior inteira da base do crânio tiver de ser ressecada, os seios frontais vão precisar ser broqueados conforme um procedimento grau 6 EFFS (Draf 3). A relação entre a placa cribriforme e os seios frontais é claramente ilustrada nesse modelo de osteologia e ilustra a importância de realizar um procedimento de broqueamento frontal para tumores com base mais anterior (**Fig. 20.6**). As outras estruturas importantes que precisam ser identificadas são a artéria etmoidal anterior e a artéria etmoidal posterior. Observe como a artéria etmoidal anterior tem o nervo etmoidal anterior correndo adjacente a si e como a lâmina papirácea faz tenda para o interior da base do crânio à medida que se forma o canal etmoidal anterior (**Figs. 20.5 e 20.7**). É importante compreender essa formação de

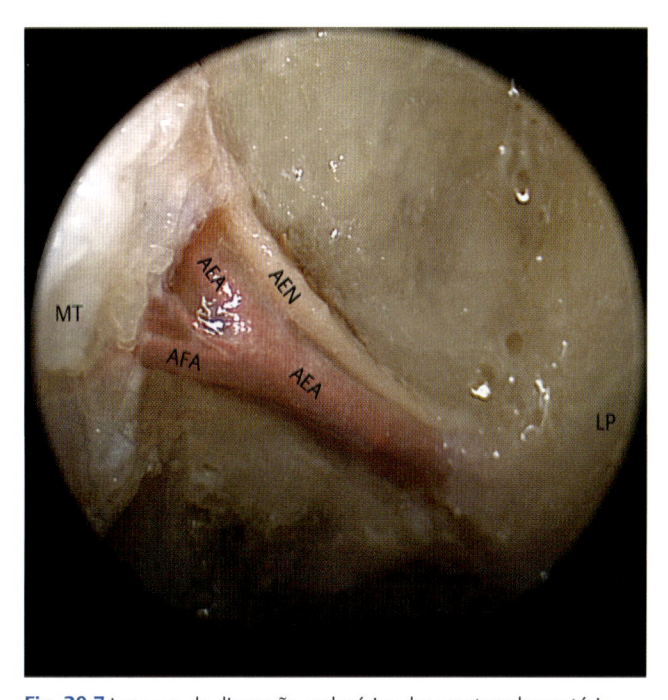

Fig. 20.7 Imagem de dissecção cadavérica demonstrando a artéria (*AEA*) e o nervo etmoidal anterior (*AEN*) à esquerda atravessando a base do crânio em direção à fixação na concha nasal média (*MT*). Aqui a artéria pode ser vista dividindo-se em vários ramos, incluindo um, que pode ser denominado artéria falcina anterior (*AFA*), que irriga a foice do cérebro. *LP*, lâmina papirácea.

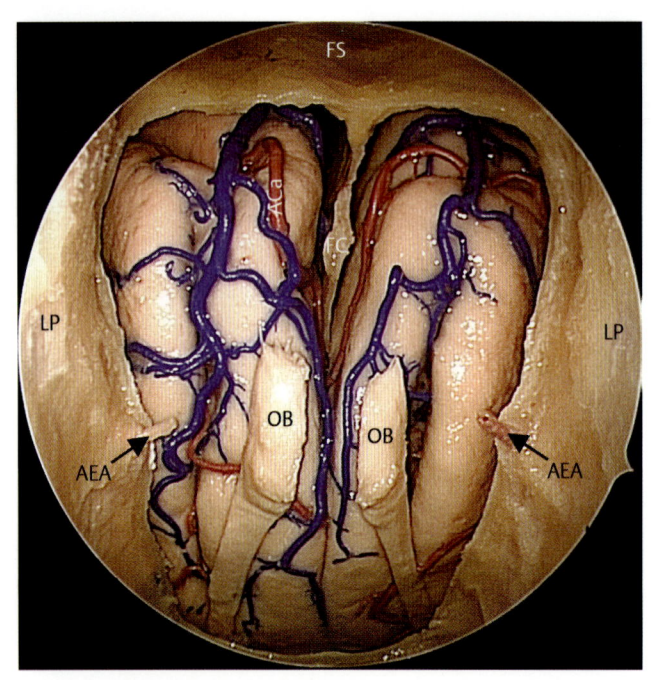

Fig. 20.8 Imagem de dissecção cadavérica: a base do crânio foi removida, propiciando a visualização da face inferior de ambos os lobos cerebrais anteriores. Podem-se ver os bulbos olfatórios (OB), ramos da artéria cerebral anterior (ACa) e a face inferior cortada da foice do cérebro (FC). FS, seio frontal; AEA, artéria etmoidal anterior; LP, lâmina papirácea.

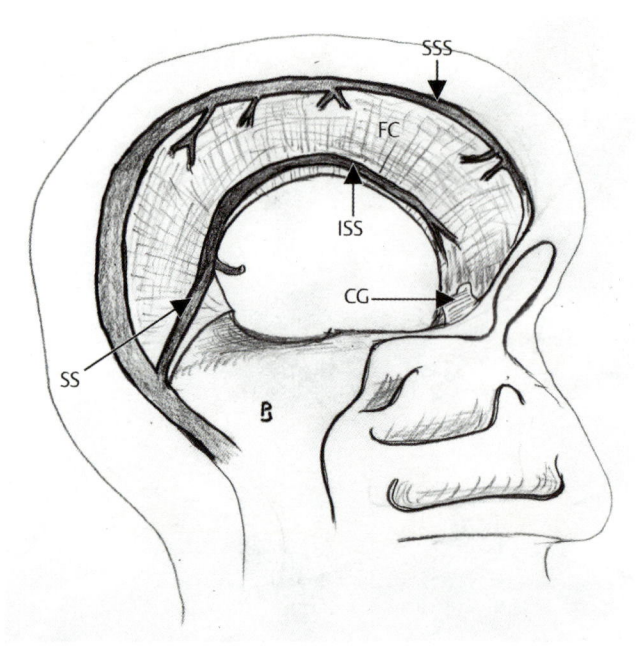

Fig. 20.9 Vê-se a fixação anterior da foice do cérebro (FC) com a crista etmoidal (CG). Observe o seio sagital superior (SSS), localizado na face superior da foice do cérebro, ficando o seio sagital inferior (ISS) na margem inferior da foice do cérebro. O seio sagital inferior se torna o seio reto (SS) depois de se unir à veia cerebral magna.

tenda da lâmina papirácea ao expor e cauterizar a artéria etmoidal anterior. Nossa técnica preferida é expor a artéria com uma broca diamantada e depois usar o bipolar com aspiração para cauterizá-la. No entanto, se a broca for grande demais ou se for feita exposição acima da área lateral, na invaginação triangular de gordura, a secção da artéria com a broca pode resultar em retração da artéria para o interior da órbita e formação de hematoma orbital. Isso aconteceu em um caso no qual um tumor na parte anterior da base do crânio estava sendo removido e precisou de uma descompressão orbital imediata para aliviar a pressão no olho. A ressecção do tumor continuou sem intercorrências assim que isso foi feito. A artéria etmoidal posterior deve ser acessada da mesma maneira, com exposição usando uma broca diamantada e cautério bipolar. Uma vez que isso tenha sido feito, se houver septo residual, será destacado da parte anterior da base do crânio.

Uma vez baixada e removida a base do crânio, pode-se visualizar a fossa anterior do crânio (**Fig. 20.8**). Os dois bulbos olfatórios e os tratos olfatórios são vistos na superfície inferior dos hemisférios cerebrais anteriores. As importantes estruturas vasculares são as artérias cerebrais anteriores e os ramos dessas artérias. A drenagem venosa da fossa anterior do crânio se faz por meio dos seios sagitais inferior e superior. O seio sagital superior corre na borda superior da foice do cérebro, enquanto que o seio sagital inferior corre na sua borda inferior (**Fig. 20.9**). Grandes tumores na parte anterior da base do crânio podem ter grandes veias que drenam para o seio sagital inferior, que, se rompido, pode sangrar de modo significativo.

Anatomia Vascular da Fossa Anterior do Crânio

Os tumores que se originam na região do tubérculo da sela, no plano esfenoidal ou na fossa olfatória posterior podem envolver a parte anterior do círculo de Willis e os vasos da fossa anterior do crânio, já que avançam posterior e superiormente (**Fig. 20.10**). A **Fig. 20.11** dá um panorama de como as carótidas entram na base do crânio e depois formam a parte anterior do círculo de Willis e prosseguem irrigando a fossa anterior do crânio. O tumor mais comum nessa região é o meningioma do tubérculo da sela, mas outros incluem o craniofaringioma e a extensão anterior/superior dos tumores hipofisários. Quando o tumor preenche a cisterna subquiasmática, os vasos hipofisários superiores também correm risco, e a lesão desses vasos pode levar ao dano isquêmico dos nervos ópticos e do quiasma, produzindo perda visual. Quando o plexo A1-artéria comunicante-A2 é cercado por tumor, é vital compreender a anatomia desse plexo para a cirurgia segura a ser realizada nessa região (**Fig. 20.10**). Uma descrição detalhada das artérias cerebrais anteriores é dada na **Fig. 20.12**. A1 (primeira parte da artéria cerebral anterior) é formada quando a carótida interna se divide em artérias cerebrais média e anterior. Entra na cisterna da lâmina terminal e, nesse ponto, é presa à face lateral dos nervos ópticos por espessas bandas da aracnoide-máter.[7] As artérias lenticuloestriadas mediais se originam da superfície posterior e superior da primeira metade de A1 e irrigam o septo pelúcido medial, a parte média da comissura anterior e o globo pálido, os pilares do fórnice, a área paraolfatória, o ramo anterior da cápsula interna, a parte anteroinferior do estriado e o hipotálamo anterior.

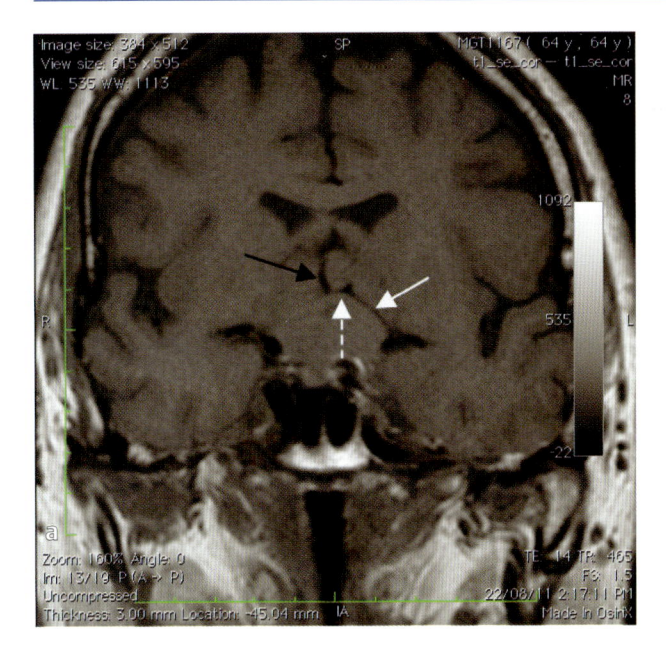

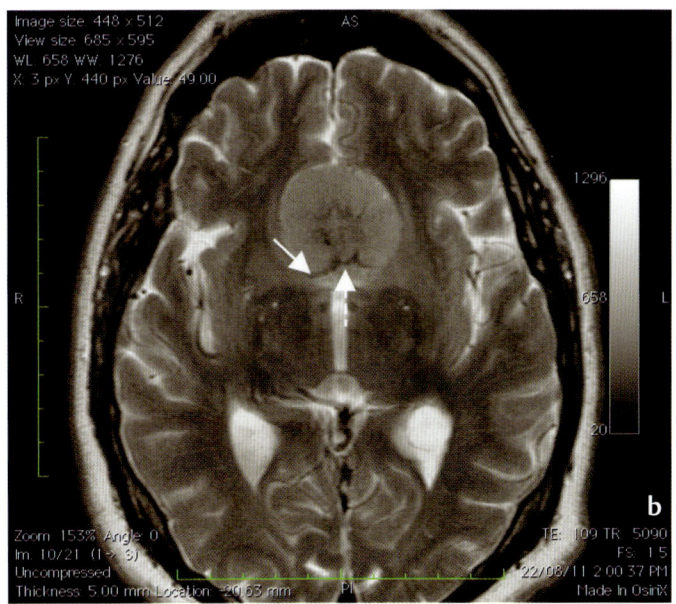

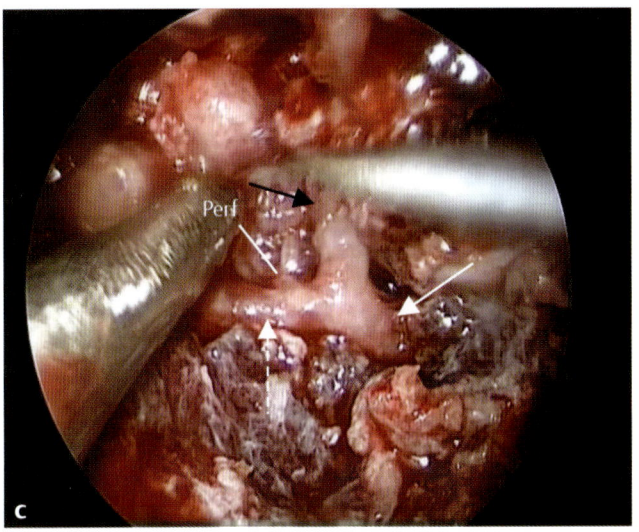

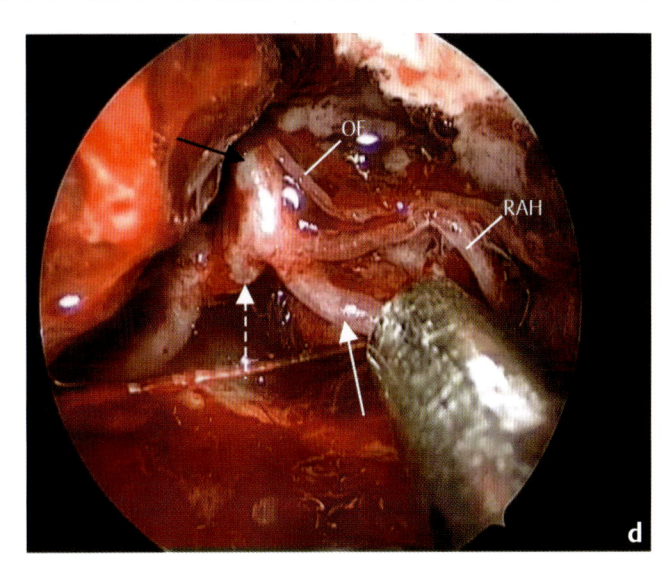

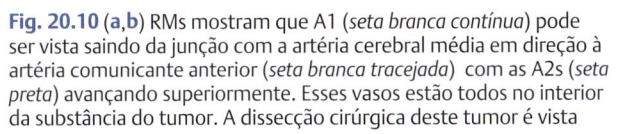

Fig. 20.10 (a,b) RMs mostram que A1 (*seta branca contínua*) pode ser vista saindo da junção com a artéria cerebral média em direção à artéria comunicante anterior (*seta branca tracejada*) com as A2s (*seta preta*) avançando superiormente. Esses vasos estão todos no interior da substância do tumor. A dissecção cirúrgica deste tumor é vista em (**c**) e (**d**), englobando o tumor as perfurantes (*Perf*), que saem da comunicante anterior. Uma vez removido todo o tumor, vê-se claramente o plexo vascular com A1-comunicante anterior, A2 e o ramo importante de A1 (artéria estriada distal medial ou artéria recorrente de Hubner [*RAH*]) e um ramo A2 (artéria orbitofrontal [*OF*]).

Os vasos originados da segunda metade de A1 são menores e se unem ao plexo arterial do nervo óptico, quiasma e trato óptico.[7,8] Uma vez identificado, o vaso A1 pode ser seguido em direção à artéria comunicante anterior e à artéria estriada distal medial (recorrente de Heubner) (**Figs. 20.10 e 20.12**). A artéria estriada distal medial (RAH) está presente bilateralmente em 85% dos pacientes, unilateralmente em 11% e ausente em 4%.[8] Seu trajeto é imediatamente posterior em direção ao tronco de A1 antes de entrar no espaço subaracnóideo e penetrar no cérebro na junção das estrias olfatórias medial e lateral. É um vaso importante a preservar, pois irriga a cabeça do caudado e a cápsula interna anteroinferior, o hipotálamo anterior e a região olfatória. Os outros vasos vitalmente importantes nessa região são os vasos perfurantes posteriores da artéria comunicante anterior. Esses ramos podem ser encontrados em número de um a seis e se originam da superfície superior e posterior da artéria comunicante anterior e têm um trajeto posterior para irrigar o infundíbulo da hipófise, o nervo óptico e o quiasma, a lâmina terminal, a substância perfurada anterior, o corpo caloso, a comissura anterior, o sistema límbico e regiões associadas do córtex. Os déficits associados à lesão dessas artérias incluem déficits de memória sérios e incapacitantes, alterações da personalidade e desequilíbrios eletrolíticos. A oclusão da região de A1 pode resultar em paraplegia dos membros inferiores, poupando os membros superiores, incontinência, afasia abúlica ou motora e sintomas do lobo frontal.

A A2 tem três ramos principais (**Figs. 20.10 e 20.12**). A RAH se origina da junção comunicante anterior-A2 ou dos primeiros milímetros de A2 em 90% dos pacientes (nos outros 10%, da parte superior de A1).[7,8] Os outros dois ramos

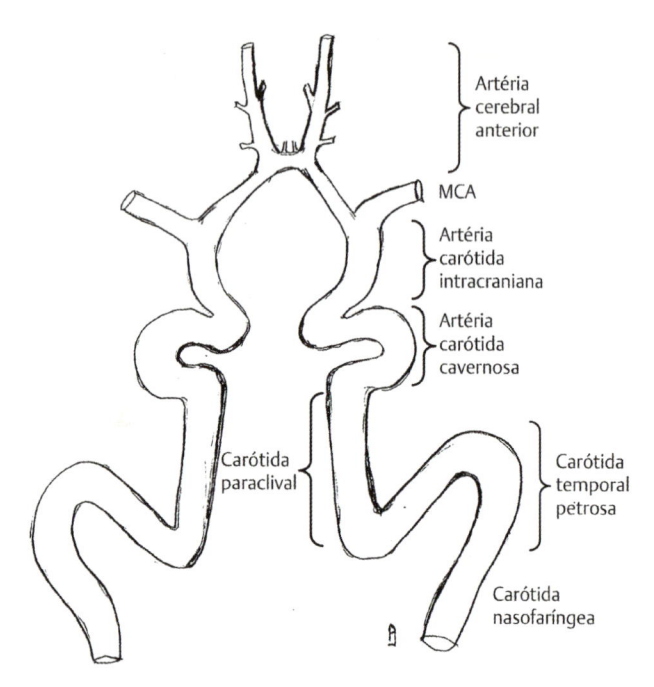

Fig. 20.11 A carótida faz uma curva lateralmente na nasofaringe antes de entrar no osso temporal petroso. Gira, então, anteriormente antes de se tornar a carótida paraclival no assoalho do esfenoide e continua verticalmente no seio cavernoso e depois entra na fossa anterior do crânio, dando a artéria cerebral média (MCA) e vem a se tornar a artéria cerebral anterior.

Técnica Cirúrgica

A remoção cirúrgica dos tumores da parte anterior da base do crânio exige uma equipe consistindo em um cirurgião rinologista que trabalhe com endoscopia e um neurocirurgião. É vitalmente importante que ambos os membros da equipe de base do crânio tenham habilidades endoscópicas. Tais habilidades são mais bem aprendidas quando se fazem ressecções de tumores da hipófise como equipe. Ali o neurocirurgião aprende a manejar o endoscópio e como trabalhar a partir do monitor de vídeo em duas dimensões, e não com o microscópio em três dimensões. O cirurgião sinusal aprende a manipular os tumores intracranianos e as estruturas neurais e vasculares em volta. Essas horas passadas na ressecção de tumores da hipófise fazem crescer a confiança na equipe de base de crânio, possibilitando que tumores nasais benignos e malignos com extensão intracraniana sejam abordados.

Os primeiros passos para o acesso são a esfenoetmoidectomia completa com exposição da base do crânio inteira. Se o tumor tiver localização relativamente posterior com uma extensão intracraniana relativamente pequena, pode-se realizar a ressecção da base do crânio sem um procedimento de broqueamento frontal. Em tais casos, a extensão intracraniana do tumor precisa ser restrita, e a ressecção dessa extensão deve ser possível sem ser necessário ressecar através da linha média. Cirurgicamente, a falha na base do crânio deve ser claramente delineada e depois ampliada para expor a dura-máter não envolvida em todos os seus lados. A dura-máter é então removida com margens de segurança, utilizando-se uma combinação de tesoura endoscópica para base do crânio* (Integra) ou bisturi, e a extensão do tumor e a dura envolvida são retiradas pelo nariz.

No entanto, se for necessária uma ressecção completa da parte anterior da base do crânio, então a etapa a seguir é realizar um procedimento Lothrop modificado (EFSS grau 6

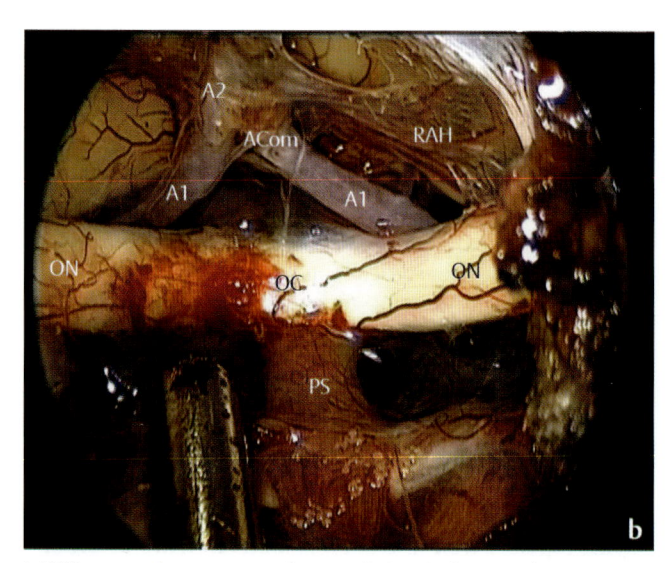

são o orbitofrontal e o frontopolar. O orbitofrontal geralmente se origina dos primeiros 5 mm de A2 na junção das cisternas da lâmina terminal e calosa e tem trajeto caudal e anterior, atravessando o trato olfatório até o giro reto. O ramo frontopolar se origina depois do ramo orbitofrontal e tem um trajeto anterior mais medialmente através do sulco subfrontal.

Fig. 20.12 (a) A artéria cerebral média (MCA) dá origem às artérias lenticuloestriadas laterais (LLA) no plexo de bifurcação. As artérias lenticuloestriadas mediais (MLA) se originam da seção proximal de A1. Na junção de A1-ACom-A2, se origina a artéria estriada distal medial (RAH). A comunicante anterior completa a parte anterior do círculo de Willis e tem alguns vasos perfurantes (ACom Perf) que se dirigem posteriormente. Nos primeiros 5 mm de A2, a artéria orbitofrontal (OF) é emitida, ficando a artéria frontopolar (FP) mais medialmente. **(b)** Quadro clínico depois da remoção de um meningioma no tubérculo da sela com uma exibição bem definida das artérias cerebrais anteriores.

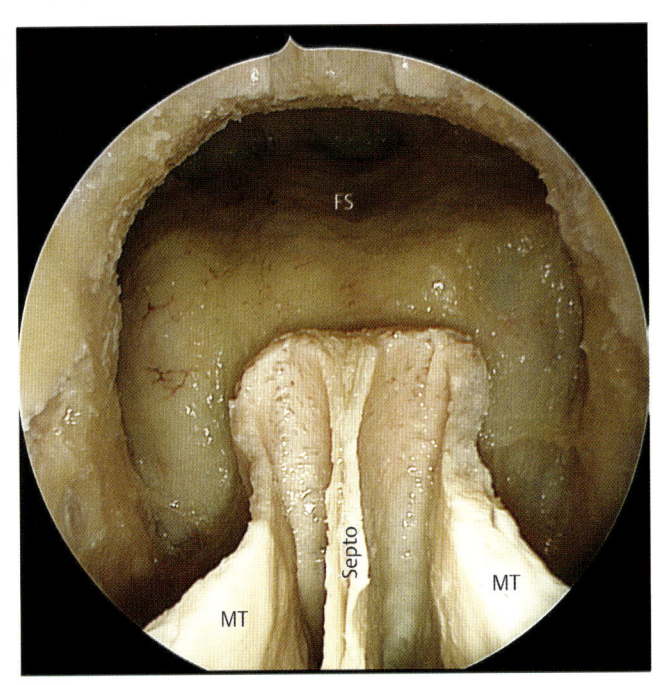

Fig. 20.13 Dissecção cadavérica demonstrando o término de um broqueamento frontal com dimensão anterior/posterior maximizada e remoção completa do septo intersinusal. *MT*, concha nasal média; *FS*, seio frontal.

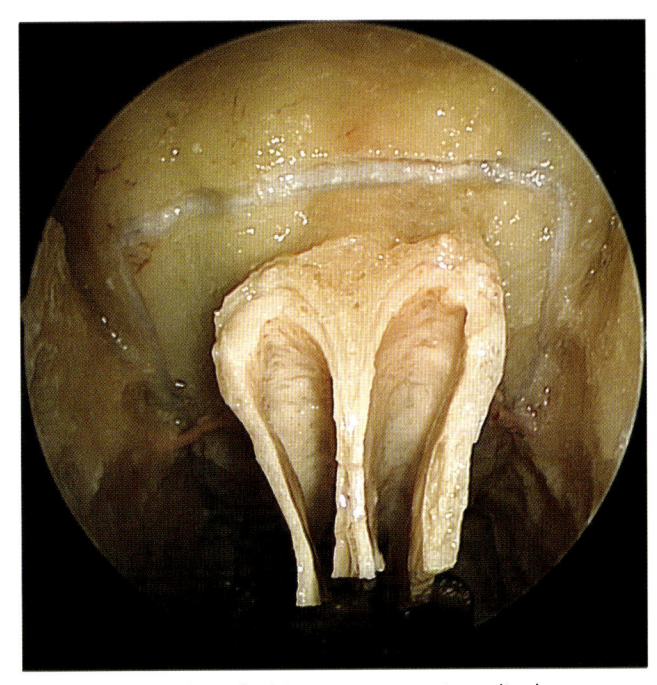

Fig. 20.14 Dissecção cadavérica com osteotomias realizadas com uma broca diamantada.

ou broqueamento frontal endoscópico), permitindo que a face anterior da base do crânio seja delineada (**Fig. 20.13**). O septo nasal é separado da base do crânio, permitindo visualização da base do crânio inteira desde os seios frontais anteriormente até a face anterior da fossa hipofisária (**Fig. 20.2**). Ambas as lâminas papiráceas devem estar sob visualização, formando os limites laterais da ressecção. Antes de ser ressecada a base do crânio, as artérias etmoidais anterior e posterior precisam ser identificadas e ligadas ou cauterizadas e seccionadas. A técnica de remover a lâmina papirácea para encontrar a artéria anterior ao entrar no canal não é a preferida, pois traz o risco de rompimento da artéria e, com prolapso de gordura, a identificação da artéria se torna muito difícil. Uma técnica mais fácil e mais segura é correr a broca diamantada ao longo da região da artéria etmoidal anterior, removendo o osso até que a artéria seja exposta em seu canal, mas não seccionada. O osso é removido ao longo da artéria com uma cureta maleável até que a artéria seja inteiramente exposta. A artéria é então cauterizada e secionada. Isso é feito bilateralmente antes que as artérias etmoidais posteriores também sejam identificadas usando a broca diamantada na base do crânio. Tais artérias geralmente entram na base do crânio na junção das células etmoidais posteriores com o esfenoide, e a broca é passada ao longo dessa região da base do crânio até que a artéria seja claramente identificada, cauterizada e cortada em ambos os lados (**Fig. 20.4**).

A etapa a seguir é realizar um procedimento de broqueamento frontal endoscópico/Lothrop modificado (EFFS grau 6) como apresentado no Capítulo 9. Realiza-se uma janela septal, e o seio frontal é aberto bilateralmente e comunicado por remoção do septo intersinusal. (**Fig. 20.13**).

A etapa final da preparação é desconectar o septo nasal da base do crânio. Usa-se uma pinça Blakesley *through-cutting* (cortante reta) para cortar o septo nasal em sua inserção à base do crânio. Isso isola a base do crânio e permite que sejam feitas osteotomias na junção da fóvea etmoidal com a lâmina papirácea para que a base do crânio seja solta na cavidade nasal (**Fig. 20.14**). Usa-se uma broca diamantada de 3 mm (30.000 rpm) para base do crânio ou broca diamantada Stylus de 3 mm com alta velocidade (Medtronic ENT) para criar as osteotomias ao longo das linhas mostradas na **Fig. 20.14**. A dura-máter é exposta, mas pode ser amplamente preservada. Se necessário também se pode usar um *punch* Kerrison de 40 graus com 2 a 3 mm com mordida para frente para remover qualquer osso residual e maximizar as osteotomias e melhorar o acesso a tumores com extensão lateral. No entanto, as osteotomias nesse plano precisam respeitar os canais dos nervos ópticos como pontos de referência laterais. A seguir, é preciso fazer uma incisão na dura-máter com um bisturi. A única fixação residual que segura a base do crânio é a fixação da foice do cérebro à crista etmoidal (**Fig. 20.15 e 20.16**).

A foice do cérebro costuma ter vasos correndo em si e deve ser cauterizada com um bipolar antes de ser cortada. Isso é feito de modo progressivo com o cautério-aspirador bipolar (Integra) antes de cada corte para ser mantida máxima visualização durante esse processo. A foice pode se estender posteriormente por certa distância (às vezes mais de 1 cm), de modo que é preciso cuidado para não lesar os vasos situados a cada lado da foice. Usa-se uma tesoura endoscópica curvada de base do crânio* (Integra) angulada inferiormente para cortar a foice do cérebro, e a base do crânio então pode ser solta na cavidade nasal e removida (**Figs. 20.16 e 20.17**). Para realizar essa manobra, um cirurgião faz pressão para baixo sobre a base do crânio móvel, colocando sob estiramento quaisquer fixações restantes, permitindo que o segundo cirurgião libere por dissecção ou corte qualquer pequena fixação residual sob visualização com aumento. Se a osteotomia posterior não estiver 100% com-

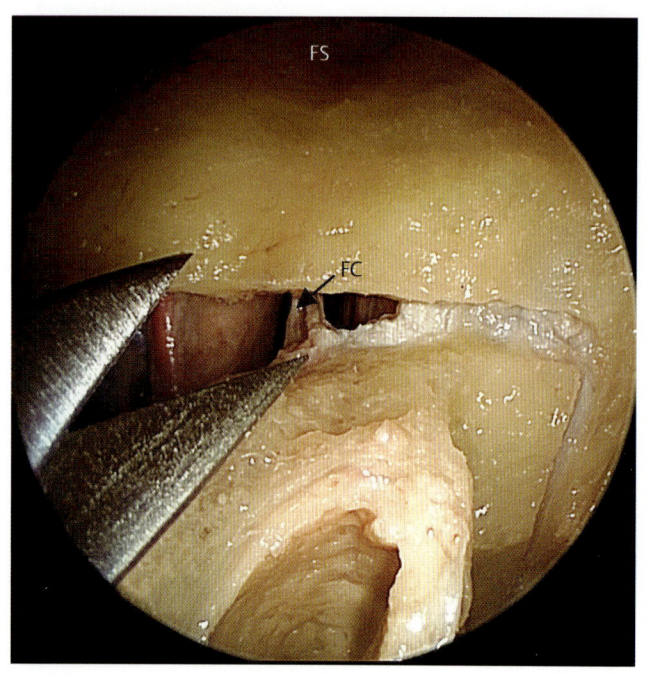

Fig. 20.15 Dissecção cadavérica demonstrando a tesoura de base do crânio, cortando a fixação da foice do cérebro (*FC*) à crista etmoidal.

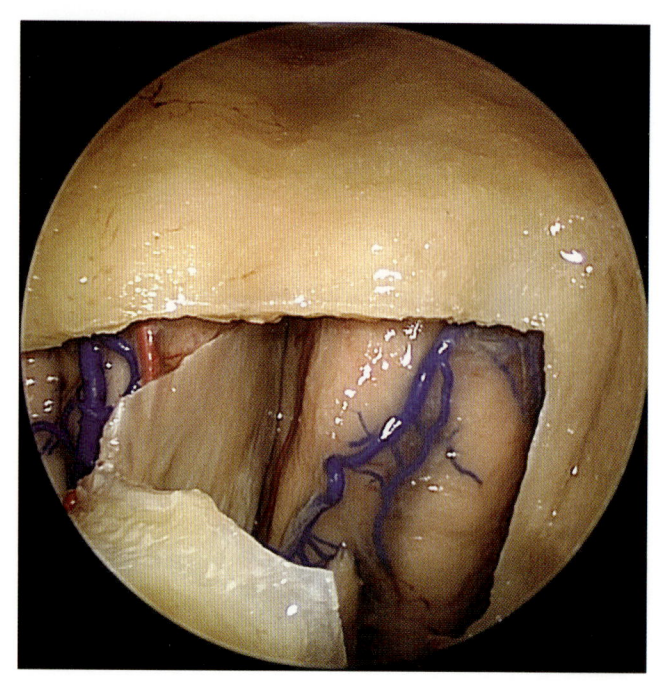

Fig. 20.16 A base do crânio é colocada sob tração, e o restante da foice do cérebro posterior a segura. A foice precisa dessa maneira ser cortada antes de a base do crânio cair no nariz.

pleta, essa fixação pode ser delicadamente fraturada através das linhas de osteotomia, mas a dura-máter precisará ser cortada sob visualização direta. Na maioria dos casos, a extensão limitada do tumor através da base do crânio será removida em bloco com as osteotomias feitas atravessando o osso normal em volta, o que é semelhante à técnica para uma ressecção craniofacial realizada por craniotomia.[9] A remoção da base do crânio inteira expõe a fossa anterior do crânio, e o tumor que resta, agora, pode ser liberado por dissecção. Tal dissecção é novamente muito delicada, exigindo grande habilidade endoscópica de ambos os cirurgiões. O plano da aracnoide precisa ser estabelecido e o tumor, liberado da aracnoide. Particularmente para os meningiomas que se estendem posteriormente ao quiasma óptico e superiormente, englobando o plexo de A1 (artéria cerebral anterior antes da artéria comunicante anterior), artéria comunicante anterior e A2 (artéria vertebral anterior depois da artéria comunicante anterior), a dissecção desses vasos do tumor é crítica (**Fig. 20.10**). Quando o plexo A1-A2 é englobado no tumor, há duas vias para identificar os vasos e liberá-los da lesão. Uma vez que o volume do tumor principal tenha sido removido com um aspirador Cusa Excel Ultrasonic (Integra Radionics; Burlington, MA) ou aspirador Sonopet Ultrasonic (Stryker; Kalamazoo, MI), o plano da aracnoide é identificado, e a parede do tumor é transportada à cavidade criada. Isso pode ser feito superiormente, procurando pelo ramo frontopolar de A2 ou pela própria A2 ou de baixo, transferindo o tumor superiormente para a cavidade e identificando A1 (**Figs. 20.10 e 20.12**). Com qualquer das técnicas, uma vez que os vasos tenham sido identificados, o vaso é dissecado do tumor circundante pelo uso de um gancho não cortante (Integra, conjunto endoscópico para base do crânio), abarcando a parede do vaso e delicadamente levando à mobilização do tumor de sua parede. Alternativamente, se houver a sensação de que isso não possa ser feito seguramente em decorrência da consistência do tumor, a posição do tumor ou os níveis de habilidade endoscópica dos cirurgiões, então, deve ser deixado o tumor residual, e os vasos não são colocados em risco.

Os vasos que podem ser preservados são cuidadosamente liberados do tumor por dissecção, mas os vasos que irrigam o tumor são cauterizados com fórceps bipolar e seccionados.

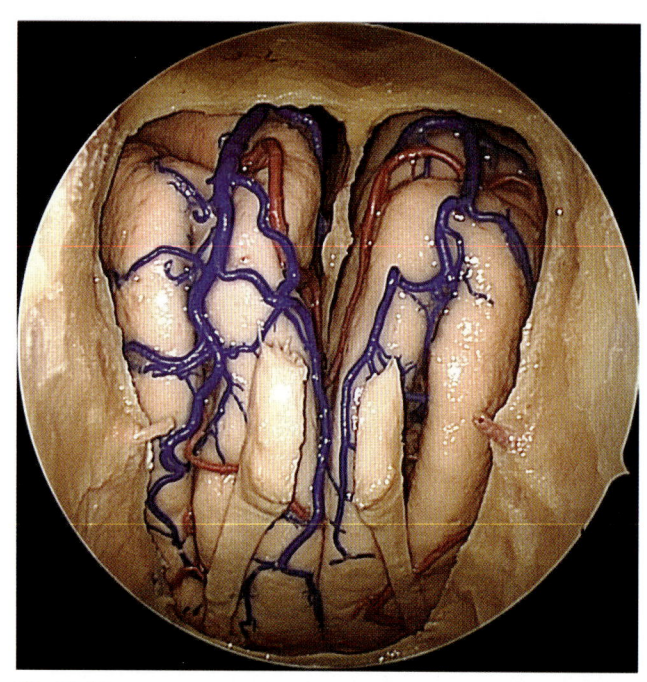

Fig. 20.17 A parte anterior da base do crânio foi removida e ambos os giros cerebrais anteriores e os bulbos olfatórios se tornam visíveis.

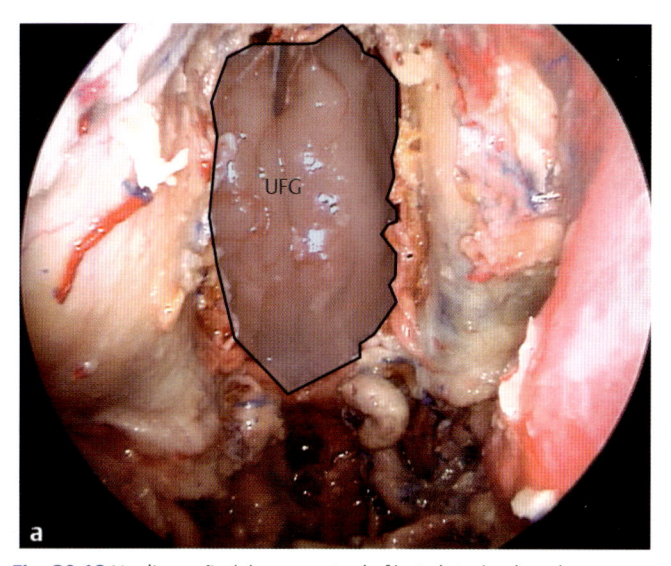

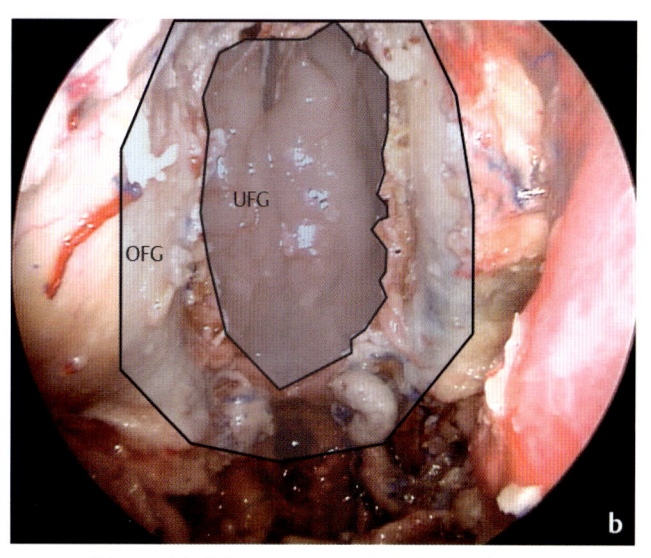

Fig. 20.18 Na dissecção (**a**), o enxerto de fáscia lata é colocado como *underlay* (*UFG*) na parte interior da cavidade craniana, e as bordas são alisadas. Na dissecção (**b**), o segundo enxerto de fáscia lata é colocado na superfície nasal da falha como enxerto *overlay* (*OFG*) e novamente as bordas são estendidas para garantir que o enxerto se encaixe em torno da falha inteira.

Fechamento da Base do Crânio

Se a dura-máter ou um grande vaso, como a artéria carótida intraesfenoidal, for exposto, então, a cobertura dessa área é considerada importante para a recuperação pós-operatória segura. Na maioria dos casos, isso é feito com um retalho pediculado vascularizado ou, se não for possível, com um enxerto de mucosa livre do nariz ou enxerto de fáscia lata. Uma artéria carótida exposta não deve ser deixada sem proteção depois da cirurgia. Todos os casos de base do crânio têm preparação de rotina da coxa para coleta de fáscia lata durante o procedimento, e os casos de tumor da hipófise têm a coxa ou o abdome preparado para coleta de enxerto de gordura. No passado, quando era necessário grande acesso à base do crânio intra-aracnoide para ressecção tumoral, a falha era fechada em camadas utilizando tecido adiposo e depois um revestimento superior ou inferior de fáscia lata ou de enxerto dérmico acelular AlloDerm (Life Cell; Branchburg, NJ), com um enxerto de mucosa livre sobre o topo. Nas regiões onde tenham sido abertas cisternas intracranianas de líquido cefalorraquidiano (LCR) com alto fluxo, coloca-se tecido adiposo no interior do crânio, sendo usado para dar suporte ao primeiro enxerto *underlay* de fáscia lata ou enxerto substituto dural. O enxerto de revestimento *underlay* precisa estender-se 5–10 mm além das bordas da falha circunferencialmente (**Fig. 20.18**). Na fossa anterior do crânio, especialmente quando tenha sido realizado um procedimento estendido de broqueamento frontal (Draft 3/Lothrop modificado) e a falha chegar à parede posterior do seio frontal, o enxerto *underlay* tende a escorregar posteriormente, e todos os vazamentos vêm da borda anterior da falha. Para evitar esse deslocamento, tendemos a prender esse enxerto anteriormente, fazendo dois orifícios de 1 mm através da base do crânio e passando projeções dele através desses orifícios e "ancorando" ou fazendo uma sutura nesse enxerto *underlay* que atravesse os orifícios e amarrando as juntas para fixar todo o revestimento anteriormente (**Fig. 20.19**).[10,11] É importante ter certeza de que o enxerto se estenda além das bordas da falha em todas as direções. É mais fácil conseguir isso com a sonda maleável de base de crânio (Integra), pois ela não tem uma esfera na ponta e não arrastará o enxerto de volta consigo uma vez que ele esteja apropriadamente posicionado. O enxerto não pode ter dobras e precisa estar uniformemente aderido à superfície interna da base do crânio. Coloca-se um fino anel de gordura nas bordas da falha sobre o enxerto, para aumentar a vedação da camada. A segunda camada de fáscia lata é colocada como um enxerto *overlay* na base do crânio, novamente assegurando-se que não haja dobras e que esteja situada bem próxima à base do crânio (**Fig. 20.18**). Se estiver

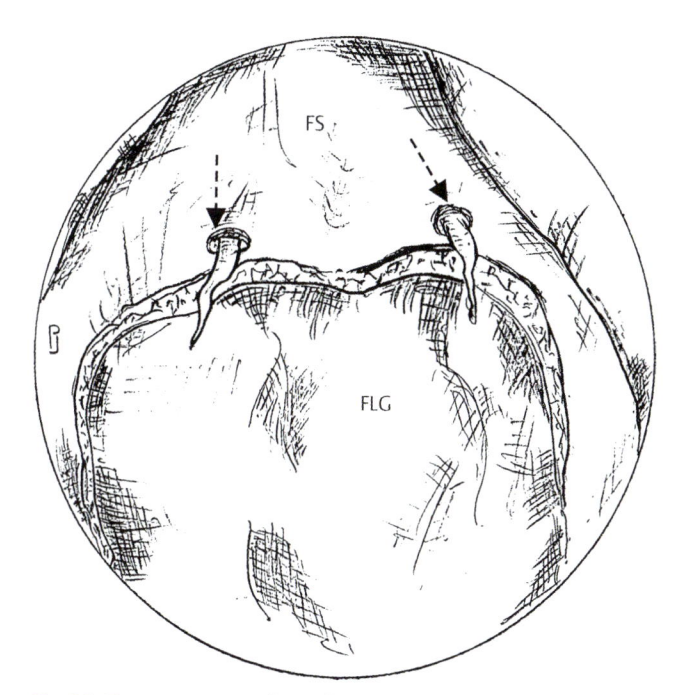

Fig. 20.19 Neste paciente, foram feitos dois pequenos orifícios de 1 mm (*setas tracejadas*) através da tábua anterior anteriormente à falha. As projeções (*setas tracejadas*) do enxerto de fáscia lata de revestimento inferior (*FLG*) são puxadas através desses orifícios para que o enxerto anterior seja alicerçado na base do crânio. Isso impede o enxerto de escorregar posteriormente. Em nossa experiência, esse foi o lugar mais comum para vazamento de *LCR* pós-operatório. *FS*, seio frontal.

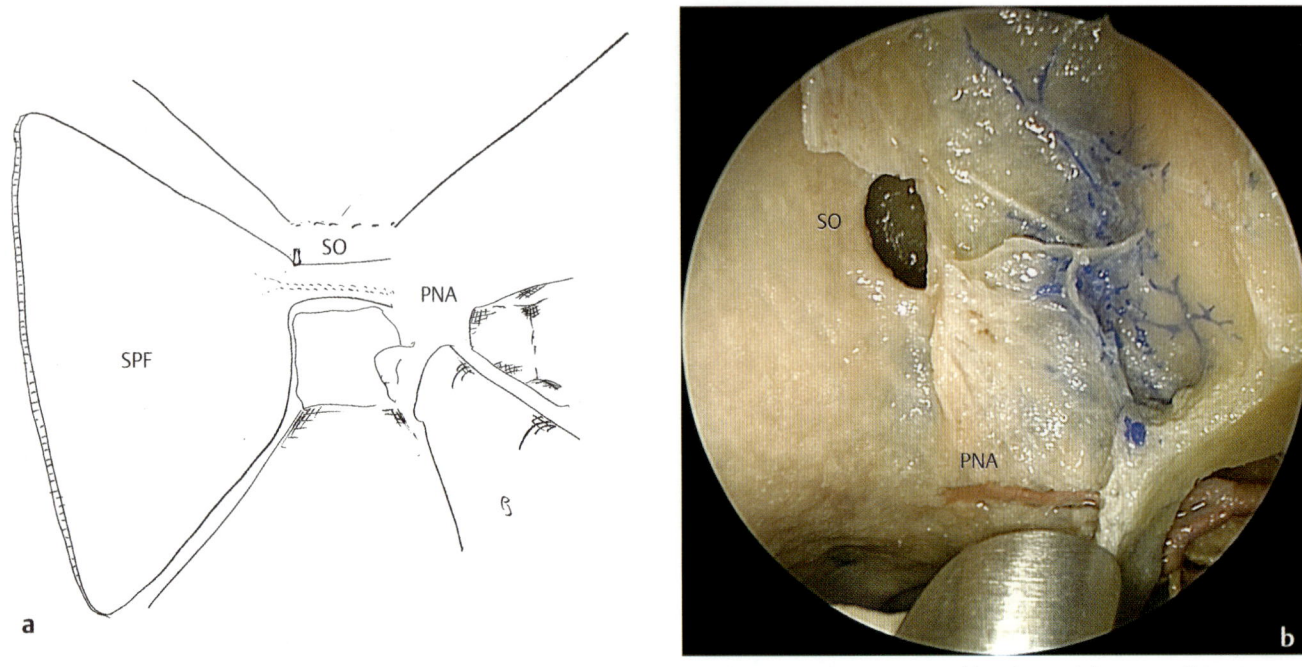

Fig. 20.20 (a) O retalho pediculado septal vascularizado de Hadad (*SPF*) tem sua base na artéria nasosseptal (*PNA*) e engloba a superfície mucosa inteira do septo. Na dissecção cadavérica (b), a PNA é claramente vista atravessando o forame esfenopalatino. *SO*, óstio do esfenoide.

disponível um enxerto de mucosa livre, ele será colocado sobre a segunda camada, mas não é essencial. As bordas do enxerto *overlay* precisam estender-se além das bordas da falha cerca de 10 mm em todas as direções e ser colocadas sobre osso do qual foi retirada a mucosa. As bordas do enxerto são fixadas com celulose oxidada (Surgicel [Ethicon; Somerville, NJ]) e se aplica cola de fibrina a essa camada, seguida por camadas de Gelfoam (Pfizer; Kalamazoo, MI). O Gelfoam assegura que o tampão nasal não fique aderido aos enxertos. A cavidade nasal é tamponada com gaze de fita embebida no antisséptico BIPP (pasta de parafina com iodofórmio e bismuto) ou com um balão intranasal inflado. Não usamos o balão, pois é importante fazer uma TC pós-operatória imediata se ele for usado para assegurar que a reconstrução não tenha sido empurrada em direção intracranianal pelo dispositivo. Isso não é necessário com a BIPP, pois é colocada sob visualização direta, e a força do tamponamento, em todas as vezes, é controlada pelo cirurgião. Essa técnica acima descrita teve, no entanto, registro de taxa alta de vazamento de LCR no pós-operatório, algo em torno de 15-30%.[10,11]

Uma inovação recente importante feita por Hadad et al.[12], em que foi descrito o retalho septal pediculado vascularizado, tem alterado substancialmente o modo em que as falhas interaracnóideas na base do crânio são fechadas hoje (**Figs. 20.20 e 20.21**). Esse retalho tem como base o ramo da artéria esfenopalatina – a artéria nasosseptal (**Fig. 20.22**). Esse ramo sai do forame esfenopalatino em sua face superior posterior e se dirige à face anterior do esfenoide abaixo do óstio natural do esfenoide antes de chegar à região posterior do septo. Aqui divide-se em dois ramos principais que, através da anastomose com os ramos das artérias etmoidais anterior e posterior, irrigam a maior parte do septo. As incisões para levantar o retalho geralmente são realizadas depois que os seios estejam inteiramente abertos e ressecada a concha nasal média. Cuidado com a ressecção da parte posterior da concha nasal média para não comprometer o pedículo vascular do retalho. Realizar a cirurgia sinusal antes de levantar o retalho dá espaço extra e torna o procedimento muito mais simples. Também permite que o segundo cirurgião coloque partes do retalho sob tensão para que isso torne mais fácil o uso da tesoura. Minha preferência é usar uma lâmina de bisturi para fazer a incisão para o retalho, embora outros usem uma agulha unipolar Bovie que também funciona igualmente bem. A incisão superior se inicia na borda inferior do óstio natural do esfenoide e prossegue em direção às bases do crânio e depois vem anteriormente até imediatamente atrás da junção cutaneomucosa. Vira-se verticalmente no assoalho do nariz e depois prossegue posteriormente para a coana posterior, onde é feita ao longo da borda inferior da coana até a parede nasal lateral (**Fig. 20.21**). Usa-se aspiração Freer para levantar o retalho do mesmo modo que se realiza uma septoplastia. Nos pontos onde as incisões não atravessaram todas as camadas, o segundo cirurgião coloca o retalho sob tensão, e o cirurgião primário usa a tesoura de base do crânio para soltar o retalho. Nos casos de abordagem da parte anterior da base do crânio, o retalho é colocado na nasofaringe durante a ressecção. Para fechar a falha, usa-se enxerto de fáscia lata para revestimento *underlay* intradural ou um substituto dural, como a matriz de colágeno DuraGen (Integra Life Sciences) ou Durepair (Medtronic). O enxerto *underlay* deve estender-se 5-10 mm além das bordas ósseas da falha e, como anteriormente, mantém contato uniforme com tais limites. O retalho septal pediculado precisa ser maior do que a falha e sobrepor-se às margens ósseas livres da mucosa da falha pelo menos 5 mm. Se o retalho septal de um lado não for grande o suficiente, pode-se pensar em usar o retalho septal oposto e ressecar o septo. Esses retalhos devem então ser colocados lado a lado com mínima sobreposição sobre a falha óssea. Em alguns pacientes, talvez isso ainda não permita cobertura completa da falha e então se usa uma segunda camada de fáscia lata para criar a segunda camada,

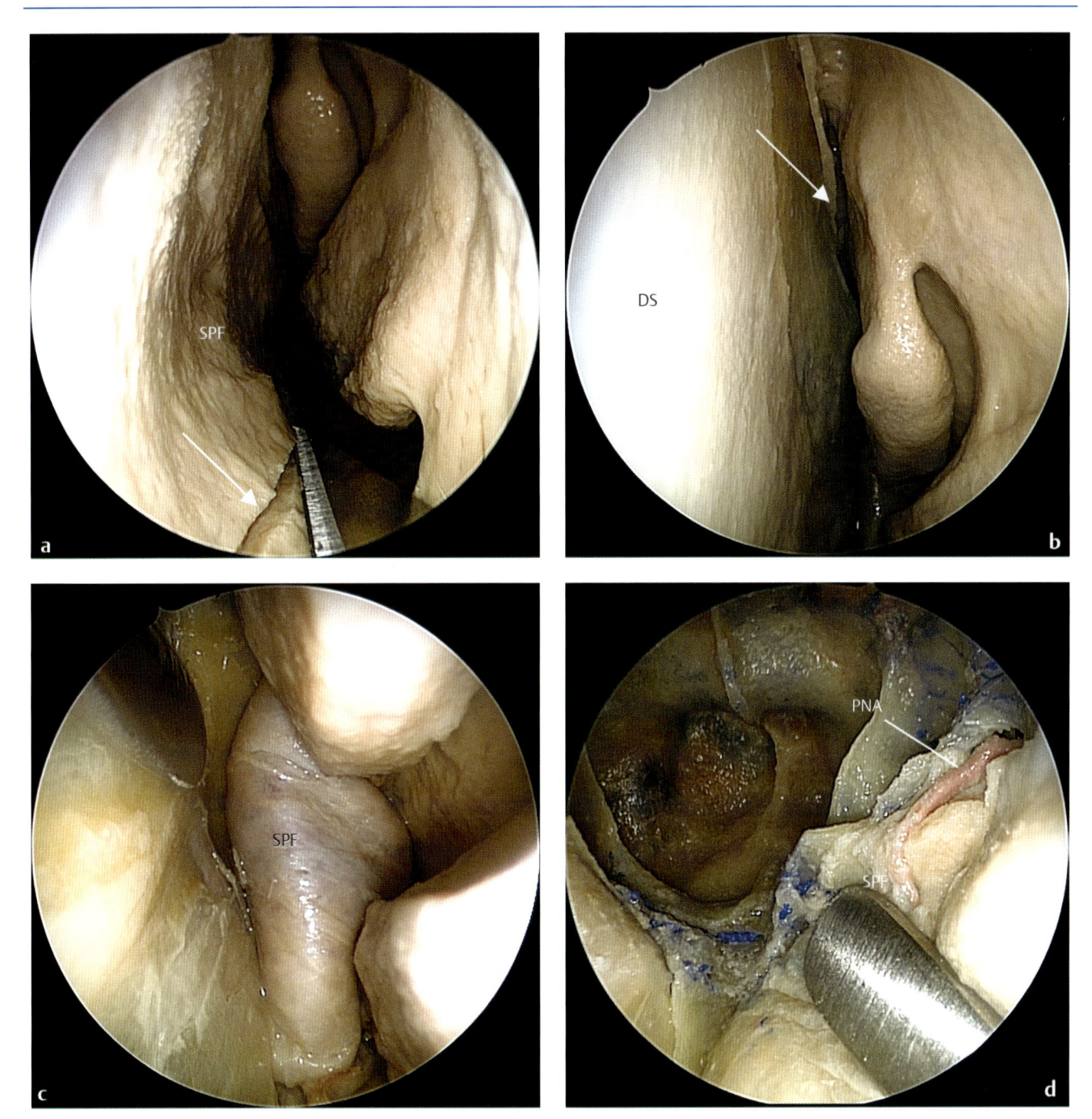

Fig. 20.21 Em dissecção cadavérica (**a**), a incisão inferior (*seta branca*) é trazida de volta à coana posterior. Em (**b**), a incisão superior (*seta branca*) e o local doador (*DS*) do septo são vistos com o retalho pediculado septal (*SPF*) enrolado sendo empurrado para o espaço pós-nasal. Em (**c**), o retalho pediculado septal (*SPF*) é enrolado na nasofaringe até a reconstrução da base do crânio. Em (**d**), a artéria nasosseptal (*PNA*) é vista entrando no retalho pediculado septal elevado (*SPF*).

que pode ser apoiada por finas tiras de gordura nas áreas de união. O retalho é preso com Surgicel e vedado com cola de fibrina antes de ser coberto com Gelfoam e apoiado por um tampão nasal em gaze de fita com BIPP ou, alternativamente, um balão intranasal inflado na cavidade nasal.

Uma das morbidades associadas ao uso do retalho septal nasal pediculado é a formação de crostas que ocorre no local doador do retalho. Para superar esse problema, fazemos uma incisão em forma de U no retalho septal oposto com base anterior para que a parte posterior dessa mucosa seja girada em torno da narina oposta e usada para cobrir o local doador. Esse retalho é preso com suturas anteriores no começo do procedimento (**Fig. 20.22**). Por vezes, o nariz e o vestíbulo nasal podem se ressecar durante o procedimento, tornando difícil a passagem de instrumentos por essa região. Por isso, nesses casos, colocamos um pedaço retangular de Silastic sobre a columela, com cada uma de suas bordas sendo deslizadas em direção a cada uma das fossas nasais, com fixação transseptal posterior do conjunto Silastic/septo que o mantém no lugar. Isso ajuda com a passagem dos endoscópios e instrumentos e também protege o retalho septal rodado e suturado.

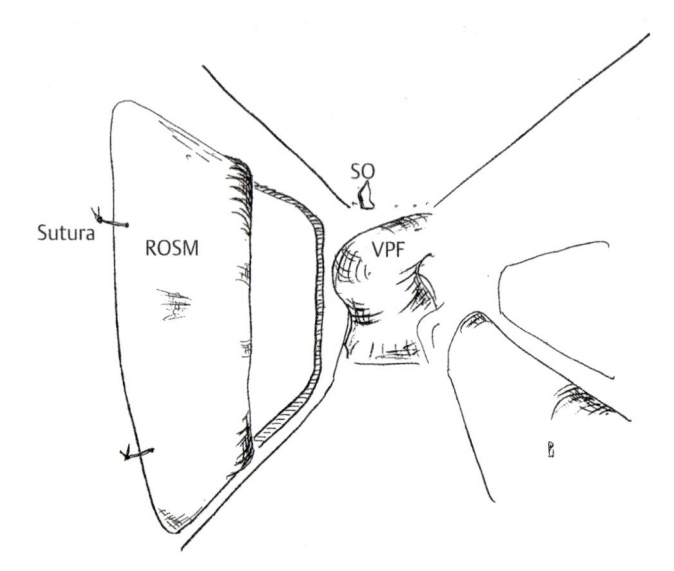

Fig. 20.22 A mucosa septal oposta no lado direito (*ROSM*) é rodada da direita para a esquerda e presa anteriormente com suturas. Isso cobre a falha doadora e ajuda na cicatrização pós-operatória. *SO*, óstio esfenoidal; *VPF*, retalho pediculado vascularizado.

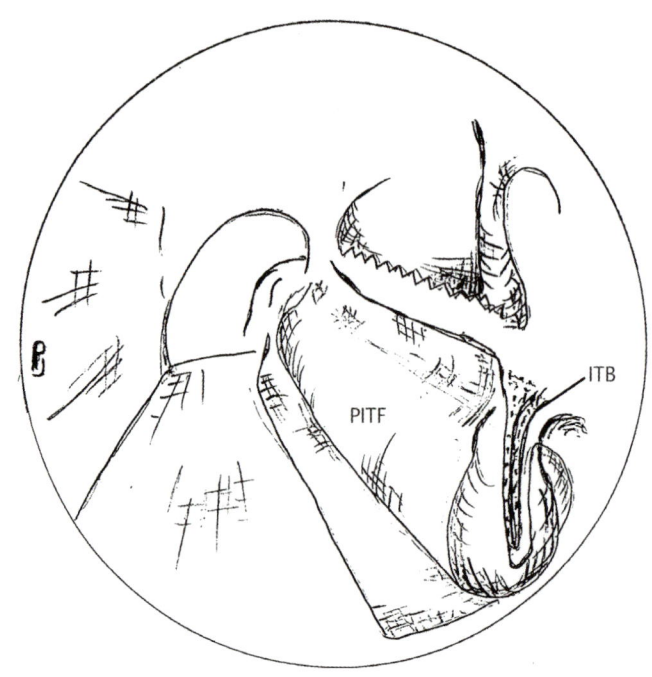

Fig. 20.23 O retalho pediculado de concha nasal inferior (*PITF*) é levantado por dissecção do osso da concha nasal inferior (*ITB*), levantando-se a mucosa nasal adjacente do assoalho do nariz.

Em alguns pacientes, o tumor envolve o septo ou, em pacientes de revisão nos quais o septo tenha sido ressecado ou previamente usado, não existe um retalho septal disponível. Nesses pacientes, o retalho da concha nasal inferior pediculado pode ser usado como alternativa. Consiste na concha nasal inferior e em um pouco de assoalho da mucosa nasal pediculado adjacente em um ramo da artéria esfenopalatina que irriga a concha nasal inferior através de sua fixação posterior. É levantado realizando-se uma incisão vertical que desce à face anterior da concha nasal inferior e depois se leva essa incisão à parede nasal lateral acima da concha nasal (a parte horizontal do uncinado), descendo ainda por todo o comprimento da concha nasal (**Fig. 20.23**). Na borda posterior, faz uma curva para cima em direção ao forame esfenopalatino para evitar cortar a artéria que irriga o retalho. O corte vertical anterior também rodeia a extremidade anterior da concha nasal até o assoalho do nariz e é levado posteriormente e curvado atrás da extremidade posterior da concha nasal inferior, dirigindo-se à parede nasal lateral (**Fig. 20.23**). A limitação desse retalho é que, em média, cobrirá apenas cerca de 60% da fossa anterior do crânio. No entanto, ajudará a trazer tecido vascularizado para a área do reparo e, tendo enxertos livres, pode ser usado para fechar com sucesso grandes falhas nos casos de revisão.

Os anestesistas precisam estar cientes de que, à medida que o paciente esteja se recuperando da anestesia, ele ou ela deve ser extubado enquanto sob anestesia relativamente profunda, inserindo-se máscara laríngea. Isso permite ao paciente ser ventilado sem a necessidade de usar máscara facial e também ajuda a assegurar que o paciente não tussa ou faça esforço durante a extubação, o que pode precipitar sangramento intracraniano e deslocamento da reconstrução. O tamponamento nasal é deixado no lugar por 1 semana. O paciente pode receber alta com o tampão colocado e voltar para remoção após esse período.

Exemplos de Casos e Técnica Cirúrgica

Os meningiomas da linha média da parte anterior da base do crânio são um dos tumores adequados para uma abordagem endoscópica total. Esses tumores se originam da dura-máter e do osso da parte anterior da base do crânio e podem-se apresentar tardiamente em razão da falta de sintomas. Muitas vezes, sintomas típicos do lobo frontal, como sutil alteração da personalidade ou comportamento não característico inapropriado podem ser a única característica de apresentação. A pressão intracraniana pode se elevar, e o paciente pode queixar-se de cefaleias. Os meningiomas de fato têm uma tendência de recorrer depois da remoção, e trabalhos recentes discutindo a taxa de recorrência alta dos meningiomas da asa do esfenoide concluíram que remanescentes do tumor deixados no osso subjacente foram os principais responsáveis.[7] A abordagem endoscópica transnasal supera esse problema pela remoção da dura-máter e do osso subjacente, do qual o tumor potencialmente se origina, diminuindo a possibilidade de recorrência depois da cirurgia.

Exemplo 1

O primeiro exemplo é de uma mulher jovem com cefaleia, cuja investigação diagnosticou um meningioma na linha média, inicialmente monitorado com RMs sequenciais, porém com crescimento progressivo (**Fig. 20.24**). Foi-lhe oferecida a abordagem endoscópica e também a externa tradicional, tendo ela optado pela primeira.

O plano cirúrgico para essa paciente era de fazer uma esfenoetmoidectomia completa bilateral com exposição dos óstios frontais. Não foi necessário realizar um procedimento de broqueamento frontal, pois o tumor se localizava na região posterior da parte anterior da base do crânio. A metade

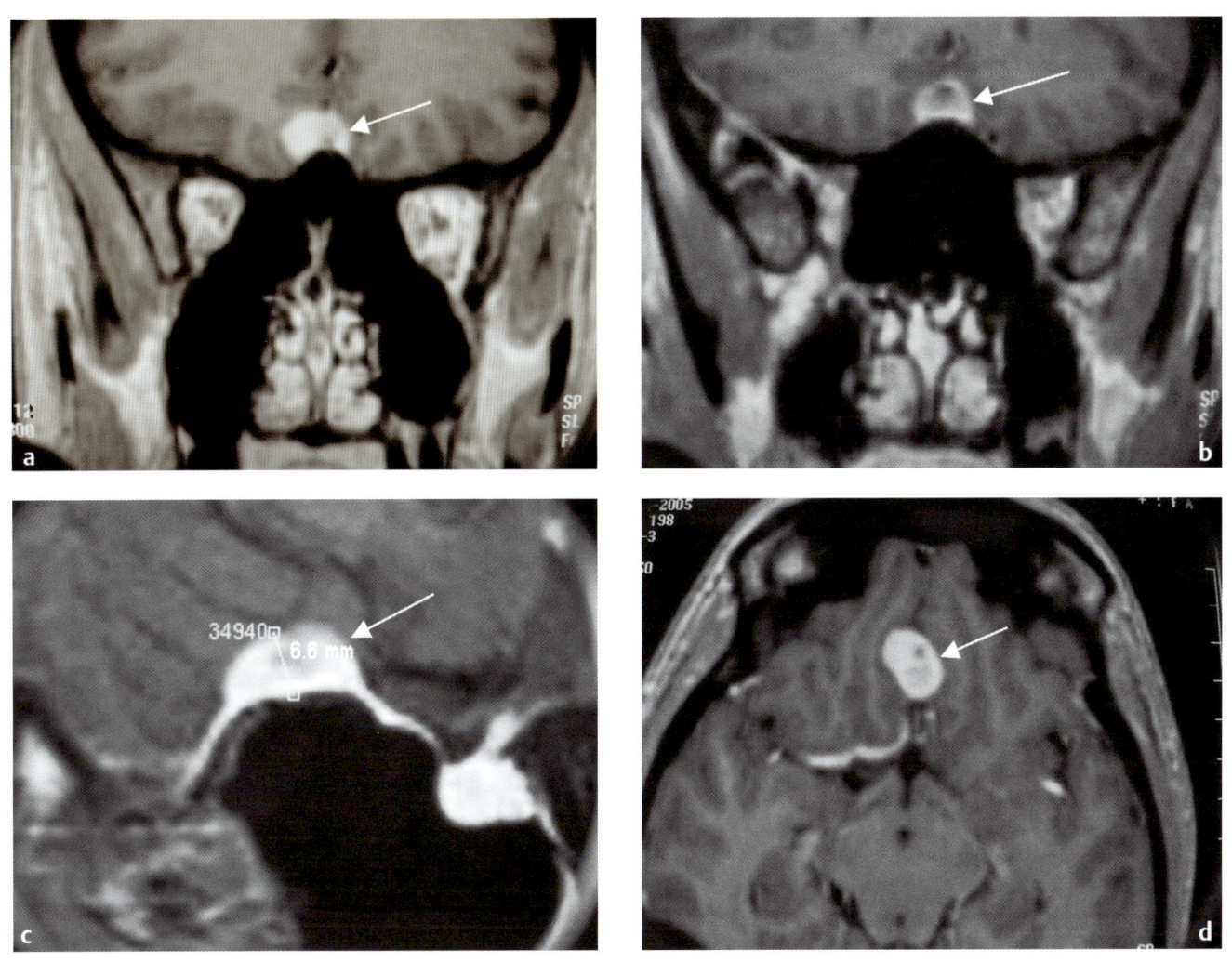

Fig. 20.24 (a,b) RMs coronais em que o meningioma é indicado com uma *seta branca*. **(c)** RM parassagital em que o teto do esfenoide faz um arco para cima com o meningioma (*seta branca*) em seu teto. **(d)** Vê-se que o meningioma faz efeito compressivo entre os dois hemisférios cerebrais nesse corte axial de RM.

posterior do septo foi removida. A etapa seguinte foi estabelecer a extensão do tumor. Com a ajuda do sistema de navegação cirúrgica auxiliada por computador (CAS), foram marcadas osteotomias na base do crânio. As osteotomias foram realizadas em torno da periferia do tumor usando brocas diamantadas e *punches* Kerrison. Usou-se uma combinação de bisturi e tesoura endoscópica para a incisão da dura-máter, permitindo que o tumor caísse na cavidade nasal. As fixações na aracnoide foram cuidadosamente dissecadas e liberadas do tumor, e os vasos que faziam a irrigação foram cauterizados e seccionados. O tumor inteiro e a dura presa a ele foram removidos. A base do crânio foi reparada usando as camadas previamente descritas de revestimento *underlay* e *overlay* com fáscia lata, cola de fibrina e tampão nasal. Isso foi antes do desenvolvimento do retalho septal pediculado. A paciente recebeu alta no dia seguinte. A endoscopia pós-operatória mostra uma cavidade nasal e base do crânio bem cicatrizadas (**Fig. 20.25**) e as RMs de controle ao longo dos últimos 8 anos não mostram recorrência nem tumor residual (**Fig. 20.25**).

Exemplo 2

Este caso trata de uma paciente idosa com perda de memória e cefaleias. Um grande meningioma da fossa anterior do crânio foi diagnosticado e mostrava extensão intranasal significativa (**Fig. 20.26**). Observe a calcificação no interior do tumor e as diferentes consistências do tumor no nariz e na cavidade intracraniana. Observe também que havia substancial edema cerebral em torno do tumor intracraniano (**Fig. 20.26**).

A abordagem cirúrgica para essa paciente foi realizar antrostomias maxilares bilaterais e esfenoetmoidectomias completas, excisando o tumor durante a exposição dos seios paranasais. O desbastamento deve ser continuado até onde a base do crânio normalmente estaria. Realizou-se um procedimento de broqueamento frontal (Lothrop modificado) para expor a parede posterior dos seios frontais, e o osso diretamente anterior à borda do tumor foi removido. O interior do tumor foi cuidadosamente desbastado, removendo-se a maior parte dele, mas mantendo sua cápsula externa. Uma vez terminada essa parte, o plano cirúrgico

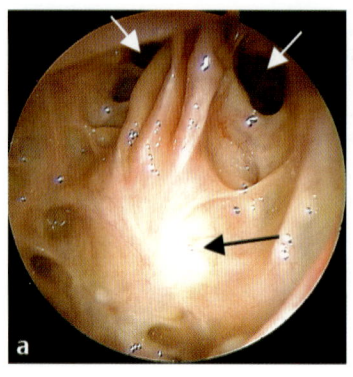

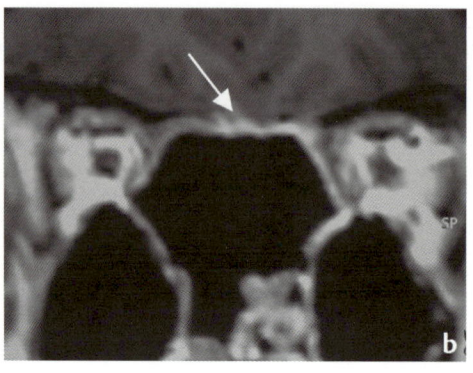

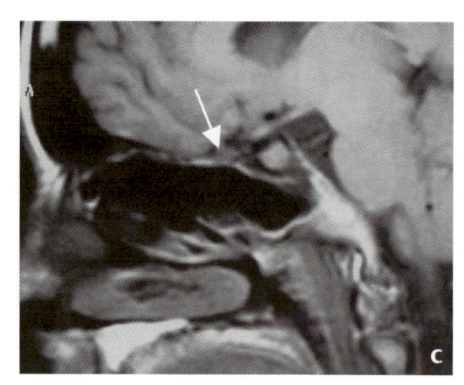

Fig. 20.25 (a) Foto endoscópica da região de reconstrução da base do crânio, indicada com uma *seta preta*. Observe os dois óstios frontais anteriormente (*setas brancas*). **(b)** RM coronal e **(c)** RM parassagital em que a região de reconstrução da base do crânio e de localização do tumor prévio é indicada com uma *seta branca*.

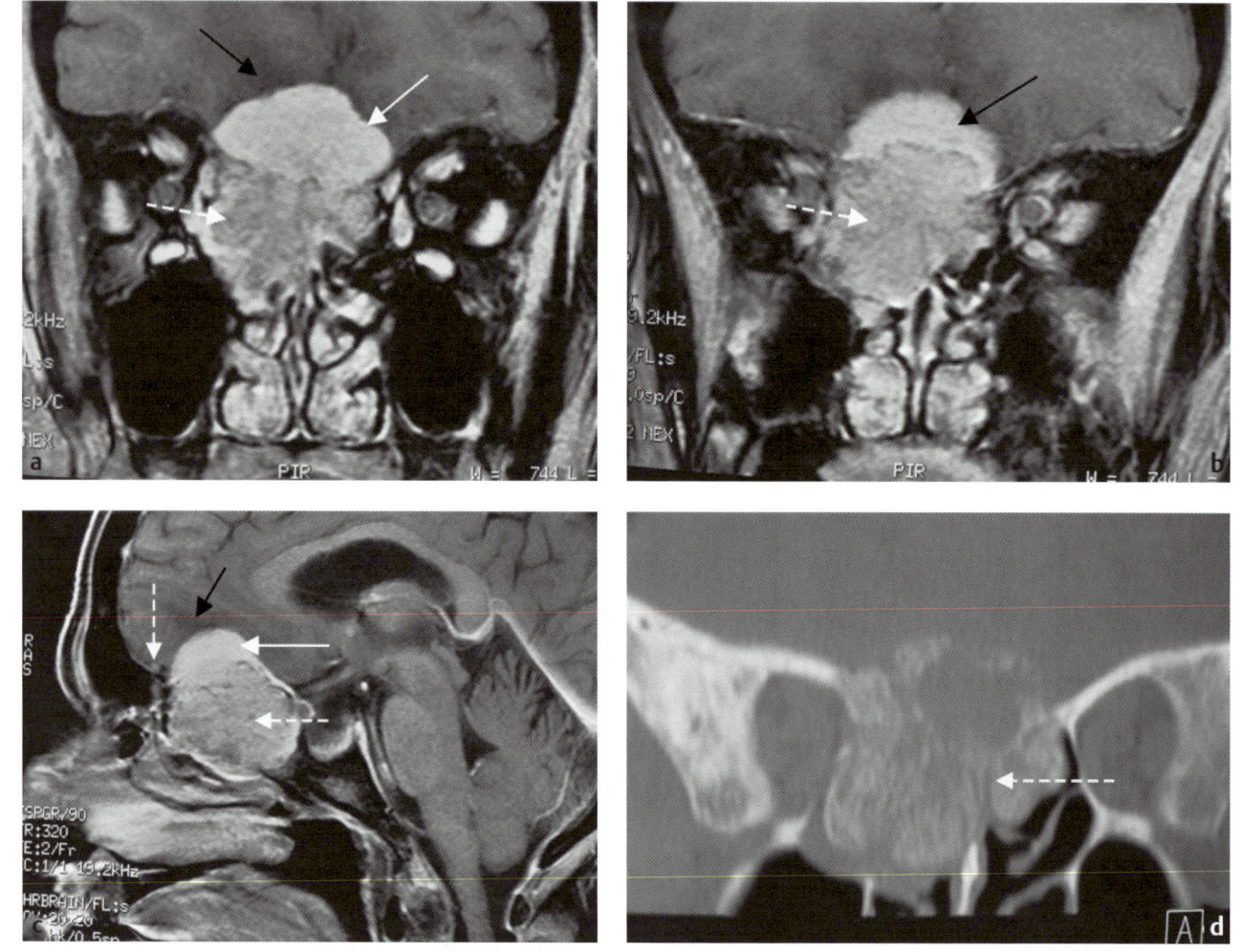

Fig. 20.26 Nas RMs coronais (**a**,**b**) e na RM parassagital (**c**), são visíveis as duas consistências do tumor. O tumor mole é marcado com uma *seta branca contínua*, enquanto que o tumor calcificado é marcado com uma *seta branca tracejada*. Na TC coronal (**d**), a parte calcificada do tumor é claramente vista (*seta branca tracejada*). O edema cerebral é indicado com uma *seta preta contínua* (**a**,**c**). A outra importante característica vista em (**c**) é a aproximação estreita do tumor com a parede posterior do seio frontal (*seta branca tracejada*). Isso significa que a osteotomia deve ser feita pela parede posterior do seio frontal.

entre o tumor e os lobos cerebrais anteriores foi identificado, e o tumor cuidadosamente dissecado da aracnoide. Colocaram-se cotonoides onde essa dissecção tinha sido realizada para manter o plano e permitir continuação da dissecção adjacente na mesma direção. Também protegia o tecido cerebral subjacente de dano inadvertido. Qualquer vaso de alimentação ou veias que drenassem do tumor foram cauterizados com o cautério bipolar com sucção* (Integra) e seccionados. Desse modo, o tumor foi progressivamente levado à cavidade nasal até que se obteve remoção completa. A cavidade foi irrigada com solução de Ringer com lactato morna e todos os vasos sangrando foram cauterizados. A base do crânio foi reparada da maneira previamente descrita com duas camadas de fáscia lata: a primeira colocada como enxerto *underlay* e a segunda, como *overlay*, seguindo-se o uso de cola de fibrina, Gelfoam e um tampão nasal com gaze em fita e BIPP. Novamente, este caso foi feito antes do desenvolvimento do retalho septal pediculado. O tampão foi removido depois de 7 dias. Não se usou dreno lombar, porém, caso ocorresse fístula, seria possível sua inserção.

Exemplo 3

O terceiro paciente é um homem de meia-idade com sintomas visuais, cefaleias e euforia inapropriada. O meningioma do sulco olfatório na linha média causador do seu quadro clínico era semelhante ao do segundo exemplo, porém, significativamente maior e não havia envolvimento nasal ou sinusal (**Fig. 20.27**).

Existem alguns modos pelos quais esse meningioma poderia ser abordado. Os mais comuns seriam as abordagens bifrontal ou pterional (frontotemporal).[13,14] A abordagem bifrontal dá bom acesso a ambos os lados, mas resulta em significativa retração do lobo frontal, e importantes estruturas vasculares são abordadas tardiamente na dissecção.[13,14] A abordagem pterional[15,16] é rápida e exige retração do lobo frontal ipsilateral, mas o lobo frontal oposto não precisa de retração, constituindo uma vantagem sobre a abordagem bifrontal. No entanto, existe controvérsia quanto à possibilidade de exposição suficiente do lado contralateral em pacientes com extensão bilateral significativa do tumor.[15,16] Além disso, permite acesso à vasculatura da base do crânio relativamente tarde na dissecção. A atratividade da abordagem transnasal é que a principal irrigação arterial do tumor, as artérias etmoidais anterior e posterior, é ligada antes que comece a ressecção do tumor. Além disso, a abordagem endoscópica remove a dura-máter e o osso subjacente do tumor, portanto diminuindo teoricamente as chances de recorrência.[7] Uma vantagem significativa dessa abordagem é a completa falta de retração cerebral. A desvantagem da abordagem endoscópica é a capacidade dos cirurgiões de controlarem sangramento significativo de vasos arteriais e venosos. Portanto, é importante avaliar no pré-operatório com uma angiografia a irrigação arterial do tumor, com atenção à vascularização e para a sua superfície externa – a chamada irrigação "da casca". Se esta for significativa, então a abordagem endoscópica pode não ser adequada. Além disso, durante esse procedimento hemodinâmico, qualquer vaso de alimentação importante proveniente da artéria carótida externa, como a artéria meníngea média, pode ser embolizado.

Sistemas de navegação são essenciais nesse tipo de caso, pois permitem que o tumor seja "visto" através da base do crânio para que a osteotomia anterior seja feita através do osso diretamente adjacente ao tumor. A colocação correta das osteotomias permite que o cirurgião identifique o plano cirúrgico entre a superfície externa do tumor e o tecido cerebral normal. Isso ajuda na remoção do cerne do tumor enquanto preserva a camada externa, bem como na etapa de dissecção dessa camada da aracnoide e do cérebro. A preparação padrão para ressecção desse tumor é com antrostomias maxilares bilaterais, esfenoetmoidectomias completas e procedimento de broqueamento frontal estendido. Uma vez cumprida essa etapa, identificam-se as artérias etmoidais anterior e posterior, as quais são ligadas ou cauterizadas e seccionadas. As osteotomias posteriores são realizadas com a broca diamantada, e as osteotomias laterais na fóvea etmoidal, com uma broca diamantada ou *punch* Kerrison. A base do crânio cai na cavidade nasal depois que a fixação fibrosa entre a crista etmoidal e a foice é cortada. Pode então ser removida do nariz, e a base do tumor é exposta. Em um tumor como este, é crucial que ele seja removido em sua maior parte de dentro para fora, permitindo que o tumor seja colapsado dentro de si mesmo. Se o tumor for mole, isso pode ser feito com instrumentos de dissecção com aspiração para a base do crânio* (Integra) ou com lâmina de microdesbridador com 2,7 mm. É pre-

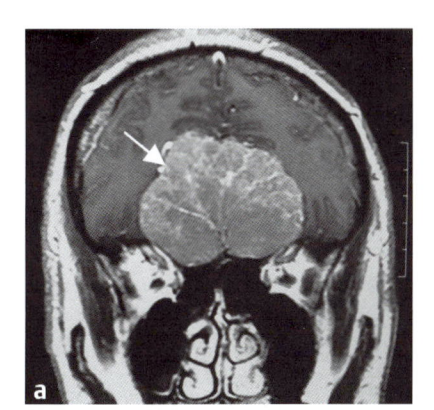

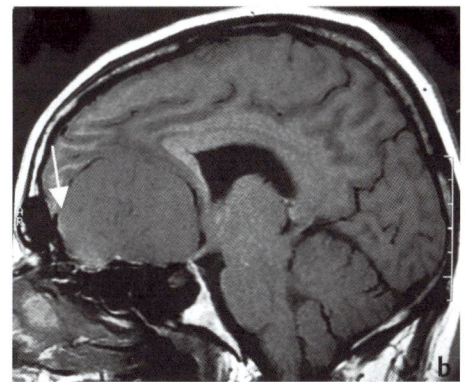

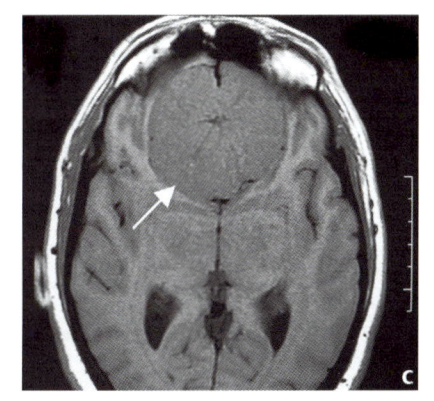

Fig. 20.27 RMs (**a**) coronal, (**b**), parassagital e (**c**) axial em que o tumor é indicado com uma *seta branca*. (**b**) Note como o tumor se aproxima estreitamente da parede posterior do seio frontal.

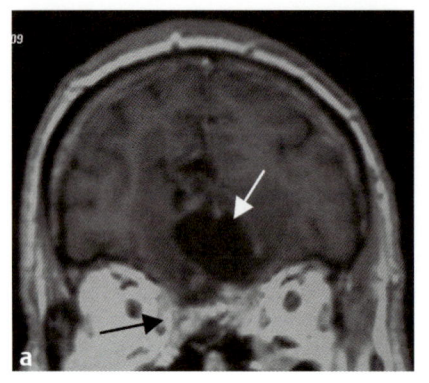

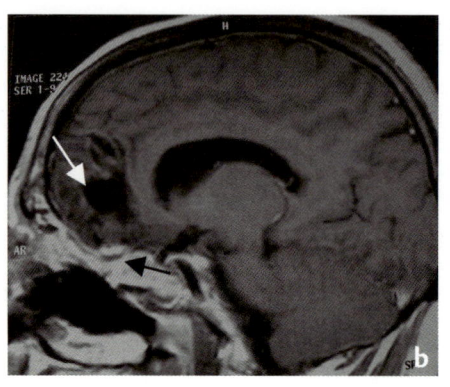

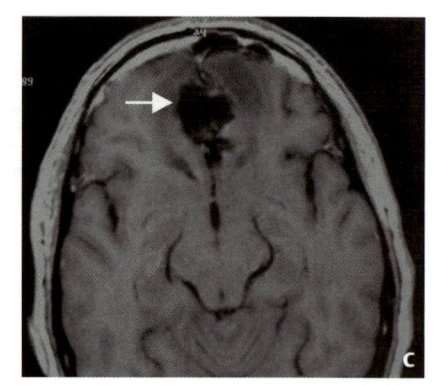

Fig. 20.28 RMs (a) coronal, (b) parassagital e (c) axial pós-operatória; a região de onde o tumor foi ressecado é indicada com uma *seta branca*, e a base do crânio reconstruída, com uma *seta preta*.

ciso muito cuidado ao usar a lâmina do microdesbridador em espaço intracraniano, pois pode ser muito agressivo ao remover tecido mole. A aspiração deve ser colocada em um regulador de aspiração para minimizar a quantidade de tecido aspirado para a região de corte. Além disso, a velocidade oscilante da lâmina deve ficar abaixo de 1.000 rpm, e a extensão inteira da lâmina deve ficar visível durante o uso. A lâmina, em geral, é usada voltada para cima a fim de que o endoscópio olhe a abertura quando em uso, e a lâmina pode ser parada se tecido demais for aspirado para a abertura ou ao se pensar que o tumor que está sendo ressecado possa conter um vaso. A segunda técnica para remover o centro do tumor envolve usar as lâminas do cautério bipolar com aspiração acoplada para agarrar os fios fibrosos no tumor e, enquanto se faz tração delicada neles, o bipolar é ativado, encolhendo o tumor e fazendo que ele colapse para dentro. Finalmente, os novos aspiradores ultrassônicos agora têm adaptações para uso endonasal, (Cusa e Sonapet), o que permite que o interior do tumor seja removido. Isso pode ser útil especialmente quando houver calcificação dentro do tumor, como se pode encontrar em meningiomas. Uma vez que se sinta que apenas a cápsula relativamente fina do tumor ainda resta, um plano cirúrgico entre a aracnoide e o cérebro é estabelecido e desenvolvido. Uma combinação de sondas maleáveis, elevador Freer com aspiração e cotonoides é usada para mobilizar o tumor do cérebro. Os vasos que não puderem ser mobilizados da superfície do tumor são cauterizados com a pinça bipolar antes de serem seccionados. Neste paciente, a cirurgia transcorreu relativamente sem intercorrências até que uma veia relativamente grande de drenagem do tumor para o seio sagital inferior sofreu avulsão do seio. Pinças do tipo Ligar controlaram o sangramento do seio, e a cirurgia restante não teve mais intercorrências. Isso não teria sido possível sem dois cirurgiões trabalharem simultaneamente na cavidade intracraniana. A reconstrução da base do crânio foi realizada com um enxerto de fáscia lata *underlay* e *overlay*, cola de fibrina, Gelfoam e tampão nasal com BIPP. Novamente, este caso foi feito antes do desenvolvimento do retalho septal pediculado vascularizado. O tampão foi retirado depois de 1 semana. RM pós-operatória mostra remoção completa do tumor (**Fig. 20.28**).

Conclusão

A cirurgia intracraniana transnasal endoscópica é um avanço novo e animador para cirurgia da base do crânio. No entanto, ela requer um alto nível de treinamento e habilidade do cirurgião sinusal e do neurocirurgião. A fim de realizar tais cirurgias, os cirurgiões sinusais e os neurocirurgiões precisam formam uma equipe de base do crânio. Tal equipe deve desenvolver suas habilidades endoscópicas fazendo numerosas dissecções endoscópicas de tumores da hipófise. À medida que o nível de expertise se desenvolva, a equipe pode assumir tumores intracranianos menores selecionados. A seleção e a preparação dos casos são vitalmente importantes para o sucesso da cirurgia, e a equipe deve sempre ter em mente que a cirurgia com mais alta probabilidade de sucesso e menor morbidade deva ser escolhida. Um dos aspectos mais importantes dessa cirurgia é a abordagem por dois cirurgiões. Ter dois cirurgiões operando ao mesmo tempo tem enormes vantagens para a capacidade dos cirurgiões de removerem o tumor fazendo tração nele e para o manejo de complicações, especialmente se ocorrer hemorragia significativa. O papel exato da ressecção endoscópica da base do crânio no manejo de malignidades ainda não está claro, mas é provável que as técnicas endoscópicas tenham um papel cada vez maior no manejo de tais pacientes. Finalmente não há substituto para um conhecimento anatômico sólido, e este capítulo (e o livro) se concentra em apresentar a anatomia cirúrgica em detalhe. Isso deve ser ampliado com múltiplas dissecções de cadáveres até que os cirurgiões tenham conhecimento extenso e detalhado da anatomia dessa região.

Referências

1. Howard DJ, Lund VJ, Wei WI. Craniofacial resection for tumors of the nasal cavity and paranasal sinuses: a 25-year experience. Head Neck 2006;28(10):867–873
2. Batra PS, Citardi MJ, Worley S, Lee J, Lanza DC. Resection of anterior skull base tumors: comparison of combined traditional and endoscopic techniques. Am J Rhinol 2005;19(5):521–528
3. Castelnuovo PG, Belli E, Bignami M, Battaglia P, Sberze F, Tomei G. Endoscopic nasal and anterior craniotomy resection for malignant nasoethmoid tumors involving the anterior skull base. Skull Base 2006;16(1):15–18

4. Leong JL, Citardi MJ, Batra PS. Reconstruction of skull base defects after minimally invasive endoscopic resection of anterior skull base neoplasms. Am J Rhinol 2006;20(5):476–482
5. Buchmann L, Larsen C, Pollack A, Tawfik O, Sykes K, Hoover LA. Endoscopic techniques in resection of anterior skull base/paranasal sinus malignancies. Laryngoscope 2006;116(10):1749–1754
6. Snyderman CH, Kassam AB. Endoscopic techniques for pathology of the anterior cranial fossa and ventral skull base. J Am Coll Surg 2006;202(3):563
7. Hernesniemi J, Dashti R, Lehecka M, et al. Microneurosurgical management of anterior communicating artery aneurysms. Surg Neurol 2008;70(1):8–28, discussion 29
8. Uzün I, Gürdal E, Cakmak YO, Ozdogmus O, Cavdar S. A reminder of the anatomy of the recurrent artery of heubner. Cent Eur Neurosurg 2009;70(1):36–38
9. Pieper DR, Al-Mefty O, Hanada Y, Buechner D. Hyperostosis associated with meningioma of the cranial base: secondary changes or tumor invasion. Neurosurgery 1999;44(4):742–746, discussion 746–747
10. Zanation AM, Thorp BD, Parmar P, Harvey RJ. Reconstructive options for endoscopic skull base surgery. Otolaryngol Clin North Am 2011;44(5):1201–1222
11. Jardeleza C, Seiberling K, Floreani S, Wormald PJ. Surgical outcomes of endoscopic management of adenocarcinoma of the sinonasal cavity. Rhinology 2009;47(4):354–361
12. Hadad G, Bassagasteguy L, Carrau RL, et al. A novel reconstructive technique after endoscopic expanded endonasal approaches: vascular pedicle nasoseptal flap. Laryngoscope 2006;116(10):1882–1886
13. Hentschel SJ, DeMonte F. Olfactory groove meningiomas. Neurosurg Focus 2003;14(6):e4
14. Spektor S, Valarezo J, Fliss DM, et al. Olfactory groove meningiomas from neurosurgical and ear, nose, and throat perspectives: approaches, techniques, and outcomes. Neurosurgery 2005; 57(4, Suppl):268–280, discussion 268–280
15. Turazzi S, Cristofori L, Gambin R, Bricolo A. The pterional approach for the microsurgical removal of olfactory groove meningiomas. Neurosurgery 1999;45(4):821–825, discussion 825–826
16. Babu R, Barton A, Kasoff SS. Resection of olfactory groove meningiomas: technical note revisited. Surg Neurol 1995; 44(6):567–572

21 Cirurgia Endoscópica da Transição Craniocervical

Introdução

A cirurgia na transição craniocervical (CCJ) é complexa em razão de sua localização posterior à nasofaringe e à dificuldade de acesso por técnicas tradicionais. A abordagem tradicional tem sido a transoral.[1] Esta envolve colocar afastadores na boca, abertura da mandíbula e afastamento da língua. Adicionalmente, o palato mole é dividido, e partes do palato duro são ressecadas, dependendo do acesso necessário. As desvantagens dessa abordagem são a necessidade de uma traqueostomia pré- e pós-operatória para segurança das vias aéreas, contaminação do campo cirúrgico por bactérias orais, potencial disfunção do palato mole, com consequentes prejuízos na deglutição e fonação, e necessidade de alimentar o paciente por meio de sonda nasogástrica no pós-operatório.[2]

A abordagem endoscópica evita esses problemas, pois o local da cirurgia está fora do mecanismo da deglutição, o edema geralmente é limitado e não ameaça as vias aéreas e se evitam as bactérias orais.[3]

Patologia

Existem algumas patologias que podem ser abordadas com este acesso.

Artrite Reumatoide

A condição mais comum que acomete a CCJ é o *pannus* reumatoide em pacientes com artrite reumatoide. O processo inflamatório envolvido causa frouxidão ligamentar, erosão óssea e, mais tardiamente, quando o processo odontoide perde sua sustentação, pode migrar para o tronco encefálico e acarretar fenômenos compressivos por pressão direta ou por subluxação cervical.

Transtornos Congênitos

Existem algumas malformações congênitas do odontoide, síndromes de invaginação basilar e anomalias da base do crânio que podem afetar a CCJ. A invaginação basilar ocorre quando a ponta do odontoide se move mais do que 4,5 mm acima de uma linha traçada da parte posterior do palato duro à base do occipital (linha de McGregor).[2]

Cordoma

Os cordomas se originam no osso do clivo e na coluna cervical alta, sendo provenientes de remanescentes da notocorda e são o tumor mais comum na coluna móvel.[2] Esses tumores raramente geram metástases, mas são localmente agressivos, causando destruição óssea e envolvimento neurológico, e a ressecção completa com irradiação com feixe de prótons no pós-operatório oferece a melhor sobrevida no longo prazo.

Carcinoma Nasofaríngeo

Esses pacientes são tratados, inicialmente, com radioterapia e geralmente respondem bem ao tratamento. No entanto, existe um pequeno grupo de pacientes que não têm sucesso em múltiplas séries de radioterapia e podem precisar de cirurgia de resgate se o tumor envolver essa região. Além disso, múltiplas séries de radioterapia podem resultar osteorradionecrose dessa região, o que, por sua vez, pode exigir desbridamento cirúrgico.

Anatomia

A CCJ consiste na região da coluna alta (C1 e C2), e a base do crânio (occipital) que se articula com C1. C1 (atlas) não tem um corpo vertebral ou processo espinhoso, o que, por sua vez, permite movimento significativo entre o atlas e a base do crânio. Esse movimento é responsável por mais de metade da rotação axial da cabeça.[4] O atlas tem duas massas laterais espessas que se articulam com os côndilos occipitais. O processo odontoide está posicionado onde o corpo vertebral do atlas normalmente estaria e se fixa ao clivo pelos ligamentos apical e alar. Como a maioria das cirurgias nessa região envolve exposição e ressecção do odontoide, é importante compreender as fixações ligamentares e camadas da CCJ. Quando

21 Cirurgia Endoscópica da Transição Craniocervical

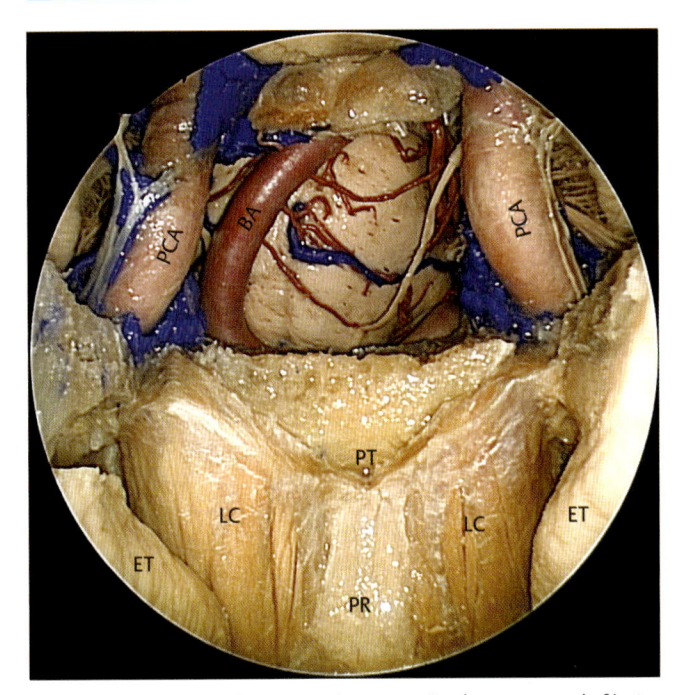

Fig. 21.1 Dissecção cadavérica após a remoção da mucosa e da fáscia faringobasilar. O terço médio do clivo foi removido para revelar a ponte. Os músculos longos da cabeça (*LC*) se inserem amplamente no assoalho do seio esfenoidal (removido na peça). A rafe faríngea (*PR*) pode ser vista fixada ao tubérculo faríngeo (*PT*) do osso occipital. *ET*, tuba auditiva; *BA*, artéria basilar; *PCA*, artéria paraclival.

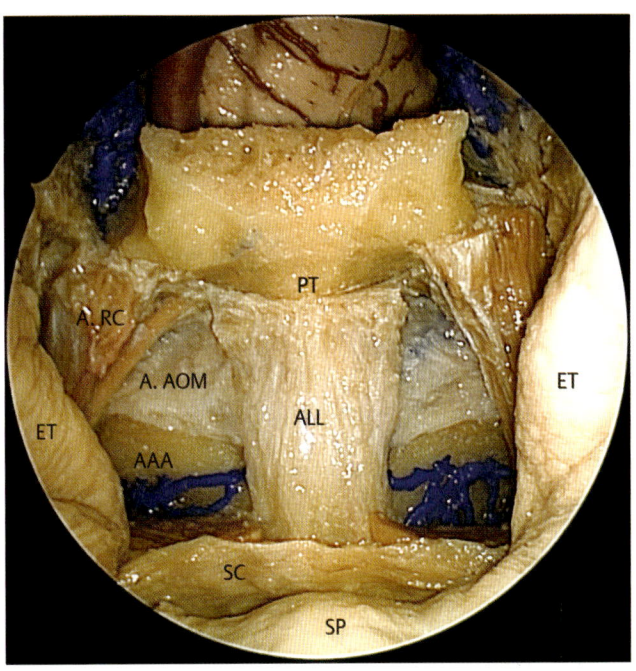

Fig. 21.2 Dissecção cadavérica após a remoção dos músculos longos da cabeça. Esta etapa revela os ligamentos longitudinais anteriores (*ALL*), a membrana atlanto-occipital anterior (*A. AOM*) e o músculo reto anterior da cabeça (*A. RC*). Note como o músculo constritor superior (*SC*) termina no nível do palato mole (*SP*). *AAA*, arco anterior do atlas; *ET*, tuba auditiva; *PT*, tubérculo faríngeo.

essa região é abordada anteriormente, a primeira camada encontrada é a mucosa nasofaríngea, seguida pela fáscia faringobasilar, o músculo longo da cabeça e, mais inferiormente, os músculos longos do pescoço, a membrana atlanto-occipital, o ligamento longitudinal anterior, os ligamentos atlanto-occipitais, o arco do atlas e o processo odontoide (**Figs. 21.1, 21.2, 21.3 e 21.4**). O processo odontoide é sustentado pelos ligamentos apical e alar, que formam uma fixação segura ao osso occipital/clivo (**Fig. 21.5**). Posteriormente ao odontoide, os ligamentos cruzados (elementos vertical e horizontal) oferecem forte sustentação para o odontoide e impedem deslocamento posterior (**Fig. 21.6**). Os ligamentos cruzados são comumente afetados pelo *pannus* reumatoide e enfraquecidos pela inflamação associada. Atrás dos ligamentos cruzados está a membrana tectorial (**Fig. 21.5**). Na **Fig. 21.5**, a anatomia é vista, desde a parte posterior, com a membrana tectorial parcialmente cortada para dar visualização dos ligamentos cruzados. A face superior do ligamento cruzado é cortada para dar visualização dos ligamentos apical e alar do processo odontoide. Também se proporciona uma visualização parassagital, demonstrando, as camadas de anterior a posterior nessa área complexa.

À medida que a cavidade intracraniana é abordada, a região inferior do tronco encefálico e os nervos cranianos inferiores são expostos. As pirâmides bulbares estão voltadas para o clivo, sendo o nervo hipoglosso originado da parte superior do bulbo. Essa série de pequenas raízes então converge para o canal do hipoglosso, que se situa acima dos côndilos occipitais (**Figs. 21.6 e 21.7**). O nervo acessório tem um componente craniano cujas radículas engatam no vago (**Fig. 21.6**). Sua parte espinal se origina de uma série de radículas

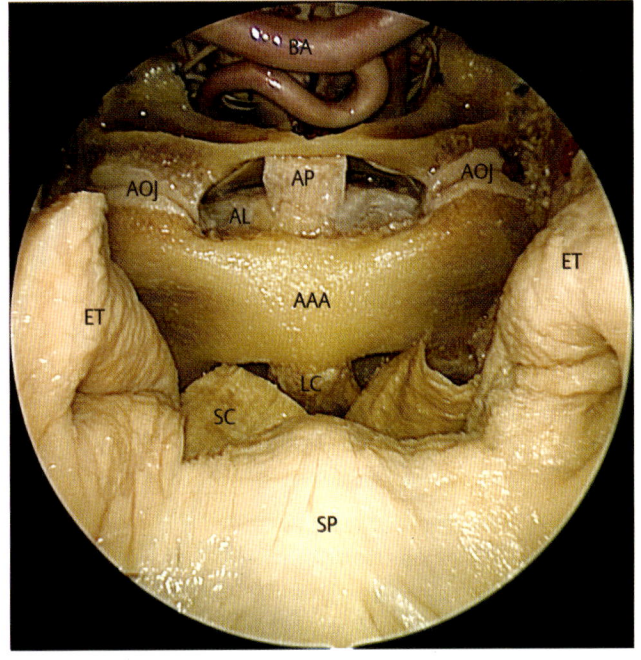

Fig. 21.3 Dissecção cadavérica após a remoção da membrana atlanto-occipital anterior, do ligamento longitudinal anterior, dos músculos longos da cabeça e dos músculos retos anteriores da cabeça. Isso revela a cápsula articular da articulação atlanto-occipital (*AOJ*). Essa cápsula articular foi removida para revelar as superfícies articulares. O músculo constritor superior (*SC*) foi seccionado para mostrar a inserção do músculo longo do pescoço (*LC*). Os ligamentos apicais (*AP*) e os ligamentos alares (*AL*) podem ser vistos claramente. *SP*, palato mole; *ET*, tuba auditiva; *AAA*, arco anterior do atlas; *BA*, artéria basilar.

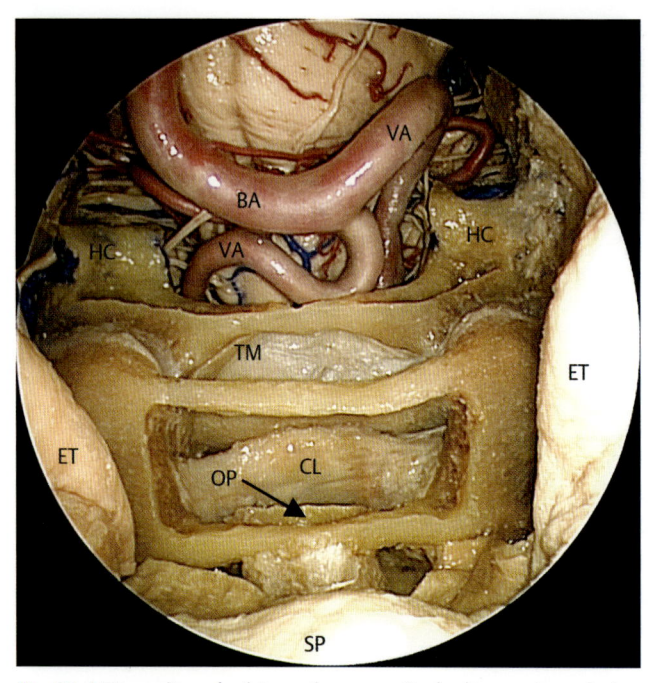

Fig. 21.4 Dissecção cadavérica após a remoção dos ligamentos apical e alar, e o processo odontoide foi retirado após broqueamento (*OP*). Isso revela a parte transversa forte e espessa do ligamento cruzado (*CL*). Atrás deste, localiza-se a membrana tectorial (*TM*). *ET*, tuba auditiva, *SP*, palato mole; *HC*, canal do hipoglosso; *VA*, artéria vertebral; *BA*, artéria basilar.

Preparação Pré-Operatória

No pré-operatório, os pacientes fazem uma TC e uma RM com contraste. Isso permite que o tecido mole, os pontos de referência ósseos e a vascularização sejam precisamente identificados. A TC e a RM são fundidas no sistema de navegação por imagens (**Fig. 21.10**) e usa-se uma chave de alternância para o movimento, em uma só imagem, entre as janelas ósseas e as janelas de partes moles. A RM contrastada também permite identificação acurada da irrigação sanguínea, de modo que as abordagens cirúrgicas sejam planejadas com mínimo risco para os vasos. A extensão da ressecção do arco anterior do atlas e do odontoide é decidida com os exames e se fazem planos quanto à necessidade da fixação da CCJ e, caso seja, se o melhor tempo para se fazê-la é no pré- ou no pós-operatório. A coxa é preparada para coleta de gordura e fáscia em caso de isso ser necessário na reconstrução da falha criada cirurgicamente.

Abordagem Cirúrgica Endoscópica do Processo Odontoide

O primeiro passo é decidir sobre quanta ressecção do clivo será necessária. Nos pacientes com um cordoma que se estenda ao atlas, pode ser necessário ressecar o clivo do assoalho da fossa hipofisiária à base do arco do atlas (**Fig. 21.8**). Se a patologia for uma invaginação do processo odontoide, pode não ser necessária a abertura do esfenoide, e a ressecção pode ficar limitada à nasofaringe. Para maximizar o acesso, as conchas nasais inferiores são lateralizadas ou ressecadas. Para melhorar a cicatrização pós-operatória, eleva-se um retalho septal pediculado, que é colocado em um seio maxilar aberto para afastá-lo do campo operatório. Se a região a ser ressecada for extensa, então são obtidos retalhos septais pediculados bilateralmente. Realiza-se a retirada da região septal posterior e, quando apenas um retalho septal tiver sido levantado, a mucosa da região septal posterior oposta é dobrada anteriormente para cobrir o sítio de doação do retalho septal pediculado e se fixa a mucosa anteriormente com suturas.

provenientes da parte inferior do bulbo e da parte superior da medula espinal, sendo assim o único nervo craniano que atravessa o forame magno. As artérias vertebrais passam lateralmente às massas laterais do áxis e entram na parte superior da região cervical, depois passando atrás dos côndilos do occipital, unindo-se anteriormente ao bulbo e formando a artéria basilar (**Figs. 21.8 e 21.9**). A junção vertebrobasilar geralmente é encontrada na transição pontobulbar (**Fig. 21.8**). O ramo principal da artéria vertebral é a artéria cerebelar inferior posterior (PICA) (**Fig. 21.6**).

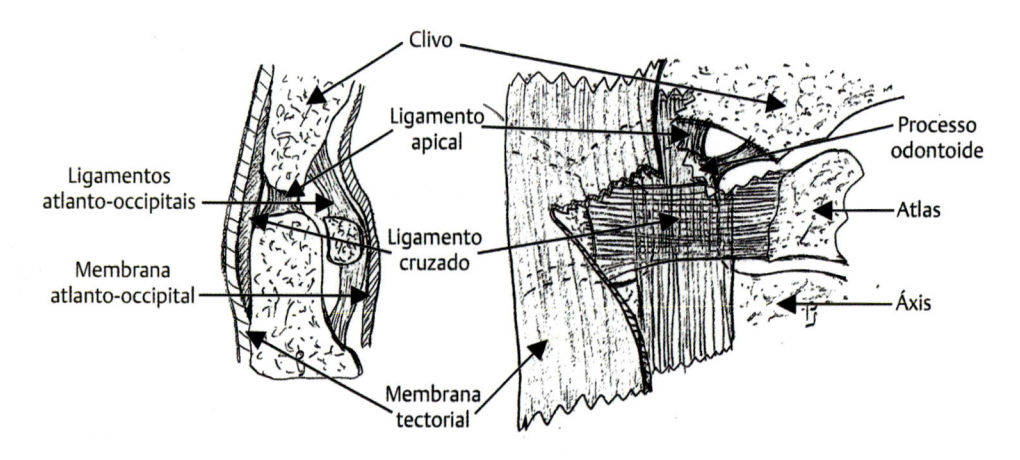

Fig. 21.5 Ilustração da transição craniocervical no plano sagital (*esquerda*) e visualização da parte posterior com a membrana tectorial e os ligamentos cruzados parcialmente cortados para revelar as estruturas subjacentes.

21 Cirurgia Endoscópica da Transição Craniocervical

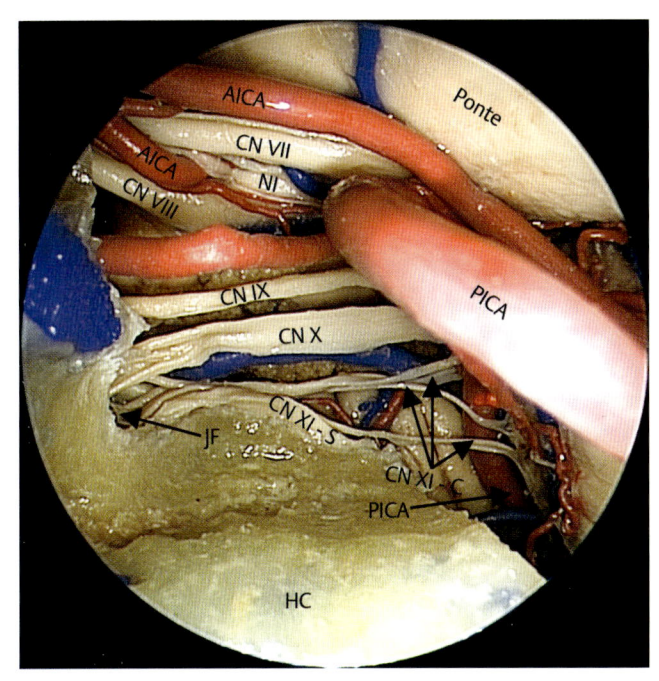

Fig. 21.6 Dissecção cadavérica com imagem feita imediatamente acima do canal do hipoglosso (*HC*) esqueletonizado no ângulo pontocerebelar. A artéria cerebelar inferior anterior (*AICA*) pode ser vista estreitamente associada ao nervo vestibulococlear (*CN VIII*), ao nervo facial (*CN VII*) e ao nervo intermédio (*NI*). A artéria cerebelar inferior posterior (*PICA*) pode ser vista passando entre o vago (*CN X*) e as partes espinal e craniana dos nervos acessórios (*CN XI–S, CN XI–C*).

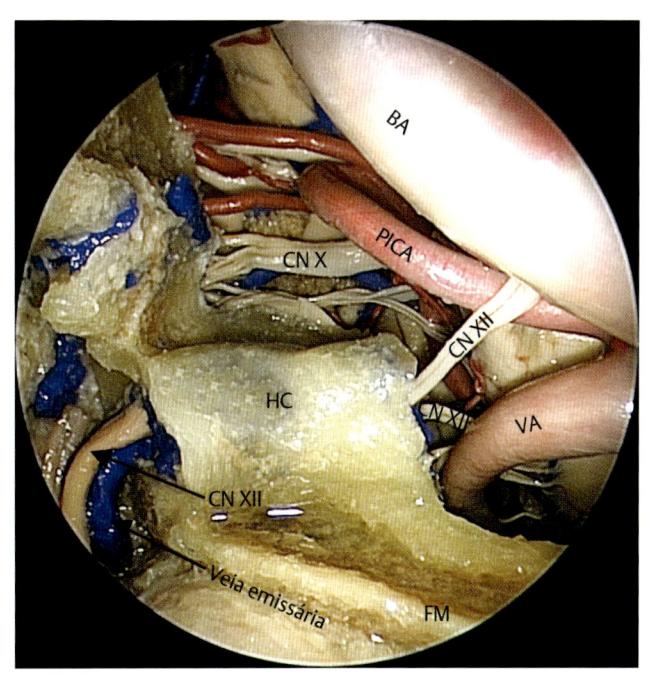

Fig. 21.7 Imagem de dissecção cadavérica mostrando o nervo hipoglosso saindo do forame do hipoglosso com sua veia correspondente que comunica a veia jugular interna com o plexo basilar. *HC*, canal do hipoglosso; *CN XII*, nervo hipoglosso e suas radículas; *FM*, forame magno; *VA*, artéria vertebral; *PICA*, artéria cerebelar inferior posterior; *BA*, artéria basilar; *CN X*, nervo vago.

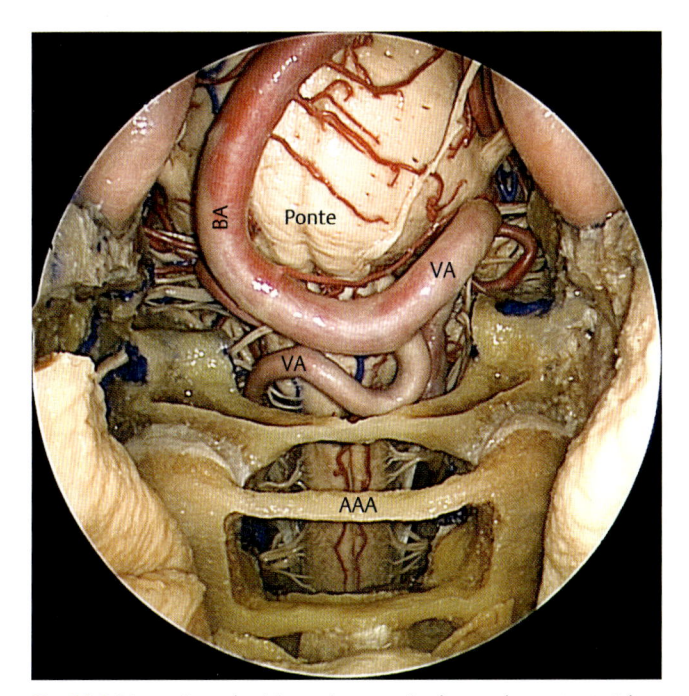

Fig. 21.8 Dissecção cadavérica após remoção da membrana tectorial e do processo odontoide. O arco anterior do atlas foi retirado por broqueamento central para revelar a medula espinal cervical alta atrás. Os nervos espinais C1 e C2 podem ser claramente vistos. *AAA*, arco anterior do atlas; *VA*, artéria vertebral; *BA*, artéria basilar.

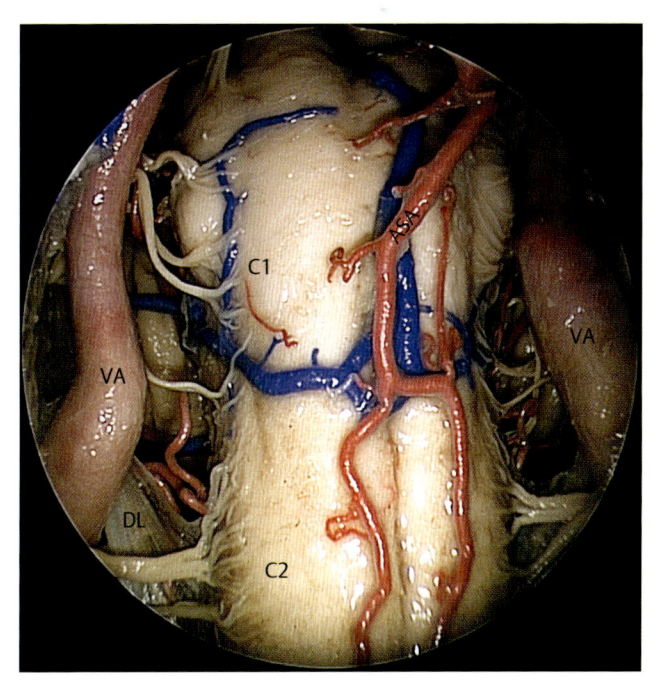

Fig. 21.9 Imagem de dissecção cadavérica mostra projeção em *close-up* da medula espinal cervical alta. A imagem mostra claramente as pequenas raízes dos nervos C1 e C2, os ligamentos dentados (*DL*) e a artéria vertebral (*VA*) ao entrar no forame magno. *ASA*, artéria espinal anterior.

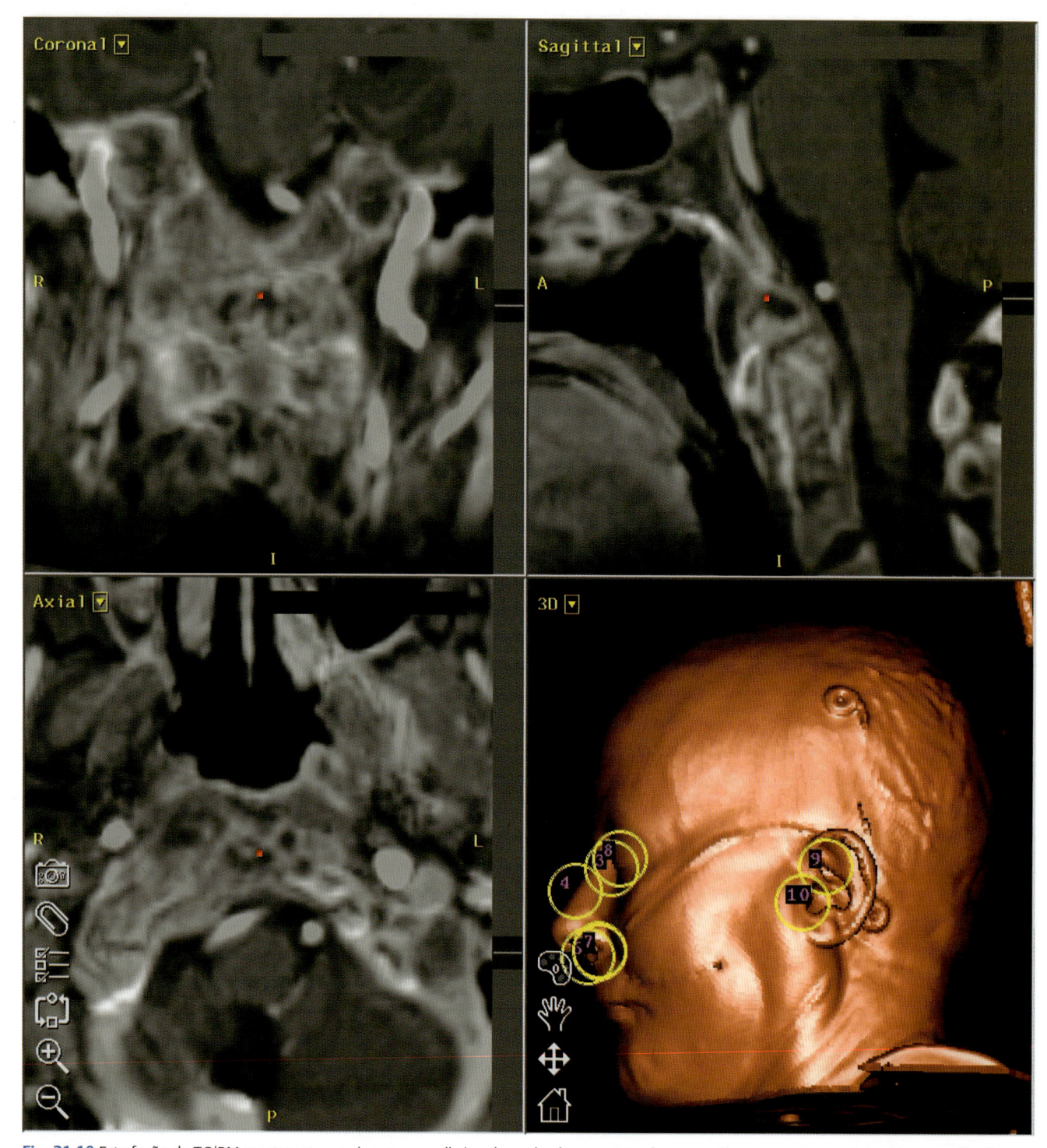

Fig. 21.10 Esta fusão de TC/RM mostra o tumor (*ponto vermelho*) na base do clivo e apoiando-se no atlas e o processo odontoide na região da transição craniocervical em um plano coronal, sagital e axial. Note o contraste vascular, permitindo clara identificação dos grandes vasos.

Usa-se orientação por imagens para mapear as artérias carótidas cervicais a fim de assegurar que não estejam no campo cirúrgico. Além disso, identifica-se o clivo, o arco anterior do atlas e o corpo do áxis. O arco do atlas está na região mais caudal que pode ser alcançada através da abordagem transnasal. Se for necessário aumentar a exposição caudal, pode-se perfurar a borda superior posterior do palato duro para afastá-la, mas é preciso cuidado para preservar a mucosa oral sob a palato duro. O passo seguinte é remover lateralmente a mucosa e os músculos longos da cabeça sobre essas estruturas até as tubas auditivas (que geralmente são mediais às carótidas) e até ser identificado o ligamento longitudinal anterior e a membrana atlanto-occipital. Não se faz tentativa para levantar um retalho, pois é difícil fazê-lo, e o retalho elevado compromete o acesso. Em vez disso, usa-se radiofrequência ou cautério unipolar para remover essas estruturas para baixo, incluindo a membrana atlanto-occipital. O osso do arco anterior do atlas e o odontoide são expostos.

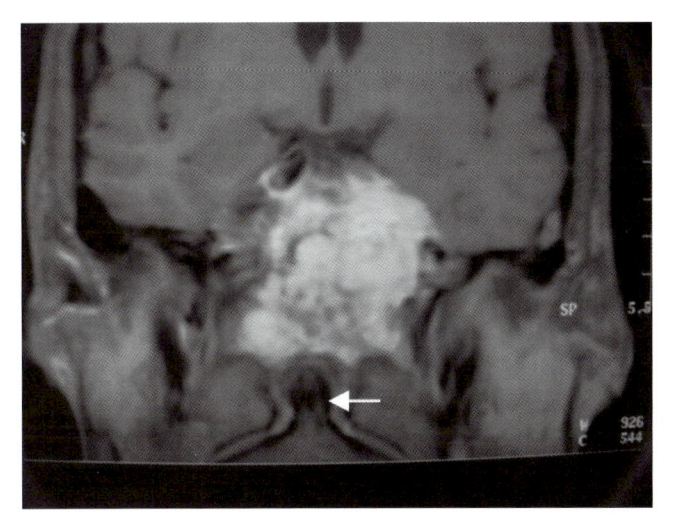

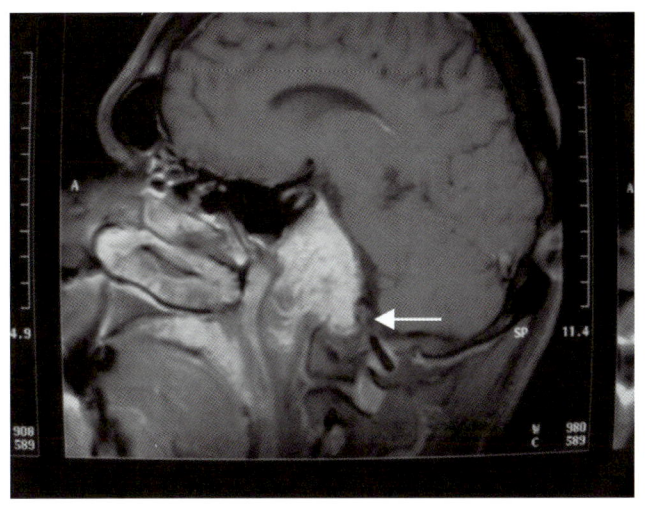

Fig. 21.11 Grande cordoma clival com envolvimento do clivo inteiro e estendendo-se inferiormente à transição craniocervical, apoiando-se no atlas e no odontoide (*seta branca*).

Usa-se uma broca de alta velocidade para remover o osso do arco anterior até as massas laterais. Isso aumenta a exposição do processo odontoide. Para começar a ressecção do odontoide, a face superior do dente é exposta, cortando-se o ligamento apical. É preciso cuidado para não abrir a dura-máter. Isso permite que o dente seja removido de cima a baixo pelo uso de uma broca de alta velocidade para remover delicadamente o centro do dente, deixando para trás uma casca muito fina. Esse osso escavado é então cuidadosamente dissecado dos ligamentos alares e do ligamento cruzado. Faz-se tração sobre os fragmentos ósseos para diminuir a compressão intradural durante a dissecção. Os fragmentos ósseos e qualquer *pannus* reumatoide associado são soltos por dissecção da membrana tectorial. Em alguns pacientes, o *pannus* pode contribuir para a compressão, portanto deve ser removido até que se veja a dura-máter pulsátil subjacente, garantindo descompressão completa. A falha é coberta com o retalho septal pediculado, sendo as bordas do retalho cobertas com uma camada de Surgicel (Ethicon; Somerville, NJ) e cola de fibrina. Não se faz nenhum outro tamponamento.

Outras patologias também podem ser abordadas nessa área. Em alguns pacientes, cordomas clivais podem estar localizados na CCJ, e o acesso cirúrgico é semelhante ao descrito anteriormente (**Fig. 21.10**). Nessa figura, o cordoma está na extremidade inferior do clivo e envolve o arco do atlas, estendendo-se lateralmente aos côndilos occipitais. Na **Fig. 21.11**, um cordoma muito maior se estende da base da hipófise ao atlas e envolve o atlas e a face superior do processo odontoide. Esse paciente precisaria de uma exposição clival completa e de uma exposição da CCJ para assegurar a ressecção completa do tumor.

Pontos-Chave

- Múltiplas patologias diferentes ocorrem na região da CCJ.
- Imagens com TC e RNM são importantes para avaliação da patologia e da vascularização regional, e para planejamento da abordagem cirúrgica.
- É preciso tomar uma decisão antes da cirurgia quanto à necessidade de fixação cervical pré ou pós-cirurgia.
- Levanta-se um retalho septal pediculado antes de ser feita a retirada do septo posterior.
- Todos os tecidos moles e ligamentos anteriores ao processo odontoide e ao arco do atlas são removidos.
- O processo odontoide e o arco anterior do atlas são removidos com uma broca de alta velocidade, sendo a parede posterior escavada antes de ser liberada por dissecção.

Referências

1. Hadley MN, Spetzler RF, Sonntag VK. The transoral approach to the superior cervical spine. A review of 53 cases of extradural cervicomedullary compression. J Neurosurg 1989;71(1):16–23
2. Wu JC, Mummaneni PV, El-Sayed IH. Diseases of the odontoid and craniovertebral junction with management by endoscopic approaches. Otolaryngol Clin North Am 2011;44(5):1029–1042
3. Kassam AB, Snyderman C, Gardner P, Carrau R, Spiro R. The expanded endonasal approach: a fully endoscopic transnasal approach and resection of the odontoid process: technical case report. Neurosurgery 2005;57(1, Suppl)E213, discussion E213
4. Cardosa ACC, Brock R, Martins C, de Alancastro LP, Rhoton AL. Microendoscopic anatomy of the craniocervical Junction. In: Stamm A, ed. Transnasal endoscopic skull base and brain surgery. Thieme New York; 2011

22 Lesões das Artérias Carótidas e de Grandes Vasos durante Cirurgia Endoscópica

Introdução

A incidência de lesão da artéria carótida interna (ICA) durante cirurgia sinusal endoscópica é muito baixa, tendo sido descritos apenas 29 casos na literatura.[1] A lesão durante cirurgia endoscópica da base do crânio, contudo, é mais comum, tendo uma incidência, durante cirurgia hipofisária, em torno de 5%, sendo ainda mais alta na cirurgia parasselar e da fossa posterior.[1] Uma das limitações da cirurgia endoscópica da base do crânio para tumores envolvendo as carótidas tem sido a capacidade do cirurgião de controlar endoscopicamente e reparar grande hemorragia vascular. A lesão vascular importante tem mortalidade significativa (e provavelmente subestimada) de 15%, com 26% de morbidade permanente.[1] Envolvimento significativo de vasos importantes pelo tumor era, no passado, considerada contraindicação relativa à abordagem endoscópica. No entanto, com os cursos de treinamento em animais replicando as condições de rompimento vascular durante a cirurgia,[2] desenvolveram-se habilidades que permitem que equipes de base do crânio abordem tais casos.

Pacientes de Alto Risco

Os pacientes de alto risco incluem aqueles com radioterapia prévia ou com tumores de hipófise secretores de hormônios, particularmente os prolactinomas, e tumores secretores de hormônio do crescimento. Os pacientes acromegálicos, inclusive, por vezes, têm carótidas ectásicas, muitas vezes com o tumor fazendo contato com a carótida ou circundando-a.[3] Qualquer tumor, incluindo os meningiomas, cordomas clivais e craniofaringioma, que façam contato ou envolvam as carótidas coloca o paciente em risco maior durante a dissecção do tumor.[1]

Manejo

Campo Cirúrgico

Uma lesão vascular maior cria o campo cirúrgico mais desafiador possível em cirurgia endoscópica. O fluxo sanguíneo em alto volume e alta pressão contamina rapidamente a extremidade do endoscópio, deixando o cirurgião sem visualização.[4] Não é possível fazer qualquer manobra de segurança quando o cirurgião não consegue enxergar. Geralmente não é possível que o cirurgião consiga uma visualização cirúrgica e realize manobra efetiva se estiver sozinho. A abordagem por dois cirurgiões permite que um cirurgião controle o fluxo sanguíneo e o afaste do endoscópio, e isso permite que o segundo cirurgião obtenha visualização suficiente para realizar as manobras necessárias para conseguir hemostasia.[4] Há alguns princípios para controle do campo cirúrgico. Em primeiro lugar, são necessárias duas fontes de aspiração de grande calibre (10-12 French) e, se possível, o endoscópio deve ter um sistema de limpeza da lente que possibilite que a extremidade do endoscópio seja lavada imediatamente se contaminada. Isso significa que o endoscópio não precisa ser removido para clarear a visualização. O primeiro passo é decidir em qual narina colocar o endoscópio. Geralmente, o fluxo sanguíneo é direcionado, predominantemente, para um lado do nariz[4] (**Fig. 22.1**).

Isso deve ser determinado e o endoscópio deve ser introduzido pela narina oposta. O segundo cirurgião deve introduzir a aspiração pelo lado com maior fluxo enquanto o cirurgião primário coloca o endoscópio e realiza a segunda aspiração pela narina oposta. O cirurgião primário deve empurrar o retalho septal pediculado, tirá-lo do caminho e limpar o sangue à frente do endoscópio. Verificamos que, nessas situações, o retalho flutua e, se for usada apenas uma aspiração, fica logo bloqueada à medida que o retalho é aspirado para a extremidade do aspirador e se perde o campo cirúrgico. Uma vez que o retalho seja empurrado para a nasofaringe, o segundo cirurgião pode colocar sua aspiração de grande calibre diretamente sobre os vasos que sangram e orientar o fluxo para a aspiração, fornecendo assim, ao cirurgião primário, a visualização necessária para realizar a manobra cirúrgica para hemostasia (**Fig. 22.2**). Na **Fig. 22.2**, o paciente apresentava grande meningioma na fossa posterior, sendo a artéria vertebral esquerda empurrada pelo tumor para o lado direito e parcialmente encerrada pelo tumor. Estava sendo usado o Sonopet (Stryker; Kalamazoo, MI) para desbastar o tumor quando a artéria vertebral foi tocada e apresentou subse-

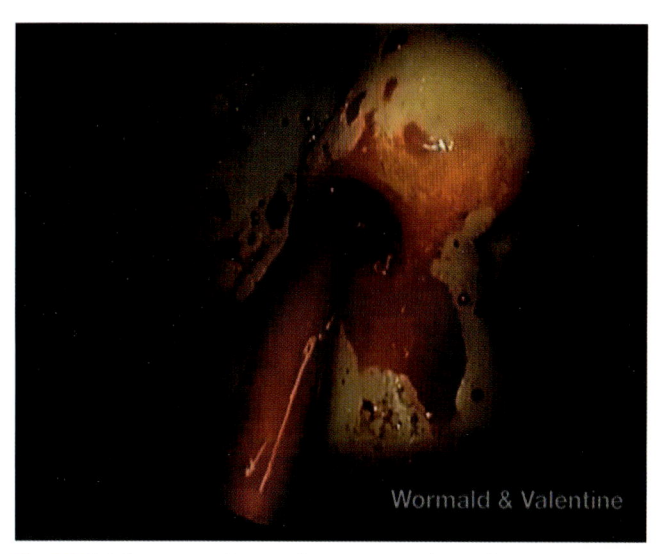

22 Lesões das Artérias Carótidas e de Grandes Vasos durante Cirurgia Endoscópica

Fig. 22.1 O fluxo sanguíneo pode ser visto vindo predominantemente da narina direita. Quando se coloca um endoscópio no nariz, deve ser introduzido pela narina esquerda para evitar contaminação instantânea da sua extremidade com o sangue.

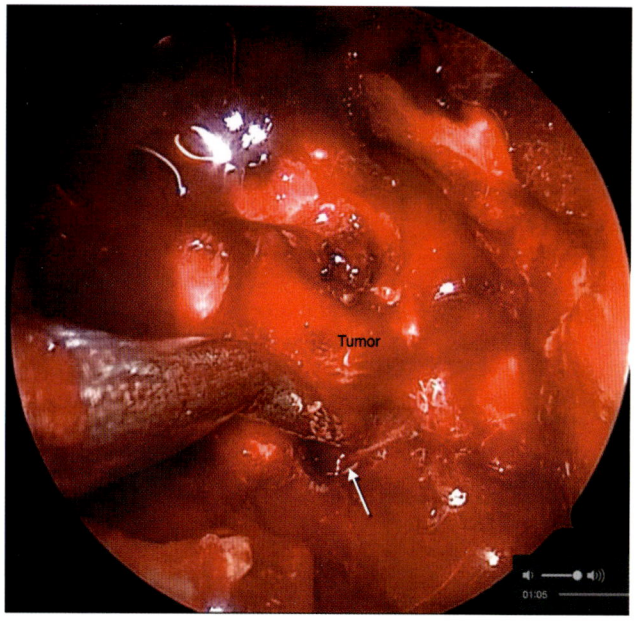

Fig. 22.2 Esta imagem mostra grande meningioma na fossa posterior (*tumor*) com aspiração de grosso calibre e potência colocada imediatamente acima de uma artéria vertebral que sangra – o fluxo é indicado pela *seta branca*. A aspiração fica "suspensa" acima do vaso hemorrágico e coleta todo o sangue, permitindo que a lesão seja vista.

quente sangramento. Note como a aspiração é posicionada diretamente sobre o vaso que sangra (*seta branca*) e como foi possível coletar todo o sangue do vaso enquanto o enxerto muscular foi manobrado para ser colocado no vaso.

Se o endoscópio e a aspiração forem introduzidos pela mesma narina quando se tentar esse direcionamento do fluxo sanguíneo, muitas vezes, persistirá sangramento ao lado da aspiração, ficando o endoscópio imediatamente sujo com perda do campo cirúrgico (**Fig. 22.3**).

Hemostasia

Fragmento Muscular

No passado, a primeira resposta dos cirurgiões nessa situação muito desafiadora, era tentar tamponar o vaso sangrando para conseguir hemostasia. Raymond et al.[5] revisaram 12 casos em que ocorreu lesão da carótida. Em 8 dos 12, o tamponamento nasal resultou em oclusão completa da ICA, quatro tiveram estenose da ICA e um paciente, oclusão parcial da artéria cerebral média, bem como da ICA. Os autores concluíram que o tamponamento excessivo contribuiu para a morbidade e mortalidade dos pacientes.[5] Em cirurgia da base do crânio, costuma haver ampla exposição do campo cirúrgico e grande quantidade de cérebro e vasos críticos associados, como a basilar e perfurantes do tronco encefálico pelo polígono de Willis exposto. O tamponamento, nessa situação, pode contribuir significativamente para a morbidade e até a mortalidade do paciente e só deve ser feito no vaso

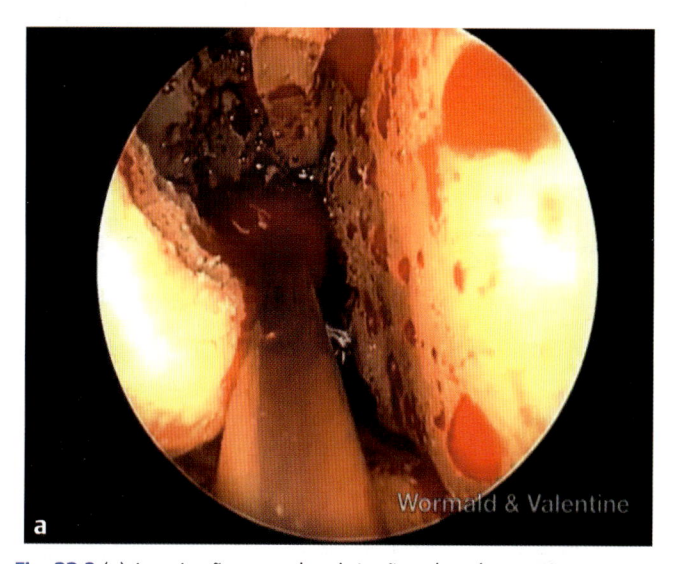

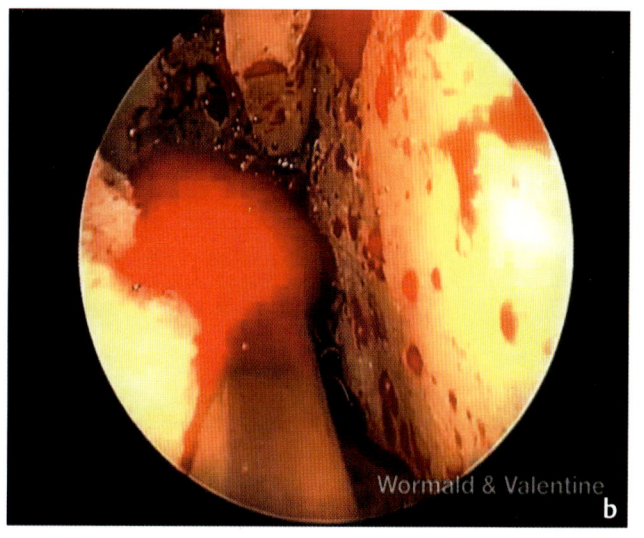

Fig. 22.3 (**a**) A aspiração e o endoscópio são colocados na mesma narina, atraindo o fluxo sanguíneo para a aspiração (**b**) O fluxo se direciona para a aspiração, sujando o endoscópio com perda da visualização.

que sangra, e não na área cirúrgica operada. Em nosso departamento, desenvolvemos um modelo animal de lesão da artéria carótida e avaliamos os vários materiais comumente à disposição para manejo de uma lesão vascular significativa. Eles incluíram celulose oxidada, matriz de trombina-gelatina e fragmento muscular esmagado. Valentine et al.[2] mostraram que o único agente efetivo era o músculo esmagado, que teve sucesso na hemostasia em todos os casos. Os outros materiais não obtiveram hemostasia e houve consequente exsanguinação no modelo animal. As técnicas de usar o reparo com fragmento muscular é que o músculo seja coletado da coxa (geralmente pré-preparada em casos de base do crânio para retirada de um enxerto de fáscia lata) ou do músculo esternocleidomastóideo no pescoço. Um pedaço de músculo de 2 × 1,5 × 1 cm foi coletado e depois esmagado entre duas cubas rim metálicas. O cirurgião primário usa uma pinça Blakesley para orientar o fragmento de músculo em direção ao vaso que sangra. A Blakesley não deve ser fechada sobre o fragmento de músculo, mas as garras do instrumento devem permanecer abertas com o fragmento de músculo dobrado no seu interior. Se a Blakesley for fechada em torno do fragmento muscular, será muito difícil removê-la da lesão vascular sem romper o fragmento muscular (**Fig. 22.4**). Verificamos que, em algumas lesões que tratamos, é quase impossível remover a Blakesley sem haver um novo sangramento se a Blakesley fosse colocada, na ocasião do posicionamento do músculo, contra a lesão vascular. Uma vez que o fragmento muscular esteja pronto para o posicionamento, o segundo cirurgião mantém o campo cirúrgico visível, guiando continuamente o fluxo sanguíneo para subir pela aspiração de grande calibre. A aspiração fica suspensa imediatamente acima do local da lesão. Se chegar perto demais, aspirará a parede do vaso, o que resultará em perda do campo cirúrgico. Se a aspiração ficar longe demais da lesão, nem todo sangue será drenado da lesão e novamente se perderá o campo cirúrgico. Essas técnicas agora são ensinadas em nossos *workshops*, onde se usa o modelo animal em ovelha de lesão carotídea[6] com o modelo nasal para recriar exatamente a situação clínica com o campo cirúrgico muito desafiador e ensinamos a manter o campo cirúrgico e a conseguir colocar o fragmento de músculo e obter hemostasia. Tais cursos são recomendados, pois as habilidades conseguidas desse modo permitirão, mais efetivamente, que os cirurgiões que se deparam com essa situação muito difícil obtenham melhores resultados para seus pacientes.

Reparo Vascular Direto

Na situação em que tenha havido considerável dissecção da vasculatura, e a lesão vascular não esteja inclusa em osso ou esteja em localização de difícil acesso, é possível o reparo direto da lesão. Desenvolvemos, juntamente com a Integra, uma série de pinças vasculares endoscópicas que podem ser colocadas endoscopicamente (**Fig. 22.5**). Essas pinças foram desenhadas para pinçar lateralmente a lesão do vaso enquanto ainda se permite patência do vaso durante a sutura da lesão (**Fig. 22.5**). O dispositivo AnastoClip (LeMaitre Vascular Inc; Burlington, MA) é um sistema de fechamento de vasos rápido (**Fig. 22.6**), que everte as bordas da lesão do vaso sem penetrar na parede do vaso (**Fig. 22.7**). As pinças precisam ser colocadas juntas firmemente ao longo do comprimento inteiro da lesão na parede do vaso. Recentemente, foi desenvolvido um aplicador endoscópico mais longo (15 cm) para facilitar o uso no ambiente endoscópico da base do crânio.

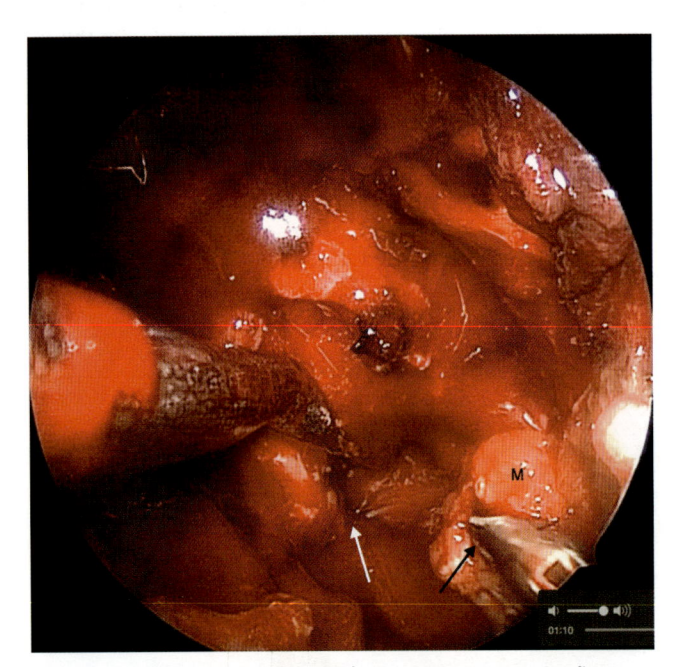

Fig. 22.4 Este é o mesmo paciente da **Fig. 22.2** com a aspiração ainda suspensa sobre o vaso hemorrágico (*seta branca*). O fragmento de músculo (*M*) é aproximado da lesão utilizando-se a Blakesley. As garras da Blakesley estão fechadas (*seta preta*), o que tornará muito difícil a remoção da pinça sem desalojamento do fragmento muscular uma vez que se consiga a hemostasia.

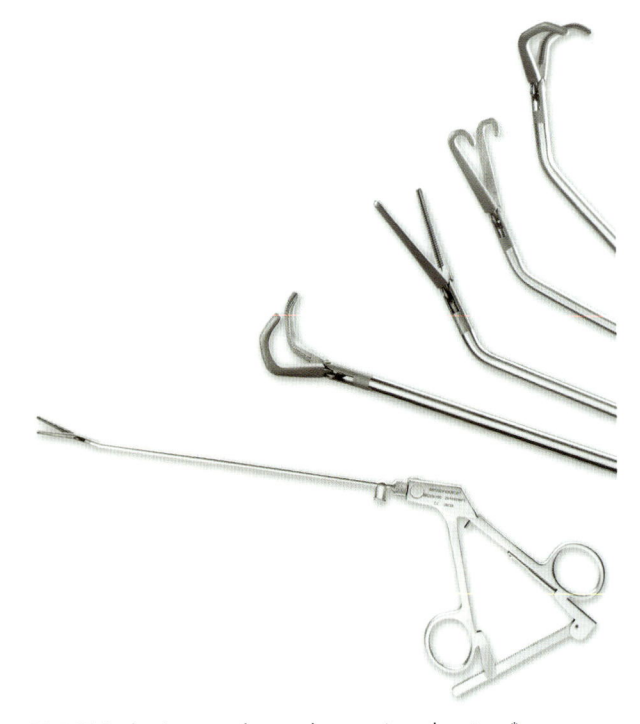

Fig. 22.5 Série de pinças endovasculares e pinça de sutura*, desenvolvidas em conjunto com a Integra para manejar lesões vasculares durante cirurgia endoscópica da base do crânio.

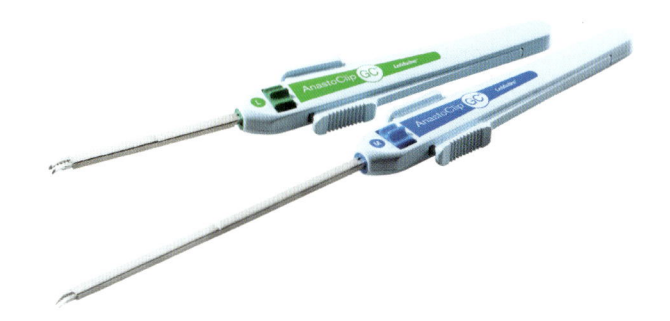

Fig. 22.6 Dispositivo AnastoClip (LeMaitre Vascular) usado para fechamento primário de vasos, uma vez que as paredes sejam aproximadas com uma pinça vascular ou clipe para aneurisma. (A imagem é cortesia de LeMaitre Vascular.)

Em lugar das pinças vasculares colocadas na lesão, pode-se aplicar uma pinça para aneurisma (**Fig. 22.8**). Uma vez colocada a pinça para aneurisma, os AnastoClips podem ser colocados na parede do vaso para fechamento final (**Fig. 22.9**). Se o vaso que sangra for inteiramente endocraniano, então a pinça de aneurisma pode ser deixada como técnica de fechamento definitiva para a lesão. Essas técnicas exigem muito tecnicamente e devem ser praticadas em cursos com modelos animais antes de serem testada em pacientes. Laws et al.[7] também descreveram o reparo direto de uma lesão vascular, mas novamente se enfatiza que fazer isso exige considerável habilidade técnica, equipamento correto, experiência e treinamento.

Técnicas Intravasculares

Em alguns pacientes, pode não ser possível obter hemostasia, e o paciente deve ser imediatamente transferido para a sala endovascular para colocação de *stent*, oclusão com balão ou colocação de micromolas. A colocação de *stent* é a técnica

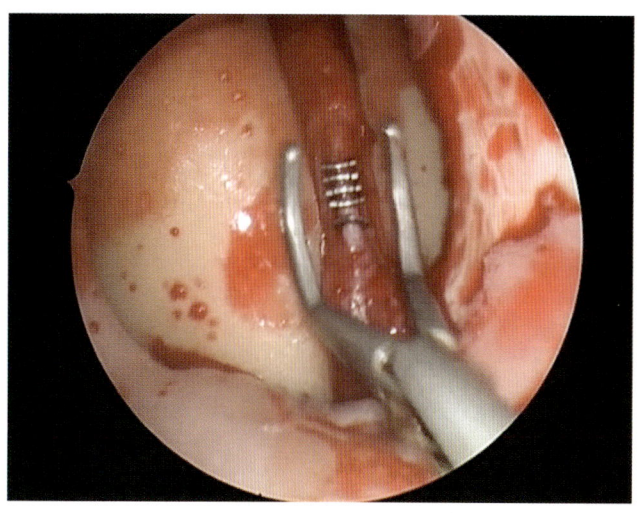

Fig. 22.8 Depois da remoção da pinça vascular, a lesão é fechada com sucesso com os AnastoClips, mantendo-se a perfusão pelo vaso.

preferida, mas pode ser muito difícil no joelho anterior da carótida cavernosa. Migração distal também pode ocluir a artéria oftálmica, o que resulta em perda visual subsequente. Uma oclusão com balão idealmente deve ser feita com o paciente acordado para testar e ver se há circulação colateral suficiente para permitir perfusão daquele lado do cérebro sem déficit neurológico. O teste da oclusão por balão (BOT) geralmente é realizado por 30 minutos e, se não houver sequelas neurológicas, o vaso poderá ser ocluído. Isso não é possível na situação de emergência, em que o controle vascular foi perdido, e as técnicas de oclusão podem ser o único modo pelo qual a vida do paciente seja salva. Além disso, há um risco de 4% de um AVC nos 30 dias depois da colocação do *stent*.[8] Pode ser necessária terapia antiplaquetária por até 3 meses depois da colocação.[9]

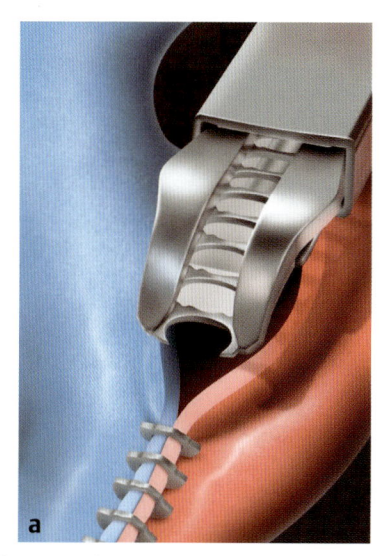

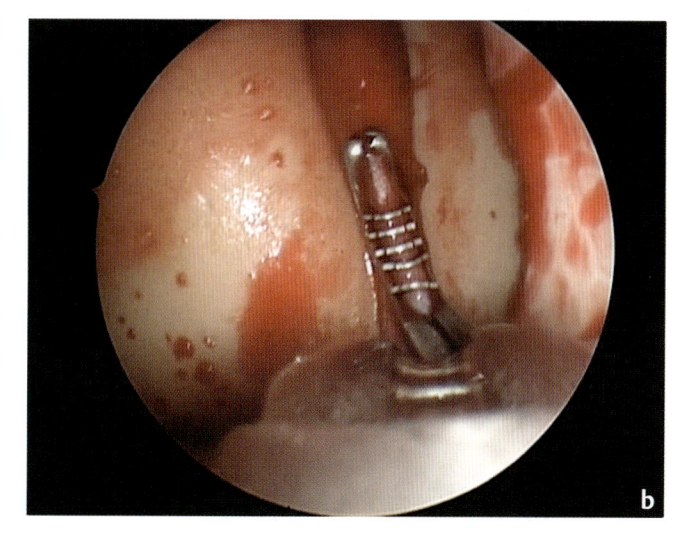

Fig. 22.7 (a) Ilustração de como os AnastoClips evertem as bordas da parede do vaso para aproximar as bordas como técnica primária de fechamento. (A imagem é cortesia da LeMaitre Vascular).

(b) Os AnastoClips são colocados muito próximos enquanto as bordas da lesão são aproximadas por uma pinça vascular, que pinça lateralmente o vaso enquanto ainda permite perfusão por ele.

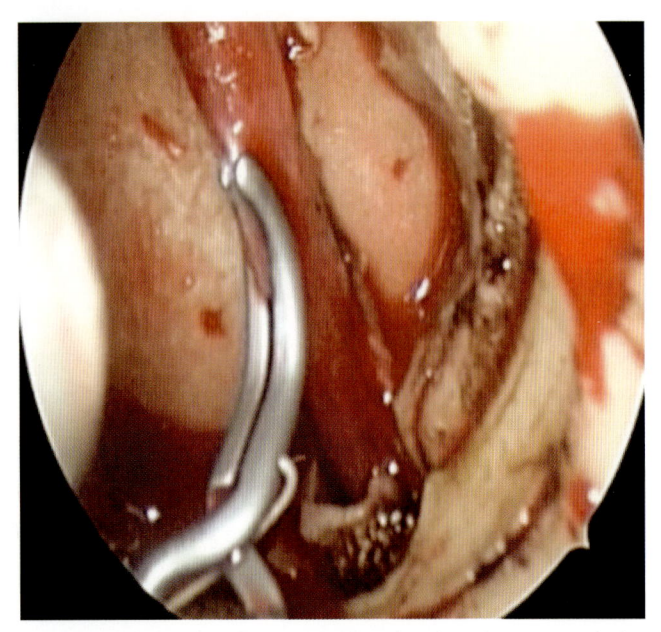

Fig. 22.9 Um clipe de aneurisma é colocado sobre a lesão na carótida. Embora estreitada, ainda ocorre perfusão pelo vaso.

Complicações Pós-Operatórias

Uma vez obtida a hemostasia e completada a cirurgia, o paciente deve ser transferido diretamente para a sala endovascular para uma angiografia. O reparo é avaliado e, se necessário, pode-se realizar subsequente intervenção endovascular. A complicação pós-operatória mais comum é a formação de um pseudoaneurisma, e isso ocorre em até 60% dos pacientes.[1] O pseudoaneurisma é um defeito através do qual todas as camadas da parede do vaso com fluxo de sangue se juntam em um espaço contido fora das paredes do vaso. O aneurisma comumente se forma nas primeiras 6 semanas pós-cirurgia, mas pode se formar até anos mais tarde. Se a angiografia pós-operatória for normal, o paciente será monitorado em terapia intensiva até que o tamponamento seja removido e se realize outra angiografia, geralmente uma semana mais tarde. Se a segunda angiografia for normal, será repetida novamente em 6 semanas, 3 meses e 1 ano. Se for detectado um pseudoaneurisma, será tratado com a colocação de um enxerto com *stent* ou, se isso não for possível, por colocação de micromolas na abertura do aneurisma ou por oclusão do vaso com micromolas ou balões. A colocação de micromolas na abertura do aneurisma tem uma taxa mais alta de complicações, pois o pseudoaneurisma não tem uma parede contra a qual a mola pode se assentar e ainda pode ocorrer rompimento.[10] Essa técnica fica reservada para pacientes em que há falha do teste de oclusão com balão, pois a cirurgia de derivação carotídea extracraniana/intracraniana tem alta taxa de complicações e restaria como a única alternativa. A outra complicação importante é uma fístula carotidocavernosa (CCF), que ocorre entre o defeito na carótida e o seio cavernoso. O tratamento endovascular é o mesmo que para um pseudoaneurisma. No entanto, nessa situação, podem-se usar balões destacáveis para ocluir a fístula enquanto se mantém a patência do vaso de origem.

Treinamento no Manejo de Lesões de Grandes Vasos

Como a lesão de grandes vasos é a principal fronteira a ser cruzada pelos cirurgiões endoscópicos, a disponibilidade de treinamento realista em modelos animais no manejo de complicações significativas é um grande avanço. Adelaide (Austrália) agora administra esses cursos duas vezes ao ano e incentiva as equipes de base de crânio (ORL e neurocirurgião) a frequentarem e aprenderem as técnicas de manejo do campo cirúrgico, de fragmentos musculares e de sutura direta de vasos (www.adelaidesinussurgery.com).

Referências

1. Valentine R, Wormald PJ. Carotid artery injury following endonasal surgery. Am Clin N Am 2011; 44(5): 1059–79
2. Valentine R, Boase S, Jervis-Bardy J, Cabral DD, Robinson S, Wormald PJ. The efficacy of hemostatic techniques in the sheep model of carotid artery injury. Int Forum Allergy Rhinol 2011;1(2):118–122
3. Hatam A, Greitz T. Ectasia of cerebral arteries in acromegaly. Acta Radiol Diagn (Stockh) 1972;12(4):410–418
4. Valentine R, Wormald PJ. Controlling the surgical field during a large endoscopic vascular injury. Laryngoscope 2011;121(3):562–566
5. Raymond J, Hardy J, Czepko R, Roy D. Arterial injuries in transsphenoidal surgery for pituitary adenoma; the role of angiography and endovascular treatment. AJNR Am J Neuroradiol 1997;18(4):655–665
6. Valentine R, Padhye V, Wormald PJ. Simulation training for vascular emergencies in endoscopic sinus and skull base surgery. Otolaryngol Clin North Am 2016;49(3):877–887
7. Laws ER Jr. Vascular complications of transsphenoidal surgery. Pituitary 1999;2(2):163–170
8. Wholey MH, Wholey MH, Jarmolowski CR, Eles G, Levy D, Buecthel J. Endovascular stents for carotid artery occlusive disease. J Endovasc Surg 1997;4(4):326–338
9. Leung GK, Auyeung KM, Lui WM, Fan YW. Emergency placement of a self-expandable covered stent for carotid artery injury during transsphenoidal surgery. Br J Neurosurg 2006;20(1):55–57
10. Higashida RT, Halbach VV, Dowd CF, Barnwell SL, Hieshima GB. Intracranial aneurysms: interventional neurovascular treatment with detachable balloons—results in 215 cases. Radiology 1991;178(3):663–670

Índice Remissivo

Entradas acompanhadas pela letras f e t indicam figuras e tabelas respectivamente.

A

Abordagem
    à fossa transpterigopalatina, 185
    anterior do seio maxilar, 50
    do recesso frontal, 89
    do seio frontal, 89
    pré-lacrimal, 216
    transesfenoidal endoscópica, 257
Abscesso subperiosteal, descompressão orbital para, 206
Acesso
    à fossa
        infratemporal, 216, 225
        pterigopalatina, 216, 222
    ao seio maxilar, 216
Acondicionamento sinusal pós-ESS, 110
Adenomas de hipófise, 190
Adrenalina
    com cocaína, 78
    com lidocaína, 8
    infiltração
    da artéria esfenopalatina, 151, 152
        da cantotomia lateral, 203
        da cavidade nasal, 164
        da fossa canina, 45
    da fossa pterigopalatina, 10, 11
        da turbinoplastia inferior, 23
        do recesso frontal/seio frontal, 104, 138
AERD *ver* doença respiratória exacerbada por aspirina
Agentes inalatórios, 9
AlloDerm, 281
Amitriptilina, 134
Ampliação do óstio
    frontal, 99t
    maxilar, 39
    natural do seio maxilar, 51

Anestesia
    geral intravenosa, 9
    intravenosa total (TIVA), 7, 9
Anestésicos locais *versus* gerais, 6
Angiografia, 19
Angiograma de subtração digital, 20f
ANO *ver* Célula do *agger nasi*
Anosmia, 89
Antibióticos, 8
    para doença conjuntival., 161
    para drenagem persistente na cavidade
        sinusal maxilar, 49
    para osteíte, 96
    pós-operatório
        na abordagem cirúrgica do seio frontal, 110
        na dacriocistorrinostomia, 172
        na perfuração frontal de revisão, 148
        na ressecção endoscópica da tuba auditiva, 249
        na trepanação da fossa canina, 49
        na turbinoplastia inferior, 26
        no fechamento de fístula liquórica, 186
        remoção endoscópica de tumores do seio maxilar,
            fossa pterigopalatina e fossa infratemporal, 242
    pré-operatório, 8
        no fechamento de fístula liquórica, 180
        para cirurgia de tumor hipofisário, 192
Antrostomia maxilar, 41, 41f
Aquamantys, 259
Área
    de Little (ou de Kiesselbach), 150
    de Woodruff, 150
Artéria(s)
    carótida, 193f
        dano à, 128
        interna, 296
        intraesfenoidal, 281

cerebelar inferior
   anterior (AICA), 265
   posterior (PICA), 265
esfenopalatina, 23, 23f, 151
   infiltração de adrenalina/lidocaína na, 151152
   estriada distal medial (RAH), 277
   etmoidal anterior (AEA), 54f
   hipofisiária inferior, 262
   lenticuloestriadas mediais, 276
   nasosseptal, 127f
   pós-nasal, 125
Artrite reumatoide, 291
Aspirador
   Cusa Excel Ultrasonic, 280
   Freer, 101f
   Sonopet Ultrasonic, 280
Assoalho do seio frontal, 62, 129
Axila da concha nasal, 161

B

Backbiter pediátrico, 33, 36f
Bainha
   do nervo óptico, 210
   endoscópica de tecido mole, 46, 48f
Balão pós-nasal
   epistaxe, 155
   fechamento da base do crânio, 282, 283
   reparo vascular, 299
Base do crânio
   baixa, 121
   curva posterior, 121
   fechamento da, 281
   fixação, do processo uncinado à, 57
BE *ver* Bolha etmoidal
β-Bloqueadores, 9
"Bico" do processo frontal, 52
Blefarite, 162
Bloco estrutural, 14, 14f, 16f
   construindo, tomografia computadorizada, 14, 15f, 17, 18f
   reconstrução anatômica tridimensional, 17
Bloqueio do ducto nasolacrimal, 162
Bolha etmoidal, 34f, 64t, 112
Broca
   da fossa canina, 46
   diamantada curva para base de crânio Stylus, 245
Broqueamento frontal, 99t
   cirurgia de revisão, 148
   contraindicações, 136
   cuidado pós-operatório, 146
   endoscópico/Lothrop modificado, 279
   resultados, 147
   unilateral, 99t

C

CAC (cirurgia assistida por computador)
Câmeras, 3
Campo cirúrgico
   de Boezaart, 12
   reavaliação, 12
Canal
   acústico interno direito (IAC), 265
   de Dorello, 259
   óptico, tumores comprimindo o, 212
   palatino maior, 10, 11
      anatomia endoscópica do, 225
   palatovaginal, 157
   vidiano, 157
      anatomia, 155
Cantólise, 203
Cantotomia lateral, 203
   infiltração de adrenalina/lidocaína na, 203
Cânulas sinusais frontais, 109, 146
Carcinoma nasofaríngeo, 244, 291
Cartilagem quadrilateral, 30f
Cautério com sucção bipolar, 10, 287
Cavidade
   nasal, 34f
      direita, anestesia local, 8f
      exame, 163
      infiltração de adrenalina/lidocaína na, 164
      tumores malignos da, 239
   sinusal maxilar controle de drenagem persistente na, 49
Célula(s)
   da crista nasal, 91f
      precariamente pneumatizadas, 94
      subpneumatizada, 53f
   de Onodi, 122, 123, 124
   do *agger nasi*, 57f, 58f, 59, 60, 64t
      configuração, 94
   esfenoetmoidal, 122, 124
   etmoidais frontais, 62
   etmoides posteriores, 123, 127f
   septal frontal, 64t, 77, 91f
      com uma via de drenagem anterior, 85
   supra-*agger nasi*
      com uma via de drenagem
         anterior, 78
         lateral, 79
         medial, 78
         posterior, 77
      configuração das, 72
      frontal, 72, 82
      variações celulares, 77
   suprabular, 64t, 74, 112
      frontal, 64t, 74
   supracrista, 64t
      frontal, 64t

com uma via de drenagem medial, 82
com uma via de drenagem posterior, 84
grandes obstruindo o óstio frontal, 107
obstruindo o óstio do seio frontal, 94
supraorbital do etmoide, 64t
CFT, *ver* trepanação de fossa canina
CHITODEX gel, 148
Cintilografia lacrimal, 19, 20f, 163
Cirurgia
assistida por computador (CAC), 106, 107f
de revisão com extensiva polipose nasal, 120
endoscópica
da hipófise, 194
da transição craniocervical, 291
preparação pré-operatória, 292
de tumor hipofisário, 189
avaliação pré-operatória, 190
cuidados pós-operatórios, 200
pontos-chave, 201
resultados, 201
técnica cirúrgica, 190
nasossinusal, 13
sinusal, falha da, 129
intracraniana transnasal endoscópica, 288
prévia com formação de cicatriz do recesso frontal, 96
Cisterna subquiasmática, 262
Classificação de Radkowski et al. de nasoangiofibromas juvenis, 239t
Clivo
anatomia do, 255, 257
técnica cirúrgica para lesões no, 267
Clonidina, 10
Coblation (radiofrequência), 235
Colocação de minitrépanos, 103
Concha(s)
bolhosa, 119, 119f
média(s), 101f, 119, 120f
atrófica lateralizada, 120
fixação
do processo uncinado à, 55
posterior da, 121
resseccionadas, 97
superior, 127f
Conjunto de base de crânio maleável, 195
Cordoma(s), 291
clivais, 295
Corneto inferior, 23, 23f
hipertrofia refratária e intratável do, 22
redução do, 22
Cottonoid patties, 7
Crista maxilar, 29f
Curetas, 1
de sucção, 1

D

Dacriocistografia, 19, 20f
Dacriocistograma, 163
Dacriocistorrinostomia endoscópica, 161
complicações, 176
cuidados pós-operatórios, 172
pontos-chave, 176
resultados, 172
da DCR primária, 173
e modificações da técnica de revisão, 173
e modificações da técnica na DCR pediátrica, 174
Dano
à artéria carótida, 128
ao nervo óptico, 126
Defeitos na parede lateral de um seio esfenoidal muito pneumatizado, 185
Descanso de braço, 4f
Descompressão
do nervo óptico, 208
orbital endoscópica, 202
resultados
doença de Graves, 206
neuropatia óptica traumática, 212
pseudotumor do ápice orbital, 212
tumores comprimindo o canal óptico, 212
técnica cirúrgica para, 204
para abscesso subperiosteal, 206
Deslocamento lateral da concha média com estreitamento do recesso frontal, 120
Desvio septal, 27
Diafragma da sela túrcica, 262
Diâmetro anteroposterior estreito
do seio frontal, 137
versus amplo do óstio frontal, 94
Diplopia pré-operatória, 202
Displasia fibrosa circundante, 213
Dispositivo AnastoClip, 298, 299, 299f
Dissecação
do recesso frontal, 71
estendida da hipófise, 198
Doença
conjuntival, 161
de Graves, 202
resultados da descompressão orbital para, 206
eosinofílica
fúngica não alérgica, 42
não fúngica não alérgica, 42
extensiva no recesso frontal, 96, 97f
respiratória exacerbada por aspirina (AERD), 147
sinusal fúngica, 132
Drenagem persistente na cavidade sinusal maxilar, 49
Ducto nasolacrimal, 38
Dura-máter, 278, 281

E

Ectrópio, 162
Edema de mucosa sinusal residual, 43f
Elevador com sucção de
    Freer maleável, 1, 28, 152
Embolização, 20f
Endoscopia, 99
Endoscópio, 5, 5f
    angulado, 100f
Entrópio, 162
Enxerto
    de revestimento *underlay*, 281
    dérmico acelular AlloDerm, 281
Epífora, 161, 162
    avaliação pré-operatória, 161
    causada por obstrução do ducto
        nasolacrimal (NLDO), 162
Epistaxe, 126
    espontânea, comorbidades de, 150
    pós-operatória, 150
Esfenoide, anatomia do, 252
Esfenoidotomia, 123
    complicações da, 126
Esmolol, 9
Espaçador de tubulação de Silastic, 170
Espaço pós-nasal, ressecção endoscópica do, 244
    acesso cirúrgico, 244
    cuidados pós-operatórios, 249
    exemplos de casos, 249
Estenose
    canalicular, 162
    do neo-óstio frontal, 147
    do ponto lacrimal, 162
Esteroides, 8
    para descompressão do nervo óptico, 208
    para estenose do neo-óstio frontal, 147
    para exoftalmo, na doença de Graves, 202
    para osteíte, 96
    para remoção de
        muco/mucocele, 132, 133
    pós-operatório
        na cirurgia do seio frontal, 103, 110
        para óstio frontal estreito, 106
        para perfuração frontal de revisão, 148
    pré-operatório, 8
    para neuropatia óptica traumática, 208, 209
        tópico, para drenagem persistente na cavidade sinusal
            maxilar, 49
Etmoidectomia posterior, 112
Etmoides posteriores, 113
    plano cirúrgico, 115
Extravasamento(s) do líquido
    cefalorraquidiano, 177, 178
    iatrogênicos, 179

F

Faca em foice, 1
Falha de OPF prévio com obstrução acompanhada de
    formação de mucocele, 132
Fechamento
    da base do crânio, 281
    de fístula liquórica, 177
        avaliação pré-operatória, 180
        cuidados pós-operatórios, 186
        pontos-chave, 186
        resultados, 186
        técnica cirúrgica, 180
            de *bath-plug*, 181
Fibrose do óstio do seio frontal, 146
Fissura supraorbital
    anatomia endoscópica da, 225
Fístula(s) liquórica(s)
    espontâneas, 178, 187t
    etiologia das, 177
    fechamento de, 177
    iatrogênicas, 179, 187t
    meningoencefaloceles com uma, 184
    técnica de *bath-plug* para reparo de, 181
    traumáticas, 177, 187t
Fita de Surgicel, 24, 25, 26f
Fixação
    do processo uncinado
        à base do crânio, 57
        à concha média, 55
        à lâmina orbital do osso etmoide, 54
        posterior da concha média, 121
Fluoresceína, 142, 180, 181
Foice do cérebro, 279
Fontanela Posterior, 39
Forame de Luschka, 265
Fórceps do tipo girafa, 92
Formação
    de mucocele, 129
    de osso novo na região do óstio frontal, 96
Fossa
    anatomia endoscópica da, 230
    anterior do crânio, anatomia vascular da, 276
    canina, 45
    e schwannoma, 239
    hipofisária, 193f
        anatomia da, 252
        parede lateral da, 252
    infratemporal
        média do crânio, anatomia endoscópica, 229
        posterior do crânio, 259
            anatomia da, 257
            técnica cirúrgica para lesões na, 267
    pterigopalatina
        anatomia endoscópica da, 225

e schwannoma, 239
tumores malignos da, 239
infiltração de adrenalina/lidocaína na, 10, 11
técnicas cirúrgicas para o acesso à, 216
técnicas cirúrgicas para o acesso à, 216, 218
transpterigopalatina, abordagem à, 185
trepanação da, 46
estudo clínico de complicações, 49
infiltração de adrenalina/lidocaína na, 45
marcos referenciais, 46
tumores
malignos da, 239
que envolvem, 231
Fóvea etmoidal, 52
Fragmento Muscular, 297
Freer de sucção maleável, 25
FSC, *ver* Célula septal frontal

G

Gotejamento pós-nasal, 89
Gradação do seio maxilar, 41, 43t
Grandes dobras anteriores, 29
Grandes nasoangiofribromas juvenis, 235

H

Hajek Koeffler com corte para frente, 1
Hemorragia intraorbital, 202
Hemostasia, 297
Hiato semilunar, 34f
Hipertrofia refratária e intratável do corneto inferior, 22

I

Imagens na cirurgia, 13
em três planos, 13
por ressonância magnética, 17
por tomografia computadorizada, 14f, 20f
Incisão
de Freer, 236, 239
de hemitransfixação, 28
de Killian, 28, 29f
Infiltração local, 8
da fossa pterigopalatina, 10
Infundíbulo, 34f
Infusão de remifenantil, 7
Inserção dos tubos de O'Donoghue, 175
Instrumentos, 1, 2t, 5
Hajek Koeffler anterógrado, 127
International classification of the extent of endoscopic frontal sinus surgery, 99t
International frontal sinus anatomy classification (IFAC), 64t
Intubação endotraqueal, 6
Invasão do seio cavernoso, 198
Irrigação sinusal frontal pós-operatória, 109

J

Junção vertebrobasilar, 292, 293f

L

Lacrimejamento, 161
Lamela basal, 115, 120f
Lâmina
de modo oscilante, 3
microdesbridadora, 44f, 45f
orbital do osso etmoide, fixação
do processo uncinado à, 54
Lesão(ões)
das artérias carótidas e de grandes vasos, 296
na fossa posterior do crânio, 267
no clivo, 267
traumática ao nervo óptico, 208
Levantador Freer, 125
Lidocaína, 8, 8f
infiltração
da artéria esfenopalatina, 151, 152
da cantotomia lateral, 203
da cavidade nasal, 164
da fossa canina, 45
da fossa pterigopalatina, 10, 11
da turbinoplastia inferior, 23
do recesso frontal/seio frontal, 104, 138
Ligação da artéria esfenopalatina, 153
indicações para a, 151
resultados, 153
Limpadores de endoscópios, 3
Líquido cefalorraquidiano
extravasamento do, 177
vazamento de, 126

M

Má posição palpebral, 162
Macroadenoma, 190
Manobra(s)
de Cottle, 23
para melhorar o campo cirúrgico, 11
Máscara laríngea, 6
Maxila anterior, anatomia neural da, 46
Maxilectomia medial endoscópica
para acesso à parede anterior do seio maxilar e fossa infratemporal, 218
para remoção do papiloma invertido, 234t
Mega-antrostomia, 49, 51
Membrana de Liliequist (LM), 264f
Meningioma
da asa lateral do esfenoide, 213
da fossa anterior do crânio, 285
Meningoenceloceles
associadas a fístulas liquóricas, 187t

com fístulas liquóricas associadas, 179, 184
Metilprednisolona, 208
Microadenoma, ressecção do, 197
Microdesbridadores motorizados, 1
Minitrepanação do seio frontal, 102
MIST *ver* técnica sinusal minimamente invasiva, 89
Monitores, 3
Muco
    eosinofílico, 42, 43f
    espesso, 43, 45
Mucocele, 132
Músculo temporal, 230

N

Nasoangiofibroma(s), 20f
    juvenil(is), 233
        classificação de Radkowski et al. de, 239t
        remoção endoscópica dos, 239
Nervo
    abducente (CN VI)
    fossa posterior do crânio, 259, 259f, 261f, 264, 265, 265f, 269
    no interior do seio cavernoso, 254, 254f, 266, 267, 266f, 267f
    translocação hipofisária, 264265, 265f
    tumores, 269, 270, 271f272f
    acessório (CN XI)
        fossa posterior do crânio, 261f, 265, 266f
        junção vertebrobasilar, 292, 293f
    alveolar superior
        anterior esquerdo, 48f
        médio, 47f
    faríngeo posterior, 157
    óptico, 127, 193f
        dano ao, 126
    petroso superficial maior, 155
    vidiano, 159, 159f
        anatomia do, 254
Neuralgia supraorbital, 129
Neurectomia vidiana, 155
    técnica cirúrgica para, 156
Neuropatia óptica traumática, 208-209
    resultados, 212
    técnica cirúrgica para, 209
Neuroppatties, 7

O

Obliteração sinusal frontal, 132
Obstrução
    do ducto nasolacrimal, 162
        direito (NLD), 163f
    do óstio frontal, 132
    nasal, 89

Oftalmopatia na doença de Graves, 202
Olho seco, 162
Órbita, 38
Osso
    do corneto, 24f
    palatino, 157
    uncinado, 35f
Osteíte, 96
    crônica do osso frontal, 129
Osteomas, 134, 135f
Osteotomia da axila do corneto inferior em obstrução da válvula nasal interna, 24
Osteótomo, 25
Óstio
    acessório, 39
    esfenoide, 127f
    frontal
        amplo, 94
        diâmetro anteroposterior estreito *versus* amplo do, 94
        estreito, 106
            com células obstrutivas com paredes ósseas espessas, 106
        neo-osteogênese no, 129
        obstrução do, 132
        pequeno, 94
    maxilar, 39

P

Papiloma invertido, 231
    ressecção endoscópica, 233
Parte anterior da base do crânio, anatomia da, 273
Pasta
    de Gelfoam, 197
    de parafina iodoforme bismuto (BIPP), 197
Perfuração frontal de revisão, 148
Perfurador Hajek Koeffler, 99, 101, 102f
Peroxidase eosinofílica, 96
Pinça
    bipolar, 25f
    de Tilley, 219
    Deckers ou Blakesley da base de crânio, 195
    giratória pequena, com retromordedor, 1
    de Blakesley, 1
        padrão, 169
        pediátrica, 168
        reta, 157
        through-biting, 223
        through-cutting, 279
    girafa, 1
Placa
    cribriforme, 52
    pterigoide medial, 244
Plexo A1-artéria comunicante-A2, 276
Pneumatização *agger nasi*, 52

Pó de Gelfoam, 239
Pólipo(s), 43, 45
    antrocoanal, 231
    nasais obstrutivos, 98f
Polipose
    nasal, 155
    recorrente grave, 42
Porta-agulhas padrão, 30
Posição do paciente e do cirurgião, 4
Posicionamento do paciente, 7
Prednisolona, 132
Preparação nasal padronizada, 6
Preparativos para a cirurgia, 4f
Pressão
    intracraniana, 284
    sanguínea, 8
Procedimento de Lothrop modificado/Draf 3, indicações para o, 129
Processo(s)
    odontoide, abordagem cirúrgica endoscópica do, 292
    patológicos com resultante perda da parede posterior ou do assoalho do seio frontal, 130
    uncinado, 54, 101f
        atelectásico, 38
        fixação
            à base do crânio, 57
            à concha média, 55
            à lâmina orbital do osso etmoide, 54
        remoção
            da parte média do, 33
            da porção horizontal do, 34
Produção excessiva de lágrimas, 161
Prolactinomas, 296
Prolapso de gordura orbital, 38
Propofol, 9
Proteína
    básica principal, 96
    catiônica do eosinófilo, 96
Protocolo de obtenção das imagens, 13
Pseudotumor do ápice orbital, 212
Punção da fossa canina, 45, 51
    estudo clínico de complicações, 49
    marcos referenciais, 46
    técnica e complicações da antiga técnica de, 45
Punch
    de Hajek-Koeffler, 223
    de Kerrison, 157

R

Recesso
    esfenoetmoidal, 127f
    frontal
        abordagem cirúrgica do, 89
        anatomia básica do, 52
        avaliação antes da cirurgia, 90
        cirurgia prévia com formação de cicatriz do, 96
        classificação da extensão da cirurgia no, 99
        dissecação do, 71
        infiltração de adrenalina/lidocaína, 104, 138
        neo-osteogênese no, 129
        pacientes adequados para a cirurgia do, 90
        sinéquias no, 130
        situações cirúrgicas difíceis durante a cirurgia, 106
        técnicas cirúrgicas para manejo do, 99
        variações anatômicas do, 72
Reconstrução tridimensional dos etmoides posteriores, 113
Redução do corneto inferior, 22
Remoção
    da parte média do processo uncinado, 33
    da porção horizontal do processo uncinado, 34
    endoscópica dos nasoangiofribromas juvenis, 239
Reparo vascular direto, 298
Ressecção do microadenoma, 197
Ressecção endoscópica
    da tuba auditiva, 244
        acesso cirúrgico, 244
        cuidados pós-operatórios, 249
        exemplos de casos, 249
    de tumores
        clivais e na fossa posterior do crânio, 257
        da fossa anterior do crânio, 273
    do espaço pós-nasal, 244
        acesso cirúrgico, 244
        cuidados pós-operatórios, 249
        exemplos de casos, 249
    dos papilomas invertidos, 233
Ressonância magnética, 17
    retalho
        axilar, 102f
            técnica cirúrgica para o, 100
                resultados, 101
        pericondrial, 28
        subpericondrial, 28
Rinite
    alérgica, 155
    vasomotora intratável, 155
Rinorreia purulenta, 89
Rinossinusite
    crônica, 22
        frontal, 129
        fúngica, 147
            alérgica, 146

S

SACs, *ver* Células supra-*agger nasi*
SAFC, *ver* Célula supracrista frontal
Sangramento(s)
    de um grande vaso nasal ou sinusal, 154

isolados, 10
significativo no campo cirúrgico, 6
SBC, *ver* Célula suprabular
SBFC, *ver* Célula suprabular frontal
Schwannoma, 239, 240f
Seio(s)
    cavernoso, 266
        anatomia do, 253, 257
        invasão do, 198
    frontal(is)
        abordagem cirúrgica do, 89
        anatomia básica do, 52
        avaliação antes da cirurgia, 90
        classificação da extensão da cirurgia no, 99
        diâmetro anteroposterior estreito do, 137
        infiltração de adrenalina/lidocaína, 104, 138
        minitrepanação do, 102
        pacientes adequados para a cirurgia do, 90
        pequeno com células de crista nasal precariamente pneumatizadas e óstio frontal pequeno, 94
        precariamente pneumatizados, 136
        remoção de tumor do, 134
        situações cirúrgicas difíceis durante a cirurgia, 106
        técnicas cirúrgicas para manejo do, 99
        variações anatômicas do, 72
    maxilar
        abordagem anterior do, 50
        ampliação do óstio natural do, 51
        gradação do, 41, 43t
        gravemente adoecido, 41, 43t
            remover pólipos e mucina espessa, 43
        técnicas cirúrgicas para o acesso ao, 216
            parede anterior, 218
        tumores
            grandes ou da parede anterior, 232
            que envolvem, 231
    paranasais, tumores malignos dos, 239
Septo
    cartilaginoso, 30f
    do seio esfenoidal, 193f
    intersinusal, 129
        frontal, 142
    ósseo
        inferior, 30f
        posterior, 30f
        superior, 30f
Septoplastia endoscópica, 27
    procedimentos auxiliares, 176
    técnica cirúrgica, 28
Síndrome do seio silencioso, 38, 39f
Sinéquias no recesso frontal, 130
Sinusite alérgica fúngica, 42, 42f, 96
Sistema
    de estadiamento para papiloma invertido proposto por Krouse, 233t
    de graduação de Boezaart e van der Merwe posicionando o paciente para sangramento durante cirurgia endoscópica nasossinusal, 7t
    de graduação de Wilson para adenomas de hipófise com base na extensão extrasselar, 190t
    de graduação de Wormald para sangramento durante cirurgia endoscópica nasossinusal, 7t
    nasolacrimal, 19
SOEC, *ver* Célula supraorbital do etmoide
Software Scopis, 13, 14
Sonda
    curva sinusal frontal maleável, 92
    dupla, 1
    em esfera (*seeker*), 34f
    lacrimal de Bowman, 162, 166
    maleável, 1
Staphylococcus aureus, 147
Sucção
    bipolar, 10f, 194
    de Freer, 28
Supuração crônica, 129
Surgicel, 239
Sutura em colchoeiro, 31f

T

Tampão nasal padrão Merocel, 7
Técnica(s) cirúrgica(s)
    de cantotomia lateral e cantólise, 203
    de colocação de minitrépanos, 103
    do retalho axilar, 89
    dos tumores da parte anterior da base do crânio, 278
    intravasculares, 299
    para lesões
        na fossa posterior do crânio, 267
        no clivo, 267
    para neuropatia óptica traumática, 209
    para o acesso
        à fossa infratemporal, 216, 225
        à fossa pterigopalatina, 216, 222
        ao seio maxilar, 216, 218
    para o retalho axilar, 100
        resultados, 101
    sinusal minimamente invasiva, (MIST), 89
    swing-door de uncinectomia, 33, 36f
        resultados, 35
Tesoura(s)
    de turbinectomia, 219
    endoscópicas, 1
Tomografia computadorizada, 13, 14f, 20f
Transição
    craniocervical, cirurgia endoscópica da, 291
        preparação pré-operatória, 292
    do seio frontal para o recesso frontal
        em imagens de TC coronais, 59
        em varreduras axiais, 61

Translocação hipofisária para acesso ao terço superior do clivo, 259
Transtornos congênitos, 291
Trepanação da fossa canina, 43f, 46, 51
    estudo clínico de complicações, 49
    marcos referenciais, 46, 48f
    para o acesso ao seio maxilar, 216
Trépanos endoscópicos de alta velocidade, 3
Tríade de Samter, 42, 120, 146
Tuba auditiva, 247f, 248
    ressecção endoscópica da, 244
        acesso cirúrgico, 244
        cuidados pós-operatórios, 249
        exemplos de casos, 249
Tubérculo óptico, 127f
Tubos de O'Donoghue, 172f, 175
Tubulação de Silastic, 170, 171f
Tumor(es)
    comprimindo o canal óptico, 212
    da fossa
        anterior do crânio, ressecção endoscópica de, 273
        infratemporal, técnica endoscópica com dois cirurgiões para, 236
        pterigopalatina, técnica endoscópica com dois cirurgiões para, 236
    da parte anterior da base do crânio,
        técnica cirúrgica dos, 278
    do seio frontal remoção de, 134
    grandes ou da parede anterior do seio maxilar, 232
    hipofisários, 189
        cirurgia endoscópica de, 189
            avaliação pré-operatória, 190
            cuidados pós-operatórios, 200
            pontos-chave, 201
            resultados, 201
            técnica cirúrgica, 190
    malignos
        da cavidade nasal, 239
        da fossa infratemporal, 239
        da fossa pterigopalatina, 239
        dos seios paranasais, 239
    secretores de hormônio do crescimento, 296
Turbinoplastia
    com minicirurgia endoscópica funcional do seio (FESS), 22
    inferior endoscópica com microdebridador, 22
        cuidados pós-operatórios, 26
        infiltração de adrenalina/lidocaína na, 23
        resultados da, 26
        técnica cirúrgica da, 23

U

Uncinectomia, 33, 51
    técnica Swing-Door, 33, 36f
        resultados, 35
    complicações, 38

V

V2, anatomia do, 256
Válvula(s)
    nasal interna, 22, 23f
    de Rosenmüller, 175
Varreduras por CT, 13
Vasoconstrição tópica, 7
Vazamento de líquido cefalorraquidiano, 126, 129
Vias de drenagem, 71
    sinusais frontais, 77
Vicryl (Ethicon) 3-0, 30
Vistas tridimensionai, 14